U0377116

肿瘤转移
——生物学基础与治疗

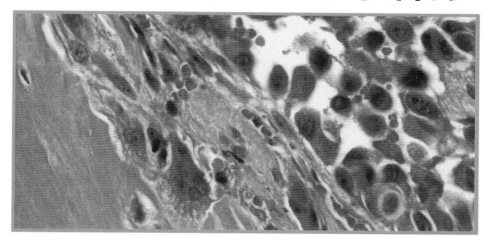

CANCER METASTASIS
Biologic Basis and Therapeutics

〔美〕DAVID LYDEN（大卫·莱登）

〔美〕DANNY R. WELCH（丹尼·R·韦尔奇）　著

〔英〕BETHAN PSAILA（贝瑟·塞拉）

主　　译　钦伦秀

参译人员（按姓氏笔画排序）

王　骥　乔　鹏　杨　鑫　张　博

张晓飞　周　闯　郑　燕　郭　磊

盛媛媛　梁　磊　董琼珠　魏金旺

学术秘书　盛媛媛

復旦大學 出版社

谨以此书献给所有肿瘤患者及他们的家人，他们始终怀有希望，并坚信肿瘤转移治疗会带来光明的未来。

——David Lyden, Danny R. Welch, Bethan Psaila

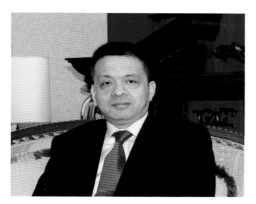

钦伦秀，男，博士，外科教授、主任医师、博士生导师。现任复旦大学附属华山医院院长助理兼外科主任，复旦大学肿瘤转移研究所所长。国家杰出青年基金获得者、长江学者特聘教授、教育部"肝癌转移复发机制与防治策略创新团队"带头人、国家重大科学研究计划（973）首席科学家，享受国务院特殊津贴。为国际肝癌学会（ILCA）创始会员、国家自然基金委医学部专家组成员，中国抗癌协会肿瘤转移专业委员会主任委员、上海医学会肿瘤靶分子专科委员会主任委员、武汉大学肿瘤生物学湖北省重点实验室学术委员会主任。*Clin Exp Metastasis, Chin Med J* 等14本杂志编委。

主要从事肝胆外科临床工作和肿瘤转移复发研究工作。每年手术治疗肝胆肿瘤病人约500例（包括半肝、三叶切除，肝尾状叶肿瘤，肝门胆管癌等各种高难度复杂手术），肝移植近百例。承担国家科技重大专项肝癌项目（课题负责人）、国家重大科学研究计划（973）、863及国家自然基金国际合作重大项目等多项课题。发表SCI论文116篇，包括*Hepatology, Gut, Cancer Res, Oncogene, Clin Cancer Res, New Engl J Med, Science, Nat Med, Cancer Cell* 等。

主编专著《肿瘤的分子诊断与预测》（上海科技教育出版社，2004），为《现代肿瘤学》（第三版，复旦大学出版社，2011）和《肝癌转移复发的基础与临床》（上海科技教育出版社，2003）等2本专著的副主编；参与7本专著的编写（包括*Cancer Metastasis*等3本英文专著）。

获国家自然科学二等奖（2010）、上海市科技精英（2013）、上海市自然科学牡丹奖（2010）、上海市自然科学一等奖（2009）、教育部自然科学一等奖（2007）、国家科技进步一等奖（2006）、上海市科技进步二等奖（2000）、上海市卫生系统银蛇奖等多项奖励。先后20余次在国际学术会议、30余次在国内学术会议作特邀报告。任3届"全国肿瘤转移学术大会"主席、"首届东方肿瘤分子诊断与治疗学术大会"主席，并带领中国抗癌协会肿瘤转移专业委员会与国际肿瘤转移研究学会（MRS）联合举办两届"国际肿瘤转移学术大会"。

原著作者名单

David H. Abramson
纪念斯隆凯特琳（Sloan-Kettering）肿瘤中心外科
美国纽约州纽约

Marc G. Achen
墨尔本皇家医院路德维希（Ludwig）肿瘤研究所
澳大利亚维多利亚州墨尔本

Jai Prakash Agarwal
塔塔（Tata）纪念医院放射肿瘤科
印度孟买马哈拉施特拉

Julio A. Aguirre-Ghiso
西奈山（Mount Sinai）医学院医学系
美国纽约州纽约

Catherine Alix-Panabieres
佩罗尼医院大学医学中心
法国蒙彼利埃

Daniel F. Alonso
国立基尔梅斯大学分子肿瘤学实验室
阿根廷布宜诺斯艾利斯

Robin L. Anderson
彼得马克勒母（Peter MacCallum）肿瘤中心 Trescowthick 研究实验室
澳大利亚维多利亚州东墨尔本

Robert H. I. Andtbacka
犹他大学亨斯迈（Huntsman）肿瘤研究所外科
美国犹他州盐湖城

Wadih Arap
德克萨斯大学 MD Anderson 肿瘤中心泌尿内科
美国德克萨斯州休斯敦

Mitchel S. Berger
加州大学旧金山分校神经外科
美国加利福尼亚州旧金山

Kimberly Boelte
范德堡大学医学中心英格拉姆肿瘤中心
美国田纳西州阿什维尔

Ann F. Chambers
伦敦地区肿瘤计划肿瘤研究实验室
加拿大安大略省伦敦

Nai-Kong Cheung
纪念斯隆凯特琳（Sloan-Kettering）肿瘤中心儿科
美国纽约州纽约

Jaeho Cho
德克萨斯大学达拉斯西南医学中心
美国德克萨斯州达拉斯

Hak Choy
德克萨斯大学达拉斯西南医学中心放射肿瘤科
美国德克萨斯州达拉斯

Robert E. Coleman
韦斯顿公园医院
英国谢菲尔德

Joshua Collins
美国国家卫生研究院女性肿瘤研究所分子药理研究室
美国马里兰州贝塞斯达

Nigel P. S. Crawford
美国国家卫生研究院国家肿瘤研究所肿瘤生物学和遗传学实验室
美国马里兰州贝塞斯达

William Cruz-Munoz
多伦多大学新宁研究所/新宁保健科学中心分子和细胞生物学研究室
加拿大安大略省多伦多

Stephane Culine
巴黎第七大学克雷泰伊 Henri Mondor 医院医学肿瘤部
法国克雷泰伊

Jose Eduardo M. Cunha
圣保罗大学医学院胃肠道外科分部
巴西圣保罗

Nancy E. Davidson
匹兹堡大学肿瘤研究中心
美国宾夕法尼亚州匹兹堡

Carla De Giovanni
博洛尼亚大学实验病理学肿瘤研究部门
意大利博洛尼亚

Ketayun Dinshaw
塔塔（Tata）纪念医院放射肿瘤科
印度孟买马哈拉施特拉

Ira J. Dunkel
纪念斯隆凯特琳(Sloan-Kettering)肿瘤中心儿科
美国纽约州纽约

Suzanne A. Eccles
英国肿瘤治疗生物学和转移研究中心
麦克尔韦恩肿瘤研究实验室
英国萨里萨顿

Bedrich L. Eckhardt
德克萨斯大学 MD Anderson 肿瘤中心泌尿内科
美国德克萨斯州休斯敦

Katharina Effenberger
Eppendorf 汉堡医学中心实验医学院肿瘤生物学研究所
德国汉堡

Paul Elvin
阿斯利康肿瘤生物部
英国柴郡

Virginia Espina
乔治梅森大学应用蛋白质组学和分子医学中心
美国弗吉尼亚州费尔法克斯

Manel Esteller
加泰罗尼亚肿瘤研究所肿瘤表观遗传学和生物学项目
西班牙加泰罗尼亚自治区巴塞罗那

Eduardo F. Farias
西奈山(Mount Sinai)医学院医学系
美国纽约州纽约

M. Houman Fekrazad
新墨西哥大学健康科学中心/肿瘤中心内科
美国明尼苏达州阿尔伯克基

Isaiah J. Fidler
德克萨斯大学 MD Anderson 肿瘤转移研究中心肿瘤生物学部
美国德克萨斯州休斯敦

Barbara Fingleton
范德堡大学医学院肿瘤生物学部
美国田纳西州纳什维尔

Paul B. Fisher
弗吉尼亚州立大学医学院分子遗传学研究所人类分子遗传学系
美国弗吉尼亚州里士满

Sandra Fok
澳大利亚显微观察分析研究中心
悉尼大学电子显微镜部
澳大利亚新南威尔士州悉尼

Giulio Francia
多伦多大学新宁研究所/新宁保健科学中心分子和细胞生物学研究室
加拿大安大略省多伦多

Daniela Freitas
Sirio Libanes 医院
巴西圣保罗

Jeffrey E. Gershenwald
德克萨斯大学 MD Anderson 肿瘤转移研究中心肿瘤生物学部
美国德克萨斯州休斯敦

Sarbani Ghosh-Laskar
塔塔(Tata)纪念医院放射肿瘤科
印度孟买马哈拉施特拉

David L. Green
纽约大学医学院医学和血液科
美国纽约州纽约

Tim P. Green
CSL 有限公司临床和转化科学部
澳大利亚维多利亚州墨尔本

Brunilde Gril
美国国家卫生研究院女性肿瘤研究所分子药理研究室
美国马里兰州贝塞斯达

John H. Heinzerling
德克萨斯大学达拉斯西南医学中心放射肿瘤科

美国德克萨斯州达拉斯

Lee Helman
美国国家卫生研究院国家肿瘤研究所
美国马里兰州贝塞斯达

Cristina Hidalgo-Carcedo
英国伦敦研究所肿瘤研究部肿瘤细胞生物学实验室
英国伦敦

Robert Hromas
新墨西哥大学健康科学中心/肿瘤中心内科
美国明尼苏达州阿尔伯克基

Yufang Hu
加州大学洛杉矶分校戴维(David Geffen)医学院分子和医学药理学系
美国加利福尼亚州洛杉矶

Clifford A. Hudis
纪念斯隆凯特琳(Sloan-Kettering)肿瘤中心医学系
美国纽约州纽约

Kent W. Hunter
美国国家卫生研究院国家肿瘤研究所肿瘤生物学和遗传学实验室
美国马里兰州贝塞斯达

David Jablons
Germans Trias i Pujol 医院加泰罗尼亚肿瘤研究所
西班牙加泰罗民亚自治区巴塞罗那

Mai Johnson
加州大学洛杉矶分校戴维(David Geffen)医学院分子和医学药理学系
美国加利福尼亚州洛杉矶

Rob J. Jones
英国比特森(Beatson)实验室肿瘤研究所肿瘤和应用病理学中心
英国格拉斯哥

Johanna A. Joyce
纪念斯隆凯特琳(Sloan-Kettering)肿

瘤中心肿瘤生物学和遗传学项目组
美国纽约州纽约

Yibin Kang
普林斯顿大学分子生物学系
美国新泽西州普林斯敦

Rosandra N. Kaplan
威尔康奈尔医学院儿科及细胞与发育
生物学小儿血液/肿瘤科
美国纽约州纽约

Michael Karin
加州大学圣地亚哥分校药学院
美国加利福尼亚州圣地亚哥

Tara Karnezis
墨尔本皇家医院路德维希(Ludwig)肿
瘤研究所
澳大利亚维多利亚州墨尔本

Simon Karpatkin
纽约大学医学院医学和血液科
美国纽约州纽约

Kathleen Kelly
美国国家卫生研究院
美国国家肿瘤研究所肿瘤生物学和遗
传学实验室
美国马里兰州贝塞斯达

Wayne S. Kendal
渥太华大学放射肿瘤学
渥太华医院地区肿瘤研究中心
加拿大安大略省渥太华

Robert S. Kerbel
多伦多大学分子和细胞生物学研究室
新宁研究所/新宁保健科学中心
加拿大安大略省多伦多

Chand Khanna
美国国家卫生研究院国家肿瘤研究所
肿瘤研究中心
美国马里兰州贝塞斯达

Sunhwa Kim
加州大学圣地亚哥分校药学院

美国加利福尼亚州圣地亚哥

John M. Kirkwood
匹兹堡大学医学院黑色素瘤和皮肤癌
研究项目
美国宾夕法尼亚州匹兹堡

Hanako Kobayashi
范德堡大学医学中心英格拉姆肿瘤
中心
美国田纳西州纳什维尔

Hiroshi Kobayashi
札幌肿瘤基金会
日本札幌

Boris Kobrinsky
纽约大学医学院医学和血液科
美国纽约州纽约

Brian H. Kushner
纪念斯隆凯特琳(Sloan-Kettering)肿
瘤中心儿科
美国纽约州纽约

Richard Lauer
新墨西哥大学健康科学中心/肿瘤中
心内科
美国明尼苏达州阿尔伯克基

P. Charles Lin
范德堡大学医学中心英格拉姆肿瘤
中心
美国田纳西州纳什维尔

Lance A. Liotta
乔治梅森大学应用蛋白质组学和分子
医学中心
美国弗吉尼亚州费尔法克斯

Wen Liu
南伊利诺伊大学医学微生物学,免疫
学和医学细胞生物学
美国伊利诺伊州斯普林菲尔德

A. Craig Lockhart
华盛顿大学医学院肿瘤科
美国密苏里州圣路易斯

Pier-Luigi Lollini
博洛尼亚大学血液科/肿瘤科
意大利博洛尼亚

Alessandra Luchini
乔治梅森大学分子医学系应用蛋白质
组学和中心
美国弗吉尼亚州费尔法克斯

Amaia Lujambio
加泰罗尼亚肿瘤研究所肿瘤表观遗传
学和生物学项目组
西班牙加泰罗尼亚自治区巴塞罗那

David Lyden
威尔康奈尔医学院儿科及细胞与发育
生物学
美国纽约州纽约

Indranil Mallick
塔塔(Tata)纪念医院放射肿瘤科
印度马哈拉施特拉孟买

Jean-Claude Marshall
美国国家卫生研究院女性肿瘤研究所
分子药理研究室
美国马里兰州贝塞斯达

Steven Mason
纪念斯隆凯特琳(Sloan-Kettering)肿
瘤中心肿瘤生物学和遗传学项目组
美国纽约州纽约

Heather L. McArthur
纪念斯隆凯特琳(Sloan-Kettering)肿
瘤中心医学系
美国纽约州纽约

Kosuke Mizutani
密歇根大学医学院内科和泌尿科
密歇根大学综合肿瘤中心
美国密歇根州安阿伯

Patrick G. Morris
纪念斯隆凯特琳(Sloan-Kettering)肿
瘤中心医学系
美国纽约州纽约

Harold L. Moses
范德堡大学医学中心英格拉姆肿瘤中心
美国田纳西州纳什维尔

Takako Eguchi Nakajima
日本国家肿瘤中心医院胃肠肿瘤科
日本东京

Patrizia Nanni
博洛尼亚大学实验病理学肿瘤研究部门
意大利博洛尼亚

Donald F. Newgreen
皇家儿童医院默多克儿科研究所胚胎
学系
澳大利亚维多利亚州墨尔本

Futoshi Okada
鸟取大学医学院病理生化科
日本米子

Klaus Pantel
Eppendorf 汉堡医学中心实验医学院
肿瘤生物学研究所
德国汉堡

Marianna Papaspyridonos
威尔康奈尔医学院儿科及细胞与发育
生物学
美国纽约州纽约

Rnata Pasqualini
德克萨斯大学 MD Anderson 肿瘤中心
泌尿内科
美国德克萨斯州休斯敦

Jean-Jacques Patard
雷恩大学医院泌尿外科
法国雷恩

Hector Peinado
威尔康奈尔医学院儿科及细胞与发育
生物学
美国纽约州纽约

Marcos V. Perini
圣保罗大学医学院胃肠道外科分部
巴西圣保罗州圣保罗

Emanuel F. Petricoin
乔治梅森大学应用蛋白质组学和分子
医学中心
美国弗吉尼亚州费尔法克斯

Joel Picus
华盛顿大学医学院肿瘤科
美国密苏里州圣路易斯

Kenneth J. Pienta
密歇根大学医学院内科和泌尿科
密歇根大学综合肿瘤中心
美国密歇根州安阿伯

Mariaelena Pierobon
乔治梅森大学应用蛋白质组学和分子
医学中心
美国弗吉尼亚州费尔法克斯

Frederic Pouliot
加州大学洛杉矶分校戴维（David
Geffen）医学院分子和医学药理学系
美国加利福尼亚州洛杉矶

Janet E. Price
德克萨斯大学 MD Anderson 肿瘤中心
泌尿内科
美国德克萨斯州休斯敦

Bethan Psaila
帝国理工学院血液学系
英国伦敦

Lun-Xiu Qin
复旦大学附属中山医院肝癌研究所
中国上海

Alain Ravaud
波尔多大学医学肿瘤学系
法国波尔多

Sabine Riethdorf
Eppendorf 汉堡医学中心实验医学院
肿瘤生物学研究所
德国汉堡

Carrie Rinker-Schaeffer
芝加哥大学医学系血液肿瘤科

肿瘤生物学和 Pritzker 医学院委员会
美国伊利诺伊州芝加哥

G. David Roodman
匹兹堡大学医学院内科/血液肿瘤科
美国宾夕法尼亚州匹兹堡

Rafael Rosell
Germans Triasi Pujol 医院加泰罗尼亚
肿瘤研究所
西班牙加泰罗尼亚自治区巴塞罗那

Erik Sahai
英国伦敦研究所肿瘤细胞生物学实验
室肿瘤研究组
英国伦敦

Neveen Said
弗吉尼亚大学医学院泌尿外科
美国弗吉尼亚州夏洛茨维尔

Devanand Sarkar
弗吉尼亚州立大学医学院分子遗传学
研究所人类分子遗传学系
美国弗吉尼亚州里士满

Randy L. Scherer
范德堡大学医学中心英格拉姆肿瘤中心
美国田纳西州阿什维尔

Ramin Shayan
墨尔本皇家医院路德维希（Ludwig）肿
瘤研究所
澳大利亚维多利亚州墨尔本

Alessandra Silvestri
乔治梅森大学应用蛋白质组学和分子
医学中心
美国弗吉尼亚州费尔法克斯

George W. Sledge Jr.
印第安那大学西蒙肿瘤中心
美国印第安纳州印第安纳波利斯

Tracey L. Smith
德克萨斯大学 MD Anderson 肿瘤中心
泌尿内科
美国德克萨斯州休斯敦

Lilian Soon
澳大利亚显微观察分析研究中心
悉尼大学电子显微镜部
澳大利亚悉尼

Steven A. Stacker
墨尔本皇家医院路德维希(Ludwig)肿
瘤研究所
澳大利亚维多利亚州墨尔本

Patricia Steeg
美国国家卫生研究院女性肿瘤研究所
分子药理研究室
美国马里兰州贝塞斯达

Russell Szmulewitz
芝加哥大学医学系血液肿瘤科
肿瘤生物学和 Pritzker 医学院委员会
美国伊利诺伊州芝加哥

Anthony Tachtsidis
墨尔本大学圣文森特医院外科病区
澳大利亚维多利亚州墨尔本

Russell S. Taichman
密歇根大学牙科学院牙周病学和口腔医学
密歇根大学综合肿瘤中心
美国密歇根州安阿伯

Zhao-You Tang
复旦大学附属中山医院肝癌研究所
中国上海

Ahmad A. Tarhini
匹兹堡大学医学院黑色素瘤和皮肤癌
项目组

美国宾夕法尼亚州匹兹堡

Miquel Taron
Germans Triasi Pujol 医院加泰罗尼亚
肿瘤研究所
西班牙加泰罗尼亚自治区巴塞罗那

Matthew C. Tate
加州大学洛杉矶分校神经外科
美国加利福尼亚州洛杉矶

Jennifer Taylor
芝加哥大学医学系血液肿瘤科
肿瘤生物学和 Pritzker 医学院委员会
美国伊利诺伊州芝加哥

Sarah M. Temkin
芝加哥大学医学中心妇产科病区
美国伊利诺伊州芝加哥

Dan Theodorescu
弗吉尼亚大学保罗梅隆泌尿肿瘤研究所
泌尿科/分子生理学和生物物理部
美国弗吉尼亚州夏洛茨维尔

Erik W. Thompson
墨尔本大学圣文森特医院外科病区
澳大利亚维多利亚州墨尔本

R. Michael Tuttle
纪念斯隆凯特林(Sloan-Kettering)肿
瘤中心医学系
美国纽约州纽约

Andrea Wang-Gillam
华盛顿大学医学院肿瘤科

美国密苏里州圣路易斯

Kounosuke Watabe
南伊利诺伊大学医学微生物学,免疫
学和医学细胞生物学
美国伊利诺伊州斯普林菲尔德

Harriet Wikman
Eppendorf 汉堡医学中心实验医学院
肿瘤生物学研究所
德国汉堡

Elizabeth D. Williams
蒙纳士医学研究学院莫纳什大学肿瘤
研究中心
澳大利亚维多利亚州墨尔本

Elisa C. Woodhouse
美国国家肿瘤研究所肿瘤生物学和转
移分部(TBMB)
美国马里兰州贝塞斯达

Lily Wu
加州大学洛杉矶分校戴维(David
Geffen)医学院分子和医学药理学系
美国加利福尼亚州洛杉矶

S. Diane Yamada
芝加哥大学医学中心妇产科病区
美国伊利诺伊州芝加哥

Yasuhide Yamada
日本国家肿瘤中心胃肠肿瘤科医院
日本东京

序

由 Lyden,Welch 和 Psaila 主编的《肿瘤转移——生物学基础与治疗》(Cancer Metastasis — Biologic Basis and Therapeutics)一书,是当前关于肿瘤转移的一本权威性著作,本人和钦伦秀教授有幸应邀在此书撰写肝癌转移一章。鉴于本书的重要,钦教授决定组织力量翻译成中文以飨我国读者。本人欣然同意作序,因为肿瘤转移正是抗癌研究的核心问题。

关于肿瘤转移,1889 年 Paget 提出"种子与土壤学说"以来的百余年,尽管对肿瘤转移已有更深入的理解,但临床问题仍远未解决。当前,对肿瘤转移已有诸多新的认识,例如:①肿瘤转移不是肿瘤的晚期现象,肿瘤转移潜能的增强不完全是肿瘤进展过程的克隆筛选,而起源于原发肿瘤,即使早期肿瘤也可能有很强的转移潜能,因此干预宜早。②肿瘤转移研究不能只针对肿瘤细胞,而应兼顾微环境,特别是免疫炎症微环境,这是 21 世纪在肿瘤转移研究中的重大进展,即"种子"(肿瘤细胞)不仅需要在合适的"土壤"(微环境)才能生长,而且不同的土壤也可影响"种子"的性能。这样,抗癌研究的视野将更广阔,调控微环境的全身性干预将引起重视。③对肿瘤细胞与转移关系的研究已逐步聚焦到肿瘤干细胞方面,从而使目标更为集中,"策反"肿瘤干细胞将是一个重要目标。④肿瘤转移潜能可双向变化,不仅可变坏,也可能变好,从而给分化诱导(改邪归正)带来更多希望。⑤消灭肿瘤疗法可增强残癌转移潜能也引起关注,提示干预杀癌疗法的负面问题将有助于提高疗效。

本人以为,在肿瘤转移这个领域还有大块"处女地"有待开发。相信本书的问世,将有助开阔思路,为提高临床疗效、推进有中国特色的肿瘤事业提供参考。

复旦大学肝癌研究所中国工程院院士

汤钊猷

2015 年 3 月

译者的话

经过 3 年多的努力,肿瘤转移研究领域的权威专著《Cancer Metastasis — Biologic Basis and Therapeutics》一书的中文译本《肿瘤转移——生物学基础与治疗》终于与大家见面了。该书是由 David Lyden, Danny R. Welch 和 Bethan Psaila 主编,来自 13 个国家的 140 位临床与基础研究专家参与了编写,Filder 专门为本书写了题为"生物学是治疗的基础"的序。我的老师——汤钊猷院士和本人有幸应邀为本书撰写肝癌转移一章。这是当前肿瘤转移临床与基础研究领域的一本权威性著作。

转移是肿瘤的最根本恶性特征,也是肿瘤患者的最主要死亡原因(90% 以上患者死于转移)。转移是肿瘤细胞与宿主器官微环境相互作用的非常复杂的过程。肿瘤转移研究已有 100 多年的发展历程,其里程碑事件包括:①转移假说:1889 年 Paget 提出"种子与土壤"假说;1929 年 Ewing 提出了与之不同的"机械理论学说"。两者对立统一,指导着转移研究与防治。②对转移过程有逐渐深入的认识:1951 年开创实验病理学研究转移过程;1959 年 Bernard 等将转移途径区分为淋巴转移和血行转移。③发现转移的异质性、提出克隆筛选理论:20 世纪 70 年代 Fidler 发现癌细胞的转移异质性、体内选择增加转移潜能;1979 年 Nicolson 等发现体外筛选可增加转移潜能;1982 年 Talmadge 等发现转移的单克隆细胞起源;1976 年 Nowell 提出癌细胞克隆筛选理论;20 世纪 90 年代研究确认转移的异质性。④发现转移的器官特异性:1889 年 Paget 基于大量尸检发现转移不是随机、随意事件,提出"种子与土壤"假说;1984 年 Tarin 等发现器官特异性转移的证据;20 世纪 90 年代研究确认转移的器官特异性。⑤认识到宿主因素的重要作用:20 世纪 60 年代 Zeidman 等发现宿主因素影响转移;1976 年 Liotta 等发现蛋白酶参与侵袭转移;20 世纪 00 年代开始针对宿主因素的抗转移治疗。我国肿瘤转移的实验研究始于 20 世纪 70 年代后期。1990 年以后肿瘤转移复发的临床与基础研究迅猛发展,在肿瘤转移模型、转移机制与预测、实验性干预和临床综合防治等方面取得系列原创性成果。相继出版了《癌的侵袭与转移——基础与临床》(高进主编,1996)、《肝癌转移复发:基础与临床》(汤钊猷主编,2003)和《肿瘤转移机制及其阻断——癌扩散的基础和临床》(吴秉铨、方伟岗主编,2005)等专著。

近年来,由于分子细胞生物学,特别是基因组和蛋白质组和免疫学等技术的发展,大大促进了对肿瘤转移过程的认知和转移防治策略的发展。为了更全面反映转移领域的最新成就与动向,我们组织力量将这本国际权威专著翻译成中文,以飨我国读者。全书包括基础与临床研究两个部分。基础研究从遗传学、肿瘤细胞生物学特征、细胞外间质、微环境与全身因素等多个角度，系统阐述了肿瘤转移的复杂过程、调控机制及其对肿瘤转移防治的潜在临床价值；特别强调了肿瘤与宿主的遗传与表观遗传学特征、细胞休眠与凋亡、EMT、器官特异性转移与转移前壁龛、微环境炎症反应等近年备受关注的研究领域的进展；还介绍了肿瘤转移研究的常用模型与工具。临床研究部分系统介绍了 19 种常见肿瘤转移的诊断与治疗研究现状、肿瘤转移的诊断与治疗新技术和新策略探索，特别是蛋白质组学、CTC 和分子显像等诊断新技术，以及纳米、免疫和靶向治疗等抗转移新策略。相信有助于全面了解肿瘤转移的基础研究现状以及临床诊疗研究的趋势，对肿瘤转移研究与防治具有指导意义。

　　值本书面世之际，首先感谢我的老师汤先生！是他的鼓励与鞭策，我们才斗胆启动此项工作，并得以完成。其次，感谢所有参与翻译的研究生！尽管他们对肿瘤转移的知识与认知尚处于初期阶段，语言水平与表达能力也参差不齐，但他们都尽力准时完成任务，相信他们在翻译过程中也定会有所收获。再次要感谢复旦大学出版社与剑桥出版社的通力合作，我们才有机会获得版权，并顺利翻译出版。

　　在本书翻译过程中，我从中山医院转到华山医院工作，繁重的临床工作和千头万绪的学科建设与管理工作，使得希望有一相对整块时间静心审阅成为奢望；为了保证翻译的准确与精确，我尽可能做到逐字逐句认真校对。即便如此，由于本人语言翻译和肿瘤转移专业知识水平所限，难免有错误之处，望各位同道多提宝贵意见！

复旦大学附属华山医院外科

复旦大学肿瘤转移研究所

钦伦秀

2015 年 3 月

第一章

重要概念

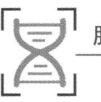

第二篇　临床研究

目录

概述

生物学是治疗的基础

◎ Isaiah J. Fidler, DVM, PhD

原发瘤的诊断确立之后,当务之急是明确该肿瘤是局限性的还是已经扩散到局部淋巴结和远处器官。尽管在外科技术、患者一般护理以及局部和全身疗法等领域均取得进展,肿瘤患者仍然大多死于肿瘤转移的进行性生长,而后者对传统疗法已经耐受。

肿瘤转移过程是高度选择性的,是由一系列有序的相互联系的步骤组成,转移细胞必须完成所有这些步骤才能产生临床转移病灶。在肿瘤细胞的最初转化和生长之后,肿瘤结节直径超过1 mm时必须血管化。其后,胶原酶等一系列酶的表达增强,导致宿主基质的局部侵袭。在侵袭性细胞穿透淋巴管或血管后,它们可在该处生长,或者以单个细胞或细胞团方式脱离并在循环系统中运送。肿瘤栓子必须逃避免疫和非免疫性防御以及循环湍流等伤害,在转移靶器官的毛细血管床内寄宿、外溢进入器官实质,并增殖形成微转移灶。最后,这些微小转移灶的生长需要形成新生血管和逃逸宿主防御细胞。

寻找肿瘤转移的调控因素始于1889年,那时Paget分析了因癌症死亡的女性患者尸检资料,发现转移好发于卵巢,并且不同原发瘤的骨转移发生率不同。Paget认为转移的器官分布不是随机事件,提示只有当特定肿瘤细胞与特异性器官相容时才能发生转移。这些发现与当时盛行的Virchow理论不同,后者认为转移可单纯地用肿瘤细胞栓子在血管床内寄宿来解释。Paget的结论是"远处器官对于肿瘤细胞栓子不可能是完全被动或漠不关心的",并且提出了经典的"种子与土壤"理论('seed-and-soil' principle)。1929年,James Ewing对Paget理论提出了挑战,提出由血管系统解剖结构决定的纯粹机械性因素影响转移播散的发生。Ewing的观点流行了数十年。

20世纪70年代,Fidler的研究表明了转移的选择性特征,Fidler和Kripke报道了肿瘤的生物学异质性。80年代,Hart和Fidler发现尽管肿瘤细胞可进入所有器官的血管中,但转移仅仅发生于相容的器官中,从而为Paget假设提供了明确证据。总之,这些研究确立3个重要原则:①肿瘤具有生物学异质性;②转移过程是高度选择性的,已经存在于异质性母瘤中的少量细胞亚群更利于存活和生长;③转移性生长的最终结局取决于转移细胞与其侵占的宿主内环境稳定机制间的复杂相互作用。

本书的后面章节对转移过程各个步骤进行了科学而又详尽的分析,最令人鼓舞的是发现可以在人体不同系统以及细胞和分子等水平研究这些过程。了解转移的调控机制必须成为肿瘤研究的主要目标。只有更好地了解转移机制,才能设计更好的策略来治疗肿瘤转移这一致命过程。简而言之,"生物学是治疗的基础"。

（钦伦秀 译校）

前言

　　转移是导致肿瘤患者发病和死亡率高的重要原因。然而,目前几乎没有特异性靶向转移的有效治疗手段。新治疗靶点的发现需要进一步研究肿瘤转移相关通路。本书率先全面系统地阐述了肿瘤转移的相关过程以及转移性肿瘤的临床治疗。本书的前半部分汇集了大量实验性研究论文,由国际著名专家总结了目前肿瘤转移领域最前沿的研究成果,概述了肿瘤转移的细胞和分子通路以及该领域相关实验技术、系统和模型。后半部分概述了主要肿瘤的临床相关问题,尤其是转移相关的临床研究和治疗,重点关注了病理生理学研究的新进展以及新兴治疗方法,同时讨论了未来的研究方向及尚未解决的临床问题。

　　David Lyden 是 Stavros S. Niarchos 荣誉主席和纽约威尔康奈尔医学中心儿科及细胞与发育生物学的副教授、纪念斯隆凯特琳(Sloan-Kettering)肿瘤中心儿科神经肿瘤学专家,以及三家机构(美国洛克菲勒大学/威尔康奈尔医学院/纪念斯隆凯特琳肿瘤中心)的博士生导师。Lyden 博士最近成为 Champalimaud 转移研究中心的研究员,他获得高松(Takamatsu)公主讲学奖(2006 年)和 Leonard Weill 纪念讲学奖(2007 年)等荣誉和奖励。2007 年,Lyden 博士由葡萄牙总统席尔瓦亲自授予总统医疗荣誉奖。

　　Danny R. Welch 是阿拉巴马大学伯明翰分校病理系的 Leonard H. Robinson 荣誉教授。Welch 博士还拥有众多组织机构的头衔,其中包括美国癌症研究协会的项目和教育委员会共同主席,*Clinical and Experimental Metastasis* 杂志主编,美国国家卫生研究院肿瘤基因学研究部主席。Welch 博士已出版 6 本书籍,并拥有 5 项专利。

　　Bethan Psaila 是伦敦皇家医学院和纽约威尔康奈尔医学院的研究员。Psaila 博士获有癌症研究 Fulbright 奖学金和 Kay Kendall 白血病基金会旅行奖学金。

1 基础研究概述

◎ Harold L. Moses

自从 Stephen Paget 于 1889 年提出"种子与土壤"理论，越来越多的研究集中在肿瘤细胞从原发灶扩散到继发器官过程中涉及的一系列事件。正如 Paget 强调的，除了肿瘤细胞本身的转移特性之外，转移靶器官微环境的特性也是影响肿瘤细胞能否成功播散的关键因素。20 世纪，肿瘤转移研究主要集中于"种子"迁移和侵袭表型相关的遗传和表型特征。而最近，大家更关注肿瘤转移微环境中细胞、细胞外基质及分泌因子的作用。另外，尽管传统上认为转移只是发生于肿瘤晚期，但现在很多证据表明肿瘤发生过程中很早就已经开始转移了。本书让我们更好地理解肿瘤播散过程中的细胞和分子途径，重点叙述了重要研究进展以及现代肿瘤转移研究模型和工具。

第 2 章集中介绍了当前用于肿瘤转移研究的模型与工具。其中，Janet E. Price 撰写了肿瘤转移的动物模型。与体外研究相比，体内研究有许多优点，可以在生理状态下进行多步骤的实时观察。但是，动物模型的应用也有许多缺陷，比如只有较少的细胞系可以建模；动物模型常常使用免疫缺陷性动物，忽略了肿瘤转移过程中免疫细胞和基质细胞的重要作用。更好转移模型的发展需要同时使用细胞学和基因工程模型。Elisa C. Woodhouse 和 Kathleen Kelly 讨论了肿瘤转移研究的基因模式生物——果蝇和斑马鱼的优点。这些模型体内可以快速产生突变，从而可特异性地研究其对肿瘤转移过程的影响。Wayne S. Kendal 提供了研究肿瘤转移的替代性方法，即计算机数学模型也可用于复杂的生物学系统。这些方法可以预测系统行为、验证假设、理解复杂数据，提出新的假设。Cristina Hidalgo-Carcedo 和 Eric Sahai 讨论了活体成像的应用，活体内高分辨率的成像系统可以实时、特异性地观察肿瘤内部的一系列变化过程。

遗传学研究仍是肿瘤研究最关注的焦点，比较转移性肿瘤细胞与其原发肿瘤细胞遗传学特征的差异还是一个新的领域。在第 3 章，Devanand Sarkar 和 Paul B. Fisher 阐述了肿瘤转移促进基因的相关研究。通过对特异性遗传通路进行干预，可望阻断肿瘤转移过程的关键步骤，包括外溢、在循环血流中生存、血管内渗和（或）在新器官生长。Brunilde Gril 和同事们讨论了肿瘤转移抑制基因可以在不影响原发瘤生长的情况下抑制肿瘤的自发转移。高转移潜能肿瘤的共同特点是很容易适应局部和远处微环境，从而有利于其

发展。Bedrich L. Eckhardt 和同事们概述了肿瘤转移进程中基质的作用，强调肿瘤转移靶器官的倾向性需要特异性受体-配体相互作用的宿主机制，利用噬菌体展示技术发现新的内皮标记可用于阻断肿瘤进程和转移。Amaia Lujambio 和 Manel Estellar 讨论了表观遗传机制，包括 DNA 低和过度甲基化与异常组蛋白修饰，并可产生促转移基因。更复杂的是，microRNAs 也可以通过表观遗传机制调节，可以同时调节上百个靶基因。这些研究表明表观遗传学疗法，如 DNA 去甲基化药物和组蛋白去乙酰化酶，可望成为控制和预防肿瘤转移的强有力工具。

宿主因素对肿瘤转移结局有重要影响。Nigel P. S. Crawford 和 Kent W. Hunter 强调肿瘤转移过程受宿主种系变异的影响，易感基因有利于肿瘤转移。除了肿瘤本身积累的体细胞突变之外，肿瘤与生俱来的播散能力也受到宿主遗传因素的影响。Futoshi Okada 和 Hiroshi Kobayashi 重点介绍在调节肿瘤发展与转移过程中宿主年龄相关因素和社会环境因素。

Leonard Weiss 介绍了肿瘤转移低效的概念，这通常涉及肿瘤细胞在侵袭和转移过程中进入淋巴和血液循环后的生存和死亡。在第 4 章，Lilian Soon 和同事们讨论了上皮-间质转化和间质-上皮转化，提出具有两个系统特征的杂交细胞参与转移进程的概念。肿瘤细胞从原发灶脱离常常会在循环和转移微环境中凋亡、失巢凋亡、细胞衰老。Wen Liu 和 Kounosuke Watable 重点阐述肿瘤细胞的生存和凋亡。对肿瘤细胞如何进入淋巴结可以说了解最少，由于缺少区分淋巴和血管的分子标记，使得研究一直停滞不前。然而，现在淋巴特异性的分子标记和生长因子已经得到确认。Ann F. Chambers 囊括了转移效率低下和肿瘤休眠等重要议题，认为肿瘤细胞可以共存于一种可存活的状态很多年，在某些情况下可进展为迟发性转移，因此也明确了治疗休眠期肿瘤的可能性。

1863 年，Rudolf Virchow 首次提出炎症可促进肿瘤的生长等疾病进程。尽管 Virchow 很早发现恶性肿瘤组织中存在白细胞，但迄今对基质细胞和细胞外基质成分参与转移进程的作用仍然知之甚少。在第 5 章，Sunhwa Kim 和 Michael Karin 描述了如 Toll 样受体和热休克蛋白等外源性和内源性调节因子对调控肿瘤炎症和免疫反应的作用。

Steven Mason 和 Johanna A. Joyce 讨论了在原发瘤部位肿瘤细胞内渗进入血管或淋巴循环,以及在继发位点外渗出血管过程中蛋白酶的作用。除了降解基膜和细胞外基质外,蛋白酶在肿瘤细胞和微环境基质细胞的信号转导中也起着重要的作用。Barbara Fingleton 特别总结了基质金属蛋白酶的作用,它们是蛋白水解酶家族,在调控细胞生长、死亡、趋化作用中起着重要的作用。Hector Peinado、Bethan Psaila 和 David Lyden 讨论了细胞膜来源的微泡在肿瘤细胞和其他类型细胞间通讯中扮演的角色。首先描述了巨核细胞和血小板,目前已知微泡在血凝、免疫调节、细胞间通讯和分子运输中发挥多重作用,潜在地促进肿瘤的侵袭和转移。Marianna Papaspyridonos、David Lyden 和 Rosandra Kaplan 讨论了肿瘤转移前壁龛中一系列细胞和分子事件。描述了创造一个准许微环境,使转移肿瘤细胞得以植入和生长。他们还分析了骨髓来源的祖细胞、成纤维细胞,以及纤连蛋白、赖氨酰氧化酶和S100蛋白等因子在转移前和转移壁龛形成中的作用。

原发瘤细胞分泌的因子和颗粒具有局部和全身双重作用。因此,转移靶器官最早发生的事件可能甚至早于播散肿瘤细胞到达靶器官,这些事件是理解肿瘤转移过程的重要领域。Suzanne A. Eccles 广泛地讨论了可溶性或细胞结合的生长因子及其受体如何调控靶向转移过程。因为转移抑制基因一般调控转移过程中的限速步骤,它们是分子靶向治疗的靶点。Yibin Kang 讨论了转移器官的选择性,强调肿瘤细胞和微环境的相互作用。Julio A. Aguirre-Ghiso、Daniel F. Alonso 和 Eduardo F. Farias 讨论了蛋白酶 uPA 及 uPAR 参与组织重塑、肿瘤细胞扩散和转移过程。Tara Karnezis 和同事们阐释了肿瘤细胞扩散的3个途径,包括直接侵袭到周围组织、血行转移和淋巴结转移。

转移过程的很多方面仍然很神秘。例如,转移的器官选择性及其转运机制仍不清楚;为什么有些肿瘤通过淋巴系统播散,而其他肿瘤则通过血行转移等问题还无答案。肿瘤休眠调控也不甚清楚。细胞外基质的作用及坚固性等物理特性,以及炎症细胞参与基质调控也需要进一步探讨。

总之,肿瘤转移的基础研究已经进入到可喜阶段。利用本书中描述的科学方法,促使人们了解和理解长期存在的科学理论及完全新的理论。通过对转移过程特别环节的重点关注,希望能够发展有助于预测、干预、治疗转移性肿瘤的新方法。

（董琼珠 译,钦伦秀 审校）

2 肿瘤转移研究模型与工具

2.1 肿瘤转移的动物模型

◎ Janet E. Price

恶性肿瘤细胞的侵袭转移能力是癌症的关键特征之一[1]，转移是大多数被诊断为侵袭性癌患者的主要死亡原因[2]。病理学家早已清楚肿瘤转移不是一个偶然过程，不同类型的肿瘤有不同的转移模式并转移到不同的器官[3]。例如，乳腺癌和肺癌转移器官分布模式的可预测性表明，远处转移灶的发展是播散肿瘤细胞与转移位点间相互作用的结果。这实际上就是 Stephen Paget 在 1889 年提出的"种子与土壤"假说[4]。一个多世纪以后，科学家们一直在研究不同类型肿瘤特征转移模式的分子机制。研究基本机制的共同目标是期望发现预防或控制肿瘤转移途径的新线索。

转移被视为肿瘤最难模拟的表型，因此采用了体外技术进行研究。几种组织培养特征被认为是肿瘤转移潜能的潜在指标，特别是能侵袭穿过基膜[5,6]并在半固体琼脂上生长。由于有了三维组织生物反应器，如利用成骨细胞或肝细胞，能够研究转移细胞在骨和肝中的相互作用[6-8]。但是，这些及其他各种体外实验一般只能预估一个肿瘤细胞在转移过程众多步骤中的一步，因此，动物模型成为分析肿瘤转移分子机制和评估抗转移方案的标准系统。这类研究多数应用啮齿类动物，主要是小鼠（表 2-1），原因包括近亲交配和建立免疫缺陷品系的能力，体型较小，便于饲养（与较大品系相比），以及遗传工程小鼠（GEM）模型的发展。

表 2-1 肿瘤转移的啮齿类动物模型

细胞系	宿主品系	转移部位	参考文献
小鼠肿瘤			
B16 黑色素瘤	C57BL/6	肺、淋巴结、脑、卵巢、肝	[25, 28]
CT-26 结肠癌	BALB/c	肝、肺	[29, 30]
K1735 黑色素瘤	C3H/HeN	肺、淋巴结、心、脑	[31, 32]
Lewis 肺癌 3LL	C57BL/6	肺、肝	[33, 34]
小鼠乳腺癌细胞系 66,67,168,410.4 及其衍生系	BALB/c	肺、肝、淋巴结、骨	[35, 36, 9]
大鼠肿瘤			
Dunning 大鼠前列腺细胞系	Copenhagen	肺、淋巴结	[37, 38]
13762NF 乳腺腺癌	Fischer 344	肺、淋巴结	[39, 40]

注：一些可移植啮齿类肿瘤细胞系常用于肿瘤转移研究。肿瘤转移发生的部位可能依赖于细胞植入的途径。

把人或动物肿瘤来源的细胞系注入同系或免疫缺陷的宿主动物体内，这是大多数癌转移实验研究的基础。人类和动物肿瘤细胞系的建立通常用于肿瘤转移的研究，可以提供可靠的可重复转移数目和分布模式。这些模型可用于产生肿瘤转移表型的信息，而这正是体外技术所达不到的。

例如，通过鉴定基因的表达量，可以分析不同肿瘤在不同器官中的转移倾向性[9-12]。

但是，可移植肿瘤模型应用中的一个不足是很少细胞系能够可靠转移，特别是人肿瘤细胞系。所以从实验动物模型获得的成果大多源于对少数细胞系的研究，而这无法反映出人类肿瘤的异质性。人类肿瘤细胞系异种移植模型应用的另一个限制是需要免疫缺陷动物宿主，缺乏人类细胞的基质成分以及可能会促进其转移进程的免疫细胞[13,14]。

转基因和遗传工程小鼠肿瘤模型可提供多种替代模型，这在一定程度上弥补了移植模型的缺点，特别是在免疫构成系统方面。尽管越来越多成熟的基因突变体被导入到转化细胞或基质细胞中，导致很可能越来越多的 GEM 被运用到肿瘤转移研究中，但并非所有的 GEM 都适用。组织移植用于研究物种特异性的肿瘤-基质间的相互关系，以克服适当的基质相互关系的不足。利用传统移植细胞系和 GEM 模型，不断设计开发新的肿瘤转移模型，将会成为研究肿瘤转移分子机制和检测抗肿瘤转移治疗的临床前模型的新资源。

2.1.1　同源性肿瘤模型

近亲杂交的啮齿动物已成为大量肿瘤研究的基础。近交系小鼠的发展和引入是 20 世纪早期始于美国，由此产生了用于研究自发性肿瘤产生和发展定性清楚的品系，并充当移植肿瘤受体[23,24]。由近亲杂交的实验鼠肿瘤或由诱导癌变建立的可移植细胞系已被证明在转移研究中极为有用。表 2-1 列出几个被广泛应用于肿瘤转移研究的细胞系。很多肿瘤转移病理生物学基本原理都是应用这些或其他定性清楚的可移植肿瘤细胞系的实验研究所得到的[25,26,33,35]。

转基因 GEM 模型的引入拓宽了研究特定基因在肿瘤起始和发展过程中作用的思路[15]。据报道已有模拟不同人类肿瘤的 GEM 模型，这些模型在有免疫活性的动物中可以产生肿瘤，这一特点优于异种移植模型。肿瘤靶向小鼠模型可能成为未来临床前期筛选治疗新策略的有价值工具[15,22]。有些（但不是所有的）GEM 癌症模型显示了稳定的、重复性好的肿瘤转移进展过程[16,17,41-43]。其中一个著名例子就是 MMTV-多腺瘤病毒中央 T 抗原（PyVmt）模型。这个模型的小鼠产生潜伏期相对较短的多病灶乳腺癌，并伴随着肺和淋巴结的转移[44]。此模型已在多项研究中被应用，如用于鉴定可以促进或改变肿瘤转移表型的基因[45]。例如，将 MMTV-PyVmt 鼠与 Rhoc 缺陷动物杂交，证明 Rhoc 的表达不是肿瘤形成的必要条件，却是肿瘤转移所需要的[46]。将 MMTV-PyVmt 鼠与 27 种不同近亲杂交系鼠杂交，鉴定出 13 种品系，这些品系的 F1 代对肿瘤转移负荷有显著的抑制作用，证明在这些品系中有肿瘤转移遗传修饰的存在[47]。这导致了 Sipa 多态性的识别。Sipa 是一个作为转移调节子的信号转导因子[48]。

在 GEM 模型中引入可诱导的或条件性启动子可以帮助确定肿瘤进展和转移的机制[16]。多西环素（强力霉素）诱导的鼠乳腺肿瘤 Wnt 转基因模型证明了肿瘤的生长和转移依赖 Wnt 通路的持续信号转导。野生型 *p53* 的一个等位

基因缺失可将肿瘤进展变为 Wnt 非依赖型，并且利于其在没有多西环素的条件下生长[49]。

由于育种过程复杂、肿瘤潜伏期的过长或多变以及进展到转移所需的时间明显不同等原因，不是所有的 GEM 模型都适合临床前期研究。肿瘤的多发性可能也会限制转基因鼠在临床前期或肿瘤转移表型研究中的应用，因为在有明显转移之前由于原发肿瘤负荷过大，小鼠有可能需要被安乐死。克服这个问题的一个方法是将 GEM 肿瘤移植到同源的非转基因鼠体内，这可以产生一组年龄相同、有类似肿瘤负荷的动物模型。在几种 MMTV 来源乳腺癌 GEM 模型中，移植肿瘤的转移发生率与供体鼠大体一致[50]。

与传统小鼠移植肿瘤一样，肿瘤 GEM 模型的另外一个缺陷是这些模型通常不能模拟人类相应肿瘤的转移模式。例如，小鼠乳腺肿瘤模型通常转移至肺和淋巴结，罕有报道转移至其他内脏、脑或骨等，而这些是人类乳腺癌的常见转移位点[45,51]。

2.1.2　异种移植模型

许多免疫缺陷品系可供异种移植研究，其中无胸腺鼠（又称"裸鼠"）和重症联合免疫缺陷（SCID）鼠的应用最为广泛。另外的突变品系，例如自然杀伤（NK）细胞活性降低的 beige 小鼠，或缺少成熟 B、T 细胞的重组活化基因-2（RAG-2）缺陷鼠，可能与裸鼠和 SCID 鼠有交叉背景。有些研究还应用亚致死量 X 线照射、用化疗药物处理，或用唾液酸基缺乏的 GM1 抗体消耗 NK 细胞活性来抑制残余的免疫功能[10,52,53]。不同品系免疫缺陷鼠体内肿瘤生长和转移的结果也有差异，有些（但不是所有）研究发现在严重免疫功能不全的动物中肿瘤生长或转移增强[54-57]。显然，成功利用免疫缺陷鼠来进行人类异种移植的研究需要有特定的无病原体屏障设施，并且应严格遵守动物饲养守则。

对将人类肿瘤注射到免疫缺陷小鼠体内的早期热情受到某种程度影响，因为并不是所有的肿瘤样本或细胞系皮下（sc）注射后都能生长，更不用说转移了[58,59]。经过证明的可以提高肿瘤接受率和转移率的方法是将细胞注射或移植入恰当的解剖组织内，即所谓的原位注射（原位模型在人类癌症转移中的应用将在后面部分详细介绍）。人类肿瘤样本异种移植的成功率也取决于肿瘤类型。据报道，黑色素瘤、肉瘤以及结肠癌样本有相对较高的成功率，而乳腺癌和前列腺癌样本成功率不超过 10%[60]。也就是说，生长并在某些情况下转移的肿瘤样本确实具有更多侵袭性表型[61,62]。

另外一个可能影响异种移植新鲜肿瘤样本成功率的因素是，从样本中分离出的细胞是肿瘤细胞和基质细胞的混合体，其中仅小部分细胞在植入免疫缺陷小鼠后有生长能力。从新鲜肿瘤样本中分离出来的表达公认干细胞标记的细胞群，如结肠癌 CD133$^+$ 和乳腺癌 CD44$^+$CD24$^{-/low}$ 细胞，这

些筛选出来的细胞群比未筛选的细胞群在免疫缺陷小鼠中具有更高的成瘤潜能[52, 53]。将从神经胶质瘤和成神经管细胞瘤中分离的CD133+细胞，分别原位移植入鼠的小脑和大脑，通过体内反复移植，发现这种方法可有效地保留CD133+肿瘤亚群[63]。

2.1.3 调节肿瘤生长和转移的基质相互作用

非原位移植肿瘤模型(特别是人类肿瘤异种移植)的一个不足是其缺乏源于适当组织所产生的肿瘤微环境的基质成分[64]，加入活性基质细胞和癌相关成纤维细胞已被用于增强人类肿瘤细胞系的接受和生长[65]。将肿瘤细胞与基质胶(一种基底膜成分的混合物)共同注射可以提高肿瘤接受率并增强肿瘤生长率[56, 66]。加入间质细胞和基质蛋白可能刺激局部释放出细胞因子和对血管生成有促进作用的因子，从而促进肿瘤生长[67]。骨髓来源的间充质干细胞被募集到移植肿瘤的基质[68]，可促进人类异种移植肿瘤的生长和转移表型。人类乳腺癌SCID鼠模型中的转移增强依赖于癌细胞中CCR5趋化因子受体应答CCL5的信号，CCL5由共注射的间充质干细胞分泌[69]。

基质来源的因子对恶性进展的作用可以通过耗尽或者基因敲除方法除去基质因子的GEM模型来阐述，这个策略用来证明宿主来源的基质金属蛋白酶9(MMP-9)在胰腺癌和卵巢癌血管生成和成瘤方面发挥了显著的作用[70, 71]。将相同数量的癌细胞分别注射入野生型和MMP-9缺陷型小鼠中，导致在缺陷宿主中肿瘤生长减少。

将野生型骨髓过继性转入MMP-9缺陷型小鼠后，可部分逆转受抑制的肿瘤生长，表明骨髓来源的细胞可影响肿瘤微环境[70]。发现EL-4淋巴瘤和B16黑色素瘤细胞在缺乏金属蛋白酶组织抑制剂3(TIMP-3)的鼠中更容易转移，而且在发生转移的器官中pro-MMP-2表达更高，因此认为TIMP-3是转移灶播散的调节因子[72]。在另外一个例子中，将前列腺癌细胞移植入鼠的额骨造成骨质溶解，MMP-7缺陷型小鼠的这一现象要比野生型鼠减弱一些。这个研究在RANKL激活中涉及MMP-7，需要破骨细胞介导的骨再吸收，并驱使在骨溶性转移中骨受损的"恶性循环"[73]。GEM模型，创造了具有肿瘤和组织微环境改变的动物，可以与转基因肿瘤模型或传统肿瘤移植模型相结合，很有可能提供对转移病理学更深层次的见解。

2.1.4 研究肿瘤-基质相互作用的SCID-人组织模型

另外一种用于克服某些人类肿瘤生长和转移率低的问题，并可以提供物种特异性组织相互作用模型的方法是，将人类靶器官组织植入免疫缺陷小鼠[55, 74]。人类胚胎肺和骨髓碎片被移植入SCID鼠，再将人类小细胞肺癌细胞经静脉注射给鼠，发现肿瘤细胞在这些组织中优先定植，而不再是

鼠的普通肺和骨髓[20]。将胚胎或成人的骨碎片植入SCID鼠，静脉注射的前列腺癌细胞都可以在其上面定植，证明转移灶器官亲嗜性是前列腺癌在人体内播散的好发位点之一。

为了比较人类黑色素瘤细胞在植入人类皮肤的SCID鼠和普通小鼠中的生长状况，将人类皮肤植入SCID鼠后，黑色素瘤以其特有的方式生长和侵袭，并且有些转移到了远处器官。相反，相同的细胞在普通小鼠仅形成非侵袭性肿瘤[76]。这些模型对研究人类肿瘤细胞在不同的人类组织微环境中的生存和转移情况是有帮助的。

2.1.5 原位移植模型

将肿瘤细胞注射入适当受体动物相同的正常器官或组织，一般称作原位移植。这种模型已经成功地用于促进肿瘤接受和生长率，并可提高转移率。原位模型用于许多不同的人类肿瘤，如表2-2列举的许多例子，同样也适用于啮齿类动物肿瘤。原位移植方法的基本原理是，肿瘤的生长和发展受到自分泌、旁分泌和内分泌通路介导的恶性细胞与其周围宿主组织间相互作用的影响[2]。将肿瘤植入原位和异位位点的比较，发现前者血管化状态良好或具有组织学形态特点，且更容易发生局部淋巴结转移。对于人乳腺癌和啮齿类动物乳腺肿瘤来说，合适的移植位点是乳房脂肪垫。有很多文献阐述脂肪垫对正常、瘤前和恶性表皮细胞的生长具有调节作用[91, 92]。有很多例子应用原位模型分离出更具侵袭性和转移性的人类癌变异体，并筛选出了转移亚群，可用于进一步分析恶性表型和研究临床治疗[46, 79, 85]。

表2-2 人类肿瘤生长和转移的原位模型

肿瘤类型	注射部位	转移部位	参考文献
膀胱癌	膀胱壁	淋巴结、肺	[77]
乳腺癌	乳房脂肪垫	淋巴结、肺	[78, 79]
结肠癌	盲肠壁	淋巴结、肝	[80, 81]
胃癌	胃壁	淋巴结、肝	[82]
肺癌	支气管或肺	肺和局部淋巴结播散	[83, 84]
黑色素瘤	真皮	淋巴结、肺、脑	[76, 85]
胰腺癌	远端胰腺	肝、淋巴结	[86, 37]
前列腺癌	前列腺	局部淋巴结	[88]
肾细胞癌	肾包膜下	肺	[89]
甲状腺癌	甲状腺	肺、喉和气管	[90]

注：人类肿瘤细胞通过不同途径注射到适当器官或部位，制备原位移植模型，以及可发现转移灶的部位。

将从患者肿瘤样本中直接取得或从免疫缺陷小鼠连续传代肿瘤中取得的肿瘤组织碎片进行原位移植，称为外科手术移植(surgical orthotopic implantation，SOI)。由于组织碎片中的基质结构允许肿瘤生长和转移至关重要基因的持续表达，因此可以对很多不同人类肿瘤转移潜能进行保

真性复制[93]。相反,当肿瘤细胞与基质分离并在组织培养中增殖,那么就会失去肿瘤-基质相互作用,而且转移促进基因的表达也会降低甚至沉默。肿瘤-基质相互关系影响恶性表型的概念也适用于将细胞移植入原位和异位位点。临床研究和实验研究已报道转移灶在不同器官中的化疗敏感性不同[94,95]。虽然这可能是肿瘤异质性所致,但组织微环境的影响不能排除。有人在体内评估鼠乳腺肿瘤细胞对不同化疗药物的敏感性,比较皮下瘤与骨髓、脾、肺、肝和脑肿瘤细胞的反应。一般来说,皮下瘤对烷化剂敏感,而肝和脑的病变对烷化剂则不那么敏感。在骨髓中生长的细胞显示对不同药物的不同敏感性,加入抗血管药物可增强环磷酰胺杀伤微环境的效果[96]。因此,组织微环境可以影响转移灶细胞对化疗药物的敏感性,也可以通过调节肿瘤细胞的血管生成影响治疗效果。

分子生物学和微量分析技术的发展使研究肿瘤-基质相互作用的分子基础成为可能。芯片分析被用于比较在体外和体内(皮下瘤或原位移植瘤、颅内肿瘤)生长的人类胶质瘤的基因表达谱。在体外或体内皮下瘤生长的两种胶质瘤细胞显示出不同的基因表达谱,但是原位生长的肿瘤其表达谱非常相似,证明肿瘤表型确实受肿瘤微环境的调节[97]。物种特异性表达芯片的出现,可在同一样品中分析人类转移性肿瘤细胞和小鼠基质成分的基因表达,并且可以确定促进转移过程的肿瘤和宿主间的相互作用[98]。

有些小鼠或人类肿瘤模型,外科切除原发瘤可给予转移灶更长的生长时间;小鼠在发现转移灶之前有可能由于局部肿瘤进展而死亡[79,85]。这个实验设计适合临床前期研究检测针对微转移灶的治疗方法[99]。但仅限于相对容易切除原发瘤的模型,如生长在脂肪垫上的乳腺癌或生长在真皮层的黑色素瘤,并不适用于其他原位模型,如前列腺癌或肺癌。

很多小鼠模型的不足是,从原位移植肿瘤的转移模式并不总是准确地反映其相应人类肿瘤的转移模式。从生长在适当原发位点的肿瘤转移至骨和脑的现象,在啮齿类模型中并不常见,虽然有报道称原位移植小鼠和人的黑色素瘤模型可发生脑转移[27,85,100]。从不同的路径注射肿瘤细胞悬浮液可以用来使细胞进入不同的器官(表2-3)。对于这些注入路径,转移灶发展最可能的位点是癌细胞被捕获的第一个毛细血管床,因此这种途径可以用来研究器官特异性转移。例如,注入门静脉或脾的细胞可以向肝转移[34,105]。

原位注射可以模仿原发肿瘤生长和局部侵袭,以及渗入淋巴液和血流中,而经过不同的路径注射肿瘤细胞可以模仿转移过程的后续步骤。例如,将肿瘤细胞直接注射到颈内动脉可以导致实验性脑转移,与原发癌的生长模式相同[10]。将细胞直接注射入左心室,可导致全身播散。这个方法已成功地应用于起始骨和脑转移[106-108]。将细胞直接注射到小鼠的骨,通常是胫骨和股骨,作为一个骨微环境中肿瘤-基质相互作用模型,可导致日益严重的肿瘤损害症状。如乳腺癌和肾细胞癌细胞系可以产生明显的骨质溶解,而

前列腺癌细胞系则产生成骨细胞损伤[104,109]。

表2-3 制备实验肿瘤转移模型的不同肿瘤细胞注射路径

注射途径/部位	肿瘤生长的器官或部位	参考文献
颈内动脉	脑	[101, 102]
静脉(尾静脉)	肺,全身播散	[10, 31]
腹腔	腹腔内播散	[103]
胫骨或股骨	骨	[100, 104]
脾静脉或门静脉	肝	[34, 105]
左心室	全身播散,转移位点包括骨、脑、肾上腺	[106, 107]

2.1.6 体内成像

体内成像技术在应用啮齿类动物研究肿瘤转移中具有显著优势。对于许多已成熟的原位移植模型,荧光蛋白的应用可以帮助检测局部肿瘤生长、血管生成、侵袭和转移[110]。例如,应用报告荧光蛋白〔如绿色荧光蛋白(GFP)〕稳定转染到移植的肿瘤细胞系中,可以在各个器官位点上检测肿瘤和转移灶[102,108,111]。图2-1为左心室注入细胞21天后,检测到表达GFP的MDA-MB-435癌细胞在裸鼠脑中血管周围生长[111]。除了植入荧光标记的肿瘤细胞之外,表达荧光团的转基因肿瘤或受体鼠中不同类型的正常细胞都可以提供多光点显微镜成像的肿瘤-基质相互作用系统,例如,有荧光表皮细胞的Tie2-GFP鼠及有荧光巨噬细胞和粒细胞的c-fms-GFP鼠[112]。

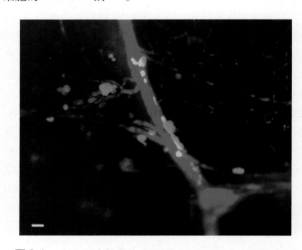

图2-1 左心室注射表达GFP的MDA-MB-435细胞21天后,裸鼠脑中转移细胞在血管周围生长。在处死小鼠及使用激光共聚焦扫描显微镜对其大脑进行曝光成像之前1小时,将罗丹明-白蛋白注入小鼠(图来源:Int J Cancer, 2007[111])。

萤火虫荧光霉素是另一个通过可稳定表达生物发光基因用于监测移植肿瘤生长和转移的报告蛋白。检测肿瘤的荧光可用于发现动物中用肉眼不易察觉的转移灶(图2-2),同时监测肿瘤生长和对治疗的反应[11,100,113]。应用生物发

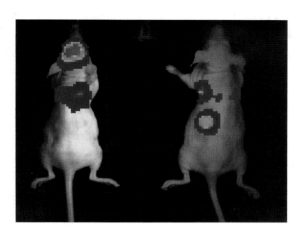

图2-2 在裸鼠肺、肾上腺和脑的转移灶中注入表达荧光霉素的 MDA-MB-435 人类癌细胞,检测其生物发光

注：细胞被注射到乳腺脂肪垫,当肿瘤直径达到1cm时被移除。6周后,在有明显的转移性疾病前注射底物荧光霉素,并用 Xenogen IVIS 成像,证明无创影像学技术的实用性。

光可无创检测肿瘤的大小,提高了如膀胱癌、前列腺癌和胰腺癌等多种原位移植模型的精确度和敏感度[114,115]。生物发光报告基因可以与转基因肿瘤模型结合。例如,将在前列腺表达荧光霉素的鼠与转基因前列腺癌小鼠(TRAMP)杂交,通过生物发光来检测肿瘤和转移灶的发展[116]。报告基因已成功地用于可移植肿瘤系,但需要稳定表达株。有报道称,移植入体内后GFP表达量下调,这可能是因为移植的

不稳定或翻译沉默[102,117]。具有报告基因的肿瘤移植到具有免疫活性的鼠中,可以导致免疫监测及成瘤性和转移潜能的丧失[118]。这可能依赖于细胞系统、报告基因结构和鼠的品系。尽管有很多在具有免疫活性的动物中成功应用报告基因的报道,然而在报告基因导入可移植肿瘤细胞系后,其成瘤性和转移能力的保留应得到证实。

不同的成像技术,如磁共振成像(MRI)、正电子发射X线断层显像(PET)、CT和超声波,这些技术和设备正在越来越频繁地应用于小型动物[14]。然而,这些设备和技术支持的费用和渠道可能会对其使用产生限制。隔离设施内设备的实用性也是需要的,特别是用于研究免疫缺陷型小鼠,或给同一动物做重复成像的时间顺序实验。

2.1.7 结论

肿瘤转移的发病机制包括恶性肿瘤和正常细胞间复杂的相互作用。采用适当的设计和选择合适的技术,肿瘤生长和转移的动物模型可以提供大量信息,这是组织培养模型所不能模仿的。如今,可用的肿瘤模型越来越多,用于检测肿瘤发展的新技术也在开发,选择应用哪个模型需要取决于假说的验证。GEM 模型的引入提供了直接阐述组织微环境影响的机会,也可以阐述特定基因在转移灶发展中的作用。随着日益发展的新疗法目标,即组织微环境和肿瘤脉管系统,有效的动物模型对于检测转移性疾病的控制或预防药物的效果非常重要。

(乔鹏 译,钦伦秀 审校)

参考文献

[1] Hanahan D. et al. The hallmarks of cancer. Cell, 2000, 100:57.

[2] Fidler IJ. Critical determinants of metastasis. Semin Cancer Biol, 2002, 12:89.

[3] Weiss L. Mechanisms of metastatic patterns. Orlando: Principles of Metastasis. Academic Press, 1985:200.

[4] Paget S. The distribution of secondary growths in cancer of the breast. Lancet, 1889, i:571.

[5] Albini AP, et al. A rapid in vitro assay for quantitating the invasive potential of tumor cells. Cancer Res, 1987, 47:3239.

[6] Li L, et al. Correlation of growth capacity of human tumor cells in hard agarose with their in vivo proliferative capacity at specific metastatic sites. J Natl Cancer Inst, 1989, 81:1406.

[7] Yates CC, et al. Co-culturing human prostate carcinoma cells with hepatocytes leads to increased expression of E-cadherin. Br J Cancer, 2007, 96:1246.

[8] Dhurjati R, et al. Metastatic breast cancer cells colonize and degrade three-dimensional osteoblastic tissue in vitro. Clin Exp Metastasis, 2008, 25:741.

[9] Eckhardt BL, et al. Genomic analysis of a spontaneous model of breast cancer metastasis to bone reveals a role for the extracellular matrix. Mol Cancer Res, 2005, 3:1.

[10] Kakiuchi S, et al. Genome-wide analysis of organ-preferential metastasis of human small cell lung cancer in mice. Mol Cancer Res, 2003, I:485.

[11] Kang Y, et al. A multigenic program mediating breast cancer metastasis to bone. Cancer Cell, 2003, 3:537.

[12] Minn AJ, et al. Genes that mediate breast cancer metastasis to lung. Nature, 2005, 436:518.

[13] Coussens LM, et al. Inflammatory cells and cancer: think different. J Exp Med, 2001, 193:F23.

[14] Olive KP, et al. The use of targeted mouse models for preclinical testing of novel cancer therapeutics. Clin Cancer Res, 2006, 12:5277.

[15] Hanahan D, et al. The origins of oncomice: a history of the first transgenic mice genetically engineered to develop cancer. Genes Dev, 2007, 21:2258.

[16] Caulin C, et al. An inducible mouse model for skin cancer reveals distinct roles for gain- and loss-of-function p53 mutations. J Clin

Invest, 2007, 117:1893.

[17] Tormo D, et al. Rapid growth of invasive metastatic melanoma in carcinogen-treated hepikocyte growth factor/scatter factor-transgenic mice carrying an oncogenic CDK4 mutation. Am J Pathol, 2006, 169:665.

[18] Gao D, et al. Endothelial progenitor cells control the angiogenic switch in mouse lung metastasis. Science, 2008, 319:195.

[19] Diao D, et al. Hypoxia-inducible factor-lα is a key regulator of metastasis in a transgenic model of cancer initiation and progression. Cancer Res, 2007, 67:563.

[20] Shtivelman E, et al. Species-specific metastasis of human tumor cells in the severe combined immunodeficiency mouse engrafted with human tissue. Proc Natl Acad Sci USA, 1995,92:4661.

[21] Nemeth JA, et al. Severe combined immunodeficient-hu model of human prostate cancer metastasis to human bone. Cancer Res, 1999, 59:1987.

[22] Talmadge JE, et al. Murine models to evaluate novel and conventional therapeutic strategies for cancer. Am J Pathol, 2007, 170:793.

[23] Strong LC. The origin of some inbred mice. Cancer Res, 1942, 2:531.

[24] Festing MFW. The history of inbred strains. http://www.isogenic.info. 2006.

[25] Hart IR, et al. Role of organ selectivity in the determination of metastatic patterns of B16 melanoma. Cancer Res, 1980, 40:2281.

[26] Poste G, et al. Interactions among polyclonal subpopulations affect stability of the metastatic phenotype in polyclonal populations of B16 melanoma cells. Proc Natl AcadSci USA, 1981, 78:6226.

[27] Cranmer LD, et al. Rodent models of brain metastasis in melanoma. Melanoma Res, 2005, 15:325.

[28] Rebhun RB, et al. Impact of sentinel lymphadenectomy on survival in a murine model of melanoma. Clin Exp Metastasis, 2008, 25:191.

[29] Park JM, et al. Unmasking immunosurveillance against a syngenic colon cancer by elimination of CD4 + NKT regulatory cells and IL-13. Int J Cancer, 2005, 114:80.

[30] Hiraoka K, et al. Therapeutic efficacy of replication-competent retrovirus vector-mediated suicide gene therapy in a multifocal colorectal cancer metastasis model. Cancer Res, 2007, 67:5345.

[31] Fidler IJ, et al. Demonstration of multiple phenotypic diversity in a murine melanoma of recent origin. J Natl Cancer Inst, 1981, 67:947.

[32] Owen-Schaub LB, et al. Fas and fas ligand interactions suppress melanoma lung metastasis. J Exp Med, 1998, 188:1717.

[33] Holmgren L, et al. Dormancy of micrometastases: balanced proliferation and apoptosis in the presence of angiogenesis suppression. Net Med, 1995, 1:149.

[34] Long L, et al. Enhanced invasion and liver colonization by lung carcinoma cells overexpressing the type I insulin-like growth factor receptor. Exp Cell Res, 1998, 238:116.

[35] Miller FR, et al. Characterization of metastatic heterogeneity among subpopulations of a single mouse mammary tumor: heterogeneity in phenotypic stability. Invasion Metastasis, 1983, 3:22.

[36] Aslakson CJ, et al. Selective events in the metastatic process defined by analysis of the sequential dissemination of subpopulations of a mouse mammary tumor. Cancer Res, 1992, 52:1399.

[37] Isaacs JT, et al. Establishment and characterization of seven Dunning rat prostatic cancer cell lines and their use in developing methods for predicting metastatic abilities of prostate cancers. Prostate, 1986, 9:261.

[38] Rubenstein M, et al. Orthotopic placement of the Dunning R3327 AT-3 prostate tumor in the Copenhagen X Fischer rat. Prostate, 1995, 27:148.

[39] Welch DR. Technical considerations for studying cancer metastasis in vivo. Clin Exp Metastasis, 1997, 15:272.

[40] Kiley SC, et al. Protein kinase C δ involvement in mammary tumor cell metastasis. Cancer Res, 1999, 59:3230.

[41] Morton JP, et al. Trp53 deletion stimulates the formation of metastatic pancreatic tumors. Am J Pathol, 2008, 172:1081.

[42] Masumori N, et al. A probasin-large T antigen transgenic mouse line develops prostate adenocarcinoma and neuroendocrine carcinoma with metastatic potential. Cancer Res, 2001, 61:2239.

[43] Gingrich IR, et al. Metastatic prostate cancer in a transgenic mouse. Cancer Res, 1996, 56:4096.

[44] Guy CT, et al. Induction of mammary tumors by expression of polyomavirus middle T oncogene: a transgenic mouse model for metastatic disease. Mol Cell Biol, 1992, 12:954.

[45] Jonkers J, et al. Modeling metastatic breast cancer in mice. J Mammary Gland Biol Neoplasia, 2007, 12:191.

[46] Hakem A, et al. RhoC is dispensable for embryogenesis and tumor initiation but essential for metastasis. Genes Dev, 2005, 19:1974.

[47] Lifsted T, et al. Identification of inbred mouse strains harboring genetic modifiers of mammary tumor age of onset and metastatic. progression. Int J Cancer, 1998, 77:640.

[48] Crawford NPS, et al. Germline polymorphisms in SIPA1 are associated with metastasis and other indicators of poor prognosis in breast cancer. Breast Cancer Res, 2006, 8:R16.

[49] Gunther EJ, et al. Impact of p53 loss on reversal and recurrence of conditional Wnt-induced tumorigenesis. Genes Dev, 2003, 17:488.

[50] Varticovski L, et al. Accelerated preclinical testing using transplanted tumors from genetically engineered mouse breast cancer models. Clin Cancer Res, 2007, 13:2168.

[51] Lelekakis M, et al. A novel orthotopic model of breast cancer metastasis to bone. Clin Exp Metastasis, 1999, 17:163.

[52] Al-Hajj M, et al. Prospective identification of tumorigenic breast

cancer cells. Proc Natl Acad Sci USA, 2003, 100:3983.

[53] O'Brien CA, et al. A human colon cancer cell capable of initiating tumour growth in immunodeficient mice. Nature, 2007, 445:106.

[54] Clarke P. Human breast cancer cell line xenografts as models of breast cancer — the immunobiologies of recipient mice and the characteristics of several tumorigenic cell lines. Breast Cancer Res Treat, 1996, 39:69.

[55] Bankert RB, et al. SCID mouse models to study human cancer pathogenesis and approaches to therapy: potential, limitations, and future directions. Front Biosci, 2002, 7:c44.

[56] Price JE. Metastasis from human breast cancer cell lines. Breast Cancer Res Treat, 1996, 39:93.

[57] Xie X, et al. Comparative studies between nude and SCID mice on the growth and metastatic behavior of xenografted human tumors. Clin Exp Metastasis, 1992, 10:201.

[58] Fogh J, et al. One hundred and twenty-seven cultured human tumor cell lines producing tumors in nude mice. J Natl Cancer Inst, 1977, 59:221.

[59] Sharkey FE. et al. Metastasis of human tumors in athymic nude mice. Int J Cancer, 1979, 24:733.

[60] Fidler IJ. Rationale and methods for the use of nude mice to study the biology and therapy of human cancer metastases. Cancer Metastasis Rev, 1986, 5:29.

[61] Jessup JM, et al. Metastatic potential of human colorectal carcinomas implanted into nude mice: prediction of clinical outcome in patients operated on for cure. Cancer Res, 1989, 49:6906.

[62] Marangoni E, et al. A new model of patient tumor-derived breast cancer xenografts for preclinical assays. Clin Cancer Res, 2007, 13:3989.

[63] Shu Q, et al. Direct orthotopic transplantation of fresh surgical specimen preserves CD133 + tumor cells in clinically relevant mouse models of medulloblastoma and glioma. Stem Cells, 2008, 26:1414.

[64] Frese KK, et al. Maximizing mouse cancer models. Nat Rev Cancer, 2007, 7:645.

[65] Picard O, et al. Fibroblast-dependent tumorigeniclty of cells in nude mice: implication for implantation of metastases. Cancer Res, 1986, 46:3290.

[66] Fridman R, et al. Reconstituted basement membrane (Matrigel) and laminin can enhance the tumorigenicity and the drug resistance of small cell lung cancer cell lines. Proc Natl Acad Sci USA, 1990, 87:6698.

[67] Tlsty TD, et al. Tumor stroma and regulation of cancer development. Annu Rev Pathol Mech Dis, 2006, 1:119.

[68] Klopp AH, et al. Tumor irradiation increases the recruitment of circulating mesenchymal stem cells into the tumor microenvironment. Cancer Res, 2007, 67:11687.

[69] Karnoub AE, et al. Mesenchymal stem cells within tumour stroma promote breast cancer metastasis. Nature, 2007, 449:557.

[70] Huang S, et al. Contributions of stromal metalloproteinase-9 to angiogenesis and growth of human ovarian carcinoma in mice. J Natl Cancer Inst, 2002, 94:1134.

[71] Nakamura T, et al. Stromal metalloproteinase-9 is essential to angiogenesis and progressive growth of orthotopic human pancreatic in parabiont nude mice. Neoplasia, 2007, 9:979.

[72] Cruz-Munoz W, et al. Enhanced metastatic dissemination to multiple organs by melanoma and lymphoma cells in timp-3⁻/⁻ mice. Oncogene, 2006, 25:6489.

[73] Lynch CC, et al. MMP-7 promotes prostate cancer-induced osteolysis via the solubilization of RANKL. Cancer Cell, 2005, 7:496.

[74] Wang M, et al. A severe combined immunodeficient-hu in vivo mouse model of human primary mantle cell lymphoma. Clin Cancer Res, 2008, 14:2154.

[75] Yonou H, et al. Establishment of a novel species and tissue-specific metastasis model of human prostate cancer in humanized non-obese diabetic/severe combined immune deficient mice engrafted with human adult lung and bone. Cancer Res, 2001, 61:2177

[76] Juhasz I, et al. Growth and invasion of human melanomas in human skin grafted to immunodeficient mice. Am J Pathol, 1993, 143:528.

[77] Black PC, et al. Bladder cancer angiogenesis and metastasis-translation from murine model to clinical trial. Cancer Metastasis Rev, 2007, 26:623.

[78] Price JE, et al. Studies of human breast cancer metastasis using nude mice. Cancer Metastasis Rev, 1990, 8:285.

[79] Chelouche Lev D, et al. Selection of more aggressive variants of the GI101A human breast cancer cell line: A model for analyzing the metastatic phenotype of breast cancer. Clin Exp Metastasis, 2003, 20:515.

[80] Morikawa K, et al. Influence of organ environment on the growth, selection, and metastasis of human colon carcinoma cells in nude mice. Cancer Res, 1988, 48:6863.

[81] Cespedes MV, et al. Orthotopic microinjection of human colon cancer cells in nude mice induces tumor foci in all clinically relevant metastatic sites. Am J Pathol, 2007, 170:1077.

[82] Yamaguchi K, et al. Liver metastatic model for human gastric cancer established by orthotopic tumor cell implantation. World J Surg, 2001, 25:131.

[83] Onn A, et al. Development of an orthotopic model to study the biology and therapy of primary human lung cancer iri nude mice. Clin Cancer Res, 2003, 9:5532.

[84] Kozaki K, et al. Establishment and characterization of a human lung cancer cell line NCI-H460-LNM35 with consistent lymphagenous metastasis via both subcutaneous and orthotopic propagation. Cancer Res, 2000, 60:2535.

[85] Cruz-Munoz W, et al. Development of a preclinical model of spontaneous human melanoma central nervous system metastasis.

Cancer Res, 2008, 68:4500.

[86] Bruns CJ, et al. In vivo selection and characterization of metastatic variants from human pancreatic adenocarcinoma by using orthotopic implantation in nude mice. Neoplasia, 1999, 1:50.

[87] Aives F, et al. An orthotopic model of ductal adenocarcinoma of the pancreas in severe combined immunodeficient mice representing all steps of the metastatic cascade. Pancreas, 2001, 23:227.

[88] Stephenson RA, et al. Metastatic model for human prostate cancer using orthotopic implantation in nude mice. J Natl Cancer Inst, 1992, 84:951.

[89] Naito S, et al. In vivo selection of human renal cell carcinoma cells with high metastatic potential in nude mice. Clin Exp Metastasis, 1989, 8:103.

[90] Kim S, et al. An orthotopic model of anaplastic thyroid carcinoma in athymic nude mice. Clin Cancer Res, 2005, 11:1713.

[91] Lochter A, et al. Involvement of extracellular matrix constituents in breast cancer. Semin Cancer Biol, 1995, 6:165.

[92] Simian M, et al. The interplay of matrix metalloproteinases, morphogens and growth factors is necessary for branching of mammary epithelial cells. Development, 2001, 128:3117.

[93] Hoffman RM. Orthotopic metastatic mouse models for anticancer drug discovery and evaluation: a bridge to the clinic. Invest New Drug, 1999, 17:343.

[94] Kamby C, et al. The pattern of metastases in human breast cancer. Influence of systemic adjuvant therapy and impact on survival. Acta Oncol, 1988, 27:715.

[95] Wilmanns C, et al. Modulation of doxorubicin sensitivity and level of glycoprotein expression in human colon carcinoma cells by ectopic and orthotopic environments in nude mice. Int J Oncol, 1993, 3:413.

[96] Holden SA, et al. Host distribution and response to antitumor alkylating agents of EMT-6 tumor cells from subcutaneous tumor implants. Cancer Chemother Pharmacol, 1997, 40:87.

[97] Camphausen K, et al. Influence of in vivo growth on human glioma cell line gene expression: convergent profiles under orthotopic conditions. Proc Natl Acad Sci USA, 2005, 102:8287.

[98] Montel V, et al. Tumor-stromal interactions reciprocally modulate gene expression patterns during carcinogenesis and metastasis. Int J Cancer, 2006, 119:251.

[99] Aggarwal BB, et al. Curcumin suppresses the paclitaxel-induced NF-κB pathway in breast cancer cells and inhibits lung metastasis of human breast cancer cells in nude mice. Clin Cancer Res, 2005, 11:7490.

[100] Rosol TJ, et al. Animal models of bone metastasis. Cancer, 2003, 97:748.

[101] Schackert G, et al. Unique patterns of brain metastasis produced by different human carcinomas in athymic nude mice. Int J Cancer, 1989, 44:892.

[102] Kim LS, et al. Vascular endothelial growth factor expression promotes the growth of breast cancer brain metastases in nude mice. Clin Exp Metastasis, 2004, 21:107.

[103] Yoneda J, et al. Expression of angiogenesis-related genes and progression of human ovarian carcinomas in nude mice. J Natl Cancer Inst, 1998, 90:447.

[104] Weber KL, et al. Blockade of epidermal growth factor receptor signaling leads to inhibition of renal cell carcinoma growth in the bone of nude mice. Cancer Res, 2003, 63:2940.

[105] Price JE, et al. Organ distribution of experimental metastases of a human colorectal carcinoma injected in nude mice. Clin Exp Metastasis, 1989, 7:55.

[106] Verschraegen CF, et al. Specific organ metastases of human melanoma cells injected into the arterial circulation of nude mice. Anticancer Res, 1991, 11:529.

[107] Yoneda T, et al. A bone-seeking clone exhibits different biological properties from the MDA-MB-231 parental human breast cancer cells and a brain-seeking clone in vivo and in vitro. J Bone Miner Res, 2001, 16:1486.

[108] Phadke PA, et al. Kinetics of metastatic breast cancer trafficking in bone. Clin Cancer Res, 2006, 12:1431.

[109] Singh AS, et al. In vivo models of prostate cancer metastasis to bone. J Ural, 2005, 174:820.

[110] Hoffman RM. The multiple uses of fluorescent proteins to visualize cancer in vivo. Nat Rev Cancer, 2005, 5:796.

[111] Lu W, et al. Pathogenesis and vascular integrity of breast cancer brain metastasis. Int J Cancer, 2007, 120:1023.

[112] Sidani M, et al. Probing the microenvironmen of mammary tumors using multiphoton microscopy. J Mammary Gland Biol Neoplasia, 2006, 11:151.

[113] Contag CH, et al. Use of reporter genes for optical measurements of neoplastic disease in vivo. Neoplasia, 2000, 2:41.

[114] Armugam T, et al. Effect of cromolyn on S100P interactions with RAGE and pancreatic cancer growth and invasion in mouse models. J Natl Cancer Inst, 2006, 98:1806.

[115] Hadaschik BA, et al. Oncolytic vesicular stomatitis viruses are potent agents for intravesical treatment of high-risk bladder cancer. Cancer Res, 2008, 68:4506.

[116] Hsieh CL, et al. Non-invasive bioluminescent detection of prostate cancer growth and metastasis in a bigenic transgenic mouse model. Prostate, 2007, 67:685.

[117] Migliaccio AR, et al. Stable and instable transgene integration sites in the human genome: extinction of the green fluorescent protein transgene in K562 cells. Gene, 2000, 256:197.

[118] Steinbauer M, et al. GFP-transfected tumor cells are useful in examining early metastasis in vivo, but immune reaction precludes long-term tumor development studies in immunocompetent mice. Clin Exp Metastasis, 2003, 20:135.

2.2 果蝇和斑马鱼：肿瘤转移的遗传模型

◎ Elisa C. Woodhouse，Kathleen Kelly

长期以来，科学家用遗传模型，特别是用小鼠模型，来研究肿瘤转移。其他生物体被用于各种生物过程的遗传分析，例如发育、信号转导和细胞生长。近来，遗传顺从（genetically tractable）的非哺乳动物模型对于肿瘤和转移研究的重要性越来越明显。果蝇（*Drosophila melanogaster*）就是一个这样的有机体。

自从 20 世纪 70 年代就已经知道在果蝇的特定突变品系中会产生肿瘤。科学家已经了解这些肿瘤的分子基础，包括在这些品系具体的肿瘤抑制基因突变，在细胞中产生的缺陷，以及这些异常导致在果蝇中产生肿瘤的方式。用果蝇作为转移模型的最关键优势是能够迅速在体内产生突变并评估其效果。在这一领域，从模型的发现到基于发现的研究均已很成熟。在本章将讨论果蝇模型的几个方面，包括肿瘤抑制基因和人类同源基因、细胞极性在肿瘤发生和发展中的作用、现今应用果蝇理解转移和迁移的方法，以及举例说明通过应用每个模型所获得的知识等。

另一个正在发展更有效的遗传研究的肿瘤模型生物是斑马鱼（*Danio rerio*）。作为脊椎动物，斑马鱼具有比果蝇更加复杂的生物解剖结构，比无脊椎动物更有利于进一步了解转移潜在机制。斑马鱼以及现有肿瘤模型的应用方法将在本章后面加以讨论。果蝇和斑马鱼的遗传模型可以用于研究转移过程关键步骤中独立的部分，其可在小鼠模型和人类肿瘤上得到验证。

2.2.1 果蝇肿瘤模型

（1）果蝇肿瘤抑制基因突变表型

已在果蝇中发现了一旦失活即与癌变相关的肿瘤抑制基因。在果蝇中大量的肿瘤抑制基因功能丧失可导致增生性增长，只有小部分肿瘤抑制基因的功能丧失才会导致形成真正肿瘤。这些可致成瘤的肿瘤抑制基因与果蝇的癌及其转移研究才是最相关的。这些基因的突变除了会损伤幼虫的大脑外，还可以引起成虫器的分化和生长受阻，幼虫的囊泡皮细胞将会产生特定的成年结构，如眼、腿和触角。这些致瘤形成的肿瘤抑制基因已被广泛的研究，包括 lgl（lethal giant larvae）[1]、dlg（discs large）[2]、brat（brain tumor）[3] 和 scrib（scrib-ble）[4]。这些基因的突变表型非常相似，并且都是在幼虫的后期致死。幼虫发育为过度成长

的成虫器，其结构混乱、多层。过度成长的幼虫大脑神经细胞缺乏分化，神经母细胞数量增多。

过去数年的研究显示，这些突变的果蝇肿瘤抑制基因通过破坏细胞极性，从而导致幼虫脑中成瘤。有些肿瘤抑制基因已被证明会扰乱神经母细胞谱系，导致产生具有转移潜能的过度自我更新的神经母细胞和肿瘤（后面将会讨论到）。神经母细胞肿瘤模型系统的基本生物学原理的理解促成了我们现在感兴趣的假说：具有转移能力的、可自我更新的肿瘤细胞与具有自我更新能力的普通干细胞具有相同特性。

（2）细胞极性与进展中的果蝇肿瘤抑制基因

细胞极性的丧失是肿瘤发生的重要一步。Lgl 蛋白和 Brat 蛋白在保持细胞极性作用和在任何一种蛋白缺失的情况下观察到肿瘤发生方面的研究，已经阐明了控制这一过程的某些分子机制。幼虫神经母细胞通常不对称分裂为两个子细胞，即来源于底端的神经节母细胞（GMC）和一个来源于顶端的较大的神经母细胞。GMC 再次分裂，产生了两个终末分化的神经细胞，而自我更新的神经母细胞继续沿袭产生一个 GMC 和一个神经母细胞（图 2-3）。在果蝇的神经母细胞中，不对称分裂是通过将细胞顶部和底部组分分裂为各自的皮层区域来维持。神经母细胞系依赖于 GMC 中神经母细胞基因表达下调，以及隔离 GMC 神经决定子。Lgl 被发现与 PAR 复合物的相互作用（Bazooka/Par-6/aPKC，in *Drosophila*），用于调节顶部/底部细胞极性[5,6]。Lgl 和 PAR 复合蛋白 aPKC 的控制是通过其相互抑制作用实现的。定位于顶部的 Lgl 被 aPKC 磷酸化，因构象变化导致其被释放[7]，限制了激活的 Lgl 到达神经母细胞的底部[5]。激活的 Lgl 蛋白在底部区域可抑制 aPKC 的活性。基因数据表明，Lgl 调节 aPKC，而 aPKC 通过控制神经细胞的特定基因和神经元细胞命运决定子，从而直接促进神经细胞的自我更新[8]。促进神经细胞命运的蛋白质定位在底部。Miranda 蛋白[9,10] 和它的装载蛋白、转录因子 Prospero[11,13] 是定位于基底神经细胞决定子的关键因子。Brat 蛋白通过与 Miranda 蛋白联合作为荷重蛋白而定向底部[14]。Prospero 蛋白定位在底部需要 Brat，可能是通过稳定 Miranda 蛋白和 Prospero 蛋白相互作用实现的。在缺乏 Brat 蛋白功能的突变体中，底部子细胞表达 Miranda 蛋白，但不表达 Brat 和 Prospero 蛋

白。brat 突变的 GMC 子细胞保持表达一些神经母细胞特定蛋白,并且高频率地转变成为神经母细胞(图 2-3)[14],使异常细胞的自我更新以分化为代价,这会导致出现与 lgl 突变体中相似的表型。其他细胞极性决定子的突变体也可导致果蝇侵袭性肿瘤的发生。幼虫 Wain 组织中存在 pins、miranda、numb 或 prospero(pros)基因突变,在移植中会在远端位点形成继发肿瘤(即转移)[15]。

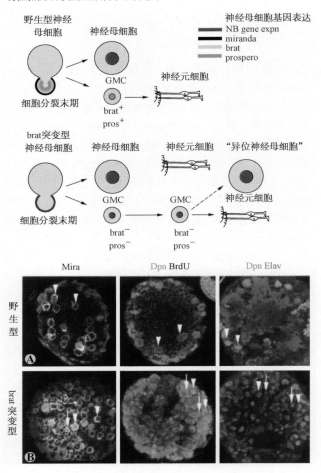

图 2-3 Brat 可阻碍神经母细胞的自我更新并促进 GMC 的分化

注:上图所示:野生型神经母细胞分隔 Miranda、Brat 和 Prospero(Pros)成为 GMC。在 GMCS 中,Miranda 分解,Brat 在胞质中,Pros 在细胞核中,神经母细胞基因开。GMCs 有丝分裂为两个神经元。下图所示:在 brat 突变体底部,神经母细胞分隔 Miranda 而不分隔 Brat 和 Pros 成为 GMC。GMC 保持神经母细胞基因表达并表现出延迟分化,有一些最终成为神经元,还有一些似乎扩大为增殖的神经母细胞。图中显示 brat 突变体有异常神经母细胞。单脑叶或 brat[11]/brat[11]96 小时后,在固定前幼虫侧剖面用神经母细胞标记 Miranda(Mira)、Deadpan(Dpn)和神经元标记 Elav 染色并进行 4 小时 BrdU 脉冲,评估增殖情况。带尾箭头标注的是神经母细胞;三角箭头标注的是 GMC[14]。

(3)果蝇肿瘤抑制基因的人类同源基因与致癌作用

已证明在人类肿瘤发展过程中也会发生顶部-底部决定子的分隔。人类同源 aPKC 和 Lgl、aPKCζ 和 Hugl-1 已被证明与多种上皮癌有关[16],Hugl-1 表达水平的下调与大肠癌、黑色素瘤的形成和发展有关[17]。Hugl-1 缺失与内皮细胞癌

的淋巴结转移和预后差也有关[18]。这些蛋白的适当定位也似乎是抑制肿瘤发生的关键。在卵巢肿瘤的黏液和浆液中已发现错误定位的 aPKCζ 和 Hug-1 蛋白。在黏液和浆液性癌中,aPKCζ 和 Hugl-1 在细胞质中,而 aPKCζ 的顶部特异性则消失。在卵巢癌[19]和肺癌[20]中也发现 aPKCζ 表达上调。其他两个人类同源果蝇肿瘤抑制基因 discs large 和 scribble 与结肠癌发展有关。hDlg 和 hScrib 两种蛋白表达水平的下降,与细胞极性和组织构造的损伤有关。以往研究这些蛋白与人类癌症的关联显示,Dlig 和 Scribble 蛋白以降解 HPVE6 为目标[21,22]。最近一项研究比较全部基因在多种肿瘤细胞系和非致瘤亲本细胞系中表达,发现一种已知的在哺乳动物中可以调控果蝇细胞极性的蛋白,即 Crumbs,其在肿瘤细胞株中显著下调。当小鼠肾脏上皮细胞中 crumbs3 基因表达被抑制后,顶部-底部极性和接触性抑制生长会被打乱。基因表达的修复可抑制这些作用,并且抑制肿瘤细胞株的迁移和转移[23]。两者证据表明,在果蝇中控制两极化、维持组织的完整性和构架,以及抑制转移的机制在哺乳动物肿瘤中是保守的,如果控制这些过程可能有助于人类癌症的治疗。

(4)果蝇肿瘤的转移

已创建可视并在继发位点操纵肿瘤生长的果蝇模型,以便更好地了解肿瘤转移过程中重要分子的基本原理。以原发瘤转移到远处的肿瘤生长作为参考,用以分析侵袭、转移和定位的特性(图 2-4)。本质上讲,存在两种使用果蝇肿瘤抑制基因的转移模型:一种方法涉及将肿瘤抑制基因突变体的组织移植到野生型组织,第二种办法是原位观察转移。

(5)移植转移模型

移植转移模型在初步研究中的应用,鉴定了 lethal giant larvae 基因是肿瘤抑制基因突变体[25]。随后对方法进行了修改,引入了肿瘤细胞标记物 β-半乳糖苷酶,使肿瘤细胞生长和转移可以定量。该方法的基本操作和原理为:把从突变幼虫分离的供体组织腹部注射到野生型成体蝇宿主,培养一段时间,其间肿瘤生长并经历了转移。成体宿主用 β-半乳糖苷酶活性染色,在远离注射点处确认肿瘤源性细胞(图 2-4)。

利用这种方法发现,大多数的 lgl(87%)和 brat(84%)脑组织碎片和比例可观的 dlg(22%)脑组织碎片发生了转移,还有 lgl(43%)和 dlg(53%)的成虫盘肿瘤也发生了转移。移植后的肿瘤生长动力学分析表明,源于一小群细胞的肿瘤仅代表 1%~2% 的移植肿瘤组织细胞。

使用将标记的果蝇肿瘤组织注射到成体宿主的移植方法,可以用于确定组织转移需要的基因[26]。使用随机元素 P 诱变,分离出破坏了 lgl 细胞转移的特定突变,同时发现了受影响的基因。研究发现,lgl 细胞的肿瘤形成和转移需要 semaphorin 5c 基因。Semaphorin 5c 基因是 Semaphorin 家族成员,是重要的轴突导向分子[27]。另外一个突变 apontic 基因特别影响转移。apontic 基因已被证明作为一个转录因

子,是胚胎发育迁移中所必需的[28]。第三个突变激活了 pointed 基因,一个 Ets 域转录因子,是导管细胞迁移及其他方面发展所必需的[29]。与野生型相比,缩短了注射这些肿瘤细胞宿主的生存时间。

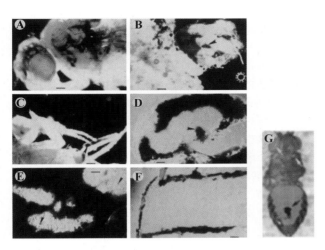

图 2-4 来源于致死巨人症幼体、脑瘤和 discs large 移植产生的继发肿瘤,携带 miranda 基因突变体克隆的脑碎片或突变体脑碎片

注:(A)脑瘤、头部或胸部继发肿瘤,全标本包埋。(B)discs large、卵巢继发肿瘤(箭头),全标本包埋。(C)discs large、腿部继发肿瘤(箭头),全标本包埋。(D)致死巨人症幼体、头部继发肿瘤(箭头),部分标本。(E)致死巨人症幼体、腔内肿瘤(箭头),部分标本。(F)discs large、胸部继发肿瘤,部分标本(A~C 的比例尺为 100 nm,D~F 的为 50 nm)。(G)标记 GFP 及 mira^zz17 的幼脑碎片,在植入两周后体积增长了数倍,一大团植入组织(绿色)在宿主中,一个较小的定植肿瘤(黄色箭头)分布在距离初始植入位点(黑色箭头)较远的位置[24,15]。

由于果蝇宿主有一个开放性循环系统,细胞有可能在不跨越组织障碍的情况下从注射部位迁移,因此,接受肿瘤组织移植的宿主可能具有被动和主动迁移细胞的混合。因此,对移植转移分析作了进一步修改,以观察宿主卵巢管中的微转移来专门研究具有侵袭行为的细胞(图 2-5)[30]。这种方法可以用来显示来源于 lgl 和 brat 组织有不同特性的转移瘤。例如,卵巢管被 lgl 肿瘤细胞入侵的频率随着体内培养时间上升,然而来源于 brat 肿瘤的微转移则不会如此。此外,在神经细胞标记表达中,研究者发现,来源于 lgl 和 brat 肿瘤的转移细胞是不同的,来源于 lgl 组织的转移细胞共表达神经元和神经胶质细胞标记,而大多数 brat 转移细胞不表达其中任何一个。这表明,虽然 Lgl 和 Brat 蛋白都是通过将神经母细胞分裂的平衡状态转变为过度自我更新,从而打乱神经细胞分裂,但转移瘤的分子特性却不同。移植实验的另外一个改进[15],是将肿瘤细胞用绿色荧光蛋白(GFP)标记,以区分成宿主中的肿瘤细胞(图 2-4G)。正如前面所示,极性决定因素 Pin 和 Miranda 的突变会导致肿瘤发生。这些肿瘤转移,通过注射位点的远端荧光定位,肿瘤可以在活体内可视化,并重新获得活的 GFP 阳性细胞。最重要的是,不经染色可以将生物分子从肿瘤细胞分离

出来,而不至于损害其完整性。

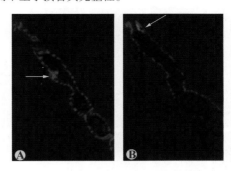

图 2-5 果蝇脑瘤细胞在宿主卵巢管中形成微转移。通过对包含 brat(A)或 lgl(B)基因突变体微转移(绿色箭头)的宿主卵巢管做共聚焦截面,显示微转移已穿过上皮鞘肌肉层(红色)[30]

(6)原位肿瘤转移模型

另外一个在果蝇中模拟转移的方法是检查肿瘤细胞的原位(机体内部)转移。与移植模型相反,从有机体中分离出一块肿瘤组织,其中所有细胞的肿瘤抑制基因失活。这种原位方法需要在其他正常组织中产生缺乏特定肿瘤抑制基因的细胞标记克隆。这些细胞在特定条件下在有机体内转移。肿瘤模型中的细胞克隆模仿了人类癌症,其肿瘤细胞与正常细胞相邻,接受正常细胞环境的信号。当肿瘤抑制基因 scribble 的突变体克隆生长在幼虫的眼成虫器上,则突变体克隆不会过度生长[31]。这与 scribble 突变体幼虫相反,scribble 突变体幼虫显现肿瘤的成虫盘大脑[4]。然而,当与致癌基因 ras 和 notch 突变结合时,scrib 克隆确实生长了[31]。这种研究原位克隆肿瘤的方法可用于鉴别促进非侵袭性细胞团成为可以远处播散肿瘤的基因。一项研究[32]使用了这个方法,发现 scrib 基因的突变以及肿瘤抑制基因 lgl 和 dlg 的突变,可导致 Ras^v12 肿瘤的发展(图 2-6)。这些突变可以导致大的原发瘤并向远处转移,远处转移可以通过 GFP 标记突变体克隆实现可视化。在这个系统中,肿瘤抑制基因不能引起转移肿瘤克隆,可能是由于 scrib⁻ 克隆周围存在正常细胞(图 2-6)。

一个重要的问题是,维持细胞极性和形态所必需的其他基因突变是否也会促进肿瘤生长。bazooka、stardust 和 cdc42 的突变确实会促进 Ras^v12 肿瘤的发展。这种检测果蝇肿瘤细胞转移的方法已被其他研究采用。另外一个小组[33]发现,Ras^v12 突变细胞 Src 水平高表达,导致转移性生长。作者提出在人类肿瘤中 Src 水平的高表达可能也与原癌基因 ras 发展结合而促进转移。

(7)边界细胞的迁移:在果蝇中模拟肿瘤细胞迁移

转移性肿瘤细胞的一个标志性特征是运动能力的增加。一个研究细胞迁徙行为的成熟果蝇模型是卵室边界细胞模型。发育中卵室的关键形态发生事件是一群上皮细胞进行特征性的迁移,这种细胞叫做边界细胞。在发育过程的特定点,一种叫做极细胞的特殊卵泡细胞,从前上皮毛囊

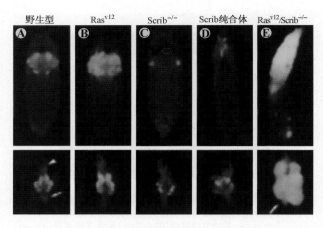

图2-6　具有表达 GFP 的 mosaic 克隆（上图）和从第三龄幼虫分离 cephalic 复合体的果蝇中肿瘤进展的模型（下图）

注：在所有图中，上方为顶部，口钩（A 中的箭头）在顶部，腹神经索（A 中的箭头）指向下方。转移肿瘤细胞导致幼虫期延长，最后细胞侵入 VNC，以巨型幼虫的状态死亡（E 中的箭头）[32]。

细胞招募 4~8 个细胞形成一个边界细胞群，侵入营养细胞复合体并迁移到前卵母细胞[34,35]。应用基因筛选发现了控制这一调节过程的分子，并已鉴别出很多需要边界细胞迁移的通路，包括 PDGF/VEGF、EGF、JAK/STAT、Notch 和 JNK 信号通路[34]。一个蛋白即 Slbo，被发现是边界细胞迁移的关键调节因子，它是一个与 C/EBP 同源的基本区域/亮氨酸拉链转录因子[36]。边界细胞全基因芯片分析是基因方法的补充，并证明了控制迁移行为的复杂性[37,38]。分析迁移基因的两种芯片，鉴定出几百个基因（300~400），与卵泡中非迁移细胞相比，这些基因在迁移细胞中表达上调。来源于 slbo 突变体的边界细胞有大约 150 个基因，与野生型边界细胞相比其表达水平较低。在迁移细胞的这些基因中，大约富含 100 个重叠基因。对迁移重要的基因中富有细胞骨架调节因子及分泌与内吞途径中的因子。

　　边缘细胞迁移模型用于研究在迁移细胞中 Awd 的功能，Awd 是果蝇的同源转移抑制基因 nm23。科学家在 20 多年前就确认了，nm23 在高转移性黑色素瘤细胞系中作为 cDNA 被下调[39,40]，因而当其在转移细胞系中表达时可以抑制转移和转移细胞的运动性[39]。然而细胞功能例如核酸二磷酸激酶[41]和组胺素依赖的蛋白激酶[42]的活性已分配给 nm23。nm23 在细胞转移方面的功能一直是被研究的对象[41]。虽然在边界细胞迁移开始前 Awd 以高水平表达，但从上皮细胞分离前其表达量明显下降，且在边界细胞迁移时保持低水平[35]。Awd 的重新表达，特别是在边界细胞中的重新表达，阻碍了边界细胞迁移（但没有边界细胞群的形成），同时缓解了组成性激活 Pvr 的迁移抑制表型。Awd 的活性使 Pvr 降低到控制水平而修复迁移缺陷。同时发现，Awd 也是表面受体 Domeless 的负调节因子，而这需要 STAT 的核移位。实验研究 Awd 和 Domeless 或 Pvt 的关系得出，Awd 通过干扰 dynamin 依赖性内吞作用，控制细胞迁移重要

表面受体的表达，这通常需要精确的时间和空间迁移控制。nm23 可能在通过控制很多细胞表面的内吞受体而调节肿瘤细胞活性方面发挥相似的作用。支持这一假说的是，发现溶血磷脂酸受体 EDG2 在 nm23-H1 突变的乳腺癌转移细胞中高表达。

（8）果蝇瘤形成的肿瘤生物学

从果蝇肿瘤形成的肿瘤模型中得出的结论与在哺乳动物肿瘤的信号转导通路和功能的许多关键概念是一致的。许多哺乳动物肿瘤转移相关分子也在果蝇肿瘤中发挥了作用，确认了果蝇作为肿瘤模型可以提供人类肿瘤生物学的见解，可能包括人类转移性肿瘤的治疗干预。果蝇肿瘤的实验证明这些细胞的转移是一个活动过程，不只是简单的细胞从一个区域被动移动到另外一个区域停靠的运动。此外，在人类转移性细胞中，细胞的转移行为与特定蛋白的表达有关，否则会阻碍转移。例如，果蝇 Ras^{v12}/scrib$^{-/-}$ 肿瘤能够从原位迁移到发育中的眼并入侵腹神经节[32]。共聚焦显微镜显示这些入侵细胞的前缘表达高水平 F 肌动蛋白，这在主动迁移细胞中是很常见的。此外，这些细胞定位在腹神经节内，说明侵袭确实发生了。检验 Ras^{v12}/scrib$^{-/-}$ 肿瘤基膜的完整性实验表明，突变体眼磨片周围基膜的很多位置被破坏，表明基膜被突变细胞降解。进一步的研究证明在果蝇肿瘤转移之前需要基膜的重塑。一项研究发现，果蝇基质金属蛋白酶在 Ras^{v12}/scrib$^{-/-}$ 肿瘤中上调，并且可促进这些细胞的侵袭行为[43]。部分抑制侵袭表型在 mmp-1 突变体中由 Ras^{v12}/scrib$^{-/-}$ 克隆获得。组织抑制金属蛋白酶（TIMP）和另外一种回复引导半胱氨酸丰富及含 kazal 基因的蛋白酶抑制剂（RECK）的表达，并可完全阻碍侵袭[43]。另一项[44]利用果蝇卵巢管侵袭模型研究表明，MMP-1 可促进 lgl 的转移，但对 brat 肿瘤无影响。MMP-1 在 lgl 肿瘤中的表达量上调；除去 MMP-1，则可降低 lgl 肿瘤细胞卵巢管微转移的概率。突变脑组织移植入 brat（但不是 lgl）的宿主，MMP-1 在宿主卵巢中上调。虽然 MMP-1 表达的调控不同，但依赖于原发瘤的突变，MMP-1 的表达成为卵巢管侵袭所需要的重要组分。在 lgl 和 brat 肿瘤中，TIMP 的表达可使转移概率降低。比较在 lgl 和 brat 肿瘤中 MMP-1 表达调控的差异，为进一步探索发生在特定肿瘤抑制基因突变体下游的分子事件提供机会。

2.2.2　斑马鱼肿瘤模型

利用斑马鱼（zebrafish）来模拟肿瘤是一个越来越普及的方法，并预计其将在 3 个领域发挥效用。首先，这种模型的遗传筛选能力可以帮助鉴别对肿瘤转移过程起作用的遗传修饰。第二，斑马鱼的荧光成像性能特别有助于实现肿瘤进展和微环境相互作用的可视化。第三，斑马鱼药理检测依从性提供了筛查肿瘤化学修饰的平台。在斑马鱼中应用遗传询问的主要方法和现存的肿瘤模型例子将会在这个章节中简要讨论。我们已经介绍了关于如何开发应用荧光成像技术更有效地监测肿瘤转移过程的情况，包括肿瘤细

胞播散及肿瘤与脉管系统的相互作用,以及有关应用斑马鱼研究肿瘤转移的优势和需要发展的领域。

(1) 斑马鱼基因学

斑马鱼很容易进行基因操作[45,46]。另外一些使斑马鱼成为有吸引力模型系统的因素有体外授精、高繁殖力、快速生长和高放养密度。斑马鱼的胚胎和幼虫是透明的,这对于直接评估和挑选发育明显的表型有很大帮助。此外,斑马鱼存在相当可观的基因组资源,包括斑马鱼完整的基因组序列,这可以很好地帮助鉴定突变(见 http://www.ncbi.nlm.nih.gov/genome/guide/zebrafish)。化学诱变和向前表型驱动筛选或逆转等候选基因方法,可以使鱼的突变品系具有实用性,其中一些与哺乳动物肿瘤生物学有着明显的相关性。

使用反转录病毒整合的方法使随机诱变成功地应用于斑马鱼中。正向基因筛查已应用到可筛查表型如增殖缺陷或胚胎致死性中,随后可以观察特定肿瘤发生率提高的成年表型。用这种正向表型筛查出的多数基因与哺乳动物的癌症无相关性,如 Myosin、Separase 多个核糖体蛋白,它们与人类肿瘤的关联还有待确定。

因为在斑马鱼中存在原始全基因组的重复现象,W-ethyl-N-亚硝基脲诱变后,可用反向筛选方法直接筛选已知或预期的肿瘤相关基因。因此在某些情况下,基因重复可能导致产生亚功能和新功能,就像已经发现的 pten 重复同源体 ptena 和 ptenb[47]。采用反向基因方法已在人类肿瘤中证实的肿瘤相关基因的突变系,如 tp53、ape、ptenb,以及显示特定自发或致癌物诱发癌症的高发率错配修复基因[47-49]。在这些品系中自发产生肿瘤的概率为 3%,这些肿瘤发生于 7~18 个月。这些自发肿瘤类型往往与人类不同,例如神经鞘瘤。另一方面也阐述了肝脏和肠道肿瘤及肉瘤。

在斑马鱼中应用转基因技术,模拟了几种人类常见肿瘤类型[45,50-52]。转座子介导的转基因技术可以通过将结构注射入受精卵中完成,产生概率 >5% 的生殖系传递。斑马鱼转基因肿瘤模型是根据我们已所熟悉的原理建立的,即组织特异性启动子操纵癌基因表达。通常,荧光标记与癌基因共表达,使表达癌基因的细胞直接可视化。虽然每个肿瘤模型都需要进行分别的评估,但有证据表明,某些人类和斑马鱼的肿瘤类型在组织学和分子学上都有相似之处[53,54]。如今,模型已经越来越成熟,利用 Cre-loxP 技术联合条件性表达[55]在处理小鼠模型的基因组中被广泛应用。

已经利用在淋巴细胞中高表达 rag-2 启动子,发展出几种白血病模型[51,56]。另外,组织特异性可以由原癌基因决定,像白血病融合蛋白 TEL-AML1,其表达自普遍存在的 β-actin 启动子,导致 B 超谱系白血病[57]。此外,在未分化的肌肉中 rag-2 驱使 kRASG12D 表达的情况下,构建启动子的

意外异常表达被用来开发模型,产生横纹肌肉瘤[54]。实体肿瘤模型已经可产生横纹肌肉瘤、黑色素瘤和神经内分泌肿瘤[54,58,59]。随着越来越多的组织特异性启动子被研究,肿瘤组织学类型的范围有望扩大。肿瘤形成模型的外显率是多变的,说明其他基因活动参与了肿瘤的形成[45,50]。与此一致的是,跨两个转基因模型或跨一个转基因模型和一个突变肿瘤敏感系,可导致肿瘤发生率的提高,以及提高肿瘤的侵袭性或缩短肿瘤潜伏期。

(2) 斑马鱼肿瘤的荧光成像

斑马鱼在一个完整的脊椎动物系统体内单细胞水平的荧光细胞成像能力非常明显[52]。如前所述,斑马鱼的胚胎是透明的,而成年斑马鱼则不是。尽管正常的皮肤和皮下组织能使空间分辨率受限,然而成年斑马鱼足够小,允许活体内荧光器官或肿瘤的可视化。透明成年斑马鱼(roy−/−、nacre−/−)最近的研究进展,即所谓 casper 变异,可提高观察的敏感性,解决并量化荧光细胞[60]。

荧光成像被用于转基因模型和移植的研究中。在转基因模型中,原癌基因表达的荧光标记使正在发展的肿瘤可视化,包括发病时间、地点和增长率。重要的是,荧光标记肿瘤细胞也可提供一种分析肿瘤对治疗反应的手段[61]。荧光也可用于跟踪控制 Cre-loxP 介导的重组事件,其可识别异源混合物中的转基因细胞。由明显分化依赖性启动子驱动的荧光标记已被用于鉴定肿瘤的细胞分化[54]。在肿瘤微环境中荧光标记的表达如血管,可制作宿主-肿瘤相互作用图像[62]。

荧光标记细胞的移植实验已被用于观察定位和与宿主脉管系统的相互作用。成年或未成年的宿主鱼一般在移植前被免疫抑制。细胞可以通过心脏路径进入,或进行细胞群腹腔注射。虽然来源于斑马鱼肿瘤的细胞系还没有建立,但有可能以原发肿瘤单细胞悬液移植,并观察远离移植肿瘤位置的一小群细胞的播散[60]。另外,人类肿瘤细胞系的异种移植已经完成。在一项研究中,多色高分辨率共聚焦显微镜使科学家观察到了基因操作的人类肿瘤细胞和斑马鱼脉管系统间的动态交互,并可血管重塑[63]。令人惊讶的是,不论内在发展还是移植,荧光标记的肿瘤细胞与荧光宿主器官结合,提供了在适当机体环境中实时无创观察肿瘤细胞的手段。

(3) 斑马鱼作为转移的遗传模型

对于未来研究的一个令人兴奋的可能性是,加深对斑马鱼成瘤模型的研究,即研究转移机制(图 2-7 显示从斑马鱼移植位点转移的肿瘤细胞)。斑马鱼系统研究潜在转移的分子事件的两个优势是:异常顺从性和相对简单以及高效的体内药物分析。斑马鱼可以直接从水里吸收小分子化合物,这种有机体特别适合在活的脊椎动物中开展药物筛选。用斑马鱼开展高、中通量筛选来说明转移机制的作用还需要进一步确定。

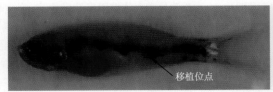
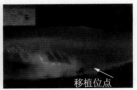

图 2-7　移植黑色素瘤细胞在 casper 突变体斑马鱼中从移植位点远端迁移。单一迁移的黑色素瘤细胞(右图标记)从移植位点迁移到背部皮肤[59]

不管是转移相关表型的遗传筛选还是药理筛选,都依赖于高效率生成和容易取得的系统,例如转基因荧光肿瘤模型。由于可以自动和定量产生体内肿瘤细胞特征的清晰视觉效果图,将有利于这一重要领域研究的发展。有关发现新基因或新通路的潜在意义的一个可能方案是对肿瘤细胞播散的进展或抑制的筛查。然而,一个关键的问题涉及各种转基因模型肿瘤发展的自然史,如在远端存在肿瘤克隆,是否来自于血管扩散或淋巴扩散;如果没有血管内渗,在组织中具侵袭运动性的肿瘤细胞也是有可能的。在得知这种模型研究哺乳动物癌症进展相关机制的实用范围之前,还是需要斑马鱼肿瘤模型其他基本特征研究的协助。

另外,筛选基因或化学修饰基因可以不考虑在斑马鱼中的进展表型,例如已知的促进哺乳动物癌症发展和转移的基因 ras。在这种情况下,筛选可以分析例如肿瘤细胞生存或新陈代谢的效果。斑马鱼肿瘤模型的发展显示应用这些系统研究癌症发展的潜能,并可能确定用于转移治疗相关的先导药物。虽然有许多方面还没有弄清楚和开发,但斑马鱼模型已经开始并有可能继续在肿瘤生物学研究中占据独特和重要的地位。

2.2.3　结论

当各种生物和动物模型被用于研究人类肿瘤和转移时,必须考虑模型系统和人类生物学之间生理特性的显著区别。然而,本质上保守的信号通路及其功能效应使基因顺从模型作为临床标本、哺乳动物模型和细胞系的有价值补充。尽管与人类相比,果蝇和斑马鱼的肿瘤有所不同,但是这些模型提供了独特的正向和逆向遗传筛选的机会,可以筛选影响肿瘤形成和(或)转移的基因,并且完成了在其他模型中很难或不可能的操作。在无偏差遗传筛选中发现,相同信号通路或交叉调节其他信号通路的蛋白质间存在密切关系。最近,成像技术的进步,使成熟的遗传技术与体内癌症和转移相关生理过程的动态监测成为可能,这些有用的模型系统,在未来作为强大的研究手段将会产生更多的创新。

（乔鹏 译,钦伦秀 审校）

参考文献

[1] Gateff E. Malignant neoplasms of genetic origin in Drosophila melanogaster. Science, 1978, 200:1448-1459.

[2] Woods DF, et al. Molecular cloning of the lethal(1) disc large-1 oncogene of Drosophila. Dev Biol, 1989, 134:222-235.

[3] Arama E, et al. Mutations in the propeller domain of the Drosophila brain tumor(brat) protein induce neoplasm in the larval brain. Oncogene, 2000, 19:3706-3716.

[4] Bilder D, et al. Cooperative regulation of cell polarity and growth by Drosophila tumor suppressors. Science, 2000, 289:113-116.

[5] Betschinger. J, et al. The Par complex directs asymmetric cell division by phosphoryiating the cytoskeleta protein Lgl. Nature, 2003, 422:326-330.

[6] Rolls MM, et al. Drosophila aPKC regulates cell polarity and cell proliferation in neuroblasts and epithelia, J Cell Biol, 2003, 163:1089-1098.

[7] Betschinger J, et al. Phosborylation-induced autoinhibition regulates the cytoskeletal protein Lethal(2) giant larvae. Curr Biol, 2005, 15:276-282.

[8] Lee CY, et al. Lgl, Pins, and aPKC regulate neuroblast self-renewal versus differentiation. Nature, 2006a, 439:594-598.

[9] Ikeshima-Kataoka H, et al. Miranda directs prospero to a daughter cell during Drosophila asymmetric divisions. Nature, 1997, 390:625-629.

[10] Shen CP, et al. Miranda is required for the asymmetric localization of prospero during mitosis in Drosophila. Cell, 1997, 90:449-458.

[11] Hirata J, et al. Asymmetric segregation of the homeodomain protein Prospero during Drosophila development. Nature, 1995, 377:627-630.

[12] Knoblich JA, et al. Asymmetric segregation of Numb and Prospero during cell division. Nature, 1995, 377:624-627.

[13] Spana EP, et al. The prospero transcription factor is asymmetrically localized to the cell cortex during neuroblast mitosis in Drosophila. Development, 1995, 121:3187-3195.

[14] Lee CY, et al. Brat is a Miranda cargo protein that promotes neuronal differentiation and inhibits neuroblast self-renewal. Dev Cell, 2006b, 10:441-449.

[15] Caussinus E, et al. Induction of tumor growth by altered stem-cell asymmetric division in Drosophila melanogaster. Nat Generics, 2005, 37:1125-1129.

[16] Kuphal S, et al. Expression of Hugl-1 is strongly reduced in

malignant melanoma. Oncogene, 2006, 25:103-110.

[17] Schimanski CC, et al. Reduced expression of Hugl-1, the human homologue of *Drosophila* tumor suppressor gene lgl, contributes to progression of colorectal cancer. Oncogene, 2005, 24:100-3109.

[18] Tsuruga T, et al. Lost of Hugl-1 expression associates with lymph node metastasis in endometrial cancer. Oncology Res, 2007, 16: 431-435.

[19] Eder AM, et al. Atypical PKCt contributes to poor prognosis through loss of apical-basal polarity and cyclin E overexpression in ovarian cancer. Proc Natl Acad Sci USA, 2005, 102: 12519-12524.

[20] Regala RP, et al. Atypical protein kinase Ci is an oncogene in human non-small cell lung cancer. Cancer Res, 2005, 65: 8905-8911.

[21] Kiyono T, et al. Binding of high-risk human papillomavirus oncoproteins to the human homologue of the *Drosophila* discs large tumor suppressor protein. Proc Natl Acad Sci USA, 1997, 94: 11612-11616.

[22] Nakagawa S, et al. Human scribble (vartul) is targeted for ubiquitin-mediated degradation by the high-risk papillomavirus E6 proteins and the E6AP ubiquitln-protein ligase. Mol Cell Biol, 2000, 70:8244-8253.

[23] Karp CM, et al. Role of the polarity determinant crumbs in suppressing mammalian epithelial tumor progression. Cancer Res, 2008, 68:4105-4115.

[24] Woodhouse E, et al. Growth, metastasis, and invasiveness of *Drosophila* tumors caused by mutations in specific tumor suppressor genes. Dev Genes, 1998, 207:542-550.

[25] Gateff EA, et al. Developmental capacities of benign and malignant neoplasms of *Drosophila*. Roux's Arch Dev Biol, 1974, 176:23-65.

[26] Woodhouse EC, et al. *Drosophila* screening model for metastasis: Semaphorin 5c is required for lgl cancer phenotype. Proc Natl Acad Sci USA, 2003, 100:11463-11468.

[27] Nakamura F, et al. Molecular basis of senaphorin-mediated axon guidance. J Neurobiol, 2000, 44:219-229.

[28] Eulenberg KG, et al. The tracheae defective gene encodes a bZIP protein that controls tracheal cell movement during *Drosophila* embryogenesis. EMBOJ, 1997, 16:7156-7165.

[29] Klambt C. The *Drosophila* gene pointed encodes two ETS-like proteins which are involved in the development of the midline glial cells. Development, 1993, 117:163-176.

[30] Beaucher M, et al. *Drosophila* brain tumor metastases express both reuronal and glial cell type markers. Dev Biol, 2007, 301: 287-297.

[31] Brumby AM, et al. Scribble mutants cooperate with oncogenic Ras or Notch to cause neoplastic over-growth in *Drosophila*. EMBOJ, 2003, 22:5769-5779.

[32] Pagliarini RA, et al. A genetic screen in *Drosophila* for metastatic behavior. Science, 2003, 302:1227-1231.

[33] Vidal M, et al. Differing Src signaling levels have distinct outcomes in *Drosophila*. Cancer Res, 2007, 67:10278-10285.

[34] Montell D. Border-cell migration: the race is on. Nat Rev Mol Cell Biol, 2003, 4:13-24.

[35] Nallamothu G, et al. awd, the homolog of metastasis suppressor gene Nm23, regulates *Drosophila* epithelial cell invasion. Mol Cell Biol, 2008, 28:1964-1973.

[36] Montell DJ, et al. Slow border cells, a locus required for a developmentally regulated cell migration during oogenesis, encodes *Drosophila* C/EBP. Cell, 1992, 71:51-62.

[37] WangX, et al. Analysis of cell migration using whole-genome expression profiling of migratory cells in the *Drosophila* ovary. Dev Cell, 2006, 10:483-495.

[38] Borghese L, et al. Systemic analysis of the transcriptional switch inducing migration of border cells. Dev Cell, 2006, 10:497-508.

[39] Leone A, et al. Transfection of human nm23-Hl into the human MDA-MB-435 breast carcinoma cell line: effects on tumor metastatic potential, colonization and enzymatic activity. Oncogene, 1993, 8:2325-2333.

[40] Steeg PS, et al. Evidence for a novel gene associated with low tumor metastatic potential. J Natl Cancer Inst, 1988, 80:200-204.

[41] Biggs J, et al. A *Drosophila* gene that is homologous to a mammalian gene associated with tumor metastasis codes for a nucleoside diphosphate kinase. Cell, 1990, 63:933-940.

[42] Engel M, et al. A novel serine threonine-specific protein phosphotransferase activity of Nm23/nucleoside-diphosphate kinase. Eur J Biochem, 1995, 234:200-207.

[43] Srivastava A, et al. Basement membrane remodeling is essential for *Drosophila* disc eversion and tumor invasion. Proc Natl Acad Sci USA, 2006, 104:2721-2726.

[44] Beaucher M, et al. Metastatic ability of *Drosophila* tumors depends on MMP activity. Dev Biol, 2007, 303:625-634.

[45] Lieschke GJ, et al. Animal models of human disease: zebrafish swim into view. Nat Rev Genet, 2007, 8:353-367.

[46] Stem HM, et al. Cancer genetics and drug discover in the zebrafish. Nat Rev Cancer, 2003, 3:533-539.

[47] Faucherre A, et al. Zebrafish pten genes have overlapping and non-redundant functions in tumorigenesis and embryonic development. Oncogene, 2008, 27:1079-1086.

[48] Berghmans S, et al. tp53 mutant zebrafish develop malignant peripheral nerve sheath tumors. Proc Natl Acad Sic USA, 2005, 102:407-412.

[49] Haramis AP, et al. Adenomatous polyposis colideficient zebrafish are susceptible to digestive tract neoplasia. EMBO Rep, 2006, 7: 444-449.

[50] Feitsma H, et al. Zebrafish as a cancer model. Mol Cancer Res, 2008, 6:685-694.

[51] Goessling W, et al. New waves of discovery: modeling cancer in zebrafish. J Clin Oncol, 2007, 25:2473-2479.

[52] Stoletov K, et al. Catch of the day: zebrafish as a human cancer model. Oncogene, 2008, 27:4509-4520.

[53] Lam SH, et al. Conservation of gene expression signatures between

zebrafish and human liver tumors and tumor progression. Nat Biotechnol, 2006, 24:73-75.

[54] Langenau DM, et al. Effects of RAS on the genesis of embryonal rhabdomyosarcoma. Genes Dev, 2007, 21:1382-1395.

[55] Le X, et al. Heat shock-inducible Cre/Lox approaches to induce diverse types of tumors and hyperplasia in transgenic zebrafish. Proc Natl Acad Sci USA, 2007, 104:9410-9415.

[56] Langenau DM, et al. Myc-induced T cell leukemia in transgenic zebrafish. Science, 2003, 299:887-890.

[57] Sabaawy HE, et al. TEL-AM LI transgenic zebrafish model of precursor B cell acute lymphoblastic leukemia. Proc Natl Acad Sci USA, 2006, 103:15166-15171.

[58] Patton EE, et al. BRAF mutations are sufficient to promote nevi formation and cooperate with p53 in the genesis of melanoma. Cutr Biol, 2005, 15:249-254.

[59] Yang HW, et al. Targeted expression of human MYCN selectively causes pancreatic neuroendocrine tumors in transgenic zebrafish. Cancer Res, 2004, 64:7256-7262.

[60] White RM, et al. Transparent adult zebrafish as a tool for in vivo

transplantation analysis. Cell Stem Cell, 2008, 2:183-189.

[61] Langenau DM, et al. Cre/lox-regulated transgenic zebrafish model with conditional myc-induced T cell acute lymphoblastic leukemia. Proc Natl Acad Sci USA, 2005, 102:6068-6073.

[62] Lawson ND, et al. In vivo imaging of embryonic vascular development using transgenic zebrafish. Dev Biol, 2002, 248:307-318.

[63] Hakem A, et al. RhoC is dispensable for embryogenesis and tumor initiation but essential for metastasis. Genes Dev, 2005, 19:1974-1979.

[64] Grifoni D, et al. aPKCf cortical loading is associated with Lgl cytoplasmic release and tumor growth in *Drosophila* and human epithelia. Oncogene, 2007, 26:5960-5965.

[65] Shepard JL, et al. A mutation in separase causes genome stability and increased susceptibility to epithelial cancer. Genes Dev, 2007, 21:55-59.

[66] Shepard JL, et al. A zebrafish bmyb mutation causes genome instability and increased cancer susceptibility. Proc Natl Acad Sci USA, 2005, 102:13194-13199.

2.3　计算模型

◎ Wayne S. Kendal

计算模型是由计算机执行的数学模型,用于模拟复杂系统的行为。当此模型用于生物学系统分析时,其在计算机模拟中可添加描述以辅助体内与体外实验。这种计算方法可分析生物学系统的组分、理解复杂的数据、预测系统行为、检测假设和发展新的假说[1]。良好的计算模型具有可证伪性(falsifiability)[2],应与观测数据和生物物理学原理一致。理想的情况是尽可能采取较小的计算模型,将一个大系统分为若干组分,然后组成一个较大的模型来表示完整系统。一个模型不能有很多可调参数或结构,否则可能因为观察的参数太多太泛而失去可证伪性。

用于研究肿瘤转移的计算模型因转移的多面性而多种多样。已开发模型用作研究肿瘤细胞从原发瘤脱离并侵入其局部微环境的方法。例如,Zaman 等发明了一种肿瘤细胞迁移三维模型,该模型显示来自配体的黏附力、推进力和黏性作用如何影响细胞迁移[3,4]。应用模型进行研究的还有:Shields 等[5]检测趋化因子的跨细胞梯度如何影响肿瘤细胞基质迁移到淋巴;Frieboes 等[6]研究神经胶质瘤球体的生长,并显示其表面如何受到细胞增殖和聚合的影响。为此,Frieboes 等推测氧气中的均质度以及营养浓度对肿瘤的生

长和侵袭有重要影响。

还有采用计算模型研究转移瘤的临床表现。如 Koscielny 等[7]研究了 2 648 例乳腺癌患者,提出了一个模型,即只有原发瘤达到了一个阈值量后才能发生转移。通过 Monte Carlo 模拟,因影响转移优化生长时间而使肿瘤时间倍增。他们的分析提示,如果原发癌治疗提前 1 年,临床明显的转移可以减少大约 1/3。Retsky 等[8]假设乳腺癌转移瘤的生长经过了 3 个连续的阶段:第一阶段为一个孤立转移细胞的初始休眠,第二阶段无血管复制,第三阶段血管化。该分析用于解释源自 1 173 例未被处理的早期乳腺癌的双态复发分布。通过这些模拟,Retsky 等能够解释对辅助治疗药物的抗性是如何导致延迟复发。

还有应用模型研究转移大小、数量和解剖位置。Farshid 等人[9]检测了乳腺癌转移灶的淋巴结内分布如何影响前哨淋巴结的组织采集。他们比较了常用的淋巴结切片诊断后发现,这些诊断记录有较高的假阴性率,特别是小转移灶。在另一项研究中,Bernhardt 等检验了放疗后转移性疾病负荷对疗效的影响。他们分析比较了肝癌转移个体的一系列 CT 扫描,并评估原发瘤的生长速率和转移形成率。通过假

设转移灶生长速率与原发瘤生长速率相同，就可以为转移灶模拟大小分布，并以此控制肿瘤发生率。Bernhardt 等描述了进一步的模拟，根据转移负荷的 log-uniform 分布假设，分析了转移负荷、交叉照射及放射性核素的类型和浓度如何影响疗效。

Bernhardt 的研究[10, 11]成为转移负荷如何影响肿瘤治疗的例证。在本章，将深入研究转移负荷的相关因素。主要有两个目的：首先是为隐匿性转移提出一替代的计算模型；其次是了解计算模型的基础知识。因为好的计算模型应基于对兴趣过程的清晰理解，希望不熟悉计算模型的读者因此获得足够的了解，并开始探索相关研究。

2.3.1　转移的生物学基础

某些肿瘤患者会广泛性转移（图 2-8）。虽然已很重视肿瘤生物学的特殊性，但尚不清楚为何这种广泛转移出现在某些患者，而有些患者则没有[12-15]。大多数肿瘤被认为来源于起始组织的单个干细胞[16]。由于产生逃脱正常组织生长控制的细胞克隆[17]，随着进一步增殖，体细胞遗传改变的累积和优势改变的选择，细胞亚群可产生具有侵袭和转移能力的细胞亚群，从而表现肿瘤表型[17]。这个导致肿瘤发生的过程称为癌变。癌发生后克隆进化可以继续，从而产生具备生长和转移优势的细胞亚群[18-20]。肿瘤表型主要由这些累积的遗传和表观遗传学变化所决定，并受局部组织微环境的调节。因此，当谈到一个具体肿瘤的生物学时，都是指这些细胞的生物学特性和进程。

肿瘤细胞从原发瘤转移到身体其他部位主要通过以下3 种方式：直接侵袭、淋巴道播散和血行播散[20]。血行转移大致反映了一系列非连续的步骤，从转化开始，原发肿瘤生长，肿瘤血管生成以及血管化，然后肿瘤细胞侵袭穿透血管内皮，肿瘤细胞形成癌栓，经过循环、捕获及黏附在靶器官血管内皮上，随后外渗、增殖及在初始转移位点血管生成[21]。研究认为在淋巴转移中也存在类似的过程[22]。

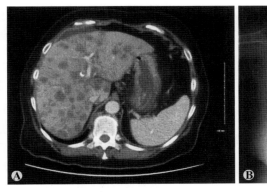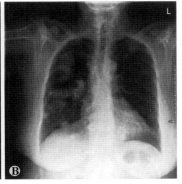

图 2-8　转移临床实例

注：(A)胰腺癌肝转移。CT 扫描证明这个患者初期即出现广泛多发性转移。注意转移灶的大小不等，在肝中非均匀分布。(B)直肠腺癌继发肺转移。胸部 X 线记录了晚期肺转移，其最初出现在手术切除后 5 年。注意这些转移灶也大小不一，不均一地分布在肺内。

关于肿瘤转移的器官特异性是由于肿瘤细胞在特定组织的选择性生长优势[23]，还是由于器官血流优先流入这些组织所致，尚存争议[24]。实际上，两种机制似乎都有涉及[21, 25]。电视显微技术揭示了单个癌细胞能有效地滞留在肝、肺血管床内，并随后发生外渗[26]。最终在这些外渗细胞中，只有一小部分能够形成微转移，以及更少的微转移能血管化而形成转移灶。

由于不同肿瘤的转移倾向性影响了其器官靶向性，因此转移是一个非随机过程，但这种观点一直备受争议[21, 23]。某些肿瘤克隆可以形成转移，而还有一些克隆却不能形成转移的实例支持转移过程中存在选择性要素[21, 27]。考虑到器官中癌细胞的血管运输及捕获很大程度上是一个被动机械过程[26, 28]，以及血液流动的流变学特性是变化的[29]，因此在个别细胞转运过程中存在一个随机性因素[27]。此外，虽然已经外渗到远端器官的肿瘤细胞是否能成功地形成转移灶受肿瘤内部和外部器官因素的调节，但似乎也受偶然因素的影响[26, 27]。

2.3.2　转移灶的大小分布

图 2-8 中的 CT 显示在肝内的转移灶大小不同。作为转移总负荷定量估算的一部分，得出一个可用于表示个体转移灶大小的概率密度函数是有用的。事实上，Iwata 等已提供了类似的函数。此函数基于这样的假设：转移的产生率与原发瘤内与血管树接触的肿瘤细胞的数目成正比，并且该血管树具有分形结构[30]。他们进一步指出，细胞的增殖应该采用受 Gompertzian 动力学控制的 von Foerster 生长方程式来描述，并建立一个四参数的模型。这个模型与来源于同一肝癌病例的 48 个肝转移灶的 CT 测量值相符。

由 Hanin 等人提出的模型中，转移表现为 Poisson 过程，与原发瘤的大小成正比[31]。Hanin 等考虑到多种不同生长动力学,在指数增长的情况下,他们的模型与单个乳腺癌患者31处骨转移的CT/正电子发射断层扫描(PET)测量值相符。

在这里介绍的两种模型都被CT或CT/PET图像的测量结果所验证。然而,用这些手段所得到的临床图像并没有考虑到对定量模型特别严格的测定,更为精确的人转移灶大小可以通过尸检或外科标本直接测定获得。例如,Yamanami等人立体分析甲醛固定切片和光镜下分析染色石蜡切片,用来测量1mm内的肝转移灶[32]。他们提供了一项数据,表明在31例原发胃肠道肿瘤中共有968 000个转移灶。分析这些数据后Yamanami提出,对数正态分布可能代表转移灶的大小分布。但是,他们并没有提供任何原理方面的解释。

由于数据庞大,Yamanami等人没有发表其全部检测结果。然而,Douglas更早的一项尸检研究提供了一系列来源于18例结肠、直肠、乳腺、胃、胰腺、肺和肾癌以及软组织肿瘤患者的肝和肺转移灶的完整数据[33]。这些数据为检测人类血行转移灶大小的正态分布提供了进一步机会[34]。Douglas检测了3 900个直径>1mm肉眼可见转移灶。由于Douglas所得数据中没有包括直径<1 mm的转移灶,因此不得不截去一端的正态分布以适用于他的数据[34]。这个截取的分布有3个参数:一个定义截点,两个作为对数正态分布的形状和范围参数。

此对数正态大小分布可以机械地解释为:转移包括一系列非连续的步骤,从转化事件开始,经过每个细胞分裂,再到侵袭和转移的每个步骤。如果每一步所需的时间是随机分布、相互独立并一致有界的,那么根据中央极限定理,将意味着这些时间的总和应为正态分布。从转化事件开始到测量到转移灶,代表两个定义点,如果从转化到每个转移灶开始这段时间是正态分布的,那么所测量的剩余时间也应该是正态分布。如果假定转移呈指数增长,那么它们的大小分布也应该是对数正态分布的[34]。在这种情况下,个体中转移灶的生长可以修改描述为一个纯粹的增殖过程[35],即生长时间也呈正态分布[36]。

$$N_i(t) = \int_0^\infty P_i(t) \frac{e^{-(t-\mu)^2/2\sigma^2}}{\sqrt{2\pi}\,\sigma} dt \Big/ \int_0^\infty \frac{e^{-(t-\mu)^2/2\sigma^2}}{\sqrt{2\pi}\,\sigma} dt \qquad (式2-1)$$

$N_i(t)$给出了在时间t时肿瘤细胞扩大克隆包含的细胞数。式中,μ是平均生长时间,σ是其各自的标准偏差。对于下一步转移疾病负荷的描述,涉及肿瘤患者存在的转移灶数量的描述。

2.3.3　转移数量的分布

(1) 淋巴转移

乳腺癌患者群体中关于受累淋巴结数量的实证概率密度函数来自对15项研究报告的分析,包括24 757例腋下解剖数据[37]。这些数据与负二项分布相符。两种不同的机制可以解释这些发现:一为"显性传染模型"(an apparent contagion model),即受累淋巴结的转移灶可以播种到淋巴系统的其他未受累淋巴结中;二为"假性传染模型"(a spurious contagion model),即任何个体的受累淋巴结数量将按Poisson分布进行分布,而且转移灶的平均数会受种群异质性的影响并呈伽玛分布。

转移淋巴结数量的进一步研究来自美国国立癌症研究所(NCI)的SEER登记[38]。共总结了来源于224 656例乳腺癌、12 404例胃癌、18 015例直肠癌、4 117例宫颈癌、2 443例喉癌和9 118例黑色素瘤的数据,结果发现受累的和抽样淋巴结数量都遵循负二项分布。既然抽样淋巴结数量的负二项分布可以用种群异质性解释,这在某种程度上提示受累淋巴结数量也应该受类似的异质性影响。这两种机制是否都影响受累淋巴结数量,还有待论证。

(2) 血行转移

Michor等提出了一个器官转移灶数量分布模型。该模型基于这样一个假设:只要单一的突变就可以使一个肿瘤细胞具备转移能力[39]。进一步的假设认为,转移灶形成数量与原发瘤中具备转移能力细胞的数量成正比,因此他们建立了转移灶数量的概率分布。此模型现在还处于理论阶段,还没有相应的观察数据比较。

观测很重要,因为有助于深入了解这种分布特点并作为检验他人设想的手段。实验转移数据显示,经过同样方法处理的小鼠所产生的转移灶数量有相当大的差别。这些数据表明,群集的某些经过相同处理的小鼠可以生成的转移灶比Poisson分布所预计的还要多[40,41]。被群体生态学家广泛应用的另一种集群检测方法有助于更深入地认识血行转移[42]。这种检测基于从同一条件处理的动物群体中计算出的每个动物转移灶数量方差σ^2和转移灶各自平均数μ之间的关系。如果这个关系以幂函数$\sigma^2 = a\mu^b$的形式表现出来(a为比例常量,b为指数),那么指数可以用于群体检验。当$b > 1$时,聚类算法存在;如果b和a都等于1,则与Poisson分布一致。对方差和平均数取对数,可以简单地检验幂函数。然后得到$log(\sigma^2) = log(a) + b\,log(\mu)$,其给出了与斜率$b$的线性关系。

初步检测发现鼠类实验性转移数据与此幂函数一致,b的范围在1.3 ~ 1.7[41]。进一步对22项已发表的实验性转移研究(共2 145只小鼠)和8项自发性转移研究(共1 020只小鼠)的联合分析也显示,幂函数和指数都相当于$b = 1.5$[43]。来源于33项研究、共5 582例样本的人类转移病理学研究数据也验证了幂函数[44]。

根据转移的力学理论,肿瘤转移的发生与局部血流量成正比[26,28]。局部器官血流量可以通过静脉注射放射性微粒来测量,这些微粒被动地通过静脉循环到达器官的血管床。随后,取出靶器官并切成大小相等的组织块,分别测量放射量,由此可以确定注射期间的局部血流量。对于质量为m的组织样本的血流量相对散布$RD(m) \equiv \sigma/\mu$(均值的标准偏差比率)以事实验证服从这个关系:

$$RD(m) = RD(m_{ref})\left[\frac{m}{m_{ref}}\right]^{1-D} \qquad (式\ 2\text{-}2)$$

在这里,m_{ref} 为参考质量,指数 D 是空间分形维数。这个幂函数关系已经在心、肺、脑、骨骼和其他器官中得到验证。方程 2-2 可以与平均幂函数 $\sigma^2 = a\mu^b$ 的方差有关,得出 $b = 4 - 2D$[49]。在血流量试验中,分形维数 D 的观察范围为:$1 < D < 1.5$,这与转移研究中观察 b 的范围 $1 < b < 2$ 相符[49]。因此,转移数量的不同可能部分是由于血流异质性的影响所致[50]。

局部血流异质性的方程式 2-2 可以用"指数扩散模型"的原理模型解释[49]。这个理论最初是用来描述广义线性模型的误差分布[51]。与血流量模型关系特别紧密的是指数扩散模型系列,具有尺度不变性、相加性和可重复性的数学性质,即"Tweedie 指数扩散模型"(这是为了纪念第一个描述它们的人)。Tweedie 模型呈现了方差和均值间的有效函数关系。其中,复合 PG 模型中幂函数指数 b 被限制在 1 与 2 之间。在另种公式中,PG 模型有累积量生成函数。

$$K^*(s) = \lambda\kappa(\theta)\left\{\left(1 + \frac{s}{\theta}\right)^\alpha - 1\right\} \qquad (式\ 2\text{-}3)$$

式中,s 是抽象参数,在此基础上建立生成函数;λ 是指标参数;θ 是标准参数。这个累积函数为:

$$\kappa(\theta) = \frac{\alpha - 1}{\alpha}\left(\frac{\theta}{\alpha - 1}\right)^\alpha \qquad (式\ 2\text{-}4)$$

常数 α 和方差均值幂指函数中的指数有关,$\alpha = (b-2)/(b-1)$ 概率密度分布函数与方程式 2-3 一致。依照无穷序列,$P^*(z;\theta,\lambda,\alpha)$,可以表示为:

$$P^*(z;\theta,\lambda,\alpha) = c^*(z;\lambda) \cdot \exp[\theta \cdot z - \lambda\kappa(\theta)]$$

其中,

$$c^*(z;\lambda) = \begin{vmatrix} \frac{1}{z}\sum_{n=1}^{\infty}\lambda^n \cdot \left[\left(\frac{\alpha-1}{\alpha}\right)\cdot\left(\frac{-1}{(\alpha-1)\cdot z}\right)^\alpha\right]^n \\ /\left[\Gamma(-\alpha \cdot n)\cdot n!\right] \quad 当\ z > 0 \\ 1 \qquad\qquad\qquad\qquad 当\ z = 0 \end{vmatrix}$$

$$(式\ 2\text{-}5)$$

方程 2-3 用公式 $\sigma^2 = \lambda^{1/(\alpha-1)}\mu^b$,针对均值幂指函数生成方差。

从生成函数的代数学上,方程 2-3 提示由伽玛分布产生的复合 Poisson 分布。这个方程式指定了同分布和独立分布随机变量 N 值的总和(卷积)。它们要服从伽玛分布,如 N 就是服从 Poisson 分布下的随机变量。凭借这个我们可以假定:在同等大小的组织样本中存在着一个局部血液在潜在血管滞留位点流动的随机变量(Poisson 分布)服从伽玛分布,注入的微球被截留的概率将直接与滞留位点的血流有关[49]。如果要求这个血流被规模不变并递增,那么这个模型符合方程 2-3。

因此有人提出,转移数量的概率分布应该受到 Poisson 分布统计的影响和局部血流随机变动的调节[53]。因此,转移数量的分布可以由 PG 分布的离散模拟所描述,其中生成函数概率为:

$$G(s) \equiv \sum_{n=0}^{\infty} P_n \cdot s^n$$

$$= \exp\left[\lambda\frac{\alpha-1}{\alpha}\left(\frac{\theta}{\alpha-1}\right)^\alpha\left\{\left(1 - \frac{1}{\theta} - \frac{s}{\theta}\right)^\alpha - 1\right\}\right]$$

$$(式\ 2\text{-}6)$$

生成函数用均值 $\mu = \lambda[\theta/(\alpha-1)]^{\alpha-1}$ 来描述负二项式 Poisson 分布。此负二项式 Poisson 分布的均值方差关系可以这样表示:

$$\sigma^2 = \lambda^{1/(\alpha-1)}\mu^b + \mu \qquad (式\ 2\text{-}7)$$

通过真实数据检验后,方程式 2-7 实际上与均值方差幂函数无法区分。可以将方程式 2-6 以泰勒级数展开,得到的概率密度为:

$$P_n = \frac{1}{n!}\left.\frac{\partial^n G(s)}{\partial s^n}\right|_{s=0} \qquad (式\ 2\text{-}8)$$

累积分布函数通过连续的 P_i 求和得到累积分布函数 Q_n:

$$Q_n = \sum_{i=0}^{i=n} P_i \qquad (式\ 2\text{-}9)$$

这些概率密度和累积分布函数的数字评估可通过利用如 MAPLE 的系统操作程序来导出(Waterloo Maple Inc., Waterloo, Ontario, Canada)[53]。

方程式 2-7 中的均值方差关系适用于 B16 鼠黑色素瘤的实验转移数据。的确,相对于 Poisson、几何学或者负二项分布有关数据等的均值方差关系,幂函数似乎要支持这些数据。但就其本身而言,均值方差幂函数的合理使用并没有提供足够的证据去支持 PNB 模型。不过,支持这个模型的进一步证据将通过比较经验累积分布函数(源自这些数据)和理论 PNB 模型来获得。

在这个转移模型中,经过靶器官微循环限制位点的总血流量被假定服从方程式 2-3 中的 PG 指数扩散模型[49];然后在靶器官中的肿瘤细胞栓和血液流动呈一定比例,在强度与注入肿瘤细胞数量、转移效率和流经器官的血流量呈正比的情况下,每个器官的转移数量是服从 Poisson 分布的。这些假设看起来很合理。我们知道血液循环中塑料微球被动运输和滞留的数量与血流量呈正比,人体尸检研究已经表明器官转移的组织分布和血流量有关。视频显微研究已经证实,直径为 $10 \sim 15\text{nm}$ 的肿瘤细胞多数就像塑料微球被截留在微循环中一样,能被滞留在微循环中并最终形成转移灶。而且,局部器官血液流动的 PG 模型被生理研究所证实,也多次证实它(方程式 2-2)显示的缩放关系。

利用这些数学模型能够分辨转移分布的数量大小,利用计算模型能够描述转移疾病的负担。在我们继续解释之前,简要回顾将要运用的模拟方法。

2.3.4　转移性疾病负荷的计算模型

（1）蒙特卡罗模拟法

蒙特卡罗模拟法所运行的这些计算模型是基于"反转换法"（inverse transform method）[57]。考虑到概率密度函数 $f(x_k)$ 有离散随机变量 x_k，可使密度自变量在 $0 < x < a$ 区间，并给出一个阶跃函数 $F(x_k)$。而后，有一个能表达一系列不连续点的函数，这些点都在 $f(x_k)$ 内，我们引入函数值 $u = F(x)$。如果在均一分布 $0 < u < 1$ 的范围里得到虚拟随机数，就能估计每一个 μ 值的反函数 $x = F^{-1}(u)$。因此我们规定 x_k，使 $F(x_{k-1}) < u < F(x_k) = \mathrm{Prob}(x_{k-1} < x < x_k)$。

软件包 MathCAD2001i 专业版（MathSoft Engineering & Education，Inc，Cambridge，MA）用于执行这些模拟。同时应该提及的是，这个反转换法没有考虑到大量不变量关系的描述，而这些大量不变量关系可能是由 PG 模型（方程式 2-3）决定的事项中出现[58]。不过，那些联系对于我们所要讨论的转移模型没有关键作用，因此这种方法被列为第一选择。

（2）模拟转移中的偶然事件

模拟法提供了研究随机偶然分布对于转移作用的一种手段。在本章前述中，已认识了可用于描述转移灶数量与大小的模型。临床经验提示被根治性切除的转移灶数量可以用于预测肿瘤患者生存率[59-63]，并且切除的总体积也有相同的预测作用[64]。无论是临床医生[32,65-68]还是实验工作者[40,69-72]都相信转移灶数量给我们提供了肿瘤生物行为本质的一些迹象。然而，临床医生和实验研究人员对于转移数量的推断有时也会产生分歧。如 Fidler 和 Kripke[40]等实验研究专家的研究显示，给予同样处理的小鼠，其产生的实验性转移灶的数量有很大差异，因此关于恶性潜能的论断来自于多种动物的观察及数理统计推论。另外，在伪变性忽略的假设时，临床医生有时会试图对特殊患者进行恶性潜能推断。

为了确定伪变性可能影响这些论断的程度，模拟法在以下条件被用来估计患者转移灶的数量：肿瘤细胞的固有转移潜能、生长和血管生成因子的影响、变异肿瘤细胞的出现、宿主免疫系统以及其他因素被假定为恒定不变。蒙特卡罗法被首先用于 PNB 模型（方程式 2-6），估计有 60 例的转移灶数量，并把结果同 Fidler 和 Kripke 的实验转移数据作对比[40]。在这些模拟法中，参数选用模拟 B16 鼠低恶性潜能克隆。的确，Kruskal-Wallis 分析显示，在模拟数据和较低恶性潜能克隆 e 到 a 没有显著区别（图 2-9）。

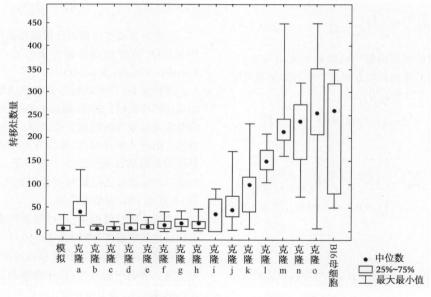

图 2-9　B16 鼠黑色素瘤的实验性转移分析与模拟法比较

注：应用 PNB 模型进行 60 次模拟法研究血行转移（方程式 2-6），预测在同等条件处理下鼠的转移灶数量，其参数为：$\theta = -0.3307$，$\alpha = -1.030$，$\lambda = 0.200$，$\mu = 7.958$，$\sigma^2 = 56.81$，$b = 1.493$。预测的转移灶数量均值和范围将会与在母系和克隆的 B16 鼠黑色素瘤中观察到的转移灶数量进行比较[40]。对模拟和观察数据作 Kruskal-Wallis 方差分析，结果显示有明显差异（$H = 190$，$N = 263$，$d.f. = 16$，$P < 0.001$）。然而，当 Kruskal-Wallis 方差分析限定在模拟数据和 a 到 e 克隆，则没有明显统计学差异（$H = 10.05$，$N = 109$，$d.f. = 5$，$P = 0.07$）。因此，模拟数据与从低恶性潜能 B16 鼠黑色素瘤克隆的数据近似。

在初始参数被选定后，蒙特卡罗模拟法被重复利用估计在 4 000 例患者中血行转移（图 2-10A）[36]，转移灶的最终数量分布非常广。一些病例超过 40 个转移灶，而有些则没有任何转移灶。由于每个病例的模拟参数都是相同的，这就说明生物条件是不变的，观察到的转移灶数量不同是由于偶然事件。

进一步将模拟法用来估计转移灶总量(图2-10B)。在随机生长过程后,每个转移灶的生长都会基于常规分布生长时间而建模(方程式2-1)。我们认为转移都有 16 ± 1 体积倍增的生长时间,直到原发瘤切除,以及从手术切除到作出推断的时间代表着另一个12体积倍增。所有转移灶的生长率都被假定为与原发瘤一样。在这些条件下,转移灶的大小为 $10^5 \sim 10^{10}$ 个细胞。

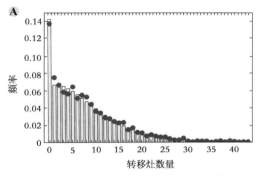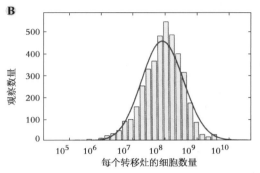

图 2-10　转移模拟

注:(A)转移灶的数量模拟。在图2-9中,与PNB模型方法一致,4 000个模拟被执行,使血行转移得到参数化。阴影柱状部分代表理论上的PNB分布,模拟就是基于该处;实点频率直方图用于模拟转移。模拟的设计如下:有部分患者(14%)无转移灶,其他与低恶性潜能的B16鼠黑色素瘤克隆并与其他人类肿瘤有类似行为[44]。甚至在这种条件下,少部分模拟对象还承受了40多个转移灶。(B)模拟转移灶大小。假设一个(28±1)总体倍增的总生长时间,执行4 000次模拟。通过参数化,基于每次转移(阴影柱状)细胞数的对数频率直方图近似于一次普通分布(实线)(图来源:Kendal, 2005[36],并经作者同意重绘)。

对 50 例患者的转移灶数量和大小进行了估测[36]。图2-11A给出了每例转移灶数量并以递增排列,图2-11B则给出每例转移灶大小。鉴于临床检测的极限是 $10^9(1cm^3)$,因此多数转移灶都无法检测出。当然,如果在外科切除手术和评价间有更多的时间,将可检测出更多的转移灶。

图2-12给出了对应于原发瘤切除后不同时间节段临床可检测转移灶的比例。在这些模拟法的假设条件下,有一个大约12体积倍增的潜伏期,期间基本上无可被检测的转移灶发生。紧接着是一个3体积倍增时间,这期间大多数转移灶能被发现。该模拟法模拟了图2-8B患者的演进过程,这些病人在切除原发瘤后一段时间里有多发转移的持续性快速出现。因此,在初始原发瘤手术切除后一段时间发生快速多发转移,可能或至少部分归因于转移灶的生长时间分布。

(3)肿瘤转移负荷

肿瘤转移负荷对于肿瘤治疗是否有效是决定因素[73]。假如没有残余的转移灶,那么手术切除原发瘤足以达到治愈;如果只存在局限性转移,那么切除它们也有得到痊愈的可能[59,74,75]。对于那些临床隐性转移的患者,如果肿瘤负荷较小,联合辅助治疗仍然可以达到治愈[74]。

假如有适用于研究转移数量和大小的模型,将有可能估计每例患者的转移细胞数量分布形式。为了这个目的,放射生物学家按惯例假设了对数均匀分布。在这个分布里,转移细胞数量遵循均匀分布[77]。对于这个假说非机械性地得出的理由是假设源自肿瘤指数增长和相信转移细胞的数量可从0到相当大数量[77]。这种对数均匀分布已经在放射生物学评估中得到广泛运用[10,11,78-80]。

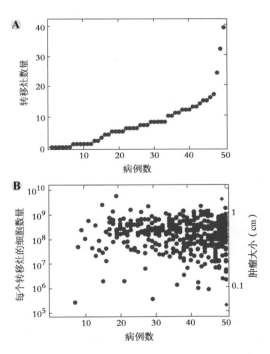

图 2-11　转移性疾病的残余负荷

注:在肿瘤的细胞和生长条件被假设相同及原发肿瘤被成功切除的情况下,执行50个模拟。参数化如图2-9规定。针对每个案例都确定了转移灶的数量和大小。(A)转移灶的数量,对每例预测的转移灶以递增顺序标示。6例没有转移,而其他病例经历了从1到接近40次转移。(B)每个转移灶的肿瘤细胞数量。图2-11A显示每个转移灶肿瘤细胞数量的模拟。每个数据点都代表一次转移,和每个病例对应的数据都被提供作散点分析,并与图2-10显示的病例相对应。每个转移灶的肿瘤细胞数量在半对数坐标中给出(左边的垂直轴)。如果临床检测阈是 10^9 个细胞($1cm^3$),那么大部分转移将会是隐性的(图来源:Kendal, 2005[36],并经作者同意重绘)。

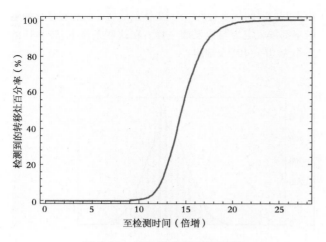

图 2-12　临床转移的时间过程

注：如图 2-10 描述那样，进行了 4 000 次模拟，但是测量时间被延长到可观察到转移灶的继续生长。临床检测的转移灶百分比是按检测时间绘制的，并假设检测极限阈为 10^9 个细胞。在 10～20 次总体倍增期间，检测到的转移百分比增长相当快（图来源：Kendal，2005[36]，并经作者同意重绘）。

这里提出另一个用于研究隐性转移疾病的模型。根据测量的肿瘤细胞数量，让 $N(s;t)$ 代表在时间 t 时的转移大小分布的概率生成函数，用方程式 2-1 得到下列方程式[41]：

$$N(s;t) = \sum_{i=0}^{\infty} N_i(t) S^i \qquad （式 2-10）$$

基于这里提供的结果，转移灶数量至少有 3 种可能的概率生成函数：①PNB 生成函数 $G(s)$；②Poisson 分布生成函数 $M(s) = e^{\mu(s-1)}$，针对单独个体内淋巴转移（假设每个相关淋巴结一个转移或者无转移）；③ 负二项生成函数 $H(s) = \{p/[1-(1-p)s]\}^k$，针对种群的淋巴转移（存在转移之转移）。

假设所有的转移都是原发肿瘤扩散的结果，并且每次转移都与其他转移相互独立。$N(i)$ 代表转移中的肿瘤细胞数量，J 代表患者转移灶数量，于是就有了转移肿瘤细胞的总量 T

$$T = N^{(1)} + N^{(2)} + \cdots + N^{(J)} \qquad （式 2-11）$$

J 是个随机变量，由 $G(s)$、$M(s)$、$H(s)$ 3 个生成函数之一规定。方程式 2-10 代表同一独立分布随机变量的随机数目的总和。能将生成函数代数化，从而构造一个复合函数 $G(N(s))$、$M(N(s))$ 和 $H(N(s))$ 来求得转移细胞的总数量。目前无法在闭型方式下去确定这些相关的概率密度函数，因此这里利用蒙特卡罗模拟法来估算这些数目[81]。

图 2-13 提供 1 000 个模拟结果用于估计隐性残余转移细胞的分布。图 2-13A 和图 2-13B 表示患者淋巴转移的模拟（没有转移之转移），图 2-13C、D 表示血行转移，图 2-13E、F 表示一个种群的淋巴转移。每例都有一个柱状图，其中转移细胞的数目被分配到等大小的计算区域中，每例体转移细胞的数量或者该数量以 10 为底数的对数而言来指定。

和对数均匀分布假说一致[77]，可以在半对数平面图上预测均匀分布（图 2-13B、D、F）。事实上，所有的这 3 个半对数平面图和正态分布更符合[81]。因此，对数正态分布似乎对于这些案例隐性转移疾病的负荷更为合适。

这个结果一开始就要考虑。模拟将会不得不在较宽范围的参数间不断地重复，以确保对对数正态分布全面的适用性（在写这篇文章的时候，该工作还未完成），像这样的模拟可能用于预测肿瘤治疗的结果。

（4）这些模拟能否反映真实情况

在其他生物条件不变的情况下，我们设计很多模拟去仿真那些转移灶数量和大小的伪变化，所采用的对数大小分布源自不同人类乳腺癌、胃肠道癌、肺癌以及软组织恶性肿瘤的 50 个病例样本超过 97 000 个转移灶的观察[32,34]。淋巴结转移灶数量模型则源自超过 295 000 例人喉癌、胃癌、直肠癌、乳腺癌、子宫癌以及黑色素瘤的研究[37,38]。此外，血行转移数量模型源自对不少于 3 100 只小鼠不同恶性腺瘤、肉瘤、黑色素瘤等 47 000 个以上转移灶[41,43]，1 400 例患者来自不同头颈、肺、乳腺、妇科和胃肠道肿瘤，以及黑色素瘤和肉瘤等 992 000 个转移灶[44]。

有人尝试放弃数学模型，而只得到曲线拟合的结果，引用一系列其他不同的可利用适合这些数据的模型。然而，所采用的数学模型都是基于可信的生物物理机制，即转移灶大小分布假定患者转移灶生长时间服从正态分布[34]，这已被中心极限定理假设的转移后续步骤总体时间增量的作用所证实。在最小转移的情况下，患者受累淋巴结数量服从 Poisson 分布也已经通过数理统计而被证实[35]。

针对转移淋巴结数量的负二项分布对于异种人群和（或）明显转移之转移已经被证明是合理的。伽玛分布常常用于表示与二项分布的人群异质性[82]，通过描述节点失效频率的指数混合数的聚敛而得到证明[83]。血行转移的转移灶数量则由局部血流异质性调节的 Poisson 计量统计。

这些模型所用参数的选择必须与实际观察相符合。转移灶数量的均值和方差都在观察范围内，如方程式 2-7 的幂函数指数。然而，在患者中无法使用有关转移生长动力学的详细测量值，生长时间被任意分配。因此，更进一步的研究需要不同参数化。不过，这里采用的模型作为第一估算是可信的，而且可被证伪。鉴于目前对转移机制的理解，这些模拟最终被认为是合适的并具有代表性。

2.3.5　结论

有关转移的非随机性本质已被涉及很多[84-89]，特别是关于"种子-土壤学说"[21,22]以及组织结构上的扩散途径[22,23]。然而，转移的偶然性还未完全研究清楚。像 Fidler 和 Kripke[40]以及其他人[69-72]的实验研究已经揭示了肿瘤转移具有相当大的可变性。可以从这些实验工作中推论：患者总的转移负荷反映了肿瘤表型及其与宿主间的相互作用、其自然病程以及随机事件的综合影响。在此提供的模拟

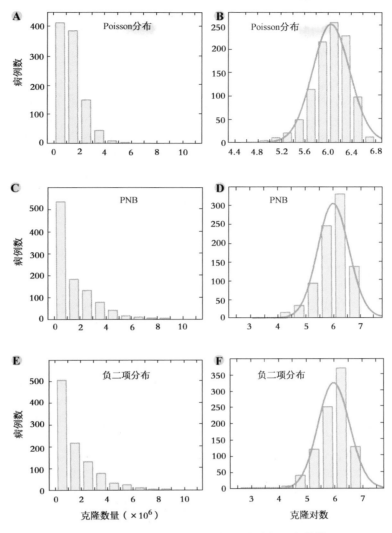

图 2-13　对于残余转移疾病负荷的对数正态估算

注：进行 1 000 次模拟来估计被成功切除原发肿瘤的转移疾病残余负荷。对以下 3 种情况都作了模拟：在同一患者的淋巴结转移、同一个患者的血行转移以及不同患者人群的淋巴结转移。（A）患者淋巴结转移负荷的频率直方图。假定淋巴结转移数量服从 Poisson 统计，转移大小服从对数正态统计。带有特定残余肿瘤细胞数目患者的频率用同一计量单位计算，以区别于 1 000 个肿瘤细胞（阴影柱状）的增量增长。（B）患者淋巴结转移的对数正态估算。图 2-13A 中的数据都在计量二进制单位间被重新分配，而这些计量二进制由残余肿瘤细胞数目的对数所规定。每一个二进制代表肿瘤细胞数目增长一个数量级。钟形的实线图代表正态分布，它是引入对数以改变直方图（阴影柱状）形成的。（C）患者血行转移负荷的频率直方图。假定转移灶数量服从 Poisson 负二项分布（PNB），转移灶大小服从对数正态统计。频率直方图（阴影柱状）是基于带有同等计量二进制单位的直线标度。（D）患者血行转移的对数正态估算。图 2-13C 中的数据在计量二进制单位间被重新分配，这些计量二进制是基于一个数量级的增长。在这个对数转换比例下再分配的直方图（阴影柱状）显现了近似于拟合的正态分布（实线）。（E）异源人群淋巴转移负荷的频率直方图。淋巴转移灶数量被假定服从负二项分布，转移灶大小服从对数正态统计。这个频率直方图（阴影柱状）是基于带有同等大小计量二进制单位的直线标度。（F）种群淋巴转移的对数正态估算。图 2-13E 中的数据在计量二进制单位间被重新分配，而计量二进制单位是基于每一数量级的增长。实线代表拟合的正态分布，它由直方图（阴影柱状）转换而来（图来源：Kendal，2007[81]，并经 *Taylor & Francis* 杂志授权重绘）。

表明，对于疾病负荷，随机事件可能是主要的决定因素。的确，随机变量的特性描述给我们提供了一种方法去了解潜在的生物物理机制，并允许对相关过程的计算机建模。

文中已经提到临床医生有时尝试着从转移灶数量以及体积方面描绘患者肿瘤的生物行为特点[65-68]。诚然，这些具有预测预后的重要作用[59-64]，但是其未必能揭示更具侵袭性的转移潜能。因此，转移潜能的实验研究分析开始依赖多样化重复试验以弥补随机带来的影响[40,69-72]。但在临床上，医生还是习惯按个体来解决问题。任何肿瘤的生物学评估都比仅仅从疾病负荷中得到的信息多得多。任何尝试重新定义那些偶然作用的生物学特性都表现出对基础生物物理过程的困惑。

Erwin Schrodinger 很久以前就认识到生物和物理过程的区别，特别是随即无序进入生理系统的方式[90]。作为生命基础的化学反应是由原子的热运动驱动的，这些反应的精度依赖于参加反应的原子和分子数，由此将随机性引入生物系统。生物的多数细胞由于其数量足够大，在基础过程中提供可预测性。然而，DNA 复制的保真性和其他分子过程可以明显地受到一些偶发事件的影响。也就是说，生物系统可能存在的非线性相互反应的非预测结果因素，可以在素流[91]、扩散增长[92]和其他非平衡系统[93]中观察到。在这一章节，术语"随机"的运用用于包括任何过程中产生的不可预测性[92]。需要强调的是，这种随机性归因于物理过程。

转移灶在本章节的前面被描述为生物和物理过程的复杂结果。影响转移灶数量和大小的因素大体可以反映这些多重过程的共同作用，每个事件都有其潜在的伪作用。在某种程度上，当这些多重过程的作用汇总时，最终的结果是可预见的。当很多小而独立的随机测量加在一起时，依据中心极限定理，即使个体测量值不服从正态分布，但总的结果应该服从正态分布。因此，很多正态分布的自然过程揭示了重要特点。

中央极限定理可以很多不同的方式推广[94]。如 Tweedie 指数扩散模型可以作为一个广泛统计模型错误分布中的聚集点[51]。这些 Tweedie 模型包括正态分布，在这里用于证明转移灶的对数大小分布。另外，PG 模型用于描述血液流动非均质性；Poisson 分布用于描述个体的淋巴结转移；伽马分布用于描述群体异质性。在本章节前面提到的另外一个（并且无相互关联的）聚敛性用于证明残余转移疾病负荷的对数正态分布，是基于转移灶的总计对数正态粒径分布的近似汇聚[95]。这样的聚敛行为，特别是在 Tweedie 模型，反映了复杂系统的性能，确实成为其他生物学系统的基础[53,96-98]。

前述已经提到 Tweedie 模型有规模不变性、相加性和可复制性的特点。规模不变性对于模型来说似乎是个不错的特性，例如作为血液流动模型，因为该模型可以在不同测量规模和单位下保持有效。相加性似乎同样适用于多个转移灶，因为单个转移灶可以将相同的统计学规则应用到大小相同的转移灶上，乃至整个器官。对于成对的器官，可把左、右器官加在一起。同样，因为转移灶的平均数是从总体加权平均中获得，它可由针对于个别样品的类似统计准则

控制，此时可复制性将显得很重要。而且，这些特性为随机过程提供了可预测性，并可以通过实验审查等。

这些聚敛性和转换性为选择上述使用的模型提供了理论依据。的确，负二项分布（在这里是用于描述人群腋窝淋巴转移数量）不是规模不变，源自人群亚群的负二项分布能够概括生成整个人群的负二项分布[99]。这个近似法或许反映了伽玛分布的转换性及对负二项分布的连续模拟，并且它本身可能是规模不变，能相加的和再生的。PNB 模型（用于描述血行转移数量）无法达到这些标准，若连续地模拟以及 PG 分布能够达到这些标准。因此，在某种程度上，近似的行为能够反映一个更加基础和协调的过程。

提出一个计算模型去描述生物过程相对简单一点，但对于过程既有代表性又具有有效性的模型显得更困难一些。因此必须坚持的原则是：从大量实例观察值中获取结论，并坚定地依据生物物理和统计学准则。由于生物的进程是复杂和神秘的，在研究中数学技巧不能代替合理的经验。

任何计算模型的核心都包含模拟法[1,100]。很多计算模型运用了蒙特卡罗法，它可根据不同的随机变量生成程序以提供一个均匀分布，其中统计学的独立变量分布在 $0 \sim 1$[57]。这里运用的方法是根据经验确定一个候选分布函数，用来描述我们感兴趣的过程所固有的随机性特点。然后，在均匀分布基础上使用反转换法来模拟这个过程。但这个方法有它的局限性，特别是对非线性过程。对血流模型和血行转移的聚类都适用的均值方差幂函数被证实可以用代数方法来表示相邻事件的关系，而统计学上独立量的常规随机变量生成程序不能解释这些关系，被这些聚集数据显示的规模不变的相关性可以被另一种随机变量生成程序模拟。然而，这个领域内很多理论性的工作仍然需要去完成，特别是 Tweedie 模型的理论基础。

在肿瘤转移研究中，尚未开发出能够充分发挥其潜能的计算模型。在这里已经看到一种关于复杂过程的建模方法。肿瘤转移的主要因素是潜在随机部分，过去是通过实例研究和经验性加以阐明。由于概率模型符合观察条件及所具有的转换性和聚敛性，被用于研究肿瘤转移机制。这些模型具有可解释的生物物理机制，并且在计算机模拟分析中被开发出来。上述对肿瘤转移内在随机性的研究结果促进了我们对肿瘤转移机制的进一步了解。

（乔鹏 译，钦伦秀 审校）

参考文献

[1] Beard DA, et al. Computational modeling of physiological systems. Physiol Genomics, 2005, 23:1-3.

[2] Popper K. The Logic of Scientific Discovery. New York: Harper & Collins, 1965.

[3] Zaman MH, et al. Computational model for cell migration in three-dimensional matrices. Biophys J, 2005, 89:1389-1397.

[4] Zaman MH, et al. Migration of tumor cells in 3D matrices is governed by matrix stiffness along with cell-matrix adhesion and proteolysis. Proc Natl Acad Sci USA, 2006, 103:10889-10894.

[5] Shields JD, et al. Autologous chemotaxis as a mechanism of tumor cell homing to lymphatics via interstitial flow and autocrine CCR7 signaling. Cancer Cell, 2007, 11:526-538.

［6］Frieboes HB, et al. An integrated computational/experimental model of tumor invasion. Cancer Res, 2006, 66:1597-1604.

［7］Koscielny S, et al. A simulation model of the natural history of human breast cancer. Br J Cancer, 1985, 52:515-524.

［8］Retsky MW, et al. Computer simulation of a breast cancer metastasis model. Breast Cancer Res. Treat, 1997, 45:193-202.

［9］Farshid G, et al. Computer simulations of lymph node metastasis for optimizing the pathologic examination of sentinel lymph nodes in patients with breast carcinoma. Cancer, 2000, 89:2527-2537.

［10］Bernhardt P, et al. Model of metastatic growth valuable for radionuclide therapy. Med Phys, 2003, 30:3227-3232.

［11］Bernhardt P, et al. Modelling of metastatic cure after radionuclide therapy: influence of tumor distribution, cross-irradiation, and variable activity concentration. Med Phys, 2004, 31:2628-2635.

［12］Fidler IJ, et al. The role of the organ microenvironment in the biology and therapy of cancer metastasis. J Cell Biochem, 2007, 101:927-936.

［13］Krishnan K, et al. The molecular biology of pulmonail metastasis. Thorac Surg Clin, 2006, 16:115-124.

［14］Welch DR, et al. Molecular biology of breast cancer metastasis. Genetic regulation of human breast carcinoma metastasis. Breast Cancer Res, 2000, 2:408-416.

［15］Steeg PS, et al. Metastasis suppressor genes: basic biology and potential clinical use. Clin Breast Cancer, 2003, 4:51-62.

［16］Clarke MF, et al. Stem cells and cancer: two faces of Eve. Cell, 2006, 124:1111-1115.

［17］Nowell PC. The clonal evolution of tumor cell populations. Science, 1976, 194:23-28.

［18］Heppner GH. Tumor heterogeneity. Cancer Res, 1984, 44:2259-2265.

［19］Hart JR. Tumour cell heterogeneity and the biology of metastasis. Haematol Blood Transfus, 1987, 31:283-285.

［20］Fidler IJ. Tumor heterogeneity and the biology of cancer invasion and metastasis. Cancer Res, 1978, 38:2651-2660.

［21］Fidler IJ. The pathogenesis of cancer metastasis: the 'seed and soil' hypothesis revisited. Nat Rev Cancer, 2003, 3:453-458.

［22］Nathanson SD. Insights into the mechanisms of lymph node metastasis. Cancer, 2003, 98:413-423.

［23］Paget S. The distribution of secondary growths in cancer of the breast. Cancer Metastasis Rev, 1989, 8:98-101.

［24］Ewing J. A Treatise on Tumors. 3rd ed. Philadelphia: WB Saunders, 1998.

［25］Hart IR. 'Seed and soil' revisited: mechanisms of sitespecific metastasis. Cancer Metastasis Rev, 1982, 1:5-16.

［26］Chambers AF, et al. Dissemination and growth of cancer cells in metastatic sites. Mat Rev Cancer, 2002, 2:63-72.

［27］Price J, et al. Evidence that the process of murine melanoma metastasis is sequential and selective and contains stochastic elements. Cancer Res, 1986, 46:5172-5178.

［28］Weiss L, et al. Metastatic patterns and target organ arterial blood flow. Invasion Metastasis, 1981, 1:126-135.

［29］Shibeshi SS, et al. The rheology of blood flow in a branched arterial system. Appl RheoL, 2005, 15:398-405.

［30］Iwata K, et al. A dynamical model for the growth and size distribution of multiple metastatic tumors. J Theor Biol, 2000, 203:177-186.

［31］Hanin L, et al. A stochastic model for the sizes of detectable metastases. J Theor Biol, 2006, 243:407-417.

［32］Yamanami H, et al. Total number and size distribution of hepatic metastases of carcinoma. Anal Quant Cytol Histol, 1999, 21:216-226.

［33］Douglas JR. Significance of the size distribution of bloodbome metastases. Cancer, 1971, 27:379-390.

［34］Kendal WS. The size distribution of human hematogenous metastases. J Theor Biol, 2001, 211:29-38.

［35］Feller W. An Introduction to Probability Theory and Its Applications. 3rd ed. New York: John Wiley & Sons, 1968.

［36］Kendal WS. Chance mechanisms affecting the burden of metastases. BMC Cancer, 2005, 5:138.

［37］Kendal WS. Statistical kinematics of axillary nodal metastases in breast carcinoma. Clin Exp Metastasis, 2005, 22:177-183.

［38］Kendal WS. The number distribution for involved lymph nodes in cancer. Math Biosci, 2007, 205:32-43.

［39］Michor F, et al. Stochastic dynamics of metastasis formation. J Theor Biol, 2006, 240:521-530.

［40］Fidler IJ, et al. Metastasis results from pre-existing variant cells within a malignant tumor. Science, 1977, 197:893-895.

［41］Kendal WS, et al. Experimental metastasis: a novel application of the variance-to-mean power function. J Natl Cancer Inst, 1987, 79:1113-1115.

［42］Kendal WS. Taylor's ecological power law as a consequence of scale invariant exponential dispersion mod els. Ecol Complex, 2004, 1:193-209.

［43］Kendal WS. Clustering of murine lung metastases reflects fractal nonuniformity in regional lung blood flow. Invasion Metastasis, 1999, 18:285-296.

［44］Kendal WS, et al. Characterization of the frequency distribution for human hematogenous metastases: evidence for clustering and a power variance function. Clin Exp Metastasis, 2000, 18:219-229.

［45］Bassingthwaighte JB, et al. Fractal nature of regional myocardial blood flow heterogeneity. Circ Res, 1989, 65:578-590.

［46］Glenny RW, et al. Fractal properties of pulmonary blood flow: characterization of spatial heterogeneity. J Appl Physiol, 1990, 69:532-545.

［47］Kuikka JT, et al. Heterogeneity of cerebral blood flow: a fractal approach. Nuklearmedizin, 2000, 39:37-12.

［48］Iversen PO, et al. Fractals describe blood 'flow heterogeneity within skeletal muscle and within' friyocardium. Am J Physiol, 1995, 268:H112-116.

［49］Kendal WS. A stochastic model for the self-similar heterogeneity of regional organ blood flow. Proc Natl Acad Sci USA, 2001, 98:

837-841.

[50] Kendal WS. Fractal heterogeneity of peripheral blood flow: implications for hematogenous metastases. J Surg Oncol, 2000, 74:116-121.

[51] Jargensen B. The Theory of Exponential Dispersion Models. London: Chapman & Hall, 1997.

[52] Tweedie MCK. An index which distinguishes between some important exponential families. In: Ghosh JK, Roy J, eds. Statistics: Applications and New Directions. Proceedings of the Indian Statistical Institute Golden Jubilee International Conference. Calcutta: Indian Statistical Institute, 1984:579-604.

[53] Kendal WS. A frequency distribution for the number of hematogenous organ metastases. J Theor Biol, 2002, 217: 203-218.

[54] Heymann MA, et al. Blood flow measurements with radionuclide-labeled particles. Prog Cardiovas Res, 1977, 20:55-79.

[55] Weiss L, et al. Organ vascularity and metastatic frequency. Am J Pathol, 1980, 101-113.

[56] Naumov GN, et al. Cellular expression of green fluorescent protein, coupled with high-resolution in vivo videomicroscopy, to monitor steps in tumor metastasis. J Cell Sci, 1999, 112: 1835-1842.

[57] Particle Data Group. Mathematical tools or statistics, Monte Carlo, group theory. Phys Lett B 592, 2004, 275-297.

[58] Kendal WS. Scale invariant correlations between genes and SNPs on human chromosome 1 reveal potential evolutionary mechanisms. J Theor Biol, 2007, 245:329-340.

[59] Vogt-Moykopf I, et al. Results in surgery of pulmonary metastases. Chirurgie, 1992, 118:263-271.

[60] Taylor M, et al. A study of prognostic factors for hepatic resection for colorectal metastases. Am J Surg, 1997, 173:467-471.

[61] Lagerwaard FJ, et al. Identification of prognostic factors in patients with brain metastases: a review of 1,292 patients. Int J Radial Oncol Biol Phys, 1999, 43:795-803.

[62] Weber SM, et al. Survival after resection of multiple hepatic colorectal metastases. Ann Surg Oncol, 2000, 7:643-650.

[63] Mutsaerts ELAR, et al. Prognostic factors and evaluation of surgical management of hepatic metastases from colorectal origin: a 10-year single-institute experience. J Gastrotntest Surg, 2005, 9: 178-186.

[64] Ercolani G, et al. Liver resection for multiple colorectal metastases: influence of parenchymal involvement and total tumor volume, vs number or location, on long-term survival. Arch Surg, 2002, 137:1187-1192.

[65] Ishii T, et al. The biological behaviour of gastric cancer. J Pathol, 1981, 134:97-115.

[66] Bakalakos EA, et al. Determinants of survival following hepatic resection for metastatic colorectal cancer. World J Surg, 1998, 22:399-405.

[67] Cady B, et al. Surgical margin in hepatic resection for colorectal metastasis: a critical and improvable determinant of outcome. Ann

Surg, 1998, 227:566-571.

[68] Allen PJ, et al. The role of surgery for patients with metastatic melanoma. Curr Opin Oncol, 2002, 14:221-226.

[69] Kripke ML, et al. Metastatic heterogeneity of cells from an ultraviolet light-induced murine fibrosarcoma of recent origin. Cancer Res, 1978, 38:2962-2967.

[70] Fidler IJ, et al. Properties of metastatic and nonmetastatic cloned subpopulations of an ultraviolet-light-induced murine fibrosarcoma of recent origin. Am J Pathol, 1979, 97:633-648.

[71] Fidler IJ, et al. Demonstration of multiple phenotypic diversity in a murine melanoma of recent origin. I Natl Cancer Inst, 1981, 67: 947-956.

[72] Welch DR, et al. Comparison of 'spontaneous' and 'experimental' metastasis using rat 13,762 mammary adenocarcinoma metastatic cell clones. Invasion Metastasis, 1983, 3:65-80.

[73] Withers HR, et al. Kadiation dose response for subclinical metastases. Semin Radiat Oncol, 1998, 8:224-228.

[74] Cady B, et al. Major hepatic resection for metachronous metastases from colon cancer. Ann Surg, 1985, 201:204-209.

[75] Patchell RA, et al. A randomized trial of surgery in the treatment of single metastases to the bram. N Engl J Med, 1990, 322: 494-500.

[76] Early Breast Cancer Trialists Collaborative Group. Systemic treatment of early breast cancer by hormonal, systemic or immune therapy: 133 randomized trials involving 31,000 recurrences and 24,000 deaths among 75,000 women. Lancet, 1992, 339:11-15.

[77] Withers HR, et al. Dose-response relationship for radiation therapy of subclinical disease. Int J Radiat Oncol Biol Phys, 1995, 31: 353-359.

[78] Suwinski R, et al. Dose-response relationship for prophylactic cranial irradiation in small cell lung cancer. Int J Radiat Oncol Biol Phys, 1998, 40:797-806.

[79] Suwinski R, et al. Time factor and treatment strategies in subclinical disease. Int J Radiat Biol, 2003, 79:495-502.

[80] Al-Dweri FMO, et al. Effect on tumour control of time interval between surgery and postoperative radiotherapy an empirical approach using Monte Carlo simulation. Phys Med Biol, 2004, 49:2827-2839.

[81] Kendal WS. Empirically-based estimates for the burden of subclinical metastases. Int J Radiat Biol, 2007, 83:383-393.

[82] Hougaard P. Life table methods for heterogeneous populations: distributions describing the heterogeneity. Biometrika, 1984, 71: 75-83.

[83] Abbring JH, et al. The unobserved heterogeneity distribution in duration analysis. Biometrika, 2007, 94:87-99.

[84] Fidler IJ. Biological behavior of malignant melanoma cells correlated to their survival in vivo. Cancer Res, 1975, 35: 218-224.

[85] Hart IR, et al. Role of organ selectivity in the determination of metastatic patterns of B16 melanoma. Cancer Res, 1980, 40: 2281-2287.

[86] de la Monte SM, et al. Nonrandom distribution of metastases in neuroblasts tumors. Cancer, 1983, 52:915-925.

[87] Nicolson GL. Organ specificity of tumor metastasis: role of preferential adhesion, invasion and growth of malignant cells at specific secondary sites. Cancer Metastasis Rev, 1988, 1: 143-188.

[88] Fidler IJ. Critical factors in the biology of human cancer metastasis: twenty-eighth GHA Clowes memorial award lecture. Cancer Res, 1990, 50:6130-6138.

[89] Radinsky R, et al. Regulation of tumor cell growth at organ-specific metastases. In Vivo, 1992, 6:325-331.

[90] Schrodinger E. What is Life? Cambridge: Cambridge University Press, 1944.

[91] Vallis GK. From laminar flow to turbulence. In: Lam L, ed. Introduction to Nonlinear Physics. New York: Springer, 1997: 308-358.

[92] Halsey TC. Scaling arguments and diffusive growth. In: Lam L, ed. Introduction to Nonlinear Physics. New York: Springer, 1997:442.

[93] Nicolis G, eds. Exploring Complexity. New York: WH Freeman, 1989.

[94] Feller W. An Introduction to Probability Theory and Its Applications. 2nd ed. New York: John Wiley & Sons, 1971.

[95] Romeo M, et al. Broad distribution effects in sums of lognormal random variables. Eur Phys JB, 2003, 32:513-525.

[96] Kendal WS. Spatial aggregation of the Colorado potato beetle described by an exponential dispersion model. Ecol Model, 2002, 151:261-269.

[97] Kendal WS. An exponential dispersion model for the distribution of human single nucleotide polymorphisms. Mol Biol Evol, 2003, 20:579-590.

[98] Kendal WS. A scale invariant clustering of genes on human chromosome 7. BMC Evol Biol, 2004, 4:3.

[99] Ehrehberg ASC. The NBD theory in repeat buying. J Emp Gen Market Sci, 2000, 5:392.

[100] Kitano H. Computational systems biology. Nature, 2002, 420: 206-210.

2.4 活体显微镜显示肿瘤侵袭转移

◎ Cristina Hidalgo-Carcedo，Erik Sahai

肿瘤转移是个复杂的过程,包括细胞获得运动能力、内渗到血管和淋巴管、在脉管系统内存活以及外渗并在新组织中增殖[1]。然而,一些因素阻碍了肿瘤转移研究。在多数研究中,通过在固定的材料中出现明显转移灶来评估肿瘤转移。尽管对于整个过程来说这是个可靠的方法,但却难以提供更多有关肿瘤转移过程中不同步骤的信息。另外,肿瘤转移经常发生在不易接近的解剖部位,这使得观察转移过程的不同步骤变得困难。而且原发瘤中仅有少部分细胞会形成转移,这进一步增加观察转移过程的难度。一个典型的转移性原发瘤中包含数以百万计的细胞,却产生很少数量的转移灶。因此,寻找确实参与转移过程的少量细胞并不容易。克服这些问题的方法是:对含有转移性癌细胞的活体组织进行高分辨率光学成像。这种技术被称为活体成像[2,3]。

该章将会描述活体成像怎样促进我们对于转移的理解。首先介绍应用于显示肿瘤内相关信息的活体成像技术,随后讨论这些技术促进对于转移过程理解的方式。

2.4.1 活体成像方法

活体成像明显依赖于肿瘤的形成过程、捕捉图像的设备以及肿瘤组分的标记方法。

(1)肿瘤的形成

注射肿瘤细胞:用于成像所需的肿瘤,最常用的方法是将肿瘤细胞系注射入实验动物(通常是小鼠),产生异种移植肿瘤。通常,肿瘤细胞注射于小鼠皮下数周内就能形成肉眼可见的肿瘤。这种方法方便,但在表皮下生长的肿瘤细胞通常不是最合适的解剖位点。免疫功能不全小鼠的应用为人类癌细胞株的增殖提供了可能,但同时也存在缺陷,即免疫系统的作用不能在肿瘤转移中得到充分研究。另外,技术上比较困难的模型是将肿瘤细胞原位注射到相应解剖位点。例如,将乳腺癌细胞注射到乳腺脂肪垫中[4],或将神经胶质瘤细胞注射到大脑组织[5]。另外,还可将肿瘤细胞直接注入血液,并能追踪到它们在循环中播散和退出。

所有这些方法都可使肿瘤细胞在注射前被标记,以便于后续的检测。为了有助于长时间重复多次高分辨率肿瘤成像,可在覆盖于肿瘤的皮肤里植入一个"视窗"[6,7]。这就避免了额外的外科操作去暴露肿瘤。然而,需要更加密集的观察,并且担心肿瘤生长在玻璃等人工基质上的有效性。

转基因和化学诱癌模型:注射肿瘤细胞的主要缺陷是

无法描述早期肿瘤的发生和从原位到侵袭性癌的进展过程。肿瘤的进展可以用化学致癌物促使肿瘤形成来模拟[8]。另一方面，转基因技术可以产生兼备致癌基因和肿瘤抑制基因功能丢失的细胞，并生成肿瘤[9]。后者可以提供非常强大的人类肿瘤小鼠模型。然而，这是个耗财耗力的过程，还需要额外的遗传操作来标记肿瘤细胞。

（2）成像设备

全身荧光：这种方法包括整个动物的无创性成像[10]。物体被某一波长的光照射，而发射波长更长的荧光才可被检测到。目前这种方法的分辨率被限制在 1mm 左右，而且存在深处组织可靠成像的问题。然而，设备在不断地改进，从不同角度给同一动物成像或利用复杂的光源等方式，能够使层析成像重建以及在三维空间拥有更高的分辨率[11]。毛发给这种类型的成像带来了巨大挑战，因为它不仅散光而且自身发光。为了克服这个问题，通常使用剃过毛发或者无毛的动物。

全身生物发光：该项技术类似于荧光，而区别在于它依赖生化反应而不是荧光发光。向体内注射入适当的底物进行生物发光，可检测动物体内表达荧光素酶基因的细胞（参考"标记肿瘤组分"部分）。该种方法的灵敏度和分辨率大体上与全身荧光法相似。

落摄荧光显微技术：这项技术与全身成像采用同样的荧光原理。因为采用了光学显微镜，因而分辨率大大提高[2, 10]。改进后的分辨率使深度成像成本降低。事实上，通常也需要通过外科手术暴露需要成像的区域。尽管使用外科手术植入的视窗能克服这个问题，但是限制了同一动物重复成像的范围。

共聚焦显微镜：共聚焦显微镜（有时也被称为激光扫描显微镜）最主要的优势是可获得优越的三维信息[2]。落摄荧光显微技术能从聚焦平面外捕获大量光，而共聚焦显微镜不能。这实际上意味着组织能用纯光学手段进行区域划分。许多共聚焦显微镜的衍生技术用于活体成像。其中两种最常用的有：一个是多光子共轭焦显微镜[12]，它能用较长波长的光去提高成像深度；另一个是旋转的非共聚焦，它能快速成像[13]。

（3）标记肿瘤组分

癌细胞可视化：为了使肿瘤细胞成像，需要标记肿瘤细胞，以区别于其他细胞。一般通过染色或荧光染色进行标记[14]。然而，这些方法也有缺点，会随着细胞的每次分裂标记的染料被稀释，因此在长期实验的过程中不断降低其适用性。另外，染料仅能用于标记将要注射的肿瘤细胞，而并不适用于更复杂的转基因模型。肿瘤细胞也能设计表达编码来自于水母或者珊瑚的荧光蛋白基因[10, 15]。最常用的蛋

白是绿色荧光蛋白（GFP）和红色荧光蛋白（RFP）。GFP 表达肿瘤细胞的例子如图 2-14 所示。这种方法的遗传特性提示肿瘤细胞可以长期稳定标记和跟踪。不同细胞类型可以由不同的荧光蛋白标记，这样就能明确分辨并研究它们的相互作用，或对它们的行为进行比较[16]。在转基因模型中也可使用荧光蛋白[17]。可见，荧光蛋白是多数研究用于标记肿瘤细胞的方法。

一种叫做荧光素酶的编码生物性发光酶基因也被用于标记肿瘤细胞[18]。利用表达荧光或生物发光蛋白的主要缺陷是其在临床发展的空间很小，目前用这种方法在癌症患者身上标记肿瘤是不大可能的。为了解决这个问题，一些研究小组已经在研究抗"癌症抗原"的抗体荧光标记[11]，或者开发如蛋白酶等针对肿瘤特异活动的其他探针[19]。

非肿瘤细胞可视化：在多数情况下，非肿瘤细胞来自于那些已经注射肿瘤细胞的宿主动物，这样可以避免在体外作标记。转基因技术可以实现宿主动物所有细胞或部分细胞表达荧光蛋白[20~22]。如果将宿主细胞和肿瘤细胞用不同颜色的荧光标记，就能明确分辨不同的细胞群体。但需要再次强调的是转基因操作是极耗精力的。一些非肿瘤细胞通过注射可以被与其相互作用的荧光染料所标记。例如，具有吞噬作用的巨噬细胞能通过吞噬荧光标记的葡聚糖而被检测（图 2-14）。反射成像能够显示细胞内密集泡的存在，某些情况下还能显现整个细胞形状。

血管可视化：如果大部分肿瘤由荧光细胞组成，可通过没有荧光的黑暗结构识别血管（图 2-14），或者通过在静脉环流中注入荧光染料而被辨认（图 2-15）。

细胞外基质可视化：细胞外基质为大多数组织提供了物理支持，也是肿瘤细胞运动的屏障。反射（reflectance）成像能提供纤维基质结构的信息，如果用基于倍频效应的近红外线照亮（发出光的波长是照明光的一半）成像则可更加特异地显示胶原纤维[12]（图 2-14）。这些技术能够更详细地研究肿瘤细胞与细胞基质间的相互作用。

蛋白质动力学可视化：除了观察细胞及其周围基质外，特定蛋白的位置和动力学也能被可视化[23, 24]。通常是通过将兴趣蛋白的编码基因与荧光蛋白编码基因融合完成的，然后这个荧光融合蛋白在肿瘤细胞中稳定表达。图 2-16 为被肌球蛋白轻链（MLC）融合的 GFP 稳定转染的乳腺癌细胞。MLC 能清晰地定位于体内分裂细胞的分裂沟里（图 2-16，用星号标记）。不同颜色的荧光蛋白能够同时在细胞中表达，确保可以同时研究多种蛋白的位置。而且，当两个不同颜色的荧光细胞极为贴近时，能发生能量转移，这个过程被称为荧光共振能。它能提供两个荧光细胞融合时相互作用的信息[25]。

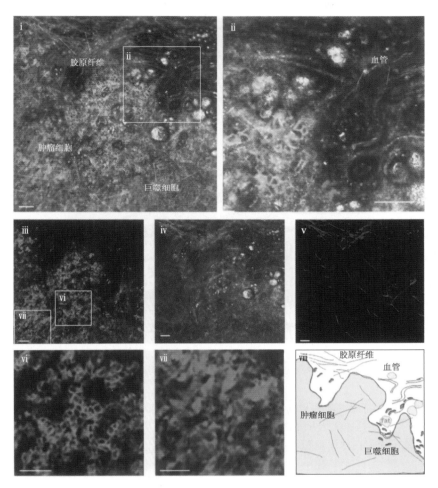

图 2-14　肿瘤微环境的活体成像

注：这些图是应用多光子共聚焦显微镜进行小鼠乳腺肿瘤活体成像。乳腺癌细胞表达绿色荧光蛋白(GFP)膜标记(图 i,ii,iii,vi 和 vii 的绿色)。注射入 TRITC-葡聚糖(图 i,ii,iii,vi 和 vii 的红色)可以标记宿主的巨噬细胞。白色的反射成像(图 i,ii 和 iv 的白色)显示了多种结构,包括胶原蛋白纤维、血管和脂肪滴。蓝色为胶原纤维在肿瘤两个区域中的二次谐波成像(图 iii 所示);图 vi 显示具有明确膜标记定位于细胞-细胞间接触的有序细胞区域;图 vii 显示一个更混乱和更少上皮排列的肿瘤细胞区域;图 viii 是图 i 的示意图(比例尺:50μm)。

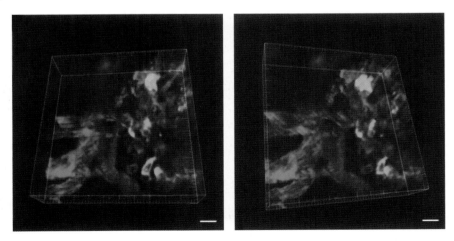

图 2-15　肿瘤细胞和血管的三维重建

注：图像显示应用多光子共聚焦显微镜对小鼠鳞状细胞癌进行三维重建的两个不同视角。鳞状细胞癌细胞表达胞质标记 GFP(绿色)。将 TRITC-葡聚糖注射入血管(红色),使血管被标记。胶原蛋白二次谐波成像显示为蓝色(比例尺:20μm)。

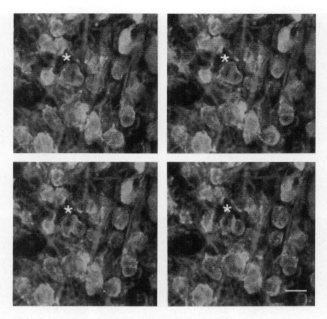

图2-16　体内细胞有丝分裂

注：表达球蛋白轻链(MLC)与GFP融合蛋白的乳腺癌细胞形成的肿瘤，每隔3分钟进行一次成像。MLC显示为绿色，胶原的近红外线显示为红色。标记星号的细胞从分裂中期(左上)向后期(右下)进行分裂。可以很清楚地观察到MLC在收缩体内的定位，染色体占据的区域在绿色荧光蛋白下表现为黑色区域(比例尺：20μm)。

基因表达可视化：可以通过将感兴趣的启动子放置在编码荧光蛋白基因的上游[26, 27]。这样荧光蛋白的表达依赖于启动子的活性，然后通过荧光蛋白水平显像水平"读出"启动子的活性。

2.4.2　活体成像技术显示原发肿瘤的旁分泌作用

肿瘤由许多互相作用的细胞类型组成。在某些情况下，这些相互作用可促进转移的形成。

（1）与巨噬细胞的相互作用

乳腺瘤和黑色素瘤等不同肿瘤模型的共聚焦成像已经表明，在肿瘤的不同区域肿瘤细胞的行为不同，这种异质性甚至被发现存在于遗传学上相同的细胞系所形成的异种移植肿瘤中，提示这是外在的特异性。肿瘤细胞中的巨噬细胞，通过摄取荧光葡聚糖或者由巨噬细胞特异启动子转基因促使绿色荧光蛋白表达进行可视化显像，在有运动能力的肿瘤细胞区域中存在很多肿瘤相关巨噬细胞[28, 29]。用基因敲除小鼠模型[30]和体外共培养系统[31]进行的补充分析表明，巨噬细胞是通过产生表皮生长因子(EGF，它是一种肿瘤细胞的趋化性配体)来促进肿瘤细胞的侵袭(图2-17)。另外，肿瘤细胞集落刺激因子(CSF)的产生也可增加巨噬细胞的EGF生成。

（2）与免疫系统的相互作用

其他免疫细胞尽管其相互作用的后果并不清楚，但巨噬细胞可调节肿瘤细胞的行为。已经观察到脾细胞与胰腺肿瘤有相互作用，并且这种相互作用的强度随着肿瘤增长而增强[32]。在原发肿瘤中，这种现象的意义还不清楚，但类似的相互作用能促进肝转移的定植，提示脾细胞可能有助于胰腺肿瘤的发生[33]。

免疫系统也能攻击表达异常特异性癌抗原的肿瘤细胞。大量的研究已经将T细胞介导的肿瘤杀伤细胞可视化[34, 35]。尽管逃逸免疫系统的攻击对于肿瘤的发展无疑是很重要的，但是至今还不清楚它是否在肿瘤转移中起了特殊的作用。

（3）肿瘤相关成纤维细胞的多重角色

肿瘤中的成纤维细胞可以促进肿瘤的进展[36]。与正常乳腺比较，乳腺癌组织中胶原蛋白基质的成像显示其组织结构发生了显著变化[37]。在正常乳腺组织中观察到的是部分弯曲整齐的纤维，而在侵袭性肿瘤中发现大型线性胶原蛋白从肿瘤向外"辐射"。胶原结构的大量变化可能是成纤维细胞活性所致。纤维蛋白和成纤维细胞重复成像已证明是肿瘤成纤维细胞导致胶原的重塑[21](图2-17)。还有研究表明成纤维细胞重塑基质可促进肿瘤细胞的侵袭[38]。与这一发现一致的是，经常观察到肿瘤细胞沿胶原运动或当其遇到新纤维时则改变运动方向(图2-18)。通过对含有血管内皮生长因子(VEGF)启动子操纵GFP表达的小鼠成像发现，VEGF启动子在成纤维细胞中很活跃，提示成纤维细胞是VEGF在肿瘤细胞中的主要来源，并可促进肿瘤的血管生成[26](图2-17)。

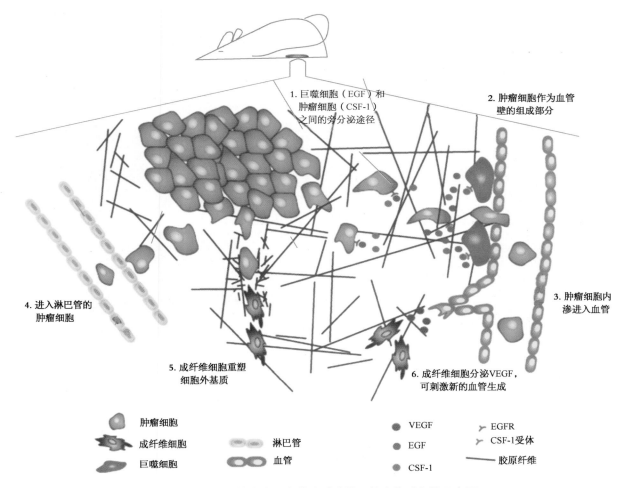

1. 巨噬细胞（EGF）和肿瘤细胞（CSF-1）之间的旁分泌途径

2. 肿瘤细胞作为血管壁的组成部分

4. 进入淋巴管的肿瘤细胞

3. 肿瘤细胞内渗进入血管

5. 成纤维细胞重塑细胞外基质

6. 成纤维细胞分泌VEGF，可刺激新的血管生成

肿瘤细胞
成纤维细胞
巨噬细胞
淋巴管
血管

VEGF
EGF
CSF-1
EGFR
CSF-1受体
胶原纤维

图 2-17　应用活体成像研究描述肿瘤微环境变化过程的示意图

2.4.3　原发瘤细胞的运动性与侵袭性

肿瘤细胞需要获得运动能力以"逃脱"原发瘤并在新的组织上定殖生长。细胞运动能力的高度动态特性意味着重复活体成像可产生"缩时"（time-lapse）顺序，对于研究肿瘤细胞的运动性具有很高的价值。这个领域在 50 年前由 Wood 开创，其将肿瘤细胞注射入兔耳之前用染料标记肿瘤细胞[39]。即使此后科学技术迅速发展，这项研究依然是一项有创意的工作。

肿瘤细胞运动性的活体成像研究的一项主要发现是：相对较少的细胞具有运动能力。其最可能的原因是在肿瘤微环境中促进运动信号的异质性分布。如前所述，EGF 是重要的促进运动的刺激物，肿瘤组织中富含巨噬细胞的区域可能 EGF 的表达水平最高[28]。通过表达 EGF 受体以增强 EGF 信号，提高肿瘤组织中运动性细胞的比例，从而促进转移[40]。在只有一半细胞过表达 EGF 受体的混合性肿瘤中，只有 EGF 受体过表达的细胞才表现出运动性增强[40]，表明运动中的细胞尤其需要 EGF 信号的刺激。

引人注目的是，活体成像显示肿瘤细胞运动可以很快（达 10 pm/min）[2]，这比肿瘤细胞在体外的运动更快。其原因尚不完全清楚，有可能是趋化物的浓度梯度可指挥体内肿瘤细胞的运动。当然，一般观察到的肿瘤细胞都是朝向共同的方向移动，细胞运动的路径也受细胞外基质结构的影响。图 2-18 显示一个肿瘤细胞沿着胶原蛋白运动，并且在遇到第二个胶原蛋白时改变运动方向。如前所述，胶原纤维的排列很大程度上受成纤维细胞活性的影响[21]。因此，成纤维细胞对肿瘤细胞侵袭性有显著影响。

运动肿瘤细胞的形状和方向可以非常迅速地改变，因此它们的运动称为"阿米巴样"运动。改变细胞形状可以使肿瘤细胞通过狭小的缝隙（图 2-18，下方图）。这可能会绕开蛋白水解，在基质中构成更大的整体。虽然蛋白质水解对形成基质并允许阿米巴样运动很重要，但快速给予基质蛋白酶（MMP）抑制剂并不能阻断这种阿米巴样运动[24]。在极端情况下，细胞运动与收缩结合，可能会导致细胞脱落并产生碎片（图 2-18 最后一幅图）。

细胞运动性需要肌动蛋白、细胞黏附和肌球蛋白收缩

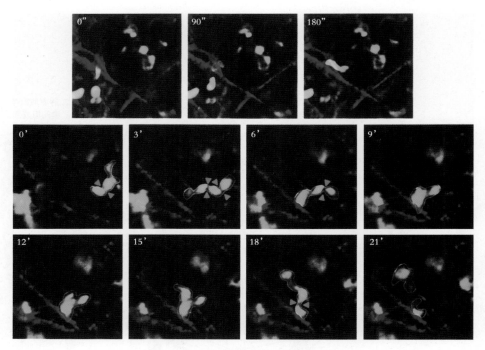

图 2-18　肿瘤细胞在肿瘤内的运动

注：表达胞质标记 GFP 图的鳞状细胞癌细胞显示为绿色（黄色和橘色箭头为运动中的细胞），胶原纤维二次谐波成像显示为蓝色。上方 3 幅图显示两个细胞以相同路径运动（运动细胞用黄色和橘色箭头标注），并且在遇到胶原纤维时改变方向。下方 8 幅图描述了一些具有运动能力的细胞高度无组织形态（白色虚线显示一个细胞），红色箭头是其挤过缝隙的收缩位点。在最后一幅图中看到，细胞遗留下来的碎片（比例尺：10 μm）。

的协同作用（图 2-19）[41]。从体内和体外观察到的细胞运动速度有很大差异，因此从细胞培养系统得出的经验很难应用到肿瘤环境中。最近，在肿瘤组织中进行了肌动蛋白调节子的直接活体成像和实验性操作，已揭示肌动蛋白调节子 Mena 位于运动细胞的前端，可促进 EGF 刺激导致的肌动蛋白与丝切蛋白（cofilin）的聚合[23]。由 LIMK 功能干扰导致的 Mena 表达上调或丝切蛋白活性增强，都可促进肌动蛋白聚合和细胞迁移[23,42]。还有研究认为上述作用涉及肿瘤细胞中肌动蛋白聚合作用的相关蛋白 Arp2 和 Arp3[41]。

如果细胞要移动，就需要与其环境黏附或摩擦。在细胞培养中，细胞基质黏附呈明显焦点状，称为黏着斑。但是这些还没有在活体成像中观察到，说明细胞基质黏附的组织在细胞培养和肿瘤组织中有区别[23]。可能是由于肿瘤组织中存在的是具有弹性的三维基质，而多数细胞培养研究中所采用的是二维刚性基板所致。

细胞培养和活体成像研究不一致性的证据来源于肌球蛋白排列成像。F-肌动蛋白和肌球蛋白的相互作用可产生收缩力。在肿瘤细胞的细胞培养研究中，F-肌动蛋白和肌球蛋白呈粗线状平行阵列排列，并连接到黏着斑。然而，MLC 活体成像证明其分布在细胞皮质，而不是在弹力纤维上[24]（图 2-16）。肿瘤中 MLC 的排列依赖于 ROCK 激酶的功能。这些激酶也可以激活 LIMK，从而抑制丝切蛋白活性。在细胞不同部分这个机制有可能确保 F-肌动蛋白聚合和肌球蛋白收缩的有序进行（图 2-19）。

除了少部分肿瘤细胞迅速运动外，多数肿瘤细胞的运动可能很慢。在设计精巧的一项研究中，肿瘤细胞被改造可以表达一种图像转换荧光蛋白。因此在某些范围内的肿瘤细胞在原位被标记为不同颜色，24 小时后检测这些细胞的分布，发现很多细胞仅移动了几个细胞直径的距离（～5 nm/h）[7]。但这类运动的研究目前还很少。

2.4.4　内渗

肿瘤细胞可以通过脉管系统传播到远处器官。这个过程的第一步是细胞进入血管，称为内渗。在大部分情况下，内渗涉及肿瘤细胞穿过血管和淋巴管的内皮细胞层，然后完全脱离，此后细胞随血液或淋巴液传播。

在大多数肿瘤中，发生内渗的肿瘤细胞数量很少，这为直接研究此过程造成了困难。但是，已有一些研究者成功地显像了肿瘤细胞进入脉管系统的过程。已观察到，不同转移潜能的乳腺癌细胞以不同方式进入脉管系统[43]。由于巨噬细胞和肿瘤细胞的 EGF/CSF-1 旁分泌回路的趋化刺激（图 2-17），原发瘤的高转移潜能肿瘤细胞向血管极化。活体成像研究已发现在肿瘤血管周围巨噬细胞数最多的区域易发生内渗[29]。

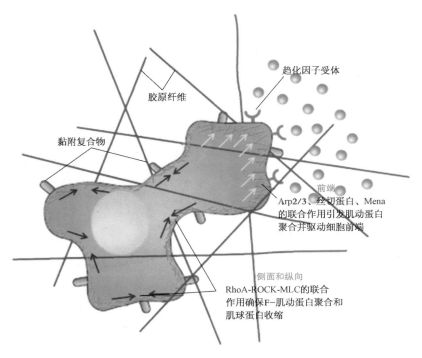

趋化因子受体

胶原纤维

黏附复合物

前端
Arp2/3、丝切蛋白、Mena
的联合作用引发肌动蛋白
聚合并驱动细胞前端

侧面和纵向
RhoA-ROCK-MLC的联合
作用确保F-肌动蛋白聚合和
肌球蛋白收缩

图 2-19 肿瘤细胞在体内运动示意图

注：趋化因子(用淡紫色标示)与其受体(紫色)结合促进细胞迁移,随后通过与
Arp2/3、丝切蛋白和 Mena 的联合作用引发肌动蛋白聚合并驱动细胞前端(黄色箭头),
细胞其他部分的运动受细胞皮质周围的肌球蛋白相互作用的驱动(黑色箭头)。

已发现 EGF 受体水平升高的乳腺癌细胞发生内渗的水平增高,进一步提示 EGF 对内渗的重要性[40]。有趣的是,非转移的肿瘤细胞并非完全没有内渗。这些细胞开始进入血管,但其进入脉管系统后常变成碎片。这表明抵抗血流切变压力的能力对肿瘤的转移很重要。目前,我们对转移细胞应对切变力作用的分子机制还了解得很少。

荧光示踪肿瘤细胞和上皮标记的肿瘤成像揭示肿瘤细胞可能进入脉管系统的另一机制。肿瘤细胞可以形成部分血管壁[44, 45](图 2-17),此时肿瘤细胞通过从管壁上分离而进入血液,而不用穿过内皮细胞层。虽然成像研究已提出了这个机制,但并没有直接观察到。

到目前为止,大部分的研究集中于肿瘤细胞如何进入血流,然而也有很多肿瘤是通过淋巴系统传播。将荧光示踪剂注射入肿瘤,也可使淋巴管可视化[46]。因此肿瘤生长过程中淋巴的调控机制的相关研究受到重视。VEGF-C 在肿瘤细胞中的表达可促进淋巴管生成,从而增加淋巴液从肿瘤排出的速度,导致到达淋巴结的肿瘤细胞数量增加[47]。已有研究观察到肿瘤细胞在淋巴管中是流动的,但是其进入淋巴管的过程还未被详细阐明。

2.4.5 外渗并在继发位点初始生存

一旦转移肿瘤细胞进入脉管系统,在流出血管(外渗)进入继发转移位置前保持在血液或淋巴液中流动。对肿瘤细胞在血液中流动的了解多数是来自离体实验,而通过活体成像

直接可视化揭示肿瘤细胞贴附血管和外渗的机制是不同的。

(1)在血管中肿瘤细胞被捕获

在血管中细胞被捕获的最简单方式是大小限制。相对较大的肿瘤细胞会物理性地卡在狭小的毛细血管中(图 2-20)。例如,采用活体视频显微镜已经直接观察到在肝血窦中肿瘤细胞的捕获[48]。另一种捕获机制是肿瘤细胞对内皮细胞或位于内皮细胞下基膜的主动黏附(图 2-20)。活体成像显示人纤维肉瘤细胞可以通过附着位于内皮细胞下方的基质而在肺中被捕获。这个过程依赖于蛋白素 α3β1 在肿瘤细胞表达,并与内皮下基膜上层粘连蛋白-5 的结合[49]。肿瘤细胞和血小板结合可增强主动和被动捕获。早在 20 世纪 50 年代末就已注意到在脉管中,被捕获的肿瘤细胞周围迅速形成血栓的现象[39]。近来更多应用荧光标记抗体的研究显示肿瘤细胞与如血小板或纤维蛋白原等血液凝固成分的相互作用对于肿瘤细胞滞留在肺部是必需的[50]。另一项工作发现在纤维蛋白原缺乏或血小板功能缺失的动物其肿瘤转移率降低,进一步支持这一发现[51, 52]。

(2)肿瘤细胞离开脉管系统

一旦肿瘤细胞被捕获,它们一般在几小时内穿过内皮进入继生组织,这个过程称作外渗(图 2-20)。对于这个过程的了解大多来源于联合应用体外模型和实验性转移,后者测量可以形成肉眼转移的肿瘤细胞。因此,现有的有关知识主要基于推论。通过体内成像技术直接观察外渗具有相当的应用空间,将有助于进一步了解外渗过程。

在某些情况下,肿瘤细胞在继发位点的早期生长并不需要外渗。有人观察到,一旦肿瘤细胞附着在内皮细胞上,就可以在血管中增殖[53]。随着时间的推移,血管中的细胞克隆越来越大,最终穿破内皮组织进入周围组织(图2-20)。

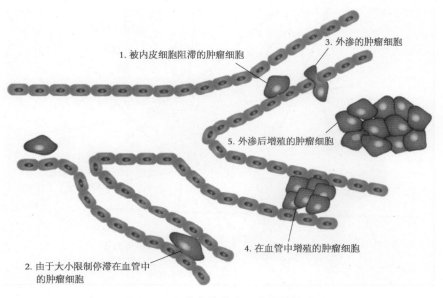

图2-20　血管中的肿瘤细胞及其外渗

注:图中描述了肿瘤细胞黏附在血管的不同方式。1.肿瘤细胞通过主动黏附于内皮细胞及其基膜而被捕获。2.肿瘤细胞可以被捕获是因为它们比要通过的毛细血管的直径大。3.通过内皮细胞层外渗。4.肿瘤细胞被捕获后可在血管内开始增殖。5.肿瘤细胞还可以在开始增殖前外渗出去。

（3）在继生位点的肿瘤细胞如何被快速清理

在将肿瘤细胞注入脉管系统的实验中,绝大多数最初捕获的肿瘤细胞在几个小时后并没有被检测到(图2-21)。这种现象有几种可能:与内皮细胞间的黏附强度可能是帮助肿瘤细胞抵抗血流压力的关键因素。另外,一旦肿瘤细胞离开了它们起源组织的促生长信号,便更容易凋亡。在黑色素瘤肺转移模型中通过BAD与GFP融合,已经直接观察到凋亡调节子BAD从健康细胞质移位到死亡细胞的线粒体[54],还发现在肝内捕获的肿瘤细胞出现典型的凋亡核形态改变[55]。

新到的肿瘤细胞的死亡可由周围内皮细胞主动诱发。内皮细胞所产生的一氧化氮(NO)增加,对肿瘤细胞有毒性作用,这已通过应用对NO敏感的荧光探针在体内成像中显示[56]。

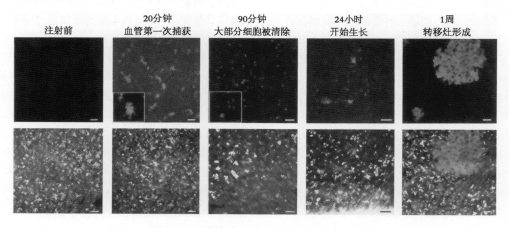

图2-21　乳腺癌细胞到达肺的时相分析

注:图像所示表达GFP膜标记的肿瘤细胞(绿)经过注射后在不同的时间到达肺内的情形。上方图仅显示肿瘤细胞本身,下方图显示在成像前即经尾静脉注射血管标记,血管显示为红色,肺组织反射成像(白色),自体荧光呈蓝色。注射后20分钟,许多细胞在肺中被捕获,有的为块状(方框内图像)。第90分钟,虽然观察到很多细胞碎片,但仍可以观察到较少的完整细胞(方框内图像)。24小时后,只有少数细胞存在。1周后,有些细胞形成较大转移灶(右上图),或小转移灶(左下图)(比例尺:50μm)。

由于黑色素瘤细胞周围的内皮细胞可产生 NO 而导致其死亡,这在内皮型一氧化氮合成酶(eNOS)缺陷的小鼠中却不会发生这种情况,从而导致这些小鼠中出现大量肿瘤转移。然而,肿瘤中 NO 的功能仍存争议,似乎依赖于其来源细胞或组织,因为已经发现肿瘤细胞生成的 NO 能够促进肿瘤进展[57]。肿瘤细胞也可能在继发位置被部分免疫系统攻击。尽管尚未有显像研究显示转移位点存在免疫细胞介导的肿瘤细胞杀伤,但许多研究已经表明多种免疫抑制剂能够促进肿瘤转移[55]。

2.4.6 在继发位点生长

为了形成转移灶,到达继发位置的肿瘤细胞需要增殖。全身成像是监测该过程的简单有效的手段。肿瘤细胞被修饰以表达编码荧光和生物发光蛋白基因,使其能够在动物细胞中得到追踪和量化,已有报道黑色素瘤在大脑、肝、骨等不同器官的增殖情况[58],或胰腺肿瘤细胞在脾、肠、淋巴结和肝中的转移[59]。从临床和实验研究都能清楚发现不是到达继发位置的肿瘤细胞都能形成明显转移灶。图 2-21 表明,在 1 周后,一些实验性肺转移灶仅仅包含很少的细胞,而另外一些却包含 100 个以上的细胞。这可能要用肿瘤干细胞假设来解释[60]。根据这个学说,仅部分肿瘤细胞拥有无限繁殖的能力,因而产生明显转移;而增殖能力受限的肿瘤细胞则会形成小转移灶。当然尚需进一步研究证实。

更惊人的是,在原发肿瘤已被切除多年的肿瘤患者身上发现单个或者小转移灶。这些细胞通常被称为"休眠细胞"[61]。在乳腺癌等癌症,转移灶的生长有时会延迟数年后才发生。这是一个很棘手的临床问题,因为没法评估手术是否为根治性,或病人是否需要持续化疗。小转移灶再生的原因是有争议的。一个可能的原因是休眠细胞进一步突变导致其重新增殖,也有可能是局部环境的变化导致旁分泌相互作用的改变,并因此恢复增殖。如前所述,甚至细胞还在血管中的时候就开始了重新增殖[62, 63]。

2.4.7 转移位点旁分泌的相互关系

不同肿瘤转移好发于不同器官。例如,乳腺和胰腺肿瘤好发骨转移,而结肠肿瘤多数转移到肝。这些现象可用血流模式解释(从结肠中离开肿瘤细胞经过的第一个毛细管床就是肝)。有一个问题已争论了好多年,即肿瘤细胞转移的组织中肯定存在某种物质可以促进特定细胞生存和增殖,而对其他类型细胞则没有作用。活体成像有助于揭示体内特定转移位点中特定的旁分泌相互作用。与原发瘤相似,肿瘤细胞在继发位点与其他细胞相互作用以促进其持续增长。将标记了一种颜色荧光蛋白标记的肿瘤细胞注入用另一种颜色荧光蛋白标记的小鼠中,就可以观察旁分泌的相互作用。结肠癌细胞经常与脾细胞一同进入肝。通过实验操作检测随结肠癌细胞一同进入肝中的脾细胞水平,发现脾细胞可促进转移灶定植[33]。然而,脾细胞帮助肿瘤细胞在肝中定植的机制还不是很清楚。

细胞因子 TGF-β 信号成像证明其在骨转移中特别高[64]。进一步分子分析证明 TGF-β 信号的众多靶基因可以促进破骨细胞的功能,包括白细胞介素(IL)-11[65]。因此,肿瘤细胞 TGF/S 信号的增强可促进破骨细胞降解骨组织并产生肿瘤细胞增殖所需的空间[64]。在另一项研究中,鼠薄头骨骨髓成像显示,表达 CXCR4 的白血病细胞优先转移到含有其配体 SDF-1 的骨髓微区[66]。因此,骨髓中可以激活肿瘤细胞趋化因子信号的区域更利于定植。另外一些研究显示 SDF-1 信号可以活化整合素,而整合素可介导造血细胞和血管黏附[67]。因此 SDF-1 信号可能帮助肿瘤细胞黏附到血管壁而促进转移[64]。

骨髓来源的细胞可以促进转移灶在骨外位点的定植。例如,VEGFR-1 阳性骨髓来源的细胞可促进肺转移。详细的频谱时间分析显示,这些细胞在肿瘤细胞之前到达肺组织。虽然产生的 SDF-1 再一次牵涉其中,但仍不清楚具体这些细胞是如何促进转移的[68]。这些细胞从骨髓的迁移主要受由原发瘤产生的因子所驱动。旁分泌的相互作用不仅在局部促进转移,在全身水平也有作用。

2.4.8 活体成像作为治疗的工具

(1)在动物模型中跟踪转移

肿瘤转移是一个重要的临床问题,可以降低其发生率的疗法对癌症治疗有显著的影响。肿瘤转移的多步骤特性对干预转移提供了很多机会。然而,在临床前模型中识别哪个目标对于肿瘤转移最为重要,并且后续发展为临床有用治疗手段仍然是巨大的挑战。

活体成像正在迅速成为临床前评估抗转移药物的重要工具。首先,全身成像可以提供在不同遗传特性或药理干预后肿瘤播散和生长的纵向数据,在骨转移研究中已显示了明显的效用。如前所述,在溶骨性转移的骨重塑由破骨细胞与乳腺癌细胞协同发挥作用[64]。应用双膦酸盐类药物可以阻止骨重塑,全身成像显示这些药物可降低乳腺癌模型骨转移灶的生长[69]。由此证明了靶向非肿瘤细胞可减少转移。这个方法也可以用于评价联合化疗抗转移[70]。

(2)在细胞或分子水平评价药物的疗效

更高分辨率的活体成像也可以用于评估药物是否特定地阻断预先设计的目标过程,因此已经开发了多种可以在体外降低肿瘤细胞侵袭性的药物。然而,评价其在体内的效果是更大的挑战,因为它们不会按预期那样影响肿瘤大小等简单参数。

致癌酪氨酸激酶 c-src 可以破坏上皮细胞之间的黏附连接,将这些连接打破是转移过程的重要早期步骤。黏附连接蛋白的动态对照和 src 抑制处理的肿瘤成像证明,src 确实可调节体内黏附连接蛋白的功能。为研究在细胞分辨率上评估抗 src 药物的临床效用,这种成像技术是非常有用的方法[71]。

如前所述,高分辨率成像有能力真实地观察到运动性肿瘤细胞,还可以与药剂管理相结合。抑制基质金属蛋白酶（MMPs）可阻止肿瘤细胞的侵袭从而降低转移。事实上，活体成像显示其对体内观察到的"阿米巴样"快速运动肿瘤细胞的数量影响甚微，这可以解释在临床治疗中抗 MMPs 药物的作用有限[72]。相反，药物抑制可以调节肌球蛋白收缩的激酶 ROCK1 和 ROCK2，降低体内肿瘤细胞的能动性[24]。有趣的是，ROCK 抑制剂无法完全抑制肿瘤细胞的运动能力，并发现一群具有独特形态的细胞并未受到影响[73]。这个例子说明，应在细胞水平非常详细地研究和分析药物如何发挥作用和如何能够提供反应异质性或耐药细胞群的早期迹象。

抗癌疗法也可以靶向支持肿瘤的非肿瘤细胞，它们的活动也可以通过活体成像研究。大于一定体积的转移灶需要血液供给提供营养和氧，因此也对抗血管生成药物敏感[74]。活体成像显示了两种不同的抗血管生成药物如何改变肝转移中的血管网络和血流，并抑制肝转移灶的生长[75]。靶向淋巴管也可能在降低淋巴转移肿瘤方面有益处。有人报道，VEGFR-2 和 VEGFR-3 拮抗剂可抑制实验性纤维肉瘤的引流淋巴网[47]，也与纤维肉瘤细胞到达淋巴结数量降低有关。然而，VEGFR 拮抗剂只有在肿瘤淋巴管形成之前应用才有效。这说明它们不能降低已形成淋巴管的肿瘤淋巴转移，因此在临床上不能很好地发挥作用。

有研究在激素松弛肽处理的小鼠体内观察基质成纤维细胞和胶原纤维的重复成像，证明了激素如何利用成纤维细胞影响胶原蛋白的重塑[21]。考虑到胶原纤维在体内调节肿瘤细胞迁移行为的重要性，很有可能采用松弛肽处理以改变肿瘤细胞的侵袭行为。然而，这还需要直接检测。

这里描述的抗癌药物对细胞行为作用的详细分析研究仍然处于初级阶段，与转移行为的联系并不总是明确。尽管如此，这些研究提供的详细信息有助于我们在临床试验前，预测和克服临床前期模型治疗策略的相关问题。

（3）将药物传输到靶组织的评估

在更多的技术水平上，成像可以评估药剂到达肿瘤，特别是到达肿瘤内特定区域的效率。这有助于设计修改促进药剂到达靶组织的传输。典型的例子是示踪抗乳腺癌抗体他莫昔芬（Herceptin），其靶蛋白是 Erb-B2，是在乳腺癌细胞中高表达的 EGFR 家族成员。在乳腺癌或神经胶质瘤的小鼠中研究荧光标记的他莫昔芬及其衍生物的分布，活体成像显示他莫昔芬可特异地结合乳腺癌[11]。此外，通过测量肿瘤潴留动力学或在肾脏中的积累来分析此抗体的不同变体的分布情况[76]。

另一个改进传送药物的方法是调节减少其进入肿瘤的障碍。周围的细胞外基质（ECM）可以减少脉管系统的微粒扩散进入肿瘤的比例。如前所述，激素松弛肽可以降低 ECM 的密度；活体成像证明这可以导致微粒扩散进入肿瘤的比例增高[77]。这些研究在临床上可以设计促进药物传送和采用活体成像的方法检测的可能性。

2.4.9 结论

很多年来，转移的研究都被称为"黑匣子"研究，因为唯一能评估的是过程的起点和终点，这意味着对这一过程的许多了解是基于推理或体外模型。成像应用到肿瘤转移的研究中是监视转移活动最为关键的手段，并且极大地提高了我们对这一过程的认识。然而，还有很多问题有待探究，特别是揭示旁分泌相互作用影响肿瘤转移的可能性和位点的途径，以及一旦进入继发位点，是什么决定肿瘤细胞的生长或保持休眠。

（乔鹏 译，钦伦秀 审校）

参考文献

[1] Chambers AF, et al. Dissemination and growth of cancer cells in metastatic sites. Nat Rev Cancer, 2002, 2(8): 563-572.

[2] Condeelis J, et al. Intravital imaging of cell movement in tumours. Nat Rev Cancer, 2003, 3(12): 921-930.

[3] Sahai E. Illuminating the metastatic process. Nat Rev Cancer, 2007, 7(10): 737-749.

[4] Farina KL, et al. Cell motility of tumor cells visualized in living intact primary tumors using green fluorescent protein. Cancer Res, 1998, 58(12): 2528-2532.

[5] Shah K, et al. Bimodal viral vectors and in vivo imaging reveal the fate of human neural stem cells in experimental glioma model. J Neurosci, 2008, 28(17): 4406-4413.

[6] Makale M. Intravital imaging and cell invasion. Methods Enzymol, 2007, 426: 375-401.

[7] Kedrin D, et al. Intravital imaging of metastatic behavior through a mammary imaging window. Nat Methods, 2008, 5(12): 1019-1021.

[8] Mancuso M, et al. Modulation of basal and squamous cell carcinoma by endogenous estrogen in mouse models of skin cancer. Carcinogenesis, 2009, 30(2): 340-347.

[9] Hutchinson JN, et al. Transgenic mouse models of human breast cancer. Oncogene, 2000, 19(53): 6130-6137.

[10] Hoffman RM. Advantages of multi-color fluorescent proteins for whole-body and in vivo cellular imaging. J Biomed Opt, 2005, 10(4): 41202.

[11] Montet X, et al. Tomographic fluorescence mapping of tumor targets. Cancer Res, 2005, 65(14): 6330-6336.

[12] Zipfel WR, et al. Nonlinear magic: multiphoton microscopy in the biosciences. Nat Biotechnol, 2003, 21(11): 1369-1377.

[13] Egeblad M, et al. Visualizing stromal cell dynamics in different tumor microenvironments by spinning disk confocal microscopy. Dis Model Mech, 2008, 1(2-3): 155-157.

[14] Chambers AF, et al. Steps in tumor metastasis: new concepts from intravital videomicroscopy. Cancer Metastasis Rev, 1995,

14(4):279-301.

[15] Shaner NC, et al. A guide to choosing fluorescent proteins. Nat Methods, 2005, 2(12):905-909.

[16] Sahai E, et al. Simultaneous imaging of GFP, CFP and collagen in tumors in vivo using multiphoton microscopy. BMC Biotechnol, 2005, 5:14.

[17] Ahmed F, et al. GFP expression in the mammary gland for imaging of mammary tumor cells in transgenic mice. Cancer Res, 2002, 62(24):7166-7169.

[18] Contag CH, et al. Use of reporter genes for optical measurements of neoplastic disease in vivo. Neoplasia, 2000, 2(1-2):41-52.

[19] Weissleder R, et al. In vivo imaging of tumors with protease-activated near-infrared fluorescent probes. Nat Biotechnol, 1999, 17(4):375-378.

[20] Wyckoff J, et al. A paracrine loop between tumor cells and macrophages is required for tumor cell migration in mammary tumors. Cancer Res, 2004, 64(19):7022-7029.

[21] Perentes JY, et al. In vivo imaging of extracellular matrix remodeling by tumor-associated fibroblasts. Nat Methods, 2009, 6(2):143-145.

[22] Yang M, et al. Dual-color fluorescence imaging distinguishes tumor cells from induced host angiogenic vessels and stromal cells. Proc Natl Acad Sci USA, 2003, 100(24):14259-14262.

[23] Philippar U, et al. A Mena invasion isoform potentiates EGF-induced carcinoma cell invasion and metastasis. Dev Cell, 2008, 15(6):813-828.

[24] Wyckoff JB, et al. ROCK and myosin-dependent matrix deformation enables protease-independent tumor-cell invasion in vivo. Curr Biol, 2006, 16(15):1515-1523.

[25] Stockholm D, et al. Imaging calpain protease activity by multiphoton FRET in living mice. J Mol Biol, 2005, 346(1):215-222.

[26] Fukumura D, et al. Tumor induction of VEGF promoter activity in stromal cells. Cell, 1998, 94(6):715-725.

[27] Welsh S, et al. Reporter gene expression for monitoring gene transfer. Curr Opin Biotechnol, 1997, 8(5):617-622.

[28] Condeelis J, et al. Macrophages: obligate partners for tumor cell migration, invasion, and metastasis. Cell, 2006, 124(2):263-266.

[29] Wyckoff JB, et al. Direct visualization of macrophage-assisted tumor cell intravasation in mammary tumors. Cancer Res, 2007, 67(6):2649-2656.

[30] Lin EY, et al. Colony-stimulating factor 1 promotes progression of mammary tumors to malignancy. J Exp Med, 2001, 193(6):727-740.

[31] Goswami S, et al. Macrophages promote the invasion of breast carcinoma cells via a colony-stimulating factor-1/epidermal growth factor paracrine loop. Cancer Res, 2005, 65(12):5278-5283.

[32] McElroy M, et al. Color-coded imaging of splenocyte-pancreatic cancer cell interactions in the tumor microenvironment. Cell Cycle, 2008, 7(18):2916-2921.

[33] Bouvet M, et al. In vivo color-coded imaging of the interaction of colon cancer cells and splenocytes in the formation of liver metastases. Cancer Res, 2006, 66(23):11293-11297.

[34] Mrass P, et al. Random migration precedes stable target cell interactions of tumor-infiltrating T cells. J Exp Med, 2006, 203(12):2749-2761.

[35] Boissonnas A, et al. In vivo imaging of cytotoxic T cell infiltration and elimination of a solid tumor. J Exp Med, 2007, 204(2):345-356.

[36] Bhowmick NA, et al. Stromal fibroblasts in cancer initiation and progression. Nature, 2004, 432(7015):332-337.

[37] Provenzano PP, et al. Collagen reorganization at the tumor-stromal interface facilitates local invasion. BMC Med, 2006, 4(1):38.

[38] Gaggioli C, et al. Fibroblast-led collective invasion of carcinoma cells with differing roles for RhoGTPases in leading and following cells. Nat Cell Biol, 2007, 9(12):1392-1400.

[39] WOOD SJ. Pathogenesis of metastasis formation observed in vivo in the rabbit ear chamber. AMA Arch Pathol, 1958, 66(4):550-568.

[40] Xue C, et al. Epidermal growth factor receptor overexpression results in increased tumor cell motility in vivo coordinately with enhanced intravasation and metastasis. Cancer Res, 2006, 66(1):192-197.

[41] Olson MF, et al. The actin cytoskeleton in cancer cell motility. Clin Exp Metastasis, 2009, 26(4):273-287.

[42] Wang W, et al. The activity status of cofilin is directly related to invasion, intravasation, and metastasis of mammary tumors. J Cell Biol, 2006, 173(3):395-404.

[43] Wyckoff JB, et al. A critical step in metastasis: in vivo analysis of intravasation at the primary tumor. Cancer Res, 2000, 60(9):2504-2511.

[44] Chang YS, et al. Mosaic blood vessels in tumors: frequency of cancer cells in contact with flowing blood. Proc Natl Acad Sci USA, 2000, 97(26):14608-14613.

[45] di Tomaso E, et al. Mosaic tumor vessels: cellular basis and ultrastructure of focal regions lacking endothelial cell markers. Cancer Res, 2005, 65(13):5740-5749.

[46] Dadiani M, et al. Real-time imaging of lymphogenic metastasis in orthotopic human breast cancer. Cancer Res, 2006, 66(16):8037-8041.

[47] Hoshida T, et al. Imaging steps of lymphatic metastasis reveals that vascular endothelial growth factor-C increases metastasis by increasing delivery of cancer cells to lymph nodes: therapeutic implications. Cancer Res, 2006, 66(16):8065-8075.

[48] Ito S, et al. Real-time observation of micrometastasis formation in the living mouse liver using a green fluorescent protein gene-tagged rat tongue carcinoma cell line. Int J Cancer, 2001, 93(2):212-217.

[49] Wang H, et al. Tumor cell alpha3beta1 integrin and vascular laminin-5 mediate pulmonary arrest and metastasis. J Cell Biol, 2004, 164(6):935-941.

[50] Im JH, et al. Coagulation facilitates tumor cell spreading in the pulmonary vasculature during early metastatic colony formation. Cancer Res, 2004, 64(23):8613-8619.

[51] Camerer E, et al. Platelets, protease-activated receptors, and fibrinogen in hematogenous metastasis. Blood, 2004, 104(2):397-401.

[52] Palumbo JS, et al, Fibrinogen is an important determinant of the metastatic potential of circulating tumor cells. Blood, 2000, 96(10):3302-3309.

[53] Al-Mehdi AB, et al. Intravascular origin of metastasis from the proliferation of endothelium-attached tumor cells: a new model for metastasis. Nat Med, 2000, 6(1):100-102.

[54] Kim JW, et al. Rapid apoptosis in the pulmonary vasculature distinguishes non-metastatic from metastatic melanoma cells. Cancer Lett, 2004, 213(2):203-212.

[55] Tsuji K, et al. Dual-color imaging of nuclear-cytoplasmic dynamics, viability, and proliferation of cancer cells in the portal vein area. Cancer Res, 2006, 66(1):303-306.

[56] Qiu H, et al. Arrest of B16 melanoma cells in the mouse pulmonary microcirculation induces endothelial nitric oxide synthase-dependent nitric oxide release that is cytotoxic to the tumor cells. Am J Pathol, 2003, 162(2):403-412.

[57] Fukumura D, et al. The role of nitric oxide in tumour progression. Nat Rev Cancer, 2006, 6(7):521-534.

[58] Yang M, et al. Whole-body optical imaging of green fluorescent protein-expressing tumors and metastases. Proc Natl Acad Sci USA, 2000, 97(3):1206-1211.

[59] Bouvet M, et al. Real-time optical imaging of primary tumor growth and multiple metastatic events in a pancreatic cancer orthotopic model. Cancer Res, 2002, 62(5):1534-1540.

[60] Bjerkvig R, et al. Opinion: the origin of the cancer stem cell, current controversies and new insights. Nat Rev Cancer, 2005, 5(11):899-904.

[61] Naumov GN, et al. Persistence of solitary mammary carcinoma cells in a secondary site: a possible contributor to dormancy. Cancer Res, 2002, 62(7):2162-2168.

[62] Naumov GN, et al. Tumor-vascular interactions and tumor dormancy. APMIS, 2008, 116(7-8):569-585.

[63] Aguirre-Ghiso J, et al. mechanisms and clinical evidence for cancer dormancy. Nat Rev Cancer, 2007, 7(11):834-846.

[64] Kang Y, et al. Breast cancer bone metastasis mediated by the Smad tumor suppressor pathway. Proc Natl Acad Sci USA, 2005, 102(39):13909-13914.

[65] Kang Y, et al. A multigenic program mediating breast cancer metastasis to bone. Cancer Cell, 2003, 3(6):537-549.

[66] Sipkins DA, et al. In vivo imaging of specialized bone marrow endothelial microdomains for tumour engraftment. Nature, 2005, 435(7044):969-973.

[67] Peled A, et al. The chemokine SDF-1 activates the integrins LFA-1, VLA-4, and VLA-5 on immature human CD34$^+$ cells: role in transendothelial/stromal migration and engraftment of NOD/SCID mice. Blood, 2000, 95(11):3289-3296.

[68] Kaplan RN, et al. VEGFR1-positive haematopoietic bone marrow progenitors initiate the pre-metastatic niche. Nature, 2005, 438(7069):820-827.

[69] Abdelkarim M, et al. New symmetrically esterified m-bromobenzyl non-aminobisphonates inhibited breast cancer growth and metastases. PLoS One, 2009, 4(3):e4685.

[70] Gupta GP, et al. Mediators of vascular remodelling co-opted for sequential steps in lung metastasis. Nature, 2007, 446(7137):765-770.

[71] Serrels A, et al. Real-time study of E-cadherin and membrane dynamics in living animals: implications for disease modeling and drug development. Cancer Res, 2009, 69(7):2714-2719.

[72] Coussens LM, et al. Matrix metalloproteinase inhibitors and cancer: trials and tribulations. Science, 2002, 295(5564):2387-2392.

[73] Sanz-Moreno V, et al. Rac activation and inactivation control plasticity of tumor cell movement. Cell, 2008, 135(3):510-523.

[74] Folkman J. Angiogenesis: an organizing principle for drug discovery? Nat Rev Drug Discov, 2007, 6(4):273-286.

[75] Varghese HJ, et al. In vivo videomicroscopy reveals differential effects of the vascular-targeting agent ZD6126 and the anti-angiogenic agent ZD6474 on vascular function in a liver metastasis model. Angiogenesis, 2004, 7(2):157-164.

[76] Dennis MS, et al. Imaging tumors with an albumin-binding Fab, a novel tumor-targeting agent. Cancer Res, 2007, 67(1):254-261.

[77] Brown E, et al. Dynamic imaging of collagen and its modulation in tumors in vivo using second-harmonic generation. Nat Med, 2003, 9(6):796-800.

3 基因与遗传学

3.1 肿瘤转移促进基因

◎ Devanand Sarker，Paul B. Fisher

准确地判断肿瘤是良性的还是恶性的,对于选择最合适的治疗方式至关重要,并且最终会影响临床治疗结果。以过度增殖为特征的良性肿瘤,如果处于身体中不重要而且可以手术的部位,大部分可以通过外科手术切除,从而得到有效治愈。然而,当肿瘤恶变,获得异型性、去分化和转移性等特征,由于其复杂的遗传学及表观遗传学变化,抵消机体本身的有效防御机制和外源性治疗作用,使得治疗异常困难[1]。而且,向肿瘤转移灶有效运送治疗药物有一定难度,且效果欠佳。本章着重讨论那些已被识别并证明参与肿瘤转移调控的肿瘤相关基因及其产物。

肿瘤转移是一个动态的过程——转化的肿瘤细胞从其原发起始部位转移到新的位点克隆定居[2,3]。在生物学中,肿瘤转移被描述成以下步骤:①肿瘤细胞对于周围基质的黏附性减弱并从原发瘤中脱落;②肿瘤细胞获得运动能力,降解周围细胞外基质并入侵;③肿瘤细胞进入循环系统并存活下来(这些过程是转移的特征性步骤"内渗");④肿瘤细胞离开循环系统并黏附和进入新的组织(这些过程称为转移中的"外渗");⑤肿瘤细胞增殖并依赖于新生血管的血液供给(血管生成),形成新的细胞克隆。完成每一特定步骤,特异性蛋白质(基因产物)都是必不可少的。

一个正常细胞转变成一个肿瘤细胞,首先要发生转化。转化可能由于癌基因活化引起诱发细胞异常生长和(或)抑癌基因失活,从而失去对细胞周期检查点的控制。有些自身不能够促癌或抑癌,但能影响转化状态的表达或抑制,即肿瘤进程促进基因和抑制基因[4,5]。这类基因以"主要调节分子"的方式控制"效应分子"的表达并导致和促进转移的一系列事件发生。

3.1.1 主要调节基因

(1) 受体酪氨酸激酶

异常的生长因子/生长因子受体信号是肿瘤发生、发展

的主要事件之一。表皮生长因子(EGF)几乎是所有细胞生长所必需的。它结合在细胞表面受体——表皮生长因子受体(EGFR),为受体酪氨酸激酶,激活丝裂原活化蛋白激酶(MAPK)信号通路并级联放大,最终导致特异性控制细胞增殖的转录因子磷酸化、激活(图 3-1)[6,7]。激活子蛋白-1(activator protein-1,AP-1)是 MAPK 信号通路,特别是细胞

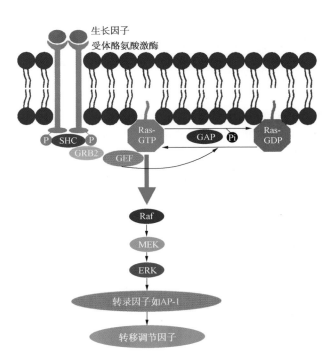

图 3-1 已发现的肿瘤转移主要调节因子到效应器的信号通路简图

注:生长因子(EGF)与相关的受体酪氨酸激酶结合导致自身磷酸化的活化。Ras、Raf、MEK 和 ERK 连续活化,可激活调节转移不同步骤特异的转录因子。活化的 Ras 可激活直接影响肿瘤发生的几个重要信号通路(这里没有显示)。

外信号相关激酶（ERK）调控的最关键转录因子之一，它是原癌基因c-fos（及其蛋白质族）和c-juns（以及相关的家族成员）的异源二聚体[8]。AP-1调节大量参与转移过程调控的基因[9]。许多肿瘤存在EGFR的突变，因此即使缺少EGF，该信号仍然会持续活化[7]。EGFR诱导的持续不断增殖信号通路导致细胞的过度增殖。最后，EGFR信号诱导次级基因的表达，这些基因在调节恶性转化与转移中起关键作用。

类似于EGFR，许多肿瘤中也检测到其他生长因子受体激活突变和（或）过度表达，如血小板衍生生长因子受体（PDGFR）、成纤维细胞生长因子受体（FGFR）、肝细胞生长因子受体（HGFR/met），以及其他如ERBB2（Her2/neu）和ERBB3等表皮生长因子受体（EGFR）成员[6]。在20个亚族中，有58个已知的受体酪氨酸激酶（RTK）异常表达，这些异常表达参与肿瘤的发生和进展[10]。最近的研究也证实，同一个肿瘤存在多个不同的受体酪氨酸激酶（RTK）被活化[11]。

（2）Ras

Ras是生长因子信号与MAPK通路连接的关键分子[12]。它使鸟苷三磷酸（GTP）结合蛋白在其非活化的状态下与鸟苷二磷酸（GDP）结合[13]。当EGF与EGFR结合，EGFR发生二聚化，于是受体彼此发生磷酸化。磷酸化的受体与衔接蛋白如Grb2或Shc结合，衔接蛋白再结合在与鸟嘌呤核苷酸交换因子（GEFs）相互作用的Ras上，使结合的GDP转化成GTP（图3-1）[14]。Ras-GTP是几个效应蛋白家族相互作用分子的活化形式，可刺激这些效应蛋白家族的催化活性。其中，Raf激酶可启动MAPK信号。Ras本身具有GTP酶活性，能迅速转变成非活性状态Ras-GDP。这个反应也被GTP酶活化蛋白（GAPs）调控，避免Ras的持续活化。在很多肿瘤中，Ras和Raf的活化突变以及GAPs的失活突变，导致Ras的功能不再受到正常调控[12]。

除了Raf之外，Ras也可与其他许多控制细胞生长和增殖的关键分子相互作用，如磷脂酰肌醇-3-激酶（PI3Ks）、Ral-GDFs和磷脂酶C（phospholipase C）[12]，在不同的肿瘤中均发现这些基因的活化突变。

（3）非受体酪氨酸激酶——c-Src

c-Src是一种非受体酪氨酸激酶，隶属于Src激酶家族。该家族还包括Fyn、Yes、Blk、Yrk、Fgr、Hck、Lck和Lyn[15]。在这些家族成员中，c-Src是研究得最多，并发现在控制肿瘤细胞侵袭中起着关键作用。在特定细胞如成纤维细胞中，c-Src的过表达可促进细胞增殖；然而在其他细胞类型如结肠癌细胞中，c-Src的过表达对细胞增殖没有影响，但可促进细胞侵袭[16,17]。在消化道肿瘤、乳腺癌、卵巢癌和肺癌中，可观察到c-Src活性增加[15]。c-Src蛋白是由一个包含着负性调控的酪氨酸残基（在人体中为Tyr530）C末端、4个Src同源结构域（SH）以及一个独特的氨基端组成[18]。SH1结构域包含着自身磷酸化作用位点（人体中为Tyr419）；SH2结构域与PDGFR及负调节因子Tyr530相互作用；蛋白质处

于活化状态时，SH3结构域与激酶结构域结合；而SH4结构域中包含着豆蔻酰化位点，能使c-Src进入细胞膜[15]。

细胞外信号通过RTK可激活c-Src，它与EGFR、PDGFR、ERBB2（HER-2/Neu）、FGFR、克隆刺激因子以及HGFR/met相互作用，最终导致c-Src活化（图3-2）[15]，通过c-Src酪氨酸激酶（CSK）和它的同源性激酶CHK介导的负性调控C末端酪氨酸磷酸化作用，可导致c-Scr失活。在肿瘤中，CSK表达下调可导致c-Src活化[19]。在乳腺癌细胞中发现，如PTP1B等酪氨酸磷脂酶降解c-Src的C末端磷酸化，最终导致c-Scr去磷酸化和活化[20]。另外，黏着斑激酶（FAK）及CRK相关性底物（CAS）可激活c-Src活化（图3-2）[21,22]。c-Src促进细胞黏附、运动和侵袭的分子机制将在下一章讨论。

3.1.2　效应器

效应器分子在转移必需的一系列事件中起着特别的作用。在转移细胞中可以观察到这些效应分子的过表达和（或）活化，通过药理学或遗传学方法抑制它们的表达，可以削弱肿瘤细胞的转移潜能，并与转移的不同步骤相关。

（1）间质黏附的丧失

转移的第一个事件是原发瘤中肿瘤细胞脱离其黏附的间质，获得迁移能力。黏着斑和黏着连接是调节细胞黏附、侵袭和运动特性的两个重要结构[23,24]。黏着斑最初为一个细胞基质附着结构，整合素将肌动蛋白细胞骨架和细胞外基质（ECM）蛋白相连接（图3-2）[23]。因此，黏着斑不仅为细胞黏附提供必须的结构与机械平台，而且还为ECM调控细胞增殖和基因转录传递信号信息。黏着斑由50多种不同的蛋白质组成，例如踝蛋白（talin）、黏着斑蛋白（vinculin）、辅机动蛋白（a-actinin）、c-Src、FAK、CAS和桩蛋白（paxillin），形成一个复杂的超分子组装体。细胞骨架蛋白类如肌动蛋白和肌球蛋白，控制了细胞的形状和运动，维持细胞黏附。黏着斑的装配可使细胞附着ECM，而其解装配则可导致细胞黏附力降低。这个过程由整合素、其他细胞表面分子（如钙黏着糖蛋白、选择素、多配体聚糖、G蛋白偶联受体和受体酪氨酸激酶等）和调节小G结合蛋白的Rho家族的机动细胞骨架蛋白相互作用而调控[25]。哺乳动物Rho家族由20个细胞内信号分子组成，包括RhoA、RhoB、RhoC、Rac1/2/3和CDC42，它们调节细胞骨架结构。Rho因子的活化对于黏着斑的装配是必需的[26]。Rho蛋白家族对调控细胞运动所起的作用将在本章之后的内容中探讨。

c-Src主要通过FAK磷酸化调控肿瘤细胞的黏附、侵袭和运动（图3-2）。FAK是c-Src的底物，调节生长因子和整合素介导的细胞运动、黏附、侵袭和细胞增殖、生存[27]。在许多肿瘤中都可以观察到c-Src和FAK同时活化，从而导致细胞侵袭和转移性增加[28]。c-Src和整合素的协同作用可抑制RhoA介导的下游p190 RhoGAP信号活化，导致黏着斑破坏[29]。c-Src激酶非活性状态的过表达可导致大量黏着斑的形成[30]。

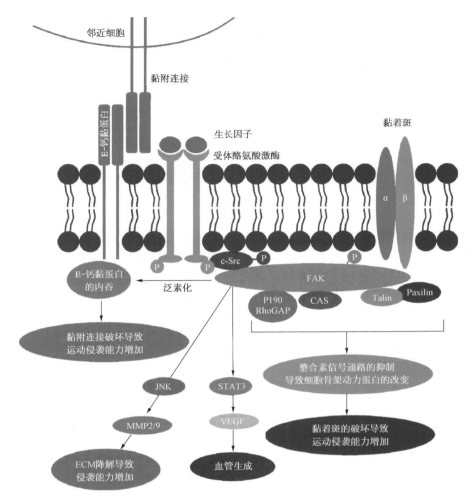

图 3-2　肿瘤转移过程中细胞运动和侵袭性增加的可能机制示意图

注:结合的生长因子受体活化 c-Src,磷酸化黏着斑激酶(FAK),导致黏着斑黏附破坏。活化的 c-Src 诱导 E-钙黏蛋白的内吞作用和泛素化,因而破坏了黏附连接,这导致了黏附能力下降、运动侵袭能力增加。其他一些机制也可以导致 E-钙黏蛋白下调(文中已描述,但这里没有显示)。c-Src 活化可导致 JNK 激活引起的 MMP2/9 增加和 STAT3 激活引起的 VEGF 增加,由此增加肿瘤侵袭和血管生成。

E-钙黏蛋白是一种介导同型细胞间黏附的连接蛋白[31],位于细胞质中高度保守的末端,由一系列连环蛋白(catenins)亚单位及其他连接蛋白组成,与肌动蛋白相连。不过 E-钙黏蛋白-连环蛋白复合物的装配与维持受到严格控制。失活突变、表观遗传沉默、蛋白酶切和蛋白酶体降解可以诱导 E-钙黏蛋白的丢失,可增加体内、体外肿瘤细胞侵袭[32]。最近的研究表明,k-ras 激活与 E-钙黏蛋白相互作用的多唾液酸神经细胞黏附因子(NCAM)可抑制 E-钙黏蛋白介导的细胞黏附,增加细胞迁移,因此建立了"主要调节分子"与"效应分子"的相互对话机制[33]。在肿瘤细胞中,特异性转录因子如 Snail、Twist 和 Slug 的活化可产生上皮细胞间充质转化(EMT),抑制 E-钙黏蛋白的作用[34]。

EMT 是指上皮细胞转换成间质细胞表型的过程,间质表型可使细胞适合在细胞外微环境转移并在新的位置定居生长[35]。在乳腺癌、前列腺癌和胰腺癌等不同肿瘤中均发现转录因子 Snail/Slug/Twist 家族上调,同时它们可抑制 E-钙黏蛋白的表达,诱导 EMT 发生[34,35]。肝细胞生长因子受体(Met)活化也可以诱发 EMT,导致细胞播散[36]。在肝、肾、甲状腺及其他器官肿瘤中均观察到 Met 上调[37]。E-钙黏蛋白下调通常引起 β-连环蛋白核转位,β-连环蛋白一般在细胞膜上与 E-钙黏蛋白结合成复合物[38]。β-连环蛋白和 LEF/TCF 转录因子形成异二聚体,调控肿瘤发生和转移过程中基因的表达。在肝、结肠及人体其他器官的肿瘤中均观察到 β-连环蛋白的活化。

c-Src 通过 E-钙黏蛋白膜定位来破坏黏附连接并诱导 E-钙黏蛋白复合物酪氨酸磷酸化和泛素化,导致 E-钙黏蛋白的内吞作用(图 3-2)[39]。因此,c-Src 把黏附在 ECM 和相互黏附的细胞释放出来,这些效应也使得细胞获得运动性和侵袭性。另外,c-Src/FAK 活化可导致细胞侵袭所必需的一系列信号启动,增加 MMP-2 和 MMP-9 的表达[40]。

（2）肿瘤细胞获得运动能力，降解周围细胞外基质并侵入其中

细胞运动过程包括在细胞前缘形成板状伪足（lamellipodia）和丝状伪足（filopodia）的细胞前突，使得细胞在靠近细胞前缘形成稳定连接并得以定向迁移[41]。然后是细胞粘连的释放，特别是整合素与ECM黏附作用的解除以及后部的收缩。随着细胞迁移，在细胞前缘形成富含肌动蛋白的囊泡，从现存的纤丝端形成新的肌动蛋白丝。丝状伪足是从板状伪足延伸而来的扁平前突，它包含肌动蛋白丝的平行束和敏感信号，并建立定向迁移。细胞迁移主要由 Rho 家族蛋白 CDC42、Rac 和 RhoA 控制[42]。类似于 Ras，Rho 家族蛋白通过脂质调节，可以进入细胞膜。这些蛋白由 GTP-GDP 开关状态来回调节[26]。鸟嘌呤核苷酸交换因子（Rho-GEFs）可促进 GTP 与 Rho 的结合，Rho-GTPase 活化蛋白（Rho-GAPs）可促进 GTP 的水解。另外，在细胞质中 Rho-GDP 分解抑制剂（Rho-GDIs）将与 GTP 结合的 Rho 蛋白从 GTP-GDP 循环中分离出来。生长因子受体与整合素信号促进了 Rho 蛋白上的 GDP 与 GTP 的相互交换，结合 GTP 的 Rho 蛋白与一系列激酶等效应蛋白相互作用，可调节细胞生理功能，尤其是细胞运动能力。

两个具有十分典型特征的效应激酶分别是 p21-活化激酶（PAKs），它与活化的 CDC42、RAC1 结合在一起，还有一个是 Rho 关联的含交织螺旋的蛋白激酶（ROCKs）则与活化的 RhoA 结合在一起[42]。这两个激酶磷酸化下游分子可促进细胞迁移，如 CDC42 可通过促进肌动蛋白的聚集延伸伪足，CDC42 和 Rac 均可调节板状伪足的产生。RhoA 参与收缩，在细胞前缘后面移动细胞的全身与尾部。

在人体不同器官或组织的肿瘤中均观察到 Rho、Rac 和 CDC42 家族蛋白的过表达[42]。Rhoc 与黑色素瘤细胞系肺转移相关[43]。如 HGF 通过受体 Met 介导的生长因子信号调控许多由 Rho 蛋白家族调控的细胞活动[44]。最近的研究发现 Nedd9 是 FAK 的一种衔接蛋白，在黑色素瘤细胞中调控细胞的迁移和侵袭，以及乳腺癌细胞的肺转移[45]。另一个衔接蛋白——黑色素瘤分化相关基因-9（mda-9）/syntenin，与 c-Scr 相互作用，可活化 FAK，促进黑色素瘤细胞的侵袭和转移[46]。

侵袭是转移的重要步骤，肿瘤细胞需破坏细胞外基质，以便它们能穿行其中而获得侵袭性。两个主要调控蛋白水解的信号通路参与其中：基质金属蛋白酶（MMP）通路和尿激酶型纤溶酶原激活剂（uPA）信号通路[47,48]。MMPs 是依赖于锌指的内肽酶类[47]，其家族的两个成员，即 MMP-2 和 MMP-9，具有最高的 IV 型胶原酶活性，而 IV 型胶原是基膜的主要成分。MMP 以无活性酶原形式分泌出来（pro-MMP），通过细胞外蛋白酶解活化。在细胞表面，含 MMP-2 的复合物、MT1-MMP、TIMP2 和整合素 αvβ3 可以活化 MMP-2[49]。最初，MMP-2 的羧基端结合 TIMP2，反过来与 MT1-MMP 连接，从而裂解 MMP-2 的氨基端，形成一种与整合素 αvβ3 结合的中间形式[50]。这种相互作用可激活

MMP-2，在细胞侵袭过程中发挥蛋白水解活性。抑制 MMP-2 和整合素 αvβ3 的相互作用，可以抑制黑色素瘤和神经胶质瘤的生长和动物模型中的血管生成[51]。

丝氨酸蛋白酶 uPA 与细胞表面受体（uPAR）结合，可有效地破坏细胞表面结合的纤维蛋白溶酶原，并活化广谱丝氨酸蛋白纤溶酶[52]。纤溶酶通过降解 ECM 分子和活化或释放潜在的生长因子促进组织降解和局部细胞外环境重塑。纤溶酶也可有效地活化 pro-MMP-2 和 pro-MMP-9。在很多肿瘤中，uPA 的表达是独立的预后分子标记[53]。有趣的是，在许多肿瘤中也观察到 uPA 的抑制因子之一——纤维蛋白酶原激活抑制因子-1（PAI-1，也被称为 SER-PINE-1）的上调，PAI-1 和 uPA 一同认为是许多肿瘤不良预后的分子标记[53]。这个结果显然是自相矛盾的，但也表明了该信号通路与不依赖 uPA 的 PAI-1 功能调控的复杂性。另一方面，肿瘤相关 PAI-2（SER-PINB-2）的表达增加了乳腺癌患者生存时间，表明 PAI2 的功能可能更多地集中在 uPA 上[54]。

核因子 NF-κB 均可激活 MMP 和 uPA 信号通路。NF-κB 主要被炎症信号活化，而慢性炎症在肿瘤形成中发挥主要作用[55]。NF-κB 直接调节细胞生存、迁移、侵袭和转移相关基因。在不同肿瘤中均可以观察到 NF-κB 活化，在药理上抑制 NF-κB 被认为是多种肿瘤的潜在治疗策略。

（3）肿瘤细胞进入循环系统和存活（内渗，intravasation）

为了成功地转移，肿瘤细胞必须克服养分供应不足、缺氧、细胞外黏附力的改变、侵袭过程中细胞形态的改变以及处于新的间质微环境等造成持续死亡威胁而存活下来。抗凋亡蛋白如 Bcl-2、Bcl-XL、XIAP 和生存蛋白（survivin）的过表达，有利于癌细胞逃离死亡刺激并提高转移效率[56]。类似的，caspase-8（一种启动凋亡的 caspase）的缺失，使肿瘤细胞对失去细胞黏附而产生细胞凋亡相关的信号具有抗性，更容易侵袭和转移[57]。例如，在儿童神经母细胞瘤中 caspase-8 缺失患者的预后较差[58]。

（4）肿瘤细胞从循环系统进入人体新组织（外渗，extravasation）

有些特定的基因可以提高靶器官血管通透性，在调节细胞外渗方面起着非常重要的作用。血管内皮生长因子（VEGF）是一个有效的血管渗透因子[59]。VEGF 可活化内皮细胞中的 c-Src 家族激酶，破坏内皮细胞连接，有利于转移外渗。不同的肿瘤外渗的时间也各有不同。有些肿瘤在黏附着内皮细胞的血管内腔生长，直至突破周围的脉管系统。在转移性骨肉瘤细胞中，作为支架的锚定蛋白 ezrin 可促进这一过程；抑制 ezrin 则可以诱导肿瘤细胞在转移肺实质之前大量死亡[60]。

（5）种植的肿瘤细胞增殖并发展为新的克隆

转移的显著特征是肿瘤细胞必须在新的器官增殖并形成克隆。转移需要新生血管形成（血管生成）来维持肿瘤细胞在新的环境中生长。肿瘤细胞还需要和靶器官间质相互作用。乳腺癌细胞产生的趋化因子 CXCL12，有利于招募含有 CXCR4 的循环内皮起始细胞，即 CXCL12 的受体，从而有

利于血管生成[61]。

有趣的是,包括中性粒细胞、淋巴细胞和巨噬细胞浸润在内的自身免疫系统对肿瘤细胞发生发展的应答反应也对播散肿瘤细胞的克隆生长发挥作用[62]。介导慢性炎症的细胞和细胞因子有利于肿瘤的发生和转移。细胞因子介导的NF-κB活化能够调节很多影响肿瘤细胞的侵袭、转移和生存的基因,从而影响转移过程的许多事件[55]。炎症细胞表达的环氧化酶2(COX-2)产生的前列腺素类(PGs)有利于转移过程[63]。肿瘤相关的巨噬细胞,聚集到缺氧和坏死区域,通过分泌VEGF、IL-8和PGE₂等血管活性因子,以及增强其生物活性的MMP和uPA等诱导血管生成[64]。这些巨噬细胞也会产生EGF、PDGF和HGF等有利于肿瘤细胞增殖和存活的生长因子[64]。巨噬细胞CSF-1突变的缺陷小鼠谱系乳腺癌很少转移到肺。

来自不同原发部位的肿瘤细胞具有定居并转移到特定器官的倾向。例如,乳腺癌细胞主要转移到肺和肝脏,前列腺癌细胞转移到骨骼,眼葡萄膜黑色素瘤转移到肝脏,肉瘤转移到肺[65]。一种假说是,肿瘤细胞表达特定的蛋白和靶器官包含有相应受体(如CXCL12或CXCR4)有利于肿瘤细胞"定居"于特定器官。AEG-1(astrocyte elevated gene-1或是metadherin)在乳腺癌细胞表面表达[66,67],它包含着一个细胞外的肺归巢的功能域,这有利于乳腺癌细胞转移到肺中。有趣的是,AEG-1在多种晚期肿瘤中均过度表达,而且它定位在细胞质和细胞核中,因此,它可能通过多种机制调节细胞进程和转移[68]。KISS-1(一种分泌性蛋白)下调,是肿瘤细胞分裂和定居新器官所必需的。黑色素瘤细胞中KISS-1过表达是完成体内转移过程每一步所必需的,除了异地生长和克隆形成[69]。

3.1.3 骨桥蛋白——控制转移每一步的关键分子

骨桥蛋白(OPN)是分泌性磷酸化蛋白,属于SIBLINGs(small integrin-binding ligand N-linked glycoproteins)家族,在多种肿瘤中高表达,在调节转移过程的每一步起着关键作用[70]。OPN上调作为头颈部肿瘤、肾癌、胃癌、肝癌、肺癌、胰腺癌和黑色素瘤等疾病发展的敏感和特异性的分子标记。OPN通过整合素αvβ3和CD44糖蛋白类特别是

CD44v6发挥作用[71]。OPN和CD44结合导致促进细胞生存的PI3K/Akt信号通路活化,防止肿瘤细胞凋亡,有利于原发灶细胞生长。乳腺癌骨转移中能持续检测到整合素αvβ3的表达。OPN和整合素的结合可刺激EGFR反式激活和ERK磷酸化,导致AP-1活化[70]。OPN也可激活NF-κB信号通路,导致MMP和uPA通路的活化所引起的细胞侵袭能力增加。

OPN通过下调肿瘤细胞浸润的巨噬细胞中一氧化氮(NO)的产生来保护肿瘤细胞。另外,OPN和其他SIBLINGs能够活化补体因子H(complement factor H),补体因子H使肿瘤细胞膜攻击复合物无法形成,造成细胞无法溶解死亡,有利于逃离宿主的免疫防御[70]。OPN作为血管生成因子,它通过整合素介导的内皮细胞迁移、抑制内皮细胞凋亡和血管内腔的形成促进肿瘤血管的形成。另一方面,很多原癌基因活化和转录因子如AP-1和c-Myc等能调节OPN自身的表达,由此建立起促进转移的级联效应[71]。

3.1.4 总结和前景

转移是一个极度复杂的过程,涉及多种肿瘤细胞中遗传学和表观遗传学变化的调控(表3-1),显然还有许多潜在促转移基因有待发现。因为遗传因素常常被隐藏在"假阴性"的数据之中,而这些数据都是建立在转移过程中特定的一个(或几个)步骤,实验系统的不完善导致很难发现这些遗传因素。

通过精确地定义介导转移和与转移相关的基因变化的本质,将有可能够找到可用于开发药理学和遗传学防治肿瘤发展某些致命阶段(转移)的新靶点,尤其是抑制转移过程的关键步骤,如外渗、在血管中存活、内渗和(或)新的部位定居生长(包括本章重点提到的基因和基因家族的变化)。比较肿瘤基因组研究通过比较原发灶与转移灶基因表达的差异,不断发现一些特异性基因表达标签。这些分子标签能够发现一些转移过程中尚未发现的基因与通路,从而有利于探讨这个复杂多步骤的过程。将来应用药理学(包括小分子药物)和遗传学方法(包括shRNA、siRNA和microRNA)改变特定的促转移基因的表达或者下游的信号通路,或许为抑制癌转移提供有效的手段。

表3-1 可能介导转移不同步骤的效应分子

事件	机制	效应因子
失去黏附	黏着斑和黏附连接的破坏	c-Src、FAK激活、E-钙黏蛋白下调
侵袭	基膜和细胞外机制的降解	MMPs,uPA组织蛋白酶
运动	细胞骨架的改变	Rho家族 c-Src
血管内渗	抗凋亡机制的激活	Bcl-2家族上调,caspase-8下调
血管外渗	血管渗透性增加	VEGF
克隆形成	血管生成信号通路	VEGF,IL-8,NF-κB

注:这里仅列举了部分效应因子,其他多数基因也参与调节这个复杂过程的每一步。FAK:黏着斑激酶;ECM:细胞外基质;MMP:基质金属蛋白酶;uPA:尿激酶型纤溶酶原激活剂;VEGF:血管内皮生长因子;IL-8:白细胞介素-8。

(董琼珠 译,钦伦秀 审校)

参考文献

［1］ Hanahan D, et al. The hallmarks of cancer. Cell, 2000, 100: 57-70.

［2］ Chambers AF, et al. Dissemination and growth of cancer cells in metastatic sites. Nat Rev Cancer, 2002, 2:563-72.

［3］ Fidler IJ. The pathogenesis of cancer metastasis: the 'seed and soil' hypothesis revisited. Nat Rev Cancer, 2003, 3:453-458.

［4］ Kang DC, et al. Reciprocal subtraction differential RNA display: an efficient and rapid procedure for isolating differentially expressed gene sequences. Proc Natl Acad Sci USA, 1998, 95: 13788-13793.

［5］ Su ZZ, et al. PEG-3, a nontransforming cancer progression gene, is a positive regulator of cancer aggressiveness and angiogenesis. Proc Natl Acad Sci USA, 1999, 96:15115-15120.

［6］ Gschwind A, et al. The discovery of receptor tyrosine kinases: targets for cancer therapy. Nat Rev Cancer, 2004, 4:361-370.

［7］ Hynes NE, et al. ERBB receptors and cancer: the complexity of targeted inhibitors. Nat Rev Cancer, 2005, 5:341-354.

［8］ Shaulian E, et al. AP-1 as a regulator of cell life and death. Nat Cell Biol, 2002, 4:E131-136.

［9］ Ozanne BW, et al. Transcription factors control invasion: AP-1 the first among equals. Oncogene, 2007, 26:1-10.

［10］ Blume-Jensen P, et al. Oncogenic kinase signalling. Nature, 2001, 411:355-365.

［11］ Stommel JM, et al. Coactivation of receptor tyrosine kinases affects the response of tumor cells to targeted therapies. Science, 2007, 318:287-290.

［12］ Downward J. Targeting RAS signalling pathways in cancer therapy. Nat Rev Cancer, 2003, 3:11-22.

［13］ Campbell SL, et al. Increasing complexity of Ras signaling. Oncogene, 1998, 17:1395-1413.

［14］ Takai Y, et al. Small GTP-binding proteins. Physiol Rev, 2001, 81:153-1208.

［15］ Yeatman TJ. A renaissance for SRC. Nat Rev Cancer, 2004, 4: 470-480.

［16］ Roche S, et al. Requirement for Src family protein tyrosine kinases in G2 for fibroblast cell division. Science, 1995, 269:1567-1569.

［17］ Jones RJ, et al. Elevated c-Src is linked to altered cell-matrix adhesion rather than proliferation in KM12C human colorectal cancer cells. Br J Cancer, 2002, 87:1128-1135.

［18］ Brown MT, et al. Regulation, substrates and functions of Src. Biochim Biophys Acta, 1996, 1287:121-149.

［19］ Masaki T, et al. Reduced C-terminal Src kinase (Csk) activities in hepatocellular carcinoma. Hepatology, 1999, 29:379-384.

［20］ Bjorge JD, et al. Identification of protein-tyrosine phosphatase 1B as the major tyrosine phosphatase activity capable of dephosphorylating and activating c-Src in several human breast cancer cell lines. J Biol Chem, 2000, 275:41439-41446.

［21］ Schaller MD, et al. Autophosphorylation of the focal adhesion kinase, ppl25FAK, directs SH2-dependent binding of pp60src. Mol Cell Biol, 1994, 14:1680-1688.

［22］ Thomas JW, et al. SH2-and SH3-mediated interactions between focal adhesion kinase and Src. J Biol Chem, 1998, 273:577-583.

［23］ Sastiy SK, et al. Focal adhesions: a nexus for intracellular signaling and cytoskeletal dynamics. Exp Cell Res, 2000, 261: 25-36.

［24］ Jamora C, et al. Intercellular adhesion, signalling and the cytoskeleton. Nat Cell Biol, 2002, 4:El01-108.

［25］ Zamir E, et al. Molecular complexity and dynamics of cell-matrix adhesions. J Cell Sci, 2001, 114:3583-3590.

［26］ Heasman SJ, et al. Mammalian Rho GTPases: new insights into their functions from in vivo studies. Nat Rev Mol Cell Biol, 2008, 9:690-701.

［27］ Hauck CR, et al. The focal adhesion kinase-a regulator of cell migration and invasion. IUBMB Life, 2002, 53:115-119.

［28］ Owens LV, et al. Overexpression of the focal adhesion kinase (p125FAK) in invasive human tumors. Cancer Res, 1995, 55: 2752-2755.

［29］ Chang JH, et al. c-Src regulates the simultaneous rearrangement of actin cytoskeleton, pl90RhoGAP, and pl20RasGAP following epidermal growth factor stimulation. J Cell Biol, 1995, 130: 355-368.

［30］ Fincham VJ, et al. The catalytic activity of Src is dispensable for translocation to focal adhesions but controls the turnover of these structures during cell motility. EMBO J, 1998, 17: 81-92.

［31］ Yap AS, et al. Molecular and functional analysis of cadherin-based adherens junctions. Annu Rev Cell Dev Biol, 1997, 13: 119-146.

［32］ Cavallaro U, et al. Cell adhesion and signalling by cadherins and Ig-CAMs in cancer. Nat Rev Cancer, 2004, 4:118-132.

［33］ Schreiber SC, et al. Polysialylated NCAM represses E-cadherin-mediated cell-cell adhesion in pancreatic tumor cells. Gastroenterology, 2008, 134:1555-1566.

［34］ Kang Y, et al. Epithelial-mesenchymal transitions: twist in development and metastasis. Cell, 2004, 118:277-279.

［35］ Thiery JP. Epithelial-mesenchymal transitions in tumour progression. Nat Rev Cancer, 2002, 2:442-454.

［36］ Trusolino L, et al. Scatter-factor and semaphorin receptors: cell signalling for invasive growth. Nat Rev Cancer, 2002, 2: 289-300.

［37］ Boccaccio C, et al. Invasive growth: a MET-driven genetic programme for cancer and stem cells. Nat Rev Cancer, 2006, 6: 637-645.

[38] Gottardi CJ, et al. E-cadherin suppresses cellular transformation by inhibiting beta-catenin signaling in an adhesion-independent manner. J Cell Biol, 2001, 153:1049-1060.

[39] Fujita Y, et al. Hakai, a c-Cbl-like protein, ubiquitinates and induces endocytosis of the E-cadherin complex. Nat Cell Biol, 2002, 4:222-231.

[40] Hsia DA, et al. Differential regulation of cell motility and invasion by FAK. J Cell Biol, 2003, 160:753-767.

[41] Ridley AJ. Rho GTPases and cell migration. J Cell Sci, 2001, 114:2713-2722.

[42] Sahai E, et al. RHO-GTPases and cancer. Nat Rev Cancer, 2002, 2:133-142.

[43] Clark EA, et al. Genomic analysis of metastasis reveals an essential role for RhoC. Nature, 2000, 406:532-535.

[44] Liotta LA, et al. The microenvironment of the tumour-host interface. Nature, 2001, 411:375-379.

[45] Kim M, et al. et al. Comparative oncogenomics identifies NEDD9 as a melanoma metastasis gene. Cell, 2006, 125:1269-1281.

[46] Boukerche H, et al. mda-9/Syntenin promotes metastasis in human. melanoma cells by activating c-Src. Proc Natl Acad Sci USA, 2008, 105:15914-15919.

[47] Egeblad M, et al. New functions for the matrix metalloproteinases in cancer progression. Nat Rev Cancer, 2002, 2:161-174.

[48] Friedl P, et al. Tumour-cell invasion and migration: diversity and escape mechanisms. Nat Rev Cancer, 2003, 3:362-374.

[49] Brooks PC, et al. Localization of matrix metalloproteinase MMP-2 to the surface of invasive cells by interaction with integrin alpha ν beta 3. Cell, 1996, 85:683-693.

[50] Zucker S, et al. Tissue inhibitor of metalloproteinase-2 (TIMP-2) binds to the catalytic domain of the cell surface receptor, membrane type 1-matrix metalloproteinase 1(MT1-MMP). J Biol Chem, 1998, 273:1216-1222.

[51] Hood JD, et al. Role of integrins in cell invasion and migration. Nat Rev Cancer, 2002, 2:91-100.

[52] Croucher DR, et al. Revisiting the biological roles of PAI2 (SERPINB2) in cancer. Nat Rev Cancer, 2008, 8:535-545.

[53] Duffy MJ. The urokinase plasminogen activator system: role in malignancy. Curr Pharm Des, 2004, 10:39-49.

[54] Foekens JA, et al. The urokinase system of plasminogen activation and prognosis in 2,780 breast cancer patients. Cancer Res, 2000, 60:636-643.

[55] Karin M. Nuclear factor-kappaB in cancer development and progression. Nature, 2006, 441:431-436.

[56] Gupta GP, et al. Cancer metastasis: building a framework. Cell, 2006, 127:679-695.

[57] Stupack DG, et al. et al. Potentiation of neuroblastoma metastasis by loss of caspase-8. Nature, 2006, 439:95-99.

[58] Brodeur GM. Neuroblastoma: biological insights into a clinical enigma. Nat Rev Cancer, 2003, 3:203-216.

[59] Weis SM, et al. Pathophysiological consequences of VEGF-induced vascular permeability. Nature, 2005, 437:497-504.

[60] Khanna C, et al. The membrane-cytoskeleton linker ezrin is necessary for osteosarcoma metastasis. Nat Med, 2004, 10: 182-186.

[61] Orimo A, et al. Stromal fibroblasts present in invasive human breast carcinomas promote tumor growth and angiogenesis through elevated SDF-1/CXCL12 secretion. Cell, 2005, 121:335-348.

[62] de Visser KE, et al. Paradoxical roles of the immune system during cancer development. Nat Rev Cancer, 2006, 6:24-37.

[63] Dannenberg AJ, et al. Targeting cyclooxygenase-2 in human neoplasia: rationale and promise. Cancer Cell, 2003, 4:431-436.

[64] Condeelis J, et al. Macrophages: obligate partners for tumor cell migration, invasion, and metastasis. Cell, 2006, 124:263-266.

[65] Nguyen DX, et al. Genetic determinants of cancer metastasis. Nat Rev Genet, 2007, 8:341-352.

[66] Brown DM, et al. Metadherin, a cell surface protein in breast tumors that mediates lung metastasis. Cancer Cell, 2004, 5: 365-374.

[67] Su ZZ, et al. Identification and cloning of human astrocyte genes displaying elevated expression after infection with HIV-1 or exposure to HIV-1 envelope glycoprotein by rapid subtraction hybridization, RaSH. Oncogene, 2002, 21:3592-3602.

[68] Sarkar D, et al. Molecular basis of nuclear factor-kappaB activation by astrocyte elevated gene-1. Cancer Res, 2008, 68: 1478-1484.

[69] Nash KT, et al. Requirement of KISS1 secretion for multiple organ metastasis suppression and maintenance of tumor dormancy. J Natl Cancer Inst, 2007, 99:309-321.

[70] Bellahcene A, et al. Small integrin-binding ligand N-linked glycoproteins (SIBLINGs): multifunctional proteins in cancer. Nat Rev Cancer, 2008, 8:212-226.

[71] Wai PY, et al. Osteopontin: regulation in tumor metastasis. Cancer Metastasis Rev, 2008, 27:103-118.

3.2 肿瘤转移抑制基因

◎ Brunilde Gril, Russell Szmulewitz, Joshua Collins, Jennifer Taylor, Carrie Rinker-Schaeffer, Patricia Steeg, Jean-Claude Marshall

20 世纪 70、80 年代,科学发现和技术革新使我们对肿瘤生物学的分子机制迅速有了深入理解。癌基因、抑癌基因的发现及其功能的阐述,极大地帮助在分子水平上开展对原发性肿瘤病因学的研究。尽管如此,肿瘤生物学家对于肿瘤细胞转移的分子机制仍知之甚少。考虑到肿瘤细胞造成的破坏性后果,科学家期望能有所突破,或许首要的突破口就是肿瘤抑制基因的研究。

肿瘤抑制基因是在研究其功能缺失对肿瘤的发生起决定性作用时被识别的。在抑癌基因发现之前,研究者们一直认为原癌基因总是起着主导作用。换句话说,仅仅单个等位基因突变即可造成正常细胞转化成肿瘤细胞。然而,不是所有的发病率数据都完全符合这个假说。例如,对视网膜母细胞瘤发生的研究就提出了"二次突变"假说,推测至少在某些肿瘤中,细胞成功地发生恶变必须出现两个突变(在各自的等位基因上)[1]。的确,视网膜母细胞瘤基因(Rb)是第一个发现的肿瘤抑制基因。如今我们认为由于启动子的高度甲基化,"二次突变"不一定以稀少的体细胞突变形式出现,也可以是生殖细胞突变和(或)体细胞突变、体细胞重组、基因转换和基因功能失活等各种原因造成。已报道的抑癌基因有很多,目前认为常见的抑癌基因包括 Rb、p53、APC、PTEN、TSC1 和 NF1 等。

但是,这种理解转移进展是有问题的。目前普遍认为转移的过程非常复杂,转移机制的研究非常困难。而且,一旦肿瘤细胞脱离原发灶,患者最终出现转移仅仅是时间问题。正是基于这样的科学背景,1988 年,Patricia Steeg 和他的同事提出这样一种假说:类似于肿瘤抑制基因,也存在着转移抑制基因。一旦它们功能性缺失,会使细胞获得转移能力[2]。为了验证这一假说,他们利用^{32}P 标记 mRNA 探针筛选高低转移潜能的黑色素瘤细胞系 cDNA 文库[3]。利用差示杂交策略,发现只有一个 cDNA 克隆,即非转移克隆#23(Nm23),呈现出假说中的表达模式。在低转移潜能的细胞系中,Nm23 mRNA 表达水平最高,而在高转移潜能细胞系中,几乎检测不到它的表达水平。

体内功能研究表明,在高转移的人和小鼠细胞系中转染 Nm23,再注射到小鼠中,转移潜能明显下降,尤其是肺转

移下降了 96%。这些数据证实了 Nm23 是第一个转移抑制基因[4,5]。而且,这项研究提供了直接的分子和生物学证据,证明肿瘤形成和转移是独立事件,这意味着可以专门研究肿瘤转移这个领域。

Nm23 的发现开创了新的基因功能研究领域——转移抑制基因(MSG),目前发现的转移抑制基因有 20 多个。一般认为,肿瘤转移抑制基因能抑制自发的转移过程,而不影响原发肿瘤生长。尽管这是一个新兴的研究领域,但目前的研究表明肿瘤转移抑制基因可调控肿瘤转移多重步骤的一系列信号通路(图 3-3)。如调控细胞进程和(或)细胞凋亡的 MAPK 信号通路中 MKK4、MKK6 和 MKK7;而 RhoGDI2 通过抑制 Rho 调节细胞骨架重组和细胞运动。前者抑制转移克隆形成,而后者抑制转移侵袭。体内机制研究已经表明,肿瘤转移抑制基因是调控转移形成的限速步骤,因而成为具有广阔前景的分子靶点。

3.2.1 MSG 的鉴定和验证策略

许多技术可用于筛选候选的肿瘤转移抑制基因,包括差减杂交法、差异显示、微细胞介导的染色体转移(MMCT)技术和生物芯片分析。目前后两项技术已被证明特别有用。

在寻找 MSG 的早期阶段,通过 MMCT 技术发现了许多候选基因。简单地说,MMCT 通过抑制生长细胞的有丝分裂,化学性破坏有丝分裂纺锤体,使得聚集的染色体自由漂移[6]。这些自由的染色体以细胞膜为边界,形成包含单个和多个染色体的微核重返细胞周期。随着进一步的化学处理和差速离心、过滤,形成了包含单个染色体的微细胞。包含感兴趣染色体的微细胞融合成受体细胞——也就是转移肿瘤细胞。如果新形成的杂交细胞被发现有抑制转移潜能,那么一系列的定位克隆技术能够在转移的染色体上准确定位感兴趣的基因。

最近芯片技术的发展大大推动了肿瘤转移抑制基因的发现。理论上讲,芯片的原理很简单。寡核苷酸探针以微阵列形式化学性附着在玻璃或硅基质上,当带有荧光标记的纯化 RNA 与基因芯片上对应的核酸探针杂交时,通过确定样本相对于标准品的荧光强度,就可以确定这些基因表

达是上调或下调。这种芯片技术利用皮克级核酸产物一次可以分析数千个基因。通过比较有无转移的细胞系或临床

手术肿瘤样本中表达下降的基因,以达到鉴定发现候选 MSG。

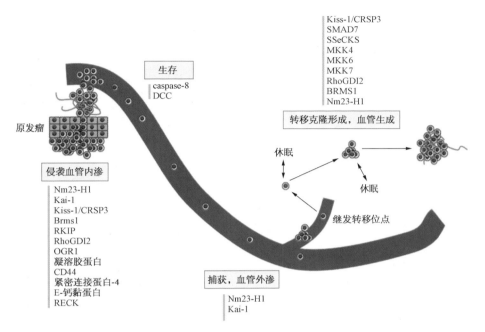

生存
caspase-8
DCC

原发瘤

侵袭血管内渗
Nm23-H1
Kai-1
Kiss-1/CRSP3
Brms1
RKIP
RhoGDI2
OGR1
凝溶胶蛋白
CD44
紧密连接蛋白-4
E-钙黏蛋白
RECK

Kiss-1/CRSP3
SMAD7
SSeCKS
MKK4
MKK6
MKK7
RhoGDI2
BRMS1
Nm23-H1

转移克隆形成,血管生成

休眠

休眠

继发转移位点

捕获,血管外渗
Nm23-H1
Kai-1

图 3-3 转移级联反应示意图及不同转移抑制基因参与转移级联反应的可能步骤

通常提出一个候选的 MSG 后,随之进行一系列验证试验。候选的 MSG 体外抑制肿瘤转移特性,如降低细胞运动、侵袭、锚定非依赖性生长和血管生成。然而,MSG 必须在体内能证明其功能。一方面是因为转移过程太复杂,没有足够好的模型来证明体外实验;另一方面需要对原发瘤生长的结果进行监控。

对一个候选的 MSG 进行体内功能验证一般是将候选基因转染到高转移细胞系中上调其表达,被转染的细胞通过一两种常规方法注射到动物中[7]。第一种方法,被认为是黄金标准,原位接种转染的转移细胞,这样可以形成原发灶,完成转移阶梯反应中的每一步,因而可以对转移率和数目进行定量。第二种方法涉及实验性转移,直接将细胞通过静脉或心内注射到动物的循环系统。产生的转移之所以被认为是实验性的,是因为它们有效地跳过了转移的起始步骤。为了和 MSG 的定义相一致,同时皮下接种或者原位接种转染的细胞,确定原发灶的大小。

模型系统的经验能够给生物统计学家提供必需的数据,从而挖掘合适的统计学方法或模型以供研究,这也使得生物信息学得到发展,以确保这些数据会提供一些有意义的结果。因为多数转移模型具有相当大的异质性,数据的准确至关重要。因此,生物统计学也完全渗透到实验设计、实施和评价等转移研究实验中。

尽管利用光学和分子成像技术对于体内研究转移让人兴奋,但研究者必须注意到每一个成像技术的局限性。生物成像技术在提高其检测灵敏度、改善实验和个体动物的

纵向研究的质控等方面可能有用。然而,这不是一个捷径,也并不意味着可以跳过体内实验的艰苦研究或昂贵的花费。在生物统计实验设计中,必须设计合适的实验对照,并采用病理切片(金标准)确认分子成像结果。

不管用什么方法,只要基因能显著地降低转移灶的数量,而不影响原发灶的生长,就可以摆脱"候选者"的身份,成为真正意义上的 MSG。

3.2.2 MSG 和转移性殖生

当循环肿瘤细胞随着血液循环转送并在其中存活、在继发位点血管内定居即开始形成转移性殖生(metastatic colonization)。这些播散细胞的命运很复杂,既可以外渗到周围基质,也可以留在血液循环系统中。在任何位置,它们都会经历增殖或凋亡,或者在很长一段时间保持休眠状态。转移抑制研究的成果证明了之前的发现:原发瘤与转移位点的肿瘤细胞生长并不相同。许多临床前药学研究证明了原发瘤和转移灶的生长完全不同[8]。由此可以得出:原发瘤生长的通用原则并不能完全用于理解转移性殖生。近年来的研究开始提出,肿瘤细胞与微环境的相互作用决定了肿瘤转移的最终归宿,转移抑制基因被证明是体内转移研究中的一个重要工具。

在临床上,认为转移性殖生是一种理想、但迄今还未被采用的治疗靶点。以乳腺癌为例,一旦一个患者被诊断为淋巴结阳性,说明已经发生转移,极有可能癌细胞已经扩散到脉管系统并已在继发位点定居,意味着癌细胞只需存活、

增殖并最终完成殖生过程。MSG 看上去可特异性地影响转移灶克隆的形成，因此，以 MSG 和相关的信号通路为分子靶点可以发展分子靶向治疗。或许可以通过延长已扩散的肿瘤细胞的休眠来改变疾病模式，使得癌症成为一个临床上可以治疗的慢性疾病；甚至在其他辅助条件下杀死已扩散的癌细胞，彻底抑制肿瘤转移的形成。

3.2.3 已知的肿瘤转移抑制基因

自从 1988 年 Nm23 被发现以来[9]，候选肿瘤转移抑制基因的数目已经增加到 20 多个（表 3-2）[10,11]。在此，我们会关注在多种肿瘤细胞系或体内自发肿瘤转移实验中最有特点的 MSG[11]。

表 3-2　已发现的 MSG 及其肿瘤转移抑制功能的证据

转移抑制基因	肿瘤转移抑制功能的证据	抑制转移阶梯反应的可能步骤	参考文献
Kiss-1	实验性转移分析中，外源过表达 KISS1 的 GFP 标记肿瘤细胞可以播撒，但在继发器官中不增殖	远端克隆定居（肺）	[31]
Kai-1	与血管内皮细胞表面 DARC 结合可诱导肿瘤细胞生长停滞	血管内渗和生存	[34,74]
MKK4	①在自发转移模型中，外源过表达抑制可见的转移进程，但不影响微转移灶；②活化 MAPKs、p38 和 JNK；③在转移灶中可以检测到激酶的活化，但在原发灶则检测不到	继发位点的侵袭和克隆定居	[22,37,38]
MKK7	①在自发转移模型中，外源过表达抑制可见的转移进程，但不影响微转移灶；②活化 MAPKs、JNK；③在转移灶中可以检测到激酶的活化，但在原发灶则检测不到	继发位点的侵袭和克隆定居	[22]
Nm23（-H1 和-H2）	①在乳腺癌模型中，MPA 刺激 Nm23-H1 表达，可抑制微转移克隆的形成前的生长；②抑制 MAPK/ERK1/2；③表达与抑制体外锚定非依赖性生长相关	①外源过表达 Nm23-H1 可减少肺中荧光标记的 MDA-MB-435；②与细胞运动密切相关的溶血磷脂酸受体 EDG2 能恢复外源表达 Nm23-H1 肿瘤细胞的转移潜能	[9, 44, 51, 52,56,57]
BRMS1	①实验性转移分析中，减少肿瘤转移率和大小；②BRMS1 过表达 MDA-MB-435 细胞裸鼠成瘤实验不能形成明显的可见结节	血管生存和继发位点克隆定居	[58,62,63]
SMAD7	①减少肿瘤转移率和大小；②外源性表达 SMAD7 的黑色素瘤细胞实验性转移结束 14 周后，形成骨转移结节	可能调控钙黏蛋白的表达和肿瘤细胞黏附特性	[26,59]
SSeCKS	①减少肿瘤转移率和大小；②机制功能与 VEGF 下调相联系；③抑制体外非锚定依赖性生长，对运动没有影响	继发位点血管生成和迁移	[24,60]
RHOGDI2	①减少肿瘤转移率和大小；②机制功能与 ET-1 下调相联系，是抗血管生成复合物阿曲生坦的重要靶点	在继发位点的迁移和克隆定居	[25,61]
CTGF	在肺癌实验性转移模型中，肺转移灶大小下降 15%～25%	表达与抑制体外肿瘤细胞运动和侵袭相关	[18]
RKIP	①抑制 MAPK ERK1/2；②调节血管生成的基因表达；③与染色粒和中心粒相关，调节细胞周期纺锤体监测点	表达与细胞运动和侵袭能力下降相关，但与体外锚定非依赖生长无关	[75-77]
DLC-1	在非转移的 MDA-MB-435 亚细胞系中发现其表达下调，与转移的亚细胞系相比，该亚细胞学具有转移休眠表型	肿瘤细胞的迁移和侵袭	[66,67]
DCC	细胞-细胞或细胞-基质之间的黏附	①在荧光标记的肿瘤细胞中外源表达 DCC 能减少肿瘤细胞扩散到淋巴结和肺的数目；②诱导 caspase-8 介导的细胞凋亡	[78]
caspase-8	诱导凋亡/失巢凋亡	①促凋亡的酶类；②通过启动整合素相关的机制介导细胞凋亡来减少肿瘤细胞的扩散	[79]
OGR-1	G 蛋白偶联的受体信号	①外源过表达 OGR-1 GFP 标记的肿瘤细胞没有扩散到继发器官；②表达与细胞运动和侵袭能力下降相关，但与体外锚定非依赖生长无关	[17]
凝溶胶蛋白	肌动蛋白调节的细胞骨架和重排	①作为肌动蛋白切割/加帽蛋白参与细胞运动；②突变分析显示转移抑制效应与体外抑制细胞运动和伸展相关	[80]

续表

转移抑制基因	肿瘤转移抑制功能的证据	抑制转移阶梯反应的可能步骤	参考文献
E-钙黏蛋白	细胞-细胞或细胞-基质之间的黏附	通过黏着连接调节异质细胞黏附	[81]
紧密连接蛋白-4	表达与体外锚定非依赖生长下降相关	①通过紧密连接介导细胞-细胞黏附;②表达与体外侵袭能力下降相关	[82]
CD44	细胞-细胞或细胞-基质之间的黏附,能够结合透明质酸和骨桥蛋白	①参与细胞迁移、淋巴细胞活化和归巢的跨膜糖蛋白;②表达与体外侵袭能力下降相关	[83-86]

（1）Nm23-H1

最初被称之为非转移性克隆23,通过比较高低不同转移潜能的黑素瘤细胞系 cDNA 文库发现了 Nm23-H1。在5个高转移潜能细胞系中,它的表达量明显低于两个相关的低转移潜能细胞系。在那个时代,一个基因影响细胞远处转移的观念是有争论的。现在回想起来,这是合理的,因为实验数据证明转移能力的获得需要复杂的细胞功能,这些功能的损失会导致细胞无法转移[2]。自从 Nm23-H1 被发现,它的转移抑制功能在多种肿瘤模型中被确认,包括黑色素瘤[12]、前列腺癌[13]、结肠癌[14]、乳腺癌[15]和口腔鳞状细胞癌[16]。Lacombe 和她的同事通过遗传学方法也证实了 Nm23-H1 抑制转移的效应[17]。他们发现在 Nm23 野生型和基因敲除小鼠中,肝细胞肿瘤形成率没有差异,但基因敲除小鼠中肺转移率是野生型小鼠的两倍（$P < 0.001$）。体外过表达 Nm23-H1 可降低乳腺癌细胞的迁移能力（图3-4）。但 Nm23-H1 上调并不一定与抑制肿瘤转移相关。事实上,在白血病和神经母细胞瘤中,Nm23 促进转移。这些发现表明 Nm23 抑制肿瘤转移潜能具有环境依赖性和组织依赖性,尽管这些差异的原因仍待阐明。

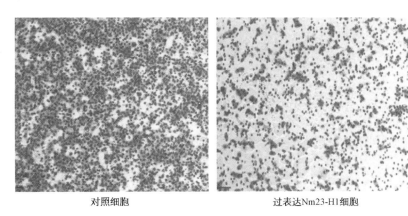

对照细胞　　　　　　　　　过表达Nm23-H1细胞

图3-4　胎牛血清作为趋化因子对 Nm23-H1 过表达细胞迁移能力的影响

Nm23 抑制转移的生化机制有可能极其复杂。人类一共发现了8个不同的 Nm23 同源染色体,但广泛研究的只有 Nm23-H1 和 Nm23-H2[18,19]。Nm23-H1 与 EPK1/2 MAP 激酶支架蛋白[也称为 Ras 激酶抑制剂（KSR）]相互作用,可抑制 ERK1/2 活化[20]。在其他模型系统中,肿瘤休眠被认为是 p38 和 ERK1/2 之间处于动态平衡,ERK1/2 活化促进细胞增殖,p38 活化则促进细胞死亡,而两者达到平衡时细胞处于休眠状态。尽管这一点并没有得到正式验证[21-23],Nm23-H1 抑制 ERK1/2 的作用有利于调节这一平衡状态。Nm23 特异性结合一些蛋白包括酪蛋白激酶2、Rad、Epstein-Barr 病毒的潜在抗原和异源三聚体 G 蛋白,发挥其功能。其他一些有利于 Nm23 发挥转移抑制作用的分子包括组氨酸蛋白激酶、核苷二磷酸激酶和 DNA 外切核酸酶[24]。

对照和 Nm23 转染细胞系的基因表达谱分析证明,Nm23 下游分子可能也参与肿瘤抑制效应。基因芯片分析对照和高表达 Nm23 乳腺癌细胞系的下调基因产物发现包括 EDG2 在内的多个兴趣蛋白。以前认为 EDG2 及其同系物 EDG4、EDG7 与肿瘤的生长、转移密切相关[25],而且它们是血清中主要成分,是富含磷脂的溶血磷脂酸受体。发现溶血磷脂酸（LPA）通过这些受体可特异性促进卵巢癌的转移。Nm23-H1 抑制 EDG2 的表达认为是 Nm23-H1 在抑制肿瘤运动、侵袭和转移中发挥了至关重要的作用[25,26]。此外,EDG2 的过度表达能够消除 Nm23-H1 抑制肿瘤细胞在继发位点的细胞滞留、黏附和生长。总而言之,EDG2 可能成为 Nm23-H1 低表达转移性乳腺癌患者的另一个抗转移的分子靶点。血液中溶血磷脂酸水平始终相对稳定,然而许多肿瘤细胞可产生或分泌自体毒素,从而可能形成溶血磷脂酸的工作浓度。因此,针对肿瘤细胞中 EDG2 作为靶标极有可能抑制细胞不断形成转移灶。

由于 MSG 抑制转移的能力,它们是一个很有前景的治疗靶点。现在已有一些化合物能够增强哺乳动物肿瘤细胞中的 Nm23 表达，从而降低转移。在三阴性乳腺癌细胞系中（ER 阴性、PR 阴性和 Her-2 野生型），通过甲孕酮（MPA）处理后，Nm23-H1 的表达增加了两倍。一般认为，这种活化是甲孕酮结合在糖皮质激素受体作用的结果[27]。为了验证 MPA 增强 Nm23 表达的假说，转移性乳腺癌细胞株 MDA-MB-231 静脉注射到老鼠中，4 周之内形成了微小肺转移灶，之后老鼠被随机分成甲孕酮处理组和对照组。8～10 周甲孕酮常规处理的老鼠转移灶的发生率下降 27%～40%，平均转移数量下降 44%～48%。甲孕酮的不良反应是体重增长，但对骨密度、肥瘦比或乳腺脂肪垫组织没有明显影响。在印第安纳大学已开展了一个独用高剂量甲孕酮以及结合节律性化疗的 II 期临床试验。在过去的 20 年中，Nm23 已从一个概念逐渐转变成一种机制，虽尚未能转化到临床应用，但已证明研究转移过程中转移抑制基因的可行性和实用性，其他转移抑制基因和模型系统的不断丰富，完善了转移性克隆形成的知识内涵。

（2）Kiss-1

Kiss-1 于 1996 年被发现，在乳腺癌和黑色素瘤实验模型中过表达 Kiss-1 cDNA 可抑制肿瘤转移，但对原发灶的生长没有任何影响[8]。Kiss-1 编码分泌的多肽——kisspeptins，这在 MSG 中是独一无二的。已发现多个 kisspeptins 包括 metastin（一个编码 54 氨基酸多肽）。一般认为，metastin 结合 G 蛋白偶联受体 GPR54 可抑制转移[28,29]。GPR54 受体和它的配体——metastin，之前被认为在青春期起作用[30]。

有证据表明，Kiss-1/metastin 可促进实体瘤细胞在继发位点休眠[31]。在实验中，用荧光标记的皮肤黑色素瘤细胞通过静脉注射到无胸腺的裸鼠中，荧光蛋白的稳定表达使得整个实验过程可视化。将转了空载或 kisspeptin 分泌信号缺失的细胞注射到裸鼠，35 天后肺、骨骼、肾和眼睛中均观察到较大的转移灶。相反，将过表达野生型 kisspeptins 黑色素瘤细胞注射到裸鼠，一直到 120 天，在多个器官中没有观测到肿瘤细胞生长，它们仍处于休眠状态。这些数据表明，一旦肿瘤细胞到达继发位点，分泌的 kisspeptins 在维持黑色素瘤细胞休眠中起了重要作用。然而自相矛盾的是，Kiss-1 在黑色素瘤细胞中诱导休眠的机制并不需要 GPR54 受体，这意味着还有其他受体在起作用。尽管阐述这个分子机制需要更进一步的研究，但对于已扩散的癌症患者而言，这样一种分泌肽是一个有临床前景的药理学靶点。

（3）Kai-1

另一个促进实体瘤细胞休眠的 MSG 是 Kai-1，也被称为 CD82，是 1991 年发现的含有 267 氨基酸的跨膜蛋白，它涉及抑制癌细胞的侵袭和转移[32]。tetraspanins 是含有 4 个跨膜结构的细胞表面蛋白大家族，能和整合素结合形成复合物[33]。最近的研究表明，Kai-1 除了抑制细胞的侵袭和转移之外，也可抑制肿瘤转移级联反应的晚期阶段。Kai-1 还可与内皮细胞表达的含有 7 个跨膜结构 Duffy 抗原趋化因子

受体（DARC）相互作用[34]。利用乳腺癌、黑色素瘤和前列腺癌细胞系，分析不同表达水平的 Kai-1 细胞与 DARC 阳性内皮细胞的结合能力，高表达 Kai-1 前列腺细胞显示出较高的亲和力。癌细胞通过 Kai-1/DARC 与内皮细胞相结合，可诱导癌细胞生长停滞，减少体外克隆的形成。但没有检测到细胞凋亡。体内分析 DARC 基因敲除的小鼠，与野生型和杂合型乳腺癌、黑色素瘤细胞系的对照相比，发现 DARC 基因敲除小鼠中导入 Kai-1 阳性克隆可显著促进肺转移。这些数据表明 DARC 在 Kai-1 抑制转移过程中是必需的。肿瘤细胞的生长停滞与 TBX2 减少和抑制细胞周期蛋白 CDK2、CDK4 复合物 P21 的上调相关。之前的研究表明，TBX2 通过抑制黑色素瘤细胞 P21 表达来抑制衰老，这说明 P21 通路可能在肿瘤进程和休眠中发挥重要作用[35]。现在证明泛素连接酶 Gp78 可促进 Kai-1 的降解，从而降低其蛋白表达水平[36]。通过抑制 Gp78 的活性，可以抑制 Kai-1 在细胞膜上降解，导致体内肉瘤细胞系转移潜能降低。或许可以在这些细胞中通过抑制 Gp78 及维持 Kai-1 水平而成为有潜力的靶向治疗。

Kai-1 的另一个作用机制与其抑制 Met 和 Src 的活化相关[37]。利用人的前列腺癌细胞发现 Kai-1 可和整合素介导的信号通路相互作用，Kai-1 的增加可抑制 c-Met 配体——HGF 活化 c-Met 的能力。另外，Kai-1 通过整合素介导，诱导 Src 失活和相应的细胞侵袭、转移能力的降低；这也表明癌细胞中 Kai-1 的缺失可以激活 c-Met 和 Src 的信号通路，反过来促进细胞的运动和转移，使细胞的恶性程度增强。这也提示下游分子可以针对模拟 Kai-1 效应，降低肿瘤细胞的转移。

（4）JNKK1/MKK4、MKK7 和 MKK6

JNKK1/MKK4 是通过微细胞介导的染色体转移技术、定位克隆策略和体内转移分析相结合发现的一个由 17 号染色体编码的转移抑制基因，它参与应急活化蛋白激酶链的 MAP2K[38]。最初的研究表明，JNLL1/MKK4 过表达后，前列腺癌肺转移数量可降低 90%[39]。利用卵巢癌移植瘤模型发现该蛋白在转移性癌中起着广泛的作用[40]。在人卵巢癌细胞系中表达 JNKK1/MKK4，可见的转移灶明显减少，注射的动物寿命增加了 70%。在这两个模型系统中，JNKK1/MKK4 激酶的活化是发挥转移抑制作用所必需的[39,41]。

促分裂原活化蛋白激酶（MAPKs）是将外部信号转换成直接控制细胞进程的一系列下游分子的一类蛋白[42]。哺乳动物细胞中的 MAPKs 包括 ERK1/2、ERK5、JNK 和 p38。MAP3Ks 激酶的活化可启动磷酸级联反应，反过来磷酸化 MAP2Ks，进一步磷酸化最终目标 MAPK。MAP2Ks 磷酸化单个目标 MAPK（JNKK1/MKK4 除外）；然而，MAP3Ks 被认为能够磷酸化多重 MAP2Ks，对不同的刺激均有特异性反应信号。细胞外信号调节激酶（ERK）信号一直是肿瘤研究关注的焦点，在细胞增殖、转化和 ras 原癌基因下游的恶性进程中起作用。JNK 和 p38 MAPKs 是应激活化蛋白激酶（SAPK）信号通路的一部分，传统上与细胞生长的停滞和凋

亡相关,因此它们通常被认为是肿瘤形成和进程的抑制者。

JNKK1/MKK4 与多种临床肿瘤有关,大约 5% 的肿瘤存在 JNKK1/MKK4 基因功能性缺失突变。而且,多种肿瘤(如肺癌、胰腺癌、乳腺癌和睾丸癌)存在 JNKK1/MKK4 基因位点杂合性缺失[43-46]。Xin 等发现与 MKK4 阳性的胃癌患者相比,MKK4 阴性患者的寿命减少近 50%,而且转移灶中 JNKK1/MKK4 的表达明显高于原发灶[47]。同样,在一个胃腺癌的回顾性研究中,原发灶中 JNKK1/MKK4 表达缺失的患者死亡风险增加 5 倍[48]。Stark 等发现,在乳腺肿瘤脑转移患者中,JNKK1/MKK4 mRNA 表达水平降低,说明 JNKK1/MKK4 的缺失与转移形成有关[49]。在前列腺癌患者中,通过免疫组化发现 JNKK1/MKK4 表达水平与格里森分级呈明显负相关[50]。

虽然临床发现并不一致,这也突出了调控肿瘤 SAPKs 作用的复杂性。在特定的环境下,JNKK1/MKK4 和 JNK 与肿瘤的进程密切相关,p38 也是如此[43,51]。例如,在缺少 JNKK1/MKK4 的胰腺和乳腺癌细胞系研究中,外源表达 JNKK1/MKK4 导致细胞克隆形成和侵袭能力增加[52]。在一个胰腺癌的临床前实验中,与 MKK4 杂合突变的肿瘤细胞相比,MKK4 纯和突变的细胞会形成较少的实验性(静脉的)转移,肿瘤形成慢了 1 倍[53]。而且,与 Kim 等研究相反,Lotan 等最近的研究显示 JNKK1/MKK4 和 MKK7 的表达上调与前列腺癌临床高分期相关[54]。

为了进一步探讨 JNKK1/MKK4 在调控肿瘤转移中扮演的角色,体内功能研究表明,不仅其表达水平,其激酶活性对于抑制卵巢癌和前列腺癌的转移都是必需的[39,41]。这说明蛋白是通过激酶级联反应活化下游 JNK 和(或)p38 的底物来调控细胞增殖。有趣的是,实验室转移模型系统的体内研究显示,JNKK1/MKK4 的活化并不能引起人卵巢癌细胞系 SKOV3ip.1 的凋亡[55]。反之,在 JNKK1/MKK4 表达的微小转移灶中,通过 BrdU 标记观察到增殖停滞和组蛋白 3 的磷酸化。这与细胞周期抑制物 p21Wafl/Cipl 的表达上调显著相关,表明 JNKK1/MKK4 是通过诱导细胞周期停滞来减少转移灶克隆的形成。

另外机制研究也提示,在这个模型系统中 JNKK1/MKK4 是通过 p38 的 SAPK 信号通路发挥作用[41]。另一方面,AT6.1 前列腺癌移植瘤模型的数据也发现 JNKK1/MKK4 通过 JNK 信号抑制肺转移灶中播散细胞的生长[39]。然而,在这个模型系统中,抑制作用究竟是由细胞凋亡导致的,还是由细胞周期停滞来介导的,仍有待进一步探索。

这些体内临床前研究对于理解 SAPK 信号通路在肿瘤进程中的作用有着许多启示。理解细胞类型和微环境如何决定一个刺激物通过同一个激酶影响不同的目标分子,对于设计特定的临床治疗药物至关重要。另外,尽管理解 JNKK1/MKK4 在分子水平上如何影响不同的信号相当重要,但最终导致细胞相同的命运也同样重要。前列腺癌中 JNK 信号通路的活化和卵巢癌中 p38 信号通路的活化同样都抑制转移性生长,目前已有一些手段可以阐述这些机制。

(5) BRMS1

同 JNKK1/MKK4 一样,BRMS1 也是通过微细胞介导的转移技术将 11 号染色体转染到人的乳腺癌细胞系中发现的 MSG[56]。11 号染色体抗转移活性定位图鉴定了著名的肿瘤转移抑制基因 BRMS1。在黑色素瘤、膀胱癌和非小细胞性肺癌细胞系中均发现了 BRMS1 肿瘤转移抑制活性[57,58]。推测 BRMS 蛋白介导的抑制转移机制很复杂,参与调节了细胞内多重功能(如缝隙连结的形成)和信号模块的表达(如 PI3K 和 EGF)。

在 MSG 中,BRMS1 是独一无二的,已证实它可调控肿瘤细胞间的缝隙连结通讯能力,因此它既调控肿瘤细胞之间的交流,也调控肿瘤细胞与周围微环境之间的交流,从而调控转移灶的生长[59]。在乳腺癌肿瘤细胞中外源表达 BRMS1 发现,缺氧可降低肿瘤细胞的存活——即细胞在从一个特定的表面分离后继续存活的能力(通常指组织培养瓶中二维培养模型),促进细胞凋亡,降低细胞的黏附[60]。

在许多肿瘤中,磷脂酰肌醇-3-激酶(PI3K)信号通路相当重要,在调控细胞的生存和生长中起着重要作用[61,62]。PI3K 磷酸化下游一个磷脂酰肌醇二磷酸(PIP$_2$)的磷脂,形成 PIP3,然后 PIP3 再激活下游的效应分子如 AKT 等。BRMS1 上调的细胞可显著降低 PIP$_2$ 浓度,从而抑制细胞存活和生长信号的活化。乳腺癌细胞系中 BRMS1 过表达也会减少表皮生长因子受体(EGFR)的表达[63,64]。EGFR 是一个跨膜受体酪氨酸激酶,它在许多正常细胞中也表达,与配体结合后会引起位于胞质尾部酪氨酸残基磷酸化,通过 Ras/MAPK 级联反应或 PI3K 信号通路激活下游通路。在多种肿瘤如乳腺癌、头颈癌、结肠癌中,EGFR 的下调是一个重要因素。

最后,BRMS1 也被证明与调节细胞生存和凋亡的关键分子——NF-κB 相互作用,同时它也能与组蛋白去乙酰化酶(HDAC)复合物相互作用。而 HDACs 催化组蛋白去乙酰化,BRMS1 和 HDAC 复合物能从 DNA 中释放出来,促进 DNA 转录,这也许是将来药物设计的一个可行靶标。如今尚不清楚 BRMS1 功能是独立的还是相互调节最终调节细胞转移潜能。

(6) RHOGDI2

RHOGDI2 位于染色体 12p12.3,是通过人膀胱癌细胞系 DNA 芯片技术结果分析发现的[65]。Theodorescu 和他的同事分析了 30 000 多个基因,以鉴别侵袭性更高细胞系表达下调的基因。这种差异表达方法鉴定了 2 368 个候选基因,根据相对倍数的变化筛选出其中的 10 个基因进行进一步研究。这 10 个基因中,RHOGDI2 在人的样本中得到验证。将 RHOGDI2 导入膀胱癌细胞系,对裸鼠肿瘤原发灶的生长没有任何影响,但可显著性降低转移,符合 MSG 的标准。已证明 RHOGDI2 可抑制两个涉及侵袭的基因 Rho 和 Rac[8]。Rac、Rho 和 Cdc42 在细胞骨架组装、黏附和运动性方面都起重要作用。RHOGDI2 的作用机制极有可能是使 Rho 失活,从而抑制细胞骨架再组装和运动。

利用芯片分析外源性过表达 RHOGDI2 的高转移膀胱癌细胞和对照之间的表达谱存在差异[66]。当细胞中上调 RHOGDI2 时，两种分泌性蛋白内皮素 endothelin-1，（ET-1）和神经调节肽 U（neuromedin U，NMu）均下调，这两种蛋白都是 G 蛋白偶联受体的肽激动剂。目前有一个复合物阿曲生坦（atrasentan）通过抑制 ET-1 受体，可显著增加转移过程中 ET-1 信号的作用。如今在临床试验中阿曲生坦被用来治疗癌症[67]，而其他 ET-1 拮抗剂仍在研究当中。注射膀胱癌细胞的小鼠用阿曲生坦处理 8 周后，解剖发现阿曲生坦处理组的小鼠只有 5% 出现肺转移，但在对照组有 53% 的小鼠出现了肺转移。之前的一个研究表明，阿曲生坦对于病人是可以耐受的，目前正在进行针对低表达 RHOGDI2 膀胱癌病人的临床试验正是基于这两个实验。

（7）RKIP

激酶抑制蛋白（RKIP）最初被证明是前列腺癌的 MSG，随即证明其在结肠癌和乳腺癌中也起作用[68,69]。RKIP 定位在染色体 12q24.23 上，并表现出一系列不同功能，其功能发挥取决于其所处环境[70]。RKIP 直接与 RAF 结合，降低 MEK-ERK1/2 活性，MEK-ERK1/2 是在细胞生存和运动等多种细胞功能中发挥重要作用的信号通路。RKIP 表达下调会导致肿瘤细胞中 MAPK 活化和随后的肿瘤细胞凋亡的减少[71]。在临床样本中，与配对的淋巴结转移灶相比，原发灶中 RKIP 表达缺失，验证了 RKIP 是一个 MSG[68]。RKIP 的表达也被认为是结肠癌患者发生转移的一个分子标记[72]。最近的研究开始阐述 RKIP 参与的生物学功能和信号通路[73]，发现 RKIP 参与到多种机制，如抑制 MAPK、G 蛋白偶联受体激酶和 NF-κB 信号通路。RKIP 的功能是调节这些重要的细胞转导通路，使它们维持在正确状态。推测 RKIP 的缺失引起关键的细胞功能如复制的异常，最终导致癌症。

（8）新的肿瘤转移抑制基因

近年来，被称为 MSG 的数目大大增加。尽管对于每一个 MSG 的完整描述远超过了本章的范围，那些被确认的 MSG 列在表 3-2 中。尽管还没有利用转移分析方法在体内验证许多新的可能的 MSG，但最近基于微阵列技术的应用，有助于发现更多的 MSG。在这些可能的 MSG 中，有一些相当有临床应用价值，例如 CD44、claudin-1 和 4、凝溶胶蛋白（gelsolin）、RECK 和 Drg-1[11]。毫无疑问，更多的 MSG 等待我们去发现，并满怀期望发现更多的分子靶点以转化到临床中去帮助患者。

3.2.4　临床意义

对于大部分患者而言，可能通过外科手术、放疗、化疗或者这些方法相结合来控制原发瘤在原发位点的生长。但对大部分实体瘤而言，转移或治疗并发症通常都是致命性的。尽管转移的过程很复杂，但抑制转移级联反应中的每一步都可能使整个转移过程中止。因此，在整个转移过程完成之前恢复肿瘤细胞转移抑制基因的功能在临床上是非常有用的，而转移灶克隆形成或许是转移过程中最容易干预治疗的一个环节。

但不幸的是，目前大部分肿瘤治疗实验都关注的是某一治疗药物减少患者大量转移结节的可能性。针对 MSG 的治疗药物期望是终止而不是逆转患者的转移进程。这些复合物极有可能不符合目前的早期临床试验的临床应用标准，有必要使用特定的临床试验来研究在佐剂条件下针对 MSG 治疗靶点的化合物。将来这一领域的研究是非常有前景的，因为新的技术让我们能够发现之前不能发现的转移级联反应中的某些方面。将这些研究推进到临床，像现在的 Nm23 和 RHOGDI1 一样作为潜在的治疗靶点，极有可能突破目前的临床应用领域。

（董琼珠 译，钦伦秀 审校）

参考文献

［1］Knudson AG Jr. Mutation and cancer: statistical study of retinoblastoma. Proc Natl Acad Sci USA, 1971, 68:820-823.

［2］Steeg PS, et al. Altered expression of NM23, a gene associated with low tumor metastatic potential, during adenovirus 2 Ela inhibition of experimental metastasis. Cancer Res, 1988, 48:6550-6554.

［3］Steeg PS, et al. Evidence for a novel gene associated with low tumor metastatic potential. J Natl Cancer Inst, 1988, 80:200-204.

［4］Leone A, et al. Reduced tumor incidence, metastatic potential, and cytokine responsiveness of nm23-transfected melanoma cells. Cell, 1991, 65:25-35.

［5］Leone A, et al. Transfection of human nm23-H1 into the human MDA-MB-435 breast carcinoma cell line: effects on tumor metastatic potential, colonization and enzymatic activity.

Oncogene, 1993, 8:2325-2333.

［6］McNeill CA, et al. Genetic manipulation by means of microcell-mediated transfer of normal human chromosomes into recipient mouse cells. Proc Natl Acad Sci USA, 1980, 77:5394-5398.

［7］Welch DR. Technical considerations for studying cancer metastasis in vivo. Clin Exp Metastasis, 1997, 15:272-306.

［8］Steeg PS. Metastasis suppressors alter the signal transduction of cancer cells. Nat Rev Cancer, 2003, 3:55-63.

［9］Steeg PS, et al. Evidence for a novel gene associated with low tumor metastatic potential. J Natl Cancer Inst, 1988, 80:200-204.

［10］Steeg P. Metastasis suppressors alter the signal transduction of cancer cells. Nature Cancer Rev, 2003, 3:55-63.

［11］Rinker-Schaeffer CW, et al. Metastasis suppressor proteins: discovery, molecular mechanisms, and clinical application. Clin

Cancer Res, 2006, 12:3882-3889.

[12] Parhar RS, et al. Effects of cytokine-mediated modulation of nm23 expression on the invasion and metastatic behavior of B16F10 melanoma cells. Int J Cancer, 1995, 60:204-210.

[13] Lee HY, et al. Inhibitory activity of nm23-H1 on invasion and colonization of human prostate carcinoma cells is not mediated by its NDP kinase activity. Cancer Lett, 1999, 145:93-99.

[14] Tagashira H, et al. Reduced metastatic potential and c-myc overexpression of colon adenocarcinoma cells (colon 26 line) transfected with nm23-R2/rat nucleoside diphosphate kinase alpha isoform. Int J Mol Med, 1998, 2:65-68.

[15] Bhujwalla ZM, et al. Nm23-transfected MDA-MB-435 human breast carcinoma cells form tumors with altered phospholipid metabolism and pH: a 3IP nuclear magnetic resonance study in vivo and in vitro. Magn Reson Med, 1999, 41:897-903.

[16] Miyazaki H, et al. Overexpression of Nm23-H2/NDP kinase B in a human oral squamous cell carcinoma cell line results in reduced metastasis, differentiated phenotype in the metastatic site, and growth factor-independent proliferative activity in culture. Clin Cancer Res, 1999, 5:4301-4307.

[17] Boissan M, et al. Increased lung metastasis in transgenic NM23-Null/SV40 mice with hepatocellular carcinoma. J Natl Cancer Inst, 2005, 97:836-845.

[18] Lacombe ML, et al. The human Nm23/nucleoside diphosphate kinases. J Bioenerg Biomembr, 2000, 32:247-258.

[19] McDermott WG, et al. Nm23-H1 homologs suppress tumor cell motility and anchorage independent growth. Clin Exp Metastasis, 2008, 25:131-138.

[20] Hartsough MT, et al. Nm23-H1 metastasis suppressor phosphorylation of kinase suppressor of Ras via a histidine protein kinase pathway. J Biol Chem, 2002, 277:32389-32399.

[21] Aguirre-Ghiso JA, et al. ERK(MAPK) activity as a determinant of tumor growth and dormancy, regulation by p38(SAPK). Cancer Res, 2003, 63:1684-1695.

[22] Aguirre-Ghiso JA, et al. Green fluorescent protein tagging of extracellular signal-regulated kinase and p38 pathways reveals novel dynamics of pathway activation during primary and metastatic growth. Cancer Res, 2004, 64:7336-7345.

[23] Ranganathan AC, et al. Opposing roles of mitogenic and stress signaling pathways in the induction of cancer dormancy. Cell Cycle, 2006, 5:1799-1807.

[24] Steeg PS, et al. Clinical-translational approaches to the Nm23-H1 metastasis suppressor. Clin Cancer Res, 2008, 14:5006-5012.

[25] Horak CE, et al. Nm23-H1 suppresses tumor cell motility by down-regulating the lysophosphatidic acid receptor EDG2. Cancer Res, 2007, 67:7238-7246.

[26] Horak CE, et al. Nm23-H1 suppresses metastasis by inhibiting expression of the lysophosphatidic acid receptor EDG2. Cancer Res, 2007, 67(24):11751-11759.

[27] Ouatas T, et al. Dexamethasone and medroxyprogesterone acetate elevate Nm23-H1 metastasis suppressor gene expression in metastatic human breast carcinoma cells: new uses for old compounds. Clin Cancer Res, 2003, 9:3763-3772.

[28] Ohtaki T, et al. Metastasis suppressor gene Kiss-1 encodes peptide ligand of a G-protein-coupled receptor. Nature, 2001, 411:613-617.

[29] Kotani M, et al. The metastasis suppressor gene Kiss-1 encodes kisspeptins, the natural ligands of the orphan G protein-coupled receptor GPR54. J Biol Chem, 2001, 276:34631-34636.

[30] Castellano JM, et al. Kiss-1/kisspeptins and the metabolic control of reproduction: physiologic roles and putative physiopathological implications. Peptides, 2008, 30(1):139-145.

[31] Nash KT, et al. Requirement of Kiss-1 secretion for multiple organ metastasis suppression and maintenance of tumor dormancy. J Natl Cancer Inst, 2007, 99:309-321.

[32] Ichikawa T, et al. Genetic factors and metastatic potential of prostatic cancer. Cancer Surv, 1991, 11:35-42.

[33] Takahashi M, et al. Regulation of c-Met signaling by the tetraspanin Kai-1/CD82 affects cancer cell migration. Int J Cancer, 2007, 121:1919-1929.

[34] Bandyopadhyay S, et al. Interaction of Kai-1 on tumor cells with DARC on vascular endothelium leads to metastasis suppression. Nat Med, 2006, 12:933-938.

[35] Prince S, et al. Tbx2 directly represses the expression of the p21 (WAFl) cyclin-dependent kinase inhibitor. Cancer Res, 2004, 64:1669-1674.

[36] Tsai YC, et al. The ubiqui tin ligase gp78 promotes sarcoma metastasis by targeting Kai-1 for degradation. Nat Med, 2007, 13:1504-1509.

[37] Sridhar SC, et al. Tetraspanin Kai-1/CD82 suppresses invasion by inhibiting integrin-dependent crosstalk with c-Met receptor and Src kinases. Oncogene, 2006, 25:2367-2378.

[38] Chekmareva MA, et al. Localization of prostate cancer metastasis-suppressor activity on human chromosome 17. Prostate, 1997, 33:271-280.

[39] Vander Griend DJ, et al. Suppression of metastatic colonization by the context-dependent activation of the c-Jun NH2-terminal kinase kinases JNKK1/MKK4 and MKK7. Cancer Res, 2005, 65:10984-10991.

[40] Yamada SD, et al. Mitogen-activated protein kinase kinase 4 (MKK4) acts as a metastasis suppressor gene in human ovarian carcinoma. Cancer Res, 2002, 62:6717-6723.

[41] Hickson JA, et al. The p38 kinases MKK4 and MKK6 suppress metastatic colonization in human ovarian carcinoma. Cancer Res, 2006, 66:2264-2270.

[42] Chang L, et al. Mammalian MAP kinase signalling cascades. Nature, 2001, 410:37-40.

[43] Whitmarsh AJ, et al. Role of mitogen-activated protein kinase kinase 4 in cancer. Oncogene, 2007, 26:3172-3184.

[44] Teng DH, JK et al. Human mitogen-activated protein kinase kinase 4 as a candidate tumor suppressor. Cancer Res, 1997, 57:4177-4182.

［45］ Su GH, et al. Mutation rate of MAP2K4/MKK4 in breast carcinoma. Human Mutation, 2002, 19:81.

［46］ Su GH, et al. Alterations in pancreatic, biliary, and breast carcinomas support MKK4 as a genetically targeted tumor suppressor gene. Cancer Res, 1998, 58:2339-2342.

［47］ Xin W, et al. MAP2K4/MKK4 expression in pancreatic cancer: genetic validation of immunohistochemistiy and relationship to disease course. Clin Cancer Res, 2004, 10:8516-8520.

［48］ Cunningham SC, et al. MKK4 status predicts survival after resection of gastric adenocarcinoma. Arch Surg, 2006, 141:1095-1099.

［49］ Stark AM, et al. Reduced metastasis-suppressor gene mRNA-expression in breast cancer brain metastases. J Cancer Res Clin Oncol, 2005, 131:191-198.

［50］ Kim HL, et al. Mitogen-activated protein kinase kinase 4 metastasis suppressor gene expression is inversely related to histological pattern in advancing human prostatic cancers. Cancer Res, 2001, 61:2833-2837.

［51］ Kennedy NJ, et al. Role of JNK in tumor development. Cell Cycle, 2003, 2:199-201.

［52］ Wang L, et al. Evidence of MKK4 pro-oncogenic activity in breast and pancreatic tumors. Oncogene, 2004, 7:7.

［53］ Cunningham SC, et al. Targeted deletion of MKK4 in cancer cells: a detrimental phenotype manifests as decreased experimental metastasis and suggests a counterweight to the evolution of tumor-suppressor loss. Cancer Res, 2006, 66:5560-5564.

［54］ Lotan TL, et al. Up-regulation of MKK4, MKK6 and MKK7 during prostate cancer progression: an important role for SAPK signalling in prostatic neoplasia. Pothologg, 2007, 212:386-394.

［55］ Lotan T, et al. JNKK1/MKK4 mediated inhibition of SKOV3ip.1 ovarian cancer metastasis involves growth arrest and p21 upregulation. Cancer Res, 2008, 68(7):2166-2175.

［56］ Seraj MJ, et al. Functional evidence for a novel human breast carcinoma metastasis suppressor, BRMS1, encoded at chromosome 1 lql3. Cancer Res, 2000, 60:2764-2769.

［57］ Shevde LA, et al. Suppression of human melanoma metastasis by the metastasis suppressor gene, BRMS1. Exp Cell Res, 2002, 273:229-239.

［58］ Seraj MJ, et al. The relationship of BRMS1 and RhoGDI2 gene expression to metastatic potential in lineage related human bladder cancer cell lines. Clin Exp Metastasis, 2000, 18:519-525.

［59］ Saunders MM, et al. Breast cancer metastatic potential correlates with a breakdown in homospecific and heterospecific gap junctional intercellular communication. Cancer Res, 2001, 61:1765-1767.

［60］ Hedley BD, et al. BRMS1 suppresses breast cancer metastasis in multiple experimental models of metastasis by reducing solitary cell survival and inhibiting growth initiation. Clin Exp Metastasis, 2008, 25(7):727-740.

［61］ DeWald DB, et al. Metastasis suppression by breast cancer metastasis suppressor 1 involves reduction of phosphoinositide signaling in MDA-MB-435 breast carcinoma cells. Cancer Res,

2005, 65:713-717.

［62］ Zhang S, et al. Suppression of human ovarian carcinoma metastasis by the metastasis-suppressor gene, BRMS1. Int J Gynecol Cancer, 2006, 16:522-531.

［63］ Vaidya KS, et al. Breast cancer metastasis suppressor-1 differentially modulates growth factor signaling. J Biol Chem, 2008, 283:28354-28360.

［64］ Hurst DR, et al. Alterations of BRMS1-ARID4A interaction modify gene expression but still suppress metastasis in human breast cancer cells. J Biol Chem, 2008, 283:7438-7444.

［65］ Gildea JJ, et al. RhoGDI2 is an invasion and metastasis suppressor gene in human cancer. Cancer Res, 2002, 62:6418-6423.

［66］ Titus B, et al. Endothelin axis is a target of the lung metastasis suppressor gene RhoGDI2. Cancer Res, 2005, 65:7320-7327.

［67］ Chiappori AA, et al. Phase I/II study of atrasentan, an endothelin A receptor antagonist, in combination with paclitaxel and carboplatin as first-line therapy in advanced non-small cell lung cancer. Clin Cancer Res, 2008, 14:1464-1469.

［68］ Hagan S, et al. Reduction of Raf-1 kinase inhibitor protein expression correlates with breast cancer metastasis. Clin Cancer Res, 2005, 11:7392-7397.

［69］ Fu Z, et al. Effects of raf kinase inhibitor protein expression on suppression of prostate cancer metastasis. J Natl Cancer Inst, 2003, 95:878-889.

［70］ Keller ET. Metastasis suppressor genes: a role for raf kinase inhibitor protein (RKIP). Anticancer Drugs, 2004, 15:663-669.

［71］ Chatterjee D, et al. RKIP sensitizes prostate and breast cancer cells to drug-induced apoptosis. Biol Chem, 2004, 279:17515-17523.

［72］ Zlobec I, et al. Node-negative colorectal cancer at high risk of distant metastasis identified by combined analysis of lymph node status, vascular invasion, and Raf-1 kinase inhibitor protein expression. Clin Cancer Res, 2008, 14:143-148.

［73］ Granovsky AE, et al. Raf kinase inhibitory protein: a signal transduction modulator and metastasis suppressor. Cell Res, 2008, 18:452-457.

［74］ Iizumi M, et al. Interaction of Duffy antigen receptor for chemokines and Kail: a critical step in metastasis suppression. Cancer Res, 2007, 67:1411-1414.

［75］ Eves EM, et al. Raf kinase inhibitory protein regulates aurora B kinase and the spindle checkpoint. Mol Cell, 2006, 23:561-574.

［76］ Fu Z, et al. Effects of raf kinase inhibitor protein expression on suppression of prostate cancer metastasis. J Natl Cancer Inst, 2003, 95:878-889.

［77］ Schuierer MM, et al. Reduction in Raf kinase inhibitor protein expression is associated with increased Ras-extracellular signal-regulated kinase signaling in melanoma cell lines. Cancer Res, 2004, 64:5186-5192.

［78］ Rodrigues S, et al. Opposing roles of netrin-1 and the dependence receptor DCC in cancer cell invasion, tumor growth and metastasis. Oncogene, 2007, 26:5615-5625.

［79］Stupack DG, et al. Potentiation of neuroblastoma metastasis by loss of caspase-8. Nature, 2006, 439: 95-99.

［80］Fujita H, et al. Gelsolin functions as a metastasis suppressor in B16-BL6 mouse melanoma cells and requirement of the carboxyl-terminus for its effect. Int J Cancer, 2001, 93: 773-780.

［81］Kippenberger S, et al. Restoration of E-cadherin sensitizes human melanoma cells for apoptosis. Melanoma Res, 2006, 16: 393-403.

［82］Michl P, et al. Claudin-4 expression decreases invasiveness and metastatic potential of pancreatic cancer. Cancer Res, 2003, 63: 6265-6271.

［83］Gao AC, et al. CD44 is a metastasis suppressor gene for prostatic

cancer located on human chromosome 11p13. Cancer Res, 1997, 57: 846-849.

［84］Gao AC, et al. Metastasis suppression by the standard CD44 isoform does not require the binding of prostate cancer cells to hyaluronate. Cancer Res, 1998, 58: 2350-2352.

［85］Sato S, et al. Upregulated CD44v9 expression inhibits the invasion of oral squamous cell carcinoma cells. Pathobiology, 2004, 71: 171-175.

［86］Sato S, et al. Inhibition of CD44v9 upregulates the invasion ability of oral squamous cell carcinoma cells. Oral Oncol, 2003, 39: 27-30.

3.3 决定器官特异性转移的间质细胞衍生因子

◎ Bedrich L. Eckhardt, Tracey L. Smith, Robin L. Anderson, Wadih Arap, Renata Pasqualini

获得转移表型是肿瘤发展最致命的特性。继发性肿瘤可损害器官功能，对标准化疗不敏感，最终导致病人死亡。尽管肿瘤进展具有随机性，但肿瘤对转移器官的亲嗜性，即不同类型的肿瘤有向不同器官转移的倾向。高度转移的肿瘤其共同特点是能适应原发部位和远端转移组织的微环境，从而更好地实现转移。实际上，很多调控转移的基因是间质细胞或细胞外基质（ECM）的构成部分，或需要与其相互作用发挥相应的功能[14]。肿瘤转移到特定位点的倾向部分受特定的归巢机制所调控，该机制涉及肿瘤细胞和宿主微环境的配体——受体协调相互作用。尽管在肿瘤转移生物学方面的研究取得巨大进展，但并不完全清楚诱导这些进程的分子机制。

组合性噬菌体展示文库是一个有力的筛选工具，它很容易鉴定到体内相互作用的功能性蛋白。文库的应用揭示了基质微环境尤其是脉管系统——单个器官包含的特定"分子地址"，其在炎症、肿瘤生长和转移过程中被调控[3,5-7]。这一章探讨肿瘤转移进程中间质的作用，重点是利用噬菌体展示技术发现新的破坏肿瘤进程和转移的内皮标记。

3.3.1 定向转移

转移的过程并不是随机的。尽管推测肿瘤转移灶是肿瘤细胞随着血流运动，从原发灶到最先达到的毛细血管[8]，但这个推测并不适用于所有肿瘤。例如，晚期结肠癌病人肝转移的高发病率是由于血流直接通过肝门静脉流动，乳

腺癌容易转移至肝而非脾或胃肠道器官[9,10]。此外，尽管肺是乳腺癌和前列腺癌侵入体循环的癌细胞最先到达的部位，但这些肿瘤更容易引起骨转移[9]。

Paget 在 1889 年提出一个替代假说[10]，他对大量乳腺癌病例的解剖数据进行系统的总结，注意到不能用单一的机制来解释转移模型。因而，经过深思熟虑，他提出肿瘤细胞就像一粒种子，它只会在合适的土壤（继发位点）上生长（转移）。尽管这个假说要追溯到一个世纪前，但仍然经得起考验，现在的基因组平台依然支持 Paget 的假说。事实上，将转移动物模型与基因表达芯片[11]、shRNA 文库[12]、miR 文库[13]和噬菌体组合文库[14]等基因筛选平台相结合，能有效地鉴定控制肿瘤转移潜能和肿瘤细胞定向克隆定居的关键遗传因素。

基因组筛选的经验也提出来自肿瘤细胞[15]和基质成分[16,17]的因素都可影响肿瘤是否能完全转移。调控转移进程的细胞小室包括内皮[4]、游离的免疫调节细胞[3,18,19]、脂细胞[20]、成纤维细胞[21]和新的间充质干细胞[22]。同样，细胞外基质的非细胞组分提供了一个可选的基质环境，包含影响肿瘤转移过程的调控元件[1,23]。因此，更好地阐述肿瘤进程中细胞与细胞、细胞与细胞外间质以及细胞外间质与细胞外间质间功能性的交互作用，将有利于发展新的治疗方法。

3.3.2 转移过程中间质与肿瘤细胞的相互作用

作为转移过程的前奏，原发瘤细胞外间质逐渐成为一个不稳定的微生态系统，通过它，癌细胞与间质之间的"外

部引用"(out-of-context)细胞和非细胞的交流导致了病理性进展[24,25](图3-5)。尽管致癌性转化导致了最初的细胞生长失控,但这确实需要在一个动态的并对恶性生长需求作出反应的环境中。"饥饿"肿瘤细胞因低效能量应用可导致酸中毒、缺氧和微环境中活性氧的释放,同时这些反应启动一些促血管生成肽的释放,如血管生成素[26]、ephrin A1蛋

白、成纤维细胞生长因子-3(FGF-3)和血管内皮生长因子(VEGF)[28,29],这些分子会诱导内皮细胞向肿瘤细胞转化、生长以及迁移,试图使这些组织"正常化"。来自肿瘤细胞的持续性血管生长信号的刺激,造成脉管系统的动态平衡被破坏,从而提升一般处于静止状态的脉管系统的活性水平[30]。

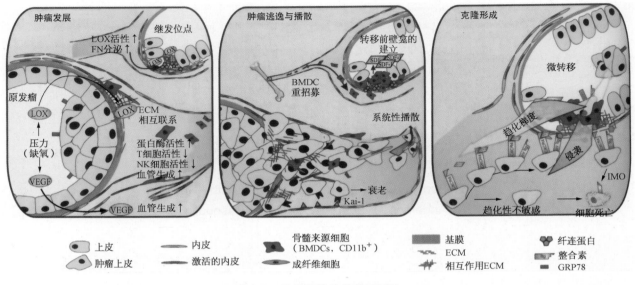

图3-5　自发性转移的基质调控

注:在肿瘤发展过程中,增加的氧化应激活化了应激诱导基因,包括LOX、VEGF和糖调节蛋白78(GRP78)。反过来,它们通过招募静息血管细胞和BMDCs促进血管生成。基膜中ECM蛋白与间质ECM的交联为细胞在肿瘤内、外侵袭和迁移做好准备。血管中的肿瘤细胞通过下调转移抑制基因如caspase-8和Kai-1/CD82逃脱内皮细胞的转移抑制信号。LOX通过与转移前环境中ECM蛋白交联也参与到构建将来可能转移的位点,转移前微环境有利于肿瘤细胞和循环BMDCs的黏附。在肿瘤细胞还未到达的继发位点开始出现募集的BMDCs,它产生的基质细胞衍生因子-1(SDF-1)趋化梯度有助于肿瘤细胞形成。循环肿瘤细胞随即改变细胞表面受体形状,与继发位点细胞外拓扑结构互补,从而对SDF-1作出反应。肿瘤细胞逃逸了细胞凋亡和坏死机制如整合素介导的死亡(IMD),形成不利的黏附。

除了提高促进血管生成因子外,血供不足也是许多肿瘤的共同特征[31]。由于新生血管形成速度的滞后以及随着肿瘤扩大,血管空间逐渐缩小,导致整个肿瘤局部缺氧[31]。另外,来自于血管生成环境大量的信号导致毫无秩序的脉管系统,其中包括不成熟的、不完善的血管内皮[32]。刚刚发育的血管内皮往往都是极易渗透的,并且血流缓慢,这为肿瘤细胞从血管外渗提供了有利的互动环境。

同时,持续的缺氧使骨髓来源细胞(BMDCs)向肿瘤内聚集以试图恢复血管功能。然而,似乎BMDCs(来自于CD11b[+]谱系)可以通过很多机制加快肿瘤进展:它们能够整合生长中的血管内皮,从而进一步促进肿瘤血管形成[18,33]、活化ECM中处于休眠状态的蛋白酶类[3]以及抑制T细胞和NK细胞的抗癌作用[34]。最近,已经证明缺氧条件下,肿瘤细胞分泌出赖氨酰氧化酶(LOX),它是细胞外基质中催化胶原与弹性蛋白聚合的酶,可调节组织的强度[35]。这些翻译后修饰增强了基质支架拉伸强度,产生有利于BMDCs与癌细胞黏附和运动的分子通道[36]。此外,在转移细胞到达之前,在远端组织中首先观察到LOX活性,这意味着缺氧导致ECM翻译后修饰在转移微环境形成过程中起着

重要作用[3]。确实,体内系统性抑制LOX活性能阻止BMDCs运动和募集到转移前壁龛并抑制自发性的肺转移[3]。总之,这些研究提示ECM重塑在定向转移中起推动作用。因此,我们认为对转移前壁龛的分子拓扑学的进一步认识将有利于肿瘤的预防性治疗。

间质的ECM经过蛋白酶水解和修饰后,提供了一个能触知的网架结构,从而使肿瘤细胞在其上迁移并最终从原发灶扩散。通过细胞表面受体和ECM配体不断地形成和分解,由趋触作用和趋化作用引导的细胞运动得以顺利地进行[37,38]。由ECM介导的细胞运动主要是由细胞黏附蛋白的整合素家族起作用[39]。功能性的整合素受体是两个亚单位形成的异二聚体,分别包含18个a亚基中的一个亚基和8个β亚基中的一个亚基,两者的结合介导了特定的细胞黏附、生存和迁移[39]。

整合素介导的肿瘤侵袭和转移到达含有丰富配体的远端部位[40],如整合素αvβ3和α8β1阳性的癌细胞经常转移至肺、骨骼和肾,这是由于ECM同源组分如层粘连蛋白-511、骨桥蛋白(OPN)和肾连蛋白(nephronectin)都位于这些器官中[1,41,42]。相反,缺少有利的ECM组分抑制整合素与

ECM 的联接,导致了 caspase-8 依赖的细胞凋亡,这种现象也被称为整合素介导的细胞死亡(IMD)[43]。IMD 在正常细胞生物中也可以发生,整合素 αvβ3 和 α5β1 阳性的内皮细胞存活和引导作用证实了这一点[43,44]。仅仅只有小部分癌细胞克服了特定的 IMD 死亡,在外渗过程中存活下来[45],IMD 死亡有可能是发生转移细胞的主要障碍。2006 年,Stupack 等证明在人神经母细胞瘤中,caspase-8(但不是其他的 caspases)表达的缺失使得细胞逐渐抗拒那些在原发灶间质内产生的 IMD 信号,并具有自发转移的潜能[2]。

特异性内皮细胞表面蛋白也能调控原发瘤转移倾向。2006 年,Bandyopadhyay 等发现内皮细胞表面趋化因子受体(DARC)Duffy 抗原功能性地与 Kai-1 相互作用,Kai-1 是在低转移潜能的前列腺癌细胞表面发现的一种转移抑制蛋白。Kai-1 和 DARC 在血管内相互作用会使得癌细胞衰老,相反不表达 Kai-1 的细胞则不会停止生长[4]。而且,将 Kai-1 阳性的肿瘤移植到 DARC 基因敲除的小鼠中,肿瘤细胞能够逃逸内皮细胞诱导的衰老,进入循环系统,转移至肺中[46]。

肿瘤细胞一旦进入循环系统,与整个机体是分隔的。肿瘤细胞最初由血流引导,但基于分子的互补性和生长信号,最终逸出并定居到远端组织。远端的毛细血管网结构——包括内皮细胞的收缩、亚内皮层的暴露和破碎的基底层——为肿瘤细胞的立足和转移克隆定居提供了有利的微环境。而且在转移过程中,肿瘤细胞能够与血小板和其他循环细胞形成聚合物以抵抗剪切流的压力,增加它们停留在微血管的机会,并提高对趋化性梯度的反应。

2001 年 Muller 等认为癌细胞的扩散类似于白细胞的运输,来自于远端器官的趋化性梯度使得转移出现位点特异性。事实上已经证明,表达趋化因子受体 CXCR4 的乳腺癌和前列腺癌细胞能够特异性地归巢在肺、骨骼的血管床,正是由于这些器官中 SDF-1/CXCL12 的趋化性梯度[47,48]。在癌细胞扩散的同时,血管来源的 SDF-1 可活化 VCAM-1,或 α5,αv 和 β3 整合素受体也可增加癌细胞黏附在外来的血管内皮,侵入到间质的 ECM[49,50]。一旦进入继发部位,肿瘤细胞可能在很长一段时间内休眠,以适应新的微环境,避免对它们有害的细胞毒素,直到最终重建增殖机制,完成可见的转移。

总体来说,在转移的整个进程中,没有哪一步肿瘤细胞在功能上是不依赖于间质的。必须利用体内模型评估转移研究,才能得到疾病发展过程中的各种变化。在这里我们已经阐述了间质如何与一个正在生长的肿瘤相互作用以调整其本身及远处微环境,从而有利于肿瘤的进展。尽管还有许多机制我们尚不清楚,这些反应性微环境的特征将有利于靶向治疗的发展。

3.3.3 噬菌体展示技术:一个鉴定配体-受体相互作用的有效手段

基因组筛选技术已经鉴定了上百个候选转移调控基因。然而,对于它们的功能或者临床转化前景仍知之甚少。

而且,高通量测序和基因芯片方法并不能发现间质 ECM 的分子异质性和翻译后修饰。ECM 是控制转移过程中关键的非细胞组分。由此,能够在细胞外空间鉴定生物学上相关的、功能上相互作用的谱型分析技术,在靶向诊断和治疗策略的设计上具有很大的优势。

噬菌体展示技术提供了一个快速、无监督的方法来选择、分离及描述蛋白与蛋白相互作用特征(图 3-6)。这个方法以往都被用来指纹鉴定抗体[51]以及在体外和体内识别细胞表面受体-配体复合物[52-54]。组合的噬菌体展示文库包括 10^9 独特的循环多肽序列,在每一个独立的丝状噬菌体 PIII 外壳蛋白上表达一个肽[55,56]。通过蛋白质与蛋白质互补结合,噬菌体会被其靶蛋白捕获并能够重新组装,而多肽通过 DNA 测序得以鉴定。在每一个精选的文库中,通过对同一样本连续几轮的生物淘选,能够去除非特异性结合的目标。

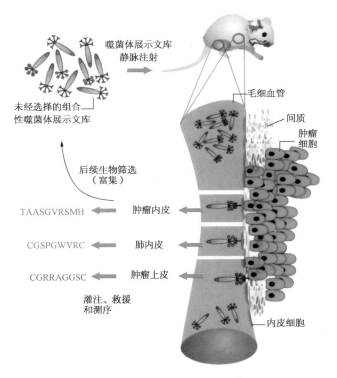

图 3-6 噬菌体生物淘选细胞外靶标

注:组合的噬菌体展示文库通过尾静脉注射到循环系统。文库中的单个噬菌体被动地分布在寄居点,在那里产生互补性的蛋白-蛋白的相互作用。然后除去器官或大量的细胞,从中分离噬菌体和 DNA 测序。经过重复淘选,能够选择性富集特异结合的噬菌体。

噬菌体展示技术的一个最大优点是能够在体外设置中鉴定生理上相关的受体-配体相互作用。当从静脉注射时,组合的噬菌体库进行循环,并在不同的器官中得以组装。通过这个方法,我们和其他研究小组已经鉴定了一个组织间独特的血管"地址系统"[6,54],它在组织之间是独一无二的,并在肿瘤进展中会改变[57-59]。而且,以这种方法鉴定的肽能够将血管生成复合物靶向输送到肿瘤内皮[60]和相关的淋巴管[61],这也验证了体内噬菌体展示技术的功能和临床应用。

噬菌体展示和转移动物模型这两种方法相结合，为系统地鉴定参与转移进程的肽提供了一个理想的策略。实际上，已经确定了几个靶分子（表3-3）。在后述中，将在功能上验证几个不同的噬菌体展示方法学鉴定的靶标。

表3-3　利用组合噬菌体文库技术鉴定的功能性相互作用的肽

靶蛋白	肽的序列	肽的定位	肿瘤	参考文献
APN/CD13	CNGRC	内皮、肿瘤细胞	黑色素瘤、非小细胞肺癌、前列腺癌	[66，78]
GRP78	WIFPWIQL，WDLAWMFRLPVG	肿瘤细胞	大部分实体癌	[68，73]
HSP90	CVPELGHEC	肿瘤细胞	卵巢癌	[51]
IL-11Rα	CGRRAGGSC	内皮、肿瘤细胞	前列腺癌、骨肉瘤、乳腺癌	[74，75]
整合素 αv	CDCRGDCFC	内皮、肿瘤细胞	黑色素瘤、乳腺癌	[63，64]
NG2/HMP	TAASGVRSMH，LTLRWVGLMS	内皮、肿瘤细胞	黑色素瘤	[60]
VEGFR-1，VEGFR-2，NRP-1	CPQPRPLC，HTMYYHHYQHHL，WHSDMEWWYLLG，ATWLPPR	内皮	所有肿瘤	[79-82]
异黏蛋白	See reference	肿瘤细胞	乳腺癌	[14]
膜二肽酶（membrane dipeptidase）	GFE	内皮	黑色素瘤	[59]
半乳糖凝集素-3（galectin-3）	ANTPCGPYTHDCPVKR，PQNSKIPGPTFLDPH	内皮、肿瘤细胞	乳腺癌、黑色素瘤	[83]
E-选择素	IELLQAR	内皮、肿瘤细胞	黑色素瘤	[84]

（1）异黏蛋白

异黏蛋白（metadherin，MTDH）编码了一种跨膜蛋白，它参与细胞间黏附，最近被确定为乳腺癌不良预后的分子标记。2004年，Brown等利用高转移潜能的小鼠乳腺细胞系4T1，创建了包括分泌和跨膜蛋白的噬菌体表达文库，这个文库随后在体内筛选以鉴定那些特异性归巢到肺的特异蛋白，MTDH是以这种方法鉴定的第一个候选蛋白[14]。与对照相比，结合在肺的内皮上展示的MTDH肽的噬菌体提高了20倍，相反在4T1细胞表面能检测到MTDH蛋白，这说明在体内发生了这种相互作用。利用siRNA干扰MTDH基因，或MTDH中和抗体处理，大大地抑制了4T1细胞在肺内克隆定居，也证明了这一点[14]。

最近，Kang实验室研究已经发现8q22的染色体基因扩增可导致乳腺癌细胞MTDH上调[62]。与2004年Brown结果相似，人乳腺癌细胞MDA-MB-231中MTDH下调可抑制肺转移，但不影响脑转移或骨转移。这显示在整个转移进程中MTDH的定向转移作用[62]。而且，已经证明MTDH可介导乳腺癌细胞的化疗耐受[62]，如果癌细胞与内皮细胞共培养，这个结果将进一步增强。总之，MTDH是晚期肿瘤的理想靶点，尽管这个还是新的蛋白特性亟待解决。

（2）整合素 αv

在黑色素瘤小鼠模型中，包含Arg-Gly-Asp（RGD）噬菌体展示肽（RGD-4C噬菌体）高度特异性地结合整合素 αvβ3和 αvβ5 [63，64]。相对于不含肿瘤组织的脉管系统或包含RGD其他基序噬菌体展示肽，RGD-4C噬菌体则特异性归巢肿瘤相关的内皮[64]。这个发现与之前研究整合素 αv 在肿瘤血管系统中活化的观点相一致[65]。由于RGD-4C噬菌

体具有更高的靶向性，采用多柔比星与模拟肽相结合以评估在肿瘤动物模型中针对整合素 αv 靶向治疗的可行性。与非靶向或未结合多柔比星相比，同等剂量下，多柔比星-RGD-4C靶向治疗具有较低的毒性、诱导血管死亡、抑制肿瘤生长以及抑制肿瘤转移至淋巴结和肺[66]。而且，αv 特异性中和抗体能够抑制整合素 αv 阳性黑色素瘤移植瘤模型的生长和转移，但对整合素 αv 阴性黑色素瘤移植瘤模型的生长和转移没有影响[67]。这些研究验证了在晚期转移病人的Ⅱ期临床试验中，针对整合素 αv，可以和一些化合物包括人源单克隆抗体和寡氨基酸肽结合开展靶向治疗的策略。

（3）GRP78

在一个替选策略中，噬菌体展示技术用来绘制前列腺癌患者中血清来源抗体的差异。在这个技术中，体液免疫反应表现了肿瘤呈递抗原的特征，由噬菌体展示的与这些抗体结合的肽反映了基于肿瘤的抗原[68]。通过这种筛选方法，鉴定的多肽是GRP78模拟物（GRP78是应急诱导因子热休克蛋白70家族的成员）[69]。在酸中毒、葡萄糖饥饿以及缺氧等威胁到破坏内质网正常功能等细胞应急状态情况下，发现GRP78的表达上调[70]。毫无疑问，在静息细胞中GRP78的浓度非常低，但几乎在所有的实体瘤进程中GRP78浓度大幅升高并定位在细胞表面[70-72]。因此，GRP78成为了抗癌、抗转移治疗策略的理想靶标。我们将GRP78 靶向部分（WIFOWIQL）和促凋亡12-merD（KLAKKLAK）$_2$ 进行融合，证明了它能够归巢并抑制DU145前列腺癌移植瘤[73]和4T1.2肿瘤自发的肺、骨转移（未公开的资料）。尽管GRP78对于定向转移并不是一个真正的调

节因子,但它在原发灶和继发性肿瘤细胞的表面上调,使其成为一个可行的治疗靶标。

（4）IL-11Rα

IL-11Rα最初在一个病人的器官特异性血管图谱研究项目中被发现,作为与IL-11模拟肽GGRRAGGSC相结合的受体得到验证[55]。IL-11Rα靶向噬菌体特异性结合在正常的前列腺组织,随后的验证发现IL-11Rα表达水平的提高与前列腺癌的恶性及骨转移相关[55,74]。现在其他团队的研究也证实,在骨肿瘤[75]及发生骨转移的肿瘤[15,76,77]中,IL-11/IL-11Rα起着功能性作用。这些数据为骨的晚期肿瘤IL-11Rα靶向治疗提供了强有力的支持。

3.3.4 总结

越来越多的证据表明间质在疾病进程中起重要作用。肿瘤的发生导致局部及远处微环境发炎,改变细胞表面受体展示状态及ECM拓扑结构,以利于转移进程。这里提到了利用噬菌体展示技术如何评价肿瘤分子区域功能的几个例子。利用基因组学的替代方法及进一步的相互交叉验证平台和精简筛选治疗靶标识别了IL-11Rα和MTDH两个候选分子,更加彻底地理解肿瘤和宿主之间的分子相互作用对发展新的治疗策略至关重要。

（董琼珠 译,钦伦秀 审校）

参考文献

[1] Eckhardt BL, et al. Genomic analysis of a spontaneous model of breast cancer metastasis to bone reveals a role for the extracellular matrix. Mol Cancer Res, 2005, 3(1):1-13.

[2] Stupack DG, et al. Potentiation of neuroblastoma metastasis by loss of caspase-8. Nature. 2006, 439(7072):95-99.

[3] Erler JT, et al. Hypoxia-induced lysyl oxidase is a critical mediator of bone marrow cell recruitment to form the premetastatic niche. Cancer Cell, 2009, 15(1):35-44.

[4] Bandyopadhyay S, et al. Interaction of KAI1 on tumor cells with DARC on vascular endothelium leads to metastasis suppression. Nat Med, 2006, 12(8):933-938.

[5] Kolonin M, et al. Molecular addresses in blood vessels as targets for therapy. Curr Opin Chem Biol, 2001, 5(3):308-313.

[6] Rajotte D, et al. Molecular heterogeneity of the vascular endothelium revealed by in vivo phage display. J Clin Invest, 1998, 102(2):430-437.

[7] Hajitou A, et al. Vascular targeting: recent advances and therapeutic perspectives. Trends Cardiovasc Med, 2006, 16(3):80-88.

[8] Ewing J. Neoplastic Diseases: a Treatise on Tumors. Edition 3. Philadelphia: WB Saunders, 1928.

[9] Hess KR, et al. Metastatic patterns in adenocarcinoma. Cancer, 2006, 106(7):1624-1633.

[10] Paget S. The distribution of secondary growths in cancer of the breast. Lancet, 1889, 1:571-573.

[11] Yang J, et al. Twist, a master regulator of morphogenesis, plays an essential role in tumor metastasis. Cell, 2004, 117(7):927-939.

[12] Gobeil S, et al. A genome-wide shRNA screen identifies GAS1 as a novel melanoma metastasis suppressor gene. Genes Dev, 2008, 22(21):2932-2940.

[13] Huang Q, et al. The microRNAs miR-373 and miR-520c promote tumour invasion and metastasis. Nat Cell Biol, 2008, 10(2):202-210.

[14] Brown DM, et al. Metadherin, a cell surface protein in breast tumors that mediates lung metastasis. Cancer Cell, 2004,

5(4):365-374.

[15] Kang Y, et al. A multigenic program mediating breast cancer metastasis to bone. Cancer Cell, 2003, 3(6):537-549.

[16] Parker BS, et al. Primary tumour expression of the cysteine cathepsin inhibitor stefin: a inhibits distant metastasis in breast cancer. J Pathol, 2008, 214(3):337-346.

[17] Allinen M, et al. Molecular characterization of the tumor microenvironment in breast cancer. Cancer Cell, 2004, 6(1):17-32.

[18] Yang L, et al. Expansion of myeloid immune suppressor Gr-bCDl lb4-cells in tumor-bearing host directly promotes tumor angiogenesis. Cancer Cell, 2004, 6(4):409-421.

[19] Kaplan RN, et al. VEGFR1-positive haematopoietic bone marrow progenitors initiate the pre-metastatic niche. Nature, 2005, 438(7069):820-827.

[20] Zhang Y, et al. White adipose tissue cells are recruited by experimental tumors and promote cancer progression in mouse models. Cancer Res, 2009, 69(12):5259-5266.

[21] Orimo A, et al. Stromal fibroblasts present in invasive human breast carcinomas promote tumor growth and angiogenesis through elevated SDF-1/CXCL12 secretion. Cell, 2005, 121(3):335-348.

[22] Karnoub AE, et al. Mesenchymal stem cells within tumour stroma promote breast cancer metastasis. Nature, 2007, 449(7162):557-563.

[23] Chia J, et al. Evidence for a role of tumor-derived laminin-511 in the metastatic progression of breast cancer. Am J Pathol, 2007, 170(6):2135-2148.

[24] Bissell MJ, et al. The organizing principle: microenvironmental influences in the normal and malignant breast. Differentiation, 2002, 70(9-10):537-546.

[25] Liotta LA, et al. The microenvironment of the tumour-host interface. Nature, 2001, 411(6835):375-379.

[26] Holopainen T, et al. Angiopoietin-1 overexpression modulates vascular endothelium to facilitate tumor cell dissemination and metastasis establishment. Cancer Res, 2009, 69(11):

4656-4664.

[27] Brantley-Sieders DM, et al. Ephrin-Al facilitates mammary tumor metastasis through an angiogenesis-dependent mechanism mediated by EphA receptor and vascular endothelial growth factor in mice. Cancer Res, 2006, 66(21):10315-10324.

[28] Koong AC, et al. Candidate genes for the hypoxic tumor phenotype. Cancer Res, 2000, 60(4):883-887.

[29] Shweiki D, et al. Vascular endothelial growth factor induced by hypoxia may mediate hypoxia-initiated angiogenesis. Nature, 1992, 359(6398):843-845.

[30] Bergers G, et al. Matrix metalloproteinase-9 triggers the angiogenic switch during carcinogenesis. Nat Cell Biol, 2000, 2 (10): 737-744.

[31] Langley RR, et al. Tumor cell-organ microenvironment interactions in the pathogenesis of cancer metastasis. Endocr Rev, 2007, 28 (3):297-321.

[32] Bergers G, et al. Tumorigenesis and the angiogenic switch. Nat Rev Cancer, 2003, 3(6):401-410.

[33] Ahn GO, et al. Matrix metalloproteinase-9 is required for tumor vasculogenesis but not for angiogenesis: role of bone marrow-derived myelomonocytic cells. Cancer Cell, 2008, 13 (3): 193-205.

[34] Serafini P, et al. Myeloid suppressor cells in cancer: recruitment, phenotype, properties, and mechanisms of immune suppression. Semin Cancer Biol, 2006, 16(1):53-65.

[35] Kagan HM, et al. Lysyl oxidase: properties, specificity, and biological roles inside and outside of the cell. J Cell Biochem, 2003, 88(4):660-672.

[36] Erler JT, et al. Three-dimensional context regulation of metastasis. Clin Exp Metastasis, 2009, 26(1):35-49.

[37] Friedl P, et al. Collective cell migration in morphogenesis, regeneration and cancer. Nat Rev Mol Cell Biol, 2009, 10(7): 445-457.

[38] Avraamides CJ, et al. Integrins in angiogenesis and lymphangiogenesis. Nat Rev Cancer, 2008, 8(8):604-617.

[39] Jin H, et al. Integrins: roles in cancer development and as treatment targets. Br J Cancer, 2004, 90(3):561-565.

[40] Felding-Habermann B, et al. Involvement of tumor cell integrin alpha ν beta 3 in hematogenous metastasis of human melanoma cells. Clin Exp Metastasis, 2002, 19(5):427-436.

[41] Sloan EK, et al. Tumor-specific expression of alphavbeta3 integrin promotes spontaneous metastasis of breast cancer to bone. Breast Cancer Res, 2006, 8(2):R20.

[42] Brandenberger R, et al. Identification and characterization of a novel extracellular matrix protein nephronectin that is associated with integrin alpha8beta1 in the embryonic kidney. J Cell Biol, 2001, 154(2):447-458.

[43] Stupack DG, et al. Apoptosis of adherent cells by recruitment of caspase-8 to unligated integrins. J Cell Biol, 2001, 155(3):459-470.

[44] Kim S, et al. Regulation of angiogenesis in vivo by ligation of integrin alpha5beta1 with the central cell-binding domain of fibronectin. Am J Pathol, 2000, 156(4):1345-1362.

[45] Chambers AF, et al. Dissemination and growth of cancer cells in metastatic sites. Nat Rev Cancer, 2002, 2(8):563-572.

[46] McCarty OJ, et al. Immobilized platelets support human colon carcinoma cell tethering, rolling, and firm adhesion under dynamic flow conditions. Blood, 2000, 96(5):1789-1797.

[47] Muller A, et al. Involvement of chemokine receptors in breast cancer metastasis. Nature, 2001, 410(6824):50-56.

[48] Sun YX, et al. Skeletal localization and neutralization of the SDF-1 (CXCL12)/CXCR4 axis blocks prostate cancer metastasis and growth in osseous sites in vivo. J Bone Miner Res, 2005, 20 (2):318-329.

[49] Petty JM, et al. Crosstalk between CXCR4/stromal derived factor-1 and VLA-4/VCAM-1 pathways regulates neutrophil retention in the bone marrow. J Immunol, 2009, 182(1):604-612.

[50] Sun YX, et al. Expression and activation of alphav beta3 integrins by SDF-1/CXC12 increases the aggressiveness of prostate cancer cells. Prostate, 2007, 67(1):61-73.

[51] Vidal CI, et al. An HSP90-mimic peptide revealed by fingerprinting the pool of antibodies from ovarian cancer patients. Oncogene, 2004, 23(55):8859-8867.

[52] Giordano RJ, et al. Biopanning and rapid analysis of selective interactive ligands. Nat Med, 2001, 7(11):1249-1253.

[53] Kolonin MG, et al. Ligand-directed surface profiling of human cancer cells with combinatorial peptide libraries. Cancer Res, 2006, 66(1):34-40.

[54] Pasqualini R, et al. Organ targeting in vivo using phage display peptide libraries. Nature, 1996, 380(6572):364-366.

[55] Arap W, et al. Steps toward mapping the human vasculature by phage display. Nat Med, 2002, 8(2):121-127.

[56] Scott JK, et al. Searching for peptide ligands with an epitope library. Science, 1990, 249(4967):386-390.

[57] Zurita AJ, et al. Mapping tumor vascular diversity by screening phage display libraries. J Control Release, 2003, 91 (1-2): 183-186.

[58] Joyce JA, et al. Stage-specific vascular markers revealed by phage display in a mouse model of pancreatic islet tumorigenesis. Cancer Cell, 2003, 4(5):393-403.

[59] Oh Y, et al. Phenotypic diversity of the lung vasculature in experimental models of metastases. Chest, 2005, 128(6 Suppl): 596S-600S.

[60] Burg MA, et al. NG2 proteoglycan-binding peptides target tumor neovasculature. Cancer Res, 1999, 59(12):2869-2874.

[61] Laakkonen P, et al. A tumor-homing peptide with a targeting specificity related to lymphatic vessels. Nat Med, 2002, 8(7): 751-755.

[62] Hu G, et al. MTDH activation by 8q22 genomic gain promotes chemoresistance and metastasis of poor-prognosis breast cancer. Cancer Cell, 2009, 15(1):9-20.

[63] Koivunen E, et al. Phage libraries displaying cyclic peptides with

different ring sizes: ligand specificities of the RGD-directed integrins. Biotechnology (NY), 1995, 13(3):265-270.

[64] Pasqualini R, et al. Alpha v integrins as receptors for tumor targeting by circulating ligands. Nat Biotechnol, 1997, 15(6): 542-546.

[65] Brooks PC, et al. Requirement of vascular integrin alpha ν beta 3 for angiogenesis. Science, 1994, 264(5158):569-571.

[66] Arap W, et al. Cancer treatment by targeted drug delivery to tumor vasculature in a mouse model. Science, 1998, 279(5349): 377-380.

[67] Mitjans F, et al. In vivo therapy of malignant melanoma by means of antagonists of alphav integrins. Int J Cancer, 2000, 87(5): 716-723.

[68] Mintz PJ, et al. Fingerprinting the circulating repertoire of antibodies from cancer patients. Nat Biotechnol, 2003, 21(1): 57-63.

[69] Lee AS. The glucose-regulated proteins: stress induction and clinical applications. Trends Biochem Sci, 2001, 26(8): 504-510.

[70] Lee AS. GRP78 induction in cancer: therapeutic and prognostic implications. Cancer Res, 2007, 67(8):3496-3499.

[71] Lee E, et al. GRP78 as a novel predictor of responsiveness to chemotherapy in breast cancer. Cancer Res, 2006, 66(16): 7849-7853.

[72] Daneshmand S, et al. Glucose-regulated protein GRP78 is up-regulated in prostate cancer and correlates with recurrence and survival. Hum Pathol, 2007, 38(10):1547-1552.

[73] Arap MA, et al. Cell surface expression of the stress response chaperone GRP78 enables tumor targeting by circulating ligands. Cancer Cell, 2004, 6(3):275-284.

[74] Zurita AJ, et al. Combinatorial screenings in patients: the interleukin-11 receptor alpha as a candidate target in the progression of human prostate cancer. Cancer Res, 2004, 64(2):

435-439.

[75] Lewis VO, et al. The interleukin-11 receptor alpha as a candidate ligand-directed target in osteosarcoma: consistent data from cell lines, orthotopic models, and human tumor samples. Cancer Res, 2009, 69(5):1995-199.

[76] Hanavadi S, et al. Expression of interleukin 11 and its receptor and their prognostic value in human breast cancer. Ann Surg Oncol, 2006, 13(6):802-808.

[77] Javelaud D, et al. Stable overexpression of Smad7 in human melanoma cells impairs bone metastasis. Cancer Res, 2007, 67(5):2317-2324.

[78] Pasqualini R, et al. Aminopeptidase N is a receptor for tumor-homing peptides and a target for inhibiting angiogenesis. Cancer Res, 2000, 60(3):122-127.

[79] Giordano RJ, et al. Structural basis for the interaction of a vascular endothelial growth factor mimic peptide motif and its corresponding receptors. Chem Biol, 2005, 12(10):1075-1083.

[80] Hetian L, et al. A novel peptide isolated from a phage display library inhibits tumor growth and metastasis by blocking the binding of vascular endothelial growth factor to its kinase domain receptor. J Biol Chem, 2002, 277(45).43137-43142.

[81] An P, et al. Suppression of tumor growth and metastasis by a VEGFR-1 antagonizing peptide identified from a phage display library. Int J Cancer, 2004, 111(2):165-173.

[82] Binetruy-Toumaire R, et al. Identification of a peptide blocking vascular endothelial growth factor (VEGF)-mediated angiogenesis. EMBOJ, 2000, 19(7):1525-1533.

[83] Zou J, et al. Peptides specific to the galectin-3 carbohydrate recognition domain inhibit metastasis-associated cancer cell adhesion. Carcinogenesis, 2005, 26(2):309-318.

[84] Fukuda MN, et al. A peptide mimic of E-selectin ligand inhibits sialyl Lewis X-dependent lung colonization of tumor cells. Cancer Res, 2000, 60(2):450-456.

3.4　转移基因:表观遗传学

◎ Amaia Lujambio, Manel Esteller

　　转移是相互联系的多步骤过程,原发肿瘤细胞获得侵袭相邻组织的能力,然后进入全身循环(内渗),通过脉管系统易位、远处毛细血管滞留、外渗到周围间质组织,最后从微转移灶增殖为肉眼可见的继发性肿瘤[1,2]。这种转移过程是临床上 90% 实体瘤患者死亡的原因[1,2]。因此,在系统、细胞、分子水平上阐明转移的内在机制是肿瘤研究的主要目标[1,2]。

　　最近几年,肿瘤研究领域中表观遗传学具有突出的贡献,因为肿瘤既是遗传学又是表观遗传学疾病[3]。肿瘤细胞从原发灶播散到其他组织部位存活、增殖,需获得表观特性,表观遗传学的改变参与了肿瘤转移过程[4]。

　　我们仍旧停留在解读这些表观遗传学病变的早期,首先需要知道正常细胞和肿瘤细胞表观遗传学机制是如何运行的,进而理解转移过程中发生的表观遗传学变化。这些信息可以让我们去发现新的转移相关基因、发现新的表观遗传学标记,并有助于鉴定转移相关的诊断标签,在表观遗传学药物基础上发展新的癌症治疗方法[5]。这一章中,我们通过转移相关基因和miRNA的调控,讨论表观遗传学对肿瘤进程和转移的影响。

3.4.1 表观遗传学对正常细胞的作用

表观遗传学是指不涉及DNA序列改变的基因表达模式变化的遗传特征[6]。表观遗传学(epigenetics)一词是1930年首次由Waddington用于命名"基因及其产物之间的因果关系,由此产生这种表型"[7]。DNA甲基化和组蛋白修饰是两种参与基因调控、发育和癌变等重要过程的主要表观遗传学事件[7]。

DNA甲基化几乎毫无例外地发生在CpG二核苷酸胞嘧啶分子上胞嘧啶环5′位置上[8]。这一过程由3个DNA甲基化转移酶(DNMT)所介导[9]。DNMT1是维持甲基转移酶,在每一个细胞分裂时保持甲基化模式,而DNMT3A和DNMT3B则是重新甲基转移酶[10]。

在正常人DNA中,只有3%~6%的胞嘧啶甲基化,甲基化仅仅存在于CpG中[8]。而且,在基因组中CpG位点一般很少,而且分布不均匀,导致CpG缺少区域和被称作CpG岛的CpG密集区[11,12]。CpG岛定位几乎一半的蛋白编码基因的5′末端。正常细胞常不被甲基化[13],相反,基因组的其他散在CpG位点常常被甲基化。包含CpG岛基因的非甲基化状态可以确保它们在必要的转录激活因子存在时处于转录状态[13]。

DNA甲基化是哺乳动物细胞用来维持其正确表达模式的重要现象,其参与基因组印记的建立和X染色体失活[9,14]。重复的基因组序列高度甲基化,可以阻止由基因内部序列失活产生的染色体易位、基因不稳定及基因破坏,从而维持染色体的完整性[15]。此外,DNA适当的甲基化对某些基因的种系特异性表达(如MAGE家族成员)[16]和在那些不应该表达的组织中特异性基因沉默(如乳腺丝抑蛋白)也是必需的[17]。

然而,DNA甲基化并不是单独起作用,其他一些表观遗传修饰也参与其中。现在认为组蛋白动态调节基因的活性,主要通过进行许多转录后化学修饰,包括乙酰化、甲基化、磷酸化、泛素化和类泛素化等[6,18]。一般而言,某些组蛋白修饰如组蛋白乙酰化,与基因转录激活相关,而另一些修饰如组蛋白H3第9位赖氨酸甲基化则与染色质失活相关[19]。然而,组蛋白密码(histone code)假说认为,染色体特定区域的表达状态依赖于组蛋白修饰的特定组合[20]。正是基于这个原因,解释这个"游戏规则"并不是一件很容易的事。

最后,DNA甲基化和组蛋白修饰的相互作用需要进一步阐述。这两种机制以不同复合物形式维持精确的相互作用并协调控制基因的表达[21]。

综合考虑,健康细胞中表观遗传学模式的破坏将导致不同的功能异常,包括肿瘤和转移。因此,与肿瘤和转移相关的表观遗传学改变的研究成为肿瘤研究中重要的挑战。

3.4.2 肿瘤进展中表观遗传学的作用

人类肿瘤中,影响DNA甲基化和组蛋白修饰的3个主要表观遗传学改变包括抑癌基因超甲基化、整体DNA的低甲基化和组蛋白改变[22]。这些异常也能影响肿瘤转移,但是对肿瘤转移影响的具体机制尚不完全清楚。

在过去的30年中,传统的癌基因和抑癌基因的发现吸引了所有人的注意力。然而,DNA甲基化、组蛋白修饰和染色质区域的严重紊乱是人类肿瘤标志性特征的观点逐渐被广泛接受,对表观遗传学改变的研究已成为肿瘤研究的焦点[22]。

肿瘤表观遗传学的作用也影响到肿瘤转移。一方面,肿瘤转移具有复杂的基因标记特征,这些标记有可能反映转移的潜能,如可以确定转移细胞个体在特异的继发组织部位的存活能力[23]。另一方面,一些转移相关基因的改变可能是DNA甲基化和组蛋白修饰的表观遗传学模式破坏的结果[13,24]。基因表达的变化可能是由于表观遗传学修饰直接或通过影响染色质间接改变了基因转录水平。

最近,从哺乳类动物表观基因组[25]、肿瘤表观基因组[13,26]和染色质修饰[27]等不同角度讨论了表观遗传学对肿瘤发生的影响。这些发现突出了诊断、预后和治疗等潜在应用价值[13]。然而,表观遗传学对转移的具体影响尚不完全清楚。我们试图总结这3个表观遗传学改变对肿瘤进展和转移的影响。

(1)肿瘤进展和转移过程中整体DNA甲基化改变

肿瘤细胞CpG岛超甲基化的同时其基因组处于整体DNA低甲基化状态,与正常细胞相比,肿瘤细胞基因组5-甲基胞嘧啶水平大致降低20%~60%[6,8,28]。19世纪80年代早期,在人类肿瘤中发现的第一个表观遗传学改变就是肿瘤组织中DNA甲基化水平较正常组织低[29]。这主要是由于相关基因"体"(包括编码区域和内含子)的低甲基化和DNA重复序列的去甲基化所致,它们占人类基因组的20%~30%[15]。

在肿瘤发展过程中,随着细胞从良性增殖演变成具有侵袭性癌,基因组DNA低甲基化程度逐渐加重(图3-7)[30]。有两种互补的方法可以研究全部DNA甲基化状态的改变,即分析5-甲基胞嘧啶绝对含量的高效毛细管电泳(HPCE)方法[31-33]和5-甲基胞嘧啶免疫定位方法,可以提供细胞核内分布的定性信息[34]。更重要的是,HPCE方法揭示在肿瘤进展过程中5-甲基胞嘧啶不断丢失[30]。这些发现提示DNA低甲基化水平可以作为肿瘤侵袭的分子标记,证实致癌过程中总体基因组的低甲基化具有动态特征,而不是静止不变的。这也说明DNA低甲基化在癌变过程中的重要性[30]。

DNA低甲基化通过不同的机制与肿瘤的恶性过程和转移相联系(图3-7)。首先,当DNMT基因组破坏和非整倍性消除了 DNA 甲基化[36]，DNA 甲基化的减少有利于有丝分裂重组，导致染色体缺失和移位[35]，促进染色体重排。其次，IGF-2 基因的印迹丢失是大肠癌的危险因素[37,38]，断裂的基因组印迹可促进肾母细胞瘤进程[39]。第三，恶性细胞中 DNA 低甲基化能重新活化基因组内寄生的 DNA 序列重复如 LINE-1（长散在核元件）和 Alu（重组基因序列）[40]。这些去甲基化的转座子可以转录或者移位到其他基因组区域，扰乱基因组。已经发现 LINE-1 和 Alu 元件低甲基化程度与神经内分泌瘤和淋巴结转移相关[41]，而且这些重复序列甲基化丢失与前列腺癌进程也有关系。另外，8 号染色体低甲基化与前列腺癌转移显著相关[42]。最后，某些睾丸特异性基因如那些编码黑色素瘤抗原或者特异性增殖相关的基因[43]以组织特异性方式甲基化而导致基因沉默。相反，某些癌症细胞中通常被抑制的基因启动子区域去甲基化的结果是这些基因表达了。两个最有代表性的低甲基化机制的例子是子宫内膜癌和结肠癌中 PAX2 和 let-7a-3 miRNA 基因的活化[44,45]。

转移中还有一些其他低甲基化的例子。如以前曾报道转移相关的钙结合蛋白 S100A4，它的低甲基化与结肠癌细胞系基因活化[46]、髓母细胞瘤的进程[47]、胰腺导管腺癌[48]和子宫内膜癌低分化和（或）更高的分级[49]相关。有报道认为，对于特定的基因，如 uPA/PLAU[50]和突触核蛋白（SNCG）[51]的低甲基化与高的侵袭和转移潜能相关，这也说明可以通过遗传学和表观遗传学的方法抑制它们的表达。

（2）与肿瘤进程相关的组蛋白修饰异常

人类肿瘤中组蛋白修饰方式的异常知之甚少。肿瘤细胞中启动子 CpG 岛的超甲基化与特定的组蛋白标记的组合相关，如组蛋白 H3 和 H4 去乙酰化、组蛋白 H3K4 三甲基化的缺失[52]。已知某些具有抑制肿瘤特性的基因如

p21WAF1，当组蛋白 H3 和 H4 超甲基化和低乙酰化出现时，CpG 岛则缺少超甲基化，导致转录水平沉默。通常，组蛋白乙酰化与转录激活相关[25,53]，但组蛋白甲基化效应依赖于组蛋白末端氨基酸类型及其在组蛋白尾部的位置[25,54]。

直到最近，还没有对任何转化的细胞进行全基因组组蛋白修饰谱及其定位的研究，但目前已在总体水平上得到正常人组织、肿瘤细胞系和原发瘤中组蛋白 H4 的翻译后修饰谱[55]。在这项研究中，肿瘤细胞显示组蛋白 H4 单乙酰化和三甲基化的缺失。质谱法显示这种缺少主要发生在组蛋白 H4 K16 的乙酰化和 K20 的三甲基化，与重复 DNA 序列低甲基化的典型特征相关。同样，在乳腺癌和肝癌发生过程中观测到相似的结果[56,57]，提示组蛋白 H4 总体单乙酰化和三甲基化的整体缺失可能是人类肿瘤细胞的普遍特征，就像已被大家广泛接受的总体 DNA 低甲基化和 CpG 岛超甲基化。

有意思的是，在鼠的多级皮肤癌变模型中这些变化很早就出现，并且在肿瘤发生过程中逐渐积累（图 3-7）[30]。在这个肿瘤进展模型中，使用抗乙酰化-H4 和抗二甲基化-K4-H3 与转录激活相关的抗体进行免疫共沉淀（ChIP）分析，发现在 CpG 岛超甲基化启动子区域 H4 乙酰化和 K4-H3 二甲基化大量丢失。但是，在非甲基化的 CpG 岛，这两种修饰则大量增加[30]。例如，MLH1 启动子，在所有细胞系非甲基化时，处于翻译激活状态，但在整个肿瘤进程中存在大量的 H4 乙酰化和 K4-H4 二甲基化。然而，E-钙黏蛋白和 Snail 状况处于动态。在 PAM212 细胞系中，E-钙黏蛋白 CpG 岛非甲基化与 H4 乙酰化、K4-H3 二甲基化的增加和转录激活相关。在 CarB 和 CarC 细胞中，这两种与 CpG 岛超甲基化和沉默相关的组蛋白修饰明显减少[30]。因而，在肿瘤发生早期就出现组蛋白修饰模式，随着肿瘤进展，组蛋白修饰增加。弄清到底是什么原因导致这些修饰具有重要的生物学意义。

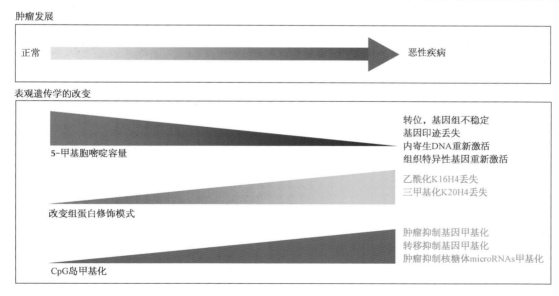

图 3-7　肿瘤进展中表观遗传学作用

注：任何肿瘤进展模型中，随着疾病的发展，伴随着细胞表型改变和遗传学缺失的积累，DNA 甲基化总含量逐渐下降，CpG 岛高度甲基化的频率增加，组蛋白修饰不平衡逐渐增加。

（3）肿瘤进展和转移相关候选基因的启动子甲基化

肿瘤抑制基因启动子区域 CpG 岛的超甲基化是肿瘤发生过程中的重要事件[3]，由此导致的抑癌基因失活与癌细胞的典型特征有关[24]。

第一个报道启动子区域 CpG 岛高度甲基化的基因是视网膜母细胞瘤肿瘤抑制基因（Rb）[58,59]，接下来发现表观遗传失活肿瘤抑制基因有 VHL（与合并希-林病相关）[60]、pl6INK4a[61-63]、hMLHl（大肠杆菌 Mutl 同源物）[28]和 BRCA1（乳腺癌易感基因1）[28,64]。因此，DNA 超甲基化影响到参与细胞周期、DNA 修复、肿瘤代谢、细胞与细胞相互作用、细胞凋亡和血管生成等可能在肿瘤进程中起部分作用的所有基因[13,28]。

有关 DNA 甲基化对肿瘤转移作用的了解远少于肿瘤转移相关基因表达的影响[4]。一方面，识别表观遗传修饰一般集中于单个候选基因启动子区域的 DNA 超甲基化图谱[4]（图 3-7）。一般超甲基化会抑制基因的表达，使得肿瘤细胞可以转移或者更有利于转移到继发位点[4]。大多数报道是有关单个基因或不同类型肿瘤中 DNA 甲基化变化。这些启动子区域 CpG 岛超甲基化的转移相关基因包括钙黏蛋白基因、硫酸乙酰肝素合成途径、组织蛋白酶抑制剂、轴突导向分子、凝血酶敏感蛋白类、层粘连蛋白等。

最具有说明意义的是 CDH1 基因（表 3-4）。简单地说，虽然 E-钙黏蛋白基因种系突变是弥漫型胃癌的遗传特征，而体细胞突变则是乳腺癌的主要特征。但人类肿瘤中，E-钙黏蛋白缺失的主要机制是 DNA 超甲基化所致表观遗传学沉默[65,66]。表观遗传学是转移抑制基因失活最方便的达尔文手段，因为其是动态和可逆的。鉴于此，在一些原发性肿瘤中出现 E-钙黏蛋白高度甲基化，而在相应的转移灶中 E-钙黏蛋白则未甲基化[67]。这些结果与以前的发现相一致，在新生肿瘤中 E-钙黏蛋白表达缺失，但在远端转移灶中 E-钙黏蛋白表达恢复。因而 E-钙黏蛋白去甲基化和重新表达认为是肿瘤细胞进入新的、正常的细胞区域必需的，其他一些表观遗传学机制如组蛋白修饰模式转变和募集染色体重塑因子的活性抑制都可能与基因表达缺失相关。在某些情况下，转化细胞中 E-钙黏蛋白基因的失活可由转录抑制因子 Snial 和 Slug 的活性所致，后者可募集组蛋白去乙酰化酶到 E-钙黏蛋白启动子[68,69]。

表 3-4　人类肿瘤发生转移时启动子 CpG 岛高度甲基化沉默基因列表

基因名称	功　能	定　位	肿瘤类型
CDH1	E-钙黏蛋白,细胞黏附	I6q22.1	乳腺癌、胃癌、白血病
CDH13	H-钙黏蛋白,细胞黏附	16q24.2-q24.3	乳腺癌、肺癌
CDH4	R-钙黏蛋白,细胞黏附	20q13.3	结肠癌
FAT	原钙黏蛋白	4q35	结肠癌
EXT1	硫酸类肝素合成	8q24.11-q24.13	白血病、皮肤癌、肉瘤
GPC3	硫酸类肝素合成	Xq26.1	卵巢癌
HS3ST2	硫酸类肝素合成	16p12	乳腺癌、结肠癌、肺癌、胰腺癌
TIMP2	组织金属蛋白酶2抑制剂	17q25	不同肿瘤类型
TIMP3	组织金属蛋白酶3抑制剂	22q12.3	不同肿瘤类型
TFPI2	组织因子通道抑制剂2	7q22	神经胶质瘤,胰腺癌
SEMA3B	神经生长导向因子3B,轴突导向	3p21.3	肺癌
SLIT1	Slit 同源物1,轴突导向	10q23.3-q24	多种肿瘤
SLIT2	Slit 同源物2,轴突导向	4p15.2	多种肿瘤
SLIT3	Slit 同源物3,轴突导向	5q35	多种肿瘤
THBS1	凝血酶敏感蛋白1	15q15	神经胶质瘤
THBS2	凝血酶敏感蛋白2	6q27	神经胶质瘤
LAMA3	层粘连蛋白	18q11.2	多种肿瘤
LAMB3	层粘连蛋白	1q32	多种肿瘤
LAMC2	层粘连蛋白	1q25-q31	多种肿瘤

钙黏蛋白家族的其他成员在新生肿瘤中也存在高度甲基化。研究最多包括 H-钙黏蛋白（CDH13），CDH4（R-钙黏蛋白）和原钙黏蛋白（FAT）。在大部分肿瘤中普遍发现

CDH13 启动子高度甲基化引起的失活[70,71]，而 CDH4 和 FAT 的异常甲基化迄今仅在胃癌和大肠癌中被发现[72,73]。

有关涉及的硫酸类肝素合成的基因，在遗传性多发性

外生骨疣综合征（HME）中发现了 exostoses-1（EXT-1）基因种系突变，它是骨软骨瘤形成特征及软骨肉瘤和骨肉瘤风险因素（图 3-8）[74]。外源 EXT-1 基因导入肿瘤细胞系显示出甲基化依赖的基因沉默，与 EXT-1 诱导的肿瘤抑制特征类似，在裸鼠移植瘤模型中，克隆形成的密度减少，肿瘤生长缓慢[74]。在白血病和非黑色素瘤皮肤癌中 EXT-1 CpG 岛高度甲基化（表 3-4）[74]。而在人类肿瘤中，另外两个基因也被证明表现为甲基化相关的基因沉默，即跨膜的类肝素硫酸蛋白聚糖——磷脂酰肌醇蛋白聚糖-3（glypican-3，GPC3）[75]和硫酸类肝素（D-glucosaminyl 3-0-sulfotransferase-2，3-OST-2）[76]（表 3-4）。

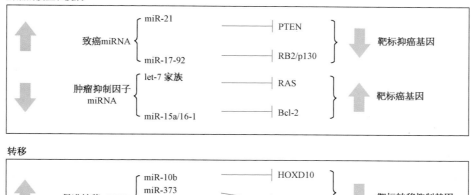

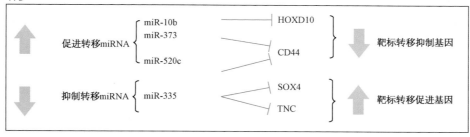

图 3-8 肿瘤进展中 microRNA 的作用

注：microRNA 参与了肿瘤的起始、发展和转移。microRNA 可抑制靶基因。肿瘤中 microRNA 的表达水平上调或下调，可导致靶基因表达水平的改变。

另外一组参与生长抑制、血管生成、侵袭和转移的重要基因是金属蛋白酶家族组织抑制剂（TIMP）家族，可拮抗基质金属蛋白酶（MMP）活性[77]。这个家族中最重要的成员是 TIMP1,2,3,4，在许多肿瘤中均发现 TIMP2 和 TIMP3 启动子 CpG 岛的高度甲基化（表 3-4）[78-80]。在白血病和淋巴瘤中，TIMP-2 启动子高度甲基化与转录后抑制和侵袭表型相关[81]。在前列腺癌组织和细胞系中，TIMP-2 常常甲基化；在转移的前列腺癌细胞系中结合曲古霉素 A（TSA）处理后，TIMP-2 会重新表达[82]。另外一个广谱蛋白酶抑制剂 TFPI2 也观察到类似的结果，它在神经胶质瘤和原发性胰腺导管腺癌中均表现出表观遗传失活[83,84]，与疾病进展相关。

脑信号蛋白家族在轴突导向中起着关键作用[85]。SEMA3B 和 SEMA3F 位于 3p21.3，这是人类肿瘤的杂合性缺失热点，在肿瘤进程中起着抑癌基因的作用[86]。SEMA3B 至少部分通过阻断 VEGF 自分泌活性介导抑制肿瘤的效应。在非小细胞肺癌中观察到 SEMA3B 启动子甲基化[87,88]。轴突导向分子的第二个家族是 slit 基因，在不同肿瘤中表现出甲基化相关的基因沉默是人 slit 基因的 3 个同源体 slit-1、slit-2 和 slit-3 的共同特征（表 3-4）[89]。

凝血酶敏感蛋白类（THBs）是一个参与调控组织基因合成和重塑的著名蛋白家族[90]。在许多肿瘤中，THBS-1 和 THBS-2 的下调是获得促血管生成表型的必要条件[91]。正常情况下，这两种蛋白抗血管生成抑制涉及多种机制，包括 VEGF 的直接相互作用、基质金属蛋白酶活化抑制、内皮细胞迁移抑制、诱导内皮细胞凋亡[91]。在很多类型的肿瘤中，THBS-1 和 THBS-2 呈现高度甲基化基因沉默[92]。但在神经脑胶质瘤中，普遍认为它们甲基化水平明显与新生血管的生长相一致（表 3-4）。

不同的层粘连蛋白参与到细胞极性诱导和维持、组织间隔中建立屏障、协调细胞进入组织和保护黏附细胞免于剥离诱导的细胞死亡[93]。目前通过整合素鉴别的层粘连蛋白有 12 种以上剪切体[93]。然而，在肿瘤侵袭过程中，基膜屏障丧失，能观察到层粘连蛋白不连续染色。在乳腺癌、肺癌和膀胱癌等不同类型的肿瘤中，均报道层粘连蛋白 5（LN5）编码的基因（LAMA3、LAMB3 和 LAMC2）CpG 岛高度甲基化，而且主要发生在大量的晚期肿瘤中（表 3-4）[94]。

总而言之，我们描述了肿瘤和转移过程中一类转移相关基因通过表观遗传学机制而失活。转移相关基因启动子区域 CpG 岛的 DNA 高度甲基化机制能够解释这些重要基因的失活。而且，表观遗传学技术，如通过亚硫酸氢盐基因组测序研究 DNA 甲基化有助于寻找新的转移相关基因，因此强调转移和表观遗传学之间如何关联对讨论这些结果非常有意义。

3.4.3　转移中 microRNA 的作用

最近几年,一类新的调节基因——microRNA(miRNA)吸引了大家眼球。在各种各样的真核生物中,有一些非编码小 RNA,长度大约 20 个 bp,负性调节基因表达[95]。miRNAs 在很多细胞活动如增殖、分化、凋亡和进程中起着重要作用,它调控着上百个基因的表达水平[95]。

最近的研究发现肿瘤中 miRNA 表达谱发生改变可导致多种恶性肿瘤[96]。一些 miRNA 下调,而有些则上调,说明 miRNA 可分别起着癌基因和抑癌基因的作用(图3-8)[96-98]。具有抑癌特性 miRNA 的例子包括淋巴细胞白血病(CLL)相关的 miR-15a 和 miR-16-1 以及肺癌相关的 let-7 家族,它们分别作用于原癌基因 BCL2[99] 和 RAS[100]。尽管癌症中 miRNA 下调比 miRNA 上调更常见,这些单链 RNA 以肿瘤抑制基因作为靶分子时起原癌基因作用[101]。最近发现相对于正常组织,miR-21 在人胶质母细胞瘤组织和胶质母细胞瘤细胞系中表达升高[102]。miR-17-92 家族又被称作 oncomiR-1,是第一个被发现的在哺乳动物中起原癌作用的 miRNA[103]。尽管 miR-17-92 在细胞内的功能还没有彻底阐述,但 oncomiR 过表达,可使肿瘤细胞凋亡率下降,从而有利于肿瘤进程[103]。

最近在乳腺癌的研究中介绍了 miRNA 介导肿瘤转移方面新的功能,认为它可促进[104,105]或抑制[106]了肿瘤恶变进程(图 3-8)。一方面,发现了 3 个促进转移的 miRNAs[104,105]。miR-10b 通过抑制同源异形盒 D10 导致促癌的 RHOC 上调,促进细胞迁移和侵袭[104];乳腺癌的研究还显示,在肿瘤侵袭和转移中,miR-373 和 miR-520c 通过抑制 CD44 发挥作用[105]。另一方面,miR-126 和 miR-335 可以作为转移抑制基因,他们分别调控细胞增殖和肿瘤侵袭[106]。miR-335 通过作用于靶分子 SOX4 和肌腱蛋白 C(tenascin C)[106]抑制肿瘤转移和侵袭。总之,新的肿瘤转移相关 miRNA 的发现,对加深我们对肿瘤转移过程的理解意义重大。

由于一些肿瘤存在抑癌基因异常超甲基化,因此推测,癌症中具有抑癌特性的 miRNA 可能呈现异常超甲基化[107]。miRNA 表达谱结合表观遗传学方法发现了两个假定的抑癌 miRNAs 甲基化,即 miR-127 和 miR-124a,他们分别负调节原癌基因 BCL6 和 CDK6 的表达。最近的研究证明癌症中存在其他 miRNA 表观遗传调控,如 miR-9-1[110]、miR-193a、miR-137[111]和 miR-342[112]。

因此,我们相信表观遗传学研究不仅对肿瘤相关的 miRNAs 提供相关信息,而且对转移相关的 miRNAs 也是如此,我们采用药理学方法已证实了这一点[107,113]。利用 miRNA 表达谱芯片,我们检测了 DNA 去甲基药 5-氮杂胞苷处理前和处理后 3 种转移细胞系中 miRNA 表达水平,发

现 DNA 去甲基药物处理可解除 CpG 岛高度甲基化相关的基因沉默现象[113],有几个高度甲基化的 miRNA 显示了肿瘤特异性的甲基化作用。恢复其中的两个甲基化 miRNA——miR-148a 和 miR-34b/c[114]表达水平,影响体内外侵袭能力,而且在原发灶发生转移时,这些 miRNA 甲基化水平显著增多。因此,我们的发现说明表观遗传学研究是研究转移抑制 miRNA 合适的方法。

因此,作为传统的肿瘤或转移抑制基因,miRNA 在肿瘤和转移过程中起着重要的作用,在这种恶性疾病中出现异常甲基化。

3.4.4　治疗中表观遗传学的作用

上述报道的许多超甲基化现象是肿瘤进展和扩散过程中的分子标记,而且与不良预后相关。但也并不全是坏消息,在肿瘤治疗中,这些基因是新的抗癌治疗表观遗传学药物的最好靶点。

与肿瘤遗传学改变有所不同的是,表观遗传学变化有潜在的可逆性。在培养的肿瘤细胞系中,使用 DNA 去甲化抑制剂可恢复甲基化沉默的基因表达很多年[54]。病人低剂量的药物治疗表现出明显的抗肿瘤特性,美国食品和药品监督管理局(FDA)已批准使用两种药物即 5-氮胞苷和 2′-脱氧-5-氮杂胞啶,作为白血病前骨髓增生异常综合征的选择性治疗[54]。

HDAC 抑制剂是另一类表观遗传学治疗肿瘤的理想药物[115],这些制剂让"休眠"的肿瘤抑制基因(如 p21WAF1)在转录水平上复活。然而,这些抑制剂多效性的特性意味着它能诱导分化、细胞周期停滞和凋亡之外,也同时出现不良反应。尽管如此,一些 HDAC 抑制剂已进入 I 期临床试验,最近 FDA 批准的这类第一个药——辛二酰苯胺异羟肟酸(suberoylanilide hydroxamic acid,SAHA)用于皮肤 T 细胞淋巴瘤的治疗[54]。

已有很多研究鉴定了转移相关的特异基因,它们表达的改变是表观遗传学作用的结果。目前完整的转移相关的表观遗传学组学标签尚未见报道,部分是因为必需的启动子芯片平台最近才可行[116]。与沉默基因重新活化策略相反,有报道称 S-腺苷甲硫氨酸和反义寡核苷酸类(作用于甲基 DNA 结合域蛋白 2,MBD2)能抑制促癌基因 uPA/PLAU、VEGF 和 MMP2,同时体外抑制肿瘤细胞侵袭,体内抑制肿瘤生长[117]。在临床应用中,采取这种方法,建立这些治疗复合物启动的表观遗传学重塑的稳定性和特异性是非常重要的。

对超甲基化基因失活引起的转移进行有效的治疗并不是幻想。将来的研究旨在发现由表观遗传学机制调控的新的转移基因和转移相关 miRNA,发展基于表观遗传学治疗的药物。

（董琼珠 译,钦伦秀 审校）

参考文献

［1］ Fidler IJ. The pathogenesis of cancer metastasis：the "seed and soil" hypothesis revisited. Nature Rev Cancer, 2003, 3：453-458.

［2］ Gupta GP, Massague J. Cancer metastasis：building a framework. Cell, 2006, 127：679-695.

［3］ Esteller M. Epigenetics in cancer. N Engl J Med, 2008, 358：1148-1159.

［4］ Rodenhiser DI. Epigenetic contributions to cancer metastasis. Clin Exp Metastasis, 2009, 26：5-18.

［5］ Chambers AF, et al. Dissemination and growth of cancer cells in metastatic sites. Nat Rev Cancer, 2002, 2：563-572.

［6］ Egger G, et al. Epigenetics in human disease and prospects for epigenetic therapy. Nature, 2004, 429：457-463.

［7］ Jones PA, et al. Cancer epigenetics comes of age. Nat Genet, 1999, 21：163-167.

［8］ Esteller M. Aberrant DNA methylation as a cancer-inducing mechanism. Annu Rev Pharmacol Toxicol, 2005, 45：629-656.

［9］ Kaneda M, et al. Essential role for de novo DNA methyltransferase Dnmt3a in paternal and maternal imprinting. Nature, 2004, 429：900-903.

［10］ Klose RJ, et al. Genomic DNA methylation：the mark and its mediators. Trends Biochem Sci, 2006, 31：89-97.

［11］ Takai D, et al. Comprehensive analysis of CpG islands in human chromosomes 21 and 22. Proc Natl Acad Sci USA, 2002, 99：3740-3745.

［12］ Takai D, et al. The CpG island searcher：a new WWW resource. In Silico Biol, 2003, 3：235-240.

［13］ Esteller M. Cancer epigenomics：DNA methylomes and histone-modification maps. Nat Rev Genet, 2007, 4：286-298.

［14］ Csankovszki G, et al. Synergism of Xist RNA, DNA methylation, and histone hypoacetylation in maintaining X chromosome inactivation. J Cell Biol, 2001, 153：773-784.

［15］ Walsh CP, et al. Transcription of IAP endogenous retroviruses is constrained by cytosine methylation. Nat Genet, 1998, 20：116-117.

［16］ Bodey B. Cancer-testis antigens：promising targets for antigen directed antineoplastic immunotherapy. Expert Opin Biol Ther, 2002, 2：577-584.

［17］ Futscher RW, et al. Role for DNA methylation in the control of cell type specific maspin expression. Nat Genet, 2002, 31：175-179.

［18］ Wang Y, et al. Beyond the double helix：writing and reading the histone code. Novartis Found Symp, 2004, 259：3-17.

［19］ Peters AH, et al. Histone H3 lysine 9 methylation is an epigenetic imprint of facultative heterochromatin. Nat Genet, 2002, 30：77-80.

［20］ Sanders SL, et al. Methylation of histone H4 lysine 20 controls recruitment of Crb2 to sites of DNA damage. Cell, 2004, 119：603-614.

［21］ Ballestar E, et al. The impact of chromatin in human cancer：linking DNA methylation to gene silencing. Carcinogenesis, 2002, 23：1103-1109.

［22］ Esteller M. Epigenetics provides a new generation of oncogenes and tumor-suppressor genes. Br J Cancer, 2006, 94：179-183.

［23］ Welch DR. Microarrays bring new insights into understanding of breast cancer metastasis to bone. Breast Cancer Res, 2004, 6：61-64.

［24］ Hanahan D, et al. The hallmarks of cancer. Cell, 2000, 100：57-70.

［25］ Bernstein BE, et al. The mammalian epigenome. Cell, 2007, 128：669-681.

［26］ Jones PA, et al. The epigenomics of cancer. Cell, 2007, 128：683-692.

［27］ Kouzarides T. Chromatin modifications and their function. Cell, 2007, 128：693-705.

［28］ Herman JG, et al. Gene silencing in cancer in association with promoter hypermethylation. N Eng J Med, 2003, 349：2042-2054.

［29］ Feinberg AP, et al. Hypomethylation distinguishes genes of some human cancers from their normal counterparts. Nature, 1983, 301：89-92.

［30］ Fraga MF, et al. A mouse skin multistage carcinogenesis model reflects the aberrant DNA methylation patterns of human tumors. Cancer Res, 2004, 64：5527-5534.

［31］ Fraga MF, et al. Rapid quantification of DNA methylation by high performance capillary electrophoresis. Electrophoresis, 2000, 21：2990-2994.

［32］ Fraga MF, et al. High-performance capillary electrophoretic method for the quantification of 5-methyl-2-deoxycytidine in genomic DNA：application to plant, animal and human cancer tissues. Electrophoresis, 2002, 23：1677-1681.

［33］ Paz MF, et al. A systematic profile of DNA methylation in human cancer cell lines. Cancer Res, 2003, 63：1114-1121.

［34］ Habib M, et al. DNA global hypomethylation in EBV-transformed interphase nuclei. Exp Cell Res, 1999, 249：46-53.

［35］ Eden A, et al. Chromosomal instability and tumors promoted by DNA hypomethylation. Science, 2003, 300：455.

［36］ Karpf AR, et al. Genetic disruption of cytosine DNA methyltransferase enzymes induces chromosomal instability in human cancer cells. Cancer Res, 2005, 65：8635-8639.

［37］ Cui H, et al. Loss of IGF2 imprinting：a potential marker of colorectal cancer risk. Science, 2003, 299：1753-1755.

［38］ Kaneda A, et al. Loss of imprinting of IGF2：a common epigenetic modifier of intestinal tumor risk. Cancer Res, 2005, 65：11236-11240.

［39］ Feinberg AP. Imprinting of a genomic domain of 11p15 and loss of imprinting in cancer：an introduction. Cancer Res, 1999, 59：1743s-1746s.

［40］Xu GL, et al. Chromosome instability and immunodeficiency syndrome caused by mutations in a DNA methyltransferase gene. Nature, 1999, 402:187-191.

［41］Choi IS, et al. Hypomethylation of LINE-1 and Alu in well-differentiated neuroendocrine tumors (pancreatic endocrine tumors and carcinoid tumors). Mod Pathol, 2007, 20:802-810.

［42］Schulz WA, et al. Genomewide DNA hypomethylation is associated with alterations on chromosome 8 in prostate carcinoma. Genes Fhromosomes Cancer, 2002, 35:58-65.

［43］Feinberg AP, et al. The history of cancer epigenetics. Nat Rev Cancer, 2004, 4:143-153.

［44］Wu H, et al. Hypomethylation-linked activation of PAX2 mediates tamoxifen-stimulated endometrial carcinogenesis. Nature, 2005, 438:981-987.

［45］Brueckner B, et al. The human let-7a-3 locus contains an epigenetically regulated microRNA gene with oncogenic function. Cancer Res, 2007, 67:1419-1423.

［46］Nakamura N, et al. Hypomethylation of the metastasis-associated S100A4 gene correlates with gene activation in human colon adenocarcinoma cell lines. Clin Exp Metastasis, 1998, 16:471-479.

［47］Lindsey JC, et al. Epigenetic deregulation of multiple S100 gene family members by differential hypomethylation and hypermethylation events in medulloblastoma. Br J Cancer, 2007, 97:267-274.

［48］Rosty C, et al. Overexpression of S100A4 in pancreatic ductal adenocarcinomas is associated with poor differentiation and DNA hypomethylation. Am J Pathol, 2002, 160:45-50.

［49］Xie R, et al. Hypomethylation-induced expression of S100A4 in endometrial carcinoma. Mod Pathol, 2007, 20:1045-1054.

［50］Pakneshan P, et al. Reversal of the hypomethylation status of urokinase (uPA) promoter blocks breast cancer growth and metastasis. J Biol Chem, 2004, 279:31735-31744.

［51］Gupta A, et al. Hypomethylation of the synuclein gamma gene CpG island promotes its aberrant expression in breast carcinoma and ovarian carcinoma. Cancer Res, 2003, 63:664-673.

［52］Ballestar E, et al. Methyl-CpG binding proteins identify novel sites of epigenetic inactivation in human cancer. EMBO J, 2003, 22:6335-6345.

［53］Richon VM, et al. Histone deacetylase inhibitor selectively induces p21WAF1 expression and gene-associated histone acetylation. Proc Natl Acad Sci USA, 2000, 97:10014-10019.

［54］Mack GS. Epigenetic cancer therapy makes headway. J Natl Cancer Inst. 2006, 98: 1443-1444.

［55］Fraga MF, et al. Loss of acetylation at Lys16 and trimethylation at Lys20 of histone H4 is a common hallmark of human cancer. Nat Genet, 2005, 37:391-400.

［56］Pogribny IP, et al. Histone H3 lysine 9 and H4 lysine 20 trimethylation and the expression of Suv4-20h2 and Suv-39h1 histone methyltransferases in hepatocarcinogenesis induced by methyl deficiency in rats. Carcinogenesis, 2006, 27:1180-1186.

［57］Tryndyak VP, et al. Loss of DNA methylation and histone H4 lysine 20 trimethylation in human breast cancer cells is associated with aberrant expression of DNA methyltransferase 1, Suv4-20h2 histone methyltransferase and methyl-binding proteins. Cancer Biol Ther, 2006, 5:65-70.

［58］Greger V, et al. Epigenetic changes may contribute to the formation and spontaneous regression of retinoblastoma. Hum Genet, 1989, 83:155-158.

［59］Sakai T, et al. Allele-specific hypermethylation of the retinoblastoma tumor-suppressor gene. Am Hum Genet, 1991, 48:880-888.

［60］Herman JG, et al. Silencing of the VHL tumor-suppressor gene by DNA methylation in renal carcinoma. Proc Natl Acad Sci USA, 1994, 91:9700-9704.

［61］Merlo A, et al. 5′CpG island methylation is associated with transcriptional silencing of the tumor suppressor p16/CDKN2/MTSl in human cancers. Nat Med, 1995, 1:686-692.

［62］Herman JG, et al. Inactivation of the CDKN2/p16/MTSl gene is frequently associated with aberrant DNA methylation in all common human cancers. Cancer Res, 1995, 55:4525-4530.

［63］Gonzalez-Zulueta M, et al. Methylation of the 5′CpG island of the pl6/CDKN2 tumor suppressor gene in normal and transformed human tissues correlates with gene silencing. Cancer Res, 1995, 55:4531-4535.

［64］Esteller M, et al. Promoter hypermethylation and BRCA1 inactivation in sporadic breast and ovarian tumors. J Natl Cancer Inst, 2000, 92:564-569.

［65］Graff JR, et al. E-cadherin expression is silenced by DNA hypermethylation in human breast and prostate carcinomas. Cancer Res, 1995, 55:5195-5199.

［66］Yoshiura K, et al. Silencing of the E-cadherin invasion-suppressor gene by CpG methylation in human carcinomas. Proc Natl Acad Sci USA, 1995, 92:7416-7419.

［67］Graff JR, et al. Methylation patterns of the E-cadherin 5′CpG island are unstable and reflect the dynamic, heterogeneous loss of E-cadherin expression during metastatic progression. Biol Chem, 2000, 275:2727-2732.

［68］Bolos V, et al. The transcription factor Slug represses E-cadherin expression and induces epithelial to mesenchymal transitions: a comparison with Snail and E47 repressors. J Cell Sci, 2003, 116 (Pt 3):499-511.

［69］Peinado H, et al. Snail mediates E-cadherin repression by the recruitment of the Sin3A/histone deacetylase 1 (HDAC1)/HDAC2, complex. Mol Cell Biol, 2004, 24:306-319.

［70］Sato M, et al. The H-cadherin (CDH13) gene is inactivated in human lung cancer. Hum Genet, 1998, 103:96-101.

［71］Toyooka KO, et al. Loss of expression and aberrant methylation of the CDH13 (H-cadherin) gene in breast and lung carcinomas. Cancer Res, 2001, 61:4556-4560.

［72］Miotto E, et al. Frequent aberrant methylation of the CDH4 gene promoter in human colorectal and gastric cancer. Cancer Res,

2004, 64:8156-8159.

[73] Paz MF, et al, Genetic unmasking of epigenetically silenced tumor suppressor genes in colon cancer cells deficient in DNA methyltransferases. Hum Mol Genet, 2003, 12:2209-2219.

[74] Ropero S, et al. Epigenetic loss of the familial tumor-suppressor gene exostosin-1（EXT1）disrupts heparan sulfate synthesis in cancer cells. Hum Mol Genet, 2004, 13:2753-2765.

[75] Lin H, et al. Frequent silencing of the GPC3 gene in ovarian cancer cell lines. Cancer Res, 1999, 59:807-810.

[76] Miyamoto K, et al. Methylation-associated silencing of heparan sulfate D-glucosaminyl 3-0-sulfotransferase-2（3-OST-2）in human breast, colon, lung and pancreatic cancers Oncogene, 2003, 22: 274-280.

[77] Overall CM, et al. Tumour microenvironment-opinion: validating matrix metalloproteinases as drug targets and anti-targets for cancer therapy, Nat Rev Cancer, 2006, 6:227-239.

[78] Esteller M, et al. DNA methylation patterns in hereditary human cancers mimic sporadic tumorigenesis. Hum Mol Genet, 2001, 10:3001-3007.

[79] Bachman KE, et al. Methylation-associated silencing of the tissue inhibitor of metalloproteinase-3 gene suggests a suppressor role in kidney, brain, and other human cancers. Cancer Res, 1999, 59: 798-802.

[80] Ivanova T, et al. Frequent hypermethylation of 5′ flanking region of TIMP-2 gene in cervical cancer. Int J Cancer, 2004, 108:882-886.

[81] Galm O, et al. Inactivation of the tissue inhibitor of metalloproteinases-2 gene by promoter hypermethylation in lymphoid malignancies. Oncogene, 2005, 24:4799-4805.

[82] Pulukuri SM, et al. Epigenetic inactivation of the tissue inhibitor of metalloproteinase-2（TIMP-2）gene in human prostate tumors. Oncogene, 2007, 26:5229-5237.

[83] Konduri SD, et al. Promoter methylation and silencing of the tissue factor pathway inhibitor-2（TFPI-2）, a gene encoding an inhibitor of matrix metalloproteinases in human glioma cells. Oncogene, 2003, 22:4509-4516.

[84] Sato N, et al. Epigenetic inactivation of TFPI-2 as a common mechanism associated with growth and invasion of pancreatic ductal adenocarcinoma. Oncogene, 2005, 24:850-858.

[85] Suzuki K, et al. Semaphores and their receptors in immune cell interactions. Nat Immunol, 2008, 9:17-23.

[86] Ji L, et al. 3p21.3 tumor suppressor cluster: prospects for translational applications. Future Oncol, 2005, 1:79-92.

[87] Tomizawa Y, et al. Inhibition of lung cancer cell growth and induction of apoptosis after reexpression of 3p21.3 candidate tumor suppressor gene SEMA3B. Proc Natl Acad Sci USA, 2001, 98: 13954-13959.

[88] Kuroki T, et al. Allelic loss on chromosome 3p21.3 and promoter hypermethylation of semaphorin 3B in non-small cell lung cancer. Cancer Res, 2003, 63:3352-3355.

[89] Dickinson RE, et al. Epigenetic inactivation of SLIT3 and SLIT1

genes in human cancers. Br J Cancer, 2004, 91:2071-2078.

[90] Kazerounian S, et al. Thrombospondins in cancer. Cell Mol Life Sci, 2008, 65:700-712.

[91] Lawler J, et al. Tumor progression, the effects of thrombospondin-1 and-2. Int J Biochem Cell Biol, 2004, 36:1038-1045.

[92] Li Q, et al. Methylation and silencing of the thrombospondin-1 promoter in human cancer. Oncogene, 1999, 18:3284-3289.

[93] Scheele S, et al. Laminin isoforms in development and disease. Mol Med, 2007, 85:825-836.

[94] Sathyanarayana UG, et al. Epigenetic inactivation of laminin-5-encoding genes in lung cancers. Clin Cancer Res, 2003, 9:2665-2672.

[95] He L, et al. MicroRNAs: small RNAs with a big role in gene regulation. Nat Rev Genet, 2004, 5:522-531.

[96] Lu J, et al. MicroRNA expression profiles classify human cancers Nature, 2005, 435:834-838.

[97] Calin GA, et al. Frequent deletions and downregulation of micro-RNA genes miR15 and miR16 at 13q14 in chronic lymphocytic leukemia. Proc Natl Acad Sci USA, 2002, 99:15524-15529.

[98] Takamizawa J, et al. Reduced expression of the let-7 microRNAs in human lung cancers in association with shortened postoperative survival. Cancer Res, 2004, 64:3753-3756.

[99] Cimmino A, et al. miR-15 and miR-16 induce apoptosis by targeting BCL2. Proc Natl Acad Sci USA, 2005, 102: 13944-13949.

[100] Johnson SM, et al. RAS is regulated by the let-7 MicroRNA family. Cell, 2005, 120:635-647.

[101] Hammond SM. MicroRNAs as oncogenes. Curr Opin Genet Dev, 2006, 16:4-9.

[102] Chan JA, et al. MicroRNA-21 is an antiapoptotic factor in human glioblastoma cells. Cancer Res, 2005, 65:6029-6033.

[103] He L, et al. A microRNA polycistron as a potential human oncogene. Nature, 2005, 435:828-833.

[104] Ma L, et al. Tumor invasion and metastasis initiated by microRNA-10b in breast cancer. Nature, 2007, 449:682-688.

[105] Huang Q, et al. The microRNAs miR-373 and miR-520c promote tumor invasion and metastasis. Nat Cell Biol, 2008, 10: 202-210.

[106] Tavazoie SF, et al. Endogenous human microRNAs that suppress breast cancer metastasis. Nature, 2008, 451:147-152.

[107] Lujambio A, et al. CpG island hypermethylation of tumor suppressor microRNAs in human cancer. Cell Cycle, 2007, 6: 1455-1459.

[108] Saito Y, et al. Specific activation of microRAN-127 with downregulation of the protooncogene BCL6 by chromatin-modifying drugs in human cancer cells. Cancer Cell, 2006, 9: 435-443.

[109] Lujambio A, et al. Genetic ummasking of an epigenetically silenced microRNA in human cancer cells. Cancer Res, 2007, 67:1424-1429.

[110] Lehmann U, et al. Epigenetic inactivation of microRAN gene

hsa-mir-9-1 in human breast cancer. J Pathol, 2008, 214:17-24.

[111] Kozaki K, et al. Exploration of tumor-suppressive microRNAs silenced by DNA hypermethylation in oral cancer. Cancer Res, 2008, 68:2094-2105.

[112] Grady WM, et al. Epigenetic silencing of the ntronic microRAN hsa-miR-342 and its host gene EVL in colrectal cancer. Oncogene, 27:3880-3888.

[113] Yoo CB, et al. Epigenetic therapy of cancer: Past, present and future. Nat Rev Drug Discov, 2006, 5:37-50.

[114] Lujambiol A, et al. A microRAN DNA methylation signature for

human cancer metastasis. Proc Natl Acad Sci USA, 2008, 105:13556-13561.

[115] Villar-Garea A, et al. Histone deacetylase inhibitors: understanding a mew wave of anticancer agents. Int J Cancer, 2004, 112:171-178.

[116] Sadikovic B, et al. Genome-wide H3K9 histone acetylation profiles are altered in benzopyrene-treated MCF7 breast cancer cells. J Biol Chem, 2008, 283:4051-4060.

[117] Shukeir N, et al. Alteration of the methylation status of tumor-promoting genes decreases prostate cancer cell invasiveness and tumorigenesis in vitro and in vivo. Cancer Res, 2006, 66:9202-9210.

3.5　转移潜能的宿主决定因素:种系变异及其他

◎ Nigel P. S. Crawford, Kent W. Hunter

3.5.1　转移进展的传统模式

长期以来体细胞突变理论被视为在分子水平上解释转移的传统模式。Nowell 最初提出这个假设[1],认为转移性肿瘤细胞通过一系列体细胞突变的连续积累,获得利于其在远处定植和增殖所必需的特性。后来 Fidler 和 Kripke 提供了支持这一理论的实验依据[2],证明从肿瘤组织中分离的不同克隆具有不同的转移潜能。据推测,转移能力的差异来源于不同克隆的不同体细胞突变。随后的工作证明,这些体细胞突变可诱发促转移基因的过度活化和转移抑制基因的沉默,个别肿瘤细胞由于其内在的"基因组不稳定性"而易于发生这些突变的累积[3]。

然而,随后的体内实验发现,虽然体细胞变异可能是影响转移潜能的关键因素之一,但其不能完美地解释转移的分子基础[4-6]。用以检测整体基因表达模式的芯片技术的出现,为解决体细胞进化理论的局限性带来了一丝曙光,由此可以更全面地理解其分子机制[7]。尤其是许多研究表明,肿瘤组织的基因表达谱(或"标签")可以用来预测乳腺癌[8-10]以及许多其他实体瘤[7]患者的生存。事实上,这些芯片研究大多使用在临床转移发生前收集的原发肿瘤组织。这似乎与体细胞进化论不符。由于绝大多数肿瘤相关的死亡是由转移造成的,可预测生存的基因表达标签为何在临床可见的转移发生之前就已存在?

这个问题有很多可能的答案,其中最可能的就是在某些个体中已经存在临床上检测不到的转移,其在诊断时被认为是"转移前期"。另一种解释为,在肿瘤发生后迅速出现体细胞突变("奠基"突变),并将突变传递给连续几代的

肿瘤细胞,从而诱发预后相关基因表达标签[8,11]。毫无疑问,这是一个很诱人的假说,不仅明确了为何预后相关基因表达标签存在于早期肿瘤中,还为原发癌未知(UPC)转移性疾病的存在提供了解释。UPC 转移性疾病是指病人具有明显的转移瘤,但没有临床可见的原发瘤或仅有分化良好的微小病变。该类型疾病约占新诊断肿瘤病例的 5%[12],因为小肿瘤应该没有足够的时间来产生必要的转移突变,所以似乎与体细胞突变理论不符。但是,如果转移潜能的获得是肿瘤发生过程中的早期事件,就不难理解小部分肿瘤可以发生早期转移,从而产生 UPC 转移性疾病现象。

3.5.2　种系编码转移易感性的概念

另一种与其互相补充的假说认为,个体间转移潜能和肿瘤基因表达标签的差异,受宿主种系变异的影响。也就是说,任何特定的个体在转移潜能方面都是"硬连接",转移潜能是转移"易感"基因遗传变异的结果,并且在一定程度上,转移潜能在肿瘤发生之前即已确定。从表面上看,这种说法与传统的转移机制相比似乎有点古怪。但对该观点的进一步思考揭示了这样一种可能,即种系编码(germline-encoded)转移易感性补充了传统理论。任何实体瘤的自然演变最可能依赖于体细胞突变的连续积累,而单个肿瘤细胞的固有转移能力主要取决于这些突变。然而,宿主种系变异可能不仅影响肿瘤细胞的内在属性,还影响在原发和转移部位与之相互作用的其他组织的性质。因此,从肿瘤发生的起始到转移肿瘤细胞在转移位点的增殖,所有这些步骤都有可能被宿主种系变异所影响(图3-9)。

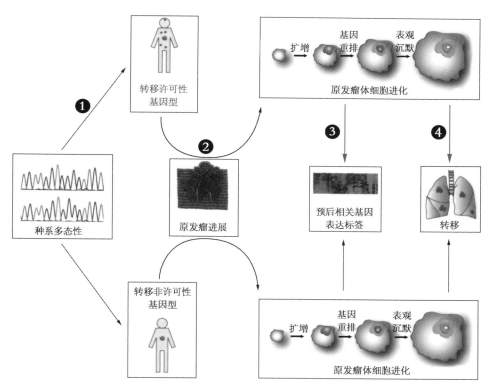

图 3-9　转移潜能的种系调节

注：最近的研究表明，转移潜能是由宿主种系多态性调节的。用基因芯片对来自近交系小鼠的正常、非癌乳腺组织的基因表达模式进行分析表明，转移倾向的"编程"发生在肿瘤发生之前[33]。这些差异表达可能是由多个转移易感基因多态性的联合作用所致。因此，即使在肿瘤发展之前，由于这些多态性基因的影响，任何特定的个体对发生转移都将具有不同的易感性(1)。不过，这些转移易感基因不可能影响肿瘤的起始，肿瘤随后通过体细胞进化发展而来(2)。转移易感基因的临床影响可能要在原发瘤发展后才会最显著地表现出来，可能对原发瘤内基因表达产生影响，并在转移"许可"基因型个体中诱导产生预后不良的表达标签(3)。最后，转移的整体可能性将受到转移易感基因的影响，其不仅作用于原发瘤组织，而且作用于继发性肿瘤的植入位点和其他相互作用的组织(4)。

许多研究表明种系变异与乳腺癌易感性有关，包括多个低外显率等位基因调变易损性[13]。最具特征性的乳腺癌易感基因是 BRCA-1 和 BRCA-2，其特定的种系突变与各项预示预后较差的指标相关[14-17]。由于遗传变异影响乳腺癌易感性，在发生原发肿瘤后，类似的种系变异完全可能使某些个体更容易发生转移。流行病学研究支持这一观点，Hartman 等最近的一项研究表明，直系亲属在确诊为乳腺癌后 5 年内死亡的病人，乳腺癌整体存活率显著降低[18]。

此外，不同种族的肿瘤预后也各不相同。在美国，白种人女性的乳腺癌年龄标化死亡率是 28.3/10 万，而黑种人女性是 36.4/10 万[19]。最近的一个深入的流行病学研究表明，基底细胞样乳腺肿瘤在美国绝经前黑人女性中发病率较高[20]。这些研究表明，不同种族的多态性位点可能在诱导疾病发生易感性和进展快慢方面发挥作用。然而，肿瘤发展种族差异的起源可能是极其复杂的，除了种系基因多态性之外，包括环境风险、可获得卫生保健设施的差异等其他因素可能也发挥同等重要的作用。

3.5.3　小鼠模型和种系编码转移易感性

虽然这是一个有趣的假设，但什么证据能够支持种系

编码变异可影响转移潜能？最引人注目的数据来自小鼠的乳腺肿瘤模型，这早已被证明是研究肿瘤易感性的有用工具[21,22]。这些模型的价值在于能够控制混淆人群疾病易感性的变量，即遗传变异和环境暴露。具体来说，在一般人群中低外显率（大多未知）肿瘤易感基因的分布差异和环境暴露（如致癌物质）的不同水平，都可阻碍研究人员对肿瘤易感基因的确定[23]。

（1）Py MT 小鼠是确定调节转移潜能遗传因素的工具

PyMT 小鼠是一种表达多瘤病毒中等 T 抗原的转基因模型，该抗原的表达受乳腺特异性小鼠乳腺肿瘤病毒启动子[FVB/ N-TGN（MMTV -PyMT）634Mul]的控制。其已被证明在研究乳腺肿瘤形成中特别有效，因为 100% 的小鼠在 60 日龄左右发展出高侵袭性、高转移性的肿瘤，85% ～95% 的小鼠在 100 日龄时形成明显的肺转移灶[24]。研究种系基因多态性对转移潜能影响的方法为：用雄性 PyMT 小鼠与各种不同的自交系实验室品系雌性小鼠繁殖后代，并对 F1 子代的转移潜能进行定量。据观察，F1 小鼠具有变化范围很大的转移效率，与野生型 PyMT 小鼠相比，肺转移效率的变化范围可从降至 1/10 到增加 3 倍[25]。值得注意的是，所有 F1

子代在育种中都获得了 PyMT 转基因。因此，所有动物在相同的基因组位点中整合进了相同数量的转基因拷贝，所有肿瘤都由同一致癌事件起始（即 PyMT 抗原）。鉴于这些事实，似乎能够明确在 F1 子代中观察到的转移潜能差异是由亲代种系之间的种系变异所引起。因此可得出结论：不同的自交系实验性小鼠可能携带多个调节转移效率的多态性位点。

（2）PyMT 小鼠定量性状基因位点图谱的绘制

定量性状基因位点（QTL）图谱的绘制，是为了明确单个基因位点对不同品系小鼠转移易感性差异的影响。简而言之，QTL 或易感基因位点就是包含大量多态性基因的连续基因组区域，其中的一个或多个负责调控对某一性状的易感性。确定它们的方法是，通过在既定人群中将可测量的性状（如转移负荷）与多态性遗传标记［如微卫星标记或单核苷酸多态性（SNP）］的等位基因变异进行关联。

确认转移相关 QTL 的基因图谱绘制实验是将 PyMT 小鼠与不同转移潜能的近交系小鼠杂交，随后进行一系列的回交。初步结果发现，染色体 6 和 19 上存在两个转移易感基因位点[26]，随后的研究发现染色体 7、9 和 17 上的位点[27]。其中，最先被详细研究的是位于 19 号染色体近端命名为 Mtes1 的基因位点[26]。对 Mtes1 的分析利用不同近交系之间共享的单倍体，使用了一种称为"多重交叉映射"（multiple cross mapping）的实验方法[28]。由此成功绘制小鼠 19 号染色体上约 10 Mbp 的中等分辨率 Mtes1 基因位点图谱。随后从高转移潜能的近交系中识别共同的单倍体组，使这些位点上合理的候选基因数量从大约 500 个收窄至 23 个[29]。第一个转移易感基因是结合多种实验研究方法被确定的，包括根据分子功能或与已知转移进程相联系的分类、确定已知多态性是否与潜在功能具有相关性的 DNA 序列分析，以及遗传相关重复串联序列变异的分离分析[30]。该基因被命名为信号诱导的增殖相关基因 1（Sipa1，也称为 Spa1），编码的蛋白质含有一个 C 端的亮氨酸拉链基序和一个 N 端的与人类 RAP1GAP 同源的 GTP 酶激活蛋白（GAP）结构域（将在后面进行更详细的讨论）。

（3）PyMT 诱导的乳腺肿瘤和正常乳腺组织的基因芯片分析

如前所述，易转移的人类原发性乳腺肿瘤表达特征性的基因标签[8-10]。因此，可以推论在易转移小鼠的 PyMT 诱导肿瘤中也应该存在类似的基因表达标签。实际情况正是如此，人类乳腺癌原发瘤[8-10]与不同遗传背景下 PyMT 诱导的乳腺癌[31,32]之间具有高度的相关性。

由此产生的一个相关问题是，这些不同转移潜能小鼠的乳腺肿瘤基因表达标签除了受体细胞突变模式差异的影响，是否也受种系特异性种系多态性的影响。如果种系多态性不仅参与诱发这些基因表达标签，还整体参与到转移进程中，那么应该得出推论：来源于不同转移倾向小鼠的正常、非肿瘤组织应包含乳腺肿瘤中的特征性基因标签。为了验证该假设，对来源于 PyMT 小鼠与不同转移能力小鼠 F1 后代的正常乳腺组织基因表达模式进行了研究[33]。由

于研究的是遗传多态性的独立作用，而不是 PyMT 抗原的作用，所以仅描述了转基因阴性的 F1 小鼠基因表达标签。应用实时定量聚合酶链式反应（PCR）检测 Ramaswamy 等人[8]报道的人类乳腺癌基因表达标签的各个组分。结果发现转移预测标签的 17 个基因中有 10 个基因的表达水平可以用来对来源于不同转移潜能基因型小鼠的正常乳腺组织样本准确地进行分类[33]。

这些研究证实了种系多态性可调节转移潜能假说，即基因表达中可预测转移的相关改变先于肿瘤发生。为了证实这一结果，对来自 AKXD 重组自交（RI）系[34]培育的 PyMT 小鼠[33]进行基因芯片表达研究。RI 种系非常适合于复杂的、非孟德尔遗传性状，如转移易感性研究的特殊品种近交系小鼠。它们的培育特点为，含有两个亲代近交系独特的、比例大致相等的遗传贡献。在 AKXD RI 小鼠的例子中，亲代种系分别为高转移潜能的 AKR／J 种系和低转移潜能的 DBA/2J 种系[34]。RI 种系的构建即通常的使两个近交系杂交产生 F1 代，随后进行连续 20 代或更多代的兄妹交配[35]。在获得 AKXD xPyMT 基因表达标签后，对来自高和低转移潜能转基因阴性 F1 小鼠的正常乳腺组织进行标签基因表达的定量。与人类标签基因的情况相同，AKXD x PyMT 基因标签表达特征的变化存在于不同转移能力种系[33]。此外，这些基因表达的差异可以用来准确区分来源于不同转移潜能小鼠的组织。

因此，在肿瘤发生之前，在正常组织中就已产生基因表达变化，这些基因在转移中通常是失调的。鉴于其他混杂变量，如环境暴露在实验室小鼠中受到严格控制，所观察到的基因表达差异最合理的解释是，它们由种系特异性种系变异所决定。这些发现，以及与转移 QTL 相关的发现都有力地表明转移的易感性在一定程度上是一种遗传性状。不过，为了进一步了解种系编码转移易感性的起源，有必要探讨单个多态性基因对差异性转移倾向的作用。在下一节中，我们将讨论单个转移易感基因，并介绍它们是如何被发现的。

3.5.4　转移易感基因

（1）Sipa1——最初的转移易感基因

如前所述，多方面研究促进了第一个转移易感基因 Sipa1 的发现[30]。Sipa1 编码 RAP1 和 RAP2 特异性 GAP。这两个因子都是 GTP 酶 Ras 家族成员，参与调控细胞增殖、分化和黏附[36]。同时，Sipa1 在调节细胞黏附方面发挥重要作用，在 Hela 细胞中瞬时表达 Sipa1 可诱导细胞聚集及脱离培养皿的表面[37]。Sipa1 可能是通过调节各种细胞黏附分子来调节细胞黏附的，它们可以破坏细胞与细胞外基质蛋白及其他黏附关键因子的相互作用[38-40]。该调节作用的核心是对整合素分子的调控，Sipa1 的 RAP1GAP 活性是这方面的关键[39]。

虽然细胞黏附失调已被证明是转移进程的重要组成部分，但 Sipa1 在转移中的具体作用机制尚未明确。不过，最近的一项研究强调了 Sipa1 在种系编码转移易感性中的重

要性[41]。在这项研究中,选取了加州南部一个病例信息完整的非西班牙裔白种人乳腺癌患者群体,并检测其 Sipa1 基因的单核苷酸多态性频率。发现乳腺癌患者 Sipa1 内特定的等位基因多态性与不良预后标记存在关联,其中最重要的是某些 Sipa1 SNP 与远处转移发生率较高密切相关[41]。这是个特别重要的发现,因为它将种系编码转移易感性的概念,从原先仅在小鼠中观察到的现象带到人类转移发展的领域。其潜在的临床意义以及与其他转移易感基因类似的观察结果,将在随后进行讨论。

（2）细胞外基质基因表达的种系编码修饰物

如前所述,已证明对肿瘤基因表达模式的 QTL 图谱绘制和微阵列分析是确定种系元件调节转移潜能的特别有用的方法。最近的一些研究综合利用这些方法发现新的转移易感基因[42-44]。所有这些研究都源于一个观察结果:细胞外基质（ECM）基因同时存在于人类乳腺癌[8-10]和小鼠乳腺肿瘤[45]的转移预测基因表达标签中。这意味着,ECM 基因失调可能是转移潜能的诱发因素或标志。

早期的芯片研究表明,小鼠乳腺肿瘤的基因表达受宿主种系变异的影响[33,45]。为了确定在不同转移潜能的肿瘤中观察到的 ECM 基因表达水平是否也受种系变异的影响,进行了一项 QTL 表达（eQTL）图谱绘制的实验[43,44]。在实验中,对肿瘤的整体基因表达模式进行量化,选取的肿瘤来源于 AKXD RI 小鼠与 PyMT 小鼠杂交获得的 F1 子代。ECM eQTL（即控制 ECM 基因表达的基因组位点,这些 ECM 基因在早期乳腺癌基因表达标签中被发现）的确定需要使用 GeneNetwork 中的 WebQTL 数据库,GeneNetwork 是基于互联网的能够进行 RI 微阵列表达数据分析的分析性数据包（库）[46,47]。ECM eQTL 后来在第 7、17 和 18 号染色体上被发现,这意味着这些基因组区域在转移预测 ECM 基因表达的调节中发挥潜在的重要作用。有趣的是,在 7 和 17 号染色体上 ECM eQTL 的基因位点与先前所述的转移易感基因位点是共同定位的[27],从而进一步支持了 ECM 基因的差异表达是转移易感性的标记之一的假说。

为了识别 3 个 ECM eQTL 中的各自独立候选基因,使用 WebQTL 性状相关功能对基因芯片数据进行了全基因组相关性分析[47]。这样做的目的是识别 ECM eQTL 区间中的候选基因,在整个 AKXD RI 组中这些基因的表达与转移预测 ECM 基因的表达高度相关。这推动了 7 个很有研究价值的候选基因的确定,在 AKXD RI 小鼠中它们的表达与转移预测 ECM 基因表现出高度相关性[42-44]。其中两个最有价值的候选基因即 Rrp1b 和 Brd4,将在下面的章节中进一步地详细讨论。

（3）Rrplb 作为 ECM eQTL 和转移易感候选基因

经过并行和独立的实验研究[44],功能未知基因 Rrp1b 被确定为潜在的转移易感候选基因。首先,使用前面提到的方法,其在物理上被确定为一个位于 17 号染色体 ECM eQTL 联动高峰区域的基因。此外,从这些 eQTL 测绘实验中获得的芯片数据表明,Rrp1b 的表达水平与转移预测 ECM

基因的表达水平高度相关。Rrp1b 在看似无关的第二系列酵母双杂交实验中也被识别,该实验被用来确定与先前所描述的转移效率调节剂 Sipa1 相互作用的因子。免疫共沉淀不仅证实了这种相互作用,也证明 Sipa1 酶解 RAP1GAP 的活性因这种相互作用而降低。

为了进一步研究该基因在 ECM 基因的表达以及调节转移潜能方面的作用,在多个小鼠细胞系中异位表达 Rrp1b[44]。与 ECM eQTL 测绘实验的结果一样,过度激活 Rrp1b 诱导多个转移预测 ECM 基因表达的失调。此外,从高转移性 Mvt-1 小鼠乳腺肿瘤细胞系中分离 Rrp1b 表达克隆株并植入小鼠,可证明 Rrp1b 能够抑制肿瘤的生长和肺转移。

Rrp1b 似乎也在人类种系水平对肿瘤进展发挥调节作用。具体来说,由芯片分析 Mvt-1 细胞系中 Rrp1b 异位表达诱导的基因表达标签,可以在一个资料完善的人类乳腺癌基因芯片库中准确地预测生存[44]。为了确认 Rrp1b 在种系编码转移易感性中的重要性,在两个分别来自南加州和马里兰州的乳腺癌群体中检测人类 Rrp1b 基因上一个非同义编码多态性出现的频率[44]。这些研究证明 Rrp1b SNP 位点的变异与较低的远处转移发生率和更高的整体生存可能性有关。Rrp1b 在生殖细胞水平调节转移潜能的确切机制目前尚不清楚,不过它与 Sipa1 的相互作用以及对 ECM 成分的调节可能是其中的关键(图3-10)。

（4）Brd4 作为 ECM eQTL 和转移易感性候选基因

研究相对深入的溴蛋白 Brd4,是一种转录调节剂和有力的细胞生长调节剂[48,49]。Brd4 的作用之一是促进 G2/M 期的转换[48],该作用依赖于 Brd4 与其结合物,即前面所描述的种系编码转移效率调节剂 Sipa1 在细胞内的平衡[50]。

与 Rrp1b 一样,Brd4 也是一个 ECM eQTL 候选基因,其定位与 Rrp1b 和 17 号染色体 eQTL 连锁峰区域非常接近[42,43]。Brd4 在 AKXD x PyMT 乳腺肿瘤中的表达水平也与 EMC 转移预测基因的表达水平高度相关。最后,在高转移性 Mvt-1 细胞系中该基因的异位表达不仅可调节 ECM 基因的表达,而且可抑制乳腺脂肪垫植入后肿瘤的生长和转移[42]。然而,最重要的是,对异位表达 Brd4 的 Mvt-1 细胞进行芯片分析表明,Brd4 诱导的基因表达标签可以用来在 5 个乳腺癌基因芯片库中准确预测生存[42]。此外,同样的标签可以用来对雌激素受体（ER）阳性和淋巴结（LN）转移阴性的乳腺癌（传统观点认为复发风险低）患者进行进一步分类,以确定原发肿瘤切除后复发风险较高的个体。

3.5.5 调控转移易感性的其他因素

众所周知,环境因素的暴露如香烟烟雾和乙醇会增加多种癌症的易感性。但这些因素也能调节转移潜能吗?事实确实如此,最近一项使用 PyMT 小鼠的研究表明,高脂肪饮食会增加肺转移的发生率[51]。此外,该实验证明这些饮食因素与转移易感基因位点之间存在相互作用。这类研究说明在小鼠中除了准确模拟人类癌症特点外,模拟人群环境暴露特点也是非常重要的。

转移易感性的另一个影响因素是免疫力。例如，长期以来，人们一直怀疑原发肿瘤的手术切除会促进已经存在的微小转移和播散肿瘤细胞在围手术期的生长[52]。这其中可能的机制被一一列举，其中之一涉及重大手术时抑制细胞免疫（CMI）的做法[53,54]。以往的研究表明，自然杀伤细胞（NK细胞）是CMI介导的循环肿瘤细胞和微转移调控的

重要组成部分。对于药物对免疫系统的干预来说，这可能是一个有趣的概念。例如在啮齿类动物模型中，围手术期使用COX-2抑制剂和β受体阻滞剂，可造成手术后NK细胞活性的降低[56]，这个令人感兴趣的结果可以证明NK细胞的作用在转移中的重要性[55]。但尚需进一步研究以确定这些研究结果与人类疾病的相关性。

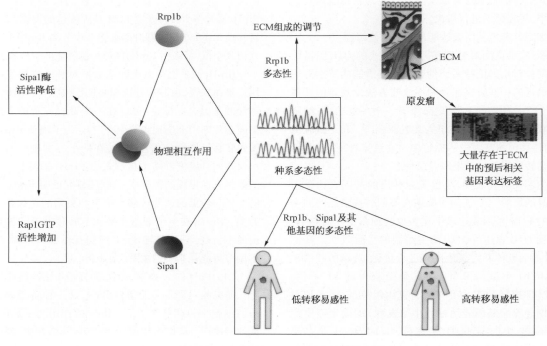

图 3-10　Rrp1b、Sipa1、ECM 和转移

注：转移易感基因 Rrp1b 和 Sipa1 的关系可能是种系调控转移潜能中的一个重要元件，虽然它们之间错综复杂的关系目前尚不清楚。已知 Rrp1b 直接作用于 Sipa1，并凭借这种作用降低 Sipa1 的 RapGAP 酶解活性。Rrp1b 也可调节 ECM 基因的表达，这些基因在许多预测转移的基因芯片表达标签中失调，意味着这些标签可能部分由种系驱动。可以肯定的是，这种种系驱动的差异性 ECM 基因表达可创造容许原发肿瘤细胞（已通过体细胞进化出现）完成转移级联反应的环境。实际情况是否确如所述，目前正在研究中。

3.5.6　结论与临床观点

乳腺肿瘤的小鼠模型表明，种系多态性在转移潜能的调节方面发挥着重要作用。PyMT 小鼠乳腺肿瘤模型已成功地用于确定转移的易感基因位点，其中包括不同转移能力近交系小鼠的修饰基因[26,27,29]。进一步的分析确认了种系编码的转移易感基因，并发现其中最具有研究价值的 3 个：Sipa1、Rrp1b 和 Brd4[30,42,44]。这些基因并不仅对小鼠的转移易感性产生影响，还被证明在人类乳腺癌转移中都是种系编码调节剂。在体外激活 Rrp1b 和 Brd4 可诱导能在多个人类乳腺癌群体中准确预测生存的基因表达标签[42,44]。此外，流行病学相关研究已经确定，携带变异 SNP 等位基因的人类 Sipa1 和 Rrp1b 多态性对转移具有不同的易感性[41,44]。

利用现有的临床步骤和疾病特征如肿瘤分级、分期，以及各种原发肿瘤细胞表面标记的表达来对预后进行评估有

些不精确。而基于芯片的肿瘤基因表达谱具有在诊断及对预后进行预测的能力，这在完善临床医生能力方面具有很大潜力。目前一些评估肿瘤基因表达谱作为预后预测工具实用性的临床试验正在进行（例如，TAILORx、MINDACT[57]）。然而，肿瘤基因表达谱受到一些限制，例如对表达模式的评估需要获得原发肿瘤组织。此外，许多报道显示了实验室与实验室之间在芯片数据上的差异[58]。基于肿瘤基因表达模式的预后分析，必须证明它们可以克服这些问题并具有真正的临床价值。

同时，在乳腺癌预后的评估方面，生殖细胞成分对转移潜能调节的影响特别让人感兴趣。鉴于转移易感基因多态性在所有组织中都存在，可想而知，肿瘤进展风险的评估可以通过检测易于获得的组织如血液中的多态性来进行。一般来说，与检测肿瘤基因表达相比，SNP 分型会产生更少的歧义。因此，与分析肿瘤基因表达模式相比，对转移易感基因如 Sipa1[41] 和 Rrp1b[44] 进行生殖细胞多态性分型在预后

评估方面更具优势。具体来说,SNP 基因分型采用更易获得的组织、产生更明确的结果,并且操作费用相对低廉。

使用生殖细胞多态性评估预后的主要缺点是,单个 SNP 的预测价值较低。然而,在多个转移易感基因中对一组多态性进行检测,可以获得具有临床应用价值的足够预测能力。当然,这就必须鉴定出人群中具有多态性的新转移易感基因。因此,对种系编码转移易感基因多态性的评估在临床上是否有用,将在今后的工作中进一步探讨。

(魏金旺 译,钦伦秀 审校)

参考文献

[1] Nowell PC. The clonal evolution of tumor cell populations. Science, 1976, 194:23-28.

[2] Fidler IJ, et al. Metastasis results from preexisting variant cells within a malignant tumor. Science, 1977, 197:893-895.

[3] Boland CR, Goel A. Somatic evolution of cancer cells. Semin Cancer Biol, 2005, 15:436-450.

[4] Giavazzi R, et al. Metastasizing capacity of tumour cells from spontaneous metastases of transplanted murine tumours. Br J Cancer, 1980, 42:462-472.

[5] Mantovani A, et al. Characterization of tumor lines derived from spontaneous. metastases of a transplanted murine sarcoma. Eur J Cancer, 1981, 17:71-76.

[6] Milas L, et al. Spontaneous metastasis: random or selective? Clin Exp Metastasis, 1983, 1:309-315.

[7] Weigelt B, et al. Breast cancer metastasis: markers and models. Nat Rev Cancer, 2005, 5:591-602.

[8] Ramaswamy S, et al. A molecular signature of metastasis in primary solid tumors. Nat Genet, 2003, 33:49-54.

[9] van't Veer LJ, et al. Gene expression profiling predicts clinical outcome of breast cancer. Nature, 2002, 415:530-536.

[10] van de Vijver MJ, et al. A gene-expression signature as a predictor of survival in breast cancer. N Engl J Med, 2002, 347:1999-2009.

[11] Bernards R, et al. A progression puzzle. Nature, 2002, 418:823.

[12] Riethmuller G, et al. Early cancer cell dissemination and late metastatic relapse: clinical reflections and biological approaches to the dormancy problem in patients. Semin Cancer Biol, 2001, 11:307-311.

[13] Houlston RS, et al. The search for low-penetrance cancer susceptibility alleles. Oncogene, 2004, 23:6471-6476.

[14] Foulkes WD, et al. Germ-line BRCA1 mutation is an adverse prognostic factor in Ashke-nazi Jewish women with breast cancer. Clin Cancer Res, 1997, 3:2465-2469.

[15] Stoppa-Lyonnet D, et al. Familial invasive breast cancers: worse outcome related to BRCA1 mutations. J Clin Oncol, 2000, 18:4053-4059.

[16] Goode EL, et al. Effect of germ-line genetic variation on breast cancer survival in a population-based study. Cancer Res, 2002, 62:3052-3057.

[17] Robson ME, et al. A combined analysis of outcome following breast cancer: differences in survival based on BRCA1/BRCA2 mutation status and administration of adjuvant treatment. Breast Cancer Res, 2004, 6:R8-R17.

[18] Hartman M, et al. Is breast cancer prognosis inherited? Breast Cancer Res, 2007, 9:R39.

[19] Porter PL, et al. Racial differences in the expression of cell cycle-regulatory proteins in breast carcinoma. Cancer, 2004, 100:2533-2542.

[20] Carey LA, et al. Race, breast cancer subtypes, and survival in the Carolina Breast Cancer Study. JAMA, 2006, 295:2492-2502.

[21] Demant P. Cancer susceptibility in the mouse: genetics, biology and implications for human cancer. Nat Rev Genet, 2003, 4:721-734.

[22] Szpirer C, et al. Mammary cancer susceptibility: human genes and rodent models. Mamm Genome, 2007, 18:817-831.

[23] Hunter KW, et al. Complexities of cancer research: mouse genetic models. ILAR J, 2002, 43:80-88.

[24] Guy CT, et al. Induction of mammary tumors by expression of polyomavirus middle T oncogene: a transgenic mouse model for metastatic disease. Mol Cell Biol, 1992, 12:954-961.

[25] Lifsted T, et al. Identification of inbred mouse strains harboring genetic modifiers of mammary tumor age of onset and metastatic progression. Int J Cancer, 1998, 77:640-644.

[26] Hunter KW, et al. Predisposition to efficient mammary tumor metastatic progression is linked to the breast cancer metastasis suppressor gene Brms1. Cancer Res, 2001, 61:8866-8872.

[27] Lancaster M, et al. Modifiers of mammary tumor progression and metastasis on mouse chromosomes 7, 9, and 17. Mamm Genome, 2005, 16:120-126.

[28] Hitzemann R, et al. Multiple cross mapping (MCM) markedly improves the localization of a QTL for ethanol-induced activation. Genes Brain Behav, 2002, 1:214-222.

[29] Park YG, et al. Multiple cross and inbred strain haplotype mapping of complex-trait candidate genes. Genome Res, 2003, 13:118-121.

[30] Park YG, et al. Sipa1 is a candidate for underlying the metastasis efficiency modifier locus Mtes1. Nat Genet, 2005, 37: 1055-1062.

[31] Hunter KW. Allelic diversity in the host genetic background may be an important determinant in tumor metastatic dissemination. Cancer Lett, 2003, 200:97-105.

[32] Qiu TH, et al. Global expression profiling identifies signatures of tumor virulence in MMTV-PyMT-transgenic mice: correlation to human disease. Cancer Res, 2004, 64:5973-5981.

[33] Yang H, et al. Metastasis predictive signature profiles pre-exist in normal tissues. Clin Exp Metastasis, 2005, 22:593-603.

[34] Mucenski ML, et al. AKXD recombinant inbred strains: models for studying the molecular genetic basis of murine lymphomas. Mol Cell Biol, 1986, 6:4236-4243.

[35] Bailey DW. Recombinant-inbred strains. An aid to finding identity, linkage, and function of histocompatibility and other genes. Transplantation, 1971, 11:325-327.

[36] Kurachi H, et al. Human SPA-1 gene product selectively expressed in lymphoid tissues is a specific GTPase-activating protein for Rap1 and Rap2. Segregate expression profiles from a rap1 GAP gene product. J Biol Chem, 1997, 272:28081-28088.

[37] Tsukamoto N, et al. Rap1 GTPase-activating protein SPA-1 negatively regulates cell adhesion. J Biol Chem, 1999, 274: 18463-18469.

[38] Liu L, et al. The GTPase Rap 1 regulates phorbol 12-myristate 13-acetate-stimulated but not ligand-induced beta 1 integrin-dependent leukocyte adhesion. J Biol Chem, 2002, 277: 40893-40900.

[39] Su L, et al. AF-6 controls integrin-mediated cell adhesion by regulating Rap1 activation through the specific recruitment of Rap1 GTP and SPA-1. J Biol Chem, 2003, 278:15232-15238.

[40] Shimonaka M, et al. Rap 1 translates chemokine signals to integrin activation, cell polarization, and motility across vascular endothelium under flow. J Cell Biol, 2003, 161:417-27.

[41] Crawford NP, et al. Polymorphisms of SIPA1 are associated with metastasis and other indicators of poor prognosis in breast cancer. Breast Cancer Res, 2006, 8:R16.

[42] Crawford NP, et al. Bromodomain 4 activation predicts breast cancer survival. Proc Natl Acad Sci USA, 2008, 105: 6380-6385.

[43] Crawford NP, et al. The dias-porin pathway: a tumor progression-related transcriptional network that predicts breast cancer survival. Clin Exp Metastasis, 2008, 25:357-369.

[44] Crawford NP, et al. Rrp1b, a new candidate susceptibility gene for breast cancer progression and metastasis. PLoS Genet, 2007, 3:e214.

[45] Yang H, et al. Caffeine suppresses metastasis in a transgenic mouse model: a prototype molecule for prophylaxis of metastasis. Clin Exp Metastasis, 2004, 21:719-735.

[46] Chesler EJ, et al. Complex trait analysis of gene expression uncovers polygenic and pleiotropic networks that modulate nervous system function. Nat Genet, 2005, 37:233-242.

[47] Wang J, et al. WebQTL: web-based complex trait analysis. Neuroinformatics, 2003, 1:299-308.

[48] Dey A, et al. A bromodomain protein, MCAP, associates with mitotic chromosomes and affects G(2)-to-M transition. Mol Cell Biol, 2000, 20:6537-6549.

[49] Houzelstein D, et al. Growth and early postimplantation defects in mice deficient for the bromodomain-containing protein Brd4. Mol Cell Biol, 2002, 22:3794-3802.

[50] Farina A, et al. Bromodomain protein Brd4 binds to GTPase-activating SPA-1, modulating its activity and subcellular localization. Mol Cell Biol, 2004, 24:9059-9069.

[51] Gordon RR, et al. Genotype X diet interactions in mice predisposed to mammary cancer: II. tumors and metastasis. Mamm Genome, 2008, 19:179-189.

[52] Ben-Eliyahu S. The promotion of tumor metastasis by surgery and stress: immunological basis and implications for psychoneuroimmunology. Brain Behav Immun, 2003, 17(Suppl 1):S27-S36.

[53] Weighardt H, et al. Sepsis after major visceral surgery is associated with sustained and interferon-gamma-resistant defects of monocyte cytokine production. Surgery, 2000, 127:309-315.

[54] Sietses C, et al. Immunological consequences of laparoscopic surgery, speculations on the cause and clinical implications. Langenbecks Arch Surg, 1999, 384:250-258.

[55] Brittenden J, et al. Natural killer cells and cancer. Cancer, 1996, 77:1226-1243.

[56] Benish M, et al. Perioperative use of beta-blockers and COX-2 inhibitors may improve immune competence and reduce the risk of tumor metastasis. Ann Surg Oncol, 2008, 15:2042-2052.

[57] Bogaerts J, et al. Gene signature evaluation as a prognostic tool: challenges in the design of the MIND ACT trial. Nat Clin Pract Oncol, 2006, 3:540-551.

[58] Irizarry RA, et al. Multiple-laboratory comparison of microarray platforms. Nat Methods, 2005, 2:345-350.

3.6 老龄化和细胞衰老对肿瘤转移的影响

◎ Futoshi Okada，Hiroshi Kobayashi

目前的研究估计，及至 2050 年，发达国家中 75 岁及以上人口比例将提高到约 40%[1]。这有赖于在公众健康、医疗保健及公众营养等方面的大量资金投入。人的平均期望寿命也显著提升，现今在发达国家中平均期望寿命已接近 80 岁[2]。另一方面，无论寿命如何延长，也难以跨越 125 岁，迄今人类寿命未能超过 122 岁零 5 个月（法国 Jeanne Calment 去世时的年龄[3]）。据估计，如果肿瘤和动脉粥样硬化两大疾病被攻克后，平均寿命大约将被延长 10 年，但最长寿命仍然无法改变[4]。这可能表明，目前人类的寿命已达到峰值。

尽管衰老本身并不是一种疾病，但它伴随着器官和身体功能的下降，疾病的易感性也相应增加，如感染、自身免疫性疾病与肿瘤[3]。最近，美国国家癌症研究所根据其 SEER 计划（surveillance，epidemiology，and end results）估计，美国肿瘤患者的年龄中位数是 70 岁左右，而肿瘤死亡率每 10 年递增[5]。美国 60% 以上的肿瘤和 69% 的肿瘤死亡发生在 65 岁以上人群中，而这部分人群大约占总人口的 13%[6]。预计从 2000 年到 2050 年肿瘤患者的数量将从 130 万增长一倍，达 260 万，其中中老年患者预计将占大部分[7]。因此，在全球人口逐渐走向老龄化的趋势下，肿瘤也将成为随之而来的威胁[8]。

肿瘤的发生发展和肿瘤细胞获得转移等恶性特征都受宿主年龄依赖的生物学条件和社会环境所制约。此外，即使是几乎相同的组织类型，肿瘤组织的恶变也取决于宿主的年龄。

宿主年龄或者说细胞衰老如何影响肿瘤的形成及其恶性程度呢？以下我们将说明年龄相关的器官癌变可分成哪几个类别，同时讨论在衰老和癌变之间起到桥梁作用的若干分子。此外，由于一些临床资料或实验研究表明，肿瘤生长或植入于相对年老的宿主时恶性程度较小，我们希望阐明这一现象的内在和外在机制。

3.6.1 衰老与肿瘤

（1）加速衰老性疾病与肿瘤

临床早衰综合征出现自发肿瘤的过程体现了衰老与肿瘤之间的联系[6]。Hutchinson-Gilford 综合征是一种称为早

老症的早发性疾病。其他加速衰老的疾病包括 Werner 综合征、Cockayne 综合征或着色性干皮病。Hutchinson-Gilford 综合征是由编码核结构蛋白的核纤层蛋白 A/C（LMNA）基因突变引起的，其他加速衰老性疾病大多是由 DNA 复制缺陷和 DNA 修复系统缺陷引起的[7]。Werner 综合征是由位于人类 8 号染色体上的 WRN 基因突变引起的。WRN 基因编码的解旋酶在 DNA 重组、端粒和基因组稳定性的维持中都发挥重要作用。WRN 基因的功能性突变可导致早老性疾病及肿瘤的易感[9]。在人类肿瘤中，也观察到了 WRN 基因的表观遗传性失活[10]。表 3-5 总结了老化与致癌过程之间可能起到桥梁作用的分子。精确调节 DNA 复制和 DNA 修复的协调一致对维持细胞基因组的稳定性非常关键，对这个有序调节过程的任何干扰是正常的未成熟细胞转变为衰老细胞或转化细胞的基本原因之一[7]。

（2）衰老与器官特异性肿瘤发生率

许多遗传学研究表明，癌变过程需要时间，因此多数肿瘤发生在老年人的可能性更高，一种肿瘤发病率可能随着宿主年龄的增大而呈现直线上升的趋势。从 2001 年到 2005 年的肿瘤发病率的 SEER 分析显示，每种肿瘤的发病率都具有年龄依赖性[11]（图 3-11）。此分析为根据发病年龄将不同组织器官的肿瘤分为 6 大类提供了依据：①婴幼儿和青少年时期的好发肿瘤，如骨、关节肿瘤和急性淋巴细胞白血病；②青少年时期的好发肿瘤，如霍奇金淋巴瘤和睾丸癌；③中年时期的好发肿瘤，如肛门、宫颈、眼、口腔和咽、舌、皮肤（不包括基底和鳞状细胞性）和甲状腺等部位肿瘤；④伴随着器官老化的肿瘤，年轻人少有，如膀胱、乳腺、结肠直肠、子宫体、食管、肾、喉、肝、肺、卵巢、胰腺、前列腺、非上皮皮肤、小肠等部位肿瘤以及急性粒细胞白血病/慢性粒细胞白血病、黑色素瘤、骨髓瘤；⑤肿瘤高发部位，如大脑和内分泌系统；⑥非年龄依赖性肿瘤，如软组织肿瘤。

虽然肿瘤发病率一般随着年龄增大而升高，但临床数据显示肿瘤恶性程度，尤其是转移的发生，似乎随着年龄的增长而降低[12]。对死于相同组织器官肿瘤患者的广泛尸检研究发现，年轻患者中远处转移的比例大于老年患者，60 岁以上患者的血行转移和淋巴转移的频率下降[12,13]。

我们认为中老年人肿瘤恶性程度有所下降，可能有如

下几个原因:中老年人与年轻人相比有更多体检的机会,更有可能被及早诊断,否则老年人相对年轻人在诊断和转移之间的生存时间间隔将更短。更为现实的是,年龄相关变化似乎可以放缓肿瘤增殖或转移的侵袭特征。

表 3-5　衰老、老化和癌变之间的分子联系

疾　病	分　子	功　能		衰老/老化	癌变	参考文献
		衰老/老化	癌变			
	ATM	DNA 修复,细胞周期	信号转导	↑	↑	[64]
	Bub 1b	细胞周期,有丝分裂检查点	肿瘤易感基因	↑	→	[65]
	jun	细胞周期	癌基因	↑	↑	[66]
	myc	细胞周期	癌基因	↑	↑	[67]
	ras	细胞周期	癌基因	↑	↑	[68]
	Rb	细胞周期	抑癌基因	↑	↑	[7]
	p53	DNA 损伤反应	抑癌基因	↑	↑	[69]
	Sir2	基因不稳定性	抑癌基因	↑	↑	[70]
	BRCA	DNA 修复,基因不稳定性	肿瘤易感基因	↑	↑	[7]
着色性干皮病 A	XPA	DNA 修复	肿瘤易感基因	↑		[71]
着色性干皮病 B	ERCC3	DNA 修复	肿瘤易感基因	↑		[71]
着色性干皮病 C	XPC	DNA 修复	肿瘤易感基因	↑	↑	[72]
着色性干皮病 D	ERCC2	DNA 修复	肿瘤易感基因	↑		[73]
着色性干皮病 E	DDB2	DNA 修复	肿瘤易感基因	↑		[74]
着色性干皮病 F	ERCC4	DNA 修复	肿瘤易感基因	↑		[71]
着色性干皮病 G	ERCC5	DNA 修复	肿瘤易感基因	↑		[71]
着色性干皮病 H	ERCC1	DNA 修复	肿瘤易感基因	↑	↑	[71]
	Terc	端粒维持	肿瘤相关基因	↑	↑	[75]
	Tert	端粒维持	肿瘤相关基因	↑	↑	[76]
Werner 综合征	Wrn	DNA 修复,螺旋酶,基因不稳定性	肿瘤易感基因	↑	↑	[10]
Cockayne 综合征	ERCC4&8	DNA 修复,螺旋酶	肿瘤易感基因	↑	→	[6]
Hutchinson-Gilford 综合征	LMNA	基因的异常表达		↑	→	[6]
Rothmund-Thomson 综合征	ERCQL4	DNA 修复		↑	↑	[6]

(3) 衰老:对于癌发生而言是敌还是友?

Ershler 和他的同事们发现不同年龄段其肿瘤的行为各有不同。一些实验性肿瘤表现出原发瘤生长减缓和较少转移等特点(表 3-6)。同样,临床上年龄越老的肿瘤患者,尤其是乳腺癌、胃癌、前列腺癌以及程度较轻的肺癌和结肠癌,表现出增长越慢、转移越少和生存期越长的特征[13-17](表 3-7)。

生前临床症状和尸检观察表明,老年(寿命高于平均值10%的人群)肿瘤患者的肿瘤不具侵袭性,且增长极其缓慢,症状也很轻微。长期生活在幸福安宁家庭氛围中的病人,多数享有较长寿命并最终安详逝世。这些肿瘤的形成常发生于生命的后期阶段,往往侵袭性较弱,称为"自然终结型肿瘤"[8]。

实验动物模型中给出了几种年龄相关肿瘤行为的原因假设,涉及肿瘤细胞和宿主的生物学特性[15]。年龄相关差异可能原因包括端粒的缩短和(或)端粒酶活性、DNA 复制/DNA 修复系统和肿瘤细胞本身免疫原性的变化。所有这些因素把肿瘤学和老年学联系在一起[6]。考虑到年龄相关的肿瘤发病率和恶性程度的变化,宿主的环境因素可被分为两类:局部性和体液性(例如,血管生成、伤口愈合、细胞外基质、免疫效应细胞、激素、生长因子/细胞因子、营养、活性氧及其他)[5,15,18-20]。调节老化、肿瘤发展和转移扩散的内在因素如图 3-12 所示。

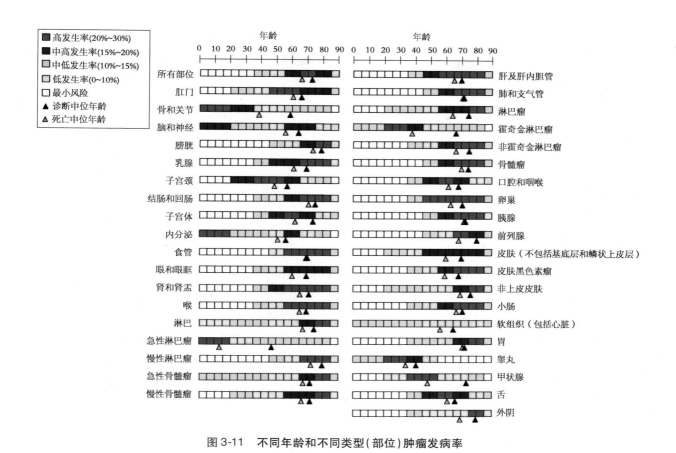

图 3-11 不同年龄和不同类型(部位)肿瘤发病率

(数据来自:美国国家癌症研究所的监测、流行病学调查和 SEER 项目)

表 3-6　宿主衰老如何影响肿瘤的进展和恶性程度(实验研究)

肿瘤细胞	受　体	注射位置	原发瘤生长的偏好	转移的偏好	参考文献
B16,黑色素瘤	C57BL/6 小鼠	sc	幼龄组 >> 老龄组	幼龄组 > 老龄组	[22, 75]
B16,黑色素瘤	C57BL/6 小鼠	sc	幼龄组 >> 老龄组		[75]
B16,黑色素瘤	C57BL/6 小鼠	sc, ip, iv	幼龄组 > 老龄组	幼龄组 < 老龄组	[78]
B16,黑色素瘤	C57BL/6 小鼠	sc	幼龄组 ≥ 老龄组		[78]
B16,黑色素瘤	C57BL/6 小鼠	sc	幼龄组 > 老龄组		[77]
B16,黑色素瘤	C57BL/6 小鼠	iv		幼龄组 < 老龄组	[79]
B16,黑色素瘤	C57BL/6 小鼠	iv		幼龄组 < 老龄组	[78]
B16&B16/Col/R,黑色素瘤	C57BL/6 小鼠	sc	幼龄组 > 老龄组	幼龄组 >> 老龄组	[80]
G3.26,B16,黑色素瘤变异	C57BL/6 小鼠	sc	幼龄组 >> 老龄组	幼龄组 << 老龄组	[81]
B16-F1,黑色素瘤	C57BL/6 小鼠	iv		幼龄组 >> 老龄组	[25]
B16-F1、-F10,黑色素瘤	C57BL/6 小鼠	sc, ip	幼龄组 >> 老龄组	幼龄组 >> 老龄组	[25]
B16-F10,黑色素瘤	C57BL/6 小鼠	sc	幼龄组 >> 老龄组		[25]
B16-F10,黑色素瘤	C57BL/6 小鼠	sc(外耳)	幼龄组 = 老龄组	幼龄组 << 老龄组	[19]
B16-F10,黑色素瘤	C57BL/6 小鼠	sc, iv	幼龄组 >> 老龄组	幼龄组 >> 老龄组	[82]
B16-F10,黑色素瘤	C57BL/6 连体鼠,同年龄	iv	幼龄组 >> 老龄组	幼龄组 >> 老龄组	[18,45]
B16-F10,黑色素瘤	C57BL/6 连体鼠,不同年龄	iv		幼龄组 ≥ 老龄组	[18, 45]
3LL, Lewis 肺癌	C57BL/6 小鼠	sc	幼龄组 >> 老龄组		[25, 30]
3LL, Lewis 肺癌	C57BL/6 小鼠	sc	幼龄组 = 老龄组		[83]

续表

肿瘤细胞	受 体	注射位置	原发瘤生长的偏好	转移的偏好	参考文献
肺癌	C3H 小鼠	iv		幼龄组 < 老龄组	[84]
A-755，乳腺癌	C57BL/6 小鼠	sc	幼龄组 < 老龄组		[78]
Ca-755，乳腺癌	C57BL/6 小鼠	sc	幼龄组 < 老龄组		[78]
SST-2，自发性乳腺癌	SHR 大鼠	sc	幼龄组 = 老龄组	幼龄组 = 老龄组	[40]
SST-2，自发性乳腺癌	SHR 大鼠	iv		幼龄组 = 老龄组	[40]
自发性乳腺癌	狗	St	幼龄组 = 老龄组	幼龄组 = 老龄组	[85]
64pT，非转移性乳腺癌	BALB/c 小鼠	mpf	幼龄组 > 老龄组	幼龄组 ≥ 老龄组	[19]
4T07，转移性乳腺癌	BALB/c 小鼠	iv		幼龄组 >> 老龄组	[86]
4T07cg，转移性乳腺癌	BALB/c 小鼠	mpf	幼龄组 < 老龄组	幼龄组 < 老龄组	[54]
肝上皮肿瘤	大鼠	sc	幼龄组 = 老龄组		[44]
肝癌-22a	C3HA	sc	幼龄组 < 老龄组		[83]
BAG2-GN6TF 肝癌	大鼠	ih	幼龄组 << 老龄组		[44]
BBN 诱导的肾盂癌（雌性）	NON/Shi 小鼠	po	幼龄组 << 老龄组	幼龄组 = 老龄组	[87]
BBN 诱导的膀胱癌（雌性）	NON/Shi 小鼠	po	幼龄组 > 老龄组	幼龄组 = 老龄组	[87]
OTT6050 畸胎瘤	129/Sv 小鼠	sc	幼龄组 >> 老龄组		[20]
EHS，Englebreth-Holm-Swarm 肿瘤（软骨肉瘤）	C57BL 小鼠	im	幼龄组 > 老龄组		[82]
La，全能造血干细胞	C57BL/6 小鼠	iP	幼龄组 < 老龄组		[83]
P388，白血病	DBA/2 小鼠	iP	幼龄组 = 老龄组		[78]
L1210，白血病	DBA/2 杂交小鼠	iP	幼龄组 < 老龄组		[88]
AKR 淋巴瘤	AKR 小鼠	sc	幼龄组 > 老龄组		[77]
P815，肥大细胞瘤	Balb/c 小鼠	iP	幼龄组 < 老龄组		[89]
LCP-1，骨髓瘤	小鼠	ip	幼龄组 > 老龄组		[90]
纤维肉瘤	大鼠	sc	幼龄组 > 老龄组		[91]
纤维肉瘤 1023	小鼠	sc	幼龄组 < 老龄组		[92]
肉瘤 180	C57BL/6 小鼠	sc	幼龄组 = 老龄组		[43]
1591，紫外线诱导纤维肉瘤	C3H/HeN 小鼠	sc	幼龄组 << 老龄组		[93]
3-甲基胆蒽诱导纤维肉瘤	大鼠	sc	幼龄组 >> 老龄组		[94]
SP1，3-甲基胆蒽诱导纤维肉瘤	C57BL/10 小鼠	sc	幼龄组 = 老龄组		[22]
RA-2，横纹肌肉瘤	大鼠	iv		幼龄组 < 老龄组	[95]
RA-2，横纹肌肉瘤	albino 大鼠	iv	幼龄组 > 老龄组	幼龄组 = 老龄组	[78]

注：sc：皮下注射；iv：静脉注射；ip：腹腔注射；ih：肝内注射；im：肌内注射；mfp：乳腺植入；po：口服；st：自发肿瘤；BBN：N-丁基-N-4-hydroxybityl 亚硝胺。

表 3-7　关于宿主衰老影响肿瘤进展和恶性程度的临床研究

肿瘤起源	肿瘤生长的偏好	生存期	转移的偏好	参考文献
肺	青年组 >> 老年组		青年组 >> 老年组	[13，96]
乳房	青年组 >> 老年组		青年组 >> 老年组	[15，96]
乳房（德国）		青年组 < 老年组		[97]
胃	青年组 = 老年组	青年组 >> 老年组	青年组 ≥ 老年组	[98]
胃（日本）	青年组 > 老年组	青年组 > 老年组	青年组 ≤ 老年组	[16]

续表

肿瘤起源	肿瘤生长的偏好	生存期	转移的偏好	参考文献
胃（肠内型）	青年组 >> 老年组		青年组 >> 老年组	[99]
胃（弥散型）	青年组 << 老年组		青年组 << 老年组	[99]
肾	青年组 << 老年组		青年组 >> 老年组	[96]
前列腺	青年组 >> 老年组		青年组 >> 老年组	[17，96]
结肠	青年组 >> 老年组		青年组 >> 老年组	[96]

纤维化：胶原蛋白合成[26]
胶原蛋白降解抵抗[12]
免疫：肿瘤宿主的NK细胞活性[12]
多形核细胞活性[36]
NK细胞和巨噬细胞活性[38,39]

免疫：细胞毒性T细胞功能[21]
淋巴结细胞的细胞毒性[62]
单核细胞/巨噬细胞功能[36]
抗体源性B细胞功能，LAK活性[37]

免疫：记忆/辅助T细胞功能[34]
初始T细胞[12,29,35]
肿瘤特异性抑制T细胞[32]
DNA修复能力[63]，血管生成[25]，
激素[46,62]，致癌物代谢[63]，营养、
代谢和热量摄入[57]

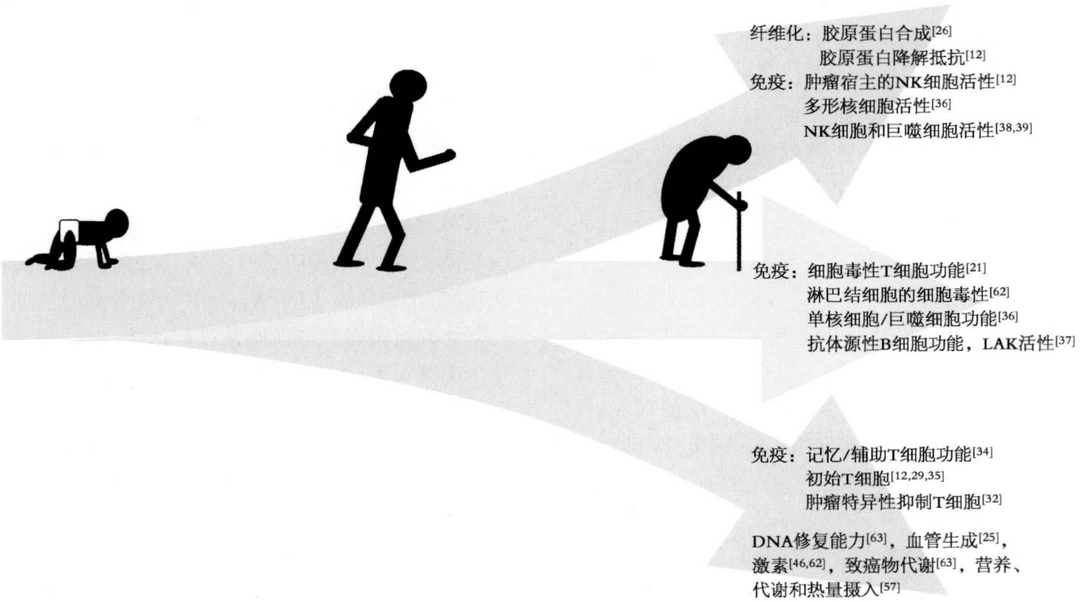

图 3-12　用于解释肿瘤发展和转移的年龄相关性降低的宿主和细胞因素

3.6.2　血管发生

实验和临床研究表明，肿瘤血管生成及其密度与宿主的年龄增长成反比[21-23]。老年人的肿瘤血管结构与年轻人的有很大不同。与年轻人相比，老年人的肿瘤更多为无血管或血管密度较少，较少血管侵犯。年轻人不断增长的肿瘤中多形成许多大血管腔，它们多呈直行，且有统一的直径和众多交错点，形成密集的血管网络，而老年病人肿瘤血管多呈扭曲、稀疏和不规则分布[23]。该特点有时被称为血管衰老，因为它与在端粒酶缺乏的 Terc$^{-/-}$ 小鼠中发现的结果类似[24]。

目前认为这种随年龄增长肿瘤生长和扩散能力降低的原因是由于刺激血管生成的可溶性因子水平减少和对血管生成因子的反应性降低有关[22,25]。肿瘤血管生成一定程度上依赖于免疫功能，尤其是 T 细胞和巨噬细胞产生的血管生成因子，如淋巴因子、淋巴细胞诱导的血管生成因子和成纤维细胞生长因子。因此年轻机体具备完善的免疫系统，可能更有利于肿瘤血管生成，而血管生成因子的生成能力和相应的机体反应性会随着年龄的增加而减弱[22]。

3.6.3　纤维化反应和细胞外基质

肿瘤细胞处于细胞外基质（ECM）环境中，同时也反向控制细胞外基质。肿瘤的恶性特征受 ECM 的影响，胚胎发育、成熟和老化也影响 ECM 的合成。肿瘤包膜或肿瘤结缔组织主要由纤维反应方式生成。一般来说，在老年患者的肿瘤中含有更多的纤维组织[12,25,26]，从而抑制肿瘤血管生成[23]。纤维化后可形成致密的纤维网络，抑制跨基膜的转移和减少蛋白水解酶的降解，因此减少侵袭和转移[26]。

ECM 由四大分子家族——胶原蛋白、弹性蛋白、多糖和结构性糖蛋白组成。胶原蛋白约占生物体内所有蛋白的30%，大部分被证明与肿瘤恶性特征有关。对 ECM 的研究发现纤维反应相关的胶原蛋白的合成上调可能是宿主肿瘤侵袭性减弱的机制之一。胶原蛋白合成抑制剂治疗可增加老龄小鼠肿瘤的增长和侵袭性[12,26]。

3.6.4　免疫

许多免疫学家认为与年龄有关的免疫功能衰退主要是由于胸腺和相应的 T 细胞功能障碍，其可能与年龄依赖性

的肿瘤发展有关[25]。基于与年龄有关的免疫缺陷，Thomas最早提出免疫监视的概念[27]，而后经Good进一步完善了这些概念[28]，年龄相关的免疫功能下降被认为是中老年患者肿瘤发生发展的重要因素[29]。即器官移植后的免疫抑制治疗或后天免疫缺陷综合征导致的免疫功能紊乱可伴随有肿瘤发病率的增加，这种现象支持这一理论。高免疫功能小鼠肿瘤的发病率普遍低于免疫反应低下者。但奇怪的是，在老龄小鼠中，免疫衰退却可能有助于减少肿瘤的发生和转移。

使用从老龄供体小鼠中获得的免疫效应细胞的重构实验为年龄相关的免疫功能低下参与肿瘤发生发展提供了直接证据。幼年小鼠胸腺切除后，接受致死剂量照射，再从老年供体小鼠获得骨髓细胞或脾细胞，其肿瘤生长显著减缓[14,30]。应用亚致死剂量照射、抗T细胞抗体、抗辅助性T细胞抗体或皮质类固醇激素治疗抑制年轻小鼠的免疫功能，也可抑制肿瘤生长和转移[14,30]。先天免疫功能低下小鼠和患有T细胞缺乏症的年轻小鼠肿瘤生长缓慢。这些研究结果与Prehn的"免疫增强理论"一致，即在某些情况下宿主免疫可刺激肿瘤的生长[31]。

免疫促进肿瘤的基本机制是肿瘤特异性抑制性T性细胞（Ts）的出现[32]。通过将从荷瘤小鼠中获得的T细胞传输到经过相同肿瘤细胞免疫的小鼠中证实了Ts的存在，受体小鼠对肿瘤细胞的抵抗能力被抑制[33]。因此Ts可抑制其他具有免疫能力宿主的抗肿瘤免疫。Ts的有效作用伴随着年龄的增长而减弱，可以解释荷瘤生长为何在老年患者中受限[32]。衰老对T细胞各个亚型有不同的影响。CD8+细胞和B细胞功能受损程度低于CD4+细胞和初始T细胞[21,34,35]。

中性粒细胞、单核巨噬细胞和自然杀伤（NK）细胞等天然免疫组成成分，在生命后期能得到更好地保存。NK细胞在衰老过程中数量增加，但作用减少，表现出数量和功能的分离[12,36]。同样的，在老年肿瘤宿主中，免疫细胞对调节性细胞因子的反应性也发生改变[37]。

一个自发性高血压大鼠模型已被用于研究年龄相关的免疫活性与肿瘤转移之间的关系。由于天然胸腺细胞抗体和胸腺激素分泌的下降，SHR大鼠表现出衰老相关的T细胞功能障碍[38,39]，巨噬细胞和NK细胞也被非特异性激活，老年大鼠的乳腺癌（SST-2）转移率降低[38,40]。而在年轻的SHR大鼠中，NK细胞和巨噬细胞被激活后，肿瘤转移率也相应降低[41]。

肿瘤细胞的免疫原性是抗肿瘤免疫中的另一个关键因素。弱免疫原性或无免疫原性肿瘤的生长模式比高免疫原性肿瘤受宿主年龄的影响更加明显[6,15,42,43]。

3.6.5　可溶性生长因子及机体应答

肿瘤细胞原位移植时，与年龄相关的宿主微环境因素明显存在，不同年龄其肿瘤形成有所不同。但这在肿瘤细胞异位移植时作用并不明显[44]。

通过幼龄与老龄小鼠的共生（即共享血流）研究发现可溶性因子的存在。幼龄小鼠静脉注射肿瘤细胞后形成的转移灶要比老龄小鼠大10倍；在幼龄和老龄小鼠连接成的共生体中，老龄一方的转移灶大小与幼龄一方相似[18]。这些结果表明转移潜能可能部分受经血液或淋巴运输的全身体液因素影响[45]。

性激素就是可能的影响因素[19]。而某些激素依赖性肿瘤的生长和扩散过程中（如乳腺癌、前列腺癌、肾癌、黑色素瘤或类癌瘤），肿瘤的恶性程度可能会受到年龄相关激素水平变化的影响，如胸腺系或糖皮质激素[12,42,46]，这些激素可部分调节免疫功能。其他的细胞因子和生长因子也参与了肿瘤的形成和转移。

3.6.6　活性氧

活性氧（ROS）和一氧化氮（NO）反应形成的副产品是DNA损伤最常见和最主要的内在原因之一。活性氧是由电离辐射或遗传毒性药物等外部物质作用产生。它们还通过线粒体代谢、烟酰胺腺嘌呤二核苷酸磷酸氧化酶激活、过氧化物酶、细胞色素P450酶、一氧化氮合酶脱偶联、炎性细胞的氧化和抗菌爆裂等内源性过程产生。这些活性氧可导致每个细胞每天大约10^4次的反应。ROS包括极不稳定的超氧阴离子自由基和羟基自由基，而其他物质（如过氧化氢）可自由弥散，且寿命相对较长[47]。ROS通过脂质过氧化或蛋白质损伤，DNA复制错误或自发的化学变化可导致单链和双链的断裂、内收或交联以发挥遗传/细胞毒活性。

有害的ROS可通过抗氧化防御机制被清除，包括超氧化物歧化酶（SOD）、过氧化氢酶、谷胱甘肽过氧化物酶、过氧化物氧还酶和谷胱甘肽。此外，多种非酶、低分子量抗氧化剂（如抗坏血酸、丙酮酸、黄酮类化合物和类胡萝卜素）也有清除活性氧的作用。当发生细胞抗氧化和抗氧化防御系统不能抵御ROS的情况时，则被称为氧化应激。

氧化应激是出现衰老表型的重要原因。20世纪70年代的研究表明，生长在低氧分压下的细胞有较长的寿命，而生长在高浓度氧条件下的细胞寿命较短且端粒缩短[48]。超氧化物歧化酶和过氧化氢酶的表达可延长果蝇寿命的30%，因此氧化应激被认为是老龄化的一个关键因素[49]。

在正常耗氧量时可随机发生活性氧引起的生物分子破坏（老化），然而必须维持ROS的动态平衡。尽管炎症相关ROS可使良性肿瘤细胞具有转移特性，但炎性细胞产生的活性氧的杀菌作用仍然是公认的宿主防御机制[50-52]。Niitsu等一直在研究ROS调节癌转移的机制。活性氧激活PKCζ，而PKCζ反过来又使RhoGDI-1磷酸化，使RhoGTPases从RhoGDI-1上解离下来，从而导致癌转移[53]。

近来有研究提示ROS和NO是特定的细胞信号分子[47,54,55]。无论ROS和NO在何处或如何产生，细胞内的氧化应激都有两个潜在的重大影响：破坏各种细胞成分和触发特定信号通路的激活[47]。这两种效应可以刺激许多细胞过程，这些过程与老化及与年龄相关疾病（如癌症）的发展密切相关。

3.6.7 营养和热量限制

临床和实验研究已经证明,限制饮食可延缓衰老和癌症的发展与转移[54,56],营养需求及饮食习惯都会随着年龄而改变[42]。以与老年小鼠相同的饮食(内容相同,但热量较少)喂养年轻小鼠,其结果是它们体重减轻,且肿瘤的生长速度较慢,存活较长[42]。在老年人中较普遍的饮食习惯可解释肿瘤表型与年龄相关变化[42]。对癌易感动物和经病毒或化学处理的动物进行饮食限制,也可显著降低肿瘤的发病率和转移,显著延长生存期。当小鼠以低于正常50%热量的饮食喂养,可预防年龄依赖性的免疫能力下降[57]。最新研究还表明,限制热量可减少代谢相关的活性氧产物的生成。

3.6.8 端粒和端粒酶

每个染色体末端的核苷酸重复序列称为端粒。端粒在每次有丝分裂过程中起到年龄依赖性的染色体修复作用,从而在复制过程中保护染色体末端,维持染色体的稳定[9]。端粒在细胞分裂过程中不断缩短。当它们到达一个临界长度,细胞复制就终止了。因此,端粒的缩短是一个与细胞和生物体复制过程的衰老、老化和癌症有关的内在过程。端粒与转移的关系尚未完全清楚。端粒反转录酶(TERT)的基因表达与几个与转移有关的致癌信号途径可相互调节。例如,视网膜母细胞瘤/E2Fl 和 Akt 通路被激活时可诱导 TERT 基因的表达。同时,TERT 可上调糖酵解基因和 Met 基因,从而调节肿瘤的运动、侵袭、血管生成和转移。

3.6.9 与代谢有关的线粒体 DNA 突变

线粒体代谢和 ROS 加速衰老与癌症发展的机制是相同

的[56]。作为一个能量产生的副产品,ROS 由线粒体产生,并能损害线粒体 DNA(mtDNA)。一些 DNA 受损的细胞将会凋亡。在一般情况下,线粒体 DNA 突变会随着年龄逐渐累积,因而可将其看作是老龄化的时钟[56]。此外,线粒体内特有的抗氧化酶——锰超氧化物歧化酶的过度表达可减弱肿瘤形成和转移的能力。

线粒体的体细胞突变在肿瘤恶变中发挥作用,同时肿瘤 mtDNA 体细胞突变的偏好性积累也有助于肿瘤的生长。另一种理论认为,肿瘤细胞转移潜能的获得是由 mtDNA 突变驱动的。运用胞质内细胞器重组(cybrid)技术可将高转移性肿瘤细胞的 mtDNA 转入弱转移性肿瘤细胞,从而使其转移能力增强,反之亦然[58]。Ishikawa 等验证了在 mtDNA 中,编码 NADH 脱氢酶亚基 6 的基因突变可能是肿瘤细胞恶性转化的致病区域,这种转变被认为是过量的 ROS 导致的呼吸复合物 I 活动的缺陷。

3.6.10 衰老的精神影响

除了与衰老相关的生理变化及其对癌转移影响,衰老也伴随着抗压能力的下降及社会经济状态和心理状态的变化[7]。据报道,社会孤立、离异和丧亲会增加肿瘤复发、转移和死亡的风险率[59]。由于社会孤立产生的心理压力(个人住房),心理因素对转移的影响力已经上升,并可见胸腺重量减小及免疫反应被抑制(NK 细胞和巨噬细胞)[60]。相比之下,通过社会的支持或干预可以减少孤立压力的影响,延长寿命并降低转移的发生率[61]。

（盛媛媛 译，钦伦秀 审校）

参考文献

[1] Edwards BK, et al. Annual report to the nation on the status of cancer, 1973 ~ 1999, featuring implications of age and aging on US cancer burden. Cancer, 2002, 94:2766-2792.

[2] Guyer B, et al. Annual summary of vital statistics—1995. Pediatrics, 1996, 98:1007-1019.

[3] Ershler WB. The influence of advanced age on cancer occurrence and growth. Cancer Treat Res, 2005, 124:75-87.

[4] Greville TNE. US life tables by cause of death: 1969 ~ 1971. US Decennial Life Tables for 1969 ~ 1971, 1971, 1:5-15.

[5] Ries LA, eds. SEER Cancer Statistics Review, 1973 ~ 1993: Tables and Graphs. Bethesda MD: National Institutes of Health, 1996.

[6] Ershler WB, et al. Aging and cancer: issues of basic and clinical science. J Natl Cancer Inst, 1997, 89:1489-1497.

[7] Balducci L, et al. Cancer and ageing: a nexus at several levels. Nat Rev Cancer, 2005, 5:655-662.

[8] Kitagawa T, et al. The concept of Tenju-gann, or "natural-end cancer". Cancer, 1998, 83:1061-1065.

[9] Finkel T, et al. The common biology of cancer and ageing. Nature, 2007, 448:767-774.

[10] Agrelo R, et al. Epigenetic inactivation of the premature aging Werner syndrome gene in human cancer. Proc Natl Acad Sci USA, 2006, 103:8822-8827.

[11] http://seer.cancer.gov/statfacts/.

[12] Ershler WB. The change in aggressiveness of neoplasms with age. Geriatrics, 1987, 42:99-103.

[13] Galluzzi S, et al. Bronchial carcinoma, a statistical study of 741 necropsies with special reference to distribution of blood-borne metastases. Br J Cancer, 1955, 9:511-527.

[14] Tsuda T, et al. Role of the thymus and T cells in slow growth of B16 melanoma in old mice. Cancer Res, 1987, 47:3097-3100.

[15] Anisimov VN. Effect of host age on tumor growth rate in rodents. Front Biosci, 2006, 11:412-422.

[16] Maehara Y, et al. Age-related characteristics of gastric carcinoma

in young and elderly patients. Cancer, 1996, 77:1774-1780.

[17] Wilson JM, et al. Cancer of the prostate. Do younger men have a poorer survival rate? Br J Urol, 1984, 56:391-396.

[18] Hirayama R, et al. Differential effect of host microenvironment and systemic humoral factors on the implantation and the growth rate of metastatic tumor in parabiotic mice constructed between young and old mice. Mech Aging Dev, 1993, 71:213-221.

[19] Hirayama R, et al. Changes of metastatic mode of B16 malignant melanoma in C57BL/6 mice by aging and sex. In: Likhachev A, Anisimov V, Montesano R, eds. Age-related Factors in Carcinogenesis. Lyon: IARC Scientific Publication, 1985:85-96.

[20] Kubota K, et al. Effects of age and sex of host mice on growth and differentiation of teratocarcinoma OTT6050. Exp Gerontol, 1981, 16:371-384.

[21] Gravekamp C, et al. Behavior of metastatic and nonmetastatic breast tumors in old mice. Exp Biol Med, 2004, 229:665-675.

[22] Regina A, et al. Effect of host age on tumor-associated angiogenesis in mice. J Natl Cancer Inst, 1990, 82:44-47.

[23] Walmsley JB, et al. Tumor vasculature in young and old hosts: scanning electron microscope of microcorrosion casts with microangiography, light micrography and transmission electron microscopy. Scanning Microsc, 1987, 1:823-830.

[24] Bergers G, et al. Tumorigenesis and the angiogenic switch. Nat Rev Cancer, 2003, 3:401-410.

[25] Ershler WB, et al. B16 murine melanoma and aging: slower growth and longer survival in old mice. J Natl Cancer Inst, 1984, 72:161-164.

[26] Ershler WB, et al. Experimental tumors and aging: local factors that may account for the observed age advantage in the B16 murine melanoma model. Exp Gerontol, 1984, 19:367-376.

[27] Thomas L. Reactions to homologous tissue antigens in relation to hypersensitivity. In: Lawrence HS, ed. Cellular and Humoral Aspects of the Hypersensitivity Status. New York: Hoeber-Harper, 1959:529-532.

[28] Good RA. Disorders of the immune system. In: Good RA, Fisher DW, eds. Immunobiology. Sinauer MA: Sunderland, 1971:3-17.

[29] Miller RA. The aging immune system: primer and prospectus. Science, 1996, 273:70-74.

[30] Ershler WB, et al. Transfer of age-associated restrained tumor growth in mice by old-to-young bone marrow transplantation. Cancer Res, 1984, 44:5677-5680.

[31] Prehn RT, et al. An immunostimulation theory of tumor development. Transplant Rev, 1971, 7:26-54.

[32] North RJ. The murine antitumor immune response and its therapeutic manipulation. Adv Immunol, 1984, 35:89-155.

[33] Fujimoto S, et al. Regulation of the immune response to tumor antigens. I. Immunosuppressor cells in tumor-bearing hosts. J Immunol, 1976, 116:791-799.

[34] Chen J, et al. A reduced peripheral blood CD4$^+$ lymphocyte proportion is a consistent ageing phenotype. Mech Aging Dev, 2002, 123:145-153.

[35] George AJ, et al. Thymic involution with aging: obsolescence or good housekeeping? Immunol Today, 1996, 17:267-272.

[36] Antonaci S, et al. Non-specific immunity in aging: deficiency of monocyte and polymorphonuclear cell-mediated functions. Mech Aging Dev, 1984, 24:367-375.

[37] Provinciali M, et al. Evaluation of lymphokine-activated killer cell development in young and old healthy humans. Nature Immunol, 1995, 14:134-144.

[38] Matsuoka T, et al. Age-related changes of natural antitumor resistance in spontaneously hypertensive rats with T-cell depression. Cancer Res, 1987, 47:3410-3413.

[39] Takeichi N, et al. Immunologic suppression of carcinogenesis in spontaneously hypertensive rats (SHR) with T cell depression. J Immunol, 1983, 130:501-505.

[40] Takeichi N, et al. Age-related decrease of pulmonary metastasis of rat mammary carcinoma by activated natural resistance. Cancer Immunol Immunother, 1990, 31:81-85.

[41] Koga Y, et al. Activation of natural resistance against lung metastasis of an adenocarcinoma in T-cell depressed spontaneously hypertensive rats by infection with Listeria monocytogenes. Cancer Immunol Immunother, 1985, 20:103-108.

[42] Kaesberg PR, et al. The change in tumor aggressiveness with age: lessons from experimental animals. Semin Oncol, 1989, 16:28-33.

[43] Ershler WB. Tumors and aging: the influence of age-associated immune changes upon tumor growth and spread. Adv Exp Med Biol, 1993, 330:77-92.

[44] McCullough KD, et al. Age-dependent induction of hepatic tumor regression by the tissue microenvironment after transplantation of neoplastically transformed rat liver epithelial cells into the liver. Cancer Res, 1997, 57:1807-1813.

[45] Kanno J, et al. Effect of restraint stress on immune system and experimental B16 melanoma metastasis in aged mice. Mech Aging Dev, 1997, 93:107-117.

[46] Ghanta VK, et al. Alloreactivity. I. Effects of age and thymic hormone treatment on cell-mediated immunity in C57Bl/6NNia mice. Mech Aging Dev, 1983, 22:309-319.

[47] Finkel T, et al. Oxidants, oxidative stress and the biology of aging. Nature, 2000, 408:239-247.

[48] von Zglinicki T, et al. Mild hyperoxia shortens telomeres and inhibits proliferation of fibroblasts: a model for senescence? Exp Cell Res, 1995, 220:186-193.

[49] Orr WC, et al. Extension of life-span by overexpression of superoxide dismutase and catalase in Drosophila melanogaster. Science, 1994, 263:1128-1130.

[50] Okada F, et al. The role of nicotinamide adenine dinucleotide phosphate oxidase-derived reactive oxygen species in the acquisition of metastatic ability of tumor cells. Am J Pathol, 2006, 169:294-302.

[51] Okada F, et al. Involvement of reactive nitrogen oxides for acquisition of metastatic properties of benign tumors in a model of

inflammation-based tumor progression. Nitric Oxide, 2006, 14: 122-129.

[52] Tazawa H, et al. Infiltration of neutrophils is required for acquisition of metastatic phenotype of benign murine fibrosarcoma cells: implication of inflammation-associated carcinogenesis and tumor progression. Am J Pathol, 2003, 163:2221-2232.

[53] Kuribayashi K, et al. Essential role of protein kinase C zeta in transducing a motility signal induced by superoxide and a chemotactic peptide, fMLP. J Cell Biol, 2007, 176:1049-1060.

[54] Sohal RS, et al. Oxidative stress, caloric restriction, and aging. Science, 1996, 273:59-63.

[55] Sawa T, et al. Protein S-guanylation by the biological signal 8-nitroguanosine 3′, 5′-cyclic monophosphate. Nat Chem Biol, 2007, 3:727-735.

[56] Wallace DC. A mitochondrial paradigm of metabolic and degenerative diseases, aging, and cancer: a dawn for evolutionary medicine. Ann Rev Genet, 2005, 39:359-407.

[57] Ershler WB, et al. Slower B16 melanoma growth but greater pulmonary colonization in calorie-restricted mice. J Natl Cancer Inst, 1986, 76:81-85.

[58] Ishikawa K, et al. ROS-generating mitochondrial DNA mutations can regulate tumor cell metastasis. Science, 2008, 320:661-664.

[59] Reynolds P, et al. Social connections and risk for cancer: prospective evidence from the Alameda County Study. Behav Med, 1990, 16:101-110.

[60] Wu W, et al. Social isolation stress enhanced liver metastasis of murine colon 26-L5 carcinoma cells by suppressing immune responses in mice. Life Sci, 2000, 66:1827-1838.

[61] Spiegel D, et al. Effect of psychosocial treatment on survival of patients with metastatic breast cancer. Lancet, 1989, 2:888-891.

[62] Shigemoto S, et al. Change of cell-mediated cytotoxicity with aging. J Immunol, 1975, 115:307-309.

[63] Bohr VA, et al. DNA repair and its pathogenetic implications. Lab Invest, 1989, 61:143-161.

[64] Baker DJ, et al. BubR1 insufficiency causes early onset of aging-associated phenotypes and infertility in mice. Nature Genet, 2004, 36:744-749.

[65] Das M, et al. Suppression of p53-dependent senescence by the JNK signal transduction pathway. Proc Natl Acad Sci USA, 2007, 104:15759-15764.

[66] Theophile K, et al. The expression levels of telomerase catalytic subunit hTERT and oncogenic MYC in essential thrombocythemia are affected by the molecular subtype. Ann Hematol, 2008, 87: 263-268.

[67] Serrano M, et al. Oncogenic ras provokes premature cell senescence associated with accumulation of p53 and p16INK4a. Cell, 1997, 88:593-602.

[68] Tyner SD, et al. p53 mutant mice that display early ageing-associated phenotypes. Nature, 2002, 415:45-53.

[69] Francisco G, et al. XPC polymorphisms play a role in tissue-specific carcinogenesis: a meta-analysis. Eur J Hum Genet, 2008,

16:724-734.

[70] Pruitt K, et al. Inhibition of SIRT1 reactivates silenced cancer genes without loss of promoter DNA hypermethylation. PLoS Genet, 2006, 2:e40.

[71] http://www. ncbi. nlm. nih. gov/bookshelf/br. fcgi? book = gene&part = xp.

[72] Kiyohara C, et al. Genetic polymorphisms in the nucleotide excision repair pathway and lung cancer risk: a meta-analysis. Int J Med Sci, 2007, 4:59-71.

[73] Yoon T, et al. Tumor-prone phenotype of the DDB2-deficient mice. Oncogene, 2005, 24:469-478.

[74] Espejel S, et al. Mammalian Ku86 mediates chromosomal fusions and apoptosis caused by critically short telomeres. EMBO J, 2002, 21:2207-2219.

[75] Ehrlich R, et al. B16 melanoma development, NK activity cytostasis and natural antibodies in 3 and 12 month old mice. Br J Cancer, 1984, 49:769-777.

[76] Bodnar AG, et al. Extension of life-span by introduction of telomerase into normal human cells. Science, 1998, 279: 349-352.

[77] Kaptzan T, et al. Age-dependent differences in the efficacy of cancer immunotherapy in C57BL and AKR mouse strains. Exp Gerontol, 2004, 39:1035-1048.

[78] Baumgart J, et al. Carcinogenesis and aging. VIII. Effect of host age on tumour growth, metastatic potential, and chemotherapeutic sensitivity to 1. 4-benzoquinone-guanylhydrazonethiosemicarbazone (ambazone) and 5-fluorouracil in mice and rats. Exp Pathol, 1988, 33:239-248.

[79] Leads from the MMWR. Years of potential life lost due to cancer-United States, 1968-1985; Leads from the MMWR. Differences in death rates due to injury among blacks and whites, 1984. JAMA, 1989, 261:214-216.

[80] Donin N, et al. Comparison of growth rate of two B16 melanomas differing in metastatic potential in young versus middle-aged mice. Cancer Invest, 1997, 15:416-421.

[81] Alterman AL, et al. The role of intratumor environment in determining spontaneous metastatic activity of a B16 melanoma clone. Invasion Metastasis, 1989, 9:242-253.

[82] Pili R, et al. Altered angiogenesis underlying age-dependent changes in tumor growth. J Natl Cancer Inst, 1994, 86: 1303-1314.

[83] Anisimov VN, et al. Effect of age on the growth of transplantable tumors in mice. Vopr Onkol, 1981, 27:52-59.

[84] Yuhas JM, et al. Responsiveness of senescent mice to the antitumor properties of Corynebacterium parvum. Cancer Res, 1976, 36:161-166.

[85] Philibert JC, et al. Influence of host factors on survival in dogs with malignant mammary gland tumors. J Vet Intern Med, 2003, 17:102-106.

[86] Miller FR, et al. Modulation of host resistance to metastasis in the lungs of aged retired breeder mice. Invasion Metastasis, 1991,

11:233-240.

[87] Murai T, et al. Influences of aging and sex on renal pelvic carcinogenesis by N-butyl-N-(4-hydroxybutyl) nitrosamine in NON/Shi mice. Cancer Lett, 1994, 76:147-153.

[88] Goldin A, et al. Factors influencing the specificity of action of an antileukemic agent (aminopterin) : host age and weight. J Natl Cancer Inst, 1955, 16:709-721.

[89] Perkins EH, et al. A multiple-parameter comparison of immunocompetence and tumor resistance in aged BALB/c mice. Mech Aging Dev, 1977, 6:15-24.

[90] Teller MN, et al. Influence of age of host on the chemotherapy of murine myeloma LCP-1. J Gerontol, 1974, 29:360-365.

[91] Loefer JB. Effect of age of the donor on development of rat tumor grafts. Cancer, 1952, 5:163-165.

[92] Tagliabue A, et al. Effect of the age-related immune depression induced by MTV on the in vivo growth of a mammary carcinoma. Br J Cancer, 1981, 44:460-463.

[93] Flood PM, et al. Loss of tumor-specific and idiotype-specific immunity with age. J Exp Med, 1981, 154:275-290.

[94] Hollingsworth MA, et al. Age-related increases in mitogenic responses and natural immunity to a syngeneic fibrosarcoma in rats. Mech Aging Dev, 1981, 17:95-106.

[95] Anisimov VN, et al. Influence of host age on lung colony forming capacity of injected rat rhabdomyosarcoma cells. Cancer Lett, 1988, 40:77-82.

[96] Ershler WB. Why tumors grow more slowly in old people. J Natl Cancer Inst, 1986, 77:837-839.

[97] Callies R, et al. The role of age in the course of breast cancer. Eur J Gynaecol Oncol, 1997, 18:353-360.

[98] Kitamura K, et al. Clinicopathological characteristics of gastric cancer in the elderly. Br J Cancer, 1996, 73:798-802.

[99] Janssen CW Jr, et al. The influence of age on the growth and spread of gastric carcinoma. Br J Cancer, 1991, 63:623-625.

4 肿瘤细胞的生物学特性

4.1 上皮-间质转化的连续过程

◎ Litian Soon，Anthong Tachtsidis，Scmdra Fok，Elizabeth D. Witliams，Donald F. Newgreen，Erik W. Thompson

4.1.1 EMT与细胞迁移：侵袭癌具备的胚胎发育必要步骤

上皮-间质转化（EMT）的概念源于对发育过程相关事件的研究，特别是细胞迁移开始前[1]。EMT与细胞迁移最初是由已故的 Elizabeth Hay 等联系在一起并逐渐被广为接受[2,3]。研究最深入的例子之一是神经外胚层上皮产生迁徙性神经嵴间质细胞[4]（图4-1），这些细胞继续发育形成自主神经和感觉神经系统。甚至在更早期的原肠胚形成阶段即出现上皮外胚层的初级间质（第一次EMT），形成高度可移动的细胞，对身体发育至关重要[1]（图4-2A）。其他上皮细胞更多的EMT发生于神经嵴EMT之后，产生形成肌肉、骨骼和结缔组织所需的细胞（图4-2B）。这种细胞的可塑性是胚胎发育的基础，且其调节主要发生在转录水平。各种E-钙黏蛋白（及其他钙黏蛋白）的转录抑制因子如 Snail（Snail-1）、Slug（Snail-2）、Twist、Zebl（3EF1）、Zeb2（SIP）和 E47/E12 可调控发育系统中的EMT[5]。

正常细胞种系分化比最初想象的更易变，而细胞转变被认为是成体组织自我稳态的主要机制[6]。发育过程中的EMT和癌细胞迁移侵犯局部组织具有惊人的相似性，提示后者是一种病理性EMT[7-9]。两者的相似之处已经延伸到分子表达和基因调控水平，尽管必须承认大多数证据来自肿瘤细胞系的体外模型研究[10]。由于一直缺少人类或动物肿瘤的直接证据，这加剧了在癌侵袭中是否真的存在EMT的争议[11]。然而最近采用EMT相关基因调控元件驱动的标记物体内研究，提供更强的相关性证据提示癌组织中癌细胞侵袭时确实发生了EMT[12,13]。这已经在功能上得到了证实，如当EMT的基因表达导致细胞自杀时，可减少动物模型的肿瘤转移[12]。

最近以 Affymetrix 芯片对两组大样本的人乳腺癌细胞系（分别由 34[14] 和 51[15] 个细胞系组成）进行的全基因组表达谱研究，为肿瘤细胞系存在EMT样特征提供了证

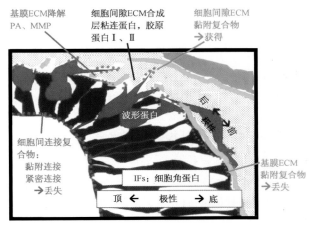

基膜ECM降解 PA、MMP

细胞间隙ECM合成 层粘连蛋白，胶原蛋白Ⅰ、Ⅱ

细胞间隙ECM 黏附复合物 →获得

波形蛋白

细胞间连接复合物： 黏附连接 紧密连接 →丢失

IFs：细胞角蛋白

顶 ← 极性 → 底

基膜ECM 黏附复合物 →丢失

图 4-1 神经嵴 EMT

注：在神经嵴示例的横截面图表中显示 EMT 的特征性改变。神经上皮细胞（蓝色）转换为间质神经嵴细胞（粉红色）与极性和中间丝的变化（IF），此时细胞与细胞粘连减少，并调节细胞的 ECM 粘连。此外，如纤维蛋白溶解酶原激活剂（PA）和金属蛋白酶（MMP）等蛋白酶表达上调，而 ECM 的合成与降解均受到调节。

据[16]。同时提出了一种观点，认为肿瘤干细胞（而非大量肿瘤细胞）是影响肿瘤生长与播散的重要异常因素。这和之前报道相一致，即迁移肿瘤干细胞存在于胃癌侵袭前沿的具有EMT特性的细胞群中[17]。通过一系列基因表达研究发现EMT与乳腺癌干细胞（BCSC）的转录构成之间具有共性，干细胞的概念已经与肿瘤EMT的概念相互融合[18]。人类乳腺上皮细胞经EMT诱导后确可呈现出BCSC样特性[19]。从病因学的观点来看，小部分癌细胞中发生的生物学过程，在整个疾病表型中可能起到了关键作用。癌转移可能源于单细胞循环，而EMT对于这些细胞的转移性播散可能起着关键作用，其中在原发瘤中只有极小部分的肿瘤细胞表达EMT标记，这就是BCSC生物学在最近研究中被广为关注的原因[20]。

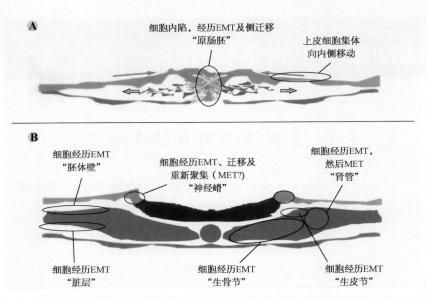

图 4-2　发育 EMT

注：（A）在多细胞动物中最先发生的 EMT 是原肠胚形成，如横截面所示。上部的外胚层上皮细胞平均移动，然后在中线处内陷并进行 EMT。由此产生的间质细胞（红色）形成一个新的无序中间层，同时细胞从侧面独自移动。（B）原肠胚形成之后，间质细胞聚集形成新的上皮细胞（中胚层），并经过进一步的 EMT 和 MET 的复合模式。本图展示了发育过程中的几个不同阶段。

4.1.2　EMT 程度：从极端到不完全

任何极端生物现象都值得研究；这也适用于 EMT 及其直接导致的细胞迁移和侵袭。从这些研究可以得出，EMT 和迁移的确切特征包括（图 4-3）：①细胞与细胞间黏附下调，尤其是因为缺少典型钙黏蛋白介导的细胞连接。这导致新的间充质细胞与其上皮细胞分离。②细胞骨架的重组导致上皮细胞丧失顶-底极性（以 F-肌动蛋白的变化为例），获得移动（前-后）极性，导致上皮结构发生退化，并且可能导致细胞从其所在位点迁移出去。③细胞外基质（ECM）分子和调节细胞-ECM 细胞表面黏附分子（特别是整合素）的基因表达发生改变，使得细胞可对基膜与细胞间隙 ECM 进行重排，并由此产生对后者的牵引。④编码细胞外蛋白酶的基因上调，如纤溶酶原激活因子和多种基质金属蛋白酶（MMPs），可能促使细胞清除细胞与细胞间的黏附分子，使之能够穿过基膜 ECM，便于渗透到致密的间质 ECM。

在对哺乳动物或鸟类胚胎的原肠胚形成或神经嵴迁移以及体外培养的某些癌细胞中，这些特性更加显著，间质细胞被认为是独立行动的。然而，当对鸟类神经嵴细胞的迁移等更极端的 EMT 和迁移事件进行延时成像（time-lapse imaging）动态研究时，发现细胞具有较强的交往互动以支配其行为。神经嵴细胞迁移的时候，几乎总是在与其他神经嵴细胞互动，形成"头-尾"链（"head to tail" chains）。只要对细胞间的联系进行数分钟的检测，即可发现相邻细胞间

存在频繁交换。当把周围的细胞移除后，神经嵴细胞则停止定向持续移动，表现为极少的真正迁移或侵袭[21, 22]。

还可能存在不那么极端的状况，只出现部分 EMT 的特征或出现的特征没有极端状况那么明显。一个有关发育的例子是青蛙原肠胚形成。这个过程与哺乳动物和鸟类的原肠胚形成类似，不同的是在青蛙原肠胚形成过程中，原肠胚细胞并不是像一堆看起来杂乱无章的细胞一样迁移，而是呈成片扩散，且前缘细胞表现出前-后极性和运动特化（motile specialization），但其后面的细胞仍维持上皮样细胞-细胞粘连。这种片状扩散类似于上皮细胞的损伤愈合。还发现细胞集团运动或集合运动的其他许多例子[23]，如血管生成时像连贯线一样延伸的细胞，肾、乳腺和肺组织形态发生时的小管形成，果蝇边缘细胞球的边缘细胞运动；在早期脊椎动物的心脏形态发生过程中细胞团的运动，以及在体外实验中许多癌细胞在体外实验中的各种行为等。适用于描述这些多样化情况的术语尚未商定，但它们与 EMT 具有许多明显共性，这样的"上皮"细胞被定义为"自由的"、"活化的"、"杂合的"、"化生的"或"部分 EMT"的"不稳定"细胞。

4.1.3　间质-上皮转化：回到未来

在发育过程中，EMT 和细胞迁移后常有迁移细胞停止迁移并聚集。实时跟踪某些谱系的细胞，会发现 EMT 与间质-上皮转化（MET）存在多次循环。下面是发育过程中该循环的经典例子：上皮外胚层在原肠胚形成的过程中生成原间

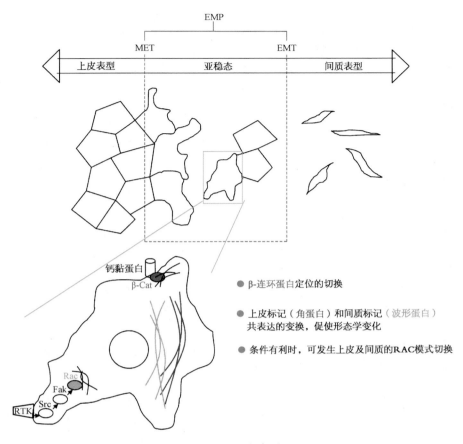

图 4-3　混合/亚稳态表型

注：如上部面板所示，亚稳态细胞可能拥有使细胞在上皮细胞和间质表型之间切换的功能。这种细胞亚群可能是允许转移的各个步骤完成的关键；亚细胞可以选择的优势包括：①Rac 模式的切换，Rac 涉及细胞骨架和中心黏着重排；②β-连环蛋白的定位，β-连环蛋白对加强细胞与细胞的黏附非常重要，它可以将细胞内钙黏蛋白尾部固定到细胞骨架结构；③上皮和间质标记共表达，如波形蛋白（一个众所周知的间质细胞内的中间丝蛋白）和上皮细胞角蛋白。在特定情况下，通过转换以上指标，促使上皮细胞或间质表型的产生。EMP：上皮-间质的可塑性；MET：间质-上皮转化；EMT：上皮-间质转化。

质（通过 EMT）（图 4-2A），该原间质形成被称为体节前的体节板、间质中胚层和侧板中胚层的上皮层（通过 MET）。体节板中胚层重组成莲座状上皮体节后形成间质生骨节（另一个 EMT），侧板中胚层（称为胚体壁和胚脏壁）也分散到间充质（EMT），而间质中胚层分散（EMT），但之后上皮形成肾小管（MET）（图 4-2B）。发生 EMT 的细胞并非不可逆地维持在这个状态，而是通过 MET 来恢复，这种观念已经在癌转移研究中得到认可。

4.1.4　肿瘤与 EMT 的概念

在基因和分子表达方面的研究进展深化了对 EMT 和培养体系中相关功能变化的大量研究[24-28]，越来越多的研究提示原发瘤中 EMT 标记具有预测预后的意义，其中包括波形蛋白（vimentin；尽管尚存争议，一般认为是由间质起源细胞表达）等 EMT 标记对乳腺癌预后意义等研究[29]。最近已报道包括波形蛋白在内的一组 EMT 类标记与侵袭性更高的基底性乳腺癌亚型有关[30]。其他研究也提示 EMT 驱动因子如上

面提到的 Snail（Snail-1）、Slug（Snail-2）、Zebl（<5EF1）和 Twist 等 E-钙黏蛋白抑制物对预后的影响[31-40]。

这样的研究不局限于乳腺癌。Baumgart 等[41]在不同分期和分级的膀胱肿瘤临床样品中，研究多个 EMT 相关标记的预后意义，发现 E-钙黏蛋白的丢失，同时伴有 β-连环蛋白和斑珠蛋白（plakoglobin）的减少和胞质重定位，与肿瘤较晚分期和分级有关。这项研究还证实，在一些研究的肿瘤样本中存在 N-钙黏蛋白和波形蛋白的表达上调。此外，更多研究还探索了 E-钙黏蛋白表达及其物理、功能和过程的相关分子（如 moesin、zyxin、a-连环蛋白、p53、RB 和 INK4A）[42-47]。其中观察了 E-钙黏蛋白在临床标本中的表达及其预后价值，但其结果不同。因此，尽管大量数据涉及一些肿瘤进展中 EMT 相关过程，但缺少确切的 EMT 标记。包括我们自己在内的许多实验室正在努力寻找新的标记，更好识别乳腺癌及其他癌症具有 EMT 倾向。

许多研究把 EMT 过程和假定的 EMT 轴（EMT axis）的可变性与实际转移过程联系起来。源于上皮的癌细胞成功

转移需要完成一系列特定步骤,包括从上皮集落的分离、周围基质的降解、通过基膜迁移和侵袭、侵入并在循环中存活、外渗进入转移部位、存活成为微转移病灶,最后生长成为可见的转移灶[48]。为了完成这些复杂步骤,癌细胞在不同时间,甚至在同一时间表现出间质和上皮样等不同属性[3, 26, 28]。EMT调节因子确实可改变细胞周期体系,并通过这些手段可能延长残留癌细胞的生存期[49]。在癌基因被抑制后,EMT调节分子Snail-1被证实与残留癌细胞形成局部复发有关[50]。

肿瘤细胞的间质衍生化表现出许多有利于转移的属性,如从群体分离成为单个细胞、迁移和侵袭潜力增强,在悬浮条件中的生存能力和对化疗的抗凋亡能力增强。间质性状的持续表达将有助于肿瘤细胞在转移部位的外渗和生存。越来越多的证据提示循环肿瘤细胞(CTC)和微转移病灶可能具有EMT特性。长期以来,人们一直公认CTC上皮特异性细胞角蛋白的表达下调[15],最近的研究也表明源自乳腺癌微转移病灶的细胞系稳定表达间质细胞的标记波形蛋白[51]。

在转移过程中EMT除了可促进癌细胞的迁移,还能增强癌细胞对失巢凋亡的抵抗[52]、生存力[49]、基因组不稳定性[53]和化疗耐药性[54],从而作为肿瘤生物学中一个潜在的理想靶标。总之,通过发育学EMT通路,固着的上皮癌细胞转化为具有迁移侵袭能力和转移潜能、对失巢凋亡和化疗耐受的癌细胞[55]。

4.1.5　肿瘤与MET的概念

MET概念也发现在肿瘤领域,由此认为肿瘤转移的产生是与类似EMT修复的EMT有关,其导致最初的从原发瘤部位逃离的情况。这与原发瘤和转移灶的公认相似性是一致的[56-60]。一个明显的例子是转移性大肠癌,远处转移灶的形态发生和分化模式与结肠上皮极为相似[17]。我们实验室的研究表明,转移性T24/TSU-Prl膀胱癌细胞系的高转移株要比其低转移株表达更多的上皮标记(钙黏蛋白及角蛋白)[59, 61]。此外,在前列腺癌转移到肝脏时,癌细胞表达上

皮标记E-钙黏蛋白水平上调,前列腺癌细胞和肝细胞的共培养也可出现类似的E-钙黏蛋白水平上调[62]。此外,在前列腺癌细胞的上皮和间质表型相关表皮生长因子(EGF)受体亚型驱动的荧光标记清楚地表明,在原发瘤和肺转移灶中均存在上皮-间质表型的可塑性。这提示上皮和间质状态之间的转换能力既可有效促进癌细胞离开原发肿瘤,也有利于形成远处转移灶(图4-3)。事实上,对EMT衍生的细胞群进行仔细分析表明,混合或转移性表型比纯间质化表型更为常见。我们在用EGF诱导EMT的PMC42LA人乳腺癌细胞体系中发现上皮和间质标记的共表达(稍后讨论),这些细胞同时表达波形蛋白和细胞角蛋白[63]以及上皮细胞黏附因子(EpCAM)。

最近,这种上皮-间质可变性的混合表型在肿瘤领域中已被公认[25],并被称为亚稳态表型(metastable phenotype)[64]或活化上皮细胞[65]。其他学者也发现这种混合状态[66],这可部分解释为何在临床样本难以发现EMT[11]。间质性状的获得可能是瞬时的,可能会发生在上皮细胞基因表达背景下,还可能在转移过程中发生逆转。

4.1.6　EMT和MET相关分子

证实完全EMT以及部分或不太明显EMT间连续性的最可靠证据是发育和肿瘤之间共有的基因表达和分子功能。EMT是影响黏附分子及其相关信号通路变化的高潮,并以此促进发育中的原肠胚形成或肿瘤转移等过程中的细胞迁移[67]。例如E-钙黏蛋白的下调,这可能是受体酪氨酸激酶(RTK)激活上调MAPK或Wnt信号通路活性的结果,这又反过来阻止GSK β对MAPK活性的抑制作用[26, 28]。这两种途径都使Snail-1和Snail-2的活性增加,阻断E-钙黏蛋白的转录[68-70]。作为EMT的其他变化包括可降低黏附接点的组装和稳定性的RTK活性,以及通过转化生长因子β(TGF-β)诱导细胞骨架分子解聚,从而破坏细胞与细胞紧密连接[28]。与肿瘤相关EMT及正常EMT的共同信号分子见表4-1。

表4-1　正常EMT与肿瘤相关EMT的功能比较

分　子	与肿瘤相关的功能	正常功能
黏附分子		
钙黏蛋白	E-钙黏蛋白抑制导致EMT	细胞间黏附
整合素	细胞基质粘连和信号的中断	细胞基质黏附
细胞外因子和受体		
IGF	可以通过RTK激活Ras/Raf、PBK/Akt	生长
HGF	可以通过RTK激活PBK/Akt	生长,运动性,形态发生
EGF	可以通过RTK激活Ras/Raf、NF-κB	细胞分裂
FGF	可以通过RTK激活Src/Rac、Ras/Raf、PBK/Akt	生长,形态发生,细胞分裂,组织修复,胚胎发育
MMP	打破和改造肿瘤微环境来促使肿瘤生长和入侵	ECM分解,组织重塑
BMP	可以激活Smad信号通路	细胞命运,引起神经嵴和其他EMT,刺激异位骨生长

分 子	与肿瘤相关的功能	正常功能
Jagged	结合并激活 Notch	同 Notch
Wnt	可以抑制 GSK3β 活性	细胞命运,制订胚胎发育的模式
TGF-β	与下面列出的蛋白质大部分相互作用	增殖,分化,具有免疫功能
信号蛋白		
Smad	可以激活 LEF1	转录调节因子
Rho GTPase	可以激活 PBK、ROCK（参与肌动蛋白弹性纤维的形成）	小 G 蛋白,调节细胞内肌动蛋白动力特性
Ras/Raf	MAPK 激活 MEK -ERK 通路,促进 EMT 的基因转录,激活 PBK、MAPK	调节黏附连接点,黏着斑,肌球蛋白磷酸化,肌动蛋白应力纤维的形成
Src/Rac/ROS	激活 Snail	胚胎发育,细胞生长
PI3K	与 Ras、Akt、ILK 作用	胚胎植入子宫
Notch	激活 H / Espl 转录调节因子（如 Heyl/Hey2/Hesl/Hes5）	在发育过程中的命运决定
GSK3β	阻碍 MAPK 和 NF-κB	新陈代谢,神经细胞的发育,胚体格局形成
NF-κB	促进 Snail	对调节对感染的免疫反应很重要
MAPK	促进 Snail/Slug、Jun/Fos 等	基因表达,有丝分裂,分化,凋亡/生存
ILK	激活 Snail	对发育时的整合功能很重要
核调节因子		
Snail/Slug	抑制包括 E-钙黏蛋白和 N-钙黏蛋白的转录,蛋白结合 E-钙黏蛋白基因调整的 E-盒	促进多个系统的 EMT。与控制核调节器信号蛋白的功能相关
Id	抑制 E2A	分化抑制剂。调控生长、血管生成和细胞凋亡
Twist	抑制 HOXDIO 和 RHOC,增加细胞运动性,抑制 E-钙黏蛋白转录	促进 EMT,中胚层的分化和神经嵴细胞迁移
H/Espl（Heyl/Hey2/Hesl/Hes5）	TGF-β 诱导 H/Espl、Snail 的积极调控,抑制 E-钙黏蛋白；H / Espl 在 EMT 的靶点仍需要进一步鉴定	胚胎分裂,心脏发育
EF1/ZEB1	抑制钙黏蛋白转录,miR200 抑制的靶点	在多个系统中促进 EMT,许多系统节段型和形态发生
SIP1/ZEB2	抑制 E-钙黏蛋白转录	同 EF1/ZEB1
Fos	抑制 E-钙黏蛋白转录	调节血管生成,细胞增殖和凋亡
LEF1	促进波形蛋白、MMP	间充质基因编程（与 β-连环蛋白共转录）
E2A	抑制 E-钙黏蛋白	在许多细胞系统中控制血管生成、细胞的增殖和凋亡

注：本表对涉及发育和癌症 EMT 的相关分子进行了总结。表中描述的大部分信号通路参与调节 EMT 细胞与细胞间黏附组件。然而,它们调节细胞的其他方面能力（如细胞内构架组织、ECM 黏附、其他 EMT 分子的激活/抑制）时,可以同时调节两方面的功能,或者与表中列出的功能相互关联。表中列出的分子及其相互作用的信号转导通路是不完整的,所述的许多通路和相关分子之间存在显著的交叉。此外,细胞背景和信号通路的激活/抑制和表达的性质将决定分子具有的功能。

4.1.7 EMT:细胞黏附与细胞骨架分子

原型上皮钙黏蛋白(E-钙黏蛋白)通过黏附接点影响多数成熟上皮细胞之间的同型附着力[71]。各种类型钙黏蛋白及其表达水平显著影响细胞的特性。例如,E-钙黏蛋白(钙黏蛋白-1)、N-钙黏蛋白(钙黏蛋白-2)、R-钙黏蛋白(钙黏蛋白-4)和 K-钙黏蛋白(钙黏蛋白-6)等钙黏蛋白在肾形成过程中表达。有趣的是,E-钙黏蛋白在肾间黏充质诱导后首次发现,而且 E-钙黏蛋白抗体封闭并不影响 MET[72]。这些结果表明存在其他类型钙黏蛋白(或其他类型黏附分子)在肾

形成时诱导出上皮表型。K-钙黏蛋白-/-和 R-钙黏蛋白-/-型小鼠都明显表现出 MET 缺陷[73]。N-钙黏蛋白可以刺激 FGF 受体,后者进一步又上调 MMP 的活性[74]。这包含一系列作用,如其他钙黏蛋白分子胞外结构域的剪切。例如,MMP-3 或 MMP-9 可剪切 E-钙黏蛋白的胞外结构域[75]。剪切的碎片与完整的钙黏蛋白竞争性地结合到相邻细胞钙黏蛋白上,降低细胞与细胞间的黏附并促进 EMT。这对于神经形成过程中细胞重排以形成发育结构很重要。对于癌症,这可能是促进转移、利于癌细胞从原发瘤迁移的一种机制。连环蛋白是钙黏蛋白作用的关键分子,它们可调节钙黏蛋白聚集和钙黏蛋白-肌动蛋白细胞骨架连接的强度。此

外，p120^{ctn}通过提高钙黏蛋白的稳定性来调节其周转[76]。

虽然多数有关钙黏蛋白作用的研究都关注 EMT，但钙黏蛋白很可能还参与继发部位有结合力肿瘤的生成。对任何钙黏蛋白，细胞和组织环境在决定其功能方面起着重要作用。已发现 N-钙黏蛋白在包括心肌的多种细胞类型中可导致有力的细胞黏附[77]，可促进血管生成过程中的内皮细胞等其他类型细胞的移动和播散[78]。N-钙黏蛋白通过不同的途径产生迁移信号[79]。

4.1.8　EMT 参与细胞移行

典型的上皮细胞是具备顶部和基底表面极化的细胞层[10]。间质细胞一般既不表现出刻板的结构，也没有紧密的细胞间黏附，当运动时表现出一定的前缘极性。间质迁移不同于上皮细胞运动，是一层细胞整块移动。间质迁移相对更加动态可变，没有什么规律。上皮细胞在 EMT 的过程中，减弱细胞连接（黏附连接、紧密连接和桥粒）并使其获得运动能力。

4.1.9　间质性和阿米巴样迁移及其相互转变

单个肿瘤细胞运动被描述为间质性或阿米巴样运动[80]，不同状态的转换是从上皮到间质再到阿米巴样运动[81]。这些状态在一定程度上可相互转换，取决于其基因表达和细胞的微环境。任何特定的肿瘤或肿瘤细胞系均具有一定程度的异质性，这个特征正渐被认识和研究。在单细胞水平研究时，可以明显看到细胞系是由类间质型和阿米巴样细胞组成[82]。目前还不清楚各亚群在肿瘤进展过程中的相关作用及其在肿瘤治疗中的意义。

在细胞间质性迁移时，细胞突向前延伸，其后方拉出胶原纤维，在运动周期中这个过程与黏附和细胞收缩紧密相关。间质性迁移依赖 Rac 的活性和蛋白酶的分泌，但不依赖于 ROCK 介导的肌动球蛋白收缩。NEDD9 和 DOCK3 作为 Rac 鸟嘌呤核苷酸交换因子（GEF）可激活 Rac，促进间质性迁移。与其下游效应分子 WAVE2 相呼应，Rac 还通过减少肌动球蛋白收缩力来抑制阿米巴样运动[83]。若蛋白酶抑制剂存在时，间质细胞可以转换为阿米巴样迁移，并继续侵入基质。

而阿米巴样迁移需要 Rho 和 ROCK 调节肌动球蛋白收缩，但蛋白酶是非必需的，因为通过细胞收缩和凝胶推进，细胞具有穿过基质筛的能力[84]。阿米巴细胞通过 Rho 激酶介导激活 ARH GAP22（一种导致 Rac 失活的 Rac GAP）来抑制间质性运动[83]。可以通过表达活化型 cdc42 将阿米巴样细胞向间质迁移表型转换[85]，这些细胞现在呈现一个更狭长的形态，而且需要蛋白酶来实现侵袭。

虽然 cdc42 被认为是阿米巴样和间质性迁移所必需的，其下游效应分子则有更特定的角色。例如，作为 cdc42 的 GEF，DOC10 是阿米巴样迁移的必需物。DOC10 的缺失导致从阿米巴样到间质性迁移的转换，减少肌球蛋白轻链磷酸化，并增强 Rac 的活化[85]。其效应分子 NWASP 和 PAK 也有助

于保持阿米巴样表型。然而，阻断 cdc42 可抑制间质细胞的表型，这表明尽管 cdc42 对阿米巴样和间质性迁移都是非常重要的，不同的效应分子可能在功能上区分这两种迁移模式。

阿米巴样运动有两种代表形式，即出泡、收缩介导模式或类似白细胞中发现的以突起为中心的运动模式。在迁移过程中的出泡比较小，以半球形膜的形式突出于细胞外周（图4-4）。发生在皮层肌动蛋白区的大水泡易破损，使细胞质外流和细胞膜（PM）扩展，形成滤泡[84, 86]。这些结构直径约2μm，且是短暂存在，约1分钟即被缩回到细胞膜。细胞外活化最初导致细胞膜区域肌动蛋白的不稳定或解聚并产生流体静压，然后驱动细胞的细胞质和细胞膜形成滤泡。滤泡扩张被随后的肌动蛋白的聚合所抑制，肌动蛋白被输送到这个区域和随后 Rho-ROCK 收缩导致滤泡回缩[86]。虽然已知滤泡与细胞迁移有关，但其功能尚不清楚。对滤泡是如何形成和抑制的进一步了解，可能有助于进一步明确其功能。

最初体外研究神经嵴细胞迁移时，人们注意到初始运动包括表面出泡，后来进入一个更加快速的间质性运动模式。出泡迁移的体内证据较少，Trinkaus 在克鲤鱼（Fundulus）早期发育时的外包运动中做过描述[87]。

白细胞表现出一种与癌细胞的出泡和收缩等完全不同的阿米巴样迁移方式。细胞收缩用于向前推动细胞核。但这种机制因抑制肌球蛋白而被破坏时，细胞仍以较慢速度继续横穿胶原蛋白基质。当降低胶原蛋白凝胶的浓度以增加基质孔隙的大小时，肌球蛋白受抑制的细胞能够达到和对照细胞同样的瞬时速度峰值。相比之下，干扰引起细胞突起形成的肌动蛋白抑制剂 latrunculin B 能显著降低运动速度，不受基质浓度约束。这表明，决定迁移速度的主要机制是前伸运动。在特定条件下，即细胞无法单独靠前伸力通过胶原，那么就要依靠细胞收缩来帮助迁移[88]。此外，这种运动在三维凝胶中不依赖整合素，这又与依赖突出介导机制的成纤维细胞和间质性肿瘤细胞的间质迁移不同。在白细胞中，不对基质施加拉力细胞突起就向前伸出，并且后方胞体的细胞收缩模式不规则。在细胞突起阶段，胞体被动地向前牵拉，迁移包括在时间和空间上不同步的前突和收缩阶段[88]。

4.1.10　肿瘤细胞的间质性迁移和阿米巴样迁移及其异质性

在 EMT 中，细胞的自分泌信号可引起化学驱动行为（为增强的随机运动），导致肿瘤细胞离开原发肿瘤[89]。一旦进入循环系统，肿瘤细胞可以播散到特定器官，这一过程被称为"归巢"（homing），趋化作用（定向运动）在其中发挥重要作用[90]。化学趋动性（chemokinesis）是指在广泛分布的可溶性因子存在条件下的细胞运动，包括转变行为的速度、频率或幅度变化。趋化性（chemotaxis）是指细胞或有机体的运动性，其运动方向取决于扩散因子的梯度。Kohn 等人[91]发现癌细胞对生长因子表现出既有趋化作用，又有化学趋动性的特征。

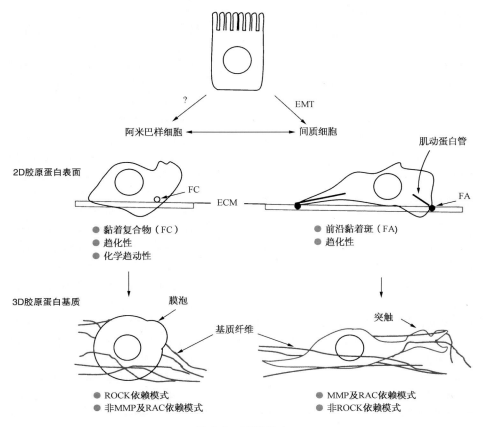

图 4-4 迁移模式

注：发生 EMT 后细胞转化为阿米巴样或间质性肿瘤细胞，这种细胞能以特有方式在二维和三维环境内运动。阿米巴样细胞在片状伪足内表达瞬态和薄弱的复合物，而间质样细胞能产生与基质牢固接触的黏着斑。阿米巴细胞的趋化和化学趋动性效率都很高，但间质细胞只能在梯度条件下有效运动（如在 Boyden 小室测试）。在时间推移成像实验中，因为有在不同方向产生新的片状伪足的倾向，阿米巴样细胞可以往随机方向移动。另一方面，根据细胞的极性，间质细胞持续在一个方向移动。当在三维基质和肿瘤中接种，阿米巴样细胞通过皮层肌动蛋白收缩穿过基质孔隙，这个过程取决于 ROCK。MMP 和 RAC 不需要阿米巴样三维迁移。间质细胞的产生在基质为细胞运动扩出一条路径 MMP，但细胞收缩不是必需的。

细胞迁移一般采用两种方法进行评估：第一种方法使用 Boyden 小室，可对运动能力进行终点评估；第二种使用活细胞成像技术，记录细胞的运动动态过程[92-95]。在 Boyden 小室内，细胞接种到上室，采用多孔膜将包含生长因子的下室分开。膜两侧形成生长因子梯度，刺激细胞通过毛孔从顶部迁移到底部（趋化作用）。孔的大小要利于主动迁移（8 ~ 12μm）。当膜的两边没有渐变梯度时，例如两边的生长因子浓度相同，细胞则通过化学运动性迁移到下室。

利用 Boyden 小室，通过趋化（有梯度）或化学运动性（无梯度）可将异质性肿瘤细胞分离为具有不同迁移特性的两个亚群[82]，收集迁移到下室的细胞并使其增殖。有趣的是，当进行迁移测试时，化学趋动性条件下分离的细胞（KINE 细胞）表现出和原始细胞群相同效率的化学运动和趋化能力；趋化条件下分离的细胞（Con 细胞）只显示趋化能力，而没有化学趋动性。在侵袭实验中发现 KINE 细胞比 Con 细胞的侵袭性要强很多。利用活细胞成像检测进一步

描述亚群的特征。在被血清刺激后，KINE 细胞的移动是随机的，而 Con 细胞则坚持在一个方向移动。这进一步印证了随机移动的细胞具有较弱的极性，而定向运动细胞具备更强极化的细胞前后结构（front-to-back architecture）等观点。为了从内部肌动蛋白细胞结构和外部黏附接点间的关系了解细胞极性，使用鬼笔环肽结合物（phalloidin conjugates）和桩蛋白（paxillin）抗体对肌动蛋白和黏附接点进行共染色实验。KINE 细胞中的肌动蛋白染色表现为更加圆润的形态，具有广泛的细胞边缘皱裂膜和较少的弹性纤维；Con 细胞更多表现出极化，具有鲜明的前部和尾部两端。KINE 细胞的黏附接点不显著，在片状伪足内更多的发生一过性局灶性复合物；而 Con 细胞则被细胞边缘的焦点黏附固定，肌动蛋白压力纤维终止的地方也存在黏附接点（图 4-4）。

这些结果表明，具备化学趋动和趋化能力的两种肺癌细胞亚群，在极性、粘连、形态和二维迁移等方面分别表现出阿米巴样和间质的特征（图 4-4）。这是首次来自研究细

胞迁移的两种不同方法(Boyden 小室和活细胞成像)的数据取得一致。更重要的是,对两种迁移模式的认识有助于进一步深入了解细胞的可变特性如何影响不同研究方法的权重。

细胞迁移的两种模式,对癌症的病因及治疗方面也有重要的影响。例如,在异质性癌细胞群中,采用 MMP 抑制剂治疗将使间质样细胞的行为更阿米巴样;采用 ROCK 抑制剂将阻止阿米巴样细胞迁移,而对间质样细胞的迁移没有影响。因为大多数肿瘤的细胞组成是异质性的,这个因素在选择合适的治疗方案抑制迁移和转移时很重要,并且需要同时抑制这两种模式的细胞迁移。

4.1.11　当前常用的 EMT 和迁移研究系统

(1) 神经嵴迁移

对神经嵴 EMT 和迁移的分子调控分析证明,许多体内特征可以用二维培养法在体外复制[96]。通过二维培养,人们发现可以通过瞬态钙黏蛋白失活或通过抑制 aPKC 或 Rho 和 ROCK 来操控细胞骨架,从而触发 EMT 和细胞移动。还发现在迁移路径上需要依赖特定的黏附基质,特别是 ECM 分子纤连蛋白。这个过程是由一组整合素受体介导的,而且 ECM 黏附分子的种类也是多样化和复杂化的,这样细胞需要为应对复杂变化的 ECM 微环境进行精密的迁徙变化。"条纹"法可以用来检测这种多底物的选择方式。此外,排斥区排斥力的反向引导机制已被认为是所有发育细胞和轴突迁移研究的基本纲领,并由此鉴定了第一个 ECM 排斥分子,同时还发现通过细胞-细胞接触("运动接触抑制"的对立面)驱动神经嵴细胞的运动。由此揭示了促使神经上皮细胞成为神经嵴细胞,并确定其 EMT 及引导其迁移的生长因子信号和表达的转录因子。在体外观察的许多数据现在已经在体内通过现代成像系统和分子遗传摄影技术被证实[97],在体内研究也逐渐发现分子控制的复杂性[98,99]。

(2) 13762NF 系统

要在细胞培养中研究阿米巴样和间质性细胞的转移机制,我们和其他人采用的是从同一动物模型 13762NF 乳腺癌的原发瘤(MTC,间质性)及其肺转移灶(MTLn3,阿米巴样)分离得到的细胞系[100]。MTLn3 细胞保留了高转移潜能,而 MTC 细胞的转移潜能较低。当注射到 Fisher 344 大鼠乳腺脂肪垫时,MTLn3 细胞 4 周内在所有腋窝淋巴结和肺中形成转移灶,而 MTC 细胞注射后 5 周只在同侧淋巴结转移[101]。这种转移差异不是增殖倍增时间差异造成的,因为 14 小时培养两个细胞株的倍增时间相同。转移的差异更像是 EGF 受体的表达水平不同所致。每个 MTLn3 细胞表达 EFG 受体达 55 000 个,而 MTC 细胞 EGF 受体阴性[102]。在 MTC 细胞中人为表达与 MTLn3 细胞相同数量的(人)EGF 受体后,其趋化性更强,并表现出更高的肺转移能力[103]。因此,阿米巴样 MTLn3 细胞和采自同一原发瘤的间质样 MTC 表现出非常不同的转移潜能,代表了在体外和体内一个重要的研究模型。这些细胞的上皮/间质状态尚未见报道,我们的实验室正在对其进行研究。

(3) PMC42 模型

我们已经开发出一个全新的应用人类乳腺癌细胞系 PMC42 研究 EGF 诱导 EMT 的模型系统[26,63,104,105]。母代的 PMC42 细胞在最初被鉴定时表现为类似干细胞的性质[106-109],它们显现间质特征(100% 波形蛋白阳性),并可被 EGF 诱导出更极端的 EMT[26]。在墨尔本迪肯大学的 Leigh Ackland,开发的上皮亚系可在三维基质胶培养中形成腺泡状结构,这些结构受到泌乳激素刺激时可产生牛乳蛋白[110];当立体种植在基质胶集群时,在外周细胞可产生肌上皮标记[104,105]。PMC42-LA 细胞受到 EGF 刺激时也可表达 EMT 标记[26]。用乳腺癌相关成纤维细胞选择性分泌因子处理基质胶立体培养的 PMC42-LA 时,这些标记的表达水平较用正常乳腺成纤维细胞分泌因子处理后更高[104]。因此,在 BCSC 行为的背景下,PMC42 系统表现出一系列 EMT 不同进展阶段。我们已研究 PMC42 亲代细胞,并发现间质和阿米巴样亚群的存在,后者只占一小部分[16,26]。两种形态类型都可以有效地入侵一个三维胶原基质,但圆形(阿米巴样)细胞的速度更快。在相同的实验培养物中,间质和阿米巴样细胞分别采用集团和个别方式侵袭(未发表数据)。

(4) MDA-MB-468 模型

MDA-MB-468 细胞具有一个基底 A 表型,提示为管腔/基底混合属性[34]。最近发现其可经 EGF 发生 EMT[111]。虽然主要是上皮细胞和 E-钙黏蛋白阳性[35],培养基上小部分细胞(约 5%)为波形蛋白阳性,并具备中等的侵袭力[37,38]。已有报道称 MDA-MB-468 有自发性肺微转移(图 4-1),从肺微转移(468LN 细胞)中分离的 GFP 标记 MDA-MB-468 细胞显示 EMT 的迹象(纺锤状形态,细胞增生),虽然其在体内原发性肿瘤的形态与亲代 MDA-468-GFP 细胞相似[112]。基因中的 DNA 甲基化改变最近在 468LN 细胞中被证明与 EMT 和细胞迁移相关[113]。

(5) TSU-Pr1/T24 模型

我们已经使用人类 TSU-PRL(T24)膀胱癌细胞系开发出转移能力逐步递增的系列膀胱癌细胞系。选用 TSU-Pr1 亚系经骨腔内接种后可增强其骨转移能力[61],从亲代细胞系(TSU-Pr1)到 TSU-PRL-B1(B1),直到最具侵略性的细胞系 TSU-Pr1-B2(B2),其转移能力显著增强;全身接种后转移增加,伴随着 EMTD 表型(体外迁移、侵袭、集落形成的减少)和分子特征(上皮角蛋白、钙黏蛋白和膜相关 β-连环蛋白增加,波形蛋白和肌动蛋白骨架下降)增强。

4.1.12　结论

在发现 EMT 是癌发生过程中的一个转化事件的早期阶段,EMT 被描述为终点功能来研究。随着研究的进一步深入,我们逐渐明确这类转化并非像最初认为的那样完整和持久。在发展过程中,过渡状态中富于流动性的例子比比皆是,这是细胞对其微环境发生正常反应的一部分。

在肿瘤生物学中目前某些被认为是不寻常的现象,如显示上皮和间质标记的杂合细胞,也许是常态。肿瘤干细胞的存在和不断产生的从上皮到间质和阿米巴样细胞的次末级超晶胞可以部分解释在体内和体外肿瘤细胞群的异质性现象。当从二维移植到三维环境或动物模型时,这些细胞可以保持各自的状态;但在某些情况下,它们可发生间质-上皮转换(MET),或从间质转换到阿米巴样状态(MAT)。在三维基质中上皮层迁移或队列迁移期间,前缘细胞呈现间质样性状,而尾随后面的贴壁细胞则保持上皮样。

这些范例对肿瘤发展和治疗的意义在于其是对肿瘤细胞反复无常性质的新认识,将会促使发明针对这种可塑性的新的防治方法。但是,对促使从良性到侵入性并最终形成转移癌的机制仍然难以捉摸。对这些机制的更深入了解,将为肿瘤诊断和治疗提供更多希望。

(郑燕 译,钦伦秀 审校)

参考文献

[1] Shook D, et al. Mechanisms, mechanics and function of epithelial-mesenchymal transitions in early development. Mech Dev, 2003, 120:1351-1383.

[2] Trelstad R. The extracellular matrix in development and regeneration. Int J Dev Biol, 2004, 48:687-694.

[3] Hay ED. The mesenchymal cell, its role in the embryo, and the remarkable signaling mechanisms that create it. Dev Dyn, 2005, 233:706-720.

[4] Duband JL, et al. Epithelium-mesenchyme transition during neural crest development. Acta Anat (Basel), 1995, 154:63-78.

[5] Peinado H, et al. Snail, Zeb and bHLH factors in tumour progression: an alliance against the epithelial phenotype? Nat Rev Cancer, 2007, 7:415-428.

[6] Prindull G, et al. Environmental guidance of normal and tumor cell plasticity: epithelial mesenchymal transitions as a paradigm. Blood, 2004, 103:2892-2899.

[7] Huber MA, et al. Molecular requirements for epithelial-mesenchymal transition during tumor progression. Curr Opin Cell Biol, 2005, 17:548-558.

[8] Birchmeier W, et al. Cadherin expression in carcinomas: role in the formation of cell junctions and the prevention of invasiveness. Biochim Biophys Acta, 1994, 1198:11-26.

[9] Thiery JP. Epithelial-mesenchymal transitions in development and pathologies. Curr Opin Cell Biol, 2003, 15:740-746.

[10] Thompson EW, et al. Carcinoma invasion and metastasis: a role for epithelial-mesenchymal transition? Cancer Res, 2005, 65:5991-5995.

[11] Tarin D, et al. The fallacy of epithelial mesenchymal transition in neoplasia. Cancer Res, 2005, 65:5996-6000.

[12] Xue C, et al. The gatekeeper effect of epithelial-mesenchymal transition regulates the frequency of breast cancer metastasis. Cancer Res, 2003, 63:3386-3394.

[13] Trimboli AJ, et al. Direct evidence for epithelial-mesenchymal transitions in breast cancer. Cancer Res, 2008, 68:937-945.

[14] Charafe-Jauffret E, et al. Gene expression profiling of breast cell lines identifies potential new basal markers. Oncogene, 2006, 25:2273-2284.

[15] Neve RM, et al. A collection of breast cancer cell lines for the study of functionally distinct cancer subtypes. Cancer Cell, 2006, 10:515-527.

[16] Blick T, et al. Epithelial mesenchymal transition traits in human breast cancer cell lines. Clin Exp Metastasis, 2008, 25:629-642.

[17] Brabletz T, et al. Opinion: migrating cancer stem cells — an integrated concept of malignant tumour progression. Nat Rev Cancer, 2005, 5:744-749.

[18] Shipitsin M, et al. Molecular definition of breast tumor heterogeneity. Cancer Cell, 2007, 11:259-273.

[19] Mani SA, et al. The epithelial-mesenchymal transition generates cells with properties of stem cells. Cell, 2008, 133:704-715.

[20] Hollier BG, et al. The epithelial-to-mesenchymal transition and cancer stem cells: a coalition against cancer therapies. J Mammary Gland Biol Neoplasia, 2009, 14:29-43.

[21] Kulesa PM, et al. In vov time-lapse analysis of chick hindbrain neural crest cell migration shows cell interactions during migration to the branchial arches. Development, 2000, 127:1161-1172.

[22] Young HM, et al. Dynamics of neural crest-derived cell migration in the embryonic mouse gut. Dev Biol, 2004, 270:455-473.

[23] Friedl P, et al. Collective cell migration in morphogenesis and cancer. Int J Dev Biol, 2004, 48:441-449.

[24] Thompson EW, et al. EMT and MET in carcinoma -clinical observations, regulatory pathways and new models. Clin Exp Metastasis, 2008, 25:591-592.

[25] Zavadil J, et al. Epithelial-mesenchymal transition. Cancer Res, 2008, 68:9574-9577.

[26] Hugo H, et al. Epithelial-mesenchymal and mesenchymal-epithelial transitions in carcinoma progression. J Cell Physiol, 2007, 213:374-383.

[27] Yang J, et al. Epithelial-mesenchymal transition: at the crossroads of development and tumor metastasis. Dev Cell, 2008, 14:818-829.

[28] Thiery JP, et al. Complex networks orchestrate epithelial-mesenchymal transitions. Nat Rev Mol Cell Biol, 2006, 7:131-142.

[29] Korsching E, et al. The origin of vimentin expression in invasive breast cancer: epithelial-mesenchymal transition, myoepithelial histogenesis or histogenesis from progenitor cells with bilinear differentiation potential? Pathology, 2005, 206:451-457.

[30] Sarrio D, et al. Epithelial-mesenchymal transition in breast cancer relates to the basal-like phenotype. Cancer Res, 2008, 68:989-997.

[31] Come C, et al. Roles of the transcription factors snail and slug during mammary morphogenesis and breast carcinoma progression. J Mammary Gland Biol Neoplasia, 2004, 9:183-193.

[32] Come C, et al. Snail and slug play distinct roles during breast carcinoma progression. Clin Cancer Res, 2006, 12:5395-5402.

[33] Aigner K, et al. The transcription factor ZEB1 (deltaEFl) promotes tumour cell dedifferentiation by repressing master regulators of epithelial polarity. Oncogene, 2007, 26:6979-6988.

[34] Eger A, et al. DeltaEFl is a transcriptional repressor of E-cadherin and regulates epithelial plasticity in breast cancer cells. Oncogene, 2005, 24:2375-2385.

[35] Blanco MJ, et al. Correlation of Snail expression with histological grade and lymph node status in breast carcinomas. Oncogene, 2002, 21:3241-3246.

[36] Elloul S, et al. Snail, Slug, and Smad-interacting protein 1 as novel parameters of disease aggressiveness in metastatic ovarian and breast carcinoma. Cancer, 2005, 103:1631-1643.

[37] Martin TA, et al. Expression of the transcription factors Snail, Slug, and Twist and their clinical significance in human breast cancer. Ann Surg Oncol, 2005, 12:488-496.

[38] Mironchik Y, et al. Twist overexpression induces in vivo angiogenesis and correlates with chromosomal instability in breast cancer. Cancer Res, 2005, 65:10801-10809.

[39] Turashvili G, et al. Novel markers for differentiation of lobular and ductal invasive breast carcinomas by laser microdissection and microar-ray analysis. BMC Cancer, 2007, 7:55.

[40] Wu X, et al. HOXB7, a home-odomain protein, is overexpressed in breast cancer and confers epithelial-mesenchymal transition. Cancer Res, 2006, 66:9527-9534.

[41] Baumgart E, et al. Identification and prognostic significance of an epithelial-mesenchymal transition expression profile in human bladder tumors. Clin Cancer Res, 2007, 13:1685-1694.

[42] Koksal IT, et al. Reduced E-cadherin and alpha-catenin expressions have no prognostic role in bladder carcinoma. Pathol Oncol Res, 2006, 12:13-19.

[43] Sanchez-Carbayo M, et al. Molecular profiling of bladder cancer using cDNA microarrays: defining histogenesis and biological phenotypes. Cancer Res, 2002, 62:6973-6980.

[44] Shariat SF, et al. Urinary levels of soluble E-cadherin in the detection of transitional cell carcinoma of the urinary bladder. Eur Urol, 2005, 48:69-76.

[45] Serdar A, et al. The prognostic importance of E-cadherin and p53 gene expression in transitional bladder carcinoma patients. Int Urol Nephrol, 2005, 37:485-492.

[46] Szekely E, et al. E-cadherin expression in transitional cell carcinomas. Pathol Oncol Res, 2006, 12:73-77.

[47] Otto T, et al. Improved prognosis assessment for patients with bladder carcinoma. Am J Pathol, 1997, 150:1919-1923.

[48] Fidler IJ. Critical determinants of metastasis. Semin Cancer Biol, 2002, 12:89-96.

[49] Barrallo-Gimeno A, et al. The Snail genes as inducers of cell movement and survival: implications in development and cancer. Development, 2005, 132:3151-3161.

[50] Moody SE, et al. The transcriptional repressor Snail promotes mammary tumor recurrence. Cancer Cell, 2005, 8:197-209.

[51] Willipinski-Stapelfeldt B, et al. Changes in cytoskeletal protein composition indicative of an epithelial-mesenchymal transition in human micrometastatic and primary breast carcinoma cells. Clin Cancer Res, 2005, 11:8006-8014.

[52] Frisch SM, et al. Anoikis mechanisms. Curr Opin Cell Biol, 2001, 13:555-562.

[53] Przybylo JA, et al. Matrix metalloprote inase-induced epithelial-mesenchymal transition: tumor progression at Snail's pace. Int J Biochem Cell Biol, 2007, 39:1082-1088.

[54] Thomson S, et al. Epithelial to mesenchymal transition is a determinant of sensitivity of non-small-cell lung carcinoma cell lines and xenografts to epidermal growth factor receptor inhibition. Cancer Res, 2005, 65:9455-9462.

[55] Thiery JP. Epithelial-mesenchymal transitions in tumour progression. Nat Rev Cancer, 2002, 2:442-454.

[56] Tothill RW, et al. An expression-based site of origin diagnostic method designed for clinical application to cancer of unknown origin. Cancer Res, 2005, 65: 4031-4040.

[57] Weigelt B, et al. Gene expression profiles of primary breast tumors maintained in distant metastases. Proc Natl Acad Sci USA, 2003, 100:15901-15905.

[58] Weigelt B, et al. Molecular portraits and 70-gene prognosis signature are preserved throughout the metastatic process of breast cancer. Cancer Res, 2005, 65:9155-9158.

[59] Chaffer CL, et al. Mesenchymal-to-epithelial transition facilitates bladder cancer metastasis: role of fibroblast growth factor receptor-2. Cancer Res, 2006, 66:11271-11278.

[60] Summers JL, et al. Identical genetic profiles in primary and metastatic bladder tumors. J Urol, 1983, 129:827-828.

[61] Chaffer CL, et al. Upregulated MT1-MMP/TIMP-2 axis in the TSU-Prl-B1/B2 model of metastatic progression in transitional cell carcinoma of the bladder. Clin Exp Metastasis, 2005, 22:115-125.

[62] Yates CC, et al. Co-culturing human prostate carcinoma cells with hepato-cytes leads to increased expression of E-cadherin. Br J Cancer, 2007, 96:1246-1252.

[63] Ackland ML, et al. Epidermal growth factor-induced epithelio-mesenchymal transition in human breast carcinoma cells. Lab Invest, 2003, 83:435-448.

[64] Lee JM, et al. The epithelial-mesenchymal transition: new insights in signaling, development, and disease. J Cell Biol, 2006, 172:973-981.

[65] Klymkowsky MW, et al. Epithelial-mesenchymal transition: a cancer researcher's conceptual friend and foe. Am J Pathol, 2009, 174:1588-1593.

过程中细胞凋亡/增殖平衡向增殖偏移来增加肿瘤转移潜能[47]。Liao 和他的同事进一步证实了这个想法，他们发现 h-ras 基因反义治疗可减少肺转移，增加循环中肿瘤细胞的死亡率。同样，一个显负性突变的 c-k-ras 基因可有效减少胰腺癌肝转移中的转移灶数目[48,49]。已知 Ras 可以阻碍 TGF-β 抑制肿瘤生长的能力[50,51]。另一方面，激活的 Ras 和 TGF-β 协同作用可促进极化 h-ras 转化乳腺上皮细胞模型的转移[52]。因此，Ras 既可通过直接调节细胞凋亡途径，也可通过影响其他因素（如 TGF-β）来提高肿瘤转移效率。

4.2.3 凋亡敏感性决定了转移性肿瘤细胞的脆弱性

肿瘤转移在细胞水平上是一个"全或无"的过程，转移的效率取决于转移过程中肿瘤细胞个体成功通过每一个连续步骤的能力。然而，在临床上即使在高转移群体的肿瘤细胞多数也难以完成整个转移过程，而且细胞凋亡是转移过程各个步骤中消除肿瘤细胞的重要机制。因此，通过降低凋亡刺激的敏感性获得生存优势，是肿瘤细胞摆脱原发瘤和进入转移级联过程后自我保护的共同策略。

多年来，采用体内电视显微镜技术和"细胞计数"技术对肿瘤转移过程效率的定量研究已逐渐揭示肿瘤转移过程中的"限速"步骤的确易受细胞凋亡的影响。令人惊讶的是，Ann Chambers 研究小组的系列实验研究已证明，血道转移的最初阶段（包括肿瘤细胞脱落进入血管系统、在循环中生存并能在微循环初期捕获后幸存）具有较高的效率，而且多数肿瘤细胞在这些早期步骤中不会损耗[53-55]。例如，通过肠系膜上静脉注射的 B16F1 黑色素瘤细胞在注射 90 分钟后，超过 85% 的细胞出现在肝脏中，甚至在注射 3 天后仍有超过 80% 的细胞出现在肝脏中[53]，后来 Cameron 等使用 B16F10 黑色素瘤细胞的研究也获得类似的结果，他们发现 98% 注入细胞在注射后 1 小时在肺部出现，注射 1 天和 3 天后仍有 83% 和 73% 的细胞在肺部出现[54]。

在乳腺癌模型中也观察到类似的结果，高转移 D2A1 细胞株和转移能力较差的 D2.0R 细胞，在注射后 3 天仍有 80% 的细胞存活[55]。使用体内视频显微镜观察到的证据还表明，癌细胞和微循环内皮细胞之间的相互作用是转移生长的决定因素，而且与内皮细胞释放活性氧（NO、O_2 和 H_2O_2）相关的细胞凋亡可促进转移性肿瘤细胞在早期被消除[56,57]。

研究证明肺微循环捕获肿瘤细胞后，在局部诱导释放 NO，诱发肿瘤细胞凋亡、抑制肺转移。然而，因为在这个阶段多数细胞并未丢失，转移负荷似乎取决于在继发部位损失的细胞比例。在之前提到过的同一项研究中，Luzzi 等发现在注射 3 天之内，到达肝脏的 B16F1 黑色素瘤细胞只损失了不到 20%，而 13 天时损失了注入细胞的 2/3[53]。此外还发现，肝脏内的 B16F1 细胞只有 1/4 开始形成微转移灶，并且只有 1% 成功形成肉眼可见的转移。在转移的这些阶段的肿瘤细胞凋亡导致了大部分细胞的消除。

在另一项研究中发现，细胞凋亡的高峰期发生在孤立转移性肿瘤细胞和微转移丧失之时[55]。从微转移到肉眼转移的进展取决于两个因素：癌细胞的生长和通过至关重要的血管生成来供血。未能满足这两个要求则会导致形成"休眠"的微转移，在此过程中，细胞凋亡和增殖达到平衡，没有肿瘤净增长。因此，"休眠肿瘤"的激活很可能与打破肿瘤细胞群体凋亡与增殖平衡的机制有关。然后问题出现了，如什么是休眠肿瘤细胞的更明智选择，是加强增殖还是减少细胞凋亡？一些研究表明，细胞通过降低细胞凋亡而不是增加增殖来退出休眠并开始生长[58-60]。对控制转移生长的血管生成抑制剂的研究也表明，在这个阶段增加细胞凋亡的关键作用。因此，通过控制转移过程中易受攻击的步骤，凋亡细胞损失可导致整体转移效率低下，这些步骤包括在微循环中捕获及其与内皮细胞相互作用捕获、在继发部位单个细胞的生存、微转移生长的起始和完成等。

4.2.4 失巢凋亡在肿瘤转移中发挥主要作用

ECM 是由胶原蛋白、层粘连蛋白、纤连蛋白和蛋白聚糖组成的动态复杂的网络，锚定细胞，并为细胞的增殖、迁移、分化和生存提供信号[61]（图 4-7）。无论在体外还是体内，细胞与基质间的相互作用被破坏后即可触发失巢凋亡，也被称为 ECM 依赖性细胞凋亡[62,63]。因此，在缺乏正常的 ECM 成分时，转移性肿瘤细胞为了生存必须克服这个关键步骤，因为渗入循环和渗出进入继发器官的肿瘤细胞要么离开基质，要么暴露于外来的基质成分中。

一系列的实验结果表明抗失巢凋亡可导致肿瘤细胞的转移潜能增加。上皮-间质转化（EMT）被认为是肿瘤转移的最初步骤，原发肿瘤细胞重新调整与 ECM 的相互作用并获得逃避失巢凋亡的能力。在这个过程中，肿瘤细胞中许多与失巢凋亡相关的基因表达水平会下调。这些基因包括生长因子［如 TGF-β 和胰岛素样生长因子（IGF）-I］、转录因子（如 Smads 和 Snail）、细胞与 ECM 黏附分子［整合素、CD44、焦点粘连激酶（FAK）和 ECM 蛋白］、细胞-细胞黏附分子（E-钙黏蛋白）、胞外蛋白酶基质金属蛋白酶（MMPs）和窖蛋白-1（caveolin, Cav-1）。尤其神经营养受体 TrkB、半乳糖凝集素-3 和小窝蛋白是抑制失巢凋亡的关键介质，被认为是治疗肿瘤转移的潜在靶点[64-68]。

TrkB 受体酪氨酸激酶及其配体脑源性神经营养因子（BDNF）对于神经系统的发育是必不可少的，并且是激活增殖、分化和生存的关键信号[69]。TrkB 的最初发现是在儿童最常见的实体瘤——神经母细胞瘤中过度表达，并且被认为有助于转移。在体外已证实高表达 TrkB 可以保护神经母细胞瘤抵抗抗肿瘤药物诱导的凋亡，促进肿瘤细胞的扩散和侵袭[70-75]。

在其他许多类型的人类恶性肿瘤中也观察到了 TrkB 高表达，往往与转移潜能的增加相关[76]。最近遗传学研究发现 TrkB 可以使肿瘤细胞在循环中和远处转移部位抵抗失巢凋亡，进而具备生存优势[77,78]。因此，TrkB 被认为是转移性

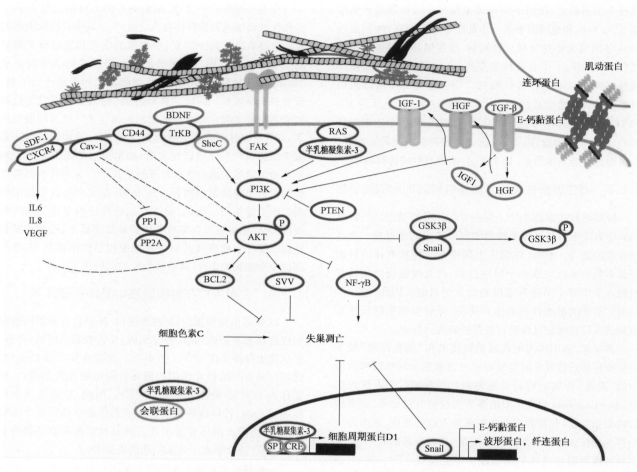

图 4-7　抗失巢凋亡与肿瘤细胞转移的机制联系

肿瘤细胞的失巢凋亡关键抑制基因,而且几个 Trk 抑制剂的前期临床研究表明其可以抑制肿瘤的生长和转移[79]。因此 TrkB 可能是转移性肿瘤的一个潜在的治疗靶点。然而,有几个关键问题仍然有待解答,如高表达 TrkB 是否足以使转移性肿瘤细胞在循环中生存,TrkB 的活性对保持转移表型是否是必需的。

最近发现 β-半乳糖苷结合蛋白成员之一——半乳糖凝集素-3(galectin-3)在恶性上皮细胞和肿瘤相关基质细胞中广泛过度表达[80],半乳糖凝集素-3 的循环水平也与许多恶性肿瘤的转移潜能有关,包括乳腺癌、胃肠道癌、肺癌、卵巢癌、黑色素瘤和霍奇金淋巴瘤[81]。值得注意的是,半乳糖凝集素-3 的过度表达保护肿瘤细胞不受失巢凋亡和其他凋亡刺激(如 NO),这有助于肿瘤细胞通过循环播散[82]。

尚不清楚半乳糖凝集素-3 如何提高肿瘤细胞的抗失巢凋亡能力。然而,根据半乳糖凝集素-3 和外源凝集素的相似性,我们推测通过调节细胞与基质的相互作用来“恢复”肿瘤细胞和 ECM 之间的锚定,半乳糖凝集素-3 表达的肿瘤细胞在转移过程中可能有一定的生存优势。事实上,在乳腺癌细胞系中半乳糖凝集素-3 的过表达可增加细胞与层粘连蛋白、纤连蛋白和玻连蛋白之间的黏附,还能增加一些整合素的表达,如已知的与肿瘤侵袭相关的 α6β1。然而,半乳糖凝集素-3 介导的细胞和 ECM 的相互作用是如何调节细胞信号的,还有待进一步阐明[83,84]。

除了增强失巢凋亡抵抗性,半乳糖凝集素-3 也可以在其他几个步骤提高肿瘤细胞的转移潜能。例如,使肿瘤细胞的聚集形成微毛细管栓子,利于其生存、被内皮细胞捕获,并随后通过外渗进入继发部位[85,86]。已经证实肿瘤细胞表面的半乳糖凝集素-3 通过同型聚集,可诱导转移性肿瘤细胞形成癌栓[87,88]。另一方面,半乳糖凝集素-3 也可在内皮细胞表面表达,帮助肿瘤细胞停留在内皮并进一步外渗[89-91]。

有趣的是,半乳糖凝集素-3 的功能似乎取决于其所处的部位。细胞质半乳糖凝集素-3 强烈抑制失巢凋亡,而核半乳糖凝集素-3 有促凋亡特性[92];细胞内半乳糖凝集素-3 一般作为抗凋亡因子;细胞外半乳糖凝集素-3 的作用比较复杂,因为它同时作为一个抗凋亡和促凋亡因子。一些临床研究也显示在乳腺癌、卵巢癌和前列腺癌中半乳糖凝集素-3 浓度的下降,这表明半乳糖凝集素-3 可能在肿瘤的不同阶段和不同细胞背景下发挥不同的作用。值得注意的是,半乳糖凝集素-3 敲除小鼠并未表现出特别表型,而且它们都比较健康,这表明半乳糖凝集素-3 抑制剂没有造成严重的副作用,具有宝贵的治疗价值。

Cav-1 是细胞膜多孔结构穴样内陷的重要组成部分,可通过多种信号转导调控多个细胞过程[92]。由于 Cav-1 基因组的定位在染色体 7q31.1(可能的肿瘤抑制基因区),原来认为它是一种肿瘤抑制基因,并且在乳腺癌小鼠模型的广泛研究都支持这个观点[92,93]。尽管 Cav-1 在前列腺癌细胞中作为抗凋亡因子,但已证明 Cav-1 在不同类型的细胞中有促凋亡活性。最近的证据表明,Cav-1 和前列腺癌转移有关系,Cav-1 通过激活 Akt 途径和阻断两个丝氨酸/苏氨酸蛋白磷酸酶 PP1 和 PP2A,能够抑制失巢凋亡[94]。另一方面,Cav-1 也参与胰岛素和 IGF-1 信号通路,这是一个已经被充分研究的抗失巢凋亡机制,它介导不依赖于基质的细胞存活[95]。在临床上,研究显示 Cav-1 在包括前列腺癌、膀胱癌、食管癌、T 细胞白血病和多发性骨髓瘤等多种类型的肿瘤中高表达,而在包括乳腺癌、宫颈癌、卵巢癌和小细胞肺癌(SCLC)等类型的肿瘤中却低表达[92]。

Cav-1 在肿瘤的发生和发展中的作用是什么?它是一种抑癌基因还是促癌基因?有没有可能它是负调节转移性肿瘤而促进原发肿瘤生长?这些问题的答案可能并不简单,因为 Cav-1 在转移中的负效应也还存在质疑,研究发现下调 Cav-1 会减少 E-钙黏蛋白的表达,增加 Snail 和 β-连环蛋白的表达,结果促进 EMT,增加肿瘤细胞的侵袭能力[96]。由于在不同的肿瘤中 Cav-1 表达的异质性,靶向 Cav-1 的治疗仍需要进一步阐明其在每个类型肿瘤中的具体作用。

4.2.5 细胞衰老可抑制肿瘤转移

细胞衰老限制受损细胞的增殖能力,从而成为抑制肿瘤的内在机制。据了解,循环中大部分内渗的肿瘤细胞会死亡,只有小部分能够存活并到达继发器官;有些肿瘤细胞成功定居并开始生长,还有些肿瘤细胞开始衰老成为非增殖性休眠细胞,这种细胞在临床上检测不到,并且与肿瘤复发有关。患者体内存在处于休眠状态肿瘤细胞群的临床证据不断增加,但有关诱导、维持和逃离衰老或休眠的基本机制尚不清楚。为什么有适合初期肿瘤生长的遗传和表观遗传学改变的肿瘤细胞在继发部位无法恢复增长呢?哪些环境因素决定了播散肿瘤细胞是增殖还是衰老?决定播散肿瘤细胞命运的信号开关是什么?有关的这些有趣的肿瘤转移研究方向,最近的研究逐渐有了新的进展。

已知 p38 参与癌基因诱导衰老(OIS)。OIS 的特征是在正常非转化细胞中由 ras 和 erb-B2 等活化的癌基因诱导的与端粒长度无关的衰老,被认为是一个抗肿瘤发生的防御机制。研究证明,Ras 诱导的 OIS 是通过 MEK-ERK 通路介导的,通过活化 MKK3 和 MKK6 激酶,进而上调 p38 的活性[97]。有趣的是,最近有证据表明继发部位的微环境对肿瘤细胞有很大的影响,通过建立一个更有利于 p38(而非 ERK)的信号通路来诱导其衰老(图 4-8)。缺氧和不合适的细胞外基质等应激信号可激活 p38,随后抑制肿瘤细胞的增殖,这是通过阻断 ERK 信号和 uPAR 表达并激活 p53、p27

和 cdc25 等 G_0/G_1 细胞周期抑制剂来实现的,最终导致肿瘤休眠。应该指出的是,两个转移抑制基因 MKK4 / JNKK1 和 RKIP 都被证明会抑制 MEK-ERK 并促进 JNK 和 p38 信号转导[98](图 4-9)。因此,这些基因可能通过诱导 p38 介导的衰老来抑制肿瘤转移。值得注意的是,研究发现 MKK4/ JNKK1 在继发转移部位而不是原发肿瘤处被完全激活,这样看来,继发转移部位的环境对肿瘤细胞行为的影响显而易见,但令人费解。另一方面,p38 似乎也促进细胞的存活,这提示肿瘤细胞的休眠可能是选择性适应反应的结果,即允许播散肿瘤细胞暂停生长和应对压力信号,直到可以恢复增长为止。最近发现的自分泌运动因子(AMF)机制也支持微环境对肿瘤细胞的衰老具有关键调节作用,其诱导暴露在氧化环境中的肿瘤细胞衰老和表达 p21[99]。

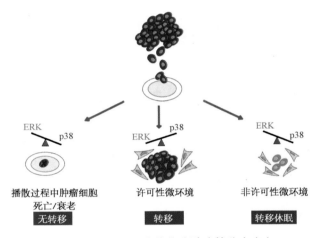

图 4-8 ERK/p38 比值作为肿瘤转移中衰老
或休眠的决定性因素

在循环中幸存下来的肿瘤细胞不是"困"在毛细血管,就是更加积极地黏附于血管内皮,直到它们"出来"(外渗)到远处转移部位。这种黏附和外渗的过程似乎模仿炎症部位白细胞的浸润。最近的证据表明,肿瘤细胞与内皮细胞相互作用诱导肿瘤细胞的衰老,被认为是肿瘤转移的防御机制之一。

Kai-1 是公认的一个强烈抑制肿瘤转移的基因,在各类转移性肿瘤中该基因的表达显著下调。当肿瘤细胞依附内皮细胞时,肿瘤细胞表面的 Kai-1 分子可以与内皮细胞上的 DARC 结合(图 4-10)。这种 Kai-1 与 DARC 的衔接触发信号可诱导肿瘤细胞衰老,最终阻止肿瘤转移。然而,已经失去 Kai-1 的肿瘤细胞可以避开这种自然防御系统,并成功地在远处器官渗出和形成克隆。因此,有可能针对 Kai-1/DARC 途径来进行抗肿瘤转移治疗。

4.2.6 基质细胞和微环境对肿瘤转移的影响

现在认为,转移潜能不仅是肿瘤细胞的固有特征,也是微环境对细胞的本质修饰。增强转移性肿瘤细胞生存能力的 ECM 赋予其抵抗细胞凋亡的优势,或者对特定转移性肿瘤克隆在凋亡抵抗性上提供正选择。"选定"的转移性肿瘤细胞通常被赋予特定器官的转移性倾向。换句话说,远处器官微环境(土壤)和肿瘤细胞(种子)之间的相互关系将决定肿瘤细胞是否能成功地转移到特定器官。另一方面,转移性肿瘤细胞在原发组织和转移继发部位都有抵抗 ECM 依赖的细胞凋亡能力,这两个部位最初可能含有不利因素和防御机制。

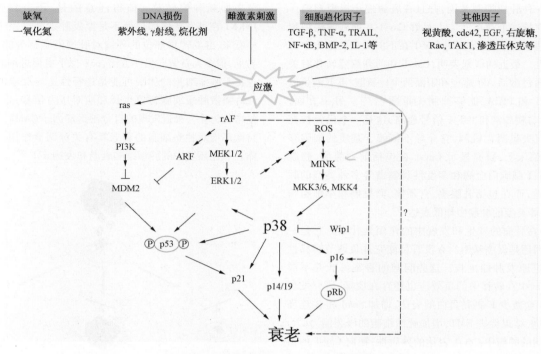

图 4-9　应激信号通路及 p38 介导的衰老

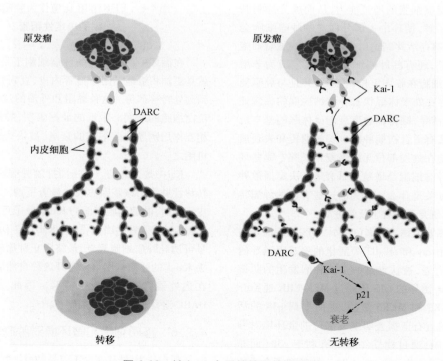

图 4-10　Kai–1 介导的转移抑制模型

研究认为肿瘤细胞可通过对"土壤"施加特定压力诱导其提供一个宽松的环境或产生作为将来转移的前提条件。有人曾提出,肿瘤细胞的生长并通过基膜侵袭间质区,会导致间质反应生成新的间质微环境。反过来,这种变化为入侵的肿瘤细胞提供了一个极为有利的环境。改变的间质细胞称为反应间质,它能通过 ECM 重构,提升蛋白酶的活性、生长因子的生物利用度、血管生成和炎性细胞的涌入,促进肿瘤细胞的生存和侵袭。

在微环境里驱动转移性肿瘤细胞选择的其他各种因素中,缺氧作为促进转移级联步骤的一个关键因素已经被深入研究。通过 NF-κB 的活性抑制 E-钙黏蛋白,同时增加 N-钙黏蛋白表达,使细胞免于失巢凋亡,缺氧使 EMT 和破坏组织完整性变得容易。此外,缺氧上调尿激酶型纤溶酶原激活物受体(uPAR)基因,从而增强侵袭前水解酶的活性,由此改变整合素和 ECM 组分之间的相互作用,使肿瘤细胞通过基膜侵袭。另一方面,增强的 uPA/uPAR 信号及其与其他途径的对话,包括整合素、生长因子受体和 FAK 信号,提供增殖信号并强力抑制依赖于 p38 的细胞衰老。

缺氧诱导 HGF-cMet 信号,导致肿瘤细胞向血管或淋巴管迁移。此外,HGF 在肿瘤发展过程中有多重作用,担当促生存、促凋亡以及抗衰老的因子。最重要的是,缺氧诱导 VEGF,它在肿瘤与基质间动态的相互作用中起关键作用,其中包括外渗、血管生成和淋巴管生成等,这些在肿瘤转移的后续阶段是必需的[100]。

成纤维细胞和成肌纤维细胞在多种人癌症基质细胞中占多数[101,102],特别是可产生 α-平滑肌肌动蛋白(α-SMA)的大量成肌纤维细胞,已在大部分转移性人乳腺癌的基质中多次被观察到,并常常被称为"激活的成纤维细胞"或"癌相关成纤维细胞"(CAF)[103,104]。

人类癌细胞中提取的 CAF 可以促进免疫缺陷小鼠混合上皮癌细胞或非致癌上皮细胞生长,这个惊人的发现在功能上明确区分了 CAF 和正常成纤维细胞,并引出许多有趣的问题,如 CAF 如何促进肿瘤的发生和发展呢? CAF 前体是什么细胞? 在肿瘤进展过程中 CAF 是由正常成纤维细胞的演变来的,还是肿瘤细胞通过 EMT 演化来的? 是肿瘤细胞驱动正常成纤维细胞成为 CAF 的吗?

近来广泛的研究已逐渐揭示 CAF 耐人寻味的一面,并在肿瘤微环境方面取得了新的进展。首先,CAF 似乎不太可能通过 EMT 从肿瘤细胞获得,因为 CAF 本身没有致瘤性,也没有检测到类癌特性,如核型改变和非锚定性生长等[105]。另一方面,除了成纤维细胞和成肌纤维细胞外,发现了 CAF 还与骨髓源性祖细胞、平滑肌细胞和前成脂肪细胞等不同类型的细胞存在异质性,表明不同起源的细胞是生成 CAF 复合物的原因[106]。其中,"成纤维细胞-成肌纤维细胞转化"似乎确定是 CAF 的一个来源,Weinberg 研究组的观察证实了这一点。他们观察到正常成纤维细胞可以被招募到瘤块处,然后被迫"改造"为成肌纤维细胞,支持肿瘤的生长和血管新生[107]。

有趣的是,一些表达成纤维细胞特异性蛋白(FSP)-1 的独特亚群与 α-SMA 阳性的成肌纤维细胞截然不同,而且可以促进肿瘤转移[108]。一些证据显示,CAF 通过激活 MAPK、Akt 和 Cox-2 来提高肿瘤细胞的生存能力,促进肿瘤转移[109,110]。值得注意的是,CAF 最初获得成肌纤维细胞的表型似乎依赖于肿瘤细胞的影响,一旦获得之后,即使没有肿瘤细胞的进一步信号,CAF 仍然可以显示这种特质。上述特质保证 CAF 成功地从正常的基质转化成反应基质后的稳定性[107]。由于原发肿瘤的遗传不稳定性,肿瘤微环境不得不面对不同表型肿瘤细胞亚群的连续挑战。然而,一旦微环境发生了由先前的肿瘤细胞诱导的相应转换,可以保持这一有利条件来对付后来的肿瘤亚克隆。这是类似"转移前壁龛"(premetastatic niche)的理论范例,宿主器官微环境可能受到某些循环肿瘤细胞的调节,进而促进肿瘤细胞的转移。

转移前壁龛是否存在仍有争议。然而在组织中致癌迹象明显出现前,已观察到转移前壁龛发生了早期改变,包括早期持续的炎症反应、基质重塑、ROS 的增加和其他的生物活性致癌分子,如 VEGFR1、MMPs 等。这表明局部组织环境的变化是转移的重要组成部分[111-113]。

此外,转移前壁龛理论可以部分解释为什么转移有器官特异性这个长期困扰的问题。似乎肿瘤细胞归巢到特定的器官是因为特定器官中有利的自然条件或通过预处理获得的生长条件。例如,在乳腺癌溶骨性骨转移时,骨中的骨母细胞本身自然产生细胞因子,它是转移性乳腺癌细胞的趋化因子。同时,转移性乳腺癌细胞控制骨母细胞产生炎性细胞因子,如与激活破骨细胞以及乳腺癌细胞迁移和存活相关 IL-6 和 IL-8[114-116]。

最近肿瘤相关基质的研究强调了靶向肿瘤相关基质的好处,虽然还需要更多的临床观察来证明间质成纤维细胞和成肌纤维细胞的数量与人类癌患者的预后不良显著相关。考虑基质细胞对肿瘤生长和转移的关键作用,以及化疗过程中基质细胞较适应性突变的肿瘤细胞遗传上更稳定,对基质细胞更多的研究可能有助于发展选择性抗转移治疗,也有助于鉴定生存和信号通路之间的多个关键点,这可能代表了一个抗癌药物的有用靶标。

4.2.7 存在的问题和临床前景

转移研究领域的最新进展已经开始揭示细胞凋亡和衰老在肿瘤进展过程中扮演的关键角色,并发现了转移过程中特异性细胞死亡和生存的新信号通路,它们通过对话网络以达到平衡。然而,许多问题仍有待回答。

对于肿瘤细胞,通过遗传和表观遗传突变获得对细胞凋亡和衰老的抵抗是变成转移性肿瘤细胞的必要步骤,重要的是它们何时以及如何获得这些突变。这些突变发生在原发瘤部位,还是在转移过程中被"选中"? 在这些肿瘤细胞的什么信号发生了改变? 在这方面,我们需要清楚地了解肿瘤转移干细胞这个新概念。在多种肿瘤中,肿瘤干细胞在肿瘤发展起始阶段的重要性得到了认可,但是肿瘤干细胞在转移方面的作用仍然处于假说阶段。如果"转移干细胞"存在,它们是否有独特的抵抗凋亡的机制?它们何时何地获得这种能力?回答这些问题可能会显著影响未来转移性疾病的治疗方案。

通常被认为肿瘤转移是含有"主动"和"被动"两方面因素的细胞过程,首先能够被其内在的遗传改造来帮助其增殖,不依赖锚定生存,然后侵袭并引导向其偏好的宿主器官,通过外渗及在下一部位形成克隆。另一方面,转移效率是由外在信号和环境的压力被动控制的,包括进入血管、血液流动压力和毛细血管的被动滞留等。

多年对转移的研究侧重于阐明肿瘤细胞的遗传改变,但已越来越清楚地看到肿瘤微环境在肿瘤的发生和发展起着举足轻重的作用。我们还了解到,无论是原发部位还是远处器官的肿瘤微环境,对决定转移细胞凋亡和生存起至关重要的作用。肿瘤细胞似乎可以修改基质,而基质本身就可以产生肿瘤生存、生长和进展的正相或负相调控信号。这些癌基质细胞——反应基质,有清晰的遗传图谱并表达各种因子来维持肿瘤细胞的生存。因此,至关重要的是了解"正常"基质细胞何时以及如何成为活跃的基质。

尤其令人感兴趣的是"侵袭前沿"的基质细胞,它由独特的肿瘤细胞亚群组成,并与器官特异性支持细胞接触,即活化成纤维细胞(CAF),它是类似转移前部位的一个范式,在这个部位的肿瘤细胞正在进入一个新的微环境。从激活

抗凋亡信号通路方面了解反应基质和转移性细胞互惠的相互作用也是同样重要的。目前正在积极地进行这些方面的研究。

如前所述,认为肿瘤细胞归巢到特异转移部位是因为该靶器官具有有利生长条件。然而,肿瘤细胞表达的特定X-转移性基因标签(X指特定器官)也在各种肿瘤中被发现,它与转移性肿瘤细胞的归巢倾向有关。例如,MDA-MB-231乳腺癌细胞系骨源性转移亚群的基因组分析发现骨桥蛋白、CTGF、FGF5、IL-11、CXCR4、MMP1和ADAMTS1的表达。此外,最近在肺癌中也发现了骨转移基因标签,包括TCF4、PRKD3、SUSD5和MCAM[115]。

肿瘤细胞这些X-转移性基因标记的表达和特定器官独特的生长条件之间有什么必然的联系吗?换句话说,这些基因是由独特部位诱导表达的,还是微环境选择了表达特定基因标记的转移性肿瘤细胞?对转移性基因标签在功能以及时间和空间表达上进行更多的研究,可能最终揭示转移性肿瘤细胞的器官特异性归巢的分子机制。

最重要的问题是,如何将在这一领域研究获得的信息转化到临床应用中。了解肿瘤细胞死亡和生存的途径并确定其中的关键因子,可能帮助设计分子"标签"谱,以准确地预测患者的转移状况和生存方面的结果。阐明可能决定肿瘤细胞器官特异性转移的内在生存能力,以及确定在转移级联过程中涉及凋亡抵抗性的机制和关键因子,也有助于寻找转移性疾病的治疗靶点(表4-2)。

表4-2　转移相关的细胞凋亡因子

因　子	生物类别	功　能	转移级联	表达的肿瘤	抑制剂/药物
促进转移的因子					
HGF/c-Met	生长因子	调节细胞-细胞黏附和细胞-ECM连接点,缺氧诱导基因,抑制细胞凋亡/失巢凋亡,调控细胞增殖,促血管生成	1,2,3	乳腺癌、大肠癌、卵巢癌、肝癌、非小细胞肺癌、头颈部鳞状细胞癌	NK4,AMG102,PHA-665752,SU11274,K252a
AMF	细胞因子	抑制细胞凋亡,促进细胞运动和迁移,参与p21介导的细胞衰老,促血管生成	1,2,3	转移性结直肠癌、肺癌、肾癌、乳腺癌和消化道癌	碳水化合物磷酸盐(E4P,M6P,5PA),他莫昔芬
TGF-β	细胞因子	通过激活相关转录因子(Snail、Slug和LEF1)促进EMT,扰乱细胞与细胞间的黏附,逃避宿主免疫细胞,促血管生成	1,2,3	是转移性乳腺癌、结肠癌、肝癌、肺癌、前列腺癌、胃癌潜在的预后生物标记	AP12009,Fc:TβRⅡ,β-糖链,SD-208,SD-093,SB-431542,A-83-01,LY2109761,2G7
IGF-1/IGF-1R	生长因子	促进细胞生长,抑制细胞凋亡/失巢凋亡	1	膀胱癌、卵巢癌、子宫内膜癌、乳腺癌、肺癌、胃癌、胰腺癌、前列腺癌、食管癌、头颈部癌、唾液腺癌	NVP-AEW541,NVP-ADW742
VEGF/VEGFR	生长因子	增加血管通透性,刺激自分泌/旁分泌生长因子的释放	1,3	乳腺癌、肺癌、甲状腺、肾癌、膀胱癌、卵巢癌、宫颈癌、大肠癌、食管癌、胃癌	贝伐单抗,凡德他尼,DC101(VEGFR2抗体),IMC-1121B
SDF-1/CXCR4	细胞因子	直接刺激肿瘤生长和生存,招募内皮祖细胞,促血管生成	2,3	CXCR4见于转移性乳腺癌、前列腺癌、卵巢癌、黑色素瘤、肾细胞癌。肿瘤细胞优先转移的器官中SDF-1高表达	CXCR4抗体,AMD3100

续表

因　子	生物类别	功　能	转移级联	表达的肿瘤	抑制剂/药物
FAK	激酶	促进细胞迁移,增强失巢凋亡抵抗性	1,2	转移性乳腺癌、前列腺癌、肝癌、结肠癌、甲状腺癌	PF-00562271,PF-573228,NVP-TAE226,FRNK
TrkB	激酶	增强失巢凋亡抵抗性	1,2	神经母细胞瘤、胰腺癌、前列腺癌、霍奇金淋巴瘤、多发性骨髓瘤	CEP-751
uPA/uPAR	蛋白酶	ECM 的蛋白水解和重塑,细胞迁移,缺氧诱导基因,促进细胞存活和增殖及血管生成	1,3	转移性结肠癌、乳腺癌、卵巢癌、肺癌、肾癌、肝癌、胃癌、膀胱癌、子宫内膜癌	WX-UK1,WX-671(231),Bi-PAI2,bikunin,DX-1000,UK-356,UK202
PI3K/AKT	激酶	主要细胞的生存途径,介导EMT 及细胞运动	1,2,3	乳腺癌、前列腺癌、子宫内膜癌、肺癌、甲状腺、胰腺和胃癌	LY294002,wortmannin,perifosine
ERK1/2	激酶	促进肿瘤的生长、生存、细胞运动和侵袭,ECM 降解	1,3	转移性乳腺癌	PD98059,UO126
NF-κB	转录因子	细胞迁移,器官特异性转移,凋亡抵抗性,化学抵抗性,血管生成	1,2,3	乳腺癌、前列腺癌、胃癌、胰腺癌、多发性骨髓瘤、霍奇金淋巴瘤、头颈部鳞状细胞癌	PS-1145,IMD-0354
Twist-1	转录因子	抑制细胞凋亡,介导 EMT	1	浸润性乳腺癌、转移性胃癌	无
Snail	转录因子	促进侵袭,抑制细胞凋亡,介导 EMT	1	浸润性乳腺导管癌、转移性胃癌、黑色素瘤	无
半乳糖凝集素-3	β-半乳糖苷结合蛋白	增强失巢凋亡抵抗性,恢复细胞-细胞或细胞-ECM 的黏附,促进循环肿瘤细胞的聚集和与内皮的对接	1,2	转移性乳腺癌、胃癌、肺癌、卵巢癌、黑色素瘤、霍奇金淋巴瘤	MCP(改良的柑橘果胶)
骨桥蛋白(OPN)	磷蛋白	抑制细胞凋亡,ECM 蛋白水解和重塑,细胞迁移,逃避宿主免疫细胞,新生血管形成	1,2,3	转移性乳腺癌、前列腺癌、胃癌、非小细胞肺癌、葡萄膜黑色素瘤、头颈部鳞状细胞癌、肝癌、胰腺癌、肾细胞癌、食管鳞状细胞癌的预后标记	无
Bcl-2,Bcl-xl,lAP	促凋亡因子	诱导独立于 ECM 的生存(失巢凋亡抵抗性)	1,2	B 细胞淋巴瘤、乳腺癌、膀胱癌、前列腺癌、卵巢癌和肺癌	GENTA,IDUN,GEMIN-X agera
MMPs	蛋白酶	通过 ECM 的蛋白水解调节微环境,抑制细胞凋亡,促血管生成,损害宿主的免疫监视,蛋白水解激活其他因子(SDF-1、TGF-β、IGFBP)	1,2,3	MMP1,2,3,7,9,13,14 的过度表达肯定与肿瘤进展和转移有关	marimastat,prinomastat,tanomastat,neovastat、双膦酸盐类
CD44	黏附受体	介导细胞-基质和细胞-细胞相互作用,增强失巢凋亡抵抗性	1,2	转移性乳腺癌、非小细胞肺癌	CD44m 抗体、CD44-l 融合蛋白
小窝蛋白-1	膜转运蛋白	增强失巢凋亡抵抗性	1,2	前列腺癌、膀胱癌、食管癌、T细胞白血病、多发性骨髓瘤、在乳腺癌、子宫颈癌、小细胞肺癌和卵巢癌低表达	无
抑制转移的因子					
p53	癌抑制剂	突变有利于侵袭及转移性肿瘤细胞的生存和血管生成	1,2	大于 60% 的人类原发性肿瘤损失突变与乳腺癌、大肠癌、小细胞肺癌转移的增加有关	INGN201,ONYX-015
E-钙黏蛋白	转移抑制剂	关键的细胞-细胞黏附因子,控制 EMT	1	预后生物标记减少表达与癌症患者较差的预后相关	pyrazolo[3,4-d]pyrimidines(PP1)、PP2

续表

因　子	生物类别	功　　能	转移级联	表达的肿瘤	抑制剂/药物
MKK4	转移抑制剂	由第二部位有压力的环境激活,且介导 p38/JNK 途径损害定植	3	表达与 Gleason 评分及前列腺癌和卵巢癌的进展呈负相关	抗死亡受体抗体(2E12, TRA-18),bisindolylmaleimide Ⅷ
Kai-1	转移抑制剂	整合素交互,EGFR 脱敏,整合互动,使 DARC 和血管内皮细胞结合	2	前列腺癌、乳腺癌	无
RKIP	转移抑制剂	促进细胞凋亡,抑制细胞侵袭和血管生成	3	前列腺癌、乳腺癌	无
p38	激酶	癌基因/应激诱导的衰老/凋亡	3		无
DAPK	激酶	增加细胞凋亡的敏感性	1, 2	在人类 B 细胞淋巴瘤、非小细胞肺癌、头颈部癌、甲状腺淋巴瘤、结肠癌和乳腺癌中经常丢失或突变	无
乳腺丝抑蛋白	丝氨酸蛋白酶抑制蛋白	细胞内乳腺丝抑蛋白增加细胞凋亡致敏作用;细胞外乳腺丝抑蛋白阻断肿瘤诱导 ECM 的降解、细胞运动和侵袭	1,2,3	是乳腺癌、前列腺癌、结肠癌、口腔鳞状细胞癌预后生物标记	无

注:转移级联:1.为转移的初始步骤,包括分泌薄壁细胞脱离 ECM 和肌动蛋白骨架的破坏;2.为内渗、循环和外渗;3.为在继发部位生存和定植。

　　确定转移干细胞的作用和抗凋亡的机制,可能会完全改变转移性疾病的治疗过程。肿瘤治疗的最难之处是防止多年后肿瘤的复发。然而,如果能够理解肿瘤细胞衰老和休眠的确切机制,在未来我们可能开发一种维持肿瘤细胞"冬眠"的药物。

（郑燕翻 译，钦伦秀 审校）

参考文献

[1] Fidler IJ, et al. Fate of recirculating B16 melanoma metastatic variant cells in parabiotic syngeneic recipients. J Natl Cancer Inst, 1977, 58(6):1867-1872.

[2] Inbal B, et al. DAP kinase links the control of apoptosis to metastasis. Nature, 1997, 390(6656):180-184.

[3] Del Bufalo D, et al. Bcl-2 overexpression enhances the metastatic potential of a human breast cancer line. FASEBJ, 1997, 11(12):947-953.

[4] Glinsky GV, et al. Apoptosis and metastasis: increased apoptosis resistance of metastatic cancer cells is associated with the profound deficiency of apoptosis execution mechanisms. Cancer Lett, 1997, 115(2):185-193.

[5] Kerr JF, et al. Apoptosis. Its significance in cancer and cancer therapy. Cancer, 1994, 73:2013-2026.

[6] Salvesen GS, et al. Caspases: intracellular signaling by proteolysis. Cell, 1997, 91(4):443-446.

[7] Zimmermann KC, et al. How cells die: apoptosis pathways. J Allergy ClinImmunol, 2001, 108:S99-S103.

[8] Antonsson B, et al. The Bcl-2 protein family. Exp Cell Res, 2000, 256:50-57.

[9] Cheng EH, et al. BCL-2, BCL-X(L) sequester BH3 domain-only molecules preventing BAX-and BAK-mediated mitochondrial apoptosis. Mol Cell, 2001, 8:705-711.

[10] Bergman PJ, et al. Acquisition of apoptosis resistance with chemoresistance and metastatic potential in human breast cancer: role of bcl-2 and bcl-X, Proc. Am Asso. Cancer Res, 1996, 37:17.

[11] McConkey D, et al. Apoptosis resistance increases with metastatic potential in cells of the human LNCaP prostate carcinoma line. Cancer Res, 1996, 56:5594-5599.

[12] Furuya Y, et al. Expression of bcl-2 and the progression of human and rodent prostatic cancers. Clin Cancer Res, 1996, 2:389-398.

[13] Takaoka A, et al. Anti-cell death activity promotes pulmonary metastasis of melanoma cells. Oncogene, 1997, 14:2971-2977.

[14] Wong CW, et al. Apoptosis: an early event in metastatic inefficiency. Cancer Res, 2001, 61:333-338.

[15] Martin SS, et al. Human MCF10A mammary epithelial cells undergo apoptosis following actin depolymerization that is independent of attachment and rescued by Bcl-2. Mol Cell Biol, 2001, 21:6529-6536.

[16] Pinkas J, et al. Bcl-2-mdiated cell survival promotes metastasis of EpH4 jSMEKDD mammary epithelial cells. Mol Cancer Res, 2004, 2:551-556.

[17] Martin SS, et al. A cytoskeleton-based functional genetic screen identifies Bcl-xL as an enhancer of metastasis, but not primary tumor growth. Oncogene, 2004, 23:4641-4645.

[18] Olopade M, et al. Overexpression of BCL-x protein in primary breast cancer is associated with high tumor grade and nodal metastases. Cancer J Sci Am, 1997, 3:230-237.

[19] Fernandez Y, et al. Inhibition of apoptosis in human breast cancer cells: role in tumor progression to the metastatic state. Int J Cancer, 2002, 101:317-326.

[20] Zhang WG, et al. Maspin overexpression modulates tumor cell apoptosis through the regulation of Bcl-2 family proteins. BMC Cancer, 2005, 5:50.

[21] Cher ML, et al. Maspin expression inhibits osteolysis, tumor growth, and angiogenesis in a model ofprostate cancer bone metastasis. Proc Natl Acad Sci USA, 2003, 100(13):7847-7852.

[22] Olson M, et al. Mitochondria in apoptosis and human disease. Curr Mol Med, 2001, 1(1):91-122.

[23] Vousden KH, et al. Live or let die: the cell's response to p53. Nat Rev Cancer, 2002, 2(8):594-604.

[24] Xu H, et al. P53-responsive genes and the potential for cancer diagnostics and therapeutics development. Biotechnol Annu Rev, 2001, 7:131-164.

[25] Peller S, et al. TP53 in hematological cancer: low incidence of mutations with significant clinical relevance. Hum Mutat, 2003, 21(3):277-284.

[26] Kastrinakis WV, et al. Increased incidence of p53 mutations is associated with hepatic metastasis in colorectal neoplastic progression. Oncogene, 1995,11(4):647-652.

[27] Silvestrini R, et al. Validation of p53 accumulation as a predictor of distant metastasis at 10 years of follow-up in 1400 node-negative breast cancers. Clin Cancer Res, 1996, 2(12):2007-2013.

[28] Pan W, et al. Prognostic use of growth characteristics of early gastric cancer and expression patterns of apoptotic, cell proliferation, and cell adhesion proteins. J Surg Oncol, 2003, 82(2):104-110.

[29] Nikiforov MAm, et al. p53 modulation of anchorage independent growth and experimental metastasis. Oncogene, 1996, 13(8):1709-1719.

[30] Qiu H, et al. Arrest of B16 melanoma cells in the mouse pulmonary microcirculation induces endothelial nitric oxide synthase-dependent nitric oxide release that is cytotoxic to the tumor cells. Am J Pathol, 2003, 162(2):403-412.

[31] Wang HH, et al. Regulation of B16F1 melanoma cell metastasis by inducible functions of the hepatic microvasculature. Eur J Cancer, 2002, 38(9):1261-1270.

[32] Wang HH, et al. B16 melanoma cell arrest in the mouse liver induces nitric oxide release and sinusoidal cytotoxicity: a natural hepatic defense against metastasis. Cancer Res, 2000, 60(20):5862-5869.

[33] Lala PK, et al. Role of nitric oxide in carcinogenesis and tumour progression. Lancet Oncol, 2001, 2(3):149-156.

[34] Jadeski LC, et al. Role of nitric oxide in tumour progression with special reference to a murine breast cancer model. Can J Physiol Pharmacol, 2002, 80(2):125-135.

[35] Lala PK, et al. Role of nitric oxide in tumor progression: lessons from experimental tumors. Cancer Metastasis Rev, 1998, 17(1):91-106.

[36] Holcik M, et al. XIAP: apoptotic brake and promising therapeutic target. Apoptosis, 2001, 6(4):253-261.

[37] Jaattela M. Escaping cell death: survival proteins in cancer. Exp Cell Res, 1999, 248(1):30-43.

[38] Yoshida H, et al. Survivin, Bcl-2 and matrix metalloproteinase-2 enhance progression of clear cell-and serous-type ovarian carcinomas. Int J Oncol, 2001, 19:537-542.

[39] Kato J, et al. Expression of survivin in esophageal cancer: correlation with the prognosis and response to chemotherapy. Int J Cancer, 2001, 95:92-95.

[40] Ueda M, et al. Survivin gene expression in endometriosis. J ClinEndocrinol Met, 2002, 87:3452-3459.

[41] Berezovskaya O, et al. Increased expression of apoptosis inhibitor protein XIAP contributes to anoikis resistance of circulating human prostate cancer metastasis precursor cells. Cancer Res, 2005, 65(6):2378-2386.

[42] Quhtit A, et al. Survivin is not only a death encounter but also a survival protein for invading tumor cells. Front Biosci, 2007, 12:1260-1270.

[43] Tran J, et al. Marked induction of the IAP family antiapoptotic proteins survivin and XIAP by VEGF in vascular endothelial cells. Biochem Biophys Res Commun, 2002, 264(3):781-788.

[44] Tran J, et al. The role for survivin in chemoresistance of endothelial cells mediated by VEGF. Proc Natl Acad Sci USA, 1999, 99:4349-4354.

[45] Downward J. Targeting RAS signalling pathways in cancer therapy. Nat Rev Cancer, 2003, 3(1):11-22.

[46] Wolfman JC, et al. Cellular N-ras promotes cell survival by down regulation of Jun N-terminal protein kinase and p38. Mol Cell Bioi, 2002, 22(5):1589-1606.

[47] Varghese HJ. Activated ras regulates the proliferation/apoptosis balance and early survival of developing micrometastases. Cancer Res, 2002, 62(3):887-891.

[48] Liao Y, et al. Modulation of apoptosis, tumorigenesity and metastatic potential with antisense H-ras oligodeoxynucleotides in a high metastatic tumor model of hepatoma: LCI-D20. Hepatogastroenterology, 2000, 47(32):365-370.

[49] Takeuchi M, et al. The dominant negative H-ras mutant, N116Y,

suppresses growth of metastatic human pancreatic cancer cells in the liver of nude mice. Gene Ther, 2000, 7(6):518-526.

[50] Akhurst RI, et al. TGF-beta signaling in cancer -a double-edged sword. Trends Cell Bioi, 2001, 11 (11):S44-S51.

[51] Ellenrieder V, et al. TGF-beta-regulated transcriptional mechanisms in cancer. Int J Gastrointest Cancer, 2002, 31 (1-3):61-69.

[52] Janda E, et al. Ras and TGF-beta cooperatively regulate epithelial cell plasticity and metastasis: dissection of Ras signaling pathways. J Cell Bioi, 2002, 156(2):299-313.

[53] Luzzi KJ, et al. Multistep nature of metastatic inefficiency: dormancy of solitary cells after successful extravasation and limited survival of early micrometastases. Am J Pathol, 1998, 153(3):865-873.

[54] Cameron MD, et al. Temporal progression of metastasis in lung: cell survival, dormancy, and location dependence of metastatic inefficiency. Cancer Res, 2000, 60(9):2541-2546.

[55] Naumov GN, et al. Persistence of solitary mammary carcinoma cells in a secondary site: a possible contributor to dormancy. Cancer Res, 2002, 62(7):2162-2168.

[56] Al-Mehdi AB, et al. Intravascular origin of metastasis from the proliferation of endothelium-attached tumor cells: a new model for metastasis. Nat Med, 2000, 6(1):100-102.

[57] Orr FW, et al. Tumor cell interactions with the microvasculature: a rate-limiting step in metastasis. Surg Oncol Clin North Am, 2001, 10(2):357-381.

[58] Holmgren L, et al. Dormancy of micrometastases: balanced proliferation and apoptosis in the presence of angiogenesis suppression. Nat Med, 1995, 1(2):149-153.

[59] O'Reilly MS, et al. Angiostatin induces and sustains dormancy of human primary tumors in mice. Nat Med, 1996, 2(6):689-692.

[60] O'Reilly MS, et al. Endostatin: an endogenous inhibitor of angiogenesis and tumor growth. Cell, 1997, 88(2):277-285.

[61] Kim HR, et al. Cell cycle arrest and inhibition of anoikis by galectin-3 in human breast epithelial cells. Cancer Res, 1999, 59:4148-4154.

[62] Frisch SM, et al. Disruption of epithelial cell matrix interactions induces apoptosis. J Cell Bioi, 1994, 124:619-626.

[63] Frisch SM, et al. Anoikis mechanisms. Curr Opin Cell Bioi, 2001, 13:555-562.

[64] Thompson EW, et al. Invasion and metastasis: a role for epithelial-mesenchymal transition? Cancer Res, 2005, 65:5991-5995.

[65] Nieto MA, et al. The snail superfamily of zincfinger transcription factors. Nat Rev Mol Cell Biol, 2002, 3:155-166.

[66] Cavallaro U, et al. Cell adhesion and signalling by cadherins and Ig-CAMs in cancer. Nat Rev Cancer, 2004, 4:118-132.

[67] Helbig G, et al. NF-κB promotes breast cancer cell migration and metastasis by inducing the expression of the chernokine receptor CXCR4. J Bioi Chern, 2003, 278:21631-21638.

[68] Huang S, et al. Blockade of NF-κB activity in human prostate cancer cells is associated with suppression of angiogenesis, invasion, and metastasis. Oncogene, 2001, 20:4188-4197.

[69] Huang EJ. Reichardt LF Trk receptors: roles in neuronal signal transduction. Ann Rev Biochem, 2003, 72:609-642.

[70] Brodeur GM. Neuroblastoma: biological insights into a clinical enigma. Nat Rev Cancer, 2003, 3:203-216.

[71] Matsumoto K, et al. Expression of brain-derived neurotrophic factor and p145TrkB affects survival, differentiation and invasiveness of human neuroblastoma cells. Cancer Res, 1995, 55:1798-1806.

[72] Ho R, et al. Resistance to chemotherapy mediated by TrkB in neuroblastomas. Cancer Res, 2002, 62:6462-6466.

[73] Jaboin J, et al. Brain-derived neurotrophic factor activation of TrkB protects neuroblastoma cells from chemotherapy-induced apoptosis via phosphatidylinosito I3-kinase pathway. Cancer Res, 2002, 62:6756-6763.

[74] Li Z, et al. Genetic and pharmacologic identification of Akt as a mediator of brain-derived neurotrophic factor/TrkB rescue of neuroblastoma cells from chemotherapy-induced cell death. Cancer Res, 2005, 65:2070-2075.

[75] Schulte JR, et al. Microarray analysis reveals differential gene expression patterns and regulation of single target genes contributing to the opposing phenotype of TrkA and TrkB-expressing neuroblastomas. Oncogene, 2005, 24:165-177.

[76] Aoyama M, et al. Human neuroblastomas with unfavorable biologies express high levels of brain-derived neurotrophic factor mRNA and a variety of its variants. Cancer Lett, 2001, 164:51-60.

[77] Douma S, et al. Suppression of anoikis and induction of metastasis by the neurotrophic receptor TrkB. Nature, 2004, 430:1034-1039.

[78] Geiger TR, et al. The neurotrophic receptor TrkB in anoikis resistance and metastasis: a perspective. Cancer Res, 2005, 65:7033-7036.

[79] Desmet CJ, et al. The neurotrophic receptor TrkB: a drug target in anti-cancer therapy? Cell Mol Life Sci, 2005, 63:755-759.

[80] Takenaka Y, et al. Galectin-2 and metastasis. Glycoconjugate J, 2004, 19:543-549.

[81] Iurisci I, et al. Concentrations of galectin-3 in the sera of normal controls and cancer patients. Clin Cancer Res, 2000, 6:1389-1393.

[82] Nangia-Makker P. et al. Galectin-3 induces endothelial cell morphogenesis and angiogenesis. Am J Pathol, 2000, 156:899-909.

[83] Matarrese P, et al. Galectin-3 overexpression protects from apoptosis by improving cell adhesion properties. Int J Cancer, 2000, 85:545-554.

［84］Warfield PR, et al. Adhesion of human breast carcinoma to extracellular matrix proteins is modulated by galectin-3. Invasion Metastasis, 1997, 17:101-112.

［85］Thompson SC, et al. The colony forming efficiency of single cells and cell aggregates from a spontaneous mouse mammary tumour using the lung colony assay. Br I Cancer, 1974, 30:332-336.

［86］Raz A, et al. Distribution of membrane anionic sites on B16 melanoma variants with differing lung colonising potential. Nature, 1980, 284:363-364.

［87］Inohara H, et al. Interactions between galectin-3 and Mac-2-binding protein mediate cell-cell adhesion. Cancer Res, 1996, 56:4530-4534.

［88］Platt D, et al. Modulation of the lung colonization of B16-F1 melanoma cells by citrus pectin. J Natl Cancer Inst, 1992, 84: 438-442.

［89］Giinsky W, et al. Effects of Thomsen-Friedenreich antigen-specific peptide P-30 on betagalactoside-mediated homotypic aggregation and adhesion to the endothelium of MDA-MB-435 human breast carcinoma cells. Cancer Res, 2000, 15(60):2584-2588.

［90］Lotan R, et al. Expression of galectins on microvessel endothelial cells and their involvement in tumour cell adhesion. Glycoconjugate J, 1994, II:462-468.

［91］Giinsky W, et al. The role of Thomsen-Friedenreich antigen in adhesion of human breast and prostate cancer cells to the endothelium. Cancer Res, 2001, 61:4851-4857.

［92］Palade GE, et al. Fine structure of blood capillaries. J Appl Physiol, 1953, 24:1424-1436.

［93］Williams TM, et al. Caveolin-1 in oncogenic transformation, cancer, and metastasis. Am J Physiol Cell Physiol, 2005, 288: C494-C506.

［94］Li L, et al. Caveolin-1 maintains activated Akt in prostate cancer cells through scaffolding domain binding site interactions with and inhibition of serine/threonine protein phosphatases PP1 and PP2A. Mol Cell Bioi, 2003, 23:9389-9404.

［95］Baserga R, et al. The IGF-l receptor in cancer biology. Int J Cancer, 2003, 107:873-877.

［96］Lu Z, et al. Downregulation of caveolin-1 function by EGF leads to the loss of E-cadherin, increased transcriptional activity of beta-catenin, and enhanced tumor cell invasion. Cancer Cell, 2003, 4:499-515.

［97］Han JH, et al. The pathways to tumor suppression via route p38. Trends Biochem Sci, 2007, 32(8):364-371.

［98］Taylor J, et al. Using metastasis suppressor proteins to dissect interactions among cancer cells and their microenvironment. Cancer Metastasis Rev, 2008, 27(1):67-73.

［99］Funasaka T, et al. Down-regulation of phosphoglucose isomerase/autocrine motility factor expression sensitizes human fibrosarcoma cells to oxidative stress leading to cellular senescence. J Bioi

Chem, 2007, 282(50):36362-36369.

［100］Bandyopadhyay S. Interaction of Kai-1 on tumor cells with DARC on vascular endothelium leads to metastasis suppression. Nat Med, 2006, 8:933-938.

［101］Bissell MJ, et al. Putting tumours in context. Nat Rev Cancer, 2001, 1:46-54.

［102］Mueller MM, et al. Friends or foes -bipolar effects of the tumour stroma in cancer. Nat Rev Cancer, 2004, 4:839-849.

［103］Sappino AP, et al. Smooth-muscle differentiation in stromal cells of malignant and nonmalignant breast tissues. Int J Cancer, 1988, 41:707-712.

［104］Olumi AF, et al. Carcinoma-associated fibroblasts direct tumor progression of initiated human prostatic epithelium. Cancer Res, 1999, 59:5002-5011.

［105］Allinen M, et al. Molecular characterization of the tumor microenvironment in breast cancer. Cancer Cell, 2004, 6: 17-32.

［106］Orimo A, et al. Heterogeneity of stromal fibroblasts in tumors. Cancer Bioi Ther, 2007, 6(4):618-619.

［107］Orimo A, et al. Stromal fibroblasts in cancer: a novel tumor-promoting cell type. Cell Cycle, 2006, 5(15):1597-1601.

［108］Grum-Schwensen B, et al. Suppression of tumor development and metastasis formation in mice lacking the S100A4 (mtsl) gene. Cancer Res, 2005, 65:3772-3780.

［109］Hwang RF, et al. Cancer-associated stromal fibroblasts promote pancreatic tumor progression. Cancer Res, 2008, 68 (3): 918-926.

［110］Sato N, et al. Gene expression profiling of tumor-stromal interactions between pancreatic cancer cells and stromal fibroblasts. Cancer Res, 2004, 64(19):6950-6956.

［111］Yang AD, et al. Vascular endothelial growth factor receptor-1 activation mediates epithelial to mesenchymal transition in human pancreatic carcinoma cells. Cancer Res, 2006, 66:46-51.

［112］Hiratsuka S, et al. MMP9 induction by vascular endothelial growth factor receptor-1 is involved in lung-specific metastasis. Cancer Cell, 2002, 2:289-300.

［113］Kaplan R, et al. Preparing the "soil": the premetastatic niche. Cancer Res, 2006, 66(23):11089-11093.

［114］Bussard KM, et al. The bone microenvironment in metastasis, what is special about bone? Cancer Metastasis Rev, 2007, 27 (1):41-55.

［115］Lu X, et al. Organotropism of breast cancer metastasis. Mammary Gland Bioi Neoplasia, 2007, 12:153-162.

［116］Bidard FC, et al. A "class action" against the microenviron-ment: do cancer cells cooperate in metastasis? Cancer Metastasis Rev, 2008, 27(1): 5-10.

［117］Miller-Jensen K, et al. Common effector processing mediates cell-specific response to stimuli. Nature, 2007, 448:604-608.

4.3　转移的低效性和肿瘤休眠

◎ Ann F. Chambers

4.3.1　转移——临床难题

众所周知,转移已成为多数肿瘤患者的死亡原因。然而,庆幸的是肿瘤转移过程非常低效。在临床和实验模型中,大量肿瘤细胞离开原发肿瘤并在循环中或在远处器官被检测,但这些播散的肿瘤细胞极少形成明显的临床转移。多年前,在临床上对接受腹腔静脉分流术姑息性治疗恶性腹水引起疼痛的患者进行的研究已证明了这一点。在这些患者的血液中检测到大量活的可形成克隆的肿瘤细胞[1,2]。然而,这些患者似乎没有更坏的结果,而且尸检没有检测出肉眼可见的转移灶增加的迹象[1,2]。

许多实验性动物转移模型的研究报道与这些临床结果一致。在实验小鼠模型的循环系统中可检测(或注入)大量的肿瘤细胞,但其中只有小部分细胞产生逐步生长的转移灶(包括早期例子)[3-6]。例如,Fidler研究发现经尾静脉注射50 000个B16F1黑色素瘤细胞,只有0.12%的细胞产生肺转移灶,而B16F11细胞(经筛选转移能力增强)的转移效率增加到0.74%[7]。因此,即使选择转移能力强的细胞系其转移过程也是非常低效的,细胞群中大多数细胞未能产生转移灶。Hill等人对高低转移细胞可能存在的差异进行了补充研究,发现B16F10细胞导致肿瘤细胞发生转移的遗传或表观遗传不稳定性的比例增加5倍[6]。

对实验动物循环肿瘤细胞命运的详细分析已经显示,导致转移过程整体效率低下的关键步骤包括能够离开原发肿瘤和进入循环的细胞数、大多数到达远处转移部位的细胞不能开始生长,以及许多新生的微转移未能持续生长[8-15]。Luzzi等[9]量化了从小鼠肠系膜静脉注射靶向肝的B16F1黑色素瘤细胞的低转移效率,发现注射的细胞只有0.02%可产生肉眼可见的转移灶,较大部分细胞(~2%)开始形成微转移,但很少可以持续生长,且在实验结束时36%以上的接种细胞成为孤立的休眠细胞,与逐步生长的肉眼可见转移灶在肝脏中共存[9]。

研究证明转移低效率具有器官特异性,不同的肿瘤可在某些器官内比在其他器官生长更好,这取决于肿瘤的类型及其他因素[16,17]。在许多实验模型中也已检测到大量处于休眠状态的孤立细胞[1,8-12,18-21],这种细胞也已在患者体内被检测到[22-25]。大多数循环肿瘤细胞的命运和导致转移

效率低下的原因是值得继续研究的重要领域。更好地理解导致转移效率低下的因素,可能有助于提供预防或更好地治疗转移性肿瘤的新策略。

4.3.2　肿瘤休眠——临床难题

当前大多数类型实体瘤的治疗方法通常包括手术切除原发肿瘤,并外加局部放疗以消除在原发瘤部位的残余肿瘤细胞。初期治疗结束后,如果预后因素表明肿瘤向远处器官扩散的可能性不大,患者可能会被认为已治愈,无需进一步治疗。但如果发现肿瘤较大和淋巴结阳性等预后不良因素,则提示有未被发现的远处扩散的概率较高,此时可以采用辅助治疗(化疗、激素治疗、分子靶向治疗),以防止微转移灶的随后生长。

诊断明确的转移灶(即已知转移瘤的存在部位)的治疗可能还包括化疗、激素治疗和(或)分子靶向治疗,以及在某些情况下的放疗。但在这种情况下可能许多肿瘤不能被治愈。因此,需要对假定的微转移灶和确诊的转移瘤的生物学有一个更好的了解,以提高肿瘤患者的生存率。在这里,我们将参考生物学、分子生物学有关转移进程的最新观点,收集相关的实验性研究和临床观察资料。

已经成功治愈的原发瘤多年后肿瘤还可能复发的临床事实增加了肿瘤治疗的复杂性,这一点在乳腺癌、黑色素瘤和肾癌等肿瘤尤为突出,有报道经初期治疗后几年甚至数十年后发生转移复发的例子[26-31]。隐匿性转移灶通过捐赠器官进行移植,而器官接受者通常需要接受免疫抑制治疗,随后在移植器官也会发生肿瘤[27]。还有报道因为自身摘除原发肿瘤接受免疫抑制治疗也会导致肿瘤复发和转移[26]。这些报道都证实了肿瘤休眠的概念。

扩散的肿瘤细胞可以进入休眠状态,导致患者和医生在决定治疗方法时的不确定性。例如,医生和患者需要依赖于提示微转移危险度概率的历史数据,基于肿瘤诊断时表现出的特征,如肿瘤大小、淋巴结状态等,来权衡辅助治疗的利益与风险[32]。

预后因素和生物标记可能有助于评估未来复发的风险及对特定疗法的可能反应[33-38]。然而,这些信息是基于群体的,并不一定能准确预测个别病人的临床结果或反应。即使进行了辅助治疗,部分患者仍会复发。"治愈"的病人

和未确诊微转移并在"肿瘤休眠"状态的病人之间有何区别？对于导致肿瘤休眠的因素和唤醒处于休眠状态肿瘤细胞的因素目前还知之甚少。实验模型有助于阐明转移过程和休眠肿瘤细胞的状态。

4.3.3　转移的步骤——实验性研究

实验研究有助于阐明转移过程的复杂步骤[39]，转移过程包括从原发肿瘤的局部侵袭开始的一系列连续步骤[40]。然后肿瘤细胞可能会进入血液或淋巴循环（血内渗），并离开原发部位[14,15]。一旦进入血液循环，细胞就向远处器官移动。在第一次通过毛细血管床时由于实体瘤细胞（15~25 μm）相对于新器官中的毛细血管（5~10 μm）大小的差异，被高效地从血液（或淋巴）中过滤出来[12,41]。

到达并滞留在新部位之后，许多肿瘤细胞可能从脉管系统溢出进入组织（外渗）。一些细胞开始生长，形成血管生成前的微转移，其中一部分则可能血管化并进展性生长为转移灶。在"命运分析"实验的详细研究中，大部分到达新器官的肿瘤细胞仍然是孤立的休眠状态细胞，只有很少一部分出现转移[9-11,21,42]。已经证明，这些休眠细胞能够抵抗针对活跃分裂细胞的细胞毒性化疗，而正是这些细胞可能导致辅助治疗看似成功，而后却出现了新的转移[43]。

众所周知，许多肿瘤的转移具有器官特异性，例如，乳腺肿瘤通常向肺、肝、骨和脑转移，而结肠癌可能通常扩散到肝（Stephen Paget 最初于 1889 年发表在 *Lancet* 上的开创性论文已发表百年[44]）。在一项尸检研究的分析中，Weiss在已知的血液流动模式前提下，对尸检发现的器官特异性转移从一系列成对的原发癌部位和继发部位进行了比较[17]。他发现在 2/3 成对器官中，检测到的转移数量与已知的血流模式呈比例，而在 1/3 器官中，单用血流模式难以解释可检测到的转移数量。这些"不和谐"包括乳腺癌和前列腺癌的骨转移，尸检发现在这里的转移比单靠血流模式可以解释的更多。因此，似乎转移到继发部位的癌细胞与主要器官的血流模式呈比例，即大多数细胞在遇到第一个毛细血管床时从血液中有效地被"过滤"，而且继发部位的分子和微环境因素，加上肿瘤细胞生存和增长的需求，共同决定癌细胞是否能形成明显的转移灶[12]。

有人指出，并非所有器官中都形成转移，表明存在器官特异性转移模式。Tarin 等一系列研究很好地说明了器官特异性生长调节的概念，他们将标记有绿色荧光蛋白的肿瘤细胞注入小鼠形成原发瘤[19,20]。然而，整个小鼠体内发现了大量孤立的绿色荧光细胞，像休眠细胞那样可以在不利于其生长的环境中存活，但不能生长。将这些细胞分离出来后，再注入小鼠体内时仍保留了其致瘤性和转移能力[20]。

临床上，在肿瘤患者的骨髓或血液[22-25,45]以及淋巴结[46-48]中可发现癌的远处微转移，远处播散的肿瘤细胞的存在预示预后不良。然而，对附近或远处微转移疾病的临床

意义仍然知之甚少。

图 4-11 显示在乳腺癌患者前哨淋巴结检测到孤立乳腺癌细胞，淋巴结阳性（出现 >2 mm 的肿瘤沉淀）强烈提示预后不良[32]。无论是在远处器官中孤立的肿瘤细胞，或作为淋巴结微转移灶（<2 mm）的预后意义都尚不明确。曾有研究[46-48]证明有淋巴结微转移阳性的乳腺癌患者与淋巴结阴性患者的预后相同。虽然这些肿瘤细胞是从原发肿瘤脱落，其在远处重要器官发展转移的概率仍然有待阐明，且普遍是相当低效的[1,2,46-48]。这与前述的腹腔分流的报道一致，大量播散肿瘤细胞最终形成肉眼可见转移的可能性很低[1,2]。

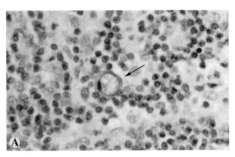

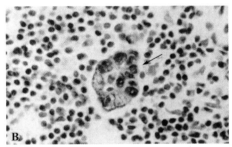

图 4-11　乳腺癌的前哨淋巴结微转移

注：在两个不同乳腺癌患者前哨淋巴结的孤立乳腺癌细胞（A 图箭头）和微小转移灶（B 图箭头）。采用具有抗角蛋白抗体的免疫组织化学染色法检测肿瘤细胞。这些微转移灶的临床意义尚不清楚（图由 Alan BT 博士提供[79]）。

对休眠细胞器官特异性调控进一步的支持来自于受体的移植器官中产生转移癌的报道，因为接受了表面上已经治愈的癌症患者捐赠的器官[27]。在这种情况下，捐赠者器官中的休眠细胞可能存在但未被检测到，只有在接受免疫抑制治疗的新宿主体内才再度觉醒。这些研究表明，免疫监视可能是防止播散肿瘤细胞过度增生的重要因素，尽管免疫系统影响休眠的机制可能很复杂[49,50]。

目前正在进行的有关研究如播散肿瘤细胞是否存在特定亚群，它们具有特定的生物标记、具有肿瘤干细胞特性等侵略性特征、有较高的在转移后生长概率等，可能有助解释这一难题[22,24,45]。重点需要了解的问题是，已播散到远处的肿瘤细胞是否有可能发展到危及生命的转移，以及发生转移的概率有多大。

4.3.4　肿瘤休眠

上面已经描述了临床肿瘤病人和实验研究中的两种截然不同的肿瘤休眠状态：①单个播散肿瘤细胞，这些细胞似乎处于静止状态，既不分裂也不发生凋亡，而且实验证据提示这些细胞可能耐受针对活跃分裂细胞的细胞毒性化疗[11,43,51]。②描述了"休眠"但活跃的血管生成前微转移，其细胞分裂与凋亡处于平衡状态，大小没有净增加[13,52]。这两个阶段的休眠将呈现明显不同的临床治疗靶点[13,23,53,54]。仍不清楚导致肿瘤休眠和随后再度唤醒的因素。

最近的实验模型提供了用于研究可能影响从休眠过渡到进展生长的分子生物学因素的工具与手段[55-57]。然而，对控制进入休眠状态和重现活跃生长的因素仍然知之甚少[18,23,25,51,58,59]。Barkan 等开发的体外细胞培养系统似乎可用于体内休眠动力学的预测。采用这种模式，他们已经识别出细胞骨架的组成部分与细胞外基质之间的相互作用是休眠状态的重要调节因素[55]。从休眠到增殖的过渡需要通过整合素 β1 信号传导，导致肌球蛋白轻链激酶磷酸化和细胞骨架重组[55]。Aguirre-Ghiso 和他的同事已经确定信号通路，在一些情况下与应激反应相关，且与细胞外基质相互作用，这可能会导致细胞在新器官内休眠并生存[57,59-62]。

还有关于转移抑制基因的相关信息。转移抑制基因有许多分子功能，最终都可能诱导肿瘤休眠和抑制肿瘤细胞在继发部位生长[63-66]。当然，许多诱发休眠或导致细胞觉醒的相关因素尚待进一步研究。应用这类信息可能对肿瘤细胞诱发或保持休眠，或杀死休眠细胞，制订这种疗法将是极大的挑战[23,51,67]。因为临床和实验数据表明，一旦休眠被打破，细胞可能恢复快速增殖[68,69]，可能对此阶段的治疗造成更大困难。

4.3.5　肿瘤转移和休眠实验研究的临床意义

在未来发展转移预防和治疗的策略中，一个需要考虑的重要因素是否存在有效治疗的时间窗。图 4-12 列出了转移过程的各个阶段，并指出可能适合治疗的阶段。如果转移过程中的某个阶段在肿瘤初诊之前就已经发生，那么这个阶段对干预治疗就无用了。

不幸的是，转移过程的许多早期阶段可能在发现肿瘤以前就已经发生了。最近的证据表明，在进展早期就有一些肿瘤细胞已经从乳腺癌原发瘤脱离[70]。因此，针对包括从原发瘤内渗、循环中细胞的生存、在继发部位滞留及其外渗进入组织等转移过程早期阶段的治疗策略未必有效，因为不能确定这些过程在肿瘤诊断之前没有发生。然而，在转移过程后期阶段中可能存在一个较宽的治疗时间窗。

目前大部分辅助治疗针对的是正积极分裂但还没有形成可见转移的肿瘤细胞。在图 4-12 中，在处于休眠、血管新生前状态的微转移由正在分裂但也发生凋亡的细胞组成，它们是针对活跃分裂细胞的细胞毒性化疗的合适目标。这

些微小转移也可能成为抗血管生成疗法的合适靶标，使它们保持血管新生前的微小状态。活跃生长的转移灶，无论大到临床可以发现，还是无明显临床症状的较小已血管化的转移灶，同样也是细胞毒性和抗血管生成疗法的合适目标。这两种状态的细胞也适于应用分子靶向治疗来抑制表达分子靶标细胞群的生长。不幸的是，目前常用的许多肿瘤疗法对临床转移的疗效不佳。已有非常好的辅助疗法成功治疗许多类型肿瘤的实例[71]。有证据表明长期（如 5 ~ 10 年）激素疗法可能保持持续的疗效[72-77]，这也证实辅助治疗可能针对非常广阔的"时间窗口"。然而，长期治疗所面临的挑战是这种疗法的副作用必须足够小。目前的临床试验都在进一步努力探索这一目标[78]。

转移过程的步骤		是否有合适的临床治疗靶标
内渗	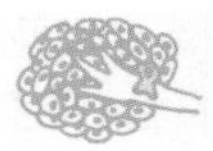	不适合
血液或淋巴循环中存活	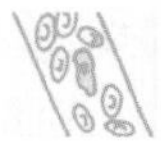	不适合
被继发器官捕获	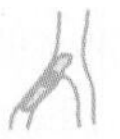	不适合
外渗	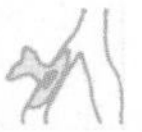	不适合
孤立休眠细胞	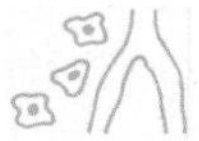	可能适合
休眠的微转移	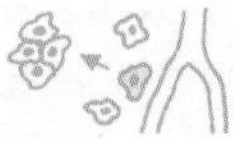	适合
转移灶血管生成	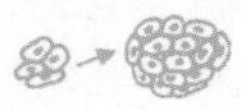	适合

图 4-12　转移过程的步骤及其临床治疗靶标

注：在原发瘤的诊断前发生的步骤可能不是良好的治疗靶标，而肿瘤诊断后发生的步骤更加适合，且可能提供较宽的治疗时间。因此，有必要针对转移过程的各个阶段发展出新的预防和治疗策略[79]。

相比之下，孤立的休眠细胞是静态的，细胞毒性疗法对其没有明显效果[43]。针对孤立休眠细胞的治疗前景仍不明朗，且尚未发展有效针对这些细胞的治疗策略[23,24,67]。令人信服的证据表明，许多表面上"治愈"的癌症患者可能携有潜伏几年甚至几十年的肿瘤细胞，这些细胞可能被不明的刺激所唤醒。

4.3.6 结论和尚存的问题

从临床和实验研究已获得了很多转移过程和步骤相关知识,在改进肿瘤辅助治疗方面取得了重大的进展,许多肿瘤患者得以长期存活。然而,肿瘤休眠是真正的临床难题,我们还没有现成的答案。需要更多研究进一步了解肿瘤休眠机制及其作为治疗靶点的可行性,以便针对肿瘤发展中这一重要方面开发出临床上可行的疗法。深化对肿瘤休眠本质的认识,将引导和发展针对这些细胞的治疗策略,这对解决肿瘤治疗这一难题至关重要。

(郑燕 译,钦伦秀 审校)

参考文献

[1] Tarin D, et al. Mechanisms of human tumor metastasis studied in patients with peritoneovenous shunts. Cancer Res, 1984, 44: 3584-3592.

[2] Tarin D, et al. Clinicopathological observations on metastasis in man studied in patients treated with peritoneovenous shunts. Br Med J (Clin Res Ed), 1984, 288:749-751.

[3] Weiss L, et al. Metastatic inefficiency in mice bearing B16 melanomas. Br J Cancer, 1982, 45:44-53.

[4] Weiss L. Random and nonrandom processes in metastasis, and metastatic inefficiency. Invasion Metastasis, 1983, 3:193-207.

[5] Fidler IJ. Metastasis: quantitative analysis of distribution and fate of tumor emboli labeled with 125 I-5-iodo-2'-deoxyuridine. J Natl Cancer Inst, 1970, 45:773-782.

[6] Hill RP, et al. Dynamic heterogeneity: rapid generation of metastatic variants in mouse B16 melanoma cells. Science, 1984, 224:998-1001.

[7] Fidler IJ. Biological behavior of malignant melanoma cells correlated to their survival in vivo. Cancer Res, 1975, 35: 218-224.

[8] Chambers AF, et al. Tumor heterogeneity and stability of the metastatic phenotype of mouse KHT sarcoma cells. Cancer Res, 1981, 41:1368-1372.

[9] Luzzi KJ, et al. Multistep nature of metastatic inefficiency: dormancy of solitary cells after successful extravasation and limited survival of early micrometastases. Am J Pathol, 1998, 153: 865-873.

[10] Cameron MD, et al. Temporal progression of metastasis in lung: cell survival, dormancy, and location dependence of metastatic inefficiency. Cancer Res, 2000, 60:2541-2546.

[11] Naumov GN, et al. Persistence of solitary mammary carcinoma cells in a secondary site: a possible contributor to dormancy. Cancer Res, 2002, 62:2162-2168.

[12] Chambers AF, et al. Dissemination and growth of cancer cells in metastatic sites. Nat Rev Cancer, 2002, 2:563-572.

[13] Holmgren L, et al. Dormancy of micrometastases: balanced proliferation and apoptosis in the presence of angiogenesis suppression. Nat Med, 1995, 1:149-153.

[14] Condeelis J, et al. Intravital imaging of cell movement in tumours. Nat Rev Cancer, 2003, 3:921-930.

[15] Wyckoff JB, et al. A critical step in metastasis: in vivo analysis of intravasation at the primary tumor. Cancer Res, 2000, 60: 2504-2511.

[16] Minn AJ, et al. Distinct organ-specific metastatic potential of individual breast cancer cells and primary tumors. J Clin Invest, 2005, 115:44-55.

[17] Weiss L. Comments on hematogenous metastatic patterns in humans as revealed by autopsy. Clin Exp Metastasis, 1992, 10: 191-199.

[18] Uhr JW, et al. Dormancy in a model of murine B cell lymphoma. Semin Cancer Biol, 2001, 11:277-283.

[19] Urquidi V, et al. Contrasting expression of thrombospondin-1 and osteopontin correlates with absence or presence of metastatic phenotype in an isogenic model of spontaneous human breast cancer metastasis. Clin Cancer Res, 2002, 8:61-74.

[20] Suzuki M, et al. Dormant cancer cells retrieved from metastasis-free organs regain tumorigenic and metastatic potency. Am J Pathol, 2006, 169:673-681.

[21] Heyn C, et al. In vivo MRI of cancer cell fate at the single-cell level in a mouse model of breast cancer metastasis to the brain. Magn Reson Med, 2006, 56:1001-1010.

[22] Alix-Panabieres C, et al. Current status in human breast cancer micrometastasis. Curr Opin Oncol, 2007, 19:558-563.

[23] Vessella RL, et al. Tumor cell dormancy: an NCI workshop report. Cancer Biol Ther, 2007, 6:1496-1504.

[24] Riethdorf S, et al. Disseminated tumor cells in bone marrow and circulating tumor cells in blood of breast cancer patients: current state of detection and characterization. Pathobiology, 2008, 75: 140-148.

[25] Marches R, et al. Cancer dormancy: from mice to man. Cell Cycle, 2006, 5:1772-1778.

[26] Cozar JM, et al. Late pulmonary metastases of renal cell carcinoma immediately after posttransplantation immunosuppressive treatment: a case report. J Med Case Reports, 2008, 2:111.

[27] Riethmuller G, et al. Early cancer cell dissemination and late metastatic relapse: clinical reflections and biological approaches to the dormancy problem in patients. Semin Cancer Biol, 2001, 11: 307-311.

[28] Levy E, et al. Late recurrence of malignant melanoma: a report of five cases, a review of the literature and a study of associated factors. Melanoma Res, 1991, 1:63-67.

[29] Shiono S, et al. Late pulmonary metastasis of renal cell carcinoma resected 25 years after nephrectomy. Jpn J Clin Oncol, 2004, 34: 46-49.

[30] Brackstone M, et al. Tumour dormancy in breast cancer: an

update. Breast Cancer Res, 2007, 9:208.

[31] Newmark JR, et al. Solitary late recurrence of renal cell carcinoma. Urology, 1994, 43:725-728.

[32] Thor A. A revised staging system for breast cancer. Breast J, 2004, 10(Suppl 1): S15-S18.

[33] Li LF, et al. Integrated gene expression profile predicts prognosis of breast cancer patients. Breast Cancer Res Treat, 2009, 113: 231-237.

[34] Conlin AK, et al. Use of the Oncotype DX21-gene assay to guide adjuvant decision making in early-stage breast cancer. Mol Diagn Ther, 2007, 11:355-360.

[35] Kaklamani V. A genetic signature can predict prognosis and response to therapy in breast cancer: oncotype DX. Expert Rev Mol Diagn, 2006, 6:803-809.

[36] Cardoso F, et al. Clinical application of the 70-gene profile: the MINDACT trial. J Clin Oncol, 2008, 26:729-735.

[37] van't Veer LJ, et al. Gene expression profiling of breast cancer: a new tumor marker. J Clin Oncol, 2005, 23:1631-1635.

[38] van de Vijver MJ, et al. A gene-expression signature as a predictor of survival in breast cancer. N Engl J Med, 2002, 347: 1999-2009.

[39] Welch DR. Technical considerations for studying cancer metastasis in vivo. Clin Exp Metastasis, 1997, 15:272-306.

[40] Fidler IJ. Critical factors in the biology of human cancer metastasis: twenty-eighth GHA Clowes Memorial Award lecture. Cancer Res, 1990, 50:6130-6138.

[41] MacDonald IC, et al. Cancer spread and micrometastasis development: quantitative approaches for in vivo models. Bioessays, 2002, 24:885-893.

[42] Koop S, et al. Fate of melanoma cells entering the microcirculation: over 80% survive and extravasate. Cancer Res, 1995, 55:2520-2523.

[43] Naumov GN, et al. Ineffectiveness of doxorubicin treatment on solitary dormant mammary carcinoma cells or late-developing metastases. Breast Cancer Res Treat, 2003, 82:199-206.

[44] Paget, S. The distribution of secondary growths in cancer of the breast. Cancer Metastasis Rev, 1989, 8:98-101.

[45] Alix-Panabieres C, et al. Circulating tumor cells and bone marrow micrometastasis. Clin Cancer Res, 2008, 14:5013-5021.

[46] Kahn HJ, et al. Biological significance of occult micrometastases in histologically negative axillary lymph nodes in breast cancer patients using the recent American Joint Committee on Cancer breast cancer staging system. Breast J, 2006, 12:294-301.

[47] Hermanek P, et al. International Union Against Cancer. Classification of isolated tumor cells and micrometastasis. Cancer, 1999, 86:2668-2673.

[48] Page DL, et al. Minimal solid tumor involvement of regional and distant sites: when is a metastasis not a metastasis? Cancer, 1999, 86:2589-2592.

[49] Talmadge JE, et al. Inflammatory cell infiltration of tumors: Jekyll or Hyde. Cancer Metastasis Rev, 2007, 26:373-400.

[50] Quesnel B. Tumor dormancy and immunoescape. APMIS, 2008, 116:685-694.

[51] Goss P, et al. New clinical and experimental approaches for studying tumor dormancy: does tumor dormancy offer a therapeutic target? APMIS, 2008, 116:552-568.

[52] Naumov G, et al. Tumor-vascular interactions and tumor dormancy. APMIS, 2008, 116:569-585.

[53] Naumov GN, et al. Solitary cancer cells as a possible source of tumour dormancy? Semin Cancer Biol, 2001, 11:271-276.

[54] Chambers AF, et al. Critical steps in hematogenous metastasis: an overview. Surg Oncol Clin North Am, 2001, 10:243-255.

[55] Barkan D, et al. Inhibition of metastatic outgrowth from single dormant tumor cells by targeting the cytoskeleton. Cancer Res, 2008, 68: 6241-6250.

[56] Baroni TE, et al. Ribonomic and short hairpin RNA gene silencing methods to explore functional gene programs associated with tumor growth arrest. Methods Mol Biol, 2007, 383:227-244.

[57] Schewe DM, et al. ATF6 alpha-Rheb-mTOR signaling promotes survival of dormant tumor cells in vivo. Proc Natl Acad Sci USA, 2008, 105:10519-10524.

[58] Chambers AF. Influence of diet on metastasis and tumor dormancy. Clin Exp Metastasis, 2009, 26:61-66.

[59] Aguirre-Ghiso JA. Models, mechanisms and clinical evidence for cancer dormancy. Nat Rev Cancer, 2007, 7:834-846.

[60] Ranganathan AC, et al. Opposing roles of mitogenic and stress signaling pathways in the induction of cancer dormancy. Cell Cycle, 2006, 5:1799-1807.

[61] Ranganathan AC, et al. Tumor cell dormancy induced by p38SAPK and ER-stress signaling: an adaptive advantage for metastatic cells? Cancer Biol Ther, 2006, 5:729-735.

[62] Aguirre-Ghiso JA, et al. ERK(MAPK) activity as a determinant of tumor growth and dormancy, regulation by p38(SAPK). Cancer Res, 2003, 63:1684-1695.

[63] Hedley BD, et al. BRMS1 suppresses breast cancer metastasis in multiple experimental models of metastasis by reducing solitary cell survival and inhibiting growth initiation. Clin Exp Metastasis, 2008, 25:727-740.

[64] Hedley BD, et al. Tumor dormancy and the role of metastasis suppressor genes in regulating ectopic growth. Future Oncol, 2006, 2:627-641.

[65] Rinker-Schaeffer CW, et al. Metastasis suppressor proteins: discovery, molecular mechanisms, and clinical application. Clin Cancer Res, 2006, 12:3882-3889.

[66] Berger JC, et al. Metastasis suppressor genes: from gene identification to protein function and regulation. Cancer Biol Ther, 2005, 4:805-812.

[67] Quesnel B. Dormant tumor cells as a therapeutic target? Cancer Lett, 2008, 267:10-17.

[68] Demicheli R, et al. Estimate of tumor growth time for breast cancer local recurrences: rapid growth after wake-up? Breast Cancer Res Treat, 1998, 51:133-137.

[69] Naumov GN, et al. A model of human tumor dormancy: an angiogenic switch from the nonangiogenic phenotype. J Natl Cancer Inst, 2006, 98:316-325.

[70] Husemann Y, et al. Systemic spread is an early step in breast cancer. Cancer Cell, 2008, 13:58-68.

[71] Early Breast Cancer Trialists' Collaborative Group (EBCTCG). Effects of chemotherapy and hormonal therapy for early breast cancer on recurrence and 15-year survival: an overview of the randomised trials. Lancet, 2005, 365:1687-1717.

[72] Goss PE, et al. Randomized trial of letrozole following tamoxifen as extended adjuvant therapy in receptor-positive breast cancer: updated findings from NCIC CTG MA.17. J Natl Cancer Inst, 2005, 97:1262-1271.

[73] Goss PE, et al. A randomized trial of letrozole in postmenopausal women after five years of tamoxifen therapy for early-stage breast cancer. N Engl J Med, 2003, 349:1793-1802.

[74] Fisher B, et al. Five versus more than five years of tamoxifen for lymph node-negative breast cancer: updated findings from the National Surgical Adjuvant Breast and Bowel Project B-14 randomized trial. J Natl Cancer Inst, 2001, 93:684-690.

[75] Fisher B, et al. Five versus more than five years of tamoxifen therapy for breast cancer patients with negative lymph nodes and estrogen receptor-positive tumors. J Natl Cancer Inst, 1996, 88: 1529-1542.

[76] Gligorov J, et al. Adjuvant and extended adjuvant use of aromatase inhibitors: reducing the risk of recurrence and distant metastasis. Breast, 2007, 16(Suppl 3):S1-S9.

[77] Goss PE, et al. Efficacy of letrozole extended adjuvant therapy according to estrogen receptor and progesterone receptor status of the primary tumor: National Cancer Institute of Canada Clinical Trials Group MA17. J Clin Oncol, 2007, 25:2006-2011.

[78] Moy B, et al. TEACH: Tykerb evaluation after chemotherapy. Clin Breast Cancer, 2007, 7:489-492.

[79] Chambers AF, et al. Molecular biology of breast cancer metastasis. Clinical implications of experimental studies on metastatic inefficiency. Breast Cancer Res, 2000, 2:400-407.

5 细胞外间质、微环境与全身因素

5.1 在肿瘤转移过程中炎症的作用

◎ Sunhwa Kim，Michael Karin

5.1.1 外源性与内源性炎症介质

19世纪，当 Rudolf Virchow 首次注意到恶性肿瘤出现在慢性炎症区域并在肿瘤组织中发现炎性细胞浸润时，人们就已经开始将肿瘤和慢性炎症联系起来[1-5]。然而，仍难以完全理解那些非慢性炎症相关的肿瘤中炎症的来源。

最近，越来越多的证据显示炎症不仅由外源性调节因子引起，也可由内源性调节因子（内源分子）引起（图 5-1）。例如，已经证实细胞坏死可导致细胞内高迁移率族蛋白 1（high-mobility group box 1，HMGB1）和 IL-1α 等强有力的炎性介质的释放[6,7]，这些分子可能引起肿瘤相关的炎症[7]。

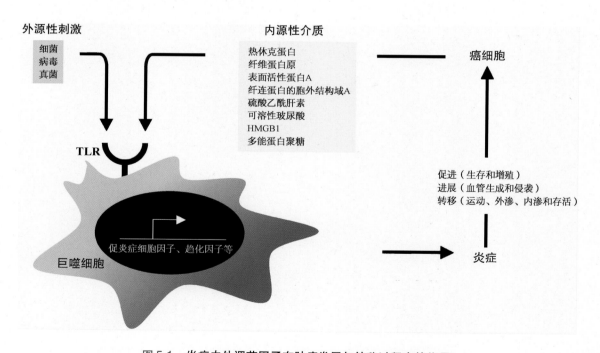

图 5-1　炎症内外调节因子在肿瘤发展与转移过程中的作用
注：创伤或坏死细胞产生的内源性调节因子可能激活造血干细胞（包括巨噬细胞）的 TLR 表达，后者可释放促进肿瘤进展与肿瘤转移的炎性细胞因子和趋化因子。

Toll 样受体（TLR）是哺乳动物中与果蝇 Toll 蛋白的同源物，它可通过识别病原体保守的分子结构（又称病原体相关分子模式，PAM），在激活宿主的炎症免疫应答和先天防御、用以对抗入侵的微生物方面起着至关重要的作用[8-10]。

许多内源性调节因子能够激活 TLR 家族成员和其他先天性免疫受体,从而激活髓细胞和淋巴细胞,并刺激树突状细胞(DC)的成熟[11-13]。

在哺乳动物发现的第一个 TLR 命名为 TLR4,是革兰阴性菌细胞壁主要成分脂多糖(LPS)的受体。此后,发现不同的 TLR 能识别许多不同的微生物组分:TLR1(与 TLR2 结合)能被三酯酰酯肽激活[14];TLR2 能被脂蛋白和肽聚糖激活[15];TLR3 是双链 RNA 的受体[16];TLR5 能识别鞭毛蛋白[17];TLR6(与 TLR2 结合)可被二酯酰酯肽激活[18];TLR7 和 TLR8 是单链 RNA 的受体[19];TLR9 是非甲基化 CpGDNA 的受体[20]。至今还没发现 TLR 10 和 TLR11 的配体。一旦它们与其合适的配体结合,TLR 就可触发细胞内各种免疫信号转导途径,最终诱发产生促进炎症的细胞因子、趋化因子和干扰素等[9, 21, 22]。然而,相比于上述经典的配体,TLR 有可能被细胞坏死期间释放的普通细胞蛋白和核酸所激活。

热休克蛋白(HSP)被认为是先天免疫系统潜在的激活蛋白[23, 24]。源于哺乳动物的 HSP 如 HSP60、HSP70 和 HSP90 能诱发产生促炎症细胞因子,例如肿瘤坏死因子(TNF)-α、IL-1、IL-6 和 IL-12,并通过 TLR 依赖的机制由单核细胞、巨噬细胞和 DC 释放一氧化氮和 C-C 趋化因子[25]。HSP 也诱导 DC 成熟,上调主要组织相容性复合体(MHC)I 类和 II 类分子以及共刺激分子 CD80 和 CD86[23, 24]。哺乳动物来源的其他分子也有类似促炎效应的报道,包括纤维蛋白原[26]、表面活性蛋白 A[27]、纤连蛋白 A[28,29]、硫酸乙酰肝素[30]、短透明质酸(HA)片段(可溶性 HA)[31]、β 防御素 2 淋巴瘤抗原特异型 sFv 融合蛋白[32]、HMGB1 蛋白[6]、tRNA 合成酶[33] 和多功能蛋白聚糖[34,35]。越来越多的证据表明,这些内在的 TLR 激活剂可能在肿瘤进展过程中被垂死的和活着的肿瘤细胞释放,并通过激活 TLR 和其他受体,进而导致持续低级别的炎症[36]。然而,在肿瘤发展和转移过程中,这些内在调节因子的大部分功能尚不清楚。

5.1.2 炎症与肿瘤

(1)炎症对早期肿瘤的促进作用

肿瘤是由基因组免疫监督缺陷和信号转导机制异常引起的一种慢性疾病[37]。如果感染和炎症会促进肿瘤的发展,那么可能是通过信号转导机制来影响恶性转化或基因组免疫监督中的相关因子。慢性炎症被认为是恶性肿瘤的始动因素,它可产生活性氧簇(ROS)和活性氮簇(RNS),并导致 DNA 损伤[38]。在慢性炎症期间,通过驻留和浸润的炎性细胞产生持续过量的 ROS 和 RNS,可能会增加突变负荷[38]。产生自由基的相关酶之一是可诱导的一氧化氮合酶——iNOS,它不仅在发炎组织表达,而且通常在癌前病变及肿瘤组织中也有表达[39,40]。然而,很少有遗传学证据表明慢性炎症是肿瘤的直接起始因素而非促进因素[41]。此外,在 DNA 氧化损伤修复突变缺陷的小鼠极易诱发慢性炎症,但其致癌基因突变和肿瘤负荷却增加得不明显[42]。

越来越多的证据表明慢性炎症是一种肿瘤促进因素。在两级化学皮肤癌变和其他肿瘤模型中已经发现促炎细胞因子 TNF-α 具有促进肿瘤的功能[43,44],TNF-α 或其 I 型受体(TNFR1)的缺失可增强其抗皮肤癌变的能力[45]。TNF-α 不影响癌变的起始阶段,在其缺失的情况下,DNA 内收并启动 h-Ras 基因突变。然而,表皮诱导 TNF-α 是佛波醇酯(phorbol ester)促进肿瘤的关键介质,而在角化细胞中是 PKCα 和 AP-1 的细胞内信号传导通路起作用[43]。

如缺乏 TNF-α,在皮肤癌变和肿瘤-基质通信中的细胞因子和基质降解蛋白酶的上皮诱导转化则被延迟和(或)完全消失。同样,在化学诱导肝癌模型中,由肝细胞生成的 TNF-α 参与肿瘤的生长[46]。然而,在由慢性炎症而非化学致癌物诱导的不同肝癌模型中发现 TNF-α 是由肿瘤基质产生的[47],同时这种间质 TNF-α 却被发现是一种重要的肿瘤促进因子。在这个系统以及在炎症诱导的结肠癌中[48],促进肿瘤取决于 NF-κB 转录因子的激活。选择性抑制 NF-κB 或抑制由临近实质细胞产生的 TNF-α,可以诱导转化肝细胞发生凋亡,从而减少肝癌的发病率[47]。

同样,研究发现在肠上皮细胞中 NF-κB 活化的关键蛋白激酶 IKKβ 缺失后,可以阻止结肠炎相关癌(CAC)的发展,这种癌症由致癌剂氧化偶氮甲烷(AOM)和硫酸葡聚糖钠(DSS)反复循环诱导的结肠炎所致[48]。骨髓细胞 IKKβ 的缺失也会阻止 CAC 的发展,但在这种情况下,它主要是降低肿瘤大小而不是肿瘤多样性。最近的研究表明,这种骨髓细胞 IKKβ 促肿瘤的功能部分是通过诱导促炎性细胞因子 IL-6 来介导的[49]。

(2)肿瘤中的炎性浸润及其在肿瘤发生和转移过程中的作用

上皮细胞原发癌的发生可受到骨髓群体和基质细胞等周围非恶性细胞的调节,这进一步强调了炎症微环境在肿瘤发生和转移中的重要性[3,50]。肿瘤组织的炎症微环境的特点是造血起源区浸润细胞的出现,如白细胞、巨噬细胞、树突状细胞、肥大细胞和 T 细胞[51]。先天免疫系统激活的主要表现是炎症,其功能是促进肿瘤发展还是增强肿瘤监视并清除肿瘤,还存在争议[52]。研究表明,急性炎症可能通过激活 T 细胞和自然杀伤细胞(NK 细胞),以及通过诱导诸如 TNF-α 相关的凋亡及配体(TRAIL)等死亡细胞因子来抑制恶性肿瘤,而慢性炎症则通过激活产生促进肿瘤细胞因子的巨噬细胞和肥大细胞来促进癌病变的发展[3,50,53]。

Pollard 和他的同事通过研究巨噬细胞集落刺激因子-1(MCSF-1)基因缺陷小鼠发现,炎症微环境的主要组成——巨噬细胞对乳腺癌的生长和发展很重要[50]。这种肿瘤相关巨噬细胞(TAM)可以通过多种机制促进肿瘤的生长和转移进程,包括通过产生免疫抑制剂吲哚胺双加氧酶代谢产物抑制抗肿瘤 T 细胞相关的免疫力,通过分泌 IL-10、TGF-β 和 M-CSF 抑制 DC 成熟,以及将 T 调节(Treg)细胞吸引到肿瘤组织[51]。此外,TAM 可产生如 TNF-α、IL-1β 和 IL-6 等众多的细胞因子,以及 IL-8、巨噬细胞炎性蛋白(MIP)1 和 MIP2

等趋化因子,催化如环氧合酶(COX)-2等炎性介质产生的酶类。所有这些都促进肿瘤细胞的存活、增殖、侵袭和转移。现已证明,最初认为其有抗肿瘤活性的TNF-α[54],实际上可以作为一种肿瘤促进因子[43,55],而且IL-6已被证明有类似的功能[49]。TAM也可分泌基质金属蛋白酶(MMP)和促血管生成因子,如血管内皮生长因子(VEGF)来刺激向周围组织侵袭和血管生成。此外,还可分泌ROS和RNS,提高基因组不稳定性,促进细胞增殖和肿瘤发展[56,57]。

巨噬细胞的一个关键特性是可以在不同的微环境信号下启动不同的功能程序,通常在感染和肿瘤等病理条件下表现出来[58-60]。单核-巨噬细胞针对细胞因子和微生物产物可启动专门的应激方案,表现为产生不同细胞因子谱,故被分类为M1和M2型巨噬细胞。一般M1型巨噬细胞的活化由IFN-γ单独诱导,或者由LPS等微生物刺激物及TNF-α和GM-CSF等细胞因子共同诱导。IL-4和IL-13诱导活化M2型巨噬细胞(图5-2)。M1和M2型巨噬细胞具有不同的特征:M1型巨噬细胞的特征是可以大量产生抗原、IL-12和IL-23,并随后激活极化T细胞,可以杀伤肿瘤细胞[61]。而M2型巨噬细胞的抗原呈递能力较差,具有IL-12、IL-10的细胞因子表型,可抑制炎症反应及Th1适应性免疫,积极清除细胞碎片,并促进伤口愈合、血管生成和组织重塑[59](图5-2)。早先关于TNF-α刺激的巨噬细胞或TAM的研究表明,在一定条件下,这些细胞表现出对肿瘤细胞的杀伤作用[62,63]。但很明显,在缺乏M1型巨噬细胞定向信号的情况下,TAM在体外和体内都可以促进肿瘤细胞生长[60,63,64]。重要的是,在许多人类肿瘤中,大量的TAM与较差的预后相关[1,51,64]。

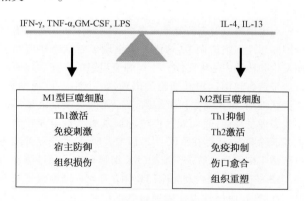

IFN-γ, TNF-α, GM-CSF, LPS   IL-4, IL-13

M1型巨噬细胞
Th1激活
免疫刺激
宿主防御
组织损伤

M2型巨噬细胞
Th1抑制
Th2激活
免疫抑制
伤口愈合
组织重塑

图5-2　M1与M2型巨噬细胞的特征

注:传统的M1型巨噬细胞在宿主防御及免疫激活中起着至关重要的作用,而通常在肿瘤微环境及受伤组织中可检测到的M2型巨噬细胞,则被认为能够抑制Th1免疫应答。

淋巴细胞的活化和炎性细胞产生MMP是皮肤癌发生的重要促肿瘤[65]。在肿瘤转移模型中发现,远处转移的出现与原发肿瘤的T细胞及表达高水平TNF家族成员RANK配体(RANKL)和淋巴毒素(LT)α的其他类型炎性细胞的浸润有关[66]。RANKL可以刺激乳腺癌的转移性增长(Tan

等正在准备文章)。这些研究结果表明,肿瘤微环境中非致瘤性粒细胞和淋巴细胞的激活为肿瘤的生长、生存、血管生成和转移提供了主要动力[3,50,53]。导致炎性细胞招募和在肿瘤内激活,以及其对肿瘤的生长、血管生成和转移过程的影响机制还未完全了解,需要作进一步研究。在下一节我们将讨论目前所了解的机制。

5.1.3　机制

(1)肿瘤如何创造其炎性微环境

肿瘤和炎症通过两种途径关联,即依赖于潜在的炎症激活,或不依赖于炎症(图5-3)。后者是通过致瘤的遗传事件来激活,其中包括原癌基因的突变激活、染色体重排、基因扩增以及抑癌基因的遗传和表观遗传性失活。遗传学转化的肿瘤细胞可以产生不同的炎症介质,在没有潜在的炎症或感染的肿瘤(如乳腺癌)中形成炎症微环境。例如,研究发现h-Ras活化可导致趋化因子CXCL-8/IL-8的大量产生,后者可招募能够产生刺激恶性肿瘤生长因子的炎性细胞[67]。

依赖炎症的途径则是基于潜在感染或慢性炎症疾病,这类感染或疾病可产生富含细胞因子和趋化因子的炎症微环境,能够促进出现于此种微环境的遗传转化肿瘤细胞的生存和生长(如大肠癌和胃癌)。两种途径通过癌细胞中NF-κB、信号转导器和转录激活因子(STAT)3以及缺氧诱导因子(HIF)1α等转录因子的激活而殊途同归[5,68]。

在肿瘤细胞内,这些转录因子控制着促生存基因、促血管生成因子和MMP等的表达。炎症细胞中,NF-κB调控可作用于恶性细胞的细胞因子和趋化因子的产生,也控制着VEGF等促血管生成因子的产生。有趣的是,NF-κB影响HIF1α基因的转录,而HIF1α完全活化需要NF-κB[69]。除了具有激活促血管生成程序的重要作用外,HIF1α对巨噬细胞和其他骨髓细胞在原发瘤缺氧环境中的生存和活化也十分重要[70]。这些转录因子的协同作用以及肿瘤细胞与炎性细胞之间的相互作用可能在炎症微环境的形成中发挥了关键作用,典型例子是晚期肿瘤。

趋化因子最初被定义为在炎症状态调节白细胞定向迁移的可溶性因子[71]。多数人类肿瘤细胞可以产生趋化因子,在炎症微环境的形成中发挥着重要作用。趋化因子在肿瘤进展中的重要性首先来自缺乏T细胞或NK细胞功能、但患癌时仍表现出典型炎性浸润的小鼠模型,提示肿瘤细胞可以产生招募炎性细胞的趋化因子或诱导附近宿主细胞表达这些因子[72]。重要的是,某些肿瘤细胞不仅利用趋化因子招募炎性细胞,也可以直接对这些因子作出反应以进一步提高自身的生长和生存[73-75]。

(2)炎症介质可增强肿瘤细胞的迁移、侵袭及转移能力

在人类和鼠的肿瘤微环境中富含细胞因子、趋化因子和产生炎性介质的酶类,它们共同调节肿瘤细胞的迁移、侵袭及转移[1,2](图5-3)。其中特别有趣的是炎症反应的关键因子TNF-α。许多致病因素可诱导TNF-α,TNF-α又可诱导

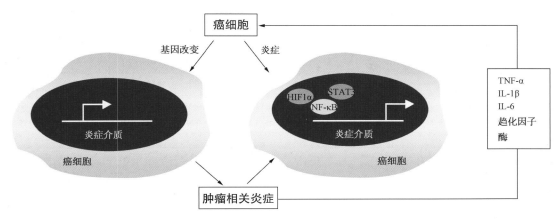

图 5-3　炎症与肿瘤之间的联系

注：基因发生改变的肿瘤细胞可以产生不同种类的免疫调节因子，在肿瘤中形成免疫微环境并促进肿瘤进展与转移。

炎症反应的其他炎症介质和蛋白酶[44]。高剂量的外源TNF-α引起出血性坏死，并能激发抗肿瘤免疫[76]。已有越来越多的证据表明，肿瘤内的癌细胞和基质细胞产生少量的 TNF-α 是内源性肿瘤启动子[44]。在人类肿瘤中常可检测到 TNF-α，来源于卵巢癌和肾癌等的上皮肿瘤细胞或乳腺癌等的基质细胞[44]。肿瘤产生 TNF-α 与预后差、激素反应性丧失以及恶病质等有关。在肾细胞癌中发现 TNF-α 和恶性特征间具有遗传联系，即 pVHL 抑癌基因是 TNF-α 翻译抑制物[77]。尽管高浓度 TNF-α 能诱导某些类型细胞坏死，由于其能够促进 NF-κB 活化，TNF-α 经常作为一个生存因素[47,55]。TNF-α 可以增加血管通透性，并能刺激迁移以及肿瘤细胞的外渗及内渗[78]。在某些情况下，TNF-α 也可以作为一种生长因子[55]。

另一个关键的炎性细胞因子 IL-1β 也可增加肿瘤的侵袭和转移，主要通过促肿瘤微环境中基质细胞产生血管生成因子[79-81]。IL-1β 主要由骨髓细胞产生，其合成受复杂的转录和转录后控制所支配[82]。奇怪的是，NF-κB 可刺激 IL-1β 基因的转录，却抑制 IL-1β 前体到 IL-1β 的加工[83]。一个相关的细胞因子是 IL-1α。不同于 IL-1β，它主要由发生坏死的上皮细胞分泌[7,84]。IL-1 受体的激活可导致 IL-6 的诱导生成。由于抑制性类固醇激素的丧失[87]，血中的 IL-6 水平随着年龄升高[85,86]。IL-6 激素调节的丢失与多种慢性疾病的发病机制有关[88]，包括 B 细胞恶性肿瘤、肾细胞癌和前列腺癌、乳腺癌、肺癌、结肠癌和卵巢癌[89]。这些肿瘤许多在老年时出现，此时血中 IL-6 水平很高。例如，在多发性骨髓瘤中，IL-6 通过激活 STAT3 和 ERK 信号促进肿瘤细胞的存活和增殖[90]。结合体外实验和小鼠模型，我们发现坏死肝细胞释放的 IL-1α 可诱发肝巨噬细胞（Kupffer 细胞）定居分泌 IL-6[7]。反过来，IL-6 很可能通过致癌转录因子 STAT3 的激活促进化学诱导的肝细胞癌变[91]。

包括催化花生四烯酸转变为前列腺素的 COX-2 在内的一系列炎性酶类也是由细胞因子诱导产生。COX-2 在大肠癌、胃癌、食管癌、乳腺癌、前列腺癌和非小细胞肺癌中高表达[92]。COX-2 产生的 PGE2 可增加肿瘤的侵袭和转移，并增加 IL-6、IL-8、VEGF、iNOS、MMP-2 和 MMP-9 的产生[93]。选择性和非选择性地抑制 COX-2 后出现多种人类肿瘤的化学预防和抗转移活性[94]，而这种活性最有可能是扰乱炎症微环境的结果。

（3）TLR 激动剂和调节性细胞因子对转移性生长的影响

许多文章已证明强烈致炎刺激能促进肿瘤生长，并表明在手术过程中的细菌污染或术后组织损伤引起的炎症会增强小鼠[55,95,96]和人类患者[97]转移性肿瘤的生长。如前所述，在实体瘤附近给予极高剂量的 TNF-α，可以杀死肿瘤细胞和肿瘤血管系统[76]。但是，炎症刺激所产生的适量内源性 TNF-α 能促进肿瘤发展和生长[98]。

我们发现，亚致死剂量的 LPS（一种 TLR4 激动剂），通过诱导 TNF-α 的表达可以刺激结肠癌肺转移的生长[55]。然而，LPS 摄入也可诱导死亡细胞因子 TRAIL[55]，也被称为 Apo2 配体和 TNF 家族的 Ⅱ 型跨膜蛋白，相比于 TNF-α，TRAIL 是一个弱的炎症诱导物[99]。TRAIL 重组体的摄入可抑制移植瘤的生长，但没有明显的全身毒性[100]。NK 细胞表达的内源性 TRAIL 可抑制肝和肺转移的生长[55,101]。抑制转移细胞中 NF-κB 活化可防止这种保护效应，并明显增强 TRAIL 诱导的肿瘤细胞杀伤[55]。这种抑制恶性细胞中 NF-κB 可用于将 LPS 和类似的促炎激素的促转移效能转换为强有力的肿瘤杀伤作用。

除了 TNF-α 和 TRAIL，其他细胞因子也可能会影响肿瘤的进展或消退。人类已经致力于将细胞因子用于肿瘤治疗[102]。迄今发现的最有效的药物之一是 IFN-α，发现它在多种恶性血液病和实体瘤中产生抗癌作用[103]。还发现少数患者输注高剂量 IL-2 可诱导肾细胞癌和黑色素瘤的消退[104,105]。最近，众多的临床前研究已确立通过遗传调变肿瘤产生细胞因子作为细胞疫苗，其能够增强抗野生型肿瘤的全身免疫（基于细胞因子的疫苗）[106]。

5.1.4 Lewis 肺癌、肺炎与转移

Lewis 肺癌(LLC)为一种常用的小鼠肺癌细胞株,具有较强的转移活性。经尾静脉注射或皮下植入,它可转移到肺部,而向肝、淋巴结、肾上腺和骨等转移相对较少[107,108]。LLC 细胞在皮下移植肿瘤生长,可诱导肺上皮细胞 MMP-9 表达。不知在什么样"先决条件"下,肺成为 LLC 细胞迁移并建立转移性生长的优先部位[107]。皮下 LLC 移植瘤诱导肺中 MMP-9 的表达被证明是部分依赖 1 型 VEGF 受体(VEGFR1)[107]。Lyden 和他的同事证实和扩展了这些结果,他们发现,LLC 分泌可刺激肺部表达 VEGFR1 的源于骨髓造血细胞迁移的因子[108]。目前这些因素的性质和作用方式仍然不明确。

采用生化方法,已经确定 LLC 分泌的最关键因素之一:多功能蛋白聚糖,一种胞外基质(ECM)促转移蛋白质。它能诱导巨噬细胞激活,并刺激 TNF-α 的分泌(图 5-4)[34]。发现从 LLC 细胞收集的条件培养液,能激活巨噬细胞上的 TLR2 表达,诱导 NF-κB 和 MAP 激酶(MAPK)信号,从而刺激如 IL-6 和 TNF-α 等炎性细胞因子的表达。更重要的是,皮下 LLC 肿瘤导致体内 TLR2 的激活,对诱导肺中各种炎性细胞因子和趋化因子很重要,包括 TNF-α、IL-6、IL-1、CCL3/ MIPlα、CCL4/MIP1β、CXCL1/ MIP2 和 CXCL2/KC。宿主骨髓衍生细胞上的 TLR2 和 TNF-α 已被证明是有利于尾静脉注射或皮下植入 LLC 的转移性生长的关键因素(图 5-4)[34]。

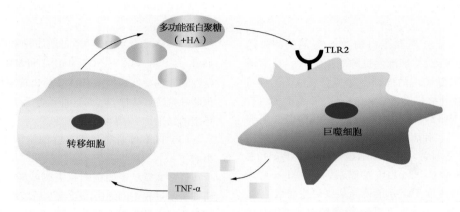

图 5-4 通过 TLR2 介导的巨噬细胞激活可影响肿瘤转移

注:蛋白聚糖是一种细胞外基质(ECM)蛋白质。肿瘤细胞能够释放多功能蛋白聚糖,是巨噬细胞上 TLR2 的配体。激活的巨噬细胞能够释放免疫细胞因子和趋化因子,这些成分构成肿瘤的免疫微环境,并促进肿瘤转移。

采用色谱法和质谱分析鉴别 LLC 分泌利于 TLR2 激活和转移性生长刺激的因子。其关键因子恰巧是 ECM 成分——多功能蛋白聚糖,一种聚合硫酸软骨素蛋白多糖异二聚体(图 5-4)[34,35]。多功能蛋白聚糖在包括肺癌在内的多种癌症中高表达[109-111],并被肿瘤细胞的信号途径所激活[112]。此外,多功能蛋白聚糖或其片段可以增强肿瘤细胞迁移、生长和血管生成,这个过程和转移直接相关[113]。

多功能蛋白聚糖可以结合 HA,多功能蛋白聚糖和 HA 在非小细胞肺癌(NSCLC),尤其是高复发率的疾病中高度表达,而在正常肺中表达量很低[109]。除了 HA,多功能蛋白聚糖还可以与一些炎性细胞黏附分子互动,且有致炎活性[35]。

据报道,一个 ECM 相关蛋白多糖——二聚糖,可激活巨噬细胞中的 TLR2 和 TLR4[114]。但我们的研究结果显示,多功能蛋白聚糖促炎活动依赖 TLR2 和 TLR6 的激活,而不是 TLR4 的激活。LLC 细胞中多功能蛋白聚糖表达的抑制可消除它们的转移行为[34,35]。

总之,我们的研究结果表明,LLC 细胞分泌多功能蛋白聚糖激活造血源性细胞,并招募它们产生炎症微环境及产生 TNF-α,刺激 LLC 的转移行为。虽然必须确认多功能蛋白聚糖在人类非小细胞肺癌转移进展中的作用,我们已经观察到其他转移性细胞通过其他分泌因子也可以导致依赖 TLR2 的巨噬细胞活化。这些因素的分子性质仍然不明,但引导它们促炎症和促转移活动的机制可能与多功能蛋白聚糖的这些过程类似。

5.1.5 转移性细胞与损伤愈合、血管重塑和炎症过程中的侵袭细胞具有相似特征

除了前面所述的研究以外,人们已经注意到肿瘤发生和转移进程与伤口愈合过程有许多相同特征[115,116]。例如,如果实体瘤要继续生长必须诱导新的血管生成。与已经明确的伤口愈合过程所伴随的血管新生过程一样,肿瘤分泌 VEGF 等血管通透性因子,使纤维蛋白原和其他血浆蛋白可以渗透局部微脉管系统。然后渗出的纤维蛋白原迅速凝结,并被巨噬细胞、成纤维细胞和内皮细胞入侵,经历"组织化",最终被成熟的结缔组织即血管肉芽组织增生所取代。在肿瘤中发现的相同序列事件(血管生成)同样出现在伤口愈合和慢性炎症性疾病中。然而,最近才刚刚阐明什么分子改变可促使肿瘤细胞具有像不愈合的伤口一样的特

性[116]，即侵袭过程的肿瘤细胞使新生血管持续对血浆高渗透状态。这种现象不会发生在一个正常的伤口愈合过程中。

胚胎发育和组织内环境稳定的关键细胞因子 TGF-β[117]，可以强有力地抑制上皮细胞增殖，还可阻止肿瘤生长[117-119]。在肿瘤进展中缺氧及炎症条件下骨髓细胞、间质细胞和肿瘤细胞均可产生 TGF-β，它是肿瘤微环境中的主要细胞因子之一。有趣的是，已经发现在乳腺肿瘤中 TGF-β 促使肿瘤细胞为转移到肺部做好准备[120]。这个过程的核心是准备进入循环的肿瘤细胞 TGF-β 依赖性诱导产生类血管生成素 4（ANGPTL4），从而提高随后其在肺部滞留的可能[120]。肿瘤细胞来源的 ANGPTL4 通过扰乱血管内皮细胞间连接，增加肺毛细血管的通透性并利于肿瘤细胞穿过内皮[120]。虽然这项研究描述了 TGF-β 积极主动破坏血管系统的分子基础，但其促转移活性可能还取决于其他进程。

5.1.6　炎症和转移基因的转录调控

炎性细胞因子、趋化因子和炎症微环境对调控肿瘤细胞转移行为所需基因的表达谱也发挥作用，包括整合素、VCAM 和 MMP 等血管重塑调节因子[51,121]。

转移中的一个关键转录因子是螺旋-环-螺旋蛋白 Twist，它在早期胚胎发育期调控细胞运动和组织重组[122]。抑制转移性 4T1 乳腺癌细胞中有 Twist 表达，能够特异性地抑制肿瘤从乳腺转移到肺[122]。更重要的是这些细胞形成原发性乳腺肿瘤的能力不受影响。Twist 表达的缺失可阻碍转移性细胞进入循环。和肿瘤发生的其他几个调控因子一样，Twist 很可能在转移进展过程中发挥与正常发育时类似的生物活性。在果蝇中，中胚层的诱导需要 Twist 基因[123,124]。在脊椎动物中，Twis 主要在神经嵴细胞中表达；其消融后可导致小鼠颅神经管闭合的失败，表明其在迁润及神经嵴和头间质细胞分化时具有重要作用[125,126]。中胚层的形成和神经嵴的发育取决于一个关键的细胞活动，称为上皮-间质转化（EMT）。其中涉及紧密连接的上皮细胞到高度移动的间质或神经嵴细胞的转换[127]。事实上，Twist 的异位表达导致 E-钙黏蛋白介导的细胞间黏附的丧失，间质标记活化和恶性细胞活性增强[122]。这些结果表明，Twist 可以通过促进 EMT 的进程而促进肿瘤细胞侵袭和转移。在某些情况下，NF-κB 活化可以诱导 Twist 表达[128]，因此在炎症反应中上

调 Twist 的表达。这提供了一个肿瘤相关性炎症可能通过诱导 Twis 依赖性 EMT 而刺激肿瘤转移进展的机制。

我们已经确定了另一种机制，而且通过这种机制肿瘤相关的炎症可以影响关键的转移控制基因的表达。通过研究转移性前列腺癌的 TRAMP 模型，我们发现出现和游离肿瘤细胞的转移行为都依赖 IKKα 的活化和核积累[66]。分析约 40 个受转移进展中 IKKα 失活影响的促进或抑制转移基因[129]，表明 IKKα 通过抑制 maspin 基因的转录而发挥其促转移功能[66]。maspin 是一个在乳腺癌和前列腺癌中有抗转移活性的丝氨酸蛋白酶抑制剂家族成员[130,131]。maspin 表达的抑制需要催化活性 IKKα 核易位，两个过程只发生在包含炎性浸润及表达 RANKL 和 LTα 细胞的晚期前列腺肿瘤中[66]。缺乏炎症浸润的早期肿瘤不表达有活性的 IKKα，但表达高水平的 maspin，因此缺乏转移活性。在体外，RANKL 可导致 IKKα 依赖性的 maspin 表达抑制。

5.1.7　是否可以用消炎药对抗肿瘤转移

如前所述，对啮齿类动物肿瘤模型实验和人类肿瘤研究得到充分的证据表明，连续/慢性炎症可刺激肿瘤发生和转移进展。如果是这样，旨在减少炎症，抑制炎性细胞因子功能或防止招募炎性细胞到肿瘤微环境的疗法可以减少肿瘤风险，减缓肿瘤进展，甚至可能减少转移负担。事实上，非甾体抗炎药（NSAIDs）和阿司匹林的使用被发现可以将结肠癌风险减少 40% ~ 50%，并可能对肺癌、食管癌和胃癌也有显著的预防效果[132,133]。NSAIDs 抑制 COX -1 和 COX-2 的能力是构成化疗预防机制的基础。其他 NSAIDs（如氟苯布洛芬）被发现有很强的抗转移效果，这是由于其对血小板聚集的抑制能力[134]。NSAIDs 有可能通过额外的机制起作用，因为一些 NSAIDs 缺乏 COX 抑制功能，也可有效抑制结肠致癌作用[135]。

不幸的是，当前许多 NSAIDs，特别是那些选择性地抑制 COX -2 者，相当数量的患者可能会有危及生命的胃溃疡、心脏病发作和脑卒中（中风）等副作用[136]，因此限制了其效用。对导致肿瘤内炎性细胞活化以及肿瘤的生长、血管生成和进展的分子机制的持续研究应有助于确定新的治疗靶点和无上述副作用新药物的设计，也有助于增强抗肿瘤免疫的疫苗和其他策略的开发。

（郑燕 译，钦伦秀 审校）

参考文献

[1] Balkwill F, et al. Cancer：an inflammatory link. Nature, 2004, 431 (7007)：405.

[2] Balkwill F, et al. Inflammation and cancer：back to Virchow? Lancet, 2001, 357 (9255)：539.

[3] Coussens, LM, et al. Inflammation and cancer. Nature, 2002, 420 (6917)：860.

[4] Karin M. Inflammation and cancer：the long reach of Ras. Nat

Med, 2005, 11 (1)：20.

[5] Karin M. Nuclear factor-kappaB in cancer development and progression. Nature, 2006, 441 (7092)：431.

[6] Park JS, et al. Involvement of toll-like receptors 2 and 4 in cellular activation by high mobility group box 1 protein. J Biol Chem, 2004, 279 (9)：7370.

[7] Sakurai T, et al. Hepatocyte necrosis induced by oxidative stress

and IL-1 alpha release mediate carcinogen-induced compensatory proliferation and liver tumorigenesis. Cancer Cell, 2008, 14 (2): 156.

[8] Medzhitov R, et al. A human homologue of the Drosophila Toll protein signals activation of adaptive immunity. Nature, 1997, 388 (6640):394.

[9] Takeda K, et al. Toll-like receptors. Annu Rev Immunol, 2003, 21:335.

[10] Takeda K, et al. Toll-like receptors. Curr Protoc Immunol, 2007, 14:1412.

[11] Asea A, et al. Novel signal transduction pathway utilized by extracellular HSP70: role of tolllike receptor (TLR) 2 and TLR4. J Biol Chem, 2002, 277 (17):15028.

[12] Kariko K, et al. mRNA is an endogenous lig-and for Toll-like receptor 3. J Biol Chem, 2004, 279 (13):12542.

[13] Ohashi K, et al. Cutting edge: heat shock protein 60 is a putative endogenous ligand of the toll-like receptor-4 complex. Immunol, 2000, 164 (2):558.

[14] Takeuchi O, et al. Cutting edge: role of Tolllike receptor 1 in mediating immune response to microbial lipoproteins. Immunol, 2002, 169 (1):10.

[15] Takeuchi O, et al. Differential roles of TLR2 and TLR4 in recognition of gram-negative and gram-positive bacterial cell wall components. Immunity, 1999, 11(4):443.

[16] Alexopoulou L, et al. Recognition of double-stranded RNA and activation of NF-kappaB by Toll-like receptor 3. Nature, 2001, 413(6857):732.

[17] Hayashi F, et al. The innate immune response to bacterial flagellin is mediated by Toll-like receptor 5. Nature, 2001, 410 (6832):1099.

[18] Takeuchi O, et al. Discrimination of bacterial lipoproteins by Toll-like receptor 6. Int Immunol, 2001, 13(7):933.

[19] Lund, JM, et al. Recognition of single-stranded RNA viruses by Toll-like receptor 7. Proc Natl Acad Sci USA, 2004, 101 (15):5598.

[20] Hemmi H, et al. A Toll-like receptor recognizes bacterial DNA. Nature, 2000, 408 (6813):740.

[21] Akira S, et al. Toll-like receptor signalling. Nat Rev Immunol, 2004, 4 (7):499.

[22] Kopp E, et al. Recognition of microbial infection by Toll-like receptors. Curr Opin Immunol, 2003, 15 (4):396.

[23] Tsan MF, et al. Cytokine function of heat shock proteins. Am J Physiol Cell Physiol, 2004, 286 (4):C739.

[24] Wallin RP, et al. Heat-shock proteins as activators of the innate immune system. Trends Immunol, 2002, 23 (3):130.

[25] Zhao Y, et al. Helicobacter pylori heat-shock protein 60 induces interleukin-8 via a Toll-like receptor (TLR) 2 and mitogen-activated protein (MAP) kinase pathway in human monocytes. J Med Microbiol, 2007, 56 (Pt 2):154.

[26] Smiley ST, et al. Fibrinogen stimulates macrophage chemokine secretion through toll-like receptor 4. J Immunol, 2001, 167 (5):

2887.

[27] Guillot L, et al. Cutting edge: the immunostimulatory activity of the lung surfactant protein-A involves Toll-like receptor 4. J Immunol, 2002, 168 (12):5989.

[28] Okamura Y, et al. The extra domain A of fibronectin activates Toll-like receptor 4. J Biol Chem, 2001, 276 (13):10229.

[29] Saito S, et al. The fibronectin extra domain A activates matrix metalloproteinase gene expression by an interleukin-1-dependent mechanism. J Biol Chem, 1999, 274(43):30756.

[30] Johnson GB, et al. Receptor-mediated monitoring of tissue well-being via detection of soluble heparan sulfate by Toll-like receptor 4. J Immunol, 2002, 168(10):5233.

[31] Termeer C, et al. Oligosaccharides of hyaluronan activate dendritic cells via toll-like receptor 4. J Exp Med, 2002, 195 (1):99.

[32] Biragyn A, et al. Toll-like receptor 4-dependent activation of dendritic cells by beta-defensin 2. Science, 2002, 298 (5595):1025.

[33] Wakasugi K, et al. Two distinct cytokines released from a human aminoacyl-tRNAsynthetase. Science, 1999, 284(5411):147.

[34] Kim S, et al. Carcinoma-produced factors activate myeloid cells through TLR2 to stimulate metastasis. Nature, 2009, 457(7225): 102.

[35] Wight TN. Versican: a versatile extracellular matrix proteoglycan in cell biology. Curr Opin Cell Biol, 2002, 14(5):617.

[36] Campana L, et al. HMGB1: a two-headed signal regulating tumor progression and immunity. Curr Opin Immunol, 2008, 20 (5):518.

[37] Hanahan D, et al. The hallmarks of cancer. Cell, 2000, 100 (1):57.

[38] Hussain SP, et al. Radical causes of cancer. Nat Rev Cancer, 2003, 3(4):276.

[39] Jaiswal M, et al. Inflammatory cytokines induce DNA damage and inhibit DNA repair in cholangiocarcinoma cells by a nitric oxide-dependent mechanism. Cancer Res, 2000, 60(1):184.

[40] Jaiswal M, et al. Nitric oxide in gastrointestinal epithelial cell carcinogenesis: linkinginflammation to oncogenesis. Am J Physiol Gastrointest Liver Physiol, 2001, 281(3):G626.

[41] Greten FR, et al. The IKK/NF-kappaB activation pathway — a target for prevention and treatment of cancer. Cancer Lett, 2004, 206(2):193.

[42] Meira LB, et al. DNA damage induced by chronic inflammation contributes to colon carcinogenesis in mice. J Clin Invest, 2008, 118(7):2516.

[43] Arnott CH, et al. Tumour necrosis factor-alpha mediates tumour promotion via a PKC alpha-and AP-1-dependent pathway. Oncogene, 2002, 21(31):4728.

[44] Balkwill F. Tumor necrosis factor or tumor promoting factor? Cytokine Growth Factor Rev, 2002, 13(2):135.

[45] Arnott CH, et al. Expression of both TNF-alpha receptor subtypes is essential for optimal skin tumour development. Oncogene, 2004, 23(10):1902.

[46] Knight B, et al. Impaired preneoplastic changes and liver tumor formation in tumor necrosis factor receptor type 1 knockout mice. J Exp Med, 2000, 192(12):809.

[47] Pikarsky E, et al. NF-kappaB functions as a tumour promoter in inflammation-associated cancer. Nature, 2004, 431(7007):461.

[48] Greten FR, et al. IKKbeta links inflammation and tumorigenesis in a mouse model of colitis-associated cancer. Cell, 2004, 118(3):285.

[49] Grivennikov S, et al. Autocrine IL-6 signaling: a key event in tumorigenesis? Cancer Cell, 2008, 13(1):7.

[50] Lin EY, et al. Colony-stimulating factor 1 promotes progression of mammary tumors to malignancy. J Exp Med, 2001, 193(6):727.

[51] Balkwill F, et al. Smoldering and polarized inflammation in the initiation and promotion of malignant disease. Cancer Cell, 2005, 7(3):211.

[52] Bui JD, et al. Cancer immunosurveil-lance, immunoediting and inflammation: independent or interdependent processes? Curr Opin Immunol, 2007, 19(2):203.

[53] Karin M, et al. NF-kappaB in cancer: from innocent bystander to major culprit. Nat Rev Cancer, 2002, 2(4):301.

[54] Old LJ. Tumor necrosis factor. Sci Am, 1988, 258(5):59.

[55] Luo JL, et al. Inhibition of NF-kappaB in cancer cells converts inflammation-induced tumor growth mediated by TNFalpha to TRAIL-mediated tumor regression. Cancer Cell, 2004, 6(3):297.

[56] Hofseth LJ. Nitric oxide as a target of complementary and alternative medicines to prevent and treat inflammation and cancer. Cancer Lett, 2008, 268(1):10.

[57] Sawa T, et al. Nitrative DNA damage in inflammation and its possible role in carcinogenesis. Nitric Oxide, 2006, 14(2):91.

[58] Gordon S. Alternative activation of macrophages. Nat Rev Immunol, 2003, 3(1):23.

[59] Mantovani A, et al. Macrophage polarization comes of age. Immunity, 2005, 23(4):344.

[60] Mantovani A, et al. The chemokine system in diverse forms of macrophage activation and polarization. Trends Immunol, 2004, 25(12):677.

[61] Verreck FA, et al. Human IL-23-producing type 1 macrophages promote but IL-10-producing type 2 macrophages subvert immunity to (myco) bacteria. Proc Natl Acad Sci USA, 2004, 101(13):4560.

[62] Mantovani A, et al. The origin and function of tumor-associated macrophages. Immunol Today, 1992, 13(7):265.

[63] Mantovani A, et al. Macrophage polarization: tumor-associated macrophages as a paradigm for polarized M2 mononuclear phagocytes. Trends Immunol, 2002, 23(11):549.

[64] Pollard JW. Tumour-educated macrophages promote tumour progression and metastasis. Nat Rev Cancer, 2004, 4(1):71.

[65] Coussens LM, et al. MMP-9 supplied by bone marrow-derived cells contributes to skin carcinogenesis. Cell, 2000, 103(3):481.

[66] Luo JL, et al. Nuclear cytokine-activated IKKalpha controls prostate cancer metastasis by repressing Maspin. Nature, 2007, 446(7136):690.

[67] Sparmann A, et al. Ras-induced interleukin-8 expression plays a critical role in tumor growth and angiogenesis. Cancer Cell, 2004, 6(5):447.

[68] Yu H, et al. Crosstalk between cancer and immune cells: role of STAT3 in the tumour microenvironment. Nat Rev Immunol, 2007, 7(1):41.

[69] Rius J, et al. NF-kappaB links innate immunity to the hypoxic response through transcriptional regulation of HIF-1 alpha. Nature, 2008, 453(7196):807.

[70] Zinkernagel AS, et al. Hypoxia inducible factor (HIF) function in innate immunity and infection. J Mol Med, 2007, 85(12):1339.

[71] Rossi D, et al. The biology of chemokines and their receptors. Annu Rev Immunol, 2000, 18:217.

[72] Mantovani A, et al. Macrophage control of inflammation: negative pathways of regulation of inflammatory cytokines. Novartis Found Symp, 2001, 234:120.

[73] Norgauer J, et al. Expression and growth-promoting function of the IL-8 receptor beta in human melanoma cells. J Immunol, 1996, 156(3):1132.

[74] Ottaiano A, et al. Overexpression of both CXC chemokine receptor 4 and vascular endothelial growth factor proteins predicts early distant relapse in stage II-III colorectal cancer patients. Clin Cancer Res, 2006, 12(9):2795.

[75] Richmond A, et al. Purification of melanoma growth stimulatory activity. J Cell Physiol, 1986, 129(3):375.

[76] Havell EA, et al. The antitumor function of tumor necrosis factor (TNF). I. Therapeutic action of TNF against an established murine sarcoma is indirect, immunologically dependent, and limited by severe toxicity. J Exp Med, 1988, 167(3):1067.

[77] Galban S, et al. vonHippel-Lindau protein-mediated repression of tumor necrosis factor alpha translation revealed through use of cDNA arrays. Mol Cell Biol, 2003, 23(7):2316.

[78] Tracey KJ, et al. Cachectin/tumor necrosis factor mediates changes of skeletal muscle plasma membrane potential. J Exp Med, 1986, 164(4):1368.

[79] Anasagasti MJ, et al. Interleukin 1 dependent and independent mouse melanoma metastases. J Natl Cancer Inst, 1997, 89(9):645.

[80] Apte RN, et al. Interleukin-1α major pleiotropic cytokine in tumor-host interactions. Semin Cancer Biol, 2002, 12(4):277.

[81] Song X, et al. Differential effects of IL-1alpha and IL-1beta on tumorigenicity patterns and invasiveness. J Immunol, 2003, 171(12):6448.

[82] Dinarello CA, et al. Dissociation of transcription from translation of human IL-1beta: the induction of steady state mRNA by adherence or recombinant C5a in the absence of translation. Prog Clin Biol Res, 1990, 349:195.

[83] Greten FR, et al. NF-kappaB is a negative regulator of IL-1β

secretion as revealed by genetic and pharmacological inhibition of IKKbeta. Cell, 2007, 130(5):918.

[84] Chen CJ, et al. Identification of a key pathway required for the sterile inflammatory response triggered by dying cells. Nat Med, 2007, 13(7):851.

[85] Harris TB, et al. Associations of elevated interleukin-6 and C-reactive protein levels with mortality in the elderly. Am J Med, 1999, 106(5):506.

[86] Kiecolt-Glaser JK, et al. Chronic stress and age-related increases in the proinflammatory cytokine IL-6. Proc Natl Acad Sci USA, 2003, 100(15):9090.

[87] Gallucci M, et al. Associations of the plasma interleukin-6 (IL-6) levels with disability and mortality in the elderly in the Treviso Longeva (Trelong) study. Arch Gerontol Geriatr, 2007, 44 (Suppl 1):193.

[88] Ershler WB, et al. Age-associated increased interleukin-6 gene expression, late-life diseases, and frailty. Annu Rev Med, 2000, 51:245.

[89] Trikha M, et al. Targeted anti-interleukin-6 monoclonal antibody therapy for cancer: a review of the rationale and clinical evidence. Clin Cancer Res, 2003, 9(13):4653.

[90] Honemann D, et al. The IL-6 receptor antagonist SANT-7 overcomes bone marrow stromal cell-mediated drug resistance of multiple myeloma cells. Int J Cancer, 2001, 93(5):674.

[91] Naugler WE, et al. Gender disparity in liver cancer due to sex differences in MyD88-dependent IL-6 production. Science, 2007, 317(5834):121.

[92] Choy H, et al. Enhancing radiotherapy with cyclooxygenase-2 enzyme inhibitors: a rational advance? J Natl Cancer Inst, 2003, 95(19):1440.

[93] Gasparini G, et al. Inhibitors of cyclooxygenase 2: a new class of anticancer agents? Lancet Oncol, 2003, 4(10):605.

[94] Baek SJ, et al. Changes in gene expression contribute to cancer prevention by COX inhibitors. Prog Lipid Res, 2006, 45(1):1.

[95] Harmey JH, et al. Lipopolysaccharide-induced metastatic growth is associated with increased angiogenesis, vascular permeability and tumor cell invasion. Int J Cancer, 2002, 101(5):415.

[96] Pidgeon GP, et al. The role of endo-toxin/lipopolysaccharide in surgically induced tumour growth in a murine model of metastatic disease. Br J Cancer, 1999, 81(8):1311.

[97] Taketomi A, et al. Circulating intercellular adhesion molecule-1 in patients with hepatocellular carcinoma before and after hepatic resection. Hepatogastroenterology, 1997, 44(14):477.

[98] Wilson J, et al. The role of cytokines in the epithelial cancer microenvironment. Semin Cancer Biol, 2002, 12(2):113.

[99] Song K, et al. Tumor necrosis factor-related apoptosis-inducing ligand (TRAIL) is an inhibitor of autoimmune inflammation and cell cycle progression. J Exp Med, 2000, 191(7):1095.

[100] Ashkenazi A, et al. Safety and antitumor activity of recombinant soluble Apo2 ligand. J Clin Invest, 1999, 104(2):155.

[101] Smyth MJ, et al. Tumor necrosis factor-related apoptosis-inducing ligand (TRAIL) contributes to interferon gamma-dependent natural killer cell protection from tumor metastasis. J Exp Med, 2001, 193(6):661.

[102] Dranoff G. Cytokines in cancer pathogenesis and cancer therapy. Nat Rev Cancer, 2004, 4(1):11.

[103] Chronic Myeloid Leukemia Trialists' Collaborative Group. Interferon alfa versus chemotherapy for chronic myeloid leukemia: a meta-analysis of seven randomized trials. J Natl Cancer Inst, 1997, 89 (21):1616.

[104] Fyfe G, et al. Results of treatment of 255 patients with metastatic renal cell carcinoma who received high-dose recombinant interleukin-2 therapy. Clin Oncol, 1995, 13(3):688.

[105] Rosenberg SA, et al. Prospective randomized trial of high-dose interleukin-2 alone or in conjunction with lymphokine-activated killer cells for the treatment of patients with advanced cancer. J Natl Cancer Inst, 1993, 85(8):622.

[106] Mach N, et al. Cytokine-secreting tumor cell vaccines. Curr Opin Immunol, 2000, 12(5):571.

[107] Hiratsuka S, et al. MMP9 induction by vascular endothelial growth factor receptor-1 is involved in lung-specific metastasis. Cancer Cell, 2002, 2(4):289.

[108] Kaplan RN, et al. VEGFR1-positive haematopoietic bone marrow progenitors initiate the pre-metastatic niche. Nature, 2005, 438 (7069):820.

[109] Pirinen R, et al. Versican in nonsmall cell lung cancer: relation to hyaluronan, clinicopathologic factors, and prognosis. Hum Pathol, 2005, 36(1):44.

[110] Ricciardelli C, et al. Formation of hyaluronan-and versican-rich pericellular matrix by prostate cancer cells promotes cell motility. J Biol Chem, 2007, 282(14):10814.

[111] Yee AJ, et al. The effect of versican G3 domain on local breast cancer invasiveness and bony metastasis. Breast Cancer Res, 2007, 9(4):R47.

[112] Rahmani M, et al. Versican: signaling to transcriptional control pathways. Can J Physiol Pharmacol, 2006, 84(1):77.

[113] Zheng PS, et al. Versican/PG-M G3 domain promotes tumor growth and angiogenesis. Faseb J, 2004, 18(6):754.

[114] Schaefer L, et al. The matrix component biglycan is proinflammatory and signals through Toll-like receptors 4 and 2 in macrophages. J Clin Invest, 2005, 115(8):2223.

[115] Brown LF, et al. Leaky vessels, fibrin deposition, and fibrosis: a sequence of events common to solid tumors and to many other types of disease. Am Rev Respir Dis, 1989, 140(4):1104.

[116] Dvorak HF. Tumors: wounds that do not heal. Similarities between tumor stroma generation and wound healing. N Engl J Med, 1986, 315(26):1650.

[117] Massague J, et al. TGFbeta signaling in growth control, cancer, and heritable disorders. Cell, 2000, 103(2):295.

[118] Bierie B, et al. Tumour microenvironment: TGFbeta: the molecular Jekyll and Hyde of cancer. Nat Rev Cancer, 2006, 6 (7):506.

[119] Dumont N, et al. Targeting the TGF beta signaling network in human neoplasia. Cancer Cell, 2003, 3(6):531.

[120] Padua D, et al. TGFbeta primes breast tumors for lung metastasis seeding through angiopoietin-like 4. Cell, 2008, 133(1):66.

[121] Alberti C. Genetic and microenvironmental implications in prostate cancer progression and metastasis. Eur Rev Med Pharmacol Sci, 2008, 12(3):167.

[122] Yang J, et al. Twist, a master regulator of morphogenesis, plays an essential role in tumor metastasis. Cell, 2004, 117(7):927.

[123] Leptin M, et al. Cell shape changes during gastrulation in Drosophila. Development, 1990, 110(1):73.

[124] Thisse B, et al. The twist gene: isolation of a Drosophila zygotic gene necessary for the establishment of dorsoventral pattern. Nucleic Acids Res, 1987, 15(8):3439.

[125] Chen ZF, et al. Twist is required in head mesenchyme for cranial neural tube morphogenesis. Genes Dev, 1995, 9(6):686.

[126] Soo K, et al. Twist function is required for the morphogenesis of the cephalic neural tube and the differentiation of the cranial neural crest cells in the mouse embryo. Dev Biol, 2002, 247(2):251.

[127] Hay ED. An overview of epithelio-mesenchymal transformation. Acta Anat (Basel), 1995, 154(1):8.

[128] Pham CG, et al. Upregulation of Twist-1 by NF-kappaB blocks cytotoxicity induced by chemother-apeutic drugs. Mol Cell Biol,

2007, 27(11):3920.

[129] Steeg PS. Metastasis suppressors alter the signal transduction of cancer cells. Nat Rev Cancer, 2003, 3(1):55.

[130] Lockett J, et al. Tumor suppressive maspin and epithelial homeostasis. J Cell Biochem, 2006, 97(4):651.

[131] Zou Z, et al. Maspin, a serpin with tumor-suppressing activity in human mammary epithelial cells. Science, 1994, 263(5146):526.

[132] Baron JA, et al. Nonsteroidalantiinflammatory drugs and cancer prevention. Ann Rev Med, 2000, 51:511.

[133] Garcia-Rodriguez LA, et al. Reduced risk of colorectal cancer among long-term users of aspirin and nonaspirin nonsteroidal antiinflammatory drugs. Epidemiology, 2001, 12(1):88.

[134] Mamytbekova A, et al. Antimetastatic effect of flurbiprofen and other platelet aggregation inhibitors. Neoplasma, 1986, 33(4):417.

[135] Elder DJ, et al. Induction of apoptotic cell death in human colorectal carcinoma cell lines by a cyclooxygenase-2 (COX-2)-selective nonsteroidalantiinflammatory drug: independence from COX-2 protein expression. Clin Cancer Res, 1997, 3(10):1679.

[136] Marx J. Cancer research. Inflammation and cancer: the link grows stronger. Science, 2004, 306(5698):966.

5.2 肿瘤侵袭和转移中的蛋白水解级联反应

◎ Steven D. Mason, Johanna A. Joyce

在肿瘤进展过程中有多个关键阶段需要蛋白水解酶的作用(图5-5)。首先诱导血管生成或新血管生长过程中包括血管基膜的降解,释放和(或)激活基质中促血管形成的生长因子。第二,侵犯到周围组织的肿瘤细胞需要解除细胞间连接并使上皮基膜/细胞外基质(BM/ECM)降解,从而使肿瘤细胞从原发肿瘤位置向外扩散。第三,至少有两个转移的关键步骤需要蛋白水解的作用:肿瘤细胞从原发瘤侵袭进入血液或淋巴循环以及而后渗入到继发组织器官中。以上两个过程中蛋白酶具有促进肿瘤细胞的定植和生长作用。

蛋白酶不但在BM/ECM蛋白降解中发挥关键作用,在例如生长因子和细胞因子前体的限制性剪切和随后的激活等过程中,尤其是细胞信号传导过程中也扮演着重要角色。这些功能在一系列蛋白水解相互作用的级联反应中受

到严格调节,从而使转移中蛋白水解反应的控制或放大成为可能。

由于对蛋白水解在转移多步骤中关键作用的认识,使我们意识到识别促进肿瘤的关键蛋白酶的重要性。为此需要确定这些蛋白酶间的相互作用,并制订相应的治疗策略,以抑制其作用。在这一章中,我们将讨论蛋白酶如何在复杂而又相互关联的级联反应中发挥作用,从而为微环境中肿瘤细胞和间质细胞所共同利用以促进肿瘤的侵袭和转移。

5.2.1 背景和历史

人类基因组包含至少570个蛋白酶和156个内源性蛋白酶抑制剂,组成了哺乳动物最大的功能蛋白群之一。根据其不同的催化机制(例如,半胱氨酸蛋白酶需要在活性位

置有半胱氨酸残基），将蛋白酶可分为5类：天门冬氨酸蛋白酶、半胱氨酸蛋白酶、金属蛋白酶、丝氨酸蛋白酶和苏氨酸蛋白酶。蛋白酶有成千上万的作用靶标，因此调节几乎所有细胞活动，为肿瘤细胞提供多种利用蛋白酶活动促进

肿瘤的增殖、侵袭和转移。到目前为止，有关蛋白酶及其对癌症作用的研究大部分集中在ECM的重塑和促进肿瘤侵袭两个方面，一些临床试验尝试研究抑制基质重塑的蛋白酶和蛋白酶家族作为癌症治疗的可能方法。

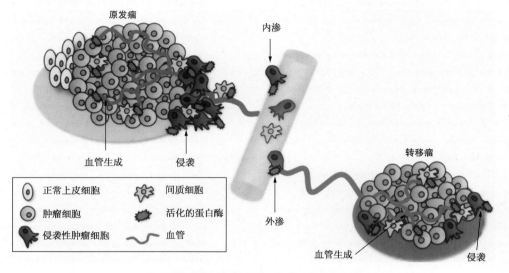

图5-5　在转移级联反应中蛋白酶的作用

注：蛋白水解活动在转移级联反应中的各个步骤都非常重要，包括血管生成和原发瘤向周围基质的侵袭、血管侵袭、肿瘤细胞外渗和进出循环系统，以及原发瘤在新的宿主组织的血管生成和侵袭。蛋白酶可由肿瘤细胞和间质细胞提供，如图5-7所示。

　　在蛋白酶抑制的临床试验中，最著名的例子是已经Ⅰ、Ⅱ、Ⅲ期临床试验的基质金属蛋白酶（MMP）广谱抑制剂。遗憾的是，看似充满希望的临床前期数据并没有在临床应用中获得成功，其对患者的治疗效果几乎可以忽略[1-3]。而作用于蛋白酶体的抑制剂获得了更好的效果，肿瘤细胞比正常细胞对蛋白酶体的抑制更为敏感（原因尚不清楚）。迄今，研究已经证明蛋白酶抑制与传统的化疗方法相结合在多发性骨髓瘤中有较好的疗效[4]。一种称为组织蛋白酶K的半胱氨酸蛋白酶，在骨吸收中发挥重要作用，同时在骨转移微环境基质细胞和肿瘤细胞作用下上调。针对组织蛋白酶K的小型分子抑制剂目前正在通过Ⅱ期临床试验测试其治疗骨转移的能力[5]。

　　从另一个角度，多种证据表明多种蛋白酶还可作为肿瘤发生的抑制因子[6]。值得注意的是caspase，它参与细胞凋亡复杂级联反应的触发，并经常在肿瘤中发生突变[7-10]。其余的蛋白酶被发现在某些条件下可抑制肿瘤，但在其他时候则促进肿瘤发展。本章将讨论这一类蛋白酶的具体例子。还有MMP也属于这一类，可能是MMP抑制剂在临床上试验失败的原因。

　　从上述信息可以推断，大部分研究针对蛋白酶及其抗癌活性，主要集中在个别蛋白酶和它们的功能。然而，对肿瘤相关蛋白酶的研究发展迅速，从单一的蛋白酶到错综复杂的蛋白水解反应网络，其中也有一部分重叠在一起，类似经典的信号级联反应（图5-6）。将蛋白酶看作蛋白水解级联反应的组成成员，可以为它们的活动提供适当的背景，从

而对他们的靶点和生物作用进行完整的评估，使一个更清晰的降解组学（degradome）呈现在我们面前。"降解组学"这个词由Lopetz-Otin和Overall[11]创造，用于描述在特定条件下由细胞、组织或器官共同表达的所有蛋白酶以及所作用的底物。凝血通路正是正常生理条件下一种必需的蛋白水解级联反应的典型例子[12]，它可有效说明级联顶部的关键触发蛋白酶如何通过效应蛋白酶在多个步骤中逐步放大反应。

　　在本身具有巨大潜在破坏力的蛋白水解级联反应的背景下，蛋白水解酶活性必须在多层次得到控制，以避免异常或过量的蛋白质水解，保护细胞和有机体。与许多基因一样，蛋白酶在转录水平受到细胞内和细胞外刺激的调节，如生长因子和缺氧。蛋白酶刚合成时为无活性的前体，必须经过某种形式的构象变化或水解裂解才能作用于底物。此外，内源性蛋白抑制剂可以直接影响到许多蛋白酶的蛋白水解活性。最后一层的调节，在于它们的亚细胞定位。例如，在溶酶体或在正常细胞表面的区室化限制了其激活广泛潜在底物的能力。蛋白酶的激活、其内源性抑制剂及目标作用物形成了复杂的级联蛋白水解相互作用的网络。

　　将蛋白酶与底物的相互作用看作级联反应的一部分，可有助于了解蛋白水解酶活性的重要概念（图5-6）。首先，可以看出存在于多条通路的关键上游蛋白酶，揭示在这些汇聚点处可以通过单一的蛋白酶抑制或激活影响多个进程。天冬氨酸蛋白酶——组织蛋白酶D就是例子，它可以激活其他几个下游蛋白酶，而这些蛋白酶又可以作用于其他

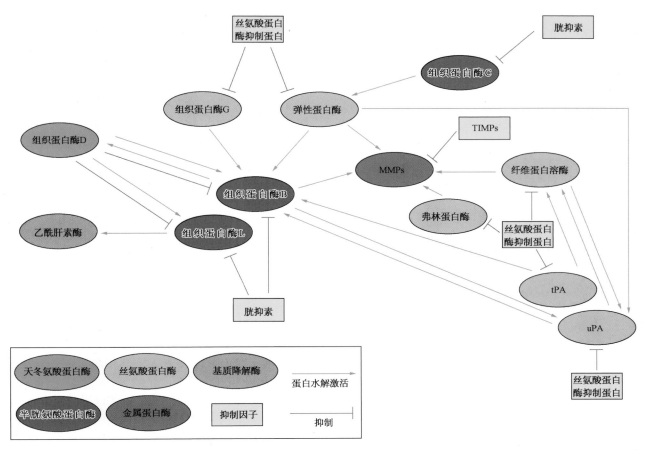

图 5-6 水解级联反应中的关键性相互作用

注：考虑到其中的蛋白酶之间交错的联系，这个水解级联反应的例子可被准确地称为水解网络，而其中包括有多种催化机制。几个关键"结点"分别是组织蛋白酶B、弹性蛋白酶和基质金属蛋白酶，由此揭示了不同的癌症可能利用的共同通路。其中的许多蛋白酶可受到内源性蛋白酶抑制剂调节，使得该级联反应又被赋予了另外的复杂性。

蛋白酶或造成对非蛋白酶底物的切割。另外，通过级联反应可以放大信号。例如，一个上游的蛋白酶可直接激活几个肽蛋白水解酶，其中也可能激活额外的肽底物，导致蛋白水解酶活性的显著增加。同时，也存在很多反馈回路和级联反应；即蛋白酶可以由多个不同的上游蛋白酶激活。

蛋白水解级联反应导致 ECM 降解的观点已出现了一段时间，控制致瘤过程所涉及的蛋白水解级联反应也有阐明。一个著名的例子是 caspase 级联反应导致的凋亡。在此过程中，由于不同的凋亡刺激，触发 caspase 和执行 caspase 等被激活，最终导致细胞程序性死亡。caspase 和 caspase 级联反应所覆盖的过程非常广泛，本章只作简要概述。

5.2.2 蛋白水解级联反应：细胞内外信号通路

蛋白水解级联反应可根据相互作用的亚细胞定位分为几类。一些反应发生在细胞内，如细胞质或溶酶体等地方，或在细胞内的质膜表面。然而，许多反应发生在细胞外，如在 ECM 中，在质膜的细胞外侧，或在侵入性伪足（invadopodia）、伪足小体（podosomes）、小窝（caveolae）等特殊结构中。对组织蛋白酶 B 和其部分底物以及基质金属蛋

白酶的研究中已观察到这种互相作用和激活的机制。我们将以在细胞内外均有活性的蛋白酶为例，讨论细胞内外的蛋白水解级联反应。

（1）细胞内相互作用

细胞内蛋白水解级联反应的发起是通过激活细胞质或溶酶体的上游蛋白酶而实现的，并迅速扩大到不同位置、不同类型的蛋白酶。虽然有几个溶酶体蛋白酶转位到细胞质或由肿瘤细胞分泌，导致对级联反应真正开始位置的疑问，但溶酶体依然是公认的级联反应的始发位置[13]。

组织蛋白酶 D：组织蛋白酶家族是肿瘤转移的著名蛋白酶家族，其在人类有 14 个组成成员，其中两个蛋白酶在激活区有天门冬氨酸残基（组织蛋白酶 D 和 E），一个丝氨酸蛋白酶（组织蛋白酶 G），以及 11 个半胱氨酸蛋白酶（组织蛋白酶 B，C，F，H，K，L，O，S，W，V/L2，和 X/Z）。从图 5-6 可以看出，组织蛋白酶 D 是水解级联反应上游的胞内蛋白酶。组织蛋白酶 D 一般作用于溶酶体[14]，已发现其与肿瘤进展和转移相关[15,16]，并且肿瘤细胞可分泌其前体[17]。组织蛋白酶 D 的调节发生在许多水平上，如可在转录水平上受缺氧环境[18]和丝氨酸蛋白凝血酶诱导的通路而上调[19]；组织

蛋白酶 D 的蛋白水解酶活性受 pH 值(其在体外 pH 值6.2条件下被激活[20])和合成前体剪切的调节。有趣的是,大多数其他蛋白酶不同,尚没有已知的组织蛋白酶 D 内源性蛋白抑制剂。

组织蛋白酶 D 最初合成为一个分子量 52 000 的前体,与甘露糖-6-磷酸(M6P)受体结合,从而定位于溶酶体并裂解为一个分子量48 000有催化活性的中间体[21,22]。但其还需进一步裂解成为由两个独立肽组成的成熟酶——一个分子量 14 000 和一个分子量 34 000 的单链[14]。两个半胱氨酸蛋白酶——组织蛋白酶 B 和 L,参与了组织蛋白酶 D 由分子量48 000转化为 34 000 形式的处理过程[14]。组织蛋白酶 D 也可以在酸性(pH<5)环境中自激活,其产物是伪组织蛋白酶 D,但其生理意义尚存疑问[23]。

组织蛋白酶 D 的作用靶标包括蛋白酶、蛋白酶抑制剂、ECM 蛋白和趋化因子。组织蛋白酶 D 可通过两种不同的方式影响半胱氨酸蛋白酶的活性。首先,它会激活组织蛋白酶 B 和 L 前体,与其两个激活蛋白酶共同组成激活反馈回路[24]。此外,它可裂解灭活内源性胱抑素(cystatin),进一步增强半胱氨酸蛋白酶活性[25]。

如前所述,临床证据显示组织蛋白酶 D 与肿瘤进展和转移相关。组织蛋白酶 D 及其前体在乳腺癌组织中比正常乳腺组织上调达 50 倍[26]。此外,与组织蛋白酶 D 在肿瘤的失调有关,组织蛋白酶 D 胞质水平可作为远处转移和生存预后指标[27,28]。最后,对多个大规模患者样本的数据库分析发现,组织蛋白酶 D 水平可以作为侵袭性乳腺癌的标记[29]。组织蛋白酶 D 在体内肿瘤进展和转移中的重要性也被证明,高转移性乳腺癌细胞株表现出组织蛋白酶 D 表达的增加[30,31],组织蛋白酶 D 敲除策略可抑制乳腺癌移植瘤的生长及降低其转移到肺的可能性[19,32]。但是,这些影响的确切机制仍然没有得到解决。

组织蛋白酶 B:组织蛋白酶 B 是组织蛋白酶 D 的直接作用靶标之一,通常可在溶酶体内被发现,是一种半胱氨酸蛋白酶。在转录水平上,组织蛋白酶 B 的表达可被 SPL、SP3、Ets1 转录因子所调控[33]。其中,Ets1 与肿瘤特别相关,在不同类型的肿瘤 Ets1 的表达往往与预后差相关。Ets1 也可以上调其他蛋白酶[34]。组织蛋白酶 B 调节的其他非蛋白机制包括 mRNA 的稳定[35]、选择性启动子[36]以及选择性剪接[37]。

除了组织蛋白酶 D,其他可激活组织蛋白酶 B 的蛋白酶包括组织蛋白酶 G、弹性蛋白酶、组织型纤溶酶原激活剂(tPA)和尿激酶型纤溶酶原激活剂(uPA),以上都提供了针对蛋白水解级联反应的组织蛋白酶 B 的切入点[24](图5-6)。其中,最有力的组织蛋白酶 B 抑制剂是胱抑素 C[38],可被弹性蛋白酶灭活,为弹性蛋白酶提供了另一种提高组织蛋白酶 B 活性的途径。此外,组织蛋白酶 B 水解的目标广泛而多样,包括其他蛋白酶前体、蛋白水解酶抑制剂和 ECM 组成成分等。由于调节组织蛋白酶 B 及广泛的下游蛋白水解目标的蛋白酶的多样性,使其在蛋白水解级联反应中成为一个中心节点(图 5-6)。但是,得出以上结论必须考虑它也是研究最多的蛋白酶之一,很可能其他蛋白酶具有与其相同和广泛的调控因子和作用物,但它们的活性范围尚未被完全发现。

已在 ECM 的降解和血管生成的过程中发现组织蛋白酶 B 的一些重要作用,但组织蛋白酶 B 是直接或间接通过其他蛋白酶发挥以上作用尚未定论,很可能两者均有贡献,或还依靠所在的组织环境。组织蛋白酶 B 的胞外活动将在后面讨论,但其蛋白水解相互作用可能发生在细胞内或细胞外,包括其激活 MMPs 和 uPA,以及灭活组织金属蛋白酶抑制剂(TIMP)的能力。利用只在细胞内环境发挥作用的细胞渗透性抑制剂观察到肿瘤侵袭中组织蛋白酶 B 的细胞内活性,在该情况下黑色素瘤和前列腺癌细胞的侵袭性减弱[39],提示胞内组织蛋白酶 B 在 IV 型胶原的降解及内吞过程中发挥重要作用[40]。包括乳腺癌、结肠癌、前列腺癌等多种不同类型肿瘤细胞内已发现胶原蛋白片段。此外,在不同的肿瘤微环境中的基质成纤维细胞和巨噬细胞也被证明可内吞并降解胶原蛋白,提示间质细胞对水解降解 ECM 具有突出贡献[41]。细胞内组织蛋白酶 B 可降解 ECM 的组成部分,该结果提示有可能设计将细胞内及细胞外蛋白酶作为靶点的治疗方法。

与组织蛋白酶 D 类似,一些临床相关性研究也提示组织蛋白酶 B 在不同类型肿瘤中具有不同的表达模式,在肿瘤进展中发挥作用。已报道在乳腺癌和结肠癌的肿瘤细胞、巨噬细胞和成纤维细胞中可检测到组织蛋白酶 B 的表达,即在肿瘤组织的癌细胞和基质细胞中均有组织蛋白酶 B 的表达,并涉及肿瘤进展和转移过程中不同基质成分[42,43]。而在其他肿瘤中组织蛋白酶 B 仅仅表达于巨噬细胞[43]或癌细胞[44]。多个高转移潜能的细胞系和肿瘤也存在组织蛋白酶 B 的表达水平升高,使组织蛋白酶 B 成为抗癌治疗中的重要靶蛋白。

胱抑素 C 及 E/M 是两个强效的内源性组织蛋白酶 B 抑制剂,后者在肿瘤进展中常表现为下调趋势[38]。令人惊讶的是,胱抑素 C 敲除小鼠注射黑色素瘤细胞形成的肺转移瘤显著比野生型小鼠的肿瘤小[45]。在其他小鼠模型中,胱抑素 C 的过度表达可抑制肺转移[46,47]。提示其在癌症发展中的作用,可能不只是通过对组织蛋白酶 B 的影响,可能还依赖于其他微环境因素。

组织蛋白酶 L:组织蛋白酶 D 的另一个直接激活目标是与组织蛋白酶 B 有许多相似之处的组织蛋白酶 L。组织蛋白酶 L 基因座有不同的启动子和剪接位点[48,49],可能由于其转录子较短,在恶性肿瘤细胞中常明显上调。组织蛋白酶 L 和组织蛋白酶 B 的区别之一是组织蛋白酶 L 在没有被充分激活的状态下仍有剪切纤连蛋白和层粘连蛋白的能力[50]。完全激活的组织蛋白酶 L 也可切割 I 型和 IV 型胶原[50]。

组织蛋白酶 L 的一个重要底物是基质降解酶乙酰肝素酶,是人类基因组唯一表现有剪切肝素硫酸蛋白多糖酶能力的蛋白酶。乙酰肝素酶已被证明可在黑色素瘤和胰腺癌中促进肿瘤进展和转移,这种作用可能是通过释放 ECM 的生长因子而实现的。组织蛋白酶 L 激活肝素酶的能力已在体外被证明,而体内实验证明小鼠组织蛋白酶 L 缺失时肝素酶前体含量增加[51]。

在胰岛细胞癌 RIP-Tag 小鼠模型中,组织蛋白酶 L 在肿瘤细胞中的表达高于基质细胞[52],同时也可由激活的巨噬细胞所分泌[53]。组织蛋白酶 L 缺失的 RIP-Tag 小鼠肿瘤生长、增殖和侵袭受到显著抑制,同时细胞凋亡增加[54]。这表明无论组织蛋白酶 L 是什么来源,将其作为靶点可能是癌症的一个有效治疗策略。此外,针对转移模型中的组织蛋白酶 L,使用稳定表达的抗组织蛋白酶 L 的单链变体[55]或小分子抑制剂[56],可相对减少黑色素瘤转移到肺或骨骼。临床研究发现组织蛋白酶 L 在乳腺癌、前列腺癌和结肠癌中的活性增加,也说明组织蛋白酶 L 和肿瘤进展之间存在联系[57-61]。

然而,一些证据表明,组织蛋白酶 L 可能有肿瘤抑制功能,这取决于组织环境。小鼠组织蛋白酶 L 的缺失导致皮肤增殖加强[62],并且在 ApcMin 大肠腺瘤模型中可增加肿瘤的发病率[63]。此外,小鼠过度表达一个强有力的组织蛋白酶 L 抑制剂——人类 hurpin(丝氨酸蛋白酶抑制剂 B13),导致对化学诱发癌变的易感性增加[64]。组织蛋白酶 L 的其他内源性抑制剂包括半胱氨酸蛋白酶抑制剂 C,D,E／M,SA 和 SN。不过,在肿瘤中这些抑制剂的研究仍然是不完整的。进一步证据支持组织蛋白酶 L 通过其在体外剪切凋亡蛋白前体 Bid 的能力,有可能引发细胞凋亡,从而作为一个潜在的肿瘤抑制因子。因此,组织蛋白酶 L,至少在已有研究的动物模型中,在特定的组织方式下,可能在肿瘤的发生发展中扮演完全相反的角色。因此,在确定肿瘤中组织蛋白酶 L 的实际活性范围前,考虑微环境背景是十分必要的。

蛋白酶调节的一个重要因素是 pH 值,在肿瘤中尤为重要。由于组织蛋白酶主要是溶酶体酶,一般在酸性 pH 值(pH <6)时功能最活跃。肿瘤组织蛋白酶 H 和组织蛋白酶 S 例外,它们分别在 pH = 6.8[65] 和 6.5[66] 时功能最为活跃。至于蛋白酶在肿瘤发生和转移过程中是在细胞内还是细胞外发挥其功能的问题,pH 值的依赖性似乎更倾向于细胞内。然而,组织蛋白酶 B 和 L 在 pH = 7 时功能最稳定,组织蛋白酶 C 在 pH = 7.5 时功能最稳定,而组织蛋白酶 H、K 和 S 在 pH = 8 时功能最稳定[65]。此外,很多报道称,肿瘤微环境是酸性的。同时体内 pH 值测量结果表明,随着肿瘤的大小细胞外 pH 值在 6.2～6.9 之间变化[67,68]。这使得肿瘤微环境的酸度维持在一个水平,以保证组织蛋白酶功能的稳定和潜在活跃状态,结合许多蛋白酶在肿瘤和转移中上调,以上实验证据都支持在肿瘤微环境酸度下蛋白酶可发挥细胞外作用。这一说法的根据来自一项研究,在微酸性条件(pH = 6.8)下培养黑色素瘤细胞可促进实验中的肺转移。这种作用可能会被基质金属蛋白酶和半胱氨酸蛋白酶抑制剂所阻断,说明上述两个蛋白酶家庭成员也参与了这个过程[69]。

弹性蛋白酶:弹性蛋白酶(elastases)是一种丝氨酸蛋白酶,和组织蛋白酶一样,可以在肿瘤转移相关蛋白水解级联反应的几个不同步骤中发挥作用(图 5-6)。弹性蛋白酶可分为 3 大类:猪胰弹性蛋白酶、中性粒细胞弹性蛋白酶(NE)和金属弹性蛋白酶。NE 与肿瘤的关系是迄今为止研究最多的,也是唯一已被证明可降解的不溶性弹性蛋白[70],因此与 ECM 重构及肿瘤转移有着很大关系。

NE 通过核结合因子、增强子结合的淋巴因子 1、GFI -1 和 C／EBP 发挥转录调控作用[71,72]。弹性蛋白酶合成时是无作用的蛋白前体,可以被组织蛋白酶 C[73]或纤维蛋白溶酶激活,是中性粒细胞颗粒(与组织蛋白酶 G、胶原酶,明胶酶和某些 MMPs 一起)的重要组成部分,可以激活许多其他蛋白质[74],包括组织蛋白酶 B、uPA[75]和几个基质金属蛋白酶[50]。由于 NE 的许多目标是细胞外蛋白质或 ECM 成分,弹性蛋白酶的作用物(和抑制剂)将在分泌蛋白酶部分作进一步讨论。

许多证据显示 NE 参与肿瘤的发展过程。NE 的抑制剂(某些更具有特异性)可阻止或减少肺转移的发生[76,77],并抑制肿瘤细胞在体外黏附内皮细胞的能力[78]。弹性蛋白酶活性在乳腺癌患者中可检测到[79],并且 NE 水平的升高与肿瘤患者无病生存期显著减少相关[80]。同样,NE 表达增加的非小细胞肺癌患者总生存率下降[81]。有趣的是,在肿瘤中 NE 的表达不一定限于浸润的中性粒细胞,乳腺癌和肺癌细胞株也被发现可表达 NE[82,83]。

弗林蛋白酶和其他前蛋白转换酶:弗林蛋白酶(furin)是一种丝氨酸蛋白酶,属于前蛋白转化酶家族(PC)。后者是指一组钙依赖性的内切蛋白酶,也被称为激素原转化酶家族。目前为止,除了弗林蛋白酶以外,还有 8 个已知的人类 PC;其中 4 个(包括弗林蛋白酶)包含一个跨膜结构域,使得其活动范围限于高尔基复合体网络(TGN)和细胞表面[84]。PC1 和 PC2 在分泌颗粒中被发现,可处理分泌调节途径中裂解的蛋白质[84]。与其他蛋白酶一样,PC 合成后在接受自我剪切和激活前是没有活性的酶原[85]。其中弗林蛋白酶可在进入高尔基复合体网络之前在内质网中发生自剪切[86,87]。有趣的是,由 PC 分解的前体肽也具有 PC 内源性抑制剂功能。前体肽的多分裂导致其与蛋白酶完全解离及弗林蛋白酶被激活[88]。PC 的自激活能力使得其独立于组织蛋白酶 D、半胱氨酸蛋白酶和弹性蛋白酶之外,成为蛋白水解级联反应新的切入点(图 5-6)。

虽然弗林蛋白酶和 PC 有许多蛋白水解底物,包括 MMP-11 和 MT1 -MMP(也称为 MMP-14),它们由弗林蛋白酶和 TGN 中的 PACE 激活[50]。PC 其他与肿瘤转移特别相关的作用靶标包括类胰岛素生长因子及其受体、整合素和 VEGF-C[88]。沿着这一思路,一些研究已揭示 PC 的表达与肿瘤进展有很大相关性。其中包括 PC1 在嗜铬细胞瘤[89]、肺类癌和小细胞肺癌[90]中的过度表达;在乳腺癌[91]、结肠癌和头颈部肿瘤[92]中也发现弗林蛋白酶的异常表达;在肝癌细胞株中弗林蛋白酶的上调表达可导致肺转移的增加[93]，而在结肠癌细胞中 PC 抑制剂 α1-PDX（丝氨酸蛋白酶抑制剂的变体）的过度表达可使肝转移率下降[94]。因此，一些研究小组正在试图通过使用 PC 前体肽、氯酮和丝氨酸蛋白酶 A1 抑制剂抑制弗林蛋白酶和 PC 的作用[84]。

基质金属蛋白酶：基质金属蛋白酶（MMP）可以在细胞内或细胞膜上被激活。关于基质金属蛋白酶在其他章节有更详细的讨论，因此这里对于 MMPs 在蛋白水解级联反应中的作用及后面在细胞外相互作用的部分都只作简短介绍。如前所述，激活 MMPs 的蛋白酶包括组织蛋白酶 B、弹性蛋白酶和弗林蛋白酶。9 个基质金属蛋白酶由弗林蛋白酶激活，导致疏基静电的相互作用消除。至于其他 18 个已知的蛋白酶缺乏弗林蛋白酶识别域，其激活机制还没有完全明确[95]，但潜在的激活机制包括氧化或烷化剂、变构激活和由其他蛋白酶激活（包括纤维蛋白溶酶、组织蛋白酶 B、弹性蛋白酶和其他蛋白酶）。其他非蛋白水解的蛋白也可能参与其中。例如，通过 MT1-MMP 和 TIMP2 的相互作用可激活 MMP-2 已被证实，它揭示了通常被认为是 MMPs 抑制剂——TIMP2 新的相反作用[96,97]。然而，这些激活机制只在体外被证实，在体内目前尚缺乏确认其生理作用相关的证据。

caspases 与细胞凋亡：最佳的蛋白水解途径之一是内在由 caspase 介导的蛋白水解相互作用级联反应组成的凋亡途径。虽然转移中的细胞凋亡在其他章节有更彻底的讨论，在这里我们简要介绍 caspase 级联与本章所讨论的一些蛋白酶之间的联系。caspase 级联反应不同于广泛的促进肿瘤的蛋白酶，它提供了具有肿瘤抑制作用蛋白酶的重要例子。

如前所述，几种不同的蛋白酶可以各种方式参与凋亡级联反应。组织蛋白酶 D 可以通过独立于蛋白水解途径之外的通路发挥抗细胞凋亡的作用。组织蛋白酶 B、H、K、L 和 S，钙蛋白酶，颗粒酶 B 在其体外诱导切割 Bid 的饵祥，可能导致释放[98-102]细胞色素 C 和激活内在凋亡通路。此外，caspase-2 活化紧跟在组织蛋白酶 B 细胞质释放之后，导致内在凋亡途径的激活[103]，为另一个促进细胞凋亡的上游蛋白酶的机制提供证据。

caspase 级联反应的逃避在转移中有重要作用。在神经母细胞瘤中有报道，抑制肿瘤细胞的 caspase-8 可阻止细胞凋亡并促进肿瘤转移[104]。导致细胞凋亡的众多途径不断被阐明，除了直接水解相互作用越来越多，可能有更多的被蛋白酶激活的信号分子被发现可导致细胞凋亡。凋亡逃逸因其在肿瘤发展中的核心地位，一直是重要的研究领域。

（2）细胞外相互作用

浆膜部位的相互作用：胞外蛋白水解作用可分为两大类，即发生在细胞膜的相互作用（已经分泌蛋白酶和其他蛋白酶）或 ECM 成分之间发生的相互作用（图 5-7）。由于在不同的细胞微环境下有不同的底物，转位和分泌对酶与底物间的相互作用具有很大的影响。已证明细胞表面的伪足小体（podosomes）、侵入性伪足（invadopodia）和小窝（caveolae）等结构把蛋白酶集中在一起，从而促进蛋白酶的相互作用。伪足小体和侵入性伪足是由多种细胞类型产生并有丰富肌动蛋白的黏附结构，可以促进 ECM 降解。伪足小体往往是均匀地分布在一个区域，而侵入性伪足往往较大，并以小群形式聚集。巨噬细胞、内皮细胞和平滑肌细胞均被发现可形成伪足小体，而肿瘤细胞通常形成侵入性伪足。它们的蛋白酶成分非常相似，如在伪足小体和侵入性伪足中都发现有基质金属蛋白酶（MMP-2、MMP-9、MMP-14）、丝氨酸蛋白酶（seprase，二肽基肽酶 IV）和 uPA 受体（uPAR）[105]。

小窝是细胞的脂质膜内陷，含有多种蛋白酶和相关蛋白。组织蛋白酶 B 就是上述蛋白酶之一，它通常是一种溶酶体蛋白，但往往在许多不同类型的肿瘤中易位到细胞表面。虽然组织蛋白酶 B 易位的确切机制仍在研究中，但已知组织蛋白酶 B 与 uPA 及其受体，在结肠癌中通过膜联蛋白 II 异四倍体（ALLT）[106]定位在小窝，直接绑定到 ALLT S100A10 轻链[107]，揭示了组织蛋白酶 B 保留在细胞表面的潜在机制，可促进 MMPs 和 uPA 的激活。迄今，MMP-2 和 MMP-3 已被证明是由组织蛋白酶 B 激活[108,109]，同时组织蛋白酶 B 定位于细胞表面增加了这些相互作用的可能性。此外，组织蛋白酶 B 剪切和灭活两个强有力的 MMP 抑制因子为 TIMP1 和 TIMP2。因为在细胞表面组织蛋白酶 B 和 uPA 前体/uPA 受体复合物更为靠近，所以组织蛋白酶 B 可使 uPA 前体向 uPA 活化[110]也更有可能发生在这里。

除了蛋白酶底物，组织蛋白酶 B 也剪切部分细胞表面及 ECM 的组成成分，包括 E-钙黏蛋白[54]、纤连蛋白[111]、胶原蛋白、层粘连蛋白和弹性蛋白[50,112]。降解 ECM 的底物可以释放生长因子，从而促进增殖和血管生成，这是肿瘤发展和转移中的重要步骤。支持组织蛋白酶 B 在这个过程中作用的证据来自利用组织蛋白酶 B 缺失的乳腺癌和胰腺癌转基因小鼠模型的基因敲除研究。在 RIP-Tag 胰岛模型中，组织蛋白酶 B 缺失时肿瘤的生长、增殖、侵袭以及血管生成受损，而细胞凋亡增加[54]。在 MMTV-PyMT 乳腺癌模型中，组织蛋白酶 B 的缺失降低了肿瘤的生长和转移[113]，也揭示了两个微环境之间耐人寻味的相互作用。首先，癌细胞上调蛋白酶 X/Z（另一种半胱氨酸蛋白酶）以补偿组织蛋白酶 B 的缺失，说明蛋白水解作用可互相弥补，显示选择性靶向蛋白酶研究的困难。其次，基质而不是癌细胞中的组织蛋白酶 B 缺失，仍然可抑制肺转移瘤的形成和生长，提示基质来源蛋白水解活性在肿瘤进展中的重要作用。

进一步的研究证实，基质细胞，特别是浸润的免疫细胞和血管内皮细胞，与已证实的半胱氨酸蛋白酶[52]、NE 和几个基质金属蛋白酶一起，可促进蛋白酶的表达。局限于质膜上的蛋白酶和分泌的蛋白酶可以使不同类型的细胞产生蛋白水解级联反应中的不同成分，这将有利于激活和放大级联信号和蛋白裂解（图 5-7）。这方面的例子包括肿瘤细胞和成纤维细胞的蛋白酶互惠上调[114]。由于癌细胞与成纤维细胞或巨噬细胞的联合培养，使得细胞周围和细胞内的基质金属蛋白酶、纤维蛋白溶酶和半胱氨酸蛋白酶的活性增强，从而使降解 IV 型胶原的能力增强[41]。类似上述

的共同培养实验,或一些肿瘤及间质的作用可以很容易被识别和调节的体内基因实验,大大增加了我们对癌细胞与

基质细胞的蛋白水解级联相互作用的理解,这将是非常重要的。

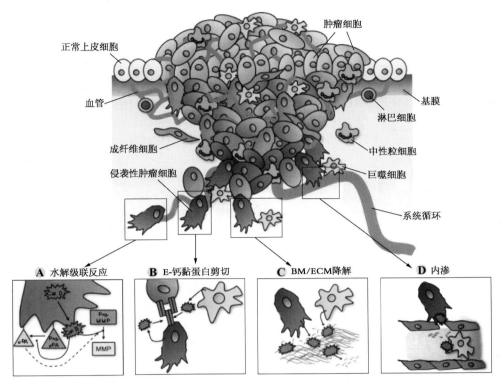

图 5-7　蛋白水解级联反应中的肿瘤微环境

注:除了肿瘤细胞,还有各种间质,包括纤连蛋白、内皮细胞和免疫细胞,都可以促进肿瘤转移微环境中的蛋白水解级联反应。这些成分参与其他蛋白酶的激活(A)、细胞粘连蛋白的切割(B)、ECM 的降解(C)、入侵循环系统(D)(图来源:Joyce, 2005[159] 以及 Gocheva 和 Joyce, 2007[160])。

uPA/uPAR 和 tPA/tPAR:接下来是蛋白水解级联反应中的 uPA 和 tPA。这两种丝氨酸蛋白酶都可将纤维蛋白溶酶原激活成为纤维蛋白溶酶,其中 uPA 作用生成的纤维蛋白溶酶参与 ECM 的降解,因此,其在肿瘤转移中发挥作用。肿瘤侵袭和转移中的尿激酶系统在其他章节有更详细的讨论,故这里只作简单介绍,主要强调如何参与到蛋白水解级联反应中。

uPA 前体活化成为 uPA 由弹性蛋白酶、组织蛋白酶 B 和纤维蛋白溶酶介导(图 5-6),并有可能依赖 uPA 绑定到 uPAR[115]。uPA 的主要作用是产生纤维蛋白溶酶,从而导致 ECM 重构,但它也可以激活组织蛋白原 B(procathepsin B)[24],导致另一个反馈回路。uPAR 强烈受缺氧诱导,即依赖于缺氧诱导因子(HIF)-1α,因此它与缺氧增加肿瘤细胞侵袭性的机制有关[18]。多项证据显示 uPA / uPAR 系统在转移中的作用,但这里值得注意的是激活所需的复杂的肿瘤微环境,其中 uPAR-uPA-MMP-2 途径的激活需要胰腺癌细胞和基质细胞的直接作用[116]。uPA 和 tPA 的两个主要抑制剂是 PAI-1 和 PAI-2(又分别称丝氨酸蛋白酶抑制剂 E1 和丝氨酸蛋白酶抑制剂 B2)。需要注意的是,缺氧上调

uPAR 及导致增加入侵的同时,通过缺氧也可强烈诱导产生 PAI-1[117]。这些结果表明,要想弄清肿瘤细胞在转移过程中的蛋白水解平衡仍有很长的路要走。

分泌型蛋白酶:如前所述,肿瘤细胞和基质细胞可分泌若干蛋白酶(包括组织蛋白酶 B 和 D),为的是能够降解 ECM 成分(如胶原蛋白、层粘连蛋白、纤维蛋白原和弹性蛋白),裂解细胞表面的蛋白质,并释放强效生长因子促进血管生成和肿瘤生长。另一个已证实的组织蛋白酶 B、L 和 S 细胞表面的重要靶点是 E-钙黏蛋白(E-Cad)(图 5-7)。小鼠和人类的许多浸润性肿瘤中都已观察到 E-Cad 的下调。除了突变和转录沉默之外,蛋白水解循环在这个过程中也发挥重要作用[118-121]。生化实验表明,组织蛋白酶 B、L 和 S 都能够切割 E-Cad;同时遗传学实验表明,缺乏组织蛋白酶 B、L 或 S(而不是组织蛋白酶 C)的小鼠无法下调肿瘤细胞的 E-Cad 表达,导致肿瘤侵袭性减弱[54]。E-Cad 的缺失可导致细胞与细胞间黏附的缺失,有利于肿瘤细胞脱离微环境并转移到远处组织[122]。此外,通过组织蛋白酶 B 裂解纤连蛋白产生的 CS-1 序列,它可以绑定和激活整合受体 α4β1,并控制细胞黏附[111]。

中性粒细胞弹性蛋白酶被分泌到肿瘤微环境中,为其进一步激活组织蛋白酶B、uPA或基质金属蛋白酶以及降解ECM创造了机会。另外,NE的两个重要目标是EGF和TGF-α[123,124]。这种相互作用使得NE从细胞膜上释放EGF和TGF-α,并随后结合自己的目标受体从而刺激增殖。因此抑制NE的活动,对于过度表达EGFR的肿瘤是至关重要的,如某些乳腺癌和肺癌的亚型。NE的内源性抑制是通过在ECM中发现的一些蛋白酶抑制剂,如A11-抗胰蛋白酶丝氨酸蛋白酶抑制剂、A2-巨球蛋白和分泌型白细胞蛋白酶抑制剂来实现的[125,126]。

肿瘤微环境中的主要分泌蛋白酶的成分组件当然是MMPs和纤维蛋白溶酶。除了弗林蛋白酶可激活MMPs以外,大多数MMPs在细胞外被激活,并且MMPs可作用于许多ECM的组成成分,包括蛋白多糖、胶原蛋白、层粘连蛋白、明胶、纤连蛋白、内功素和弹性蛋白。在癌基因缺失的情况下,MMP-3的过度表达仍可以驱动肿瘤的发生和进展,这种情况通常不会发生在其他蛋白酶上[127]。MMP对ECM活动由4个TIMPs调节,MMP促肿瘤活性和抗肿瘤活性之间的平衡取决于肿瘤的类型和所在的微环境(在其他章节中有更详细的讨论)。除了MMP可能具有促瘤和抗瘤两方面功能外,TIMP1的反义抑制促进异种移植模型黑色素瘤转移也是令人惊讶的发现[128]。然而,大多数关于TIMPs的研究已经证实,在许多不同背景和不同类型的肿瘤,TIMPs有抵抗肿瘤生长和转移的保护功能[127,129,130]。此外,TIMP的表达普遍与肿瘤的较低侵袭性及较好预后相关[129]。

通过uPA将纤维蛋白溶酶原激活成为纤维蛋白溶酶后,纤维蛋白溶酶可降解许多不同的ECM成分,包括纤连蛋白、玻璃体结合蛋白、纤维蛋白。值得注意的是,纤维蛋白溶酶原还可以激活一些细胞因子和生长因子的前体[131]。

(3)尚未解决的关键性问题

虽然在蛋白水解级联反应中各种不同的蛋白酶的相互作用大部分已通过生化技术被阐明,但有关肿瘤及其转移蛋白酶的调节作用的认识仍然处于起步阶段。随着时间的推移,除了体内蛋白酶上调或被抑制的不同机制,更多的相互作用和作用靶点也会被发现。

半胱氨酸蛋白酶的上调和易位:如前所述,多种肿瘤中发现的一个关键变化是组织蛋白酶D和半胱氨酸蛋白酶的表达增加,以及它们从溶酶体细胞质向细胞表面的易位。虽然已知有几种基因可能上调组织蛋白酶的表达,但没有发现直接且特异性发挥该作用的转录因子。组织蛋白酶家族成员往往在肿瘤形成的早期表达上调[132-134],同时在整个肿瘤发展过程中不断增长[52],这表明它们的上调可能对肿瘤的进展和转移有重要作用。

虽然组织蛋白酶B已在肿瘤细胞的小窝(caveolae)中发现,但是其易位及分泌的途径仍在调查中。Bonnie Sloane研究组提出小窝途径在这个过程中发挥主要作用,而S100A10对组织蛋白酶前体在细胞表面的活化十分重要[135]。一项体外实验支持这个观点:小窝蛋白1的下调会

导致组织蛋白酶B、S100A10和uPA前体之间联系的减少,从而减少胶原蛋白IV的降解[106]。然而,组织蛋白酶从溶酶体定向到小窝的机制目前仍不清楚。组织蛋白酶从溶酶体向细胞表面的易位,对其底物相互作用有很大影响,使其可接触蛋白酶和ECM蛋白的前体,该步骤无法在细胞的其他位置完成。降解ECM成分或激活基质降解的蛋白质,使组织蛋白酶能够显著提高肿瘤转移性进展。此外,肿瘤细胞和基质细胞,尤其是巨噬细胞都可以分泌组织蛋白酶,使得问题更加复杂——他们是在相同的机制下,还是特定细胞类型的特定机制下来促进肿瘤的发展。

不同类肿瘤的蛋白酶活性和作用的差异:了解蛋白水解级联反应的另一个重要问题是,在不同类型肿瘤中蛋白酶的表达和活性存在差异。如组织蛋白酶B、D和某些MMPs,与多种肿瘤的进展和转移有关,因此作为治疗肿瘤潜在靶点方面具有广阔的应用前景。还有一些蛋白酶在特殊癌症类型或生态微环境中表现出非常密切的相关性(已被证明有因果关系的影响)。例如,由破骨细胞表达并可以进行调解骨吸收的组织蛋白酶K,其在黑色素瘤、乳腺癌和前列腺癌的骨转移中都发挥作用[136-138]。与特定肿瘤类型相关的一种蛋白酶的典型代表是前列腺特异性抗原(PSA),其作为一种丝氨酸蛋白酶(又称激肽释放酶3),近年已作为前列腺癌的预后因子[139]。这使大家注意到一些蛋白酶除了作为潜在的治疗靶点,还可能作为预后指标。然而,前列腺癌PSA的特异性目前正面临挑战,因为新的研究表明PSA水平也可能在乳腺癌中具有预测功能[140]。有趣的是,肿瘤特异性蛋白酶仅针对特定的肿瘤微环境,而对正常器官的毒性降至最低。

另一个具有挑战性的是,在某些肿瘤中具有肿瘤促进功能的蛋白酶,在其他癌症中却表现出肿瘤抑制或与其相关的功能。例如组织蛋白酶L,发现在胰腺癌小鼠模型中有促瘤作用[54],但在结肠癌模型中具有抑制肿瘤作用[63]。其他还包括hepsin[141,142]、MMP-3[127,143]、MMP-9[144,145]和MMP-12[146,147]。我们认为,严格控制实验条件的小鼠模型可用于解决这些基因与肿瘤发生和转移的因果关系,其中确定蛋白酶在何种环境下促进或抑制癌症的发展这一点至关重要。

基质与肿瘤细胞的贡献:由于已证实基质来源蛋白酶在肿瘤生长和转移中的作用,促使肿瘤相关蛋白酶作用机制的研究迅速发展(图5-7)。经常发现血管内皮细胞、成纤维细胞和浸润的免疫细胞在肿瘤微环境下某些基质降解酶表达水平增高,这些降解酶包括半胱氨酸蛋白酶[52,54]、肝素酶[148]、各种基质金属蛋白酶[144,149]和uPA[150]。通常情况下,肿瘤细胞和基质细胞通过各种趋化因子互相传递信号引起蛋白酶的上调,导致ECM的重塑和肿瘤细胞的侵袭,并释放一些生长因子。在这些过程中涉及的趋化因子正在不断增多,包括CCL5[151,152]、CCL9[153]、CSF-1[154]、CXCL12/SDF-1[155]、CXCL8、CXCL1-3等,以及CCL2/单核细胞趋化蛋白-1[152]。肿瘤细胞和基质细胞之间通过趋化因子实现对蛋

白水解酶活动的调节,有可能通过阻断趋化因子及其受体间接控制蛋白水解酶活动。

还有两个方面的问题需要说明。首先,一些趋化因子以前体形式合成,并要求蛋白水解裂解来达到充分激活。同样,这类趋化因子的种类仍在增多,其中包括几个 CXCL 和 CCL 的配体[156,157],且已证明过程中起作用的蛋白酶也各不相同,其中包括几种基质金属蛋白酶、uPA、纤维蛋白溶酶、二肽基肽酶 IV 和一些蛋白酶[157]。作用于靶蛋白酶可能不仅仅是直接阻断肿瘤进展中 ECM 的重塑和入侵,也可通过干扰趋化因子激活而减少基质细胞的募集而间接干扰肿瘤进展。

其次,了解基质细胞的蛋白水解作用的一大挑战是肿瘤细胞表达通常由基质细胞产生的蛋白酶的能力。如前所述,一个典型例子是由几个不同的肿瘤细胞株 NE 的表达。在这种情况下,在肿瘤微环境内抑制特异性蛋白酶可能会比针对特定的细胞类型更为有利。

靶标激活与降解能力的冗余:利用蛋白水解抑制作为一种有效的抗癌疗法其最大的挑战也许是蛋白水解旁路的交叉互补。可以从图 5-6 中看出,一些下游蛋白酶前体可以由多个上游蛋白激活,意味着一个蛋白酶的抑制很容易由另一个蛋白酶补偿。此外,ECM 重构可由多种蛋白酶作用产生。ECM 成分可以通过多种蛋白酶降解的例子比比皆是,如胶原蛋白可以由多种基质金属蛋白酶和组织蛋白酶降解,纤连蛋白可由纤维蛋白溶酶、组织蛋白酶和 MMPs 降解,弹性蛋白可由弹性蛋白酶、组织蛋白酶和 MMPs 降解等。这种功能的冗余需要以蛋白酶家族为单位来研究蛋白水解级联反应。正如 Gocheva、Joyce 等从事的一项研究,在胰岛癌组织中,利用蛋白酶 B、C、L 和 S 基因敲除小鼠,对多个半胱氨酸蛋白酶家族成员在癌症发展的多个方面的作用进行了研究,确定了单个蛋白酶的作用,但也揭示了一些蛋白酶功能的重叠[54]。肿瘤蛋白酶谱分析可能将确定(多个)蛋白酶为目标,而不是试图针对个别蛋白酶来抑制肿瘤的进展。

有关相互作用的体外数据和体内数据的优劣对比:以蛋白水解级联反应为靶点的临床前期或临床模型的最大困难之一是缺乏体内蛋白酶与底物相互作用的数据,这些相互作用至今只经过生化方法确定。虽然在体外实验中描述蛋白质相互作用相当重要,但很少能够完全复制出肿瘤微环境的细胞复杂性。因此,可能因为重要的辅助因子缺乏而导致相互作用的假阴性,或因为内源性抑制剂的缺乏而导致假阳性。此外,在体外的相互作用,可能没有考虑细胞或肿瘤微环境中的蛋白酶和底物的区域分割。因此,在体外观察到有相互作用的两种蛋白质可能在体内甚至从未接触到对方。最后,生化实验条件可能会导致比在体内发现的更强或更弱的结合系数,造成高估或低估强度及互动的重要性。

此外,通过体内研究虽然已证明有几个蛋白酶在肿瘤进展中有抑制或提高蛋白水解酶活性的作用,很少有研究期待超越基本的生理效应,以确定蛋白水解级联反应中蛋白酶的行为。蛋白酶对调节血管生成、ECM 重构或细胞增殖的作用不应被削弱。然而,阐明促进或抑制这些活动有关的直接相互作用的合作伙伴将为蛋白水解网络提供不可估量的数据。最近的一项表明组织蛋白酶 L 切割和激活乙酰肝素酶的研究可作为一个例子,研究者利用组织蛋白酶 L 无效应小鼠体内肝素酶的激活显著降低来提供证据支持生化数据[51]。研究下游蛋白酶在肿瘤中何种蛋白酶抑制或上调时被激活,同样可以提供更多的关于某些生理效应的信息。

由于将体外研究发现转化为体内功能的困难,若干实验室开始挑战研究体内蛋白水解相互作用。大部分实验室使用可以更准确地模拟肿瘤微环境的同位素标记系统和质谱系统揭示蛋白酶底物的相互作用,包括器官和动物整体实验研究[158]。值得注意的是,最初很多工作都集中在基质金属蛋白酶,因此还需要进一步研究来描述体内其他蛋白酶家族在肿瘤及其转移中的水解活动。当然,上述这些工作无疑将使我们更清楚地了解肿瘤微环境中蛋白水解的相互作用,并提供关于治疗肿瘤时何种相互作用可以(或需要)被阻断的重要研究结果。

(盛媛媛 译,钦伦秀 审校)

参考文献

[1] Zucker S, et al. Critical appraisal of the use of matrix metalloproteinase inhibitors in cancer treatment. Oncogene, 2000, 19:6642.

[2] Coussens LM, et al. Matrix metalloproteinase inhibitors and cancer:trials and tribulations. Science, 2002, 295:2387.

[3] Vihinen P, et al. Matrix metalloproteinases as therapeutic targets in cancer. Curr Cancer Drug Targets, 2005, 5:203.

[4] Caravita T, et al. Bortezomib:efficacy comparisons in solid tumors and hematologic malignancies. Nat Clin Pract Oncol, 2006, 3:374.

[5] Palermo C, et al. Cysteine cathepsin proteases as pharmacological targets in cancer. Trends Pharmacol Sci, 2008, 29:22.

[6] Lopez-Otin C, et al. Emerging roles of proteases in tumour suppression. Nat Rev Cancer, 2007, 7:800.

[7] Soung YH, et al. Somatic mutations of CASP3 gene in human cancers. Hum Genet, 2004, 115:112.

[8] Offman J, et al. Repeated sequences in CASPASE-5 and FANCD2, but not NF1 are targets for mutation in microsatellite-unstable acute leukemia/myelodysplastic syndrome. Mol Cancer Res, 2005, 3:251.

[9] Lee JW, et al. Mutational analysis of the CASP6 gene in colorectal and gastric carcinomas. APMIS, 2006, 114:646.

[10] Soung YH, et al. Inactivating mutations of CASPASE-7 gene in human cancers. Oncogene, 2003, 22:8048.

[11] Lopez-Otin C, et al. Protease degradomics: a new challenge for proteomics. Nat Rev Mol Cell Biol, 2002, 3:509.

[12] Lane DA, et al. Directing thrombin. Blood, 2005, 106:2605.

[13] Gabrijelcic D, et al. Cathepsins B, Hand Lin human breast carcinoma. Eur J Clin Chem Clin Biochem, 1992, 30:69.

[14] Liaudet-Coopman E, et al. Cathepsin D: newly discovered functions of a long-standing aspartic protease in cancer and apoptosis. Cancer Lett, 2006, 237:167.

[15] Rochefort H, et al. Overexpression and hormonal regulation of pro-cathepsin D in mammary and endometrial cancer. J Steroid Biochem, 1989, 34:177.

[16] Cavailles V, et al. Cathepsin D gene is controlled by a mixed promoter, and estrogens stimulate only TATA-dependent transcription in breast cancer cells. Proc Natl Acad Sci USA, 1993, 90:203.

[17] Laurent-Matha V, et al. Catalytically inactive human cathepsin D triggers fibroblast invasive growth. J Cell Biol, 2005, 168:489.

[18] Krishnamachary B, et al. Regulation of colon carcinoma cell invasion by hypoxia-inducible factor 1. Cancer Res, 2003, 63:1138.

[19] Hu L, et al. Thrombin up-regulates cathepsin D which enhances angiogenesis, growth, and metastasis. Cancer Res, 2008, 68:4666.

[20] Capony F, et al. Phosphorylation, glycosylation, and proteolytic activity of the 52kD estrogen-induced protein secreted by MCF7 cells. J Cell Biol, 1987, 104:253.

[21] von Figura K, et al. Lysosomal enzymes and their receptors. Annu Rev Biochem, 1986, 55:167.

[22] Kornfeld S. Lysosomal enzyme targeting. Biochem Soc Trans, 1990, 18:367.

[23] Larsen LB, et al. Procathepsin D cannot autoactivate to cathepsin D at acid pH. FEBS Lett, 1993, 319:54.

[24] van der Stappen JW, et al. Activation of cathepsin B, secreted by a colorectal cancer cell line requires low pH and is mediated by cathepsin D. Int J Cancer, 1996, 67:547.

[25] Lenarcic B, et al. Cathepsin D inactivates cysteine proteinase inhibitors, cystatins. Biochem Biophys Res Commun, 1988, 154:765.

[26] Capony F, et al. Increased secretion, altered processing, and glycosylation of pro-cathepsin D in human mammary cancer cells. Cancer Res, 1989, 49:3904.

[27] Rochefort H. Cathepsin D in breast cancer: a tissue marker associated with metastasis. Eur J Cancer, 1992, 28A:1780.

[28] Westley BR, et al. Prognostic value of cathepsin D in breast cancer. Br J Cancer, 1999, 79:189.

[29] Foekens JA, et al. Cathepsin-D in primary breast cancer: prognostic evaluation involving 2810 patients. Br J Cancer, 1999, 79:300.

[30] Selicharova I, et al. 2-DE analysis of breast cancer cell lines 1833

and 4175 with distinct metastatic organ-specific potentials: comparison with parental cell line MDA-MB-231. Oncol Rep, 2008, 19:1237.

[31] Li DQ, et al. Identification of breast cancer metastasis-associated proteins in an isogenic tumor metastasis model using two-dimensional gel electrophoresis and liquid chromatography-ion trap-mass spectrometry. Proteomics, 2006, 6:3352.

[32] Glondu M, et al. Down-regulation of cathepsin-D expression by antisense gene transfer inhibits tumor growth and experimental lung metastasis of human breast cancer cells. Oncogene, 2002, 21:5127.

[33] Yan S, et al. Transcription of human cathepsin B is mediated by Spl and Ets family factors in glioma. DNA Cell Biol, 2000, 19:79.

[34] Dittmer J. The biology of the Etsl proto-oncogene. Mol Cancer, 2003, 2:29.

[35] Berquin IM, et al. Differentiating agents regulate cathepsin B gene expression in HL-60 cells. J Leukoc Biol, 1999, 66:609.

[36] Berquin IM, et al. Identification of two new exons and multiple transcription start points in the 5'-untranslated region of the human cathepsin-B-encoding gene. Gene, 1995, 159:143.

[37] Yan S, et al. Molecular regulation of human cathepsin B: implication in pathologies. Biol Chem, 2003, 384:845.

[38] Dickinson DP. Salivary (SD-type) cystatins: over one billion years in the making — but to what purpose? Crit Rev Oral Biol Med, 2002, 13:485.

[39] Szpaderska AM, et al. Spl regulates cathepsin B transcription and invasiveness in murine B16 melanoma cells. Anticancer Res, 2004, 24:3887.

[40] Sameni M, et al. Imaging proteolysis by living human breast cancer cells. Neoplasia, 2000, 2:496.

[41] Sameni M, et al. Functional imaging of proteolysis: stromal and inflammatory cells increase tumor proteolysis. Mol Imaging, 2003, 2:159.

[42] Campo E, et al. Cathepsin B expression in colorectal carcinomas correlates with tumor progression and shortened patient survival. Am J Pathol, 1994, 145:301.

[43] Castiglioni T, et al. Immunohistochemical analysis of cathepsins D. B and L in human breast cancer. Hum Pathol, 1994, 25:857.

[44] Sinha AA, et al. Localization of a biotinylated cathepsin B oligonucleotide probe in human prostate including invasive cells and invasive edges by in situ hybridization. Anat Rec, 1993, 235:233.

[45] Huh CG, et al. Decreased metastatic spread in mice homozygous for a null allele of the cystatin C protease inhibitor gene. Mol Pathol, 1999, 52:332.

[46] Cox JL, et al. Inhibition of B16 melanoma metastasis by overexpression of the cysteine proteinase inhibitor cystatin C. Melanoma Res, 1999, 9:369.

[47] Kopitz C, et al. Reduction of experimental human fibrosarcoma lung metastasis in mice by adenovirus-mediated cystatin C

overexpression in the host. Cancer Res, 2005, 65:8608.

［48］Seth P, et al. Transcription of human cathepsin L mRNA species hCATL B from a novel alternative promoter in the first intron of its gene. Gene, 2003, 321:83.

［49］Arora S, et al. Identification and characterization of a novel human cathepsin L splice variant. Gene, 2002, 293:123.

［50］Skrzydlewska E, et al. Proteolytic-antiproteolytic balance and its regulation in carcinogenesis. World J Gastroenterol, 2005, 11:1251.

［51］Abboud-Jarrous G, et al. Cathepsin L is responsible for processing and activation of proheparanase through multiple cleavages of a linker segment. J Biol Chem, 2008, 283:18167.

［52］Joyce JA, et al. Cathepsin cysteine proteases are effectors of invasive growth and angiogenesis during multistage tumorigenesis. Cancer Cell, 2004, 5:443.

［53］Reddy VY, et al. Pericellular mobilization of the tissue-destructive cysteine proteinases, cathepsins B, L, and S, by human monocyte-derived macrophages. Proc Natl Acad Sci USA, 1995, 92:3849.

［54］Gocheva V, et al. Distinct roles for cysteine cathepsin genes in multistage tumorigenesis. Genes Dev, 2006, 20:543.

［55］Rousselet N, et al. Inhibition of tumorigenicity and metastasis of human melanoma cells by anti-cathepsin L single chain variable fragment. Cancer Res, 2004, 64:146.

［56］Katunuma N, et al. Structure-based development of cathepsin L inhibitors and therapeutic applications for prevention of cancer metastasis and cancer-induced osteoporosis. Adv Enzyme Regul. 2002, 42:159.

［57］Lah TT, et al. Cathepsin B, a prognostic indicator in lymph node-negative breast carcinoma patients:comparison with cathepsin D, cathepsin L, and other clinical indicators. Clin Cancer Res, 2000, 6:578.

［58］Lah TT, et al. The expression of lysosomal proteinases and their inhibitors in breast cancer:possible relationship to prognosis of the disease. Pathol Oncol Res, 1997, 3:89.

［59］Levicar N, et al. Comparison of potential biological markers cathepsin B, cathepsin L, stefin A and stefin B with urokinase and plasminogen activator inhibitor-1 and clinicopathological data of breast carcinoma patients. Cancer Detect Prev, 2002, 26:42.

［60］Dohchin A, et al. Immunostained cathepsins B and L correlate with depth of invasion and different metastatic pathways in early stage gastric carcinoma. Cancer, 2000, 89:482.

［61］Friedrich B, et al. Cathepsins B, H, L and cysteine protease inhibitors in malignant prostate cell lines, primary cultured prostatic cells and prostatic tissue. Eur J Cancer, 1999, 35:138.

［62］Reinheckel T, et al. The lysosomal cysteine protease cathepsin L regulates keratinocyte proliferation by control of growth factor recycling. J Cell Sci, 2005, 118:3387.

［63］Boudreau F, et al. Loss of cathepsin L activity promotes claudin-1 overexpression and intestinal neoplasia. FASEBJ, 2007, 21:3853.

［64］Walz M, et al. Expression of the human Cathepsin L inhibitor hurpin in mice:skin alterations and increased carcinogenesis. Exp Dermatol, 2007, 16:715.

［65］Brix K, et al. Cysteine cathepsins:cellular roadmap to different functions. Biochimie, 2008, 90:194.

［66］Bromme D, et al. Functional expression of human cathepsin S in Saccharomyces cerevisia e. Purification and characterization of the recombinant enzyme. J Biol Chem, 1993, 268:4832.

［67］Gatenby RA, et al. Acid-mediated tumor invasion: a multidisciplinaiy study. Cancer Res, 2006, 66:5216.

［68］Gillies RJ, et al. MRI of the tumor microenvironment. J Magn Reson Imaging, 2002, 16:430.

［69］Rofstad EK, et al. Acidic extracellular pH promotes experimental metastasis of human melanoma cells in athymic nude mice. Cancer Res, 2006, 66:6699.

［70］Janoff A, et al. Mediators of inflammation in leukocyte lysosomes. IX. Elastinolytic activity in granules of human polymorphonuclear leukocytes. J Exp Med, 1968, 128:1137.

［71］Li FQ, et al. Characterization of mutant neutrophil elastase in severe congenital neutropenia. J Biol Chem, 2001, 276:14230.

［72］Horwitz M, et al. Role of neutrophil elastase in bone marrow failure syndromes: molecular genetic revival of the chalone hypothesis. Curr Opin Hematol, 2003, 10:49.

［73］Horwitz M, et al. Hereditary neutropenia: dogs explain human neutrophil elastase mutations. Trends Mol Med, 2004, 10:163.

［74］Watorek W, et al. Neutrophil elastase and cathepsin G:structure, function, and biological control. Adv Exp Med Biol, 1988, 240:23.

［75］Schmitt M, et al. Biological and clinical relevance of the urokinase-type plasminogen activator (uPA) in breast cancer. Biomed Biochim Acta, 1991, 50:731.

［76］Dona M, et al. Hyperforin inhibits cancer invasion and metastasis. Cancer Res, 2004, 64:6225.

［77］Inada M, et al. Complete inhibition of spontaneous pulmonary metastasis of human lung carcinoma cell line EBC-1 by a neutrophil elastase inhibitor (ONO-5046. Na). Anticancer Res, 1998, 18:885.

［78］Nozawa F, et al. Elastase activity enhances the adhesion of neutrophil and cancer cells to vascular endothelial cells. J Surg Res, 2000, 94:153.

［79］Hornebeck W, et al. Elastogenesis and elastinolytic activity in human breast cancer. Biomedicine, 1977, 26:48.

［80］Yamashita J, et al. Free-form neutrophil elastase is an independent marker predicting recurrence in primary breast cancer. J Leukoc Biol, 1995, 57:375.

［81］Rilke F, et al. Prognostic significance of HER-2/neu expression in breast cancer and its relationship to other prognostic factors. Int J Cancer, 1991, 49:44.

［82］Yamashita JI, et al. Production of immunoreactive polymorphonu-clear leucocyte elastase in human breast cancer cells:possible role of polymorphonuclear leucocyte elastase in the progression of human breast cancer. Br J Cancer, 1994, 69:72.

[83] Yamashita J, et al. Local increase in polymorphonuclear leukocyte elastase is associated with tumor invasiveness in non-small cell lung cancer. Chest, 1996, 109:1328.

[84] de Cicco RL, et al. Inhibition of proprotein convertases: approaches to block squamous carcinoma development and progression. Mol Carcinog, 2007, 46:654.

[85] Leduc R, et al. Activation of human furin precursor processing endoprotease occurs by an intramolecular autoproteolytic cleavage. J Biol Chem, 1992, 267:14304.

[86] Vey M, et al. Maturation of the trans-Golgi network protease furin: compartmentalization of propeptide removal, substrate cleavage, and COOH-terminal truncation. J Cell Biol, 1994, 127:1829.

[87] Creemers JW, et al. Endoproteolytic cleavage of its propeptide is a prerequisite for efficient transport of furin out of the endoplasmic reticulum. J Biol Chem, 1995, 270:2695.

[88] Anderson ED, et al. Activation of the furin endoprotease is a multiple-step process: requirements for acidification and internal propeptide cleavage. EMBO J, 1997, 16:1508.

[89] Konoshita T, et al. Expression of PC2 and PC1/PC3 in human pheochromocytomas. Mol Cell Endocrinol, 1994, 99:307.

[90] Creemers JW, et al. Expression in human lung tumor cells of the proprotein processing enzyme PC1/PC3. Cloning and primary sequence of a 5 kb cDNA. FEBS Lett, 1992, 300:82.

[91] Cheng M, et al. Pro-protein convertase gene expression in human breast cancer. Int J Cancer, 1997, 71:966.

[92] Bassi DE, et al. Elevated furin expression in aggressive human head and neck tumors and tumor cell lines. Mol Carcinog, 2001, 31:224.

[93] Chen RN, et al. Thyroid hormone promotes cell invasion through activation of furin expression in human hepatoma cell lines. Endocrinology, 2008, 149:3817.

[94] Scamuffa N, et al. Selective inhibition of proprotein convertases represses the metastatic potential of human colorectal tumor cells. J Clin Invest, 2008, 118:352.

[95] Ra HJ, et al. Control of matrix metalloproteinase catalytic activity. Matrix Biol, 2007, 26:587.

[96] Strongin AY, et al. Mechanism of cell surface activation of 72-kDa type IV collagenase. Isolation of the activated form of the membrane metalloprotease. J Biol Chem, 1995, 270:5331.

[97] Cao J, et al. Membrane type matrix metalloproteinase 1 activates pro-gelatinase A without furin cleavage of the N-terminal domain. J Biol Chem, 1996, 271:30174.

[98] Cirman T, et al. Selective disruption of lysosomes in HeLa cells triggers apoptosis mediated by cleavage of Bid by multiple papain-like lysosomal cathepsins. J Biol Chem, 2004, 279:3578.

[99] Barry M, et al. Granzyme B short-circuits the need for caspase 8 activity during granule-mediated cytotoxic T-lymphocyte killing by directly cleaving Bid. Mol Cell Biol, 2000, 20:3781.

[100] Chen M, et al. Bid is cleaved by calpain to an active fragment in vitro and during myocardial ischemia/reperfusion. J Biol Chem,

2001, 276:30724.

[101] Mandic A, et al. Calpain-mediated Bid cleavage and calpain-independent Bak modulation: two separate pathways in cisplatin-induced apoptosis. Mol Cell Biol, 2002, 22:3003.

[102] Gil-Parrado S, et al. Ionomycin-activated calpain triggers apoptosis. A probable role for Bcl-2 family members. J Biol Chem, 2002, 277:27217.

[103] Guicciardi ME, et al. Bid is upstream of lysosome-mediated caspase 2 activation in tumor necrosis factor alpha-induced hepatocyte apoptosis. Gastroenterology, 2005, 129:269.

[104] Stupack DG, et al. Potentiation of neuroblastoma metastasis by loss of caspase-8. Nature, 2006, 439:95.

[105] Linder S. The matrix corroded: podosomes and invadopodia in extracellular matrix degradation. Trends Cell Biol, 2007, 17:107.

[106] Cavallo-Medved D, et al. Caveolin-1 mediates the expression and localization of cathepsin B, pro-urokinase plasminogen activator and their cell-surface receptors in human colorectal carcinoma cells. J Cell Sci, 2005, 118:1493.

[107] Mai J, et al. Human procathepsin B interacts with the annexin II tetramer on the surface of tumor cells. J Biol Chem, 2000, 275:12806.

[108] Eeckhout Y, et al. Further studies on the activation of procollagenase, the latent precursor of bone collagenase. Effects of lysosomal cathepsin B, plasmin and kallikrein, and spontaneous activation. Biochem J, 1977, 166:21.

[109] Murphy G, et al. Physiological mechanisms for metalloproteinase activation. Matrix Suppl, 199-2, 1:224.

[110] Schmitt M, et al. Tumor-associated urokinase-type plasminogen activator: biological and clinical significance. Biol Chem Hoppe Seyler, 1992, 373:611.

[111] Ugarova TP, et al. Proteolysis regulates exposure of the IIICS-1 adhesive sequence in plasma fibronectin. Biochemistry, 1996, 35:10913.

[112] Buck MR, et al. Degradation of extracellular-matrix proteins by human cathepsin B from normal and tumour tissues. Biochem J, 1992, 282 (Pt 1):273.

[113] Vasiljeva O, et al. Tumor cell-derived and macrophage-derived cathepsin B promotes progression and lung metastasis of mammary cancer. Cancer Res, 2006, 66:5242.

[114] Borchers AH, et al. Paracrine factor and cell-cell contact-mediated induction of protease and c-ets gene expression in malignant keratinocyte/dermal fibroblast cocultures. Exp Cell Res, 1994, 213:143.

[115] Behrendt N, et al. The structure and function of the urokinase receptor, a membrane protein governing plasminogen activation on the cell surface. Biol Chem Hoppe Seyler, 1995, 376:269.

[116] He Y, et al. Interaction between cancer cells and stromal fibroblasts is required for activation of the uPAR-uPA-MMP-2 cascade in pancreatic cancer metastasis. Clin Cancer Res, 2007, 13:3115.

［117］ Fink T, et al. Identification of a tightly regulated hypoxia-response element in the promoter of human plasminogen activator inhibitor-1. Blood, 2002, 99:2077.

［118］ Vleminckx K, et al. Genetic manipulation of E-cadherin expression by epithelial tumor cells reveals an invasion suppressor role. Cell, 1991, 66:107.

［119］ Perl AK, et al. A causal role for E-cadherin in the transition from adenoma to carcinoma. Nature, 1998, 392:190.

［120］ Beavon IR. The E-cadherin-catenin complex in tumour metastasis: structure, function and regulation. Eur J Cancer, 2000, 36:1607.

［121］ Noe V, et al. Release of an invasion promoter E-cadherin fragment by matrilysin and stromelysin-1. J Cell Sci, 2001, 114:111.

［122］ Guarino M. Epithelial-mesenchymal transition and tumour invasion. Int J Biochem Cell Biol, 2007, 39:2153.

［123］ di Camillo SJ, et al. Elastase-released epidermal growth factor recruits epidermal growth factor receptor and extracellular signal-regulated kinases to down-regulate tropoelastin mRNA in lung fibroblasts. J Biol Chem, 2002, 277:18938.

［124］ Kohri K, et al. Neutrophil elastase induces mucin production by ligand-dependent epidermal growth factor receptor activation. Am J Physiol Lung Cell Mol Physiol, 2002, 283:L531.

［125］ Travis J, et al. Human plasma proteinase inhibitors. Annu Rev Biochem, 1983, 52:655.

［126］ Janoff A. Elastase in tissue injury. Annu Rev Med, 1985, 36:207.

［127］ Sternlicht MD, et al. The stromal proteinase MMP3/stromelysin-1 promotes mammary carcinogenesis. Cell, 1999, 98:137.

［128］ Koop S, et al. Overexpression of metalloproteinase inhibitor in B16F10 cells does not affect extravasation but reduces tumor growth. Cancer Res, 1994, 54:4791.

［129］ Henriet P, et al. Tissue inhibitors of metallopro-teinases (TIMP) in invasion and proliferation. APMIS, 1999, 107:111.

［130］ Kruger A, et al. Host TIMP-1 overexpression confers resistance to experimental brain metastasis of a fibrosarcoma cell line. Oncogene, 1998, 16:2419.

［131］ Rifkin DB, et al. Proteolytic control of growth factor availability. APMIS, 1999, 107:80.

［132］ Hughes SJ, et al. A novel amplicon at 8p22-23 results in overexpression of cathepsin B in esophageal adenocarcinoma. Proc Natl Acad Sci USA, 1998, 95:12410.

［133］ Fernandez PL, et al. Expression of cathepsins B and S in the progression of prostate carcinoma. Int J Cancer, 2001, 95:51.

［134］ Nagler DK, et al. Up-regulation of cathepsin X in prostate cancer and prostatic intraepithelial neoplasia. Prostate, 2004, 60:109.

［135］ Mohamed MM, et al. Cysteine cathepsins: multifunctional enzymes in cancer. Nat Rev Cancer, 2006, 6:764.

［136］ Quintanilla-Dieck MJ, et al. Cathepsin K in melanoma invasion. J Invest Dermatol, 2008, 128:2281.

［137］ Le Gall C, et al. A cathepsin K inhibitor reduces breast cancer-induced osteolysis and skeletal tumor burden. Cancer Res, 2007, 67:9894.

［138］ Brubaker KD, et al. Cathepsin K mRNA and protein expression in prostate cancer progression. J Bone Miner Res, 2003, 18:222.

［139］ Diamandis EP. Prostate-specific antigen: its usefulness in clinical medicine. Trends Endocrinol Metab, 1998, 9:310.

［140］ Narita D, et al. Prostate-specific antigen may serve as a pathological predictor in breast cancer. Rom J Morphol Embryol, 2008, 49:173.

［141］ Klezovitch O, et al. Hepsin promotes prostate cancer progression and metastasis. Cancer Cell, 2004, 6:185.

［142］ Srikantan V, et al. HEPSIN inhibits cell growth/invasion in prostate cancer cells. Cancer Res, 2002, 62:6812.

［143］ McCawley LJ, et al. A protective role for matrix metalloprotein-ase-3 in squamous cell carcinoma. Cancer Res, 2004, 64:6965.

［144］ Coussens LM, et al. MMP-9 supplied by bone marrow-derived cells contributes to skin carcinogenesis. Cell, 2000, 103:481.

［145］ Scorilas A, et al. Overexpression of matrix-metalloproteinase-9 in human breast cancer: a potential favourable indicator in node-negative patients. Br J Cancer, 2001, 84:1488.

［146］ Gorrin-Rivas MJ, et al. Mouse macrophage metalloelastase gene transfer into a murine melanoma suppresses primary tumor growth by halting angiogenesis. Clin Cancer Res, 2000, 6:1647.

［147］ Hofmann HS, et al. Matrix metalloproteinase-12 expression correlates with local recurrence and metastatic disease in non-small cell lung cancer patients. Clin Cancer Res, 2005, 11:1086.

［148］ Joyce JA, et al. A functional heparan sulfate mimetic implicates both heparanase and heparan sulfate in tumor angiogenesis and invasion in a mouse model of multistage cancer. Oncogene, 2005, 24:4037.

［149］ Giraudo E, et al. An amino-bisphosphonate targets MMP-9-expressing macrophages and angiogenesis to impair cervical carcinogenesis. J Clin Invest, 2004, 114:623.

［150］ Hildenbrand R, et al. Urokinase plasminogen activator receptor (CD87) expression of tumor-associated macrophages in ductal carcinoma in situ, breast cancer, and resident macrophages of normal breast tissue. J Leukoc Biol, 1999, 66:40.

［151］ AllaVena P, et al. The inflammatory microenvironment in tumor progression: the role of tumor-associated macrophages. Crit Rev Oncol Hematol, 2008, 66:1.

［152］ Payne AS, et al. The role of chemokines in melanoma tumor growth and metastasis. J Invest Dermatol, 2002, 118:915.

［153］ Kitamura T, et al. Keeping out the bad guys: gateway to cellular target therapy. Cancer Res, 2007, 67:10099.

［154］ Zins K, et al. Colon cancer cell-derived tumor necrosis factor-alpha mediates the tumor growth-promoting response in macrophages by up-regulating the colony-stimulating factor-1 pathway. Cancer Res, 2007, 67:1038.

[155] Bonfil RD, et al. Proteases, growth factors, chemokines, and the microenvironment in prostate cancer bone metastasis. Urol Oncol, 2007, 25:407.

[156] Overall CM, et al. Tumour microenvironment-opinion: validating matrix metalloproteinases as drug targets and anti-targets for cancer therapy. Nat Rev Cancer, 2006, 6:227.

[157] van Damme J, et al. Chemokine-protease interactions in cancer. Semin Cancer Biol, 2004, 14:201.

[158] Doucet A, et al. Quantitative degradomics analysis of proteolytic post-translational modifications of the cancer proteome. Mol Cell Proteomics, 2008, 7:1925.

[159] Joyce JA. Therapeutic targeting of the tumor microenvironment. Cancer Cell, 2005, 7:513.

[160] Gocheva V, et al. Cysteine cathepsins and the cutting edge of cancer invasion. Cell Cycle, 2007, 6:60.

5.3 肿瘤侵袭和转移中基质金属蛋白酶的作用

◎ Barbara Fingleton

基质金属蛋白酶(MMPs)是蛋白水解酶家族,其在细胞外发挥作用以改变细胞所处环境。如其名所示,基质金属蛋白酶家族的底物正是构成包括基膜以及间质纤维的细胞外基质(ECM)分子,其他底物还包括生长、死亡、趋化和其他信号通路因子,以及蛋白酶和蛋白酶抑制剂。能够调节如此多种类型的蛋白,也就意味着 MMPs 对细胞行为起着重要的调节作用。在这一章中,我们将总结 MMPs 的发现过程和已有的相关研究,并描述目前对于 MMPs 如何促进肿瘤进展,尤其是促进肿瘤侵袭和转移过程的观点。为了正确理解 MMPs 的生物学功能,针对其体外和体内的研究方法已经得到了相应的发展。只有了解这些分析研究方法的局限性及其原因才能更好地使用它们。在肿瘤以及其他的病理、生理情况下,尽管已经有大量相关研究显示蛋白酶的重要性,但仍然存在许多疑问,我们也将带着这些疑问结束本章。

5.3.1 MMPs 的发现及其特征

人类 MMPs 家族目前由 23 个成员组成,包括所有哺乳动物、青蛙和禽类在内的 MMPs 总共为 25 个。这些酶简单地用 MMP-1 到 MMP-28 来命名。有些读者也许会奇怪酶的总数量与编号的数字不符。其实因为最初被命名为 MMP-4、MMP-5 和 MMP-6 的 MMPs 后来发现与先前的有重复,因此,这 3 个名称后来就不再使用[1]。

胶原蛋白是体内最丰富的蛋白质——但发现一种可以剪切它们的酶却很困难。最后 Gross 和 Lapiere 从蝌蚪尾巴的吸收过程中发现了一种在中性 pH 值下发挥作用的胶原溶解活性酶,因此被命名为“胶原蛋白酶”[2]。类似的胶原溶解现象也见于皮肤、子宫和骨骼。有关这类酶的研究早在“克隆时代”之前就开始了,那时酶被认为只是“活性”,而

不是特定的基因产物。这些活性就是其生化特点,正是这些生化特点首先使得某些酶被归入基质降解蛋白家族,也就是现在所知的 MMPs[3]。最初,其生化特点包括降解基质蛋白,螯合剂如 EDTA 等对其有抑制作用,以及可被有机汞化合物所激活[1]。其中与螯合剂的反应有助于解释 MMPs 这个名称中“金属”部分的来源——含有酶发挥作用所必需的锌离子。

除了发现蛋白酶活性外,还发现有些蛋白可干扰蛋白水解过程。这些自然产生的蛋白酶抑制剂被称为金属蛋白酶组织抑制因子(TIMPs)。TIMP-1 是第一个从成纤维细胞中被纯化出来的,因为其可防止胶原溶解活性[4]。TIMP 家族现在已经扩大到 4 个成员,它们的抑制作用稍有不同[5]。此外,TIMPs 似乎还有与蛋白酶抑制作用无关的功能,在利用 TIMPs 抑制蛋白酶的实验中应考虑这些因素。

分子生物学的进步使克隆 MMPs 基因变得可行。第一个被克隆的全长 MMP 是 MMP-3。虽然开始被称为转换素(transin),而且并没有立即被确定为 MMP[6]。转换素被克隆出来时是作为一种致癌基因和 EGF 反应基因,这显示它在肿瘤生物学中的可能作用。同时 MMP-1 也从人成纤维细胞中被克隆出来。而这次,研究人员纯化得到了蛋白,并已了解它的功能作用,因此立即确认该 cDNA 编码一种金属蛋白酶[7]。克隆的问世导致 MMPs 的定义标准变得更加严格。如今作为一种 MMP 需要有如下特点:①有氨基酸标签序列 HEXXHXXGXXH,其中包括协调锌离子催化的组氨酸残基和一个催化的谷氨酸残基;②能被 TIMP 抑制;③具有与胶原蛋白酶相似的序列[1]。

与大多数蛋白酶一样,MMPs 是以前体酶或酶原形式存在,需要通过水解去除前肽后被激活。MMPs 的前肽包括一

个在酶的催化部位与锌离子结合的半胱氨酸残基。半胱氨酸基团必须通过"半胱氨酸开关"机制解离后，MMP 才可以被激活[8]。在体外，有机汞化合物 APMA 等多种化学物质可用于启动"半胱氨酸开关"，从而激活酶。但在体内，一般是由其他蛋白酶发挥激活作用[9]。对于拥有特定识别序列的 MMPs，其蛋白水解激活发生在细胞内，由前蛋白转化酶介导，而其中弗林蛋白酶(furin)是最著名的成员之一[10]。其他 MMPs 是在细胞外环境被各种蛋白酶激活，包括其他的 MMPs（如丝氨酸蛋白酶）[11]。由此可见，任何单一蛋白酶的抑制可能对其下游级联反应中的其他蛋白酶产生深远的影响。

5.3.2　MMPs 的功能解析

虽然 MMPs 早期标准包括水解细胞外基质分子的能力，由于发现其他类型的蛋白质也可以成为 MMPs 的底物时，这一标准不得不被弃置。此外，一些 MMPs（如 MMP-11）并没有任何基质底物。确定 MMP 酶的确切底物仍然是重要的研究领域。曾经，底物是通过其和蛋白质在试管中混合后被纯化的酶剪切能力来定义的。虽然这些类型的检测表明底物可被一个特定的蛋白酶水解，但是这并不能确定在体内环境下是否发生相同的情况。制备 MMPs 家族中特定成员缺陷小鼠对于寻找在体内环境下真正的底物有很大的贡献[12]。到目前为止，已制备了 MMP -2,-3,-7,-8,-9,-10,-11,-12,-13,-14,-15,-19,-20, -28 的基因敲除小鼠。这些小鼠是评估酶在体内是否正常发挥功能的十分有价值的工具。令人惊讶的是，大多数特定 MMP 基因敲除的小鼠可生存且健康，并没有明显异常表型。但 MMP-14 基因敲除小鼠例外，它有严重的骨骼异常和血管生成缺陷，且死亡较早[13,14]。一些其他 MMP 基因缺陷小鼠有细微异常，有些随着年龄增长得到改善。普遍缺乏与特定酶基因缺陷相关的表型表明蛋白酶功能相当复杂，在缺乏某个特定蛋白酶时，另外一些可以发挥相同的作用。此外，已经证明确实发生补偿现象，可能是为了弥补损失，缺乏某个特定 MMP 时，其他家庭成员的功能水平会相应提高[15]。在纯化蛋白质的试管实验中，也出现多个家庭成员之间共享多种底物的情况。然而，在体内，空间和时间以及酶的激活状态可以控制酶与底物的反应。

除 MMPs 以外，体内还存在金属蛋白酶的其他家族。ADAM 和 ADAM-TS 家族是两个密切相关的家族。"ADAM"的名称来自对这些蛋白质结构的描述，包含一个解聚素域（a disintegrin）和一个金属蛋白酶域（metalloproteinase domain）[16]。并非所有 ADAM 是功能性蛋白酶，非蛋白酶类的 ADAM 似乎在细胞间相互作用中发挥重要作用，如精卵融合。蛋白酶 ADAM 家族包括 TNF-α 转换酶或 TACE（又称 ADAM-17），它在"蜕变"（shedding）现象中特别重要，在这个过程中膜结合因子在近膜区域裂解，释放出一种可溶性蛋白到细胞外空间。ADAM-TS 蛋白有与 ADAMS 类似的多域结构，还有血小板反应蛋白（TS）功能域[17]。

5.3.3　肿瘤侵袭和转移中的 MMPs

1980 年，Liotta 和 Tryggvason 的一项具有里程碑意义的研究表明，当肿瘤细胞的 IV 型胶原蛋白酶活性水平增加后，可降解基膜从而入侵[18]。这种"活性"对应的是 MMP-2 的属性特点。更重要的是，蛋白酶的活性水平与一系列小鼠细胞系的肿瘤转移潜能相关，并确认 MMPs 可调控侵袭性表型。利用反义技术敲除成纤维细胞中 MMPs 内源性抑制剂 TIMP-1 的补充实验进一步支持了这一观点[19]。

肿瘤转移的基本步骤可以概述为：①单个或成团肿瘤细胞的脱落；②侵袭和迁移到周围组织；③内渗；④在血液中的生存；⑤外渗；⑥局部浸润/继发位点的迁移；⑦最终在继发位点生成肿瘤。调节侵袭的蛋白酶至少 4 个上述步骤中发挥重要。在一个设计严谨的实验中证明 MMPs 参与血管内侵袭，该实验利用鸡胚绒毛尿囊膜（CAM）提供了一个容易获得的毛细血管床[20]。在这项研究中，Ossowski 和他的同事证明，置于上方 CAM 的人体细胞，在只有血管连接的情况下，可在下方的 CAM 检测到。当在 CAM 中添加合成的广谱 MMP 抑制剂时，下方 CAM 中检测到的细胞数量减少 90%。有趣的是，这些研究还发现丝氨酸蛋白酶尿激酶型纤溶酶原激活物（uPA）在此过程中的必要作用，这个现象说明在血管内侵袭过程中两类蛋白酶可以协同发挥作用。

不料，另一个重要的研究表明，MMP 活性并不是外渗或局部侵袭/迁移的限速因子。研究人员利用活体成像技术，跟踪野生型或转染过量表达 MMP 抑制剂 TIMP-1 的小鼠黑色素瘤细胞的命运[21]。TIMP-1 的存在并没有影响细胞血管外渗及其在外渗后在肺实质内侵袭和迁移的能力。但是，肺内肿瘤灶的增长却受到过多 MMP 抑制剂的显著抑制。MMP 对侵袭无明显作用的一个可能解释是由于阻断 MMP 作用的方法学问题。如前所述，我们现在知道有 4 个不同的 TIMP 蛋白，每个蛋白的抑制谱也不同。更重要的是，膜型金属蛋白酶（MT-MMPs-1-6，又称 MMP-14、15、16、-17、21.25）不是都能被 TIMP-1 有效抑制，但可被 TIMP-2 抑制。因此，单独 TIMP-1 的过表达不能阻止所有 MMP 的活性。Steve Weiss 实验室的研究提示 MMP-14，并非其他 MMP，在肿瘤细胞浸润具有核心作用，进一步阐明了上述论点[22]（图5-8）。这些研究都提示某个单一 MMP 对肿瘤细胞侵袭的重要性，但其结论是有争议的，因为许多研究人员已经阐明了其他 MMP 也是侵袭表型的重要因素。

对肿瘤细胞外渗过程的研究有一个重要发现，即转移的最终结局似乎依赖于 TIMP-1 敏感 MMP 的活性。该结果强调了 MMP 在肿瘤生长中扮演的全新角色，在最近得到延伸。现在很清楚，MMP 在体内的主要作用是对如生长因子、死亡因子和血管生成因子等信号分子的处理和（或）衰减[23]。改变这些分子的大小，或从膜上释放，可以改变其生物学功能，并极大地影响肿瘤细胞的行为。典型的例子是通过 MMP-9 和 MMP-2 激活的转化生长因子 TGF -β[24]。

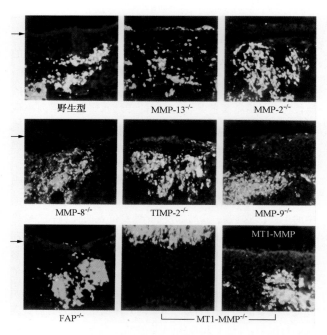

图 5-8　除了 MMP-14 外,大多数 MMPs 缺失并不影响
成纤维细胞侵袭 CAM

　　注: 来自野生型或各种 MMP 缺陷型小鼠、TIMP-2 或丝氨酸蛋白酶激活蛋白(FAP)缺陷型小鼠的成纤维细胞被绿色荧光标记后放在 CAM 顶端。箭头所示为 CAM 的表面。3 天后,除了来自 MMP-14 缺陷小鼠,其他所有成纤维细胞都能侵袭进入 CAM。在 MMP-14 缺陷型纤维细胞中重表达 MMP-14,可重现侵袭表型(图来源: Sabeh, et al, 2004)。

　　基因敲除动物的发展,大大扩展了我们对 MMP 可能发挥的不同作用的认识。其中最令人惊奇的发现是 MMPs 在癌症生物学中具有对人体有害和有益的双重功能[25]。血管抑素作为纤维蛋白溶解原的蛋白酶裂解产物的识别,第一次发现了这个双重作用。MMP-12、MMP-7、MMP-9 被证明是血管生成抑制剂(angiostatin)并具有重要作用[26]。在多种癌症模型中,上述 2 个酶中任何一个的缺失均可导致血管生成的失控,从而使肿瘤更大、更具有侵袭性。在复杂的情况下,上述 MMPs 中某些成员还可以通过释放促进血管生成的信号分子,如血管内皮生长因子,从而促进血管生成[27,28]。而如肿瘤抑素(tumstatin)等血管生成抑制肽一直以来被认为是基质蛋白 MMPs 的剪切产物[29]。

5.3.4　MMPs 活性的分析方法

　　虽然目前已知有 20 个以上的 MMPs 酶,绝大多数的文献仍侧重于所谓胶质酶 MMP-2 和 MMP-9 研究,部分原因是这些酶可以用简单的酶谱方法检测。酶谱法是一种凝胶电泳技术,在这种方法中如明胶等酶的底物被聚合注入多聚凝胶中。如同一般凝胶电泳,未还原的或煮沸的样品——无论是组织裂解液、体液,还是细胞培养上清,依据分子量进行分离。电泳完成后,洗去凝胶上的清洁剂十二烷基硫酸钠(SDS),使未折叠蛋白重新折叠。然后将凝胶放入基质

缓冲液中孵育,以提供酶发挥活性的最佳条件。孵育完成后,用考马斯亮蓝将凝胶染色,使降解底物以清晰的条带显示出来(但蓝胶除外)(图 5-9)。这些清晰的条带对应特定的分子量,因此可以根据分子量的大小来确定发挥催化活性的蛋白酶。

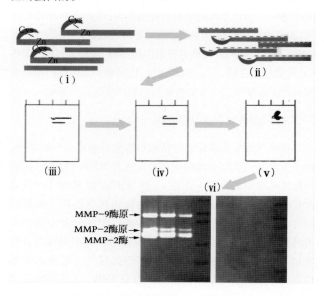

图 5-9　凝胶酶谱法的流程图解

　　注:(i)混合有前体和活化 MMP 的生物样本。蛋白酶在合适的折叠状态下,比如前体 MMP 包括有“半胱氨酸-锌指键”,即半胱氨酸开关。(ii)将样品与含有 SDS 的缓冲液混合后,蛋白酶由于 SDS 带有大量负电荷而展开。(iii)样品在聚合有明胶的聚丙烯酰胺凝胶中上样,电泳开始后蛋白质跑向阳极,随分子量大小而逐渐分开。(iv)电泳后,胶上 SDS 被洗去,从而使得蛋白质在胶上的迁移位置重新折叠,但是半胱氨酸-锌指键无法恢复,即使原来前体 MMP 也被激活。(v)将胶放入含有 Ca^{2+} 的反应缓冲液中,37℃下孵育,水解反应发生。在反应液中加入 EDTA 则可以防止金属离子依赖的蛋白酶水解反应。(vi)胶经过考马斯亮蓝染色后,除了已经被 MMP 水解的区域,明胶会显示较深的颜色。条带的大小由分子量标记物决定,从而鉴定出 MMP。右边的胶是经过 EDTA 孵育的,从而确认条带缺失是 MMP。图中所示样本来自特定培养条件下增长期的 HT1080 纤维肉瘤细胞系,一般在酶谱法中用作阳性对照。

　　有一点值得注意,酶谱的特点是无论蛋白酶是否有活性,都能被显示出来。跑胶时蛋白质发生解构,导致“半胱氨酸开关”被启动,MMP 前体在前结构域水解裂解后被激活。激活后的蛋白酶,其分子量大小比相应的酶前体约小 10 000。例如,在图 5-9(vi),对应 MMP-9 只有一条条带,而对应 MMP-2 有两条条带。MMP-9 在分子量 92 000 处的条带,相当于无活性的或前体 MMP-9,因此在所研究的该生物样品中尚未激活。MMP-2 的两条条带分别对应分子量 72 000 处的无活性的或前体 MMP-2 以及分子量 62 000 处的活化 MMP-2。该生物样品经分析后,只有活性的 MMP-2 能够发挥酶的功能。然而,应当记住,如果激活后的 MMP-2 分子处于有 TIMP 或人工合成的 MMP 抑制剂的环境下,则酶的活性会受到抑制。因为酶和抑制剂之间的相互作用主要是非共价键形式,复合体在电泳过程中解离后,酶才表现出活性。

凝胶酶谱已成为确定 MMPs 存在的有效方法,不需要特异性抗体,但它仍有一些缺点。其一是这种识别是建立在多种孵育条件(中性 pH 值,金属离子)及分子大小的基础上。这并不是一个无懈可击的系统,需要用其他方法核实确认 MMP 的条带。另一个问题是,由于跑胶前必须将组织样品做均一化处理,一些局部信息会随之丢失。因此,原位酶谱技术的研发就是为了提供发挥酶活性的局部组织信息。其最简单的形式就是将底物覆盖到冰冻组织切片上,该底物作为一个可见的标记变化在原位显示出来。早期的底物包括感光乳剂,其中包含明胶。荧光基团标记的荧光底物最常使用,如明胶或胶原蛋白。染料淬火是常用的方法,该方法中的蛋白质分子相邻的荧光基团浓度很高,可干扰荧光释放。但可提供寻找信号的优势——荧光释放,可以确认蛋白水解发生的区域(图 5-10)。这些原位技术的主要缺点是缺乏特异性,因此具体是何种蛋白酶的活动,存在不确定性。

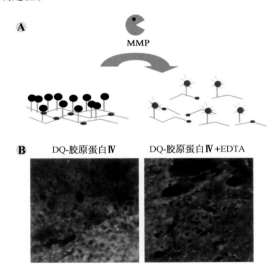

图 5-10　原位酶谱法

注:(A)染料淬火后的基质蛋白酶由高密度荧光标记,这种靠近的相互作用使得任何光都无法释放,从而达到光学沉默的效果。水解后,相互作用消失,光被释放则可被检测到。(B)人皮肤癌组织切片的原位蛋白酶活动示例。冰冻组织放在切片上,用 DQ-胶原蛋白 Ⅳ(分子探针/invitrogen)包被,孵育过夜。另一部分用相似的方法孵育,但是加入 EDTA 可抑制 MMP 活性。两部分均简单地用 Syto-17 红色核酸染料(分子探针/invitrogen)染色,然后在荧光显微镜下观察。绿色信号表示水解后的胶原蛋白 Ⅳ,红色信号表示细胞。

最新一代 MMPs 的荧光底物可用于体外实时活体成像。这些"分子信标"(molecular beacons)中含有的肽段相当于 MMP 的剪切位点,由于其类似于淬灭剂的分子结构,可结合荧光基团使其光学沉默[30]。肽的蛋白水解剪切后可使其从荧光基团上释放,从而检测到荧光信号(图 5-11)。使用长波长的近红外荧光团在有合适仪器的条件下可进行组织内检测。

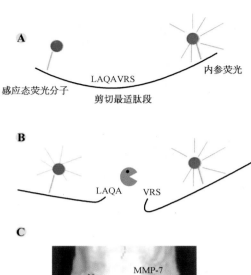

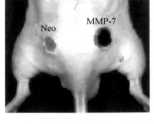

图 5-11　利用蛋白水解信标进行活体成像

注:(A)蛋白水解信标主要由 3 部分组成:①不依赖于水解反应发出信号的内参荧光,用于证明该分子信标的存在;②只有在水解反应发生后才会发出信号的感受态荧光分子;③MMP 剪切的最适肽段。(B)内参始终可以检测到,而感受态分子只有在 MMP 作用后才能被检测到。因此信号检测采用相对内参的比值来表示。(C)异种移植肿瘤模型中 MMP-7 蛋白水解信标示例。成像前 4 周,小鼠在左侧腹处注射 SW480 对照细胞,右侧腹部注射转染有 MMP-7 的 SW-480 细胞。成像前 24 小时,小鼠血液注射 MMP-7 蛋白水解信标。在白光下成像的小鼠,其荧光信号被覆盖。信号强度越强,则检测到的感受态荧光分子相对内参荧光的比值越高(图来源:RL Scherer,JO Mclntyre 及 LM Matrisian)。

上述方法不仅可检测是否有酶存在,还可检测酶是否有活性。假设 MMP 的功能与其处理特定底物的能力有关,比起 MMP 的表达量更重要的是知道在任何特定情况下它发挥多少实际作用。前体 MMP 可能不会被激活,激活后的 MMP 也可能被内源性抑制剂(如 TIMP)所抑制,很多情况下都会造成酶的失活。

5.3.5　抑制 MMP 作为一种治疗方法

发现 MMP 可以增强肿瘤的侵袭和转移潜能,抑制 MMP 似乎是治疗肿瘤的目标。最初,内源性 MMP 抑制剂——TIMP——被提议作为一种治疗选择。然而,这些多肽生产和给药的可靠性在商业上不可行。由于 MMP 是作为胶原蛋白降解酶被纯化出来,因此根据胶原蛋白的裂解位点设计小分子物质,可能是生产专门针对 MMP 抑制剂的合理方法。金属螯合基团(如羟肟酸),实际上提供了抑制酶活性的手段[31]。当初研发这些小分子肽的类似物抑制剂时，MMP 的数量还很少，因此测试抑制剂是否能够抑制酶的活性还是相对简单的任务。第一代 MMP 抑制剂尚存在溶解性问题。但是，在不同类型癌症的临床前期动物模型中还是有令人印象深刻的结果报道[32]。

第一代 MMP 抑制剂即巴马司他（Batimastat）或 BB-94，可将难溶性药物直接注入腹腔，被试用于伴有大量腹水需要定期抽排的转移性卵巢癌患者[33]。虽然这项试验的初步结果似乎比较乐观，但给药方法被认为是不合理的，由此开发出第二代水溶性 MMP 抑制剂。第二代和第三代 MMP 抑制剂不再根据肽类似物的原理，而是根据酶的三维结构的研究资料，设计出与 MMP 催化"口袋"相匹配的药物[31]，这被认为是更特异的靶向定位方法。然而，MMP 家族的催化部位结构非常相似，采用这种方法设计的药物可能对某些家庭成员有较高的选择性。但如果浓度足够高，仍然会广泛抑制该家族成员。这些药物进行临床试验后，阻断 MMP 的效果并不完全乐观，患者表现出很大的不良反应[34]。

多个 MMP 抑制剂类药物最常见的不良反应是肌肉骨骼综合征，患者的肌肉和关节疼痛非常严重，只有让患者停用药物或减少 MMP 抑制剂的剂量才能缓解疼痛。尽管有多个生物技术和制药公司的大规模投资，以及大量癌症患者的参与，仍然没有 MMP 抑制剂成功通过 III 期临床试验，与已批准的药物比较并没有达到更好的疗效或生活质量。可想而知，这些失败的研究成果导致 MMP 抑制剂在癌症和其他疾病中作为一种治疗方法的研究热情显著下降。当今的挑战是要了解这些药物失败的原因，以及探讨对 MMP 的抑制是否有更好的方法。

已经有许多针对 MMP 抑制剂失败原因的分析，其中有些问题尤为重要。在 Doug Hanahan 实验室的一项重要研究中，利用 Rip-Tag 肿瘤进展模型来描述抑制 MMP 可能有效的时间范围[35]。在该模型中，大鼠胰岛素启动子用来驱动胰腺胰岛细胞 SV40 表达 T 抗原癌基因，导致过度增生性肿瘤，继而按照一个明确的时间框架，逐渐发展成血管生成化肿瘤，乃至浸润性癌。在这项研究中，研究人员在肿瘤血管生成之前、肿瘤血管生成开始但恶性转化之前、肿瘤侵袭出现后的不同时间点用 MMP 抑制剂治疗 Rip-Tag 小鼠。他们发现，MMP 抑制剂对早期阶段肿瘤有效，但对浸润性癌则没有效果。遗憾的是，临床试验中大多数患者都处于浸润性癌阶段。

MMP 抑制剂的另一个主要问题是其广谱性，这意味着即使它们抑制的不是所有的 MMP 酶，也应当是其中的大部分，也牵涉 ADAM 和 ADAM-TS 蛋白酶。虽然骨骼肌副作用的原因尚不清楚，但它抑制某些 MMP/ADAM/ADAM-TS 应该是关节问题的直接原因。如果能设计出避免抑制这些特定酶的抑制剂是非常有益的。更值得注意的是，现在我们已经了解的 MMP 生物学及某些 MMP 具有抗肿瘤作用，抑制这些酶可能促进肿瘤的发展，这绝对不是我们所期望的结果。总之，以上这些因素都促使我们重新思考如何得到

一种可在某个时间专门抑制某种酶的真正特异性 MMP 抑制剂。实现这种特异性的最好方法之一是使用抗体而不是小分子物质，现在有几家公司正在尝试这种做法。然而，是否能成功转化为癌症患者的临床治疗方法仍有待观察。

5.3.6　重要的未解之谜

虽然对 MMP 与肿瘤侵袭和转移关系的研究已近 30 年，并已确定其为药物靶点，但我们对这些酶的了解仍然很有限。体内底物识别对确定 MMP 与健康和疾病的关系是非常重要的。识别底物最有效的办法是，评估哪些蛋白质在酶激活的生理背景下被剪切[36]。这并不是一个简单的任务，因为要求在相同背景下比较酶发挥活性情况与酶被抑制或移除后所有蛋白质的差异。已发展多种凝胶和质谱方法，开始尝试此类比较，但都存在缺陷，比如敏感性以及是否确保可以检测到所有类型的蛋白质。目前主要研究工作是确认在不同疾病状态下体内的"蛋白质组"[37]。了解酶对应的底物，应有助于大大提高我们挑选正确的治疗性抑制靶点的能力。

目前有关 MMP 在肿瘤转移中到底扮演什么样的角色尚有许多不同观点。作为一个复杂的多功能酶，MMP-9 就是一个典型的例子。David Lyden 实验室的最新数据显示，MMP-9 通过作用于基质分子纤连蛋白促进转移前壁龛的形成[38]。其他研究人员也认为 MMP-9 是转移进展的关键分子，尽管相关机制尚不清楚[39]。MMP-9 活性似乎还对肿瘤转移细胞在继发部位的初始存活也有重要作用，该点至少在某些类型的肿瘤中已经得到证实[40]。同样，这种效应的机制尚不明确。最后，MMP-9 可以促进转移瘤在继发部位的生长[41]。这似乎与 MMP-9 从基质释放血管生成因子 VEGF 的作用有关[27]。MMP-9 在怎样的条件下会对肿瘤转移产生上述不同影响，为什么在不同类型的肿瘤中只表现出部分上述功能，以及上述步骤中哪一步可能是最有效的治疗靶点，这些问题仍然没有得到明确的解答。

如前所述，确定肿瘤侵袭相关的 MMP 也非常困难。虽然有可靠证据表明，MMP-14 是肿瘤侵袭的限速酶，但也有迹象表明，在没有任何蛋白水解酶活性的情况下肿瘤细胞也可继续移动。Peter Friedl 的实验室数据显示，在多种蛋白酶抑制剂混合存在的情况下，肿瘤细胞仍可以穿过基质蛋白[42]。研究者认为，肿瘤细胞获得了"阿米巴样运动"功能，类似于白细胞在无蛋白水解情况下的移动方式。这是否就是一个经常性事件仍不清楚，尚存在许多争议。

总之，MMP 已被认为是典型的肿瘤侵袭调控因子，越来越多的证据表明，它们可通过许多方式参与到肿瘤生物学中。此外，许多 MMP 可能本身并不是肿瘤侵袭的关键因子，但可以通过控制转移的其他方面间接调控肿瘤侵袭。了解不同 MMP 的功能及其发挥作用所需的条件，仍然是大有潜力的研究领域。

（盛媛媛 译，钦伦秀 审校）

参考文献

[1] Woessner JF Jr, et al. Matrix Metalloproteinases and TIMPs. Oxford: Oxford University Press, 2000.

[2] Gross J, et al. Collagenolytic activity in amphibian tissues: a tissue culture assay. Proc Natl Acad Sci USA, 1962, 48:1014.

[3] Brinckerhoff CE, et al. Matrix metalloproteinases: a tail of a frog that became a prince. Nat Rev Mol Cell Biol, 2002, 3:207.

[4] Carmichael DF, et al. Primary structure and cDNA cloning of human fibroblast collagenase inhibitor. Proc Natl Acad Sci USA, 1986, 83:2407.

[5] Cruz-Munoz W, et al. The role of tissue inhibitors of metalloproteinases in tumorigenesis and metastasis. Crit Rev Clin Lab Sci, 2008, 45:291.

[6] Matrisian LM, et al. Epidermal growth factor and oncogenes induce transcription of the same cellular mRNA in rat fibroblasts. EMBO J, 1985, 4:1435.

[7] Goldberg GI, et al. Human fibroblast collagenase. Complete primary structure and homology to an oncogene transformation-induced rat protein. J Biol Chem, 1986, 261:6600.

[8] van Wart HE, et al. The cysteine switch: a principle of regulation of metalloproteinase activity with potential applicability to the entire matrix metalloproteinase gene family. Proc Natl Acad Sci USA, 1990, 87:5578.

[9] Nagase H, et al. Structure and function of matrix metalloproteinases and TIMPs. Cardiovasc Res, 2006, 69:562.

[10] Pei D, et al. Furin-dependent intracellular activation of the human stromelysin-3 zymogen. Nature, 1995, 375:244.

[11] Rabbani SA, et al. The role of the plasminogen activation system in angiogenesis and metastasis. Surg Oncol Clin North Am, 2001, 10:393.

[12] Shapiro SD. Mighty mice: transgenic technology "knocks out" questions of matrix metalloproteinase function. Matrix Biol, 1997, 15:527.

[13] Holmbeck K, et al. MT1-MMP-deficient mice develop dwarfism, osteopenia, arthritis, and connective tissue disease due to inadequate collagen turnover. Cell, 1999, 99:81.

[14] Zhou Z, et al. Impaired endochondral ossification and angiogenesis in mice deficient in membr type matrix metalloproteinase I. Proc Natl Acad Sci USA, 2000, 97:4052.

[15] Rudolph-Owen LA, et al. Coordinate expression of matrix metalloproteinase family members in the uterus of normal, matrilysin-deficient, and stromelysm-1-deficient mice. Endocrinology, 1997, 138:4902.

[16] Seals DF, et al. The ADAMs family of metalloproteases: multidomain proteins with multiple functions. Genes Dev, 2003, 17:7.

[17] Hurskainen TL, et al. ADAM-TS5, ADAM-TS6, and ADAM-TS7, novel members of a new family of zinc metalloproteases. General features and genomic distribution of the ADAM-TS family. J Biol Chem, 1999, 274:25555.

[18] Liotta LA, et al. Metastatic potential correlates with enzymatic degradation of basement membrane collagen. Nature, 1980, 284:67.

[19] Khokha R, et al. Antisense RNA-induced reduction in murine TIMP levels confers oncogenicity on Swiss 3T3 cells. Science, 1989, 243:947.

[20] Kim J, et al. Requirement for specific proteases in cancer cell intravasation as revealed by a novel semiquantitative PCR-based assay. Cell, 1998, 94:353.

[21] Koop S, et al. Overexpression of metalloproteinase inhibitor in B16F10 cells does not affect extravasation but reduces tumor growth. Cancer Res, 1994, 54:4791.

[22] Sabeh F, et al. Tumor cell traffic through the extracellular matrix is controlled by the membrane-anchored collagenase MT1-MMP. J Cell Biol, 2004, 167:769.

[23] Egeblad M, et al. New functions for the matrix metalloproteinases in cancer progression. Nature Rev Cancer, 2002, 2:161.

[24] Yu Q, et al. Cell surface-localized matrix metalloproteinase-9 proteolytically activates TGF-beta and promotes tumor invasion and angiogenesis. Genes Dev, 2000, 14:163.

[25] Martin MD, et al. The other side of MMPs: protective roles in tumor progression. Cancer Metastasis Rev, 2007, 26:717.

[26] Cornelius LA, et al. Matrix metalloproteinases generate angiostatin: effects on neovascularization. J Immunol, 1998, 161:6845.

[27] Bergers G, et al. Matrix metalloproteinase-9 triggers the angiogenic switch during carcinogenesis. Nature Cell Biol, 2000, 2:737.

[28] Lee S, et al. Processing of VEGF-A by matrix metalloproteinases regulates bioavailability and vascular patterning in tumors. J Cell Biol, 2005, 169:681.

[29] Bix G, et al. Matrix revolutions: "tails" of basement-membrane components with angiostatic functions. Trends Cell Biol, 2005, 15:52.

[30] Funovics M, et al. Protease sensors for bioimaging. Anal Bioanal Chem, 2003, 377:956.

[31] Brown PD. Clinical studies with matrix metalloproteinase inhibitors. APMIS, 1999, 107:174.

[32] Coussens LM, et al. Matrix metalloproteinase inhibitors and cancer: trials and tribulations. Science, 2002, 295:2387.

[33] Beattie GJ, et al. Phase I study of intraperitoneal metalloproteinase inhibitor BB94 in patients with malignant ascites. Clin Cancer Res, 1998, 4:1899.

[34] Fingleton B. Matrix metalloproteinase inhibitors for cancer therapy: the current situation and future prospects. Expert Opin Ther Targets, 2003, 7:385.

［35］Bergers G, et al. Effects of angiogenesis inhibitors on multistage carcinogenesis in mice. Science, 1999, 284:808.

［36］Lopez-Otin C, et al. Protease degradomics: a new challenge for proteomics. Nat Rev Mol Cell Biol, 2002, 3:509.

［37］Overall CM, et al. Protease degradomics: mass spectrometry discovery of protease substrates and the CLIP-CHIP, a dedicated DNA microarray of all human proteases and inhibitors. Biol Chem, 2004, 385:493.

［38］Kaplan RN, et al. VEGFR1-positive haematopoietic bone marrow progenitors initiate the pre-metastatic niche. Nature, 2005, 438:820.

［39］Hiratsuka S, et al. MMP-9 induction by vascular endothelial growth factor receptor 1 is involved in lung-specific metastasis. Cancer Cell, 2002, 2:289.

［40］Acuff HB, et al. Matrix metal loproteinase-9 from bone marrow-derived cells contributes to survival but not growth of tumor cells in the lung microenvironment. Cancer Res, 2006, 66:259.

［41］Martin MD, et al. Effect of ablation or inhibition of stromal matrix metalloproteinase-9 on lung metastasis in a breast cancer model is dependent on genetic background. Cancer Res, 2008, 68:6251.

［42］Wolf K, et al. Compensation mechanism in tumor cell migration: mesenchymal-amoeboid transition after blocking of pericellular proteolysis. J Cell Biol, 2003, 160:267.

5.4　细胞来源的微泡与肿瘤转移

◎ Hector Peinado, Bethan Psaila, David Lyden

　　细胞膜来源的囊泡(简称"膜囊泡")是各种类型的细胞在其正常运作期间脱落产生的球形膜碎片。过去这些"细胞垃圾"被误认为是微不足道的碎片而被忽略。然而,现在发现这些膜囊泡在凝血、免疫调节、细胞间的交流和分子传递等许多生理过程中都发挥着作用[1,2]。此外,病理过程中膜囊泡的作用也得到越来越多的关注,特别是在促进肿瘤的发生和恶性进展的过程中作为细胞与细胞间的通信系统。本章概述了肿瘤细胞来源的膜囊泡与宿主细胞来源的膜囊泡之间复杂的相互作用。虽然膜囊泡生物学功能的分子途径还未阐明,但针对膜囊泡的癌症治疗手段已经进入临床试验。在未来,膜囊泡靶标有望成为减少进展期恶性肿瘤(尤其是肿瘤转移)发病率和死亡率的有效方法。

5.4.1　引言

　　根据大小和释放机制,膜囊泡可大致分为两种类型:微泡(microvesicles),是一种由细胞内涵体通过膜泡方式释放的小异质膜颗粒,其大小为 100 nm ~ 1μm。相比之下体积更小的 exosomes(30 ~ 100 nm)则被认为是来源于内吞作用过程中产生的多泡体[3,4]。虽然最早发现的膜囊泡是来源于 B 细胞、T 细胞、血小板、树突状细胞、肥大细胞和网织红细胞等造血起源细胞[5],但最近有证据表明非造血细胞,如神经细胞、上皮细胞、肿瘤细胞等也可以分泌微泡[6-9]。因此,膜囊泡可能会根据其来源细胞类型作进一步分类。例如,血小板来源的微泡称为微粒(microparticles),而多形核粒细胞来源的微泡被称为 ectosomes。尽管微泡和 exosomes 在功能上的异同需要进一步研究,但这两类膜囊泡很可能

有许多共同的生物学功能[10,11]。

　　微泡因为其十分微小,可能会被误认为是无关紧要的细胞碎片。然而,越来越多的证据表明,不论是在局部还是整体,微泡在细胞生理和病理过程中的细胞调控和细胞与细胞之间通讯中发挥着积极的作用[2,12]。例如,在果蝇形态发育过程中,形态发生富集的微泡(称为 argosomes)通过建立远距离蛋白形态梯度,在组织重组中发挥重要作用[13,14]。此外,已证明膜囊泡可通过配体-受体相互作用直接激活细胞,介导膜受体的转运以及不同细胞类型间 mRNA、蛋白质和脂质的穿梭往来(图 5-12)[3,15-17]。在这方面,微泡组成了一个全新的细胞间水平交叉调节系统,并成为细胞间交流的信使。

　　鉴于以上发现以及大多数肿瘤细胞中膜囊泡去除率显著增加的现象,微泡参与癌变和转移过程就并不奇怪了。在癌变过程中,肿瘤细胞直接通过细胞与细胞间通讯,或间接通过分泌因子与微环境发生相互作用。自从对膜囊泡的研究出现至今,肿瘤细胞来源与宿主细胞来源的膜囊泡已经被认为在促进肿瘤的生长和恶性转化中发挥着重要作用。同时,肿瘤微环境也可调节膜囊泡的产生与功能[18]。

5.4.2　肿瘤细胞来源的微泡

　　肿瘤细胞分泌的微泡出现在转移级联反应的各个阶段,如肿瘤细胞的侵袭和基质降解[19,20]、血管生成[21-23]、免疫逃避[12,24-31]和在继发部位的定位等过程。值得注意的是,肿瘤细胞脱落产生的微泡与药物流逝机制相关,可解释某些抗药性的机制[32]。

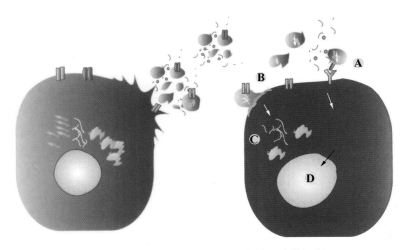

图5-12　微泡作为细胞间信息传递系统的机制

注：（A）通过受体-配体相互作用的细胞直接激活；（B）表面受体从一种细胞类型向另一种细胞类型的传递；（C）蛋白、mRNA或其他有生物活性的分子从一个细胞向另一个细胞的传递；（D）靶细胞遗传学或表观遗传学重编程。

对肿瘤细胞分泌的微泡和exosomes进行蛋白质组分析显示，有许多蛋白质参与迁移、侵袭、繁殖、血管生成、宿主间质细胞趋化性及免疫逃避等过程[2,6,12,33-35]。以上发现提示我们，蛋白经过组装进入微泡是一个高度有序并受控的过程，因此微泡内特别富含癌变和转移的促进因子。然而，膜囊泡形成机制中的许多细节仍然未知。

除了膜囊泡的内容物之外，膜囊泡膜本身似乎也具有生物活性，并且肿瘤细胞蜕落产生膜囊泡的过程被认为受到空间调控。膜囊泡更有可能来源于细胞膜某些特定区域，富含存在于肿瘤细胞的某些细胞表面分子和蛋白酶，包括CD44、CD63、CD147和CD95L，都与肿瘤恶性行为相关[7,19,37,38]。尤其是CD147，它作为一种已知的胞外基质金属酶（MMP）的诱导因子，可与宿主基质成纤维细胞相互作用，刺激它们产生MMP-1、MMP-2和MMP-3[39]，并增强内皮细胞的血管形成能力[31]。更重要的是，最新发现微泡可介导蛋白酶传递和原发瘤甚至远处转移瘤内活动。例如，已发现膜囊泡释放的金属蛋白酶ADAM10在分子L1的剪切、分泌和结合中发挥着积极的作用，从而促进肿瘤细胞的迁移[40]。类似的，四分子交联膜蛋白CO-029/D6.1A可通过exosomes的运送在远处转移器官的血管再生中扮演重要角色。这种蛋白在肿瘤exosomes中被运送到达远端器官，在那里，对血管生成互相协作，促进MMP和uPA的分泌，以及成纤维细胞和血管内皮细胞表达VEGF[41]。以上发现表明，微泡在肿瘤微环境和转移位点形成利于肿瘤细胞生长微环境中发挥着积极的作用。

而像EMMPRIN等一些糖蛋白也被认为是通过肿瘤细胞表面蜕落的微泡释放的。在这个过程中，小泡迅速裂解，释放有生物活性的EMMPRIN和刺激成纤维细胞表达MMP，促进肿瘤侵袭和转移[42]。事实上，最近的报道表明胶质母细胞瘤来源的微泡含有一个特异标记，即肿瘤特异性蛋白EGFRvIII，可从胶质母细胞瘤患者血清的微泡以及人脑胶质瘤或胶质瘤来源的细胞系中检测到，提示它可能是一种新的具有潜在应用价值的诊断标记[43,44]。

除了膜蛋白，膜的非蛋白元件也被显示出在肿瘤发生及转移进展中的作用。值得注意的是，微泡的膜是由大量鞘磷脂组成，因为在高转移性癌细胞表面比其母细胞的浆膜表面含有更加丰富的主要膜磷脂[45]。在对人纤维肉瘤和前列腺癌细胞株研究中，微泡鞘磷脂被确定为微泡诱导血管生成的主要因素，因为它可刺激内皮细胞迁移和入侵并在基质中形成毛细血管样结构，以及在鸡胚绒毛尿囊膜实验中促进体内血管生成[21]。

肿瘤细胞蜕落产生的微泡也有类似于血小板衍生微粒的促凝血作用，进一步促进转移进展。尤其是肿瘤释放的含有组织因子（TF）的微泡被认为可促进恶性肿瘤患者全身高凝状态的形成，后者是恶性肿瘤的常见特征[46]。此外，含TF的微泡可以促进肿瘤的发生，患者在肿瘤局部微环境中为肿瘤细胞的增殖和肿瘤干细胞的扩展创造了壁龛。TF可导致纤维蛋白沉积，反过来促进血管生成；而CD133+肿瘤干细胞被认为可表达高水平TF，促进微环境中纤维蛋白的沉积和生长因子的富集，其中部分是通过提高成纤维细胞生长因子-2（FGF-2）的表达实现的[46,47]。

除了自我促进肿瘤的生长和生存外，肿瘤源性膜囊泡在肿瘤逃避免疫攻击中也发挥着作用，从而促进转移细胞的全身播散以及远处转移靶点上继发性肿瘤的定植[12,24,27,33]。已证明包括黑色素瘤、大肠癌、卵巢癌等多种人类肿瘤细胞可产生微泡，通过表达FasL和其他凋亡分子，诱导活化型肿瘤特异性T细胞的凋亡[26,30]。此外，肿瘤源性微泡可阻碍CD14+单核细胞向树突状细胞（DC）的分化，从而干扰抗原呈递和T细胞成熟[31]。最后，肿瘤释放的微泡也促进产生一种髓样细胞的亚型，后者通过释放TGF-FL抑制T细胞的功能[27,31]。

5.4.3　转移过程中宿主细胞来源的微粒

（1）血小板来源的微粒

目前，血小板来源的微粒是研究最为广泛的微泡。最初认为它们是促凝血颗粒，目前已知在炎症、免疫调节、造血干细胞植入和血管生成中也发挥作用，并通过多种不同机制促进肿瘤转移[5,48,49]。以一定浓度的血小板来源的微粒孵育人类乳腺癌细胞，可通过诱导血小板膜表面整合素 CD41 向乳腺癌细胞表面转运及增强与内皮细胞的黏附，而增强其侵袭能力[48]。肿瘤细胞 CXCR4 的表达也上调，提高对基质细胞衍生因子 SDF1 梯度的趋化。血小板微粒可改变肺癌细胞的细胞内信号，这种作用是通过上调 STAT 激酶途径和增强 VEGF、IL-8 和肝细胞生长因子（HGF）等促血管形成因子的表达而实现的。在血小板衍生微粒存在的情况下，间质成纤维细胞和结肠癌或乳腺癌细胞分泌基质金属蛋白酶也增加，从而加速肿瘤生长、侵袭和细胞外基质蛋白的水解[48,49]。

有趣的是，微粒对恶性肿瘤患者的诊断及预后价值也受到关注。在胃癌和肺癌患者中，血小板或单核细胞微泡数量与远处转移密切相关。当然仍需要进一步研究来确认其因果关系[22,50]。

已经明确骨髓源性造血细胞和内皮细胞在原发肿瘤血管生成中的重要作用[51-53]。骨髓来源细胞在调控转移启动[51]（启动转移前壁龛[52]）及微转移到转移的关键性转变中都发挥了作用[53]。迄今，骨髓来源细胞特异性地募集到达肿瘤血管生成和转移部位的可能机制仍仅限于可溶性因子和趋化因子的描述，在这个过程中微泡的潜在作用尚未明确。但是，膜囊泡在原发肿瘤和宿主细胞相互作用过程极有可能扮演重要角色，它可能引导了这两种类型细胞向转移性壁龛的归巢。

已有报道表明，血小板可以将其自身的表面抗原通过微粒的释放转移到造血干（祖）细胞的表面，从而促进这些细胞植入骨髓[16]。类似的，像 CXCR4 这类受体从血小板微粒转移到骨髓衍生细胞，就可能促进它们走向 SDF1 梯度，这可引导骨髓来源细胞和肿瘤细胞在骨髓以及周围的归巢趋化。基于对造血祖细胞和其他类型细胞间的横向物质转运的证据[15-17]，我们可以合理地推断肿瘤细胞和造血干细胞衍生的微泡可潜在调节转移性壁龛的形成。图 5-13 是该过程的假设模型。这个模型说明了肿瘤和造血干细胞衍生的膜囊泡之间对促进肿瘤的进展和转移的潜在病理合作关系。微泡对转移所起作用的深入详细分析可能揭示转移性壁龛形成的新的分子机制。

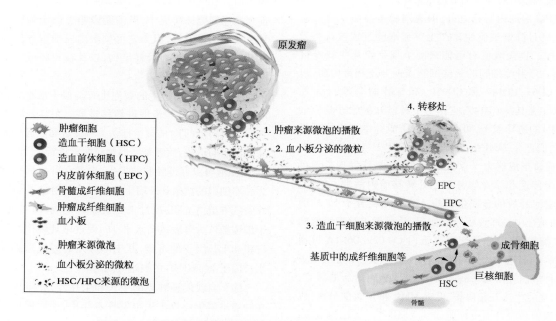

图 5-13　肿瘤细胞、宿主细胞和骨髓来源细胞之间相互作用的推荐模型

注：除了现实理论之外，肿瘤细胞和造血细胞来源微泡可能调节转移微环境的形成。（1）原发瘤分泌的微泡可能促进造血细胞向原发瘤细胞的靠拢；（2）在原发瘤中，血小板分泌的微粒可促进肿瘤微环境的形成，辅助恶性肿瘤细胞的活动；（3）造血干细胞来源的微泡可诱导肿瘤细胞到达骨及转移靶点中的特定微环境；（4）继发瘤将在该处生长。

（2）宿主免疫细胞来源的膜囊泡

微泡和 exosomes 由于其来源不同，在恶性进程中可介导正相和负相的免疫调节功能[27]。一般来说，肿瘤来源的膜囊泡促进免疫抑制，而 DC 或 T 细胞来源的宿主微泡/exsomes 则起到免疫刺激作用，并可能促进抗肿瘤免疫[54]。DC 释放大量 exsomes，被称为 dexosomes。dexosomes 含有丰富的 MHC-Ⅱ 类分子、MHC-Ⅰ 类共刺激分子(CD80,CD86)和四次跨膜蛋白(tetraspanins)[55]。一般而言,dexosomes 功能是将 MHC 分子所承载的抗原从成熟 DC 转移到幼稚 DC,可导致细胞免疫反应的放大[56]。然而,exsomes 诱导抗原特异性免疫反应的机制尚不清楚。

已发现 dexosomes 还可触发强有力的 T 细胞依赖反应[57,58]。从表面上看,成熟的骨髓来源 DC 比未成熟 DC 能更有效地激活 T 细胞[59,60]。dexosomes 诱导的 NF-κB 激活可能是增加 T 细胞生存和活化的主要途径之一[61]。然而,这种反应的分子机制仍在调查。有趣的是,对细胞间黏附分子(ICAM)基因敲除小鼠的功能分析表明,MHC-Ⅱ 类和 ICAM-1 分子是幼稚 T 细胞的 dexosome 启动所必需的。在这项研究中,作者提出了一个假设模型,成熟 DC 分泌 dexosomes 到淋巴结,作为 MHC 和黏附分子微域,一旦与其他抗原呈递细胞(APC)结合,即可以诱导 T 细胞的活化[62]。

由于 DC 微泡具有免疫刺激属性,已经尝试从已被特异性肿瘤相关抗原刺激培养的成熟 DC 中分离 dexosomes[63]。Zitvogel 等进行的先驱实验首次证明,接种 dexosomes 通过 T 细胞的免疫原性反应可消灭动物模型中的肿瘤[64]。这些研究表明,dexosomes 确实是一种有积极的免疫调节能力和强有力抗肿瘤作用的胆膜囊泡。这也提示联合应用 dexosome 和免疫抑制剂如环磷酰胺等可能是某些癌症的有效免疫治疗方法[65]。迄今,在多项非小细胞肺癌(NSCLC)、腺癌、前列腺癌和黑色素瘤患者的 Ⅰ 期临床试验中,利用 dexosomes 呈递抗原能力进行治疗的可能性已经被证实[66-70]。这些早期的临床前和临床数据表明,载有肿瘤抗原衍生肽的 dexosomes 可用于治疗某些肿瘤。有人曾提出,相比肿瘤细胞来源的 exosomes,dexosomes 将是一种更有效的抗肿瘤免疫疫苗[71]。然而,肿瘤患者来源的 exosomes 被认为是抗原的天然来源,因为它们含有与肿瘤细胞相同的未经修饰的抗原,因此肿瘤微泡或 exosomes 可作为抗肿瘤免疫材料而成为抗肿瘤药物[72]。

5.4.4 膜囊泡可能用于未来抗转移治疗

过去 10 年积累的大量数据表明,膜囊泡在肿瘤发生及转移进展中发挥重要作用。微泡生物学和功能学已成为高度复杂的领域,还有许多关于其释放机制及内容物和表面成分的调节机制仍然未知。迄今的研究表明,以膜囊泡为基础的治疗手段可能对恶性肿瘤行之有效。

例如,根据肿瘤来源的微泡数量和(或)组成分析,可以作为一个新的肿瘤分期诊断/预后的指标。这个假设已经在卵巢癌中得到验证,相关研究表明微泡数量与肿瘤侵袭性和转移表型有关[73,74]。此外,临床前期研究表明宿主 DC 和肿瘤细胞来源的 exosomes 可作为无细胞疫苗,诱导较强的抗肿瘤免疫力,目前正进行肿瘤免疫治疗的临床研究[64,75],例如联合应用来自癌性腹水的 exosomes 和结合粒细胞巨噬细胞集落刺激因子(GM-CSF)治疗结直肠癌患者的 Ⅰ 期临床试验已完成[76]。这项研究成功诱导了抗癌胚抗原(CEA)的特异抗肿瘤免疫[76]。另外,体外去除肿瘤源性免疫抑制的 exosomes 被认为可能是一种抗肿瘤免疫抑制的有效方法[77]。然而,专门针对肿瘤转移阶段的治疗方法仍然缺乏。抗肿瘤转移迫切需要新的治疗策略,而靶向微泡通信系统可能正是抗肿瘤转移的新颖而有效的手段。

(盛媛媛 译,钦伦秀 审校)

参考文献

[1] Pilzer D, et al. Emission of membrane vesicles: roles in complement resistance, immunity and cancer. Springer Semin Immunopathol, 2005, 27:375-387.

[2] Ratajczak J, et al. Membrane-derived microvesicles: important and underappreciated mediators of cell-to-cell communication. Leukemia, 2006, 20:1487-1495.

[3] Lakkaraju A, et al. Itinerant exosomes: emerging roles in cell and tissue polarity. Trends Cell Biol, 2008, 18:199-209.

[4] van Niel G, et al. Exosomes: a common pathway for a specialized function. J Biochem, 2006, 140:13-21.

[5] Simak J, et al. Cell membrane microparticles in blood and blood products: potentially pathogenic agents and diagnostic markers. Transfus Med Rev, 2006, 20:1-26.

[6] Poste G, et al. Arrest and metastasis of blood-borne tumor cells are modified by fusion of plasma membrane vesicles from highly metastatic cells. Proc Natl Acad Sci USA, 1980, 77:399-403.

[7] Dolo V, et al. Membrane vesicles shed into the extracellular medium by human breast carcinoma cells carry tumor-associated surface antigens. Clin Exp Metastasis, 1995, 13:277-286.

[8] Faure J, et al. Exosomes are released by cultured cortical neurones. Mol Cell Neurosci, 2006, 31:642-648.

[9] van Niel G, et al. Intestinal epithelial cells secrete exosome-like vesicles. Gastroenterology, 2001, 121:337-349.

[10] Thery C, et al. Exosomes: composition, biogenesis and function. Nat Rev Immunol, 2002, 2:569-579.

[11] Fevrier B, et al. Exosomes: endosomal-derived vesicles shipping extracellular messages. Curr Opin Cell Biol, 2004, 16:415-421.

[12] Iero M, et al. Tumor-released exosomes and their implications in cancer immunity. Cell Death Differ, 2008, 15:80-88.

[13] Greco V, et al. Argosomes: a potential vehicle for the spread of morphogens through epithelia. Cell, 2001, 106:633-645.

[14] Eaton S. Release and trafficking of lipid-linked morphogens. Curr Opin Genet Dev, 2006, 16:17-22.

[15] Baj-Krzyworzeka M, et al. Tumor-derived microvesicles carry

several surface determinants and mRNA of tumor cells and transfer some of these determinants to monocytes. Cancer Immunol Immunother, 2006, 55:808-818.

[16] Janowska-Wieczorek A, et al. Platelet-derived microparticles bind to hematopoietic stem/progenitor cells and enhance their engraftment. Blood, 2001, 98:3143-3149.

[17] Ratajczak J, et al. Embryonic stem cell-derived microvesicles reprogram hematopoietic progenitors: evidence for horizontal transfer of mRNA and protein delivery. Leukemia, 2006, 20:847-856.

[18] Giusti I, et al. Cathepsin B mediates the pH-dependent preinvasive activity of tumor-shed microvesicles. Neoplasia, 2008, 10:481-488.

[19] Dolo V, et al. Selective localization of matrix metalloproteinase 9, betal integrins, and human lymphocyte antigen class I molecules on membrane vesicles shed by 8701-BC breast carcinoma cells. Cancer Res, 1998, 58:4468-4474.

[20] Dolo V, et al. Matrix-degrading proteinases are shed in membrane vesicles by ovarian cancer cells in vivo and in vitro. Clin Exp Metastasis, 1999, 17:131-40.

[21] Kim CW, et al. Extracellular membrane vesicles from tumor cells promote angiogenesis via sphingomyelin. Cancer Res, 2002, 62:6312-6317.

[22] Kim HK, et al. Elevated levels of circulating platelet microparticles, VEGF, IL-6 and RANTES in patients with gastric cancer: possible role of a metastasis predictor. Eur J Cancer, 2003, 39:184-191

[23] Millimaggi D, et al. Tumor vesicle-associated CD 147 modulates the angiogenic capability of endothelial cells. Neoplasia, 2007, 9:349-357.

[24] Dolo V, et al. Inhibitory effects of vesicles shed by human breast carcinoma cells on lymphocyte ^{3}H-thymidine incorporation, are neutralised by TGF-beta antibodies. J Suhmicrosc Cytol Pathol, 1995, 27:535-541.

[25] Andre F, et al. Tumor-derived exosomes: a new source of tumor rejection antigens. Vaccine, 2002, 20(Supp 14):28-31.

[26] Andreola G, et al. Induction of lymphocyte apoptosis by tumor cell secretion of FasL-bearing microvesicles. J Exp Med, 2002, 195:1303-1316.

[27] Wieckowski E, et al. Human tumorderived vs dendritic cell-derived exosomes have distinct biologic roles and molecular profiles. Immunol Res, 2006, 36:247-254.

[28] Kim JW, et al. Fas ligand-positive membranous vesicles isolated from sera of patients with oral cancer induce apoptosis of activated T lymphocytes. Clin Cancer Res, 2005, 11:1010-1020.

[29] Huber V, et al. Human colorectal cancer cells induce T-cell death through release of proapoptotic microvesicles: role in immune escape. Gastroenterology, 2005, 128:1796-1804.

[30] Abrahams VM, et al. Epithelial ovarian cancer cells secrete functional Fas ligand. Cancer Res, 2003, 63:5573-5581.

[31] Valenti R, et al. Human tumor-released microvesicles promote the differentiation of myeloid cells with transforming growth factor-beta-mediated suppressive activity on T lymphocytes. Cancer Res, 2006, 66:9290-9298.

[32] Shedden K, et al. Expulsion of small molecules in vesicles shed by cancer cells: association with gene expression and chemosensitivity profiles. Cancer Res, 2003, 63:4331-4337.

[33] Valenti R, et al. Tumor-released microvesicles as vehicles of immunosuppression. Cancer Res, 2007, 67:2912-2915.

[34] Choi DS, et al. Proteomic analysis of microvesicles derived from human colorectal cancer cells. J Proteome Res, 2007, 6:4646-4655.

[35] Hegmans JP, et al. Proteomic analysis of exosomes secreted by human mesothelioma cells. Am J Pathol, 2004, 164:1807-1815.

[36] Lerner MP, et al. Selected area membrane shedding by tumor cells. Cancer Lett, 1983, 20:125-130.

[37] Ginestra A, et al. The amount and proteolytic content of vesicles shed by human cancer cell lines corre lates with their in vitro invasiveness. Anticancer Res, 1998, 18:3433-3437.

[38] Mayer C, et al. Release of cell fragments by invading melanoma cells. Eur J Cell Biol, 2004, 83:709-715.

[39] Sun J, et al. Regulation of MMP-1 and MMP-2 production through CD147/extracellular matrix metalloproteinase inducer interactions. Cancer Res, 2001, 61:2276-2281.

[40] Gutwein P, et al. ADAM 10-mediated cleavage of L1 adhesion molecule at the cell surface and in released membrane vesicles. FASEB J, 2003, 17:292-294.

[41] Gesierich S, et al. Systemic induction of the angiogenesis switch by the tetraspanin D6.1A/C0-029. Cancer Res, 2006, 66:7083-7094.

[42] Sidhu SS, et al. The microvesicle as a vehicle for EMM-PRIN in tumor-stromal interactions. Oncogene, 2004, 23:956-963.

[43] Skog J, et al. Glioblastoma microvesicles transport RNA and proteins that promote tumor growth and provide diagnostic biomarkers. Nat Cell Biol, 2008, 10:1470-1476.

[44] Al-Nedawi K, et al. Intercellular transfer of the oncogenic receptor EGFRvIII by microvesicles derived from tumor cells. Nat Cell Biol, 2008, 10:619-624.

[45] Dahiya R, et al. Metastasis-associated alterations in phospholipids and fatty acids of human prostatic adenocarcinoma cell lines. Biochem Cell Biol, 1992, 70:548-554.

[46] Schaffner F, et al. Tissue factor and protease-activated receptor signaling in cancer. Semin Thromb Hemost, 2008, 34:147-153.

[47] Sahni A, et al. Fibrinogen synthesized by cancer cells augments the proliferative effect of fibroblast growth factor-2 (FGF-2). J Thromb Haemost, 2008, 6:176-183.

[48] Janowska-Wieczorek A, et al. Enhancing effect of platelet-derived microvesicles on the invasive potential of breast cancer cells.

Transfusion, 2006, 46:1199-1209.

[49] Janowska-Wieczorek A, et al. Microvesicles derived from activated platelets induce metastasis and angiogenesis in lung cancer. Int J Cancer, 2005, 113:752-760.

[50] Kanazawa S, et al. Monocyte-derived microparticles may be a sign of vascular complication in patients with lung cancer. Lung Cancer, 2003, 39:145-149.

[51] Kaplan RN, et al. VEGFR 1-positive haematopoietic bone marrow progenitors initiate the pre-metastatic niche. Nature, 2005, 438: 820-827.

[52] Wels J, et al. Migratory neighbors and distant invaders: tumor-associated niche cells. Genes Dev, 2008, 22:559-574.

[53] Gao D, et al. Endothelial progenitor cells control the angiogenic switch in mouse lung metastasis. Science, 2008, 319:195-198.

[54] Chaput N, et al. Exosomes for immunotherapy of cancer. Adv Exp Med Biol, 2003, 532:215-221.

[55] Chaput N, et al. Dendritic cell derived-exosomes: biology and clinical implementations. J Leukoc Biol, 2006, 80:471-478.

[56] Delcayre A, et al. Dendritic cell-derived exosomes in cancer immunotherapy: exploiting nature's antigen delivery pathway. Expert Rev Anticancer Ther, 2005, 5:537-517.

[57] Andre F. Exosomes as potent cell-free peptide-based vaccine. Ⅰ. Dendritic cell-derived exosomes transfer functional MHC class Ⅰ/peptide complexes to dendritic cells. J Immunol, 2004, 172: 2126-2136.

[58] Thery C, et al. Indirect activation of naive CD4 $^+$ T cells by dendritic cell-derived exosomes. Nat Immunol, 2002, 3: 1156-1162.

[59] Utsugi-Kobukai S, et al. MHC class Ⅰ-mediated exogenous antigen presentation by exosomes secreted from immature and mature bone marrow derived dendritic cells. Immunol Lett, 2003, 89:125-131.

[60] Segura E, et al. Mature dendritic cells secrete exosomes with strong ability to induce antigen-specific effector immune responses. Blood Cells Mol Dis, 2005, 35:89-93.

[61] Matsumoto K, et al. Exosomes secreted from monocyte-derived dendritic cells support in vitro naïve CD4 $^+$ T cell survival through NF-κB activation. Cell Immunol, 2004, 231:20-29.

[62] Segura E, et al. ICAM-1 on exosomes from mature dendritic cells is critical for efficient naive T-cell priming. Blood, 2005, 106: 216-223.

[63] Hsu DH, et al. Exosomes as a tumor vaccine: enhancing potency through direct loading of antigenic peptides. J Immunother, 2003,

26:440-450.

[64] Zitvogel L, et al. Eradication of established murine tumors using a novel cell-free vaccine: dendritic cell-derived exosomes. Nat Med, 1998, 4:594-600.

[65] Taieb J, et al. Chemoimmunotherapy of tumors: cyclophosphamide synergizes with exosome based vaccines. J Immunol, 2006, 176: 2722-2729.

[66] Escudier B, et al. Vaccination of metastatic melanoma patients with autologous dendritic cell (DC) derived-exosomes: results of the first phase Ⅰ clinical trial. J Transl Med, 2005, 3:10.

[67] Loveland BE, et al. Mannan-MUC1-pulsed dendritic cell immunotherapy: a phase Ⅰ trial in patients with adenocarcinoma. Clin Cancer Res, 2006, 12:869-877.

[68] Mackensen A, et al. Phase Ⅰ study in melanoma patients of a vaccine with peptide-pulsed dendritic cells generated in vitro from CD34 $^+$ hematopoietic progenitor cells. Int J Cancer, 2000, 86: 385-392.

[69] Morse MA, et al. A phase Ⅰ study of dexosome immunotherapy in patients with advanced non-small cell lung cancer. J Transl Med, 2005, 3:9.

[70] Mu LJ, et al. Immunotherapy with allotumor mRNA-transfected dendritic cells in androgen-resistant prostate cancer patients. Br J Cancer, 2005, 93:749-756.

[71] Hao S, et al. Dendritic cell-derived exosomes stimulate stronger CD8 $^+$ CTL responses and antitumor immunity than tumor cell-derived exosomes. Cell Mol Immunol, 2006, 3:205-211.

[72] Andre F, et al. Malignant effusions and immunogenic tumor-derived exosomes. Lancet, 2002, 360:295-305.

[73] Ginestra A, et al. Membrane vesicles in ovarian cancer fluids: a new potential marker. Anticancer Res, 1999, 19:3439-3445.

[74] Taylor DD, et al. MicroRNA signatures of tumor-derived exosomes as diagnostic biomarkers of ovarian cancer. Gynecol Oncol, 2008, 110:13-21.

[75] Wolfers J, et al. Tumor-derived exosomes are a source of shared tumor rejection antigens for CTL cross-priming. Nat Med, 2001, 7:297-303.

[76] Dai S, et al. Phase Ⅰ clinical trial of autologous ascites-derived exosomes combined with GM-CSF for colorectal cancer. Mol Ther, 2008, 16:782-790.

[77] Ichim TE, et al. Exposomes as a tumor immune escape mechanism: possible therapeutic implications. J Transl Med, 2008, 6:37.77.

5.5　探索肿瘤转移的最初步骤：转移前壁龛

◎ Marianna Papaspyridonos, David Lyden, Rosandra V. Kaplan

近年来，局限性恶性肿瘤的治疗取得了重大进展，而转移仍然是导致肿瘤发病和死亡的首要因素。Steven Paget 关于转移的"种子-土壤"学说首次提出了一个概念，即恶性肿瘤细胞向远处组织器官的转移播散需要一个营养微环境。从那以后，100 多年来，人类对原发瘤微环境的认识不断深入。然而，直到最近，Paget 学说提到的在远处转移部位的局部细胞背景的病理生理学（或称为"壁龛"）方面的发展才引起广泛关注。

在进入循环系统的几百万肿瘤细胞中，只有极少能最终在继发部位进行植入、存活并繁衍[14]。已经明确的转移过程效率低被认为是由于大多数扩散肿瘤细胞无法在远处转移部位成功启动生长的结果[5]。肿瘤细胞在到达远处转移靶位后，其存活和繁殖的效率是决定肿瘤转移成功与否的主要因素，并且需要一个能接纳肿瘤细胞的微环境。

在干细胞生物学中，"壁龛"（niche）描述的是干细胞赖以生存和维持的特殊微环境，它可调控干细胞繁殖和休眠之间的平衡[6]。转移过程早期阶段的研究发现，早在肿瘤细胞到达之前，将要发生转移的组织器官就已经发生了独特的变化，包括产生转移壁龛样热点区域。成群的骨髓衍生细胞（BMDC）聚集起来并与宿主间质细胞发生相互作用形成了上述壁龛的异变，也因此为后续肿瘤细胞的播种和生长创造了微环境条件[7-10]（图 5-14）。例如，在诸如肺等器官中，转移前壁龛由未成熟髓样细胞组成。其特征包括表达 VEGFR1、CD11b、c-kit 以及最近发现的趋化因子 S100A9 和 S100A8 [9-12]。

在原发瘤分泌的 VEGF、胎盘生长因子（PlGF）、成纤维细胞生长因子（FGF）等影响下，BMDC 趋于聚集在纤维结合蛋白增多的区域。而纤维结合蛋白的上调被认为是由成纤维细胞对肿瘤分泌因子的反应所致[8]。VEFGR1[+] 的 BMDC 表达整合素 VLA-4（$\alpha_4\beta_1$），从而使之能够与层粘连蛋白结合并启动细胞簇的形成。骨髓来源的髓样细胞分泌的 MMP-9 进一步促进胞外基质重塑，从而加速更多髓样细胞的外渗以及随后肿瘤细胞进入到壁龛中[9]。

最近发现赖氨酰氧化酶（LOX）也参与了胞外基质重塑过程。LOX 是一种肿瘤细胞分泌的氨基氧化酶，可诱导基膜中胶原蛋白 IV 的交联反应[13]。LOX 通过交联的 IV 型胶

原蛋白与 CD11b[+] 细胞结合，促进 CD11b[+] 髓样细胞的募集，并分泌 MMP-2。胶原蛋白在 MMP-2 作用下的裂解可促进 BMDC 的募集与侵袭，从而使转移的肿瘤细胞能顺利到达并植入靶位[11]。

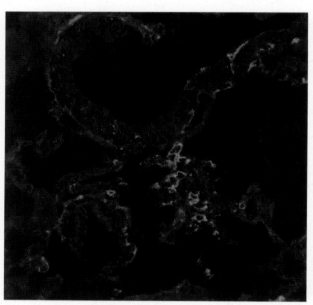

图 5-14　已预先接受 GFP[+] 骨髓移植小鼠侧腹部注射 mCherry 标记的 B16 肿瘤细胞 18 天后的肺组织

注：可见 mCherry B16 肿瘤细胞（红色）黏附于 GFP[+] 骨髓衍生细胞簇（绿色），蓝色所示为细胞核（放大倍数为 ×200）。

VEGFR1[+] 的 BMDC 与层粘连蛋白、间质细胞和蛋白水解酶一起，通过上调如 SDF-1 等各种整合素和趋化因子的表达改变局部的微环境，从而提高肿瘤细胞的黏附、存活和生长能力。更重要的是，在肿瘤细胞植入后不久，VEGFR2[+] EPC（内皮祖细胞）就被募集以提高血管生成能力，于是在转移前壁龛中形成一个完整成熟的转移灶[8]。VEGFR2[+] BMDC 的渗入是转移过程中血管性转变的标志，表明在转移位置已经形成了血管化肿瘤[14]。

利用 VEGF 受体单克隆抗体试验可解释转移进程对肿瘤植入部位变化的依赖性。应用 VEGFR1 的中和抗体消除

转移前壁龛，而使用 VEGFR2 特异性抗体允许无血管化的微转移灶形成，可用于阻断完整转移灶的形成[8]。这些实验强调，在发动转移及为新血管生成和转移瘤的生长招募 EPC 过程中，VEGFR1⁺非成熟髓样细胞的重要作用。与肿瘤相关成纤维细胞和肿瘤相关巨噬细胞（TAM）通过创造有利肿瘤生长的微环境来促进肿瘤发生发展相似，VEGFR1⁺ BMDC 在远处转移的器官组织中，也通过类似的方法诱导炎症发生和维持肿瘤生长[15-17]。事实上，这些 BMDC 在转移位置本身就具有向肿瘤相关巨噬细胞分化的能力，并募集骨髓来源的内皮细胞和成纤维细胞。

5.5.1 肿瘤诱导的缺陷型髓样细胞的分化

已知肿瘤分泌因子通过抑制骨髓来源髓样前体细胞分化和成熟为抗原递呈细胞，从而影响髓样细胞的生成，导致在癌症患者和荷瘤小鼠体内大量未成熟髓样细胞的蓄积。这些不成熟的髓样细胞被认为可通过多条途径促进肿瘤发展，包括抑制淋巴器官中抗肿瘤免疫反应[19-26]和分化成为免疫抑制 TAM[27-30]。

形成转移前壁龛的骨髓来源 VEGFR1⁺细胞可能是循环中未成熟髓样细胞的一个亚型，称为骨髓来源抑制细胞（myeloid-derived suppressor cells, MDSC）[31]。MDSC 的特征包括表达 Gr-1 和 CD11b 等标记，可能是影响肿瘤疫苗及抗VEGF 疗法等癌症治疗手段疗效的根本原因[32,33]。尽管已有大量有关 MDSC 功能意义的信息，但在 DC 和巨噬细胞分化抑制肿瘤的背景下，MDSC 聚集的调控机制仍不清楚。在正常情况下，BMDC 被认为会迁移到周围器官，并在那里分化成巨噬细胞和 DC。但在肿瘤微环境下，各种肿瘤来源的因子（VEGF、IL-6、IL-10、M-CSF 和 GM-CSF）会阻碍 BMDC 向完全成熟的免疫细胞分化，并且诱导未成熟的 MDSC 扩增[34]。

在肿瘤进展过程中髓样细胞分化障碍主要造成 3 个方面结果：首先是功能活化的 DC 和巨噬细胞减少。其次，未成熟髓样细胞的大量扩增会通过抑制 T 细胞活化而抑制免疫反应[35]。第三，不成熟的髓样细胞通过高活性氧（ROS）引起局部类炎症反应的改变，有利于肿瘤细胞进入远处转移靶位[35]。

最近研究发现，在肿瘤中，S100A9 和 S100A8 是促进髓样细胞分化异常的关键因素[36]。S100A9 可与 S100A8 形成二聚体，其中尤其 S100A9 在 DC 中的表达被认为是连续性上调的。这两种蛋白质在髓样细胞分化中都发挥非常重要的功能[37]。已有文献证明肿瘤诱导产生的 STAT3 的表达可上调 S100A9 水平，而这反过来又对促进 MDSC 的积累具有非常重要的意义。这可能是肿瘤诱导髓样细胞异常的共同分子机制，它直接把炎症关键通路——STAT3 通路和免疫抑制中 MDSC 的作用联系在一起。此外，S100A8 和 S100A9 在转移靶位中的上调[9,12]也支持一个理论，即有利于转移前壁龛形成的骨髓衍生性髓样细胞可能构成 MDSC 的亚型，或者反之亦然。

5.5.2 S100A8 与 S100A9 在转移前壁龛中的作用

最近 Hiratsuka 等人针对 S100A8 和 S100A9 对荷瘤动物肺转移前壁龛形成的作用进行了相关研究[9]。其结果表明，在未成熟的髓样细胞和内皮细胞作用下，这些趋化因子的上调可促进 CD11b⁺髓样细胞进入转移靶位。暴露在肿瘤分泌因子下的 CD11b⁺髓样细胞和内皮细胞与未暴露的这些细胞不同，S100A8 和 S100A9 的表达正提示了这些细胞不成熟的分化状态。此外，S100A8 和 S100A9 的中和抗体可阻碍肿瘤细胞和 CD11b⁺髓样细胞的迁移。这表明 S100A8/S100A9 通路可能作用于髓样细胞分化、募集和肿瘤细胞的侵袭。

针对 S100A8 和 S100A9 功能的后续研究发现，这两种蛋白可引起细胞聚集新的通路[12]。有人提出，这些趋化因子可上调血清淀粉样蛋白（SAA3），而 SAA3 通过 Toll 样受体 4（TLR4）和 NF-κB 来实现趋化因子分泌的正反馈调节作用。这些炎症通路激活所产生的类炎症状态可加速原发肿瘤细胞向肺组织的迁移。因此，阻断转移前阶段 SAA3-TLR4 的功能可能是有效预防肺转移的策略。

5.5.3 BMDC 募集中新的肿瘤分泌因子

骨髓来源髓样细胞的动员和招募被认为是原发肿瘤分泌的趋化因子和促血管生成的细胞因子如 VEGF 和 P1GF（一个血管内皮生长因子家族成员，结合特定的血管内皮生长因子受体如 VEGFR-1）作用的结果[8]。一项新的研究通过筛选工作确定与转移癌分泌的巨噬细胞激活因子相关，从而对引发 BMDC 迁移和转移前壁龛形成的肿瘤分泌蛋白有了进一步了解[38]。对 Lewis 肺癌（LLC）细胞条件培养基（LCM）的生化分析发现了一个包括肺癌在内多种人类肿瘤中表达上调的细胞外基质多能蛋白聚糖（versican）[39,40]。多能蛋白聚糖被证明是一个通过 TLR2 及其辅助受体 TLR6 和 CD14 发挥作用的强有力的巨噬细胞活化剂。通过激活 TLR2-TLR6 复合体以及诱导髓样细胞分泌一种血管通透性诱导剂 TNF-α，多能蛋白聚糖显著增强 LLC 的转移性生长。这些发现进一步支持，一些先驱癌细胞侵害了宿主的部分先天免疫系统，包括骨髓来源的髓系祖细胞[8]，从而产生有利于转移生长的炎症微环境。

5.5.4 转移前壁龛的形成：新的治疗靶点

如前所述，控制转移生长是降低肿瘤相关发病率和死亡率的关键。抑制 VEGFR2⁺ EPC 已经证明可适度有效地控制转移[41]，也包含 CD11b⁺ GR-1⁺细胞的肿瘤对抗 VEGF 治疗的反应性减弱[33]。已证明胃癌、前列腺癌和大肠癌患者中，VEGFR1 表达与转移的风险增加相关[42-45]。正如我们在促炎症状态中所见，VEGFR1 表达已被证明是由氧化应激介导的，这可能有助于解释炎症、免疫抑制和转移进展等过程之间的联系[46]。靶向过程，可以在降低肿瘤诱导的免疫抑制和阻碍转移进展两个方面发挥双重作用。血管生成和髓样细胞募集的调控通路之间的密切关系提示，联合阻断 VEGFR1 和 VEGFR2 可能比针对单一通路的疗法更有效。联合应用这些受体的中和抗体和小分子抑制剂，可通过受体的细胞内摄作用和自分泌激活机制而避免耐受。除针对 VEGFR 靶向疗法以外，通过抑制整合素 VLA-4、MMPs 和 Id 蛋白来抑制 BMDC[8] 的药物也可成为有用的辅助治疗，其目的是改变由 BMDC 建立的微环境。这些靶向免疫调节和阻断血管生成的治疗策略，可更有效地防止肿瘤的转移扩散。

如前所述，最近发现 LOX 在转移前壁龛的形成中具有重要意义。在人类肿瘤转移灶活检组织中发现 CD11b+ 细胞和 LOX 有共定位现象，并且 LOX 表达上调与乳腺癌及头颈部肿瘤患者的较差生存预后相关[11]。更重要的是，抑制 LOX 活性可预防 CD11b+ 细胞的募集和转移生长。这些表明 LOX 在转移前壁龛形成中的重要作用，也提示 LOX 可能是预防转移发生的有效治疗靶点。

已证明 VEGFR2、血小板衍生生长因子受体-β（PDGFR-β）和 FGFR1 的抑制物 TSU68，可通过干扰转移前壁龛形成防止原位结肠肿瘤向肝脏的转移[47]。治疗性 TSU68 可抑制浸润髓样细胞、CXCR2 和 IL-12 等趋化因子的产生，这更强调了髓样细胞的募集在转移生长的开始和发展中的重要性。治疗性抗炎药，如 TSU68、抗多能蛋白聚糖或 S100A8/S100A9 的抗体，或者 LOX 抑制剂等可抑制血管生成的替代途径，并与抗血管生成剂发挥协同作用，从而阻止转移级联反应的发生。

此外，促进髓样细胞分化[48,49]或防止不成熟髓样细胞蓄积[46]的治疗策略，与化疗药物联合应用[50,51]，可有助于增强抗瘤效用，防止肿瘤进展[35]。

当前及未来对参与转移生长的启动、宿主髓样细胞的分化障碍，以及这些不成熟髓样细胞和肿瘤细胞向远处迁徙转移的肿瘤分泌因子的相关研究，应有助于我们对转移过程的理解并加快发展新型抗肿瘤转移的治疗方法。

5.5.5　结论

目前的研究结果证明，在远处转移靶位，包括不成熟 VLA4+ VEGFR1+ 髓系细胞的浸润和炎症通路的激活等细胞或分子事件可加速转移灶的发展。有关转移靶位中肿瘤细胞、肿瘤相关细胞及转移靶点基质间相互作用的许多细节仍有待阐明，被募集到转移靶点的髓样细胞和其他骨髓来源细胞的分子和功能表型特点尚未得到完整的描述，而描述这些分子的表面标记的多变性也有更大难度。不成熟祖细胞和完全分化细胞可能同时参与其中，在包括祖细胞和 MDSC 在内的各种髓样细胞都表达 CD11b 和 VEGFR1，因此，以上研究可能涉及重叠的细胞亚群。除了以髓样细胞为靶点，以表达层粘连蛋白的成纤维细胞为靶点的治疗方法可能是另一种干预转移进展的途径，可以通过阻止髓样细胞与层粘连蛋白的结合来达到治疗目的。

在转移发展过程中会发生髓样细胞的分化功能失调以及 BMDC 和其壁龛之间的相互作用等，探索这些现象确切的潜在机制，有助于发展针对异常壁龛形成的特异性治疗方法；识别并抑制促进癌细胞转移的细胞因子和生长因子，可能对阻断早期和晚期肿瘤生长和转移的过程提供额外动力，这种以转移进展为靶点的治疗方式可成为最有效的肿瘤治疗方法。

（盛媛媛 译，钦伦秀 审校）

参考文献

[1] Weiss L. Metastatic inefficiency. Adv Cancer Res, 1990, 54: 159-211.

[2] Weiss L. Cancer cell traffic from the lungs to the liver: an example of metastatic inefficiency. Int J Cancer, 1980, 25:385-392.

[3] Fidler IJ. The pathogenesis of cancer metastasis: the "seed and soil" hypothesis revisited. Nat Rev Cancer. 2003, 3:453-458.

[4] Liotta LA, et al. The microenvironment of the tumour-host interface. Nature, 2001, 411:375-379.

[5] Chambers AF, et al. Dissemination and growth of cancer cells in metastatic sites. Nat Rev Cancer, 2002, 2:563-572.

[6] Schofield R. The relationship between the spleen colony-forming cell and the haemopoietic stem cell. Blood Cells, 1978, 4:7-25.

[7] Hiratsuka S, et al. MMP9 induction by vascular endothelial growth factor receptor-1 is involved in lung-specific metastasis. Cancer Cell, 2002, 2:289-300.

[8] Kaplan RN, et al. VEGFR1-positive haematopoietic bone marrow progenitors initiate the pre-metastatic niche. Nature, 2005, 438:820-827.

[9] Hiratsuka S, et al. Tumour-mediated upregulation of chemoattractants and recruitment of myeloid cells predetermines lung metastasis. Nat Cell Biol, 2006, 8:1369-1375.

[10] Condeelis J, et al. Macrophages: obligate partners for tumor cell migration, invasion, and metastasis. Cell. 2006, 124:263-266.

[11] Erler JT, et al. Hypoxia-induced lysyl oxidase is a critical mediator of bone marrow cell recruitment to form the premetastatic niche. Cancer Cell. 2009, 15:35-38.

[12] Hiratsuka S, et al. The S100A8-serum amyloid A3-TLR4 paracrine cascade establishes a pre-metastatic phase. Nat Cell Biol, 2008, 10:1349-1355.

[13] Kagan HM, et al. Lysyl oxidase: properties, specificity, and biological roles inside and outside of the cell. J Cell Biochem, 2003, 88:660-672.

[14] Gao D, et al. Endothelial progenitor cells control the angiogenic switch in mouse lung metastasis. Science. 2008, 319:195-198.

[15] Kaplan RN, et al. Preparing the "soil": the premetastatic niche. Cancer Res, 2006, 66:11089-11093.

[16] Orimo A, et al. Stromal fibroblasts present in invasive human breast carcinomas promote tumor growth and angiogenesis through elevated SDF-1/CXCL12 secretion. Cell, 2005, 121:335-348.

[17] Lin EY, et al. Colony-stimulating factor 1 promotes progression of mammary tumors to malignancy. J Exp Med, 2001, 193:727-740.

[18] Gabrilovich D. Mechanisms and functional significance of tumour-induced dendritic-cell defects. Nat Rev Immunol, 2004, 4: 941-952.

[19] Melani C, et al. Myeloid cell expansion elicited by the progression of spontaneous mammary carcinomas in c-erbB-2 transgenic BALB/ c mice suppresses immune reactivity. Blood, 2003, 102: 2138-2145.

[20] Kusmartsev S, et al. Antigen-specific inhibition of CD8 + T cell response by immature myeloid cells in cancer is mediated by reactive oxygen species. J Immunol, 2004, 172:989-999.

[21] Bronte V, et al. Tumor-induced immune dysfunctions caused by myeloid suppressor cells. J Immunother, 2001, 24:431-446.

[22] Sawanobori Y, et al. Chemokine-mediated rapid turnover of myeloid-derived suppressor cells in tumor-bearing mice. Blood, 2008, Ill:5457-5466.

[23] Almand B, et al. Increased production of immature myeloid cells in cancer patients: a mechanism of immunosuppression in cancer. J Immunol, 2001, 166:678-689.

[24] Mirza N, et al. All-trans-retinoic acid improves differentiation of myeloid cells and immune response in cancer patients. Cancer Res, 2006, 66:9299-9307.

[25] Liu C, et al. Expansion of spleen myeloid suppressor cells represses NK cell cytoxicity in tumor-bearing host. Blood, 2007, 109:4336-4342.

[26] Serafini P, et al. Myeloid suppressor cells in cancer: recruitment, phenotype, properties, and mechanisms of immune suppression. Semin Cancer Biol, 2006, 16:53-65.

[27] Liu Y, et al. Nitric oxide-independent CTL suppression during tumor progression: association with arginase-producing (M2) myeloid cells. J Immunol, 2003, 170:5064-5074.

[28] Balkwill F, et al. Inflammation and cancer: back to Virchow? Lancet, 2001, 357:539-545.

[29] Kusmartsev S, et al. STAT1 signaling regulates tumor-associated macrophage-mediated T cell deletion. J Immunol, 2005, 174: 4880-4891.

[30] Lin EY, et al. Tumor-associated macrophages press the angiogenic switch in breast cancer. Cancer Res, 2007, 67:5064-5066.

[31] Gabrilovich DI, et al. The terminology issue for myeloid-derived suppressor cells. Cancer Res, 2007, 67:425-426.

[32] Fricke I, et al. Vascular endothelial growth factor-trap overcomes defects in dendritic cell differentiation but does not improve antigen-specific immune responses. Clin Cancer Res, 2007, 13: 4840-4848.

[33] Shojaei F, et al. Tumor refractoriness to anti-VEGF treatment is mediated by CD 11b + /Gr-1 + , myeloid cells. Nat Biotechnol, 2007, 25:911-920.

[34] Kusmartsev S, et al. Effect of tumor-derived cytokines and growth factors on differentiation and immune suppressive features of myeloid cells in cancer. Cancer Metastasis Rev, 2006, 25: 323-331.

[35] Gabrilovich DI, et al. Myeloid-derived supressor cells as regulators of the immune system. Nat Rev Immunol, 2009, 9:162-174.

[36] Cheng P, et al. Inhibition of dendritic cell differentiation and accumulation of myeloid-derived suppressor cells in cancer is regulated by SI 00A9 protein. J Exp Med, 2008, 205:2235-2249.

[37] Leukert N, et al. Calcium-dependent tetramer formation of S100A8 and S100A9 is essential for biological activity. J Mol Biol, 2006, 359:961-972.

[38] Kim S, et al. Carcinoma-produced factors activate myeloid cells through TLR2 to stimulate metastasis. Nature, 2009, 457:102-106.

[39] Isogai Z, et al. 2B1 antigen characteristically expressed on extracellular matrices of human malignant tumors is a large chondroitin sulfate proteoglycan, PG-M/versican. Cancer Res, 1996, 56:3902-3908.

[40] Pirinen R, et al. Versican in nonsmall cell lung cancer: relation to hyaluronan, clinicopathologic factors, and prognosis. Hum Pathol, 2005, 36:44-50.

[41] Hurwitz H. Integrating the anti-VEGF-A humanized monoclonal antibody bevacizumab with chemotherapy in advanced colorectal cancer. Clin Colorectal Cancer, 2004, 4(Suppl 2): S62-S68.

[42] Kosaka Y, et al. Identification of the high-risk group for metastasis of gastric cancer cases by vascular endothelial growth factor receptor-1 overexpression in peripheral blood. Br J Cancer, 2007, 96:1723-1728.

[43] Mimori K, et al. Hematogenous metastasis in gastric cancer requires isolated tumor cells and expression of vascular endothelial growth factor receptor-1. Clin Cancer Res, 2008, 14:2609-2616.

[44] Fujita K, et al. Vascular endothelial growth factor receptor 1 expression in pelvic lymph nodes predicts the risk of cancer progression after radical prostatectomy. Cancer Sci, 2009, 100: 1047-1050.

[45] Okita NT, et al. Vascular endothelial growth factor receptor expression as a prognostic marker for survival in colorectal cancer. Jpn J Clin Oncol, 2009, 39:595-600.

[46] Kusmartsev S, et al. Oxidative stress regulates expression of VEGFR1 in myeloid cells: link to tumor-induced immune suppression in renal cell carcinoma. J Immunol, 2008, 181: 346-353.

[47] Yamamoto M, et al. TSU68 prevents liver metastasis of colon cancer xenografts by modulating the premetastatic niche. Cancer Res, 2008, 68:9754-9762.

[48] Kusmartsev S, et al. All-trans-retinoic acid eliminates immature myeloid cells from tumor-bearing mice and improves the effect of vaccination. Cancer Res, 2003, 63:4441-4419.

[49] Nefedova Y, et al. Mechanism of all-trans retinoic acid effect on tumor-associated myeloid-derived suppressor cells. Cancer Res, 2007, 67:11021-11028.

[50] Suzuki E, et al. Gemcitabine selectively eliminates splenic Gr-l⁺/CD 11b⁻myeloid suppressor cells in tumor-bearing animals and enhances antitumor immune activity. Clin Cancer Res, 2005, 11: 6713-6721.

[51] Ko HJ, et al. A combination of chemoimmunotberapies can efficiently break self-tolerance and induce antistumor immunity in a tolerogenic murine tumor model. Cancer Res, 2007, 67: 7477-7486.

5.6 生长调控通路对转移的器官选择

◎ Suzanne A. Eccles

5.6.1 历史背景

人们一直认为,肿瘤转移的继发位点是可以大致预测的,但各类型肿瘤的转移倾向的可预测性各不相同。在17世纪已有可靠的记载,肿瘤在原发位点(如乳腺)和其他位置(如淋巴或肺)同时出现,且两者之间存在病理学联系。1829年,巴黎的妇科医生 Joseph Recamier 发现肿瘤可不连续扩散。他描述了一例乳腺癌患者的血管侵袭现象和脑中的远处转移,但没有意识到这种恶性疾病是由肿瘤细胞播散造成的。外科医生 James Paget 写道,没有必要通过细胞或微生物途径来解释肿瘤的扩散,可以假设,当播散发生于肺以外的其他器官时,肯定存在"一种未成形的癌性芽基"[1]。

其中最著名的是 James Paget 之子 Stephen 的研究,在一篇发表在1889年 Lancet 上的论文中[2],他接受了回答"在转移性肿瘤病例中,是什么决定了转移器官"这个问题的挑战。基于他本人对乳腺癌患者继发转移位点非随机分布的研究发现,以及 Fuchs 和 Cohnheim 的相关研究(两人都提出,不同器官对播散肿瘤细胞的生长表现出"抵抗性减弱"或"倾向性"),Paget 提出了"种子-土壤"假说。该假说认为,种子(肿瘤细胞)可以广泛传播,但只能在某些适宜的土壤(器官位点)中生长。这个观点已在临床和基础研究中得到充分验证。尤其是 Leonard Weiss 进行的大量尸检,证明了肿瘤转移的非随机性[3]。

即使血液循环和淋巴循环途径能够解释50%~60%的肿瘤转移,某些肿瘤细胞在某些特定位点还是存在选择性归巢、存活和(或)生长。然而,100多年过去了,我们才刚刚开始对造成这种现象的相关分子机制有所了解。为这项变革奠定基础的关键性实验是不同转移潜能肿瘤细胞系的分离[4,5]、抑制转移而对肿瘤生长无明显影响基因的识别[6-9],最近发现原发灶内的细胞克隆亚群不仅转移潜能不同,而且具有不同的转移位点选择性[10,11]。

5.6.2 微环境的作用

在探索转移位点选择性时,可以考虑从细胞水平着手研究其机制,如肿瘤细胞是如何与其他肿瘤细胞、周围环境(宿主细胞及其产物、细胞外基质)间相互作用的,以及引起表型效应的分子机制。现在已经明确,在某些肿瘤的发展过程中,肿瘤细胞的播散发生得非常早[12]。这些细胞可能会增殖、保持休眠状态,或在其他位点上种植。尤其是骨髓和淋巴结,被认为是肿瘤进一步播散的"临时中转站"(staging posts)[2,13]。随后播散的肿瘤细胞可能与最初的先驱细胞在遗传特性上有所不同,新的环境可能会诱发(或筛选)更多的遗传和表观遗传变化。显然,肿瘤细胞如果要在诸如分离(通常是失巢凋亡的诱因)、外渗等严酷的条件下生存,尤其是在新的位点(异位)存活和增殖就必须具备独特的特性。正常细胞只有在正确的组织环境中才能茁壮成长,在微环境信号的指导下,它们适量地增殖、分化、执行特定的功能,并最终死亡。即使是在很简单的多细胞生物体中,也存在一套有效的机制,以避免细胞在错误的地方生存和生长。肿瘤细胞是如何克服这些机制的呢?虽然许多进程和信号通路是共通的,并在本质上有助于肿瘤的生长、侵袭和转移。但在这里,我们要将重点放在可调控位点选择性转移的特殊途径上。

大多数细胞行为依赖于从环境中获得的信息,包括全身激素、局部作用的细胞因子或生长因子。其中可能是自分泌(细胞响应自己的配体)、近分泌(邻近细胞上的受体和配体)或旁分泌(细胞响应由不同细胞产生的因子,细胞间往往存在一定的距离)。器官选择性可能会在多个水平上被调控,即肿瘤细胞可能易于附着在不同器官的微血管上或更易于外溢。这可能是由于简单的机械性因素(低阻力有孔毛细血管或淋巴管缺乏连续的基膜)或选择性穿过内皮迁移。在本章中更为重要的概念是,依赖于细胞膜上表达的受体和遇到的配体,肿瘤细胞可能会表现出对特定微环境的明显趋向性,或在特定的微环境内选择性增殖[14,15]。

出于对治疗的考虑，最重要的是所谓转移促进基因，这些基因能使肿瘤细胞在继发位点生长和传代[16]，在许多病人中表现为微小或肉眼可见的转移灶。目前的研究重点集中在参与转移启动(可能在原发部位为肿瘤细胞转移提供有利条件，如影响血管生成)和发展(可能会影响目的地的选择)的相关因素，虽然对这些步骤的干预治疗是困难的，并且临床应用价值可能很有限。

被肿瘤细胞定植的组织本身也会被调变。最初，细胞可能会作出类似于对损伤或感染的反应；事实上，恶性肿瘤被比喻为一种不会愈合的创伤[17]，而且其中许多分子机制是相似的。通过上调如血管内皮生长因子(VEGF)、赖氨酰氧化酶(LOX)、细胞膜上的受体，尤其是蛋白酶关键基因，能释放基质中封存的局部生长因子，可能造成转移部位缺氧，促进局部侵袭和血管生成[18]。与基质中已存在的以及从骨髓中新招募的成纤维细胞相互作用，可以增强肿瘤细胞在原发位点和转移位点的存活能力，当然目前并不完全清楚这对器官选择性的影响程度。

在一些促使肿瘤进一步发展的级联反应中经常会有炎性细胞的参与。例如，CSF-1 可促进巨噬细胞产生生长因子，如血小板衍生生长因子(PDGF)、FGF、EGF 和 VEGF，它们分别促进成纤维细胞、肿瘤细胞和血管内皮细胞的增殖。相应的成纤维细胞和成肌纤维细胞分泌趋化因子如CXCL12(一种特异的 CXCR4 配体)和 CCL5(多效性细胞因子)，也可促进肿瘤的生长、侵袭和转移。虽然血管周围的巨噬细胞分泌 EGF 的说法仍有待验证，在实验模型中，肿瘤细胞的运动和外渗已与肿瘤源性 CSF-1 和巨噬细胞源性EGF 的相互作用联系在一起。在 PyVMT 转基因乳腺肿瘤模型中，当 CSF-1 基因失活时，肺转移是减少的。由于在这些动物中，转移一般仅局限于肺部，所以无法了解对其他器官特异性的影响。然而，有证据表明，在肺部，肿瘤细胞的生长依赖于巨噬细胞经 VEGF 诱导后表达的 MMP-9，而在去除巨噬细胞的小鼠肝脏中结肠癌的生长状况却变差[19]。

虽然肿瘤细胞对外源性生长因子可能会显示出一定程度的自主性，但它们往往能利用局部的配体去激活特定类型的受体。大部分所谓的生长因子实际上能够诱导细胞多效性、防止细胞凋亡、促进增殖和运动，并促进蛋白酶和血管生成因子的释放。肿瘤休眠可能是由于缺乏适当的生长因子，或者由于抑制剂(包括血管生成诱导剂和阻滞剂)的存在。此外，在特定背景下特定的信号转导通路的失活，也可能阻滞肿瘤细胞的增殖，而这些细胞在其他位点的增长是完全正常的。例如，转移抑制基因 MKK4 和 MKK7 在肺部的前列腺癌细胞里发生活化，但在原始位点则没有活性[20]。

细胞在转移器官内定植的初始阶段可能是随机的，或被肿瘤细胞与宿主内皮细胞或基质蛋白间特异性的相互黏附作用(如由整合素介导)所促进，或者是对趋化因子或细胞因子的浓度梯度做出应答。此外，最近已认识到转移前病灶中存在的复杂双向相互作用的重要性。然而，一个转

移灶若要发展到威胁生命的程度，其增长必须依靠内在和外在因素的共同维持，以促进肿瘤存活、增殖和血液供应。

5.6.3 关键的信号通路

(1) 受体酪氨酸激酶/配体

EGFR(ERB-B/HER-2，3 和 4)：受体酪氨酸激酶(RTK)的 ERB-B/HER 家族——EGFR 和 HER-2、3、4，经常在人类肿瘤中过度表达(在某些情况下发生突变)，其与配体结合可诱导二聚化以及 MAP 激酶、PI3 激酶及其他信号通路的激活。有趣的是，EGF 和 TGF-α 已被证明可通过不同的基质依赖机制调节细胞运动，如分别依赖基质中p70S6K 和 PLCγ。这两种配体都需要有功能的 EGFR，但EGF 的活性是通过 CD44 调节的，而 TGF-α 则通过整合素αvβ3 调节。运动一旦触发，是独立于 EGFR 配体的，但需要基质受体及其配体(CD44-透明质酸或玻连蛋白-αvβ3)的持续激活。因此，局部侵袭或转移器官的定植可能受到基质成分和多种配体可用性的影响[21]。

骨髓的微转移比原发瘤更常表达 HER-2/ERB-B2[22]，这表明在播散中选择这种表型，可能是由于连环蛋白(catenins)的激活增强了该位点上细胞的运动性或优先生存能力[23]。表达 ERB-B 致癌基因的乳腺癌细胞偏向于中枢神经系统转移，也许可以解释为它们的同源配体(绸蛋白/神经调节蛋白)是脑源性生长因子[24,25]。最近已证明，乳腺癌细胞株中 HER-2 基因的高表达增加了干(祖)细胞的比例及其致瘤性和侵袭性[26]。

MET/RON：C-MET 原癌基因是编码肝细胞生长因子(HGF)的酪氨酸激酶受体，可驱动细胞的侵袭和转移[27]。与其他 RTKs 一样，它可以与多种含有 SH2 结构域的蛋白质相互作用，通过多个下游通路(包括 PI3K 和 ERK)，产生多个重要的肿瘤标记。MET 的过度表达往往是由缺氧引起的，这种过表达可导致受体结构的活化，并与较差的预后相关。令人鼓舞的是，最近的实验研究表明，以 shRNA 沉默内源性 MET 基因不仅可以抑制原发肿瘤的生长和侵袭，还可以诱导已经形成转移的退化[29]。这表明，转移的维持需要MET 的持续性表达。RON 是一种 MET 相关受体，可以与MET 形成复合体，两者都可以被 EGFR、某些丛蛋白或整合素顺势激活。MET 的过表达已被与淋巴、骨、肺和肝脏转移联系在一起。过表达 EGFR 或 MET 的结肠癌或胰腺癌细胞，可能会分别对肝脏中高水平的 TGF-α 或 HGF 作出应答[29,30]。在肺转移的情况下，转移位点的 MET 表达可能是被诱导的，而不是由于表达 MET 的细胞具有生存优势[31]。MET 也可能被突变激活，尤其是在转移灶中，此时它可能不再具有配体依赖性。在转基因小鼠乳腺上皮中，RON 的过表达会诱导侵袭性肿瘤转移到肺和肝脏，这与 β-连环蛋白的磷酸化及细胞周期蛋白 D1 和 c-myc 基因的上调有关[32]。在多种人类肿瘤中，RON 也有上调和(或)突变，这些变化也许与转移相关，但尚未发现明确的与位点选择性相关的病例[33]。

胰岛素样生长因子-1 受体（IGF-1R）：已发现 IGF-1R 与多种肿瘤的发展和转移相关。在缺氧及其他 RTK 和 GPCR（如 EGFR 和 CXCR4）的共同作用下，它可以通过转录上调来增强致癌信号。有证据表明，表达 IGF-1R 的肿瘤细胞对配体的浓度梯度有趋化性应答，并能优先黏附和穿过高表达 IGFs 的组织（如骨骼和肝间质）的内皮细胞。系统性注射神经母细胞瘤细胞后，IGF-1R 的表达已被证明能促进该细胞对骨的靶向性，细胞在骨中持续生长，并随后转移到肝脏[34]。IGF-1R 在淋巴管内皮细胞中有表达，所以 IGF-1 和 IGF-2 也可以诱导淋巴管生成。此外，在 RIP-TAG2 转基因胰腺癌模型和 Lewis 肺癌中提示[35,36]，IGF-1R 可正向调节淋巴管生成因子 VEGF-C 的表达，并可能通过这两种机制中的至少一种造成淋巴转移。

PDGFR 和 FGFR：PDGF 是某些非上皮肿瘤的自分泌配体，也是许多上皮肿瘤基质招募的旁分泌诱导剂。在结肠癌中 PDGFRα 与淋巴转移相关[37]，这可能与配体 PDGF-BB 的血管生成（特别是淋巴管生成）潜力相关[38]。PDGFRα 也与前列腺癌的骨转移有关，因为其配体是由破骨细胞和成骨细胞合成的[39]。

FGF 往往与 PDGF 具有协同作用，尤其是在血管生成中。FGF-2 也与 N-钙黏蛋白存在增效作用，N-钙黏蛋白可稳定 FGFR 并导致 MAPK 信号通路的持续激活、MMP-9 的诱导以及肿瘤侵袭。FGF-2 还与 EMT 有关，在几种恶性肿瘤中与转移的早期步骤存在因果联系。在位点特异性转移方面，FGFR1 的过表达近期被证明与结肠癌的肝转移有关[40]。

神经营养蛋白酪氨酸激酶受体（TRKB）：TRKB 是一种 RTK，其主要配体是脑源性神经营养因子（BDNF）。它已被认为是神经母细胞瘤预后不良的因素之一（缺氧导致其表达增加），并与其抗药性有关。当 TRKB 在神经母细胞瘤细胞中稳定表达时，可通过自分泌循环途径，上调 HGF 及其受体 C-MET 的表达，从而增强细胞体内和体外的侵袭能力[41]。TRKB（通常还有 BDNF）也在转移的骨髓瘤、胰腺癌、肝癌、胃癌、前列腺癌以及头颈部癌症中过度表达。TRKB 和 BDNF 在卵巢癌中的过表达也与耐药性、腹水形成、大网膜转移有关[42]。最近，TRKB 被认定为一个有力的失巢凋亡（由脱离诱导的细胞凋亡）抑制剂，推定其能以 PI3K 依赖的方式，增强播散肿瘤细胞的生存能力[43]。TRKB 的过表达和活化增加了 MMP、UPA 和 VEGF 等产物，从而促进肿瘤侵袭和血管生成，并增强对失巢凋亡的抵抗性。

Eph 受体和 ephrins：Eph 受体是最大的 RTK 家族，它们的膜结合配体 ephrin（Eph）参与轴突导向，同时也参与肿瘤的血管生成和侵袭。与信号素（semaphorins）一样，"阴阳"理论显然也是这些家族功能的基础，表现为减少两种情况都与肿瘤发展有关的特定分子。在目前的讨论中值得注意的发现是，在 NSCLC 中 EphA2 的高表达与脑转移存在联系[44]，它的配体之一（EphA3）在脑中优先表达。EphA4 的过表达和 EphB2 的减少与结肠癌肝转移相关[45]。EphA1 作

为自分泌生长因子，在转移性乳腺癌细胞中的表达是增加的；它同时也通过诱导 VEGF 的释放和（或）吸引表达 EphA2 的血管内皮细胞来刺激血管的生成。EphB2 在最具侵袭性的黑色素瘤细胞中上调，并能促进血管生成。随着前列腺癌的发展，EphA2 的表达水平也会增高（在转移细胞中的表达量是非转移细胞的 10 ~ 100 倍），这种增长也出现在转移性结肠癌、胰腺癌和食管癌[46]。EphA2 通过诱导适当的微环境（丰富的血管），促进实验性乳腺癌的发展和肺转移。附加的促转移作用是癌基因依赖的，例如 EphA2 能与 ERB-B2 形成复合体，从而通过 Ras-MAPK 和 RhoA GTPase 放大信号，并提高转移能力。而在 PyVMT 转基因诱导的乳腺癌中则没有这样的作用[47]。在不同类型的肿瘤中，EphA2 作用的多样性可能还依赖于环境和癌基因表达水平。在正常情况下，配体的可用性可能会下调 EphA2 的表达。然而在缺少旁分泌刺激（低配体水平或游离肿瘤细胞）的情况下，EphA2 可能与其他受体如 ERB-B2 自由结合，并增强侵袭能力。因此在计划治疗性干预时，将这些因素考虑进去是非常重要的。

（2）G 蛋白偶联受体/配体

趋化因子是能被化学物质吸引的小因子，能不同程度地选择性结合 7 次跨膜的 G 蛋白偶联受体（GPCRs），其主要作用之一是对白细胞运输的调节和炎症反应的调控。然而，现在人们认识到，肿瘤细胞可能通过这一信号通路来实现选择性的转移位点[48,49]。CXCR4 是乳腺癌细胞向转移位点（如淋巴结、肺、骨髓）"归巢"过程中最早涉及的受体之一，在这些位点中其特异性配体（CXCL12）是高表达的。此外，在淋巴结中，表达 CCR7 的乳腺细胞能对高表达的配体（CCL21）产生应答，黑色素细胞瘤表现出高水平的 CCR10，这与皮肤转移有联系[50]。CXCR5 能对 CXCL13 产生应答，已被验证为结肠癌细胞在肝脏中生长的关键因素[51]。此后在许多其他的例子中发现，特定趋化因子与 GPCR 存在相互作用，并与选择性转移位点存在联系（在某些情况下是机械证据）。它们可能发挥化学引诱物的作用，促进肿瘤细胞对血管的黏附（模仿淋巴细胞运输），并促进其在趋化因子丰富的次级位点的生存或扩散。这其中 CXCR4 尤其令人感兴趣，因为它被认为是运输正常细胞和肿瘤干细胞的主要调节剂，并通过动员表达 VEGFR-1 的造血祖细胞，参与转移前病灶（特别是骨髓中）的建立[52,53]。

（3）信号素和丛状蛋白

细胞结合或分泌的信号素及其受体[丛状蛋白（plexin）和神经毡蛋白（neuropilins，NRP）]最初被描述为轴突导向因子，但由于其趋化感应器的作用，现在也与血管生成、肿瘤细胞侵袭和转移相联系[54]。信号素可以同时提供"停止"和"启动"信号，甚至还可以作为配体传递信号或作为受体接受信号。它们的角色是复杂的，有时甚至看似互相矛盾，反映了其细胞类型选择活性。因为神经毡蛋白还能与其他一些分子（受体如 MET，配体如 HGF、PDGF-BB、VEGF 和 TGF-β）结合，它们可以作为关键调节剂，依靠背景环境和合

作分子的可利用性发挥积极或消极的影响。3 种分泌型的信号素可与 NRP1、2 结合。SEMA3B 和 SEMA3F 最初是作为肿瘤抑制基因被发现的，在实验中能抑制前列腺癌和乳腺癌细胞的转移和侵袭，而在黑色素瘤的转移中，其作用可能部分是血管生成抑制剂[55]。而且，SEMA3A 与胰腺癌和结肠癌的发展也有联系，且有报道称 SEMA3C 与促血管生成有关。最近研究发现，SEMA3B 虽然能抑制原发肿瘤的生长，但也能通过 NRP1 和 P38 依赖的 IL-8 上调以及巨噬细胞招募来促进肿瘤的肺转移[56]。

SEMA4D 与丛状蛋白 B1 结合，通过激活 MET 和 RON 诱导肿瘤细胞侵袭。丛状蛋白 B1 和 B2 还可与 ERBB2 形成复合体。因此，SEMA4D 促进或抑制转移，取决于何种 RTK 被表达[57]。此外，SEMA3E 的裂解产物可促血管生成，而全长蛋白则可抗血管生成[58]。最近，在前列腺癌患者中，体细胞胞质区丛状蛋白 B1 基因的错义突变已在 89% 的骨转移、41% 淋巴结转移以及 46% 的原发癌中被检测到。该突变可阻碍 Rac 和 R-ras 基因的结合以及 R-RasGAP 的活性，从而增加细胞的运动性和侵袭性[59]。这些结果验证了丛状蛋白 B1 和信号素信号通路在前列腺癌中的关键作用，突变体在骨转移中的富集可能会形成促进器官选择的有利因素。由于神经毡蛋白和丛状蛋白在血管内皮细胞中表达，这些信号通路对血管生成也发挥重要的作用。

5.6.4 器官选择性

（1）骨和骨髓

骨显然是软组织来源肿瘤转移最多的位点之一，这也体现在优先到骨中定植的肿瘤细胞中具有明确的基因表达标签[10]。骨转移在乳腺癌和前列腺癌中尤其常见，虽然前者以诱导溶骨性病变为主，而后者则以诱导成骨性病变为主。这种现象可以部分解释为不同生长因子对破骨细胞［如甲状旁腺激素相关激素（PTHrP），TNF-α、IL-1、6、8］和成骨细胞（如 BMPs、PDGF、Wnt 配体）的差异激活。在前一种情况下，被激活的破骨细胞从骨基质中释放 FGF、TGF-β 和 IGF-1 等因子，以支持表达同源受体的肿瘤细胞的存活与扩散。肿瘤细胞也可能释放 GM-CSF，以刺激骨髓产生更多的破骨细胞。最终证实，在共同培养时，乳腺癌细胞能诱导其基质内的骨源性间质干细胞分泌 CCL5，可增强该肿瘤细胞的侵袭和转移潜能[60]。转移细胞可能会显示"骨模拟性"——对骨源性趋化因子和促有丝分裂因子产生应答，并进入骨退化和重塑的恶性循环[61]。这种恶性循环会被生长因子增强，如肿瘤细胞分泌或表达的 PTHrP 能活化成骨细胞和破骨细胞，使其产生 NF-κB 受体激活剂（RANKL）等细胞因子；与此同时，骨保护素（OPG）的表达则下调。骨的重塑和溶解释放 TGF-β 和 IGF-1 等生长因子，随后刺激肿瘤细胞的生长和运动，并进一步释放 PTHrP（图 5-15）。

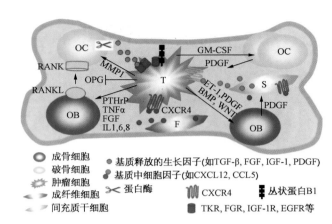

图 5-15　骨转移的关键信号通路

注：肿瘤细胞释放的因子激活破骨细胞和（或）成骨细胞。这 3 种细胞类型和基质释放的生长因子之间存在一个恶性循环，可加强肿瘤细胞的浸润和骨的破坏（重塑）。细胞因子及其受体可能也起一定作用。

表达趋化因子受体 CXCR4 的肿瘤（如乳腺癌、卵巢癌、前列腺癌、横纹肌肉瘤和神经母细胞瘤）已被证明是通过 CXCL12 依赖的方式转移至骨/骨髓中的[62]。对乳腺癌来说，骨髓可被视为独特的微环境及主要的"中转站"，不过可能存在肿瘤细胞在某个位点蛰伏多年的问题。最近有人提出 uPA/ u-PAR 信号通路可能是细胞在休眠中存活并在重新激活后得以扩散的原因。相关的分子机制涉及 uPAR 与纤连蛋白、EGFR 以及整合素的相互作用，以及 ERK 和 p38 MAPK 信号通路之间的转换[63]。也有人提出，FGFR-MAPK 信号通路在乳腺癌的骨转移中很重要。此通路中的 5 个基因在骨转移标签中被识别出来，配体 FGF1、2 储存在矿化的骨基质中，通过蛋白酶可以将其从中释放[64]。

（2）脑

人们逐渐认识到，在接受过他莫昔芬治疗的乳腺癌女性患者中，中枢神经系统会成为转移肿瘤细胞的庇护位点[65]。表达 HER-2 的细胞有更高的转移到脑的可能性，抗体不能穿过血脑屏障，故可能增加这一庇护作用。一个耐人寻味的推测是，在脑中自然存在的 ERB-B 受体的主要配体神经调节蛋白，可能促进表达 ERB-B 受体细胞的存活和增殖。在小鼠模型中，乳腺癌脑转移细胞表达的主要是星形胶质细胞产生的配体（IL-6、IGF、TGF-β）的受体，表明其中存在关键的局部旁分泌肿瘤-宿主相互作用[66]。这与在 MDA MB231 移植瘤模型中观察到的反应性胶质细胞招募现象相符合，也与协同培养这类细胞出现的乳腺癌细胞增殖能力增强的现象相符合，这些现象都被认为由分泌的生长因子所引起[67,68]。其余涉及 MDA MB231 脑转移的包括 Notch 信号通路以及上调的血管生长因子，如血管生成素和 VEGF[69]（图 5-16）。

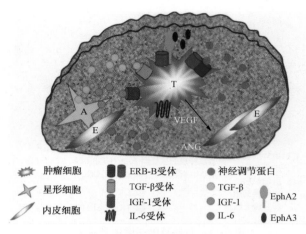

图 5-16　脑转移的关键信号通路

注：生长因子主要由星形胶质细胞产生，它可以刺激肿瘤细胞的增殖和侵袭，表达同源受体。肿瘤细胞释放的血管生成因子也牵涉其中。

（3）肺

肺是常见肿瘤特别是肉瘤的常见转移部位，因为它是释放到静脉循环的肿瘤细胞所遇到的第一个毛细血管床。不过很显然，并非所有的肿瘤细胞都能在肺中定植，其中选择性进程的存在发挥了重要作用。在 Massagué 的"肺转移标签"（LMS）中，存在编码上皮调节蛋白（epiregulin，EREG）和 TGF-β 调节的血管生成素样 4（ANGPTL4）衔接蛋白等配体的几个基因，它们与细胞外渗出该器官紧密内皮连接的能力有关。而进入含有孔毛细血管的部位，如骨髓和肝脏，并不需要这些基因。这些基因只与人类乳腺癌的肺转移有关，而与其他位点的转移无关[70]。同时，LMS 也为原发肿瘤细胞提供了生长优势[71]。

温伯格实验室的一项研究最近发现，旁分泌 CCL5-CCR5 的相互作用在肺转移中有重要作用。实验性乳腺癌中的骨髓来源间充质干细胞被刺激后可分泌 CCL5。CCL5 随即与肿瘤细胞上的 CCR5 受体结合，以 PI3 激酶依赖的方式，特异性地促进肿瘤细胞通过外渗和侵袭从微血管进入肺实质。这种转移性的增强，对肿瘤细胞的存活和增殖不会产生影响，且是可逆性的[60]。这些研究结果间有显著的联系，数据表明，与转移相关的细胞功能可能不是永久的，而是短暂表达，能够响应特定的微环境背景，尤其是转移位点释放的信号。CXCL12（CXCR4 的配体）也在肺组织中高表达，并且与肺转移有联系，至少在乳腺癌和黑色素瘤的实验性模型中是这样。与 Minn 等描述的一样，CXCL1 也出现在 LMS 中[71]。然而，在这些研究中，这些信号通路对最初的定植/外渗的影响和对持续的生存/生长的影响是无法区分的（图 5-17）。

有人曾提出，肿瘤细胞在定植的初期阶段也可能优先分泌生存所需的因子。例如，由 PKC 动态活化的黏附分子埃兹蛋白（ezrin）与骨肉瘤的肺转移存在联系[72,73]。其他研究表明，由肿瘤细胞释放的 VEGF、TGF-β、TNF-α 可导致肺

髓细胞和内皮细胞中 S100A8 和 A9 的上调，从而增强肿瘤细胞在肺中定植的能力[74]。

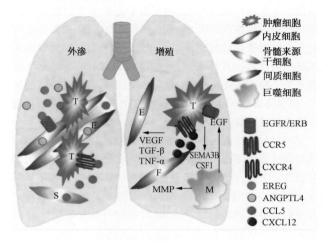

图 5-17　肺转移的关键信号通路

注：肺转移的一个重要决定因素是肿瘤细胞对肺血管内皮细胞反迁移特异性影响的能力。涉及的因子包括由肿瘤细胞释放的因子，可作用于内皮细胞（如 EREG 和 ANGPTL4）；骨髓干细胞来源的 CCL5 介导对肿瘤细胞旁分泌的刺激作用。在肺组织中，肿瘤的增长可能被 CXCR4-CCL12 相互作用所刺激。

（4）肝

肝转移的基因表达标签也已被描述，虽然其与肺转移标签有几个共同点，但不容易区分。通常与肝转移相关的两个信号通路是 TGFα-EGFR 和 HGF-MET。在一个原位实验模型中，Sasaki 等发现，KM12 结肠癌细胞高水平地表达 TGF-α，该细胞在定植到盲肠中时，能通过自分泌和旁分泌信号网络促进淋巴结和肝转移。与低表达 TGF-α 的非转移性 KM12 细胞相比，原发肿瘤位点富集 VEGF、IL-8、MMP-2 和 MMP-9，并且有高密度的血管和淋巴管，以及大量分泌 VEGF-C 的巨噬细胞。因此 EGFR 被 TGF-α 活化后，可以通过宿主炎症细胞的互补机制同时增强肿瘤细胞的淋巴和血管传播[75]。

大多数人类结肠癌表达 PDGF-A、B 的亚基，但不表达其相应的受体。PDGF-Rβ 主要在肿瘤相关的基质细胞和血管周细胞中表达，且和晚期疾病有关联。高转移性原位 KM12 肿瘤基质中的 PDGF-Rβ 表达量高于低转移性 KM12 肿瘤（或肿瘤生长位点）。这表明，无论在实验模型中还是在人类癌症中，PDGF 及其受体间的旁分泌相互作用都可能与转移有关，且受器官特异性微环境的影响[76]（图 5-18）。

（5）淋巴结

一些研究表明，淋巴转移主要是随机或非选择性的，并且通过引流淋巴中的肿瘤细胞被动运输，肿瘤细胞在运输中通过不连续基膜组成的有孔血管进行外渗。不过，其他研究也确定了一些与淋巴扩散可能相关的基因表达标签[77]。显然存在一些起决定作用的重要机制，如上皮恶性肿瘤淋巴传播的倾向高，而肉瘤即使是生长在与前者同一解剖位置也无此倾向。其中一个关键因子是促淋巴管生成

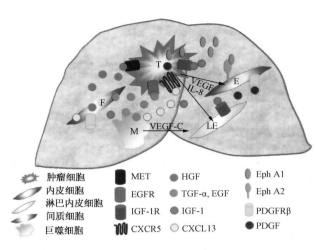

图 5-18　肝转移的关键信号通路

注：在肝组织中，肿瘤细胞上的受体如 EGFR 和 MET 可能会对高水平的配体产生应答。肿瘤细胞、宿主基质细胞和内皮细胞之间（包含肝配蛋白和趋化因子）的旁分泌相互作用也很明显。

细胞因子 VEGF-C。在几种癌症的原发肿瘤中，该因子的高表达与淋巴结转移相关，转染该基因的肿瘤细胞能促进淋巴管生成和（或）淋巴扩散，若抑制其主要受体 VEGFR-3 的表达则能抑制该过程。

此外，已经有人提出，肿瘤可能会利用趋化因子及其受体，尤其是 CCR7 及其配体 CCL19 或 CCL21，使淋巴细胞向淋巴结归巢以及通过内皮微静脉外渗。VEGF-C 和 CCR7 可

能协同作用以促进肿瘤细胞向淋巴组织的侵袭。VEGF-C 能增加淋巴分泌的 CCL21，可诱导 CCR7 依赖的肿瘤细胞向淋巴移动。VEGF-C 同时在自分泌环路中发挥作用，通过肿瘤细胞上的 VEGFR-3 受体，增加细胞在三维基质中的蛋白酶解活性和运动性，从而促进肿瘤的侵袭[78,79]（图 5-19）。

与位点选择性转移有关的生长因子-配体相互作用，举例如表 5-1 所示。

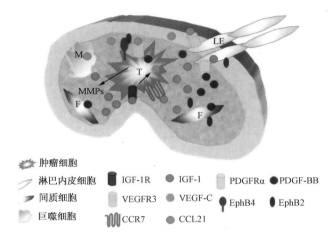

图 5-19　淋巴结转移的关键信号通路

注：淋巴转移中涉及的主要信号通路是 VEGF-C-VEGFR3 和 CCL21-CCR7 系统。PDGF-BB 通过 RTK 受体可能也发挥一定的作用。

表 5-1　可能促使肿瘤细胞向不同器官选择性转移（或生长）的生长因子/配体 - 受体相互作用举例

肿瘤细胞上的受体	配体	原发肿瘤类型	转移位点
EGFR	TGF-α/EGF	结肠癌、胰腺癌	肝
c-MET	HGF	结肠癌、胰腺癌	肝
HER-2/3/4	NRG	乳腺癌	脑
FGFR	FGF	前列腺癌	骨
FGFR1	FGF	结肠癌	肝
PDGFRα	PDGF	结肠癌、前列腺癌	淋巴结、骨
IGF-1R	IGF-1、2	神经母细胞瘤	骨、肝
EphA2	肝配蛋白 A1、A3、A4、A5	非小细胞肺癌	脑
EphA2	肝配蛋白 A1、A3、A4、A5	结肠癌、胃癌	肝
EphB4	肝配蛋白 B2	食管癌	淋巴结
CXCR2	CXCL1	乳腺癌	肺
CXCR5	CXCL13	结肠癌	肝
CXCR4	CXCL12	乳腺癌、前列腺癌、神经母细胞瘤	肺、骨、淋巴结
CCR7	CCL19/21	头颈部鳞状细胞癌、黑色素瘤、胃癌	淋巴结
CCR10	CCL27	黑色素瘤	皮肤
uPAR	uPA	乳腺癌	骨髓

（6）治疗意义

虽然研究控制肿瘤细胞最初播散和蔓延的因素（包括

原发位点的条件、肿瘤源性因子对转移位点的远程预处理、血液或淋巴液循环、外渗、在转移位点的定植）具有极大的

科学价值,但除非已形成的微转移灶的增长得到控制,否则很难治愈肿瘤。虽然设计了细胞毒性疗法来治疗全身性疾病,但在转移的治疗中往往失败,这可能是由于转移异质性[80]、先天或后天获得的耐药性、在适当的转移瘤模型中未能严格地评估这类制剂。在临床前研究中,控制转移的措施往往集中在抑制原发瘤的生长,或在肿瘤细胞全身扩散之前或之时展开治疗。

研究转移预防确实很有价值,但有必要把更多的精力放在研究控制异位肿瘤在继发位点生存和持续生长的机制上。例如,尽管 CXCR4 在促进乳腺癌移植瘤转移中起关键作用,其强抑制剂 AMD3100 却未能延长已形成肺转移小鼠的生存时间,这表明它主要是在转移开始的早期阶段发挥作用[81]。同时,如果干细胞样细胞确实是治疗失败的主要

原因,我们也必须了解它们的关键信号通路,以干预整个过程[82]。事实上,需要使用细胞减灭疗法来杀灭大多数肿瘤细胞,以及可能引起复发的干细胞样细胞。Massagué 的研究小组已经证明,成功的转移需要几种基因的组合表达,而在靶器官之间许多组合是有差异的。特别重要的是,转移的抑制需要一个以上的基因敲除(或用药物抑制其编码的蛋白质),某些基因的组合能比其他组合更有效地抑制转移[83]。在发现(或补充)关键干预位点的过程中必定会遇到极大的挑战——尤其是识别覆盖所有位点的选择性分子靶点。但随着对分子机制认识的迅速增加,这一目标总有一天会实现[15,82,84,85]。

（魏金旺 译,钦伦秀 审校）

参考文献

[1] Onuigbo W. The paradox of Virchow's views on cancer metastasis. Bull Hist Med, 1962, 36:444.

[2] Paget S. The distribution of secondary growths in cancer of the breast. Lancet, 1889, 1:571.

[3] Weiss L. Metastasis of cancer: a conceptual history from antiquity to the 1990s. Cancer Metastasis Rev, 2000, 19:193.

[4] Fidler IJ, et al. The "seed and soil" hypothesis revisited. Lancet Oncol, 2008, 9:808.

[5] Hart IR, et al. Role of organ selectivity in the determination of metastatic patterns of B16 melanoma. Cancer Res, 1980, 40:2281.

[6] Horak CE, et al. The role of metastasis suppressor genes in metastatic dormancy. APMIS, 2008, 116:586-601.

[7] Steeg PS, et al. Identification and characterization of differentially expressed genes in tumor metastasis: the nm23 gene. Basic Life Sci, 1991, 57:355.

[8] Rinker-Schaeffer CW, et al. Metastasis suppressor proteins: discovery, molecular mechanisms, and clinical application. Clin Cancer Res, 2006, 12:3882.

[9] Stafford LJ, et al. Metastasis suppressor genes in cancer. Int J Biochem Cell Biol, 2008, 40:874.

[10] Kang Y, et al. A multigenic program mediating breast cancer metastasis to bone. Cancer Cell, 2003, 3:537.

[11] Minn AJ, et al. Distinct organ-specific metastatic potential of individual breast cancer cells and primary tumors. J Clin Invest, 2005, 115:44.

[12] Husemann Y, et al. Systemic spread is an early step in breast cancer. Cancer Cell, 2008, 13:58.

[13] Sleeman JP. The lymph node as a bridgehead in the metastatic dissemination of tumors. Recent Results Cancer Res. 2000, 157:55.

[14] Dai CY, et al. Molecular correlates of site-specific metastasis. Semin Radiat Oncol, 2006, 16:102.

[15] Eccles SA. Targeting key steps in metastatic tumour progression.

Curr Opin Gene Dev, 2005, 15:77.

[16] Nguyen DX, et al. Genetic determinants of cancer metastasis. Nat Rev Genet, 2007, 8:341.

[17] Schafer M, et al. Cancer as an overhealing wound: an old hypothesis revisited. Nat Rev Mol Cell Biol, 2008, 9:628.

[18] Erler JT, et al. Three-dimensional context regulation of metastasis. Clin Exp Metastasis, 2008, 10:1007.

[19] Lewis CE, et al. Distinct role of macrophages in different tumor microenvironments. Cancer Res, 2006, 66:605.

[20] vander Griend DJ, et al. Suppression of metastatic colonization by the context-dependent activation of the c-Jun NH2-terminal kinase kinases JNKK1/MKK4 and MKK7. Cancer Res, 2008, 65:10984.

[21] Ellis IR, et al. EGF AND TGF-alpha motogenic activities are mediated by the EGF receptor via distinct matrix-dependent mechanisms. Exp Cell Res, 2007, 313:732.

[22] Putz E, et al. Phenotypic characteristics of cell lines derived from disseminated cancer cells in bone marrow of patients with solid epithelial tumors: establishment of working models for human micrometastases. Cancer Res, 1999, 59:241.

[23] Eccles SA. The role of c-erbB-2/HER2/neu in breast cancer progression and metastasis. J Mammary Gland Biol Neoplasia, 2001, 6:393.

[24] Souglakos J, et al. Central nervous system relapse in patients with breast cancer is associated with advanced stages, with the presence of circulating occult tumor cells and with the HER2/neu status. Breast Cancer Res, 2006, 8:R36.

[25] Weil RJ, et al. Breast cancer metastasis to the central nervous system. Am J Pathol, 2005, 167:913.

[26] Korkaya H, et al. HER2 regulates the mammary stem/progenitor cell population driving tumorigenesis and invasion. Oncogene, 2008, 27:6120.

[27] Benvenuti S, et al. The MET receptor tyrosine kinase in invasion and metastasis. J Cell Physiol, 2007, 213:316.

[28] Corso S, et al. Silencing the MET oncogene leads to regression of experimental tumors and metastases. Oncogene, 2008, 27：684.

[29] Herynk MH, et al. Activation of c-Met in colorectal carcinoma cells leads to constitutive association of tyrosine-phosphorylated beta-catenin. Clin Exp Metastasis, 2003, 20：291.

[30] Parker C, et al. Preferential activation of the epidermal growth factor receptor in human colon carcinoma liver metastases in nude mice. J Histochem Cytochem, 1998, 46：595.

[31] Imai J, et al. Induction of c-met proto-oncogene expression at the metastatic site. Clin Exp Metastasis, 1999, 17：457.

[32] Zinser GM, et al. Mammary-specific Ron receptor overexpression induces highly metastatic mammary tumors associated with beta-catenin activation. Cancer Res, 2006, 66：11967.

[33] Rogers SJ, et al. MET and RON receptor tyrosine kinases：novel therapeutic targets in squamous cell carcinoma of the head and neck. Curr Enzyme Inhih, 2007, 3：1.

[34] van Golen CM, et al. Insulin-like growth factor-I receptor expression regulates neuroblastoma metastasis to bone. Cancer Res, 2006, 66：6570.

[35] Lopez T, et al. Elevated levels of IGF-1 receptor convey invasive and metastatic capability in a mouse model of pancreatic islet tumorigenesis. Cancer Cell, 2002, 1：339.

[36] Tang Y, et al. Vascular endothelial growth factor C expression and lymph node metastasis are regulated by the type I insulin-like growth factor receptor. Cancer Res, 2003, 63：1166.

[37] Wehler TC, et al. PDGFRalpha/beta expression correlates with the metastatic behavior of human colorectal cancer：a possible rationale for a molecular targeting strategy. Oncol Rep, 2008, 19：697.

[38] Cao Y. Direct role of PDGF-BB in lymphangiogenesis and lymphatic metastasis. Cell Cycle, 2005, 4：228.

[39] Dolloff NG, et al. Bone-metastatic potential of human prostate cancer cells correlates with Akt/PKB activation by alpha platelet-derived growth factor receptor. Oncogene, 2005, 24：6848.

[40] Sato T, et al. Overexpression of the fibroblast growth factor receptor-1 gene correlates with liver metastasis in colorectal cancer. Oncol Rep, 2009, 21：211.

[41] Hecht M, et al. The neurotrophin receptor TrkB cooperates with c-Met in enhancing neuroblastoma invasiveness. Carcinogenesis, 2005, 26：2105.

[42] Yu X, et al. Suppression of anoikis by the neurotrophic receptor TrkB in human ovarian cancer. Cancer Sci, 2008, 99：543.

[43] Geiger TR, et al. Critical role for TrkB kinase function in anoikis suppression, tumorigenesis, and metastasis. Cancer Res, 2007, 67：6221.

[44] Kinch MS, et al. Predictive value of the EphA2 receptor tyrosine kinase in lung cancer recurrence and survival. Clin Cancer Res, 2003, 9：613.

[45] Oshima T, et al. Overexpression of EphA4 gene and reduced expression of EphB2 gene correlates with liver metastasis in colorectal cancer. Int J Oncol, 2008, 33：573.

[46] Wykosky J, et al. The EphA2 receptor and ephrinAl ligand in solid tumors：function and therapeutic targeting. Mol Cancer Res, 2008, 6：1795.

[47] Brantley-Sieders DM, et al. The receptor tyrosine kinase EphA2 promotes mammary adenocarcinoma tumorigenesis and metastatic progression in mice by amplifying ErbB2 signaling. J Clin Invest, 2008, 118：64.

[48] Zlotnik A. Involvement of chemokine receptors in organ-specific metastasis. Contrib Microbiol, 2006, 13：191.

[49] Ben-Baruch A. Organ selectivity in metastasis：regulation by chemokines and their receptors. Clin Exp Metastasis, 2008, 25：345.

[50] Muller A, et al. Involvement of chemokine receptors in breast cancer metastasis. Nature, 2001, 410：50.

[51] Meijer J, et al. The CXCR5 chemokine receptor is expressed by carcinoma cells and promotes growth of colon carcinoma in the liver. Cancer Res, 2006, 66：9576.

[52] Wang J, et al. The pivotal role of CXCL12 (SDF-1)/CXCR4 axis in bone metastasis. Cancer Metastasis Rev, 2006, 25：573.

[53] Kaplan RN, et al. Preparing the "soil"：the premetastatic niche. Cancer Res, 2006, 66：1089.

[54] Neufeld G, et al. The semaphorins：versatile regulators of tumour progression and tumour angiogenesis. Nat Rev Cancer, 2008, 8：632.

[55] Bielenberg DR, et al. Semaphorin 3F, a chemorepulsant for endothelial cells, induces a poorly vascularized, encapsulated, nonmetastatic tumor phenotype. J Clin Invest, 2004, 114：1260.

[56] Rolny C, et al. The tumor suppressor semaphorin 3B triggers a prometastatic program mediated by interleukin 8 and the tumor microenvironment. J Exp Med, 2008, 5：1155.

[57] Swiercz JM, et al. ErbB-2 and met reciprocally regulate cellular signaling via plexin-Bl. J Biol Chem, 2008, 283：1893.

[58] Christensen C, et al. Proteolytic processing converts the repelling signal Sema3E into an inducer of invasive growth and lung metastasis. Cancer Res, 2005, 65：6167.

[59] Wong OG, et al. Plexin-B1 mutations in prostate cancer. Proc Natl Acad Sci USA, 2007, 104：19040-5.

[60] Karnoub AE, et al. Mesenchymal stem cells within tumour stroma promote breast cancer metastasis. Nature, 2007, 449：557.

[61] Guise TA, et al. Basic mechanisms responsible for osteolytic and osteoblastic bone metastases. Clin Cancer Res, 2006, 12：6213s.

[62] Kucia M, et al. Trafficking of normal stem cells and metastasis of cancer stem cells involve similar mechanisms：pivotal role of the SDF-1-CXCR4 axis. Stem Cells, 2005, 23：879.

[63] Allgayer H, et al. The urokinase receptor (u-PAR)— a link between tumor cell dormancy and minimal residual disease in bone marrow? APMIS, 2008, 116：602.

[64] Smid M, et al. Genes associated with breast cancer metastatic to bone. J Clin Oncol, 2006, 24：2261.

[65] Palmieri D, et al. Her-2 overexpression increases the metastatic outgrowth of breast cancer cells in the brain. Cancer Res, 2007,

67:4190.

[66] Nishizuka, I, et al. Analysis of gene expression involved in brain metastasis from breast cancer using cDNA microarray. Breast Cancer, 2002, 9:26.

[67] Fitzgerald DP, et al. Reactive glia are recruited by highly proliferative brain metastases of breast cancer and promote tumor cell colonization. Clin Exp Metastasis, 2008, 25:799.

[68] Palmieri D, et al. The biology of metastasis to a sanctuary site. Clin Cancer Res, 2007, 13:1656.

[69] Nam DH, et al. Activation of notch signaling in a xenograft model of brain metastasis. Clin Cancer Res, 2008, 14:4059.

[70] Padua D, et al. TGFbeta primes breast tumors for lung metastasis seeding through angiopoietin-like 4. Cell, 2008, 133:66.

[71] Minn AJ, et al. Lung metastasis genes couple breast tumor size and metastatic spread. Proc Natl Acad Sci USA, 2007, 104:6740.

[72] Khanna C, et al. The membrane-cytoskeleton linker ezrin is necessary for osteosarcoma metastasis. Nat Med, 2004, 10: 82.

[73] Ren L, et al. The actin-cytoskeleton linker protein ezrin is regulated during osteosarcoma metastasis by PKC. Oncogene, 2008, 10:1038-1041.

[74] Hiratsuka S, et al. Tumour-mediated upregulation of chemoattractants and recruitment of myeloid cells predetermines lung metastasis. Nat Cell Biol, 2006, 8:1369.

[75] Sasaki T, et al. Modification of the primary tumor microenvironment by transforming growth factor alpha-epidermal growth factor receptor signaling promotes metastasis in an orthotopic colon cancer

model. Am J Pathol, 2008, 173:205.

[76] Kitadai Y, et al. Expression of activated platelet-derived growth factor receptor in stromal cells of human colon carcinomas is associated with metastatic potential. Int J Cancer, 2006, 119:2567.

[77] Eccles S, et al. Lymphatic metastasis in breast cancer: importance and new insights into cellular and molecular mechanisms. Clin Exp Metastasis, 2007, 24:619.

[78] Issa A, et al. Vascular endothelial growth factor-C and C-C chemokine receptor 7 in tumor cell-lymphatic cross-talk promote invasive phenotype. Cancer Res, 2009, 69:349.

[79] Shields JD, et al. Autologous chemotaxis as a mechanism of tumor cell homing to lymphatics via interstitial flow and autocrine CCR7 signaling. Cancer Cell, 2007, 11:526.

[80] Steeg PS. Heterogeneity of drug target expression among metastatic lesions: lessons from a breast cancer autopsy program. Clin Cancer Res, 2008, 14:3643.

[81] Smith MC, et al. CXCR4 regulates growth of both primary and metastatic breast cancer. Cancer Res, 2004, 64:8604.

[82] Eccles SA, et al. Metastasis: recent discoveries and novel treatment strategies. Lancet, 2007, 369:1742.

[83] Gupta GP, et al. Mediators of vascular remodelling co-opted for sequential steps in lung metastasis. Nature, 2007, 446:765.

[84] Eccles SA. Parallels in invasion and angiogenesis provide pivotal points for therapeutic intervention. Int J Dev Biol, 2004, 48:583.

[85] Steeg PS, et al. Metastasis: a therapeutic target for cancer. Nat Clin Pract Oncol, 2008, 5:206.85.

5.7　器官特异性转移的决定因素

◎ Yibin Kang

对于肿瘤患者来说,肿瘤发展中重要器官转移的风险给他们带来极大的焦虑感和不确定性。肿瘤细胞释放到全身的血液循环之后,在任何癌栓可以到达的器官都有发生转移的可能。然而,在对肿瘤患者的尸检记录进行大量分析之后表明,在不同的器官中转移的相对分布并不是随机的。某些器官如骨骼、肺、肝,经常成为肿瘤转移的靶点,而其他器官和组织如脾和肌肉,则很少受到影响[1]。

转移的器官亲嗜性(metastasis organotropism)反映了一个证据充分的事实,即每种类型的肿瘤都表现出独特的继发器官转移模式(图 5-20)[1,2]。例如,近85%的进展期前列腺癌患者有骨转移;相比之下,晚期结直肠癌患者则主要

发生肝转移,很少骨转移。乳腺癌通常转移到骨、肝、肺,至少25%的进展期乳腺瘤患者在诊断时即发现有这些器官的转移(图 5-20),而在尸检时则有超过 60%[3]。乳腺肿瘤从原发位点转移到远处器官,如肾、脾或子宫则比较少见。

5.7.1　器官特异性转移的血流动力学和"种子-土壤"假说

两大理论被提出来解释肿瘤转移的器官亲嗜性。由于血行传播是转移扩散的主要途径,原发肿瘤和转移器官之间血管连接的解剖结构可能对转移风险具有重要影响。转移的器官亲嗜性中血管解剖和血流动力学的重要性——血

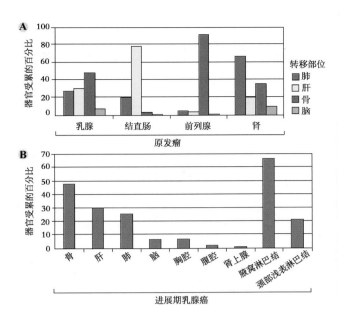

图 5-20 乳腺癌、大肠癌、前列腺癌、肾癌转移的器官分布格局

注：(A)处于远处转移阶段的几种器官肿瘤初次诊断时，在 4 个常见转移部位(肺、肝、骨和脑)所占的比例[1]。(B)进展期乳腺癌患者在诊断时的器官分布格局[1]。器官受累的百分比在尸检中往往显著升高(本图中显示的数据来自 Hess 等的研究[1]，图来自参考文献[2])。

液动力假说——是由美国著名病理学家、纽约纪念斯隆-凯特琳癌症中心创始人 James Ewing (1866 ~ 1943) 提出的。在他极具影响力的教科书《肿瘤性疾病》(Neoplastic Diseases)中，Ewing 发现"组织对发生继发肿瘤特别易感，这是转移研究中的有趣阶段……循环机制无疑可以解释这些大部分的特殊性，因为还没有证据表明任何一个实质器官比其他器官更适合肿瘤细胞栓的生长。脾似乎发生肿瘤转移的概率极低。"事实上，血液流动模式至少可以部分解释肠道肿瘤如大肠癌患者发生肝转移机会较多，而前列腺癌患者常发生脊柱骨转移(图 5-21)。

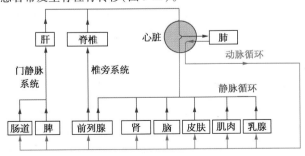

图 5-21 血流模式对不同肿瘤转移器官分布格局的影响

注：大多组织的静脉血引流入心脏的右侧，其后进入肺部，而脾和肠道的静脉经肝门静脉直接进入肝脏。因此，多数肿瘤发生肺转移，而大肠癌往往导致肝转移。前列腺癌细胞通过椎旁血管转移到脊柱，在形成骨转移(图来自参考文献[51])。

血行转移大多是通过动脉循环播种。在血液反回到全身动脉循环之前，静脉循环导致来源于实体肿瘤如乳腺癌的癌栓在肺微血管被捕获。这在很大程度上可以解释转移好发于肺。相比之下，由结直肠癌扩散的肿瘤细胞在到达肺部之前，则优先通过肝-门静脉系统传递到肝脏。因此，结肠癌播散的癌栓在获得向其他内脏器官种植转移的机会之前，有更大的概率被肝脏微血管捕获。类似的，前列腺癌细胞往往通过椎旁的巴斯顿静脉丛转移到脊柱，这可以解释为何晚期前列腺癌患者发生骨转移的概率很高(图 5-21)。

虽然血流模式有助于转移，Leonard Wsiss 在对 16 个原发肿瘤和 8 个转移靶器官之间的转移模式进行深入分析后发现，只有 66% 的患者原发瘤与继发器官之间的转移能够单独由血流动力学来解释[4]。其余的病例，某些器官比仅依靠血管输入量所预测的更适合转移病灶的生长，而另一些则对转移灶的生长更"不利"。肿瘤细胞与转移器官之间产生积极或消极相互作用的概念被很好地概括为经典的"种子-土壤"假说，这是由英国外科医生 Stephen Paget 于 1889 年提出的。他推测，恶性肿瘤细胞从原发肿瘤上脱落并在全身散播，但转移灶的形成只发生在种子(扩散的肿瘤细胞)和土壤(继发器官)相容的时候[5,6]。

种子和土壤相互作用的决定因素可能包括：肿瘤细胞对某些器官的选择性滞留或归巢；某些肿瘤细胞具有的独特性质使其在异位微环境中能够生存和成长；继发器官能够提供特定组合的刺激因子，以促进转移灶的形成。然而，由于器官特异性转移模型的建立相当困难，以及转移性肿瘤基因的复杂性，确定这些特定"种子"或"土壤"的分子特性是一项艰巨的任务。

为研究转移器官亲嗜性，Josh Fidler 和他的团队基于 20 世纪 70 年代初的观察，即来源于特定位点的转移肿瘤细胞往往表现出对该器官特异增强的转移能力，提出了一项特别富有成效的实验方法[7]。这种器官特异性转移在亲代细胞株中被发现已预先存在，且在体内转移实验中检测到，这种特异性在靶器官内通过 Darwinian 选择轻易地增强。Joan Massagué、Richard Hynes、Robert Weinberg 和其他研究者在动物转移模型中应用 DNA 芯片分析技术(图 5-22)，在体内选定的各种器官特异性转移变异中识别出一系列基因差异性表达[8-13]。在这些器官特异性转移基因标签中确定的许多基因，后来被证明在转移中有重要功能和很高的临床相关性。这些类型的功能基因组研究已大大加快了近年来的器官亲嗜性研究，并为这一神秘现象的机制研究提供了前所未有的见解。在这里，我们将用骨转移和肺转移来阐述促进器官特异性转移的复杂肿瘤与基质间的相互作用。

5.7.2 骨转移：RANK-RANKL-OPG 的恶性循环

骨转移已成为转移亲嗜性研究最深入的领域，这主要由于两方面的原因。首先，骨转移常见于许多晚期实体肿瘤，如乳腺癌、前列腺癌和肺癌。在有肿瘤转移的患者中，多数转移到骨骼[14]，并且骨转移的患者易患衰弱性并发症，如骨折、严重的骨痛、神经压迫和高钙血症。当前可用于骨转移的治疗主要是姑息治疗，迫切需要更有效的治疗方法。其次，正常骨骼的动态平衡由两个独特类型的细胞维持，它们具有相反但紧密联系的功能，即构建骨的成骨细胞和降解骨的破骨细胞。从骨动态平衡研究中获得的知识极大地促进了骨转移的研究，因为骨转移的病理表现显示是由于破骨细胞和成骨细胞活性的微妙平衡被破坏而引起的，最终导致成骨或溶骨性骨病变。

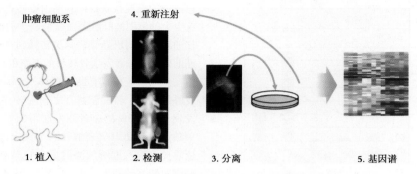

图 5-22　组织特异性转移基因的体内鉴定选择方法示意图

注：实验通常分 5 个步骤进行：①肿瘤细胞株注入同源或免疫功能低下动物，可通过两个注射途径：原位注射到解剖学相关位点，或直接注射入血液循环。②转移的发展由适当的非侵入性成像技术如 X 线成像或发光成像来监测。③肿瘤细胞亚系由从转移位点分离的肿瘤细胞建立。④通过在一个新的动物群体进行第二轮注射测试亚系转移潜能的增强。可进行连续几轮的筛选，以获得转移性最强的亚群。⑤在建立并检测足够多的变异细胞系之后，用微阵列分析和统计分析对转移候选基因进行验证，可进一步在动物模型中检验或在人类肿瘤标本中进行免疫组化相关分析（图来自参考文献[52]）。

成骨细胞由间质祖细胞分化而来，间质祖细胞还可分化成肌细胞、脂肪细胞和软骨细胞[15]。其分化主要由 Runx2 控制，Runx2 是在成骨细胞谱系中特别活跃的主转录因子。与此相对，破骨细胞则来源于造血干细胞的单核-巨噬细胞谱系，其分化的重要信号分子包括 RANKL 和 M-CSF。RANKL 与破骨细胞前体细胞的受体 RANK 结合，导致 TRAF 家族蛋白如 TRAF6 的招募，TRAF6 为通过 NF-κB 和 JNK 途径激活促使破骨细胞分化和成熟的基因程序。除了分泌 RANKL 以激活破骨细胞分化之外，成骨细胞也表达骨保护素（OPG），这是一种可以结合和隔绝 RANKL 的诱骗受体，能够防止其对 RANK 的激活。RANKL 和 OPG 也可以由许多骨微环境中的基质细胞分泌，包括成纤维细胞、活化的 T 细胞或树突状细胞，以及内皮细胞[16,17]。RANKL 和 OPG 在骨微环境中的相对丰度决定了破骨细胞的相对活性。在正常生理条件下，成骨细胞和破骨细胞功能的相互影响，使体内有活跃的骨重塑（吸收旧骨随后形成新骨），以保持骨骼系统的力量。这种微妙平衡的破坏，将导致骨质疏松（骨质流失）和石骨症（骨过度增厚）等病理状态。

在骨转移中，破骨细胞和成骨细胞活动的平衡被打破，结果造成骨的完整性受到破坏，有利于扩散肿瘤细胞在骨髓中的增长[14]。前列腺癌患者的骨转移大多数是成骨性的，在肿瘤细胞附近经常发现新骨碎片。乳腺癌可以同时产生溶骨性和成骨性骨转移，但在大多数乳腺癌患者中骨转移是溶骨性的，因为乳腺癌细胞在平衡中更倾向于增强

破骨细胞的活性[14,18]。目前认为，乳腺癌细胞不具有进行高度特异性骨吸收的能力。相反，肿瘤细胞分泌的因子可以促进 RANKL 的产生，并减少成骨细胞和骨基质细胞中 OPG 的表达，这些骨基质细胞包括肿瘤相关成纤维细胞、免疫细胞（例如，活化的 T 细胞和巨噬细胞）、血小板和内皮细胞（图 5-23）。甲状旁腺激素相关蛋白（PTHrP）是其中的肿瘤分泌因子，它能刺激成骨细胞分泌 RANKL。除了 PTHrP，肿瘤细胞还能分泌或诱导基质细胞产生其他因子，以促进破骨细胞的形成[14,17,19]，这些因子包括 IL-1[20]、IL-8[21]、GM-CSF[22]以及前列腺素 E2[23]（图 5-22）。

通过对 MDA-MB-231 乳腺癌细胞系的骨转移源性亚群进行基因组作图分析后发现了"骨转移基因标签"，包括骨桥蛋白（OPN）、CTGF、FGF5、IL-11、CXCR4、MMP-1、ADAMTS1，以及许多其他基因[9,24]。这些基因构成器官特异性"工具箱"，可促进肿瘤细胞在骨中的归巢（由趋化因子受体 CXCR4 介导），降解骨基质中的胶原蛋白（由 MMP-1 介导），激活破骨细胞（通过 IL-11 诱导成骨细胞中前列腺素 E2 的表达；通过 MMP-1 和 ADAMTS1 启动的 EGFR 依赖的旁分泌信号级联通路，抑制成骨细胞中 OPG 的表达）[25]，促进血管生成（由 CTGF 和 FGF5 介导）。对这些骨转移候选基因的验证性实验表明，显著提高低转移细胞的骨转移能力往往需要同时上调多个转移基因的表达[9]。这项研究强调了器官特异性转移的多基因性。

骨基质就像肥沃的土壤，为肿瘤细胞、骨细胞和其他基质成分之间的相互病理作用提供营养。破骨细胞在骨吸收

的同时向骨基质中释放大量的生长因子,包括 IGF、TGF-β、PDGF 和 BMP(图 5-23)。这些生长因子能刺激肿瘤细胞的生长,并促进骨转移因子如 PTHrP、CTGF、IL-11 和 VEGF 的产生,从而在骨转移中形成所谓的恶性循环[14,26,27]。

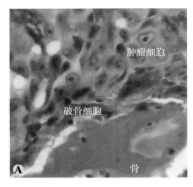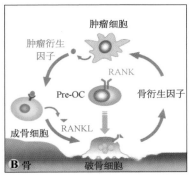

图 5-23　溶骨性骨转移的肿瘤-基质相互作用

注:(A)乳腺癌细胞株 MDA-MB-231 在无胸腺小鼠后肢形成的典型溶骨性骨转移。组织学图像显示肿瘤细胞(左上)通过激活和招募位于肿瘤细胞和骨表面之间的多核破骨细胞,破坏矿化骨基质(右下)。(B)溶骨性骨转移的恶性循环。骨的动态平衡是由形成骨的成骨细胞和降解骨的破骨细胞之间的平衡维持的。破骨细胞的分化和活化依赖于趋化因子 RANKL 与前破骨细胞表面受体 RANK 的结合。RANKL 由成骨细胞及其他骨基质细胞,如成纤维细胞、活化的 T 细胞和树突状细胞、血管内皮细胞等产生。肿瘤细胞产生一系列因子,影响骨和间质细胞并改变骨基质,通常使骨的动态平衡向溶骨性骨质破坏倾斜。这些肿瘤源性因子包括血管生成因子,如 FGF 和 VEGF;免疫细胞调节剂,如 TNF-α、TGF-β 和 GM-CSF;成纤维细胞活化剂,如 FGF 和 TGF-β。一些肿瘤细胞来源的蛋白酶也可直接(如 MMP-1/胶原酶 Ⅰ)或间接参与骨退化(促进 RANKL 从细胞表面的溶解)。其他肿瘤来源的细胞因子和细胞表面或 ECM 中的蛋白质,可促进破骨细胞或成骨细胞的分化、激活、招募(如 BMP、IL-11、OPN 和内皮素-1)或肿瘤细胞到骨的归巢(如 CXCR4)。通过骨溶解从骨基质中释放的生长因子促进肿瘤细胞的生长和恶性表型(图来自参考文献[2])。

有趣的是,越来越多的证据表明,乳腺癌细胞可能被赋予特殊的内在属性,以有效地参与骨组织的相互作用。乳腺癌细胞激活破骨细胞的能力,与其在正常乳腺组织中的同源细胞——乳腺上皮细胞(MECS)在泌乳时的能力非常相似。为了在乳汁中存入足够的钙质,MECS 可以过度表达 PTHrP,从而刺激破骨细胞的活性,造成骨的吸收和钙的释放[28]。在小鼠中敲除 PTHrP 基因后,其哺乳过程中骨质流失明显降低[29]。此外,许多骨细胞发育的关键因子,在乳腺功能和乳腺癌恶化中也起到重要作用。例如,破骨细胞分化因子 RANKL 可通过 NF-κB 信号通路激活乳腺上皮细胞中细胞周期蛋白 D1 的表达,从而在乳腺发育中起重要作用[30,31],同时该因子也被证明在孕激素诱发的乳腺癌中发挥关键作用[32]。缺乏 RANKL 或其受体的小鼠,在怀孕期间将不能形成小叶腺泡状的乳腺结构,最终导致新生幼鼠的死亡。研究还发现,RANK 也在乳腺癌细胞中表达,并在骨中 RANKL 的刺激下促进侵袭、迁移和组织特异性骨转移[33]。

Runx2 是成骨细胞分化的主要调节因子,存在于新生的乳腺上皮细胞中,有助于哺乳期中 β-酪蛋白(β-casein)和 OPN 的表达[34]。值得关注的是,Runx2 被发现在骨转移性乳腺癌细胞中过表达,并能激活骨转移相关的几个基因,如 MMP9、OPN、BSP 和 RANKL[35,36]。在乳腺癌细胞中大量表达负性的 Runx2 可以显著抑制骨转移[37]。此外,对骨转移性乳腺癌细胞的基因表达分析显示存在高水平骨相关基因的表达[38],与先前在亲骨性乳腺癌和前列腺癌细胞中描述的拟骨表型是一致的。

总的来说,这些研究强调了恶性乳腺癌的能力,它可利用乳腺组织预先存在的功能或进行表型过渡,以增补或模仿驻留在骨微环境中的细胞。因此,乳腺癌骨转移可以作为支持 Stephen Paget"种子-土壤"理论令人信服的一个例子。我们对骨转移分子机制的了解也会带来更好的靶向治疗方法。例如,药物 bisphophonates 被广泛应用于缓解溶骨性乳腺癌患者的骨质流失和骨痛,因为 bisphophonates 可通过覆盖在骨基质表面,诱导破骨细胞凋亡,阻止上述恶性循环[14]。其他骨转移抑制剂包括 RANKL 和 PTHrP 的封闭抗体、内皮素-1 抑制剂、TGF-β 抑制剂以及维生素 D 类似物,目前正在临床试验中。

5.7.3　肺转移:靶向血管内皮和肺转移促进基因

在对肺亲嗜性转移的研究中,大量工作集中在鉴别介导肿瘤细胞向肺血管内皮细胞黏附的细胞间相互作用分子上。当乳腺肿瘤细胞到达肺毛细血管时,由于血管收窄,它们可以被物理性滞留。最近有证据表明,肺中肿瘤细胞的黏附和外渗也是由特定的分子介导的，包括肿瘤细胞表面的黏附分子和血管内皮细胞上的相应受体。趋化因子受体CXCR4和CCR7在人类乳腺癌细胞高表达，能介导这些细胞在大量表达各自配体CXCL12/SDF-1和CCL21的转移位点（如肺、骨和区域淋巴结等）的归巢[39]。Brown等人从小鼠转移性乳腺肿瘤中构建了cDNA噬菌体表达库，以此来识别结合到肺血管的蛋白结构域[40]。从中发现蛋白质异黏蛋白（metadherin）的一个跨膜结构域，通过与肺血管内皮细胞上的一个未知受体结合，介导肿瘤细胞特异性地以肺而非其他器官为靶标[40]。另一项研究显示，乳腺癌细胞对肺血管内皮细胞的黏附作用是由细胞表面表达的α6β4整合素介导的，并能与人类CLCA2蛋白相结合，该蛋白是肺小动脉、动脉、静脉管腔表面内皮细胞上表达的钙敏感氯离子通道蛋白[41]。此外，在大鼠乳腺癌模型中，乳腺癌细胞表面表达的纤连蛋白被证明可与肺内皮细胞上的二肽基肽酶IV（DPP IV）相互作用，从而介导黏附作用[42]。如果这些黏附蛋白中的一个或多个被证明显著地参与到临床肺转移，这些配体和（或）受体的中和肽可被研究用以阻断肺转移。

对来自MDA-MB-231乳腺癌细胞系的肺亲嗜性变异细胞进行基因组分析，发现了一个肺转移基因标签，其中包括EGF家族成员上皮调节蛋白（epiregulin），细胞黏附分子SPARC和VCAM1、MMP-1、IL-13诱饵受体IL-13Rα2等[43]。这与骨转移的功能基因组学研究中所观察到的一致[9]，在此标签中的单个基因的过度表达只导致肺转移轻微地增强，而多个基因同时表达则对肺转移有显著的促进作用[10]。在这些肺转移相关基因中，EGFR配体上皮调节蛋白、COX2、MMP-1和2被证明能共同促进原发肿瘤中的血管生成以及肿瘤细胞的内渗和外渗，从而促进肿瘤细胞在肺转移位点的定植。很重要的是，当用肺转移的基因标签来分析原发性乳腺肿瘤基因表达谱时，它能成功地区分高风险与低风险的肺转移（而不是骨转移）患者[10]。

目前骨转移和肺转移基因标签之间只有有限的重叠（例如CXCR4和MMP-1），这表明不同类型的器官特异性转移对功能有不同的要求。然而，已发现几个信号通路在骨和肺转移中都有重要的调节作用。例如，NF-κB被发现在肺转移中非常关键。因此，使用NF-κB通路抑制剂可减少肺转移[44]。NF-κB还可通过分泌破骨细胞分化因子GM-CSF刺激破骨细胞发生，从而促进乳腺癌溶骨性骨转移[22]。TGF-β是溶骨性骨转移恶性循环中重要的骨基质来源"土壤因子"，它能激发骨转移基因，如PTHrP、IL-11和CTGF[9,24]的表达，同时也被证明可以促进肺转移[45,46,47]。在乳腺癌发展过程中TGF-β通路可发挥一对相反的作用[48]。它既能抑制正常乳腺上皮细胞增殖并抑制早期癌症，同时也能促进晚期肿瘤的恶变。因此，针对TGF-β通路进行预防或治疗转移的方法，可能只适用于处于特定的晚期治疗窗口的部分肿瘤患者[49-52]。

5.7.4　现有的转移器官亲嗜性模型及其未来发展方向

除了血流动力学的作用以及转移位点"种子-土壤"的相互作用，转移的器官亲嗜性也可能受到很多其他因素的影响，这些将在其他章节中讨论。例如，存在于转移前壁龛中的细胞或分子组分以及器官特异性生存因子，都能使肿瘤细胞在有别于原发肿瘤的外界微环境中避免凋亡。虽然，转移的器官亲嗜性仍然是肿瘤研究中一个有待开发的领域，但对这种现象日益成熟的认识正在形成（图5-24）。癌基因的改造可产生肿瘤起始细胞，继而形成异质性的原发肿瘤。原发瘤可能进一步遗传变异以产生器官亲嗜性转移，或在组织特异性方面保持原样，只发展适宜在继发器官微环境的选择压力下生长的能力。扩散的肿瘤细胞通过全身的血液循环到达多个远处靶器官。血流模式无疑增长了不同器官接收癌栓的相对危险性，也增长了特定类型原发肿瘤发展到转移肿瘤的风险。肿瘤细胞可能会提高趋化因子受体的表达，以挑选出能产生一系列特定趋化因子的适宜靶器官。肿瘤细胞通过特异类型的黏附分子结合到内皮细胞上，从而进一步明确靶器官的特异性。随后，肿瘤细胞渗出、迁移，并最终到达转移前壁龛，原发肿瘤已提前通过远距离动员做好了其归巢的准备。为了在靶器官增殖，肿瘤细胞必须依靠自身的能力以适应宿主器官的微环境，并与器官内多种细胞类型进行有益的互动。

转移的器官亲嗜性是肿瘤研究中最古老的问题之一，由于其在转移性疾病的预防和治疗中的重要意义，在当代也受到了广泛的关注。虽然，近几年对肿瘤器官亲嗜性的研究快速进展，有几个问题仍有待今后的研究加以解决。

1）每个器官特异性转移所必需的特殊功能组合是哪些？在不同类型的肿瘤之间有什么区别？转移细胞中实现这些功能的基因组合是哪些？

2）我们能否确定转移器官亲嗜性的主要调节因子？候选的主要调节因子已被提出，如在正常乳腺发育和骨生理中有作用的Runx2。然而，复杂的计算或系统生物学方法将为更迅速全面地识别其他主要调节因子奠定基础。

3）促转移信号通路，如TGF-β和NF-κB，是否通过不同的下游介质来促器官特异性转移？促转移途径的效应分子是什么？

4）是否可以通过联合应用先进的体内成像技术和基因表达调控技术来改进实验动物模型？这样的实验平台，将为我们提供许多必要的信息，如转移基因在时间和空间上的要求，使我们能够更准确地评估肿瘤与宿主间的相互作用。这还将促进抗转移试剂的发展和完善，增加其在临床试验中获得成功的机会。

5）肿瘤起始的肿瘤干细胞和转移器官亲嗜性之间是否存在联系？肿瘤干细胞的不同细胞来源是否决定了其转移的倾向性，包括转移器官亲嗜性？不同宿主组织的微环境是

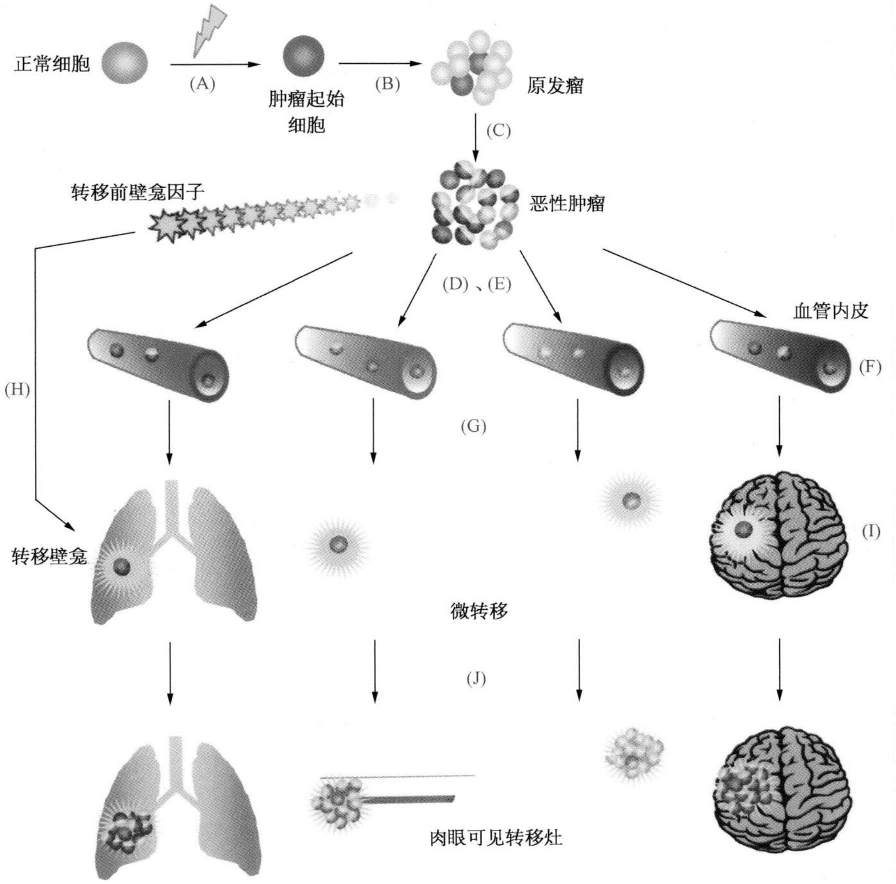

图 5-24　器官亲嗜性转移的综合模型

注：肿瘤发生是将正常细胞转变成肿瘤起始细胞（用红色表示，A），并发展为异质性原发肿瘤（B）。获得总的和器官特异性转移能力后（用不同颜色表示，C），原发肿瘤发生进一步恶变并开始通过血液循环向身体的不同器官播散（D）。肿瘤细胞到达并停留在特定靶器官的数量，取决于血流模式和肿瘤细胞与靶器官间的分子作用。趋化因子，如 SDF1 介导过度表达其同源受体的肿瘤细胞进行器官特异性归巢（E）。不同器官的毛细血管床（用不同颜色的血管表示）通过肿瘤细胞和血管内皮细胞的特定黏附作用捕获不同亚群的肿瘤细胞（F）。黏附的肿瘤细胞侵袭穿过内皮细胞层和基膜（G）达到组织的实质。原发瘤释放的刺激因子（H）形成的转移前壁龛，有利于微转移的初步建立（I）。在转移前壁龛中只有转移性 CSC 被标示出来（I），因为它们是假设的能够播种继发性肿瘤的唯一细胞。活跃的肿瘤-基质相互作用（J）支持微转移向危及生命的肉眼可见大转移发展（K）（图来自参考文献[2]）。

否会选择不同种类的肿瘤干细胞？肿瘤细胞是否利用正常组织干细胞巢向远处器官定植？

6）怎样才能将日益增长的器官特异性转移的知识，转化成为更好的转移性乳腺癌预防和治疗措施？如何完善测试新型抗转移治疗疗效的临床试验设计？

（魏金旺 译，钦伦秀 审校）

参考文献

[1] Hess KR, et al. Metastatic patterns in adenocarcinoma. Cancer, 2006, 106:1624-1633.

[2] Lu X, et al. Organotropism of breast cancer metastasis. J Mammary Gland Biol Neoplasia, 2007, 12:153-162.

[3] Lee YT. Breast carcinoma: pattern of metastasis at autopsy. J Surg Oncol, 1983, 23:175-180.

[4] Weiss L. Comments on hematogenous metastatic patterns in humans as revealed by autopsy. Clin Exp Metastasis, 1992, 10:191-199.

[5] Paget S. Distribution of secondary growths in cancer of the breast. Lancet, 1889, 1:571-573.

[6] Fidler IJ. The pathogenesis of cancer metastasis: the "seed and soil" hypothesis revisited. Nat Rev Cancer, 2003, 3:453-458.

[7] Fidler IJ. Selection of successive tumour lines for metastasis. Nat New Biol, 1973, 242:148-149.

［8］Kang Y. Functional genomic analysis of cancer metastasis: biologic insights and clinical implications. Expert Rev MolDiagn, 2005, 5: 385-395.

［9］Kang Y, et al. Amultigenic program mediating breast cancer metastasis to bone. Cancer Cell, 2003, 3:537-549.

［10］Minn AJ, et al. Genes that mediate breast cancer metastasis to lung. Nature, 2005, 436:518-524.

［11］Minn AJ, et al. Distinct organ-specific metastatic potential of individual breast cancer cells and primary tumors. J Clin Invest, 2005, 115:44-55.

［12］Yang J, et al. Twist, a master regulator of morphogenesis, plays an essential role in tumor metastasis. Cell, 2004, 117: 927-939.

［13］Clark EA, et al. Genomic analysis of metastasis reveals an essential role for RhoC. Nature, 2000, 406: 532-535.

［14］Mundy GR. Metastasis to bone: causes, consequences and therapeutic opportunities. Nat Rev Cancer, 2002, 2:584-593.

［15］Harada S, et al. Control of osteoblast function and regulation of bone mass. Nature, 2003, 423:349-355.

［16］Boyle WJ, et al. Osteoclast differentiation and activation. Nature, 2003, 423:337-342.

［17］Siclari VA, et al. Molecular interactions between breast cancer cells and the bone microenvironment drive skeletal metastases. Cancer Metastasis Rev, 2006, 25:621-633.

［18］Steeg PS. Tumor metastasis: mechanistic insights and clinical challenges. Nat Med, 2006, 12:895-904.

［19］Roodman GD. Mechanisms of bone metastasis. N Engl J Med, 2004, 350:1655-1664.

［20］Pantschenko AG, et al. The interleukin-1 family of cytokines and receptors in human breast cancer: implications for tumor progression. Int J Oncol, 2003, 23:269-284.

［21］Bendre MS, et al. Expression of interleukin 8 and not parathyroid hormone-related protein by human breast cancer cells correlates with bone metastasis in vivo. Cancer Res, 2002, 62:5571-5579.

［22］Park BK, et al. NF-kappaB in breast cancer cells promotes osteolytic bone metastasis by inducing osteoclastogenesis via GM-CSF. Nat Med, 2007, 13:62-69.

［23］Ohshiba T, et al. Role of prostaglandin E produced by osteoblasts in osteolysis due to bone metastasis. Biochem Biophys Res Commun, 2003, 300:957-964.

［24］Kang Y, et al. Breast cancer bone metastasis mediated by the Smad tumor suppressor pathway. Proc Natl Acad Sci USA, 2005, 102:13909-13914.

［25］Lu X, et al. ADAMTS1 and MMP1 proteolytically engage EGF-like ligands in an osteolytic signaling cascade for bone metastasis. Genes Dev, 2009, 23:1882-1894.

［26］Gupta GP, et al. Cancer metastasis: building a framework. Cell, 2006, 127:679-695.

［27］Korpal M, et al. Imaging transforming growth factor-beta signaling dynamics and therapeutic response in breast cancer bone metastasis. Nat Med, 2009, 15:960-966.

［28］Kovacs CS. Calcium and bone metabolism during pregnancy and lactation. J Mammary Gland Biol Neoplas, 2005, 10: 105-118.

［29］van Houten JN, et al. Mammary-specific deletion of parathyroid hormone-related protein preserves bone mass during lactation. J Clin Invest, 2003, 112:1429-1436.

［30］Fata JE, et al. The osteoclast differentiation factor osteoprotegerin-ligand is essential for mammary gland development. Cell, 2000, 103:41-50.

［31］Cao Y, et al. IKKalpha provides an essential link between RANK signaling and cyclin D1 expression during mammary gland development. Cell, 2001, 107:763-775.

［32］Schramek D, et al. Osteoclast differentiation factor RANKL controls development of progestin-driven mammary cancer. Nature, 2010, 10:1038.

［33］Jones DH, et al. Regulation of cancer cell migration and bone metastasis by RANKL. Nature, 2006, 440:692-696.

［34］Shore P. A role for Runx2 in normal mammary gland and breast cancer bone metastasis. J Cell Biochem, 2005, 96:484-489.

［35］Barnes GL, et al. Osteoblast-related transcription factors Runx2 (Cbfal/AML3) and MSX2 mediate the expression of bone sialoprotein in human metastatic breast cancer cells. Cancer Res, 2003, 63:2631-2637.

［36］Pratap J, et al. The Runx2 osteogenic transcription factor regulates matrix metalloproteinase 9 in bone metastatic cancer cells and controls cell invasion. Mol Cell Biol, 2005, 25:8581-8591.

［37］Barnes GL, et al. Fidelity of Runx2 activity in breast cancer cells is required for the generation of metastases-associated osteolytic disease. Cancer Res, 2004, 64:4506-4513.

［38］Bellahcene A, et al. Transcriptome analysis reveals an osteoblast-like phenotype for human osteotropic breast cancer cells. Breast Cancer Res Treat, 2007, 101:135-148.

［39］Muller A, et al. Involvement of chemokine receptors in breast cancer metastasis. Nature, 2001, 410:50-56.

［40］Brown DM, et al. Metadherin, a cell surface protein in breast tumors that mediates lung metastasis. Cancer Cell, 2004, 5: 365-374.

［41］Abdel-Ghany M, et al. The breast cancer beta 4 integrin and endothelial human CLCA2 mediate lung metastasis. J Biol Chem, 2001, 276:25438-25446.

［42］Cheng HC, et al. Lung endothelial dipeptidylpeptidaseD IV promotes adhesion and metastasis of rat breast cancer cells via tumor cell surface-associated fibronectin. J Biol Chem, 1998, 273:24207-24215.

［43］Gupta, GP, et al. Mediators of vascular remodelling co-opted for sequential steps in lung metastasis. Nature, 2007, 446,765-770.

［44］Jiang WG, et al, eds. Growth Factors and Their Receptors in Cancer Metastasis. Boston: Kluwer Academic, 2001.

［45］Muraoka RS, et al. Blockade of TGF-beta inhibits mammary tumor cell viability, migration, and metastases. J Clin Invest, 2002, 109:1551-1559.

[46] Siegel PM, et al. Transforming growth factor beta signaling impairs Neu-induced mammary tumorigenesis while promoting pulmonary metastasis. Proc Natl Acad Sci USA, 2003, 100:8430-8435.

[47] Padua D, et al. TGFbeta primes breast tumors for lung metastasis seeding through angiopoietinlike 4. Cell, 2008, 133, 66-77.

[48] Kang Y. Pro-metastasis function of TGFβ mediated by the Smad pathway. J Cell Biochem, 2006, 98:1380-1390.

[49] Yingling JM, et al. Development of TGF-beta signalling inhibitors for cancer therapy. Nat Rev Drug Discov, 2004, 3:1011-1022.

[50] Korpal M, et al. Targeting the transforming growth factor-beta signalling pathway in metastatic cancer. Eur J Cancer, 2010, 46: 1232-1240.

[51] Weinberg RA. The Biology of Cancer. Boston:Garland Science, 2006.

[52] Kang Y. New tricks against an old foe: molecular dissection of metastasis tissue tropism in breast cancer. Breast Dis, 2006, 26: 129-138.

5.8 肿瘤转移过程中 uPA-uPAR 系统的功能及表达

◎ Julio A. Aguirre-Ghiso, Daniel F. Alonso, Eduardo F. Farias

转移性病变是大多数肿瘤致死的主要原因,因此,了解肿瘤发展到转移阶段过程中肿瘤细胞、可溶性因子、细胞外基质(ECM)以及宿主细胞之间复杂的相互作用,对设计成功的治疗手段至关重要[1]。转移的形成,是指一个或一组细胞离开原发肿瘤位点,在体内远处、解剖学上分离的部位形成一个肿瘤细胞集群[1]。要形成一个明显的转移,细胞必须克服组织环境所施加的调节作用和物理束缚,并开始增殖和浸润性生长。蛋白酶及其抑制剂和受体,如包含尿激酶型纤溶酶原激活剂(uPA)的调节系统,在决定肿瘤细胞的转移能力上发挥了至关重要的作用(图 5-25)。有趣的是,uPA 及其受体(uPAR)促进的肿瘤细胞播散和转移性增长,可能不仅是由蛋白水解所造成,还与肿瘤细胞获得的新功能有关,该功能与肿瘤细胞靶器官迁移、生存和增殖所必需的细胞信号转导相关[1,2]。uPAR 在正常和肿瘤细胞中调节细胞运动的作用类似,这在最近大量的综述中已被提到[3]。本章重点介绍的是 uPA 系统在肿瘤进展过程中如何调节侵袭、播散、生存和有丝分裂中的蛋白水解和信号转导,同时也介绍以该复合物的水解蛋白和信号属性为靶标设计的治疗策略。

5.8.1 纤溶酶原激活系统

(1) 纤溶酶原激活系统的发现和有关肿瘤的早期开拓性研究

纤溶酶原激活系统是 20 世纪 40 年代末,在研究正常纤维蛋白基质降解(纤维蛋白溶解)和血栓形成的实验中被首次发现的[4]。纤维蛋白溶解过程产生纤维基质并控制其降解程度的能力,促使人们开展了对它的研究。在此过程中,无活性的纤溶酶原被组织型(tPA)和(或)尿激酶型(uPA)纤溶酶原激活剂等酶原活化为血纤维蛋白溶酶。在早期的研究中,那些纤维蛋白溶解因子被定义为纤维蛋白激酶。在 20 世纪 70 年代初,随着蛋白质高度纯化技术的发展,纤维蛋白溶解过程中涉及的各分子间的相互作用也逐渐被阐明[5,6]。在这段时间里,Reich 实验室和其他实验室的研究在很大程度上解释了在正常组织重塑以及癌侵袭转移等病理过程中,纤溶酶原激活剂的酶学和生物学功能[7-9]。结果,从转化的鸡胚成纤维细胞上清液中分离出的 uPA,成为有史以来第一个被确认的参与肿瘤相关纤维蛋白溶解过程的蛋白酶[10]。这个开拓性的发现随后被证实为恶性细胞的共同特点,并从此作为肿瘤治疗的潜在靶标进行持续地研究。与 uPA 相反,tPA 与恶性肿瘤没有那么强的联系,但它可能与几个组织的分化状态更有联系[11,12]。PA 的发现,其影响已不仅限于肿瘤。一个很好的例子是,tPA 和 uPA 已被临床上作为促纤维蛋白溶解剂用于治疗血栓性疾病[13]。

ECM 的降解是组织正常发展、伤口愈合、肿瘤播散和转移的关键过程。在不同组织中 ECM 的分子组成各不相同。因此,推测负责其加工的分子也存在差异。正常和肿瘤细胞都能产生多种蛋白水解酶,在某些情况下,肿瘤细胞也可以利用基质细胞产生的蛋白水解酶[14]。无论何种来源的蛋白酶,最终都促使肿瘤细胞重塑 ECM,支持细胞向其他组织的迁移和侵袭(图 5-25 和表 5-2)。

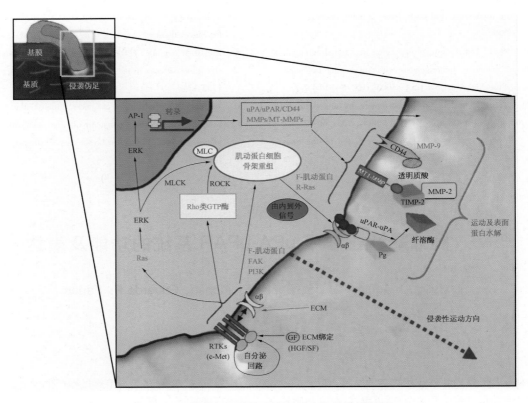

图 5-25　侵袭中运动性和蛋白质水解的协调作用

　　注：该图描绘了入侵细胞的突触和分子，以及细胞外、细胞质和细胞核内的信号流。生长因子（GF）受体（RTKs）通过自分泌回路，或通过其受体的激活性基因突变，或由基质释放的生长因子如肝细胞生长因子/扩散因子（HGF／SF）等，与整合素 αβ 协同激活 Ras-ERK 通路，导致蛋白酶及其受体，或"对接"分子的持续表达，随后与基质配体相互作用。整合素和 GF 受体激活途径依赖于 GTP 酶的 Rho 家族，通过激活 Rho 激酶（ROCK）和肌球蛋白轻链（MLC）的磷酸化，造成肌动蛋白细胞骨架重组、收缩和运动。肌动蛋白细胞骨架通过由内到外的信号转导，可以激活整合素并迁移和侵袭中吸纳 uPAR、CD44 和蛋白酶。用 uPAR-uPA-纤溶酶和 MMPs 控制表面蛋白水解可以为运动清理路径。基质分子或其蛋白水解片段可能作为趋化因子和蛋白酶产生诱导剂。MT-MMPs 可降解基质，但也可通过 TIMP-2 桥将 MMP-2 结合到细胞表面从而调节其活性。因此，细胞可以通过在侵袭前局限表面蛋白水解、黏附分子和 GF 受体，以协调方式对转移信号作出应答。

表 5-2　参与肿瘤侵袭转移的主要蛋白酶

类　型	酶	pH 范围	底物	抑制剂
丝氨酸	纤溶酶原激活剂：tPA 和 uPA 纤溶酶	7～9	活化纤溶酶原至纤溶酶，降解层粘连蛋白、纤维蛋白、纤连蛋白和胶原蛋白，活化 MMP	PAI -1、2 A2-抗纤溶酶 A2-巨球蛋白 氟磷酸盐（酯） 阿米洛利
半胱氨酸或巯基	组织蛋白酶 B	3～8	范围广，激活 uPA 和 MMP	N-乙基顺丁烯二酰
天冬氨酸	组织蛋白酶 D	2～7	降解细胞内蛋白	双丙酮
MMP	MMP-1、MMP-2、MMP-9，基质溶解素，matrisilins，MT-MMPs	7～9	有空隙的胶原蛋白、基膜、蛋白多糖、糖蛋白和变性胶原（明胶），参与细胞表面 MMP-2 的激活	TIMP-1、2、3、4

　　对人类和小鼠组织样本进行的全面分析表明，与正常组织或良性病变相比，恶性肿瘤中的 uPA 显著增加[14,15]。事实上，作为肿瘤细胞相关蛋白水解的主要调控因子之一，uPA 在肿瘤细胞播散过程中起着核心作用[16,17]。由肿瘤细胞产生的 uPA 可激活一系列级联反应，先将纤溶酶原激活形成纤维蛋白溶酶，随后导致其他蛋白酶的活化和 ECM 的降解（表 5-2，图 5-25，图 5-26）。在排卵、滋养细胞的浸润性生长、哺乳期后乳腺重塑、炎症反应、血管生成和神经系统发育等许多正常进程中，这些反应都是被高度调控的[18-23]。在肿瘤中，uPA 的产生和酶级联的激活都被大大增强，导致 ECM 的

降解,并创建侵袭阵线,使肿瘤细胞能够迁移和侵袭到其他组织和血管[24](图 5-25 和 5-26)。各学术及工业实验室都在积极研究这种降解 ECM 和促进侵袭的特殊能力,以设计特异性靶向疗法。所以,uPA 的酶学特征已被较深入地研究。

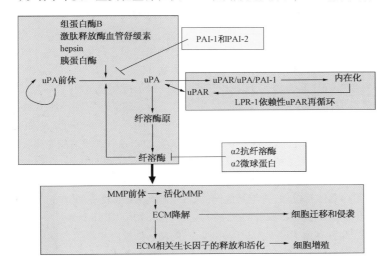

图 5-26　uPA 的激活和调节

注:uPA 前体经过酶解激活为 uPA 的过程,启动了纤溶酶原转化为纤溶酶的正反馈机制。这反过来可以将更多的 uPA 前体转化为活化的 uPA。uPA 前体也可以通过其内在的酶活性(粉色)进行自激活。这种正反馈可被两种内源性抑制剂 PAI-1 和 PAI-2(黄色)所阻断。uPA 激活过程中的下游效应,如 MMP 的激活,使 ECM 得以重塑。因此,细胞迁移、侵袭和增殖等过程在转移性肿瘤细胞(蓝色)中是优先的。第二个层次的调节在于内源性抑制剂对纤溶酶活性的抑制,这将阻断其下游目标的激活(灰色)。uPAR/uPA/PAI-1 三元复合物的形成,诱导 uPAR 再循环和 uPA/PAI-1 在 LPR-1 依赖过程中的溶酶体降解(绿色)。

（2）uPA 的酶学特征

纤溶酶原激活剂 uPA 和 tPA 属于丝氨酸蛋白酶家族。与这个家族中拥有多种底物的其他成员如胰蛋白酶、糜蛋白酶和弹性蛋白酶等相比,uPA 和 tPA 表现出对底物特异性选择的高度限制。此外,与其他丝氨酸蛋白酶酶原不同,uPA 拥有很高的单链活性,相当于该酶双链形式时活性的 0.2%。这种单链活性足以诱导 pro-uPA 自活化为双链 uPA 的活性形式[25](图 5-27)。

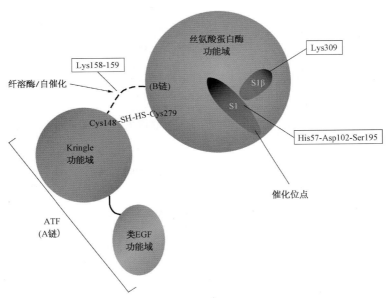

图 5-27　双链 UPA 结构

注:在 Lys158~159 裂解后,uPA 的两条链(A 和 B)被形成的二硫键(SH-HS)连接在一起。A 链包含类 EGF 结构域和三环结构域,被称为氨基末端片段(ATF),负责 uPAR 的结合。B 链中的丝氨酸蛋白酶结构域负责 uPA 的酶活性。催化部位定位于一个有 S1 区域的凹陷处,这是与其他丝氨酸蛋白酶的共同特点;在这个区域内,His57-Asp102-Ser195 决定底物特异性,由于在弹性环路中靠近催化部位 S1β 区域的存在,该特异性进一步增强。Lys309 的一个点突变,这个弹性环路被认为是 uPA 酶活性的关键。

uPA 前体是人类一种含有 411 个氨基酸的多结构域糖蛋白,分子量 55 000(在小鼠中为 48 000);其活性形式是由单链中心 Lys158~159 号位点经血纤维蛋白溶酶裂解或自催化形成(图 5-27)。这导致 A 和 B 这两个较短的链在 Cysl48~Cys279 通过单个二硫键连接在一起。此外,组织蛋白酶 B、激肽释放酶和 hepsin[26,27] 也可以切割 uPA 酶原,产生有活性的 uPA。uPA 的 A 链(24 000,1~158 号残基)与纤连蛋白、纤溶酶原、凝血酶原具有序列同源性。这条链在 N 末端也有一个与 EGF 同源的序列(10~43 号残基),其后是一个 kringle 结构域(50~132 号残基),它们共同组成氨基末端片段(ATF)(1~135 号残基)。这个区域还包括受体结合结构域(223~229 号残基)(图 5-27)。B 链(30 000,159~411 号残基)含有丝氨酸蛋白酶催化位点,并与其他丝氨酸蛋白酶如凝血酶、血纤维蛋白溶酶、胰蛋白酶等的 S1 特异性区域的催化位点有同源性,都含有由 His57、Asp102 和 Serl95 组成的催化三联体[28-30](图 5-27)。在 uPA 的催化结构域内,位于 uPA 弹性回路(297~313 号残基)内的赖氨酸 300,对于其催化活性是必不可少的。这种弹性回路中的突变,更确切地说是脯氨酸 309 上的突变,将影响 uPA 的酶活

性[25]。从总体上看,一种酶的底物特异性不仅由酶催化结构域与其底物的相互作用决定,也受酶表面的相互作用辅助位点的影响。在 uPA 中,临近 uPA 的 S1 特异性区域存在一个 Slβ 区域,可以作为打开和关闭后面区域通路的开关。这可增强 uPA 与底物的结合效力,促进纤溶酶原更高效地激活[25]。

(3) uPA 抑制剂

uPA 的活性受特异性抑制剂调节,该抑制剂可由分泌 uPA 的同一细胞或邻近细胞如成纤维细胞和血管内皮细胞产生[15]。这些纤维溶酶原激活剂抑制剂(PAI)被称为 PAI-1 和 PAI-2[31](图 5-28)。它们是抑制 uPA 的抗蛋白水解酶,属于丝氨酸蛋白酶超家族。PAI-1 是分子量为 52 000(含 379 个氨基酸残基)的单链糖蛋白,以 1:1 的比例与 uPA 共价相互作用。PAI-2 由同一 mRNA 编码的分子量为 60 000 的循环糖蛋白和细胞内非糖基化结构组成,其表达模式的限制性比 PAI-1 还强。它主要在胎盘、单核细胞和表皮中被检测到,其功能虽然还没有被完全研究清楚,但已知它可以限制肿瘤浸润[32]。除了作为蛋白酶抑制剂,细胞内 PAI-2 还能在病毒感染时控制被感染细胞的病变和凋亡[33]。

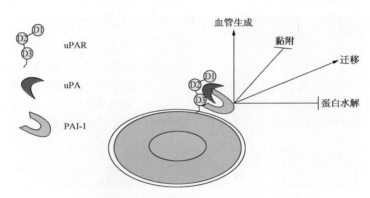

图 5-28　PAI-1 对肿瘤细胞相互对立的作用

注:uPA 与 uPAR 结合后,PAI-1 在其催化部位结合 uPAR 和 uPA,可抑制 uPA 的酶活性,减少 ECM 的重塑。除了抑制 uPA 的活性,高水平的 PAI-1 可以发挥相反的效应,如通过增强血管稳定性诱导血管新生,或阻断 ECM 组件玻连蛋白的结合,有利于细胞迁移。

正常细胞和肿瘤细胞中,uPA 分泌的抑制主要由 PAI-1 控制。这种抑制剂以一种不可逆转的方式结合双链形式的 uPA[34]。为了确保从细胞表面完全去除蛋白酶活性,蛋白水解处于非活跃状态的 uPA-PAI 复合物被内化。这种情况会在 PAI 结合到已结合 uPA 的 uPAR 上时出现。此三元复合物的内化与 α2-巨球蛋白受体/低密度脂蛋白受体(LPR-1,即 α2M/LDL-受体相关蛋白-1)有关联[35-37]。uPAR-uPA-PAI-1 复合物以网格蛋白包被囊泡的方式内化。随后,uPA-PAI-1 复合物被溶酶体降解,而 uPAR 和 LRP-1 通过内吞组件被吞并并循环至细胞表面[38]。肿瘤细胞通常缺乏这种精细调控。

从这个意义上说,与预计相反,PAI-1 并不是侵袭和转

移的抑制剂。事实上,肿瘤中高 PAI-1 水平与侵袭水平和血管生成的增加有关,PAI-1 的过表达在许多类型的肿瘤中被认为是预后较差的标志[39](图 5-28)。增加 PAI-1 表达所得到的这种意想不到的结局,是其与 uPA 以外的其他分子相互作用的结果。PAI-1 能够与 ECM 的组分玻连蛋白(vitronectin)相互作用,与 uPAR 和整合素(如 αvβ3、αvβ5)竞争性地与中心黏着位点结合,从而诱导细胞脱落,并有利于细胞迁移[15,40,41]。最重要的是,当 PAI-1 被发现可能有利于肿瘤血管生成时,它的这种自相矛盾的作用可以被部分解释。PAI-1 的高表达与血管生成增加有联系,而在肿瘤中缺氧的结果是诱导 PAI-1 的表达[42,43]。研究发现,PAI-1 作用于血管内皮细胞能够稳定血管[44]。因此,PAI-1 表达水

平高的肿瘤有更多特有的血管,以最大限度地减少泄漏和更好地为肿瘤实质供氧(图 5-28)[44-46],这有利于肿瘤的生长和播散。总之,这些结果突出了 uPA 及其相关分子如 PAI-1 在确定肿瘤细胞行为方面的重要性,其促侵袭、促血管形成、增强运动性等作用都证明了这一点。在下面的章节中,我们将探讨 uPA 和 uPAR 的非蛋白裂解功能,以及以这个多功能细胞表面复合物为治疗靶标的新策略。

5.8.2　uPAR

(1) 肿瘤中 uPAR 的表达和蛋白水解支架作用

为了顺利通过组织障碍,肿瘤细胞需要参与动态改造 ECM 的可控水解反应。为了充分准备以完成这些反应,肿瘤细胞必须产生蛋白水解活性。细胞表面相关的蛋白酶可能是完成这一可控、集中水解反应的最佳选择,该反应发生在体内环境中的一个复合体内(图 5-25)。

表面蛋白水解特异性定位的最典型例子是 uPA 系统,其中涉及 uPA 及其受体 uPAR,以及血纤维蛋白溶酶。这一机制已被证明具有促进肿瘤细胞浸润和转移的作用[3,15]。3 个与 Ly6/CD59 家族蛋白质具有相似性的同源结构域组成了 uPAR,并通过 GPI 锚与质膜相连[14](图 5-25)。最近已确认这个家族的几种新成员,它们可能在肿瘤发展中起作用[47,48]。在细胞表面,uPA 与 uPAR 的结合可将纤溶酶原转化为纤溶酶的效率增强 40 多倍,这个功能使肿瘤细胞得以通过障碍物进行运动[15]。此功能可通过 uPAR 在细胞表面上二聚体化或寡聚体化得到进一步增强[14]。此外,在非蛋白裂解功能中,uPAR 被发现作为 ECM 分子玻连蛋白的受体,在调节正常细胞和肿瘤细胞的运动性上起重要作用[15,40,49](图 5-25)。

uPAR 在肿瘤细胞中过度表达,其表面分子表达量可高于正常细胞 100~500 倍[50]。uPA 也被发现存在类似的过表达现象[50]。事实上,uPA 和 uPAR 的基因表达由类似的信号通路和启动子调控元件所控制,众多的癌基因和生长因子信号通路可诱发这些基因表达[50]。由于其对侵袭和播散的促进作用,uPA 和 uPAR 可在一小部分原位肿瘤中被检测出来,但绝大部分都是出现在侵袭和转移病灶中[50]。uPA 和 uPAR 在乳腺原位导管癌中的表达可预测疾病的早期复发[51],表明这种蛋白酶及其受体的富集可能先于肿瘤细胞的播散。目前尚不清楚是否由于特定蛋白酶缺乏或若干关键蛋白酶未表达,导致了原位癌细胞局限于上皮区域内;也不清楚在这些情况下,是否出现未被发现的微浸润和早期传播[52,53]。

如上所述,结合 uPAR 的 uPA 激活纤溶酶原的转换效率远远高于可溶性 uPA[15],配体和受体的高度过表达放大了肿瘤细胞改造自身微环境的能力。纤溶酶反过来又可以直接或间接激活原胶原酶 1(proMMP-1)和前基质溶素 1(proMMP-3),以及其他基质金属蛋白酶(MMP),放大蛋白水解能力,并进一步促进 ECM 的降解[15]和细胞侵袭(表 5-2,图 5-25,图 5-26)。临床数据支持 uPA 和 uPAR 表达与恶性表型富集的相关性,在乳腺癌中,这些蛋白质在原发肿瘤组织的高表达往往是预后不良的指标,并可用于疗法的选择[54,55]。例如,uPA 和 uPAR 的表达与乳腺癌、结肠癌患者的无瘤生存时间缩短有关[54]。由此可见,这些蛋白酶的富集应该赋予细胞侵袭和播散到新的解剖部位的优势。

(2) uPAR 是肿瘤细胞中强有力的信号转导剂

1990 年尿激酶受体的克隆[15,56]开创了纤溶酶原激活剂研究领域的新时代,并使人们更好地认识了发生在正常或病理条件下,依赖 uPA 的纤溶酶原的活化效率、局部化情况和聚集情况[15]。然而,uPAR 的一个完全意想不到的作用(稍后讨论)当时尚未被发现,即 uPAR 可以通过调节整合素功能,为具有强大运动能力和增殖能力的肿瘤细胞传播有丝分裂信号[57]。

在 uPAR 被发现 10 年之后,才发现 uPAR 与离散信号通路的激活以及这些信号对细胞运动的调节是联系在一起的[58]。作为一个 GPI 锚定分子,uPAR 可在由脂筏组成的离散表面和含小窝蛋白(caveolin)的小窝结构中局部累积,这可能会进一步增强 uPA/uPAR 复合物的水解拓扑结构和信号转导能力[59]。然而,在小窝蛋白阴性的肿瘤细胞表面大量过表达的 uPAR,表明其组织顺序包括适当的调控在肿瘤细胞中可能已经丢失[60]。目前已经明确,uPAR 是一种具有三重功能的受体:它可以通过 uPA 在细胞表面聚集和局部化纤溶酶原的激活,也可作为玻连蛋白的非整合素受体,还能在 cis 位点影响整合素功能并启动细胞内信号转导。事实上,大多数高表达 uPA 和 uPAR 的人类肿瘤符合以下特点:阻断 uPAR 与 uPA 的结合,可以阻断肿瘤细胞的侵袭和转移[15]。在细胞培养中曾报道 uPA 对有丝分裂的影响,uPA 结合到细胞能够激活已知的信号蛋白,如 FAK、SRC、ERK、P38 和 MLCK 等,这些蛋白都有助于细胞运动[3,57]。然而,uPAR 信号通路对体内肿瘤细胞增殖所作贡献的重要性仍未得到解答。

临床证据表明,uPAR 可调节增殖,并且可能是调控从增殖状态到静态/休眠行为的过渡,这个结论来自于对胃癌[61]和其他类型肿瘤患者骨髓肿瘤细胞的研究。在胃癌研究中,患者的骨髓样本取自手术前和其后每隔 6 个月。为了检测肿瘤细胞的存在,对样本进行抗细胞角蛋白和抗 uPAR 的双抗体染色。若患者骨髓的原始样品中含有 uPAR 阳性染色细胞,其后续样本中肿瘤细胞的数目是增加的。该结果是对患者较短期无瘤生存率的一个预测指标[61]。由于原发肿瘤已被切除,所得结论是:uPAR 可促进转移到骨髓肿瘤细胞的增殖。

uPAR 也可介导促生存信号的传播[62-66]。在脑瘤中,抑制 uPAR 的表达可引起颅内肿瘤细胞的大量凋亡[67],这被证明是通过 AKT 途径实现的促生存信号转导功能。在同一类型的肿瘤中,uPAR 可调节胶质母细胞瘤细胞局部浸润到周围正常组织中。因此,在这一类肿瘤中,uPAR 的促生存功能与其蛋白水解功能是相互联系的[67]。

在一些研究中使用反义 mRNA 在鳞癌细胞(HEp3)中

阻断 uPAR 的表达,从而获得了该受体在肿瘤中促有丝分裂作用的证据[68](图 5-29)。该实验导致一株人类鳞癌细胞系的恶性程度丧失[68],这不仅表现在预料中的肿瘤细胞浸润性的大幅度降低,也表现在意料之外的致瘤性的完全丢失[68]。更深入的研究发现[69],致瘤性的丧失与 uPAR 低表达细胞在体内形成小肿瘤结节的能力有关,该小结内包含

活的处于休眠状态的肿瘤细胞,这与正常血管的存在无关[68,69]。这种休眠行为的特点是扩散的急剧减少,并可见于几种模型[68-75]。休眠行为在 HEp3 细胞中也被发现,该细胞可自发下调 uPAR,与通过反义技术实现的效果类似[60]。虽然在肿瘤研究中取得了这些重大进展[76],GPI 锚定受体的信号传导机制目前仍不清楚。

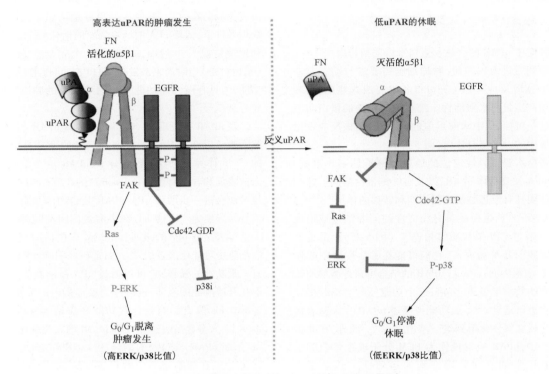

图 5-29　肿瘤生长中的 uPAR-整合素信号传导

注:(左图)在高表达 uPAR 的细胞中,结合 uPA 的 uPAR 频繁地与整合素 α5β1 相互作用,使其激活,引起整合素依赖的 FAK/ EGFR 复合物的招募,从而导致 Ras-ERK 信号通路的激活。随之,该复合物维持 Cdc42 的失活,阻止 p38 的激活,这导致有丝分裂 ERK/p38 信号比值升高。下调 uPAR 或阻断 α5β1 功能(右图)将导致整合素灭活、复合物分解,以及细胞内信号元件失活的结果,将降低 ERK 的活性。相反,Cdc42 被激活并诱导 p38 激活。p38 的激活会对 ERK 信号施加一个额外的负调控,这将导致 ERK/p38 比值降低,并诱导生长停滞,阻断 FAK 或 EGFR 活性也可诱导生长停滞,这与其对 ERK 活性很强的抑制作用有关。

(3) uPAR 参与黏附和肿瘤细胞有丝分裂的生长因子信号通路

uPAR 信号通路的阻断可诱导休眠并可作为一种治疗手段,这是促使我们对产生这种现象机制进行研究的动力[60,77,78]。由 Chapman 实验室进行的先驱工作[79]表明,uPAR 能与整合素相互作用并调节其功能[59]。随后 uPAR 被证明参与纤连蛋白(FN)受体整合素 α5β1 的频繁相互作用[60]。这种相互作用在表达 uPAR 反义序列的人类肿瘤细胞或同一来源但自发下调 uPAR 的细胞中大大减少[60]。由于 uPAR 激活整合素功能,过表达 uPAR 的细胞可有效地与 FN 结合(图 5-29)。近期对 uPAR 和整合素 αMβ2 相互作用的研究进一步证明,uPAR 可与整合素相互作用并调节其活性构象[80]。在 uPAR 下调的细胞中,虽然整合素 α5β1 的总体水平没有改变,但它们的激活状态下降,且作为黏附受体

的功能大大降低[60]。虽然在该系统以及其他系统里 uPAR 通过整合素依赖的方式转导信号,但也证明其可独立于整合素进行信号转导[49,81]。然而,GPI 锚定受体在缺少适配器的情况下以何种方式转导信号,目前还不清楚。

随后,人们发现在 HEp3 鳞状细胞癌模型中,高表达 uPAR 的细胞内,uPA 对 ERK-MAPK 信号通路(有丝分裂信号级联)的激活也较强[60]。相反,在 uPAR 下调的细胞中 ERK 只表现出轻微的活性。这直接依赖于整合素从固化的 FN 中有效地获得有丝分裂信号的能力,而 uPAR 下调的细胞无法"感觉"到 FN 并激活 ERK[60]。

整合素可激活黏着斑激酶(FAK)[82],该激酶在鳞状细胞癌中是超激活的[83]。研究发现,在 uPAR 下调的细胞中,其主要的自磷酸化酪氨酸(Y397)位点存在降低的 FAK 磷酸化现象,这是原先就存在的或与 FN 粘连后的反应[77]。

由 uPAR 诱导的 ERK 活化和增殖,所需的 FAK 为显性负突变表达的 FAK(称为 FRNK),它缺乏 NH2 和 FAK 中央激酶结构域,但仍可与整合素复合体相互作用[84,85],强烈下调活化的 Ras 和 ERK 水平[77]。因此,FRNK 的表达同样迫使这些高表达 uPAR 的人类肿瘤细胞进入静止期。总之,这些结果都表明,FAK 在 uPA/uPAR-α5β1 信号到 Ras-ERK 模块的介导中是至关重要的[77]。

研究表明,FAK 可以与整合素以及生长因子受体如 EGFR 或血小板来源生长因子受体相互作用[84,86-88],这使得 FAK 可以作为连接整合素和生长因子信号通路的桥梁。进一步的研究表明,EGFR 是 uPA/uPAR/α5β1/FAK 复合体连接 uPAR 信号与 Ras-ERK 通路所需的组分[78]。在 uPAR 下调的细胞中 EGFR 磷酸化急剧下调,而当细胞与 FN 结合时,只有高表达 uPAR 的细胞能够有效地激活 EGFR(图 5-29)。此外,用 sc-uPA(无蛋白水解活性)对细胞进行治疗可强烈激活 EGFR-ERK 通路,但仅对 uPAR 表达水平高的细胞有效[78]。过表达负性表皮生长因子受体 FRNK,以干扰 FAK 和 EGFR 信号通路,或用抑制 EGFR 激酶的复合物(AG1478)进行治疗,都可解除 EGFR 和 ERK 的激活[78]。

因此,如图 5-29 所示,将 uPAR 信号转导到 ERK 通路所需的最小复合体(uPAR 复合体),将至少包含 uPA、uPAR、α5β1 FAK 和 EGFR[78]。这将导致在高 uPAR 水平与低 uPAR 水平的细胞间,活化的 ERK 水平相差可达 4 倍以上。这种差异可以明显地在体外检测到,最重要的是,在接种于体内的高 uPAR 和低 uPAR 细胞也可检测到[57,60,71,77,78,89,90]。因此,高表达 uPAR 的细胞能够形成逐渐增长的肿块,具有"构成"ERK 的活性;而低表达 uPAR 的细胞丢失了这种能力,只能潜伏在体内[60]。

与前面所述 uPAR 对有丝分裂通路的调节一样,实验表明 uPAR 的阻滞将导致体内静止状态的出现[60,69,78]。在体内接种后的最短 24 小时内,表达高水平 uPAR 和活化 ERK 的细胞多数处于 S 期,这些休眠细胞表现出 G0/G1 期的阻滞状态,该状态在接种后的最短 48 小时内就已建立[60,69,78]。

5.8.3 靶向肿瘤细胞中的 uPA 和(或)uPAR

(1)uPA 的小分子抑制剂及其治疗转移性肿瘤的潜在用途

从 20 多年前起,人们就知道使用特异性抗体灭活 uPA,可以导致肿瘤细胞浸润或转移能力的降低。Ossowski 和 Reich 开创性的实验研究[91,92]表明,用肿瘤源性 uPA 抗体进行治疗可延迟远处转移的出现,说明这一过程的早期阶段需要蛋白酶。直接的证据来自人类鳞状细胞癌 HEp3 的鸡胚尿囊膜模型,该模型使用兔抗体抑制人类 uPA 的催化活性,但没有抑制鸡 uPA。当向胚胎静脉注射抗 uPA 抗体时,可有效抑制肺转移[91]。每天注射抗人 uPA 抗体,也能抑制裸鼠 HEp3 肿瘤的局部侵袭。然而,在这些异种移植模型中,对肿瘤侵袭的抑制并没有同时导致远处转移发生率的降低[93]。

阻滞 uPA 特别是细胞表面 uPA 的活性,引出了"发展抗侵袭药品"这样一个有吸引力的目标。设计对 uPA 有适当效力和选择性的低分子量合成酶抑制剂,为实现这一目标提供了有趣的方式。在实验中,早期用来抑制纤溶酶原激活的物质,包括已知的含有 anecdotal 或具有非特异性抗蛋白水解活性的化合物。已研究的有米诺环素、EDTA、邻二氮菲、E-氨基己酸和抑肽酶以及其他多种化合物[94,95]。令人遗憾的是,大多数能阻断 uPA 的化合物都会干扰 tPA 或血纤维蛋白溶解。由于潜在的抑纤溶性,它们不适宜作为抗肿瘤侵袭药物使用。

1987 年,有报道称保钾利尿剂阿米洛利为温和的 uPA 选择性抑制剂,且对 tPA 或纤维蛋白溶酶影响很小,甚至没有抑制作用[96]。后来,基于对阿米洛利的修饰,合成了更有效和高选择竞争性的 uPA 抑制剂[97,98]。该抑制剂含有多个单环和双环芳香脒类及脒类,其中编号 B428 和 B623(4-取代苯并比噻吩-2-羧酸脒)的两种化合物,显示出可阻断游离和细胞表面 uPA 活性的能力,并能阻断 HT-1080 人纤维肉瘤细胞中 uPA 介导的纤连蛋白降解[97,98]。用 B428 或 B623 进行日常治疗可明显阻断高侵袭性同源鼠乳腺癌的局部侵袭,且无明显毒副作用。但是,该化合物既不能抑制肿瘤诱发的血管生成,也不能减少该临床前模型肺转移的发生率[99]。其他纤维蛋白溶解酶和纤溶酶原激活剂[100,101]也可能在 uPA 抑制方面起一定的作用。

阿米洛利或 B428 剂量的增加未能消除大鼠乳腺癌的肺转移,说明在转移扩散中这些化合物的抑制活性已达到上限[102]。Klinghofer 等人[103]提出了物种特异性对以脒为基础的 uPA 竞争性抑制剂(如阿米洛利和 B428)的重要性。他们在啮齿动物和人类中对多种 uPA 抑制剂进行了酶活性检测,并作了比较研究,报道了物种之间的相关差异。因此,在设计和进行体内 uPA 抑制剂的研究时应谨慎观察,尤其是当小鼠和人类的 uPA/uPAR 系统组件都有表达的时候,例如移植瘤模型中[103]。

不过,B428 与抗雌激素的他莫昔芬[104]或钙通道阻滞剂维拉帕米[105]的联合能有效地阻止乳腺癌在不同啮齿类动物模型中的转移扩散。同样,阿米洛利和 cox-2 抑制剂塞来昔布共同给药,在老鼠乳腺癌模型中可减少局部复发并抑制转移,这强调了联合辅助治疗的效用[102,106]。

使用高剂量最强效 uPA 拮抗剂甲脒 B623 部分抑制血管内纤维蛋白溶解,可提高肺癌血源性转移细胞的定植能力[99]。B623 在血浆存在的情况下可诱导纤维蛋白沉积以及随后的肿瘤细胞聚集,并可能通过这一机制促进转移[99]。据此,一些研究者推测,注射纤维蛋白溶解激活剂如 uPA,可能溶解循环中癌栓归巢所需的肿瘤-细胞相关纤维蛋白[107]。这些研究强调了在调节肿瘤蛋白水解与宿主蛋白水解时需要达到的至关重要的平衡。

在此背景下,uPA 抑制肿瘤进展的作用可能取决于两个对立活动之间的颇为微妙的平衡。如果 uPA 增加原发瘤细胞的脱落,对它的抑制可能会阻止肿瘤的侵袭。反之,如果循环纤溶酶原的激活干扰了靶器官血管中肿瘤细胞的捕获和递交，uPA 的抑制将抵消这种影响，从而导致转移性定植的增加。该观点与"某些蛋白酶抑制剂可同时促进及抑制转移"的假设是一致的[39]。绝大多数的肿瘤在诊断时就已发生播散的事实也许可以解释这些刚好相反的效果[53,108]。即使在小的"无侵袭"病变，如乳腺导管原位癌（DCIS）中也能观察到播散[53,108]。因此，如果在原发肿瘤已被去除之后，以 uPA 为靶标来重点限制残余细胞的扩散和局部浸润，但对循环肿瘤细胞可能没有影响。

最近，Joossens 等报道了对一系列非肽类小二芳基膦酸酯酶抑制剂的研究进展[109]。其中有些抑制剂通过纳摩尔活性表现出对 uPA 高度选择且不可逆转的抑制作用。对选定化合物的初步研究表明，其在大鼠乳腺癌模型中有显著的抗转移效果，且无急性毒性作用。作者表示，选择性且不可逆的抑制 uPA 在癌症治疗中是有价值的[109]。其他针对 uPA 的小分子或肽衍生物包括不同类别的精氨酸类似物，如脒基苯丙氨酸（amidino phenylalanine）、脒基苯甲胺（amidino-benzylamine）和 4-arylguanidine 抑制剂[110]。有些化合物正在进行深入的临床研究，以努力为癌症患者开发出抗转移的预防性药物。候选化合物需与现有的抗肿瘤疗法相结合，在高转移风险的有疑似残余病灶的患者中进行检测。这是非常重要的，因为这些疗法的成功与否极有可能取决于肿瘤的压力。在切除肿瘤后，针对残留病灶中的 uPA 蛋白水解系统，可能提供限制肿瘤继发生长的机会。

（2）靶向 uPA-uPAR 连接可阻断 uPA-uPAR 复合体的蛋白水解和信号转导功能

以 uPA-uPAR 复合体的信号转导属性为靶标设计的新治疗策略，可能是治疗微小转移性残余病灶的另一个有效的方法。受体将 uPA 依赖的蛋白水解酶活性定位在细胞表面，并通过整合素的调节功能进一步传播肿瘤细胞的运动和增殖信号[57]。有趣的是，抗酶促化合物 B428 不仅能抑制肿瘤相关的蛋白水解，也可干扰肿瘤细胞的黏附和迁移，这表明该化合物可能改变了 uPAR 动员和 uPA 依赖的细胞信号转导[111]。这些初步结果强调，uPA 及其受体参与附着、水解和迁移，且肿瘤侵袭的这 3 个进程可以由合成的 uPA 抑制剂阻断。

不同研究小组都描述了对 uPA-uPAR 相互作用中线性肽拮抗剂的研究进展[112,113]。在鸡胚培养的人类 HEp3 癌细胞中，某些该肽类化合物可竞争性抑制乳腺癌细胞上结合的人类 uPA，并阻断血管内渗[114,115]。新型环肽拮抗剂也被发现，在裸鼠体内表现出对人卵巢癌细胞生长和扩散的抑制[116]。此外，一些小分子 uPAR 拮抗剂也有报道，包括 N 替代的肽衍生物、低聚噻吩、基于联苯的多肽模拟物和羟基苯并二氢呋喃-3-酮衍生物，其中的某些化合物存在纳摩尔活性[110]。

（3）靶向 uPAR 的顺式相互作用可阻断肿瘤有丝分裂信号

uPA-uPAR 复合物对有丝分裂的信号转导功能存在另一种可能性[57]。最近证明，通过 uPAR 第三结构域上第 240~248 个氨基酸残基组成的区域，该受体可与整合素相互作用并调节其信号[117]。另一项独立的研究也发现，该区域对调节 uPAR 和整合素之间的横向互动是十分重要的[118]。尤其是，丝氨酸-245、组氨酸-249 被发现为此功能的关键点，因为这些残基的 Ala 突变将造成整合素激活功能的缺失[117,118]。这个信号被证明对肿瘤的生长是重要的，因为丝氨酸-245 位点上突变的 uPAR 不能在体内有效激活 ERK 信号和激发体内肿瘤生长[117]。

对近期确定的 uPAR 立体结构的分析表明，丝氨酸-245 位于 uPA 与 uPAR 相互作用面的相对面。这进一步支持了先前的研究结果，即包含该区域的肽类抑制剂或受体突变体本身对 uPA 与该受体的结合没有影响[117]。因此对以该区域为标靶的小分子抑制剂可能进行筛选，这些抑制剂可同时干扰 uPAR 与整合素的相互作用及其有丝分裂激活功能（Ossowski 等，私人交流）。这些研究还显示 uPA 与 uPAR 以及 uPAR 与整合素结合具有高度特异性靶向的可能性。而且还发现 uPAR 第二结构域中的一个区域对细胞外玻连蛋白的结合非常重要，该区域对 uPA 的结合能力没有影响，对运动性有很强的抑制作用[41,119]。因此，可能只有结合运用这些策略，才能将 uPAR 的功能完全消除。由于激活有丝分裂和运动需要 uPA 与其受体相结合，这些抑制性的策略可能会有协同作用。正如前面所提到的，由于 uPA 和 uPAR 在绝大多数实体瘤中的过度表达，这些 uPA-uPAR 结合疗法可能对病人非常有益。

5.8.4 结论及未来方向

这里总结的数据显示了自从 20 世纪 70 年代初首次描述纤溶酶原激活因子以及 1990 年首次描述 uPAR 以来，已取得的令人振奋的进展[7,56]。这些研究强调了在肿瘤发展中 uPA 和 uPAR 的巨大生物学作用，以及它们详细的分子和细胞结构，这些研究已经以 uPA-uPAR 复合体 3 个方面的功能即蛋白水解、运动性、生存/有丝分裂为靶标制订治疗策略。uPAR 基因敲除小鼠不易产生严重发育缺陷的事实[120]，表明这些策略可能只针对特定的肿瘤细胞，且副作用少。

这些新的治疗性分子的成功应用，不仅取决于这些抑制剂的药效，也取决于治疗方式的改变。与大多数抗癌策略一样，确定这些靶向治疗方式针对残余病灶的疗效是否优于将其用于肿瘤去除的疗效将是非常重要的。由于扩散的肿瘤细胞一直都是局部复发和转移的根源，在残余病灶中以 uPA-uPAR 复合体为靶标可能是更为理性的战略。

（魏金旺 译，钦伦秀 审校）

参考文献

[1] Pantel K, et al. Dissecting the metastatic cascade. Nat Rev Cancer, 2004,4:448-456.

[2] Chambers AF, et al. Critical steps in hematogenous metastasis: an overview. Surg Oncol Clin North Am, 2001,10: 243-255.

[3] Tang CH, et al. The urokinase receptor and integrins in cancer progression. Cell Mol Life Sci, 2008, 65:1916-1932.

[4] Astrup T, et al. Fibrinolysis in the animal organism. Nature, 1947, 159 :681.

[5] Collen D. On the regulation and control of fibrinolysis. Edward Kowalski Memorial Lecture. Thromb Haemost, 1980, 43:77-89.

[6] Collen D. Natural inhibitors of fibrinolysis. J Clin Pathol Suppl (R Coll Pathol), 1980, 14:24-30.

[7] Ossowski L, et al. Fibrinolysis associated with oncogenic transformation. Requirement of plasminogen for correlated changes in cellular morphology, colony formation in agar, and cell migration. J Exp Med, 1973, 138 :1056-1064.

[8] Ossowski L, et al. An enzymatic function associated with transformation of fibroblasts by oncogenic viruses. II. Mammalian fibroblast cultures transformed by DNA and RNA tumor viruses. J Exp Med, 1973, 137:112-126.

[9] Ossowski L, et al. Fibrinolysis associated with oncogenic transformation. Morphological correlates. J Biol Chem, 1974, 249 :4312-4320.

[10] Unkeless J, et al. Fibrinolysis associated with oncogenic transformation. Partial purification and characterization of the cell factor, a plasminogen activator. J Biol Chem, 1974, 249: 4295-4305.

[11] Jacovina AT, et al. Neuritogenesis and the nerve growth factor-induced differentiation of PC-12 cells requires annexin II-mediated plasmin generation. J Biol Chem, 2001, 276:49350-49358.

[12] Brownstein C, et al. Annexin II mediates plasminogen-dependent matrix invasion by human monocytes: enhanced expression by macrophages. Blood, 2004, 103:317-324.

[13] Collen D, et al. New developments in thrombolytic therapy. Adv Exp Med Biol, 1990, 281:333-354.

[14] Blasi F, et al. uPAR: a versatile signalling orchestrator. Nat Rev Mol Cell Biol, 2002, 3:932-943.

[15] Andreasen PA, et al. The plasminogen activation system in tumor growth, invasion, and metastasis. Cell Mol Life Sci, 2000, 57: 25-40.

[16] Niedbala MJ, et al. Regulation by epidermal growth factor of human squamous cell carcinoma plasminogen activator-mediated proteolysis of extracellular matrix. Cancer Res, 1989, 49: 3302-3309.

[17] Thorgeirsson UP, et al. Gomez. Tumor invasion, proteolysis, and angiogenesis. J Neurooncol, 1994, 18 : 89-103.

[18] Beers WH, et al. Ovarian plasminogen activator: relationship to ovulation and hormonal regulation. Cell, 1975, 6:387-394.

[19] Strickland S, et al. Plasminogen activator in early embryogenesis: enzyme production by trophoblast and parietal endoderm. Cell, 1976, 9:231-240.

[20] Ossowski L, et al. Mammary plasminogen activator: correlation with involution, hormonal modulation and comparison between normal and neoplastic tissue. Cell, 1979, 16 :929-940.

[21] Dano K, et al. Serine enzymes released by cultured neoplastic cells. J Exp Med, 1978, 147:745-757.

[22] Rifkin DB, et al. Proteases, angiogenesis, and invasion. Symp Fundam Cancer Res, 1983, 36:187-200.

[23] Krystosek A, et al. Plasminogen activator release at the neuronal growth cone. Science, 1981, 213:1532-1534.

[24] Andreasen PA, et al. The urokinase-type plasminogen activator system in cancer metastasis: a review. Int J Cancer, 1997, 72: 1-22.

[25] Sun Z, et al. Mutagenesis at pro309 of single-chain urokinase-type plasminogen activator alters its catalytic properties. Proteins, 2005, 61:870-877.

[26] Moran P, et al. Pro-urokinase-type plasminogen activator is a substrate for hepsin. J Biol Chem, 2006, 281:30439-30446.

[27] List K, et al. Plasminogen-independent initiation of the pro-urokinase activation cascade in vivo. Activation of pro-urokinase by glandular kallikrein (mGK-6) in plasminogen-deficient mice. Biochemistry, 2000, 39:508-515.

[28] Laiho M, et al. Growth factors in the regulation of pericellular proteolysis: a review. Cancer Res, 1989, 49:2533-2553.

[29] Moller LB. Structure and function of the urokinase receptor. Blood Coagul Fibrinolysis, 1993,4: 293-303.

[30] Rabbani SA, et al. Structural requirements for the growth factor activity of the amino-terminal domain of urokinase. J Biol Chem, 1992, 267:14151-14156.

[31] Cajot JF, et al. Plasminogen activators, plasminogen activator inhibitors and procoagulant analyzed in twenty human tumor cell lines. Int J Cancer, 1986, 38:719-727.

[32] Croucher DR, et al. Revisiting the biological roles of PAI-2 (SERPINB2) in cancer. Nat Rev Cancer, 2008, 8:535-545.

[33] Zhou HM, et al. Overexpression of plasminogen activator inhibitor type 2 in basal keratinocytes enhances papilloma formation in transgenic mice. Cancer Res, 2001, 61:970-976.

[34] Andreasen PA, et al. Plasminogen activator inhibitor from human fibrosarcoma cells binds urokinase-type plasminogen activator, but not its proenzyme. J Biol Chem, 1986, 261:7644-7651.

[35] Cubellis MV, et al. Receptor-mediated internalization and degradation of urokinase is caused by its specific inhibitor PAI-1. Embo J, 1990, 9:1079-1085.

[36] Conese M, et al. alpha-2 macroglobulin receptor/Ldl receptor-related protein (Lrp)-dependent internalization of the urokinase receptor. J Cell Biol, 1995, 131:1609-1622.

［37］ Orth K, et al. Complexes of tissue-type plasminogen activator and its serpin inhibitor plasminogen-activator inhibitor type 1 are internalized by means of the low density lipoprotein receptor-related protein/alpha 2-macroglobulin receptor. Proc Natl Acad Sci USA, 1992, 89:7422-7426.

［38］ Nykjaer A, et al. Recycling of the urokinase receptor upon internalization of the uPA:serpin complexes. Embo J, 1997, 16: 2610-2620.

［39］ Duffy MJ, et al. Cancer invasion and metastasis: changing views. J Pathol, 2008, 214:283-293.

［40］ Kjoller L, et al. Plasminogen activator inhibitor-1 represses integrin-and vitronectin-mediated cell migration independently of its function as an inhibitor of plasminogen activation. Exp Cell Res, 1997, 232:420-429.

［41］ Czekay RP, et al. Plasminogen activator inhibitor-1 detaches cells from extracellular matrices by inactivating integrins. J Cell Biol, 2003, 160:781-791.

［42］ Koong AC, et al. Candidate genes for the hypoxic tumor phenotype. Cancer Res, 2000, 60:883-887.

［43］ Sprague LD, et al. Effect of reoxygenation on the hypoxia-induced up-regulation of serine protease inhibitor PAI-1 in head and neck cancer cells. Oncology, 2006, 71:282-291.

［44］ Bajou K, et al. The plasminogen activator inhibitor PAI-1 controls in vivo tumor vascularization by interaction with proteases, not vitronectin. Implications for antiangiogenic strategies. J Cell Biol, 2001, 152:777-784.

［45］ Bajou K, et al. Absence of host plasminogen activator inhibitor 1 prevents cancer invasion and vascularization. Nat Med, 1998, 4: 923-928.

［46］ Bajou K, et al. Host-derived plasminogen activator inhibitor-1 (PAI-1) concentration is critical for in vivo tumoral angiogenesis and growth. Oncogene, 2004, 23:6986-6990.

［47］ Hansen LV, et al. Altered expression of the urokinase receptor homologue, C4. 4A, in invasive areas of human esophageal squamous cell carcinoma. Int J Cancer, 2008, 122:734-741.

［48］ Hansen LV, et al. Tumour cell expression of C4.4A, a structural homologue of the urokinase receptor, correlates with poor prognosis in non-small cell lung cancer. Lung Cancer, 2007, 58:260-266.

［49］ Madsen CD, et al. The interaction between urokinase receptor and vitronectin in cell adhesion and signalling. Eur J Cell Biol, 2008, 87:617-629.

［50］ Aguirre-Ghiso JA, et al. Deregulation of the signaling pathways controlling urokinase production. Its relationship with the invasive phenotype. Eur J Biochem, 1999, 263:295-304.

［51］ Fisher JL, et al. Urokinase plasminogen activator system gene expression is increased in human breast carcinoma and its bone metastases-a comparison of normal breast tissue, non-invasive and invasive carcinoma and osseous metastases. Breast Cancer Res Treat, 2000, 61:1-12.

［52］ Klein CA, et al. Systemic cancer progression and tumor dormancy: mathematical models meet single cell genomics. Cell

Cycle, 2006, 5:1788-1798.

［53］ Schardt JA, et al. Genomic analysis of single cytokeratin-positive cells from bone marrow reveals early mutational events in breast cancer. Cancer Cell, 2005, 8:227-239.

［54］ Schmitt M, et al. Clinical impact of the plasminogen activa? tion system in tumor invasion and metastasis: prognostic relevance and target for therapy. Thromb Haemost, 1997, 78:285-296.

［55］ Janicke F, et al. Randomized adjuvant chemotherapy trial in high-risk, lymph node-negative breast cancer patients identified by urokinase-type plasminogen activator and plasminogen activator inhibitor type 1. J Natl Cancer Inst, 2001, 93:913-920.

［56］ Roldan AL, et al. Cloning and expression of the receptor for human urokinase plasminogen activator, a central molecule in cell surface, plasmin dependent proteolysis. Embo J, 1990, 9: 467-474.

［57］ Ossowski L, et al. Urokinase receptor and integrin partnership: coordination of signaling for cell adhesion, migration and growth. Curr Opin Cell Biol, 2000, 12:613-620.

［58］ Busso N, et al. Induction of cell migration by pro-urokinase binding to its receptor: possible mechanism for signal transduction in human epithelial cells. J Cell Biol, 1994, 126:259-270.

［59］ Wei Y, et al. A. Chapman. A role for caveolin and the urokinase receptor in integrin-mediated adhesion and signaling. J Cell Biol, 1999, 144:1285-1294.

［60］ Aguirre Ghiso JA, et al. Tumor dormancy induced by downregulation of urokinase receptor in human carcinoma involves integrin and MAPK signaling. J Cell Biol, 1999, 147:89-104.

［61］ Heiss MM, et al. Individual development and uPA-receptor expression of disseminated tumour cells in bone marrow: a reference to early systemic disease in solid cancer. Nat Med, 1995, 1:1035-1039.

［62］ Tkachuk N, et al. Urokinase induces survival or pro-apoptotic signal in human mesangial cells depending on the apoptotic stimulus. Biochem J, 2008, 415:265-273.

［63］ Ploplis VA, et al. A urokinase-type plasminogen activator deficiency diminishes the frequency of intestinal adenomas in ApcMin/ + mice. J Pathol, 2007, 213:266-274.

［64］ Lester RD, et al. uPAR induces epithelial-mesenchymal transition in hypoxic breast cancer cells. J Cell Biol, 2007, 178:425-436.

［65］ Alfano D, et al. Urokinase signaling through its receptor protects against anoikis by increasing BCL-xL expression levels. J Biol Chem, 2006, 281:17758-17767.

［66］ Chandrasekar N, et al. Downregulation of uPA inhibits migration and PI3k/Akt signaling in glioblastoma cells. Oncogene, 2003, 22:392-400.

［67］ Rao JS. Molecular mechanisms of glioma invasiveness: the role of proteases. Nat Rev Cancer, 2003, 3:489-501.

［68］ Kook YH, et al. The effect of antisense inhibition of urokinase receptor in human squamous cell carcinoma on malignancy. Embo J, 1994, 13:3983-3991.

［69］ Yu W, et al. Reduction in surface urokinase receptor forces malignant cells into a protracted state of dormancy. J Cell Biol, 1997, 137 :767-777.

[70] Yang L, et al. Plasticity in urokinase-type plasminogen activator receptor (uPAR) display in colon cancer yields metastable subpopulations oscillating in cell surface uPAR density-implications in tumor progression. Cancer Res, 2006, 66: 7957-7967.

[71] Aguirre-Ghiso JA, et al. ERK(MAPK) activity as a determinant of tumor growth and dormancy; regulation by p38(SAPK). Cancer Res, 2003, 63:1684-1695.

[72] Jo M, et al. Urokinase receptor primes cells to proliferate in response to epidermal growth factor. Oncogene, 2007, 26: 2585-2594.

[73] Rao JS, et al. Inhibition of invasion, angiogenesis, tumor growth, and metastasis by adenovirus-mediated transfer of antisense uPAR and MMP-9 in non-small cell lung cancer cells. Mol Cancer Ther, 2005, 4:1399-1408.

[74] Setyono-Han B, et al. Suppression of rat breast cancer metastasis and reduction of primary tumour growth by the small synthetic urokinase inhibitor WX-UK1. Thromb Haemost, 2005, 93: 779-786.

[75] Margheri F, et al. Effects of blocking urokinase receptor signaling by antisense oligonucleotides in a mouse model of experimental prostate cancer bone metastases. Gene Ther, 2005, 12:702-714.

[76] Guerrero J, et al. EGF receptor transactivation by urokinase receptor stimulus through a mechanism involving Src and matrix metalloproteinases. Exp Cell Res, 2004, 292:201-208.

[77] JA. Aguirre Ghiso Inhibition of FAK signaling activated by urokinase receptor induces dormancy in human carcinoma cells in vivo. Oncogene, 2002, 21:2513-2524.

[78] Liu D, et al. EGFR is a transducer of the urokinase receptor initiated signal that is required for in vivo growth of a human carcinoma. Cancer Cell, 2002, 1:445-457.

[79] Wei Y, et al. Regulation of integrin function by the urokinase receptor. Science, 1996, 273:1551-1555.

[80] Tang ML, et al. uPAR induces conformational changes in the integrin alphaMbeta2 headpiece and re-orientation of its transmembrane domains. J Biol Chem, 2008, 283: 25392-25403.

[81] Kjoller L, et al. Rac mediates cytoskeletal rearrange ments and increased cell motility induced by urokinase type plasminogen activator receptor binding to vit ronectin. J Cell Biol, 2001, 152: 1145-1157.

[82] Hecker TP, et al. Focal adhesion kinase in cancer. Front Biosci, 2003, 8:s705-714.

[83] Su JM, et al. Expression of focal adhesion kinase and alpha5 and beta1 integrins in carcinomas and its clinical significance. World J Gas troenterol, 2002, 8:613-618.

[84] Parsons JT. Focal adhesion kinase: the first ten years. J Cell Sci, 2003, 116:1409-1416.

[85] Hanks SK, et al. Focal adhesion kinase signaling activities and their implica? tions in the control of cell survival and motility.

Front Biosci, 2003, 8;d982-996.

[86] Hauck CR, et al. FRNK blocks v-Src-stimulated invasion and experimental metastases without effects on cell motility or growth. Embo J, 2002, 21:6289-6302.

[87] Hauck CR, et al. The focal adhesion kinase — a regulator of cell migration and invasion. IUBMB Life, 2002, 53:115-119.

[88] Hauck CR, et al. Inhibition of focal adhesion kinase expression or activity disrupts epidermal growth factor-stimulated signaling promoting the migration of invasive human carcinoma cells. Cancer Res, 2001, 61:7079-7090.

[89] Aguirre-Ghiso JA, et al. Urokinase receptor and fibronectin regulate the ERK(MAPK) to p38(MAPK) activity ratios that deter mine carcinoma cell proliferation or dormancy in vivo. Mol Biol Cell, 2001, 12:863-879.

[90] Aguirre-Ghiso JA, et al. Green fluorescent protein tagging of extracellular signal-regulated kinase and p38 pathways reveals novel dynamics of pathway activation during primary and metastatic growth. Cancer Res, 2004, 64:7336-7345.

[91] Ossowski L, et al. Antibodies to plasminogen activator inhibit human tumor metastasis. Cell, 1983, 35:611-619.

[92] Ossowski L, et al. Experimental model for quantitative study of metastasis. Cancer Res, 1980, 40:2300-2309.

[93] Ossowski L, et al. Inhibition of urokinase-type plasminogen activator by antibodies: the effect on dissemination of a human tumor in the nude mouse. Cancer Res, 1991, 51:274-281.

[94] Zucker S, et al. Diversity of melanoma plasma membrane proteinases: inhibition of collagenolytic and cytolytic activities by minocycline. J Natl Cancer Inst, 1985, 75:517-525.

[95] Meissauer A, et al. Urokinase-type and tissue-type plasminogen activators are essential for in vitro invasion of human melanoma cells. Exp Cell Res, 1991, 192:453-459.

[96] Vassalli JD, et al. Amiloride selectively inhibits the urokinase-type plasminogen activator. FEBS Lett, 1987, 214:187-191.

[97] Towle MJ, et al. Inhibition of urokinase by 4-substituted benzo [b] thiophene-2-carboxamidines: an important new class of selective synthetic urokinase inhibitor. Cancer Res, 1993, 53: 2553-2559.

[98] Bridges AJ, et al. The synthesis of three 4-substituted benzo[b] thiophene-2-carboxamidines as potent and selective inhibitors of urokinase. Bioorg Med Chem, 1993, 1:403-410.

[99] Alonso DF, et al. Effects of synthetic urokinase inhibitors on local invasion and metastasis in a murine mammary tumor model. Breast Cancer Res Treat, 1996, 40:209-223.

[100] Li XY, et al. Molecular dissection of the structural machinery underlying the tissue-invasive activity of MT1-MMP. Mol Biol Cell, 2008, 185:3221-3233.

[101] Lafleur MA, et al. Endothelial tubulogenesis within fibrin gels specifically requires the activity of membrane-type-matrix metalloproteinases (MT-MMPs). J Cell Sci, 2002, 115: 3427-3438.

[102] Evans DM, et al. Maximum effect of urokinase plasminogen

activator inhibitors in the con trol of invasion and metastasis of rat mammary cancer. Invasion Metastasis, 1998, 18:252-260.

[103] Klinghofer V, et al. Species specificity of amidine-based urokinase inhibitors. Biochemistry, 2001, 40:9125-9131.

[104] Xing RH, et al. Prevention of breast cancer growth, invasion, and metastasis by antiestrogen tamoxifen alone or in combination with urokinase inhibitor B-428. Cancer Res, 1997, 57: 3585-3593.

[105] Todaro LB, et al. Combined treatment with verapamil, a calcium channel blocker, and B428, a synthetic uPA inhibitor, impairs the metastatic ability of a murine mammary carcinoma. Oncol Rep, 2003, 10:725-732.

[106] Evans DM, et al. Control of pulmonary metastases of rat mammary cancer by inhibition of uPA and COX-2, singly and in combination. Clin Exp Metastasis, 2004, 21:339-346.

[107] Zacharski LR. Anticoagulants in cancer treatment: malignancy as a solid phase coagulopathy. Cancer Lett, 2002, 186:1-9.

[108] Schmidt-Kittler O, et al. From latent disseminated cells to overt metastasis: genetic analysis of systemic breast cancer progression. Proc Natl Acad Sci USA, 2003, 100:7737-7742.

[109] Joossens J, et al. Small, potent, and selective diaryl phosphonate inhibitors for urokinase-type plasminogen activator with in vivo antimetastatic properties. J Med Chem, 2007, 50:6638-6646.

[110] Tyndall JD, et al. Peptides and small molecules targeting the plasminogen activation system: towards prophylactic anti-metastasis drugs for breast cancer. Recent Patents Anticancer Drug Discov, 2008, 3:1-13.

[111] Alonso DF, et al. Inhibition of mammary tumor cell adhesion, migration, and invasion by the selective synthetic urokinase inhibitor B428. Anticancer Res, 1998, 18:4499-4504.

[112] Ploug M, et al. Photoaffinity labeling of the human receptor for urokinase-type plasminogen activator using a decapeptide antagonist. Evidence for a composite ligand-binding site and a short interdomain separation. Biochemistry, 1998, 37:3612-3622.

[113] Goodson RJ, et al. High-affinity urokinase receptor antagonists identified with bacteriophage peptide display. Proc Nad Acad Sci USA, 1994, 91:7129-7133.

[114] Tressler RJ, et al. Urokinase receptor antagonists: discovery and application to in vivo models of tumor growth. APMIS, 1999, 107:168-173.

[115] Ploug M, et al. Peptide-derived antagonists of the urokinase receptor. Affinity maturation by combinatorial chemistry, identification of functional epitopes, and inhibitory effect on cancer cell intravasation. Biochemistry, 2001, 40:12157-12168.

[116] Sato S, et al. High-affinity urokinase-derived cyclic peptides inhibiting urokinase/urokinase receptor-interaction: effects on tumor growth and spread. FEBS Lett, 2002, 528:212-216.

[117] Chaurasia P, et al. A region in urokinase plasminogen receptor domain III controlling a functional association with alpha 5 betal integrin and tumor growth. J Biol Chem, 2006, 281: 14852-14863.

[118] Wei Y, et al. Urokinase receptors are required for alpha 5 beta 1 integrin-mediated signaling in tumor cells. J Biol Chem, 2007, 282:3929-3939.

[119] Degryse B, et al. Domain 2 of the urokinase receptor contains an integrin-interacting epitope with intrinsic signaling activity: generation of a new integrin inhibitor. J Biol Chem, 2005, 280: 24792-24803.

[120] Dewerchin M, et al. Generation and characterization of urokinase receptor-deficient mice. J Clin Invest, 1996, 97:870-878.

5.9　淋巴管:肿瘤转移的路径

◎ Tara Karnezis, Ramin Shayan, Marc G. Achen, Steven A. Stacker

血管和淋巴系统是气体、液体、营养成分、信号分子，以及组织和器官之间细胞运输的必要通道。这两个高度分枝、树型网络通过胸导管互相连接，胸导管是最大的淋巴管,将富含蛋白质的组织间液即淋巴液引流入血液循环。这两个网络在健康人维持动态平衡，它们的畸变或功能障碍将导致肿瘤等多种疾病的发生[1]。

肿瘤的致死性主要与转移有关，即肿瘤细胞从原发位点向淋巴结和远处器官的扩散[2]。一般肿瘤细胞在体内的扩散主要通过 3 个途径:直接侵犯周围组织、通过血液系统传播到远处器官(血行扩散),或通过淋巴系统到达前哨淋巴结、远处淋巴结以及远处器官(淋巴扩散)(图 5-30)。

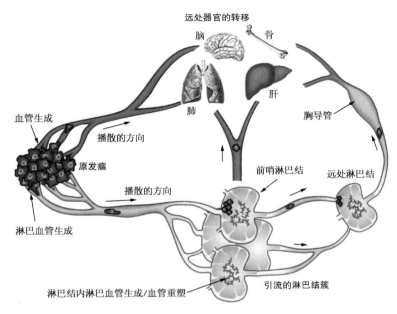

图 5-30　**转移的潜在路径示意图**

注：肿瘤细胞可通过淋巴管（黄色）或血管（红色）进行扩散。

肿瘤细胞诱导肿瘤内以及肿瘤和引流淋巴结周围的新淋巴管生长，促进免疫细胞向淋巴结运输。肿瘤内淋巴管密度升高也与淋巴结转移的增加有关[3]。淋巴结转移范围是疾病分期的主要决定因素。虽然淋巴转移具有重要的临床意义，但对肿瘤淋巴系统扩散的调控机制还知之甚少。以前认为肿瘤细胞通过淋巴管进入淋巴结是一个被动过程，由于淋巴管壁薄，且缺乏物理基膜屏障等特征使其易于摄取肿瘤细胞。由于缺乏区分血管和淋巴管的分子标记，以及没有确定的促淋巴管生长因子，对淋巴系统在肿瘤扩散方面的研究遇到阻碍。然而最近一段时间，由于区分淋巴管与血管的特定分子标记和促淋巴管生长因子——VEGF-C 和 VEGF-D 的确定，以及利用这些工具所建立的动物模型，都表明淋巴管生成与肿瘤转移途径有关，并可能是一种主动过程[4-7]。对淋巴系统的研究有引人注目的前景，不仅因为其在生物学方面的意义，也因为了解淋巴管生成的分子调控可以为设计防治淋巴转移的抗癌疗法提供靶点。

5.9.1　肿瘤淋巴系统研究的历史概况

对淋巴系统的第一个描述可以追溯到古希腊，那里的医生在解剖人和山羊胃肠系统时发现了淋巴管。希波克拉底曾将淋巴液称为"乳色血液"[8,9]。17 世纪发现淋巴从身体的各个区域引流，同时也认识到，这些淋巴途径作为一个有组织的系统合并到胸导管，并从那里进入中央静脉系统[10]。淋巴进入淋巴系统的途径，部分是由 Hunter 提出的（1746 年），他观察到毛细淋巴管参与到吸收活动。Recklinghausen（1862 年）相对毛细血管床中的动静脉血液"循环"特点，建立了"盲端"淋巴管的概念[10]。更远久的 200 年前，Sabin 通过猪胚胎注射研究发现淋巴系统是由静

脉起源的[11]。我们认为，定义原发肿瘤的性质，将其与转移灶区分是非常重要的。

16 世纪首次关注到淋巴系统在肿瘤细胞扩散中的重要性，当时观察到，伴腋窝淋巴结转移的乳腺癌患者生存期明确差于局限性原发瘤的病人[12]。在 20 世纪中期到后期采用了注射放射性淋巴造影剂和不透射线染料的方法进行淋巴放射成像技术，可以用来研究活体中的淋巴管[13]。这种方法为现代淋巴造影技术和前哨淋巴结活检奠定了基础，后述还有详细的讨论。

有关肿瘤淋巴管的第二个主要临床进展是临床医生开始使用放射性同位素注射，以更好地了解哪些淋巴结群引流身体的不同部位[14]，这些重要信息可以确定肿瘤通过淋巴管道转移的潜在路线。20 世纪后期出现了淋巴管走向图，可用于对每一个患者特异性肿瘤的淋巴引流进行预测，并识别前哨淋巴结[15]。

5.9.2　淋巴系统的结构特点

淋巴系统薄壁脉管复杂网络的构建是从皮肤表面的真皮层开始的，由于其具有高渗透性、盲端囊状结构而被称为吸收淋巴管或毛细淋巴管（图 5-31）[16,17]。不同于毛细血管，这些淋巴管由单个薄且无孔的淋巴管内皮细胞（LEC）构成，并不覆有周细胞或平滑肌细胞（SMC）。在毛细淋巴管中 LEC 之间特征性的重叠细胞连接起阀门的作用。间隙中增加的流体压力通过锚定丝产生牵引力，导致这些连接打开，从而进行液体吸收。在周围的细胞外基质液体量减少后，锚定丝放松，让 LEC 返回静息时的重叠状态[18]。其他液体吸收的方法包括通过 LEC 自身的细胞内运输，这一过程被称为胞饮[19]。近日，已发现初始淋巴管内皮细胞之间

的新连接，从而增加了一种液体吸收的方法；这些不连续的扣状连接（"纽扣"）与在吸收淋巴管或血管中发现的一般连

续细胞连接（"拉链"）不同，是在不破坏交界完整性的前提下，可以打开和关闭并能促进液体吸收的专门化连接[20]。

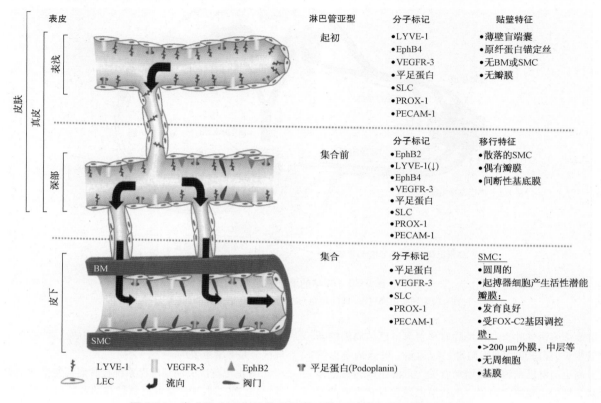

图 5-31　真皮和皮下组织发现的淋巴管亚型的分子特征和示意图

注：举例展示了可能用来识别淋巴管亚型的分子标记，但不是所有表示淋巴管的分子标记都被标出。

毛细淋巴管汇集到位于真皮层深处的预收集淋巴管中，这些管道是淋巴引流的起始路径（图 5-31）。这些预收集淋巴管由包含阀门的片段组成，且被基膜和平滑肌细胞环绕。这些片段中穿插着与起始毛细淋巴管形态相似的区域[21]。预收集管道可能主要在淋巴推进中起作用，而不是吸收淋巴液，吸收工作是由起始的毛细淋巴管完成。接下来，预收集淋巴管引流到位于皮下组织的收集淋巴管。这些收集淋巴管具有环状平滑肌细胞，以及由平滑肌细胞和周细胞组成的规律的管腔内阀门[17]，且一般直径超过200 μm。收集淋巴管汇入淋巴干，然后进入胸导管。在肿瘤扩散的过程中，这些淋巴管因对肿瘤源性 VEGF-C 的应答而扩张，从而增加淋巴流动和将肿瘤细胞运输到淋巴结的能力，这些肿瘤细胞可能在淋巴结被捕获并增殖，或进一步扩散到远处器官[22,23]。

5.9.3　淋巴系统的发展

动物模型是研究淋巴系统发展的宝贵工具。Florence Sabin 开创性的猪胚胎注射实验产生了淋巴系统通过"离心式发芽"（centrifugal sprouting）发展的理论[11]。基于猪胚胎墨水注射实验，她推测两个颈淋巴囊是由前主静脉内皮萌芽发展而来的。由于哺乳动物的淋巴系统起源于静脉，其

形态发生包括获得 LEC 的标记以及从血管系统分离，分离通常通过获得 LEC 特异性标记来实现（稍后讨论）。

在胚胎内早期动脉和静脉形成之后，最初的淋巴管主要由血管发展而来[24]。在小鼠实验中，这些 LEC 从主静脉中萌芽形成初级颈淋巴囊。在主静脉背侧一群特殊的内皮细胞（EC）中，Sox 转录因子家族的成员之一 Sox18 触发另一个转录因子 Prox-1 的表达。Prox-1 在淋巴管的发展中至关重要，通过上调淋巴管特异性基因决定淋巴管的命运，同时抑制某些血管标记的表达[25,26]。这些 Prox-1 阳性内皮细胞还表达低水平的酪氨酸激酶受体 VEGFR-3，这是能结合促淋巴管生长因子 VEGF-C 和 VEGF-D 的细胞表面受体。通过VEGFR-3 的活化，Prox-1 阳性细胞向着局部 VEGF-C 浓度梯度迁移，从而导致主静脉上这些受限的 EC 开始萌芽，形成原始淋巴囊[27]。淋巴囊以离心方式发芽形成原始的淋巴丛。在 15.5 个胚胎日（E）后，真皮丛形成并继续发展至产生预收集淋巴管的真皮层，从中萌生出原始的表皮毛细淋巴管丛[24,26,28]。

最近特异性控制淋巴管形成和发展基因的发现以及新淋巴管内皮细胞特异性标记的识别，促进了有关淋巴管生成分子调控机制的关键发现并提供了新的见解[26,29-32]。这些发现包括：在某些与淋巴功能障碍相关的遗传性疾病中

识别了特定的基因缺陷,获得了恶性肿瘤可以直接激活淋巴管生成和促进淋巴转移的证据[33-36]。

5.9.4 淋巴管的分子标记

以往在组织学很难区分淋巴和血液脉管系统。需要可明确区分血管和淋巴管的标记。在血管和淋巴管中具有不同表达谱的几个分子标记的识别促进了对淋巴管的发展及其病理作用的深入研究。

血小板内皮细胞黏附分子 1(PECAM-1/CD31)是分子量 130 000 的免疫球蛋白超家族成员[37],被认为是一种泛内皮细胞标记,广泛表达于血管和淋巴管。它已被与基膜标记层粘连蛋白和 IV 型胶原联合使用;PECAM-1 阳性,但基膜染色阴性且内腔中缺乏红细胞的脉管被确定为淋巴管[31,38,39]。此外,PECAM-1 和 PAL-E 双染色已被用于识别淋巴管内皮[40]。肿瘤血管和淋巴结中高内皮微静脉特别表现 PAL-E 阳性,而毛细淋巴管内皮细胞则阴性[41]。淋巴管内皮特异性表达分子的发现,使淋巴管的识别能够更准确和简化。目前推荐的淋巴管标记主要有 VEGFR-3(也称为Flt4),是一种可结合促淋巴管生长因子 VEGF-C 和 VEGF-D的细胞表面酪氨酸激酶受体[42-44];平足蛋白(podoplanin),一种在人工培养的人淋巴管内皮细胞上表达的完整膜蛋白,它是表达量最高的淋巴特异性基因[45-50];LYVE-1,是CD44 透明质酸受体的同源物,它是细胞外基质黏多糖透明质酸(HA)的淋巴受体[51,52]。图 5-32 显示了一些区别淋巴管与血管所使用的标记。其他推荐的淋巴管标记包括 Prox-1、桥粒斑蛋白(desmoplakin)、人类 β 趋化因子受体 D6、CCL21、CLEAVER-1 和巨噬细胞甘露糖受体[53]。

5.9.5 淋巴管内皮细胞的特征

（1）淋巴管内皮细胞的培养和纯化

历史上,纯化的 LEC 培养是由 Johnston 和 Walker 在 20世纪 80 年代中期首次建立的,来源于从牛肠系膜中收集的淋巴管[54]。从那以来已培养出来包括人类、大鼠和小鼠不同物种的淋巴管内皮[55]。这些研究大多使用简单的机械方法从大淋巴管上分离 LEC,由于这些脉管有丰富的营养血管网络,依然存在分离的细胞株纯度问题[56]。

将淋巴管内皮细胞区别于血管内皮细胞的淋巴管特异性标记的识别,是研究人员纯化同质性 LEC 的关键。这些差异的发现使技术不断发展,微真皮混合细胞中的 LEC 已通过平足蛋白、VEGFR-3 和 LYVE-1 抗体进行阳性选择而分离,或通过血管内皮细胞(BEC)标记 CD34 抗体进行阴性选择[46,47,57,58]。纯化的 LEC 呈单层生长,具有独特的"鹅卵石形态",表现出特征性的淋巴管样重叠细胞连接[17]。

这些研究表明,LEC 和 BEC 在培养中会保持不同的表型。两种内皮细胞类型都有增殖性,并稳定表达已知的内皮细胞标记,如 E-钙黏蛋白、CD31 和 von Willenbrand 因子。LEC 在体内选择性表达的分子——平足蛋白、LYVE-1、VEGFR-3 在扩增的 LEC 中高表达,但在 BEC 中不表达,且

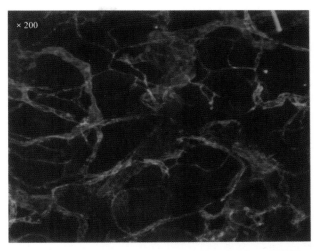

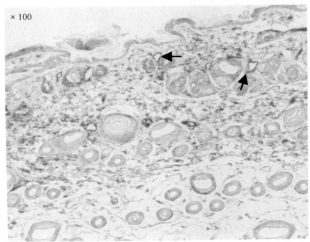

图 5-32　用来区分血管与淋巴管的标记

注:上图:小鼠耳全标本包埋染色,PECAM(绿色)表示血管,LYVE-1(红色)表示淋巴管。下图:鼠真皮平足蛋白抗体染色,箭头为淋巴管。

这两种类型的内皮细胞在体外通过严格同型的方式构成有管腔的脉管[47]。这些研究结果表明,LEC 和 BEC 可被纯化至相对同质化,构成稳定且特异性内皮细胞谱,都伴随引导白细胞可能也包括肿瘤细胞进出组织的潜能。

然而,由不同的方法建立的 LEC 基因表达有一定差异[56]。这些差异可能由于源组织的不同(如成人与新生儿皮肤)或培养条件的差异;另外,不同的分离方式可能会选择出特定的 LEC 亚群。例如,通过 VEGFR-3 选择分离的LEC 可能包含部分 BEC,因为在不同的病理状态下血管内皮也可表达 VEGFR-3[59]。在体外何种纯化方式和培养条件能够最好地保持淋巴管内皮细胞表型仍有待确定。最近,人们发现人工培养的内皮细胞的基因表达谱与从体内分离的细胞相比存在一定差异[60,61]。尽管如此,这并不影响人工培养的内皮细胞的使用,因为通过体内分离的方法获得的细胞数量非常有限,利用它们完成一系列实验在技术上具有挑战性。

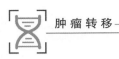

（2）正常和肿瘤相关内皮细胞的基因表达谱

从 BEC 中纯化 LEC 使我们能够研究正常和病变状态下的基因表达谱[61,62]。在正常状态下，LEC 的分子标签似乎反映了其独特的功能特点，为了解淋巴功能的分子基础提供了新的视角[45,46,62]。研究发现，与 BEC 相比，LEC 中蛋白质代谢、排列和运输相关基因显著上调[62]。特别是具有较高代表性的基因是那些编码控制膜囊泡靶向和融合特异性的蛋白质，如 SNARE 家族成员、rab GTP 酶、AAA ATP 酶和 sec 相关蛋白，表明细胞中存在一个强大的膜囊泡运输系统。在电子显微镜下常可观察到，淋巴管内皮具有大量膜内陷和细胞质囊泡的特征，但尚未确定其功能意义[19]。

细胞间隙被认为是液体和蛋白质进入淋巴管的主要途径。从这些表达谱研究中获得的数据表明，除了细胞间运输，跨内皮途径也可作为分子进入淋巴管的机制之一，提示淋巴管有能力选择性地从间质中去除分子，从而主动控制体内淋巴液和组织间液组成的可能性[62]。LEC 和 BEC 之间基因表达的其他差异包括编码炎性细胞因子和趋化因子的基因，以及与细胞骨架重塑和细胞-基质相互作用有关的基因，反映了两种类型细胞间肌动蛋白骨架在组织方面的差异[45]。

为了深入研究血行和淋巴转移的过程，对从肿瘤中分离的内皮细胞进行了大规模的表达谱分析，以确定肿瘤内皮细胞中差异表达的基因。在肿瘤血管形成的情况下，使用特异性标记对各种肿瘤来源的内皮细胞进行纯化，然后与正常的内皮细胞进行比较[63]。结果发现，正常血管内皮细胞和肿瘤血管内皮细胞高度相关，都表达许多内皮细胞特异性标记。在 170 多个显著表达的转录本中，有 79 个差异表达，其中包括 46 个在肿瘤相关血管内皮中特异性升高的标记。这些基因中的某些可编码细胞外基质蛋白，但多数还不清楚其功能。这些肿瘤血管内皮标记中的大多数在肿瘤中广泛表达，也在伤口愈合和黄体形成相关的正常血管中表达[63]。

同样，淋巴管侵袭是原发肿瘤向前哨淋巴结转移的关键步骤。为了进一步了解这个过程，对从正常组织和高转移性肿瘤脉管系统中分离的肿瘤 LEC 的 RNA 表达谱进行比较。发现许多差异表达的基因所编码的是内皮细胞连接组件、内皮下基质以及血管的生长和排列[64]。肿瘤 LEC 的表达谱有别于正常的 LEC，其特征为某些具有重要功能的分子表达升高，如紧密连接调节蛋白内皮特异性黏附分子（ESAM）、转化生长因子-β 辅助受体内皮糖蛋白（endoglin）（CD105）、血管生成相关的瘦素受体、免疫抑制受体 CD200；以及某些内皮下基质蛋白表达的降低，包括胶原蛋白、原纤蛋白（fibrilin）和双糖链蛋白多糖（biglycan）[64]。因此，从肿瘤和正常血管中纯化的血管和淋巴管内皮细胞的基因表达谱在分子水平上是不同的，这一发现可能对抗血管生成和抗淋巴生成疗法的发展有重要意义。

5.9.6 肿瘤淋巴管生成的分子调控

在发育和疾病中，VEGF 均是血管和淋巴血管形成的关键调节因子。VEGF 家族的成员是分泌性二聚体糖蛋白。在哺乳动物中，目前已经确定 5 个 VEGF 配体[（VEGF-A、B、C、D 和胎盘生长因子（PlGF）），以及存在于副痘病毒（VEGF-E）和蛇毒（VEGF-F）中的结构相关蛋白质。这些 VEGF 以重叠模式与 3 个受体酪氨酸激酶结合，从而介导其作用。这 3 个受体酪氨酸激酶是 VEGFR -1、2、3（图 5-33）。

结构上，VEGF 在保守位置上通过链内和链间的二硫键连接 8 个半胱氨酸残基，并形成同源二聚体。VEGF-A、VEGF-B 和 PlGF 的晶体结构已被解出[65-67]。VEGF 家族成员的生物活性似乎是通过蛋白水解过程进行调节的，可与不同类型的受体发生特异性相互作用[68]。VEGFR 属于酪氨酸激酶受体超家族，包含一个约 750 个氨基酸残基、进行 7 次免疫球蛋白样折叠的胞外结构域，另外还有一个单次跨膜区、一个并列膜结构域、一个酪氨酸激酶结构域以及一个 C 末端（图 5-33）。通过与受体的结合，VEGFR 能够形成同源和异源二聚体，这些二聚体随着受体酪氨酸激酶的激活，导致受体的自磷酸化；磷酸化的受体随后招募相互作用的蛋白质并诱导特异性的信号级联[68]。

VEGF-C 和 VEGF-D 被确认为淋巴管生成因子，通过 LEC 上表达的 VEGFR-3 发挥作用[69]。缺乏 VEGF-C 的小鼠不能形成有功能的淋巴系统，而转基因表达可溶性 VEGFR-3 会造成淋巴明显水肿的结果[27,48]。在动物肿瘤模型中，VEGF-C 和 VEGF-D 可增加肿瘤相关淋巴管生成及淋巴转移[34-36]，VEGF-C 和（或）VEGF-D 的表达水平已被证明与许多类型人类肿瘤的转移有关联[70]。我们对淋巴管形成和生长的理解，大部分是源自促淋巴血管生长分子的发现；VEGF-C/VEGF-D/VEGFR-3 信号轴被认为在发育和疾病中对淋巴管生成发挥了举足轻重的作用。

5.9.7 VEGF-C/VEGF-D/VEGFR-3 信号轴

（1）VEGF-C

第一个被发现的促淋巴管生长因子是 VEGF-C[71,72]。VEGF-C 的表达不被缺氧调节，但会在促炎性细胞因子存在时增加[73-75]。VEGF-C 是作为进行后续蛋白水解过程的前蛋白而合成的。VEGF-C 的成熟形式由中央 VEGF 同源结构域（VHD）二聚体组成，并包含 VEGFR-2 和 VEGFR-3 结合位点（图 5-33）[4,76]。未处理的 VEGF-C 与 VEGFR-3 结合，经过逐步水解处理的 VEGF-C 产生几种形式，对 VEGFR-2 和 VEGFR-3 的亲和力依次增加[4]。由于 VEGFR-2 可以在内皮细胞中广泛表达，VEGF-C 可以在一定范围的组织内表达，VEGF-C 作为前蛋白的合成可能阻止由 VEGFR-2 诱导的不必要的血管生成，并通过 VEGFR-3 让 VEGF-C 得到优先信号传导，这一作用在发育后期和成年阶段被限制在血管内皮细胞中[17]。在某些情况下，蛋白水解过程会释放成熟的 VEGF-C，它通过 VEGFR-3 和 VEGFR-2 传导信号，促进血管和淋巴管生成[73]。

VEGF-C 缺陷的小鼠缺乏淋巴管，造成组织液积聚从而在产前死亡[27]。在这些动物中，内皮细胞具有淋巴管谱系，

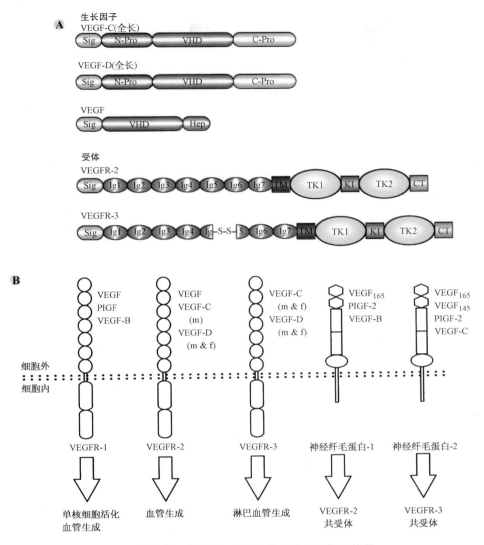

图 5-33　VEGFs 及其受体的结构和相互作用

注：（A）VEGFs 是分泌型同型二聚体蛋白质，包含一个疏水性氨基酸末端分泌信号序列（sig）。所有成员都包含一个称为 VEGF 同源结构域（VHD）的中间区域。VEGF-C 和 VEGF-D 是与淋巴管形成有联系的两个成员；VEGF-A 作为比较对象。VEGF-C 和 D 的受体分别是 VEGFR-2 和 VEGFR-3。这些受体的结构相关，由含有 7 个免疫球蛋白样结构域（Ig）的胞外结构域、跨膜结构域（TM）、含有激酶插入序列（KI）的分裂酪氨酸激酶（TK）结构域和羧基端的胞质尾（CT）组成。（B）VEGFs 可与 3 种受体即 VEGFR-1、VEGFR-2 和 VEGFR-3 相结合。VEGF-C 和 VEGF-D 的成熟和全长形式分别由"m"和"f"表示。VEGFR 信号通路由不同的辅助受体，如神经纤毛蛋白（neuropilin）调节。结合配体后发挥的功能已在图中列出。

但无法发芽形成淋巴管。这些突变体发芽功能的缺失可通过 VEGF-C 或 VEGF-D 而不是 VEGF-A 补救，表明 VEGFR-3 的特异性[27]。最近发现的爪蟾蝌蚪淋巴系统以及发育中的斑马鱼提供了研究淋巴管的更多模型[77-79]。利用斑马鱼模型，研究人员发现，与哺乳动物不同，其他物种通过 VEGF-C/VEGFR-3 轴介导淋巴管的发展[80]。

实验证明，VEGF-C 促进内皮细胞迁移，并能诱导血管通透性和内皮细胞增殖。在血管中，这些生物效应被认为主要由 VEGFR-2 信号介导，尽管在 BEC 中 VEGFR-3 可上调表达并促进血管生成[81]。VEGF-C 的促淋巴管生成效应被认为主要是通过 VEGFR-3 信号介导的，尽管 VEGFR-2 可在

LEC 上低水平地表达，并在淋巴管生成中发挥作用[4,82]。由于在血管中经过完全处理形式的 VEGF-C 可激活 VEGFR-2，VEGF-C 可同时调节生理和病理的血管生成，这些现象与在小鼠角膜和肢体缺血中观察到的一致[83,84]。此外 VEGF-C 还可以在多种模型中诱导淋巴管生成[75,85]，在皮肤中过表达时可促进淋巴管肿大[72]，并被证明可促进剂量依赖性静脉和收集淋巴管的扩张和迂曲，这些脉管都被证明可表达 VEGFR-2[86]。

（2）VEGF-D

第二个被发现的促淋巴管生长因子是 VEGF-D，一开始它被命名为"c-fos 基因诱导生长因子"[5]。VEGF-D 的成熟

形式包含二聚体和中央 VHD,经鉴定其与 VEGF-C 有 61% 的氨基酸序列相同[87]。VEGF-D 可在 VEGF 同源结构域的 N 或 C 末端区域进行蛋白水解剪切。对 VEGF-D 的加工需要其产生能以高亲和力结合 VEGFR-2 和 VEGFR-3 的生长因子[88]。负责加工的酶包括前蛋白转换酶(PC)家族和丝氨酸蛋白酶、血纤维蛋白溶酶,已证明其能在体外剪切人类 VEGF-D 的 N 和 C 末端前肽段[89,90]。VEGF-C 和 VEGF-D 促进肿瘤生长的能力,在蛋白水解剪切位点被去除时受到抑制,表明这些蛋白质的处理对它们发挥生物效应是重要的[91,92](Harris 和 Achen,未发表)。

有趣的是,在小鼠中,VEGF-D 只与 VEGFR-3 结合,提示 VEGF-D 可能在小鼠和人类中有不同的功能[93]。与 VEGF-C 不同,VEGF-D 在小鼠淋巴管发展中的具体作用尚未得到证实[27,94]。然而,在爪蟾蝌蚪中,已表明 VEGF-D 可能在淋巴管形成中起"修饰者"的作用,尤其是 LEC 的迁移[95]。这些结果还没有在哺乳动物中进行验证,但高等脊椎动物中控制淋巴系统发育的机制似乎显示了高度保守性[96]。

病毒介导的人类 VEGF-D 成熟形式的传递诱导大鼠肌肉主要血管的生成,在皮肤中能同时诱导血管和淋巴管生成,这表明 VEGF-D 的生物学效应可能依赖于在特定组织中表达 VEGF-D 受体的血管和淋巴管密度[97]。成熟形式的 VEGF-D 在兔肌肉中可同时促进血管和淋巴管生成,而全长形式在这个模型系统中则特异性促进淋巴管生成,表明在不同的临床情况下 VEGF-D 的不同处理形式,可以产生明显不同的生物学效应[98]。更重要的是,在小鼠肿瘤模型中,VEGF-D 被发现可以促进淋巴管生成和通过淋巴管的转移扩散[36]。在人类乳腺癌样本中,VEGF-D 蛋白阳性的肿瘤血管也呈 VEGFR-2 和(或)VEGFR-3 阳性,但呈 VEGF-D mRNA 阴性,这表明肿瘤细胞分泌的 VEGF-D 随后通过 VEGFR-2 和(或)VEGFR-3 介导的吸收与内皮细胞联系,进而通过旁分泌机制促进肿瘤血管生成、淋巴管生成和转移扩散[99]。

（3）VEGFR-3

VEGFR-3 是一种分子量约 180 000 的高度糖化细胞表面受体酪氨酸激酶。其 cDNA 是从人类红白血病细胞和胎盘库中克隆而来[100]。已发现 VEGFR-3 的两种选择性剪接异构体,它们的胞质结构域长度不同,信号属性可能也存在不同[101]。基因敲除分析表明,VEGFR-3 与淋巴管的形成和维持有关。

VEGFR-3 与经蛋白水解处理的 VEGF-C 结合反应后,和 VEGFR-2 形成同源或异源二聚体[102]。更重要的是,与何种化合物形成二聚体指示其潜在磷酸化位点的使用,这可能反映了激酶不同的底物特异性[68]。VEGFR-3 也被证明可介导在胚胎发育和肿瘤血管生成中有重要意义的特定通路的激活[48]。此外,VEGFR-3 的信号转导也受辅助受体如神经纤毛蛋白-2(neuropilin-2)等的调节。这种相互作用的重要性已在神经毡蛋白-2-/-表型小鼠中得到证明,该模

型未能形成正常的淋巴管和毛细血管[103]。

在一些常见的人类肿瘤中,VEGFR-3 的表达与淋巴转移相关。例如,据报道,在子宫内膜癌中 VEGF-D 和 VEGFR-3 的存在可能是淋巴结扩散的预后指标[104]。人类前列腺癌中 LEC 上 VEGFR-3 的表达也被认为在肿瘤细胞转移扩散到淋巴结中有重要作用[105]。

血管和淋巴管内皮细胞中 VEGFR-2 和 VEGFR-3 的相对表达水平,可能会影响 VEGF-C 或 VEGF-D 诱发的主要血管生成(通过 VEGFR-2 激活)或淋巴管生成(由 VEGFR-3 驱动)的效果,这个假设是可信的。由于 VEGFR-3 参与肿瘤血管的维护、淋巴管内皮细胞上检测到 VEGFR-2 的表达等现象的发现,VEGFR-2 和 VEGFR-3 信号通路在血管生成和淋巴管生成中互不相关这一观点已被复杂化[47,59,81,106]。此外,其他促进和抑制血管生成和淋巴管生成的调节剂,可能也调节 VEGF-C 和 VEGF-D 表达的生物学效应[53]。

（4）VEGF-A/VEGFR-2 信号

VEGF-A 已在许多人类和实验小鼠癌症中被确定为主要的血管生成因子,它在血管内皮细胞上表达,通过 VEGFR-1 和 VEGFR-2 发挥作用[107]。最近已证明,淋巴管与血管类似,也表达 VEGF-A 的受体之一 VEGFR-2[46]。在多种肿瘤中 VEGF-A 的表达导致了淋巴管生成的增加。例如,当对皮肤中过表达 VEGF-A 的转基因小鼠进行化学处理诱发皮肤癌变时,可观察到表达 VEGFR-2 的肿瘤相关淋巴管活跃增殖,并伴随肿瘤转移到前哨和远处淋巴结[3]。同样,小鼠纤维肉瘤中 VEGF-A 的过度表达诱导淋巴管的生长,并经常检测到淋巴结转移[108],而在原位乳腺肿瘤模型中和 VEGF-A 可观察到淋巴管密度的增加和淋巴结转移的增强[109],在其他肿瘤模型中则无此现象[110,111]。在动物模型中 VEGF-A 对肿瘤淋巴管的不同作用,可能依赖于 VEGF-A 的表达水平,或模型中表达不同的 VEGF-A 剪切变异体,或附近淋巴管上 VEGFR-2 的丰度。

（5）其他分泌生长因子

除了 VEGF 家族成员,其他分泌生长因子已被证明通过 VEGFR-3 依赖或非依赖的方式诱导淋巴管生成,并在某些情况下促进淋巴结转移。一项对纯化的 LEC 和 BEC 基因表达进行比较的分析发现,LEC 的肝细胞生长因子受体(HGFR)表达水平显著高于 BEC。而在正常组织的淋巴管中,HGFR 则表达很少或根本没有表达,在发炎皮肤中活化的淋巴管上 HGFR 的表达明显增多。转基因表达或皮下注射 HGFR 配体肝细胞生长因子(HGF),可促进小鼠的淋巴管形成,而全身阻滞 HGFR 可抑制淋巴功能[112]。在转基因乳腺肿瘤形成模型中,HGF 被发现可促进癌周淋巴管形成,但没有观察到淋巴结扩散[113]。

血小板衍生生长因子(PDGF)-BB 被证明在体外和体内都有淋巴管生成活性,在小鼠肿瘤模型中 PDGF-BB 的表达诱导淋巴管生成并促进淋巴结转移[114]。胰岛素样生长因子(IGF)-1 和 2 也已被证明可以在体内促进淋巴管生成[115]。更特别的是,在 Lewis 细胞癌模型中 IGF-1 受体的

激活增加了 VEGF-C 的表达和淋巴结扩散,说明这条通路可以作为 VEGF-C 和淋巴结转移的正向调节剂[116]。IGF 在许多人类肿瘤中表达,它们的表达与转移扩散和不良预后相关[117]。同样,成纤维细胞生长因子(FGF)-2 可同时刺激血管生成和淋巴管生成,并引起 VEGF-C 的上调。FGF-2 的作用可通过使用抗 VEGFR-3 抗体来抵消[118]。这些促淋巴管生长因子以及 VEGF 可作为设计抑制病理性淋巴管生成疗法的新靶标。

5.9.8 肿瘤中的淋巴管和促淋巴管生长因子

肿瘤细胞通过淋巴网络进行播散,是在包括癌在内的几种实体肿瘤中的一个共同发现。通过积极诱导"新淋巴管"的生长,肿瘤细胞获得对淋巴管网的通行能力,并最终转移到区域淋巴结[55,119]。局部淋巴结中肿瘤细胞的检测是肿瘤分期和治疗方案设计中的一个重要因素[70]。现在已经明确,通常扩张的癌周淋巴管与人类肿瘤转移的倾向有关;而瘤内淋巴管的重要性仍然不甚清楚。尽管瘤内淋巴管已在人类肿瘤包括宫颈癌、卵巢癌和黑色素瘤等中被检测到,但这些脉管被认为会由于肿瘤内的物理高压而塌陷,因此它们是无功能的[120]。瘤内淋巴管在转移扩散方面的功能意义仍然不明确[121]。

淋巴管密度已被证明与多种恶性肿瘤预后显著相关[122,123]。除了被证明能预测淋巴结转移的淋巴管密度,促淋巴管生长因子本身也被证明在几个关键的人类肿瘤中是预后的重要指标[70]。例如,在恶性黑色素瘤中,淋巴管特别是癌周淋巴管密度,以及促淋巴管生长因子的表达,在确定肿瘤转移的区域淋巴结方面有重要作用[124,125]。

在人类肿瘤中 VEGF-C 的表达有大量的临床证据。VEGF-C 的表达已在乳腺癌、结肠癌、肺癌、甲状腺癌、胃癌、鳞状细胞癌、间皮瘤以及在神经母细胞瘤、肉瘤、黑色素瘤中被检测到。从头颈部鳞状细胞癌、甲状腺癌和肺癌中可以看出,VEGF-C 的表达与淋巴结转移和不良的生存结果相关[126-129]。例如,在胃癌中,VEGF-C 被证明可预测淋巴管密度的增加、淋巴管浸润和转移以及不良预后[130-133]。

也已发现肿瘤中存在 VEGF-D。在淋巴结转移增加的乳腺癌中,VEGF-D 的表达显著升高,且与无病生存率较低是独立相关的,并能够预测淋巴结转移和腹膜直接蔓延[134]。在子宫内膜癌中,VEGF-C 的表达与肿瘤通过淋巴管和淋巴结转移的侵袭有关。此外,VEGF-D 和 VEGFR-3 的存在与患者生存率的降低有关[104,135]。虽然公众防护意识和筛查措施日益提高,大肠癌仍然是成人发病和死亡的主要原因之一。使用淋巴管特异性标记的免疫组化染色显示,淋巴管密度的增加与区域淋巴结转移和肝脏转移呈正相关[136]。尤其,VEGF-C 和 VEGF-D 的表达与淋巴结转移和不良疾病转归有关,而 VEGF-D 被认为是独立的预后指标,预示着大肠癌患者的无病生存率(DFS)及总生存率(OS)较低[137,138]。有趣的是,在肺腺癌和头颈部鳞状细胞癌中,VEGF-D 的表达与淋巴结转移呈负相关[126,127]。VEGF-D

在某些肿瘤中与转移相关,而在另一些肿瘤中则不相关,其中的原因目前仍不清楚[70]。

总体而言,肿瘤淋巴管密度的增加和肿瘤细胞向淋巴结的传播之间存在着因果关系,这反映了肿瘤中促淋巴管生长因子 VEGF-C 和 VEGF-D 的水平与转移性疾病之间存在关联的可能。因此,检测淋巴管的密度和促淋巴管生长因子的存在,可以为传统的组织学分析提供临床上有用的补充,以预测和确定哪些患者将被"划分"到一个新的分类当中,这类患者需要更积极的辅助治疗。

5.9.9 淋巴管生成在肿瘤扩散中的作用

虽然在临床标本中淋巴管的存在提示其与转移的相关性,但它们是否是转移途径中的活性成分这个问题仍然没有得到解决。促淋巴管生长因子及其同源受体的发现,使啮齿动物模型的建立得到发展,从而提供令人信服的证据表明肿瘤淋巴管生成可促进淋巴转移。例如,一个基于 MCF-7 人类乳腺癌细胞系的移植瘤[14]模型表明,VEGF-C 的表达导致瘤周和瘤内淋巴管的增加,这与淋巴结转移率增加紧密相关。在另一个 VEGF-C 过表达的乳腺癌原位模型中,关于瘤内及瘤周淋巴管增加和区域淋巴结扩散增加的研究也获得了类似的结果[35]。在两个模型中都没有显著的血管新生出现,可能是由于产生的 VEGF-C 主要是未加工的形式,可优先结合并激活 VEGFR-3(例如,诱导淋巴管生成信号转导)。

相比之下,基于表达人 VEGF-D 细胞的鼠移植瘤模型,不仅表现出肿瘤淋巴管生成和淋巴结转移的增强,还表现出血管生成和实体肿瘤生长速度的增加,该作用可被 VEGF-D 中和抗体所抑制[36]。在这些肿瘤模型中,VEGF-C 和 VEGF-D 促进肿瘤血管生成能力的差异,可能是由于在不同的模型中这些生长因子所受的蛋白水解加工程度不同[70]。在转基因小鼠胰腺癌模型中,胰岛 β 细胞 VEGF-C 的过表达增加了原发肿瘤周围的淋巴管生成,并增强细胞到引流淋巴结的传播[34]。在一个类似的模型系统中,VEGF-D 诱导癌周淋巴管生成,同时伴随淋巴细胞积累和出血以及淋巴结和肺转移[139]。更重要的是,在可溶的 VEGFR-3 经转染肿瘤细胞产生或通过全身输入时,VEGF-C 诱导淋巴管生成和淋巴结扩散的作用被抑制,这进一步验证了淋巴管在肿瘤扩散中的作用[33,140]。在皮肤过表达 VEGF-A 的转基因小鼠上诱导鳞状细胞癌时,VEGF-A 能够促进肿瘤淋巴管以及血管生成,其信号显然是通过 LEC 上 VEGFR-2 的上调进行传导的[3]。

总的来说,来自动物模型的数据突出了淋巴系统和促淋巴管生长因子在转移方面的重要性。总体而言,促淋巴管生长因子通过增加肿瘤内和肿瘤周围淋巴管的数量,导致入侵肿瘤细胞和淋巴管内皮细胞之间接触面积的增加,从而增强转移。此外,由肿瘤细胞分泌因子引起的淋巴管内皮激活可能改变淋巴管内皮的黏附能力,促进肿瘤细胞和 LEC 的相互作用,或导致淋巴管大小的增加,从而促进肿瘤细胞进入淋巴管[18]。肿瘤细胞分泌的 VEGF-C 或 VEGF-D 也可能会增加血管通透性，或对肿瘤间质流体压力有重要影响，这可能促进肿瘤细胞进入淋巴管以及进入静脉[18,70,141]。

5.9.10 靶向 VEGF-C/VEGF-D/VEGFR-3 通路的临床应用

虽然手术、化疗和放疗等治疗方法已有很大进步，许多癌症的预后仍然很差，这凸显了对新的抗转移疗法的需求。通过同源受体酪氨酸激酶如 VEGFR-3 以可溶性生长因子 VEGF-C 和 VEGF-D 等的信号转导为靶点的治疗方法，包括单克隆抗体、可溶性受体、小分子抑制剂、多肽药物以及反义技术。这些针对 VEGF-C/VEGF-D/VEGFR-3 的治疗方法，不仅有可能阻止肿瘤的淋巴扩散，还可能抑制这个信号轴所促进的肿瘤血管生成、肿瘤生长和血行转移[142]。人源化的抗 VEGF-A 单克隆抗体（贝伐珠单抗），是作为一种抗血管生成剂而设计的，已被证明可成功用于治疗转移性大肠癌[143,144]。与阻断 VEGF-A 以减少肿瘤血管生成类似，一项阻断 VEGF-C 和（或）VEGF-D 与 VEGF 受体结合的研究，将有望用于抑制肿瘤淋巴管生成和淋巴转移以及限制肿瘤血管生成。在小鼠移植瘤模型中，一种阻断 VEGF-D 与 VEGR-2 和 VEGF-3 相互作用的中和 VEGF-D 的抗体（命名为 VD1），可抑制血管生成、淋巴管生成以及到淋巴结的转移扩散[36,145]。

除了中和抗体以外，还可通过 VEGFR-3 胞外结构域的一种可溶形式隔离 VEGF-C 和 VEGF-D。肿瘤诱生淋巴管的衰退是通过摄入可溶性 VEGFR-3 实现的[140,146]。在小鼠皮肤上转基因表达可溶性 VEGFR-3 为其治疗潜力提供了进一步的证据，在模型中 VEGFR-3 可抑制胎儿淋巴管生成，并诱导已形成淋巴管的衰退，但是血管没有受到影响[48]。腺病毒介导的可溶性受体结构域转导，阻断了小鼠乳腺癌模型癌周淋巴管的增长，并在肺癌模型中抑制淋巴结转移，但没有抑制肺转移[140]。此外，VEGFR-2、VEGFR-3 被证明在出芽血管上高表达，而联合使用可阻断 VEGFR-2 和 VEGFR-3 抗体疗法，可以对血管生成和肿瘤生长造成协同抑制效果。肿瘤血管和淋巴管上都有 VEGFR-3 的表达，在这两个方面对肿瘤生长和传播都有重要影响，使它成为既可抑制淋巴管生成又可抑制血管生成有吸引力的靶标[81]。

抑制肿瘤淋巴管生成的另一种方法是以促淋巴管生长因子的加工过程为靶点。通过阻断负责活化 VEGF-C 和（或）VEGF-D 的酶，如血纤维蛋白溶酶和蛋白酶前蛋白转化酶家族成员，可抑制表达这些生长因子的肿瘤所诱导的血管生成和淋巴管生成[90,91,147,148]。负责活化的酶包括前蛋白转化酶家族和丝氨酸蛋白酶中的血纤维蛋白溶酶[89]。用 VEGF-C 和 VEGF-D 的单克隆抗体切断蛋白酶接触这些生长因子的途径，是一种可能的治疗方法。

可进入细胞并抑制 VEGFR-2 和 VEGFR-3 酪氨酸激酶活性的小分子抑制剂已经得到开发。在几种动物模型中

VEGFR-2 的酪氨酸激酶抑制剂可以阻断肿瘤血管生成，这些研究结果证明了该方法的治疗潜力[149]。临床批准的 VEGFR-2 和 VEGFR-3 小分子抑制剂包括索拉非尼（多吉美），已用于治疗晚期肾细胞癌和肝细胞癌；舒尼替尼，可能为某些肿瘤如肺癌、肾细胞癌（RCC）和胃肠道癌等提供有针对性的治疗[150,151]。目前其他针对 VEGFR-2 和 VEGFR-3 途径且用于肿瘤治疗临床试验的小分子抑制剂，包括 XL999、CEP-7055、PTK 787/ZK 222584 和 BAY 43-9006[152,153]。

5.9.11 未来发展方向

尽管血管生成已被广泛研究，淋巴管生成仍然是血管生物学中一个相对较新的领域。最近的研究已经发现了几个新的 LEC 特异性分子。通过基因敲除研究，这些分子已被证明在淋巴管的功能方面也非常重要，如 PROX-1、VEGFR-3 和平足蛋白。参与淋巴管形成的分子、淋巴管特异性标记的发现，以及纯化和培养 LEC 技术的建立，使人们能够更好地认识淋巴管在发育和疾病中发挥的作用。此外，生长因子 VEGF-C、VEGF-D 和其他淋巴管生成调节剂，以及特异性促进淋巴管生成信号通路的发现，使研究人员能够更好地理解淋巴管在促进肿瘤细胞传播中的意义。对阻断 VEGF-C/VEGF-D/VEGFR-3 信号轴的研究表明，靶向该信号轴可抑制肿瘤淋巴管生成，并抑制肿瘤细胞通过淋巴管转移扩散。

虽然 VEGFR-3 及其配体已在胚胎淋巴管生成、生长因子驱动的淋巴管生成，以及肿瘤模型中被广泛研究，但对 VEGFR-3 信号转导系统在其他生理和病理过程中功能的认识还只是停留在表面。此外，其他信号通路可能也有助于淋巴管生成，了解这些途径之间的相互作用具有重大意义。目前淋巴管亚型在淋巴功能尤其是在疾病状态如肿瘤中的作用还不清楚。淋巴管标记表达谱的分析，与形态、结构和分子上的区别相结合，可能有助于对单个淋巴管亚型的生物学特性进行研究。从促淋巴管生长因子和信号级联传导方面了解淋巴管发生、解剖、病理生理方面的复杂性，可能为人类癌症的治疗产生新的靶点。

[附：相关专业名词解释]

（1）前哨淋巴结：是肿瘤附近的第一个引流淋巴结。

（2）基膜：是一种支持结构，可提供覆盖内皮细胞的物理屏障。角质细胞、腺上皮细胞和血管内皮细胞位于致密电子膜组成的基膜上，称为基底层。

（3）腋窝淋巴结：是位于腋下的淋巴结。

（4）原发肿瘤：是指出现在原始位点的肿瘤，在该位点肿瘤第一次发生。例如，原发性肺癌是在肺中发生的，而不是在其他地方发生并扩散到肺。原始肿瘤有时也被称为"原发瘤"。

（5）淋巴显像：是一种识别前哨淋巴结的方法。在肿瘤部位注入可被淋巴结摄取的放射性物质，在计算机屏幕上

监控其运动。一旦摄取该物质的淋巴结被确定,它们可以被切除并进行病理检查,看是否含有肿瘤细胞。

(6)周细胞:是一种细长的、相对未分化的、包裹在血管周围的结缔组织细胞。作为相对未分化的细胞,它可以作为这些血管的支撑,在必要时分化为成纤维细胞、平滑肌细胞或巨噬细胞。平滑肌细胞是具有伸缩性的细胞,也与血管有关。这两种细胞都参与了血流的调节。

(7)胞饮:即通过内吞作用摄取溶解的物质;胞质膜内陷并夹紧,将小滴的液体放置在胞饮囊泡中;囊泡内装的液体随后慢慢转移到细胞质。胞饮主要用于细胞外液的吸收。

(8)趋化因子:是由细胞分泌的小分子蛋白家族。被列为趋化因子的蛋白质有共同的结构特征,如体积小(分子量8 000～10 000),以及在保守位点具有4个半胱氨酸残基。这些蛋白质通过与G蛋白相关的跨膜受体相互作用,发挥其生物学效应。这些受体称为趋化因子受体,有选择性地分布在其靶细胞的表面。趋化因子的主要作用是作为引导细胞迁移的化学引诱物。细胞被趋化因子吸引后以趋化因子浓度的增加为信号,朝趋化因子的来源运动。

(9)在细胞生物学中,混合细胞群可通过磁激活细胞分选(MACS)或荧光激活细胞分选(FACS)来纯化。在MACS中,用以抗特异性表面抗原的抗体包被的磁珠孵育待分离的混合细胞;而在FACS中,细胞则用荧光结合的抗体孵育。FACS是一种特殊类型的流式细胞检测方法,它提供了一种将生物细胞的异质混合物分成两群或两群以上的方法,根据每个细胞特定的光散射和荧光特性,每次对一个细胞进行分群。在MACS中,表达目的抗原的细胞黏附到磁珠上,随后细胞溶液被转移到一个放置于强大磁场中的柱子上。此时,表达抗原的细胞黏附到磁珠上并留在柱子上,而其他细胞(不表达抗原的)则流过柱子。使用这些方法,细胞可以根据所表达的抗原被主动或被动地进行分离。主动选择时,表达这些抗原的细胞被洗脱到一个单独的容器中并收集。被动选择时,使用的抗体针对的是已知表达在不感兴趣的细胞表面的抗原。在将细胞/磁珠溶液转移到柱子上之后,表达这些抗原的细胞结合到柱子上,通过柱子的部分被收集,因为其中几乎不含表达非目的抗原的细胞。

(10)SNARE蛋白的主要作用:是介导细胞转运囊泡与细胞膜或细胞器(如溶酶体)的融合。Rab蛋白家族是单体G蛋白Ras超家族的成员。Rab GTP酶调节膜运输的许多步骤,包括囊泡形成、囊泡沿肌动蛋白和微管网络的运动以及膜融合,这些步骤组成了细胞表面蛋白质从高尔基复合体到质膜的运输,以及回收的路径。AAA或AAA⁺是与不同细胞活动有关的ATP酶的缩写。这些蛋白质参与许多进程,包括蛋白质的降解、膜融合、微管切断、过氧化物酶体生物合成、信号转导以及基因表达调控。AAA蛋白的特点是通过ATP酶将ATP水解提供的化学能进行耦合。半胱氨酸相关蛋白是分泌途径和蛋白质分泌ATP酶复合物的膜元件,也被称为易位子,负责将蛋白质分泌到细胞外环境。

(11)受体酪氨酸激酶:是单跨膜结构域蛋白,包含细胞内的酪氨酸激酶结构域,通过与配体结合激活后,将一个磷酸基团从ATP上转移到一个酪氨酸残基上。激酶介导的蛋白磷酸化是调节酶活性的信号转导通路的重要机制。受体酪氨酸激酶尤为重要,因为其中某些有望成为肿瘤治疗的靶点。

(12)旁分泌信号通路:是信号转导的一种形式,靶细胞位于信号释放细胞的附近。

(13)与肿瘤相关的淋巴管通常被称为癌周淋巴管,包括位于肿瘤周边或瘤内的淋巴管。

(14)异种器官移植(xeno来源于希腊语,意为"外来的"):是将活细胞、组织或器官从一个物种移植到另一个物种,如从人到免疫功能低下小鼠。这些细胞、组织或器官被称为异种移植物。

(15)细胞、组织或器官可能被移植到接受者的正常位置,被称为原位移植。如乳腺癌原位模型中,乳腺癌细胞移植到受体小鼠的胸腔。

(16)转基因小鼠在每一个细胞或特定细胞(如皮肤)中包含额外的人为导入的遗传物质。这往往赋予其新的功能。例如,该小鼠可能合成一种新的蛋白质。当整合的DNA干扰其他基因时,可能导致某些功能的丧失。转基因小鼠被用作与特定蛋白质过表达或错误表达相关的人类疾病的模型。

(魏金旺 译,钦伦秀 审校)

参考文献

[1] Adams RH, et al. Molecular regulation of angiogenesis and lymphangiogenesis. Nat Rev Mol Cell Biol, 2007, 8:464-478.

[2] Plate K. From angiogenesis to lymphangiogenesis. Nat Med, 2001, 7:151-152.

[3] Hirakawa S, et al. VEGF-A induces tumor and sentinel lymph node lymphangiogenesis and promotes lymphatic metastasis. J Exp Med, 2005, 201:1089-1099.

[4] Joukov V, et al. A novel vascular endothelial growth factor, VEGF-C, is a ligand for the Flt-4 (VEGFR-3) and KDR (VEGFR-2) receptor tyrosine kinases. EMBO J, 1996, 15:290-298.

[5] Orlandini M, et al. Identification of a c-fos-induced gene that is related to the platelet-derived growth factor/vascular endothelial growth factor family. Proc Natl Acad Sci USA, 1996, 93:11675-11680.

[6] Achen MG, et al. Vascular endothelial growth factor D (VEGF-D) is a ligand for the tyrosine kinases VEGF receptor 2 (Flk-1) and VEGF receptor 3 (Flt-4). Proc Natl Acad Sci USA, 1998,

95：548-553.

[7] Achen MG, et al. Molecular control of lymphatic metastasis. Ann NY Acad Sci, 2008, 1131：225-234.

[8] Rusznyak I, et al, eds. Lymphatics and Lymph Circulation. New York：Oxford, 1960.

[9] Robinson B. The Pathologic Physiology. Tractus Lymphaticus, Lymph. The Abdominal and Pelvic Brain in Early American Manual Therapy, 1907.

[10] Skobe M, et al. Structure, function, and molecular control of the skin lymphatic system. J Invest Dermatol Symp Proc, 2000, 5：14-19.

[11] Sabin F. On the origin and development of the lymphatic system from the veins and the development of lymph hearts and the thoracic duct in the pig. Am J Anat, 1902, 1：367-389.

[12] LeDran H, et al, eds. Traite des Operations de Chirurgie. London：English Translation Gataker, 1752.

[13] Kinmonth JB. The Lymphatics：Diseases, Lymphography, and Surgery. London：Edward Arnold, 1972.

[14] Sherman AI, et al. Lymph-node concentration of radioactive colloidal gold following interstitial injection. Cancer, 1953, 6：1238-1240.

[15] Cochran AJ, et al. Management of the regional lymph nodes in patients with cutaneous malignant melanoma. World J Surg, 1992, 16：214-221.

[16] Oliver G, et al. The rediscovery of the lymphatic system：old and new insights into the development and biological function of the lymphatic vasculature. Genes Dev, 2002, 16：773-783.

[17] Scavelli C, et al. Lymphatics at the crossroads of angiogenesis and lymphangiogenesis. J Anat, 2004, 204：433-449.

[18] Saharinen P, et al. Molecular regulation of lymphangiogenesis. Ann NY Acad Sci, 2004, 1014：76-87.

[19] Leak LV. The structure of lymphatic capillaries in lymph formation. Fed Proc, 1976, 35：1863-1871.

[20] Baluk P, et al. Functionally specialized junctions between endothelial cells of lymphatic vessels. J Exp Med, 2007, 204：2349-2362.

[21] VeikkolaT, et al. Intrinsic versus microenvironmental regulation of lymphatic endothelial cell phenotype and function. FASEB J, 2003, 17：2006-2013.

[22] He Y, et al. Vascular endothelial cell growth factor receptor 3-mediated activation of lymphatic endothelium is crucial for tumor cell entry and spread via lymphatic vessels. Cancer Res, 2005, 65：4739-4746.

[23] Hoshida T, et al. Imaging steps of lymphatic metastasis reveals that vascular endothelial growth factor-C increases metastasis by increasing delivery of cancer cells to lymph nodes：therapeutic implications. Cancer Res, 2006, 66：8065-8075.

[24] Oliver G, et al. A stepwise model of the development of lymphatic vasculature. Ann NY Acad Sci, 2002, 979：159-165.

[25] Francois M, et al. Sox 18 induces development of the lymphatic vasculature in mice. Nature, 2008, 456：643-647.

[26] Wigle JT, et al. Prox1 function is required for the development of the murine lymphatic system. Cell, 1999, 98：769-778.

[27] Karkkainen MJ, et al. Vascular endothelial growth factor C is required for sprouting of the first lymphatic vessels from embryonic veins. Nat Immunol, 2004, 5：74-80.

[28] Harvey NL, et al. Choose your fate：artery, vein or lymphatic vessel? Curr Opin Genet Dev, 2004, 14：499-505.

[29] Breiteneder-Geleff S, et al. Angiosarcomas express mixed endothelial phenotypes of blood and lymphatic capillaries. Podoplanin as a specific marker for lymphatic endothelium. Am J Pathol, 1999, 154：385-394.

[30] Jackson DG, et al. LYVE-1, the lymphatic system and tumor lymphangiogenesis. Trends Immunol, 2001, 22：317-321.

[31] Sleeman JP, et al. Markers for the lymphatic endothelium：In search of the holy grail? Microsc Res Tech, 2001, 55：61-69.

[32] Veikkola T, et al. Signalling via vascular endothelial growth factor receptor-3 is sufficient for lymphangiogenesis in transgenic mice. EMBO J, 2001, 20：1223-1231.

[33] Karpanen T, et al. Vascular endothelial growth factor C promotes tumor lymphangiogenesis and intralymphatic tumor growth. Cancer Res, 2001, 61：1786-1790.

[34] Mandriota SJ, et al. Vascular endothelial growth factor-C-mediated lymphangiogenesis promotes tumour metastasis. EMBO J, 2001, 20：672-682.

[35] Skobe M, et al. Induction of tumor lymphangiogenesis by VEGF-C promotes breast cancer metastasis. Nat Med, 2001, 7：192-198.

[36] Stacker SA, et al. VEGF-D promotes the metastatic spread of tumor cells via the lymphatics. Nat Med, 2001, 7：186-191.

[37] Muller WA, et al. PECAM-1 is required for transendothelial migration of leukocytes. J Exp Med, 1993, 178：449-460.

[38] Newman PJ, et al. PECAM-1（CD31）cloning and relation to adhesion molecules of the immunoglobulin gene superfamily. Science, 1990, 247：1219-1222.

[39] Nerlich AG, et al. Identification of lymph and blood capillaries by immunohistochemical staining for various basement membrane components. Histochemistry, 1991, 96：449-453.

[40] de Waal RM, et al. Lack of lymphangiogenesis in human primary cutaneous melanoma. Consequences for the mechanism of lymphatic dissemination. Am J Pathol, 1997, 150：1951-1957.

[41] Xu T, et al. Expression of vascular endothelial growth factor C and its correlation with lymph node metastasis in colorectal carcinoma. J Huazhong Univ Sci Technolog Med Sci, 2004, 24：596-598.

[42] Kaipainen A, et al. Expression of the fms-like tyrosine kinase 4 gene becomes restricted to lymphatic endothelium during development. Proc Natl Acad Sci USA, 1995, 92：3566-3570.

[43] Dumont DJ, et al. Cardiovascular failure in mouse embryos deficient in VEGF receptor-3. Science, 1998, 282：946-949.

[44] Partanen TA, et al. VEGF-C and VEGF-D expression in neuroendocrine cells and their receptor, VEGFR-3, in fenestrated blood vessels in human tissues. FASEB J, 2000, 14：2087-2096.

[45] Petrova TV, et al. Lymphatic endothelial reprogramming of

vascular endothelial cells by the Prox-1 homeobox transcription factor. EMBO J, 2002, 21:4593-4599.

[46] Hirakawa S, et al. Identification of vascular lineage-specific genes by transcriptional profiling of isolated blood vascular and lymphatic endothelial cells. Am J Pathol, 2003, 162:575-586.

[47] Kriehuber E, et al. Isolation and characterization of dermal lymphatic and blood endothelial cells reveal stable and functionally specialized cell lineages. JEM, 2001, 194:797-808.

[48] Makinen T, et al. Inhibition of lymphangiogenesis with resulting lymphedema in transgenic mice expressing soluble VEGF receptor-3. Nat Med, 2001, 7:199-205.

[49] Hong YK, et al. Proxl is a master control gene in the program specifying lymphatic endothelial cell fate. Dev Dyn, 2002, 225:351-357.

[50] Petrova TV, et al. Lymphatic endothelial reprogramming of vascular endothelial cells by the Prox-1 homeobox transcription factor. EMBO J, 2002, 21:4593-4599.

[51] Banerji S, et al. LYVE-1, a new homologue of the CD44 glycoprotein, is a lymph-specific receptor for hyaluronan. J Cell Biol, 1999, 144:789-801.

[52] Makinen T, et al. PDZ interaction site in ephrinB2 is required for the remodeling of lymphatic vasculature. Genes Dev, 2005, 19:397-410.

[53] Scavelli C, et al. Crosstalk between angiogenesis and lymphangiogenesis in tumor progression. Leukemia, 2004, 18:1054-1058.

[54] Johnston MG, et al. Lymphatic endothelial and smooth-muscle cells in tissue culture. In Vitro, 1984, 20:566-572.

[55] Pepper MS. Lymphangiogenesis and tumor metastasis: myth or reality? Clin Cancer Res, 2001, 7:462-468.

[56] Pepper MS, et al. Lymphatic endothelium: morphological, molecular and functional properties. J Cell Biol, 2003, 163:209-213.

[57] Makinen T, et al. Isolated lymphatic endothelial cells transduce growth, survival and migratory signals via the VEGF-C/D receptor VEGFR-3. EMBO J, 2001, 20:4762-4773.

[58] Podgrabinska S, et al. Molecular characterization of lymphatic endothelial cells. Proc Natl Acad Sci USA, 2002, 99:16069-16074.

[59] Partanen TA, et al. Lack of lymphatic vascular specificity of vascular endothelial growth factor receptor 3 in 185 vascular tumors. Cancer, 1999, 86:2406-2412.

[60] Durr E, et al. Direct proteomic mapping of the lung microvascular endothelial cell surface in vivo and in cell culture. Nat Biotechnol, 2004, 22:985-992.

[61] Wick N, et al. Transcriptomal comparison of human dermal lymphatic endothelial cells ex vivo and in vitro. Physiol Genomics, 2007, 28:179-192.

[62] Podgrabinska S, et al. Molecular characterization of lymphatic endothelial cells. Proc Natl Acad Sci USA, 2002, 99:16069-16074.

[63] St Croix B, et al. Genes Expressed in Human Tumor Endothelium. Science, 2000, 289:1197-1202.

[64] Clasper S, et al. A novel gene expression profile in lymphatics associated with tumor growth and nodal metastasis. Cancer Res, 2008, 68:7293-7303.

[65] Iyer S, et al. The crystal structure of human placenta growth factor-1 (PIGF-1), an angiogenic protein. J Biol Chem, 2001, 276:12153-12161.

[66] Muller YA, et al. Vascular endothelial growth factor: crystal structure and functional mapping of the kinase domain receptor binding site. Proc Natl Acad Sci USA, 1997, 94:7192-7197.

[67] Iyer S, et al. Crystal structure of human vascular endothelial growth factor-B: identification of amino acids important for receptor binding. J Mol Biol, 2006, 359:76-85.

[68] Olsson AK, et al. VEGF receptor signalling — in control of vascular function. Nat Rev Mol Cell Biol, 2006, 7:359-371.

[69] Jussila L, et al. Vascular growth factors and lymphangiogenesis. Physiol Rev, 2002, 82:673-700.

[70] Stacker SA, et al. The role of tumor lymphangiogenesis in metastatic spread. FASEB J, 2002, 16:922-934.

[71] Oh SJ, et al. VEGF and VEGF-C: specific induction of angiogenesis and lymphangiogenesis in the differentiated avian chorioallantoic membrane. Devel Biol, 1997, 188:96-109.

[72] Jeltsch M, et al. Hyperplasia of lymphatic vessels in VEGF-C transgenic mice. Science, 1997, 276:1423-1425.

[73] Joukov V, et al. A recombinant mutant vascular endothelial growth factor-C that has lost vascular endothelial growth factor receptor-2 binding, activation, and vascular permeability activities. J Biol Chem, 1998, 273:6599-6602.

[74] Ristimaki A, et al. Proinflammatory cytokines regulate expression of the lymphatic endothelial mitogen vascular endothelial growth factor-C. J Biol Chem, 1998, 273:8413-8418.

[75] Enholm B, et al. Vascular endothelial growth factor-C: a growth factor for lymphatic and blood vascular endothelial cells. Trends Cardiovasc Med, 1998, 8:292-297.

[76] Lee AHS, et al. Angiogenesis and inflammation in ductal carcinoma in situ of the breast. J Pathol, 1997, 181:200-206.

[77] Ny A, et al. A genetic Xenopus laevis tadpole model to study lymphangiogenesis. Nat Med, 2005, 11:998-1004.

[78] Ny A, et al. Zebrafish and Xenopus tadpoles: small animal models to study angiogenesis and lymphangiogenesis. Exp Cell Res, 2006, 312:684-693.

[79] Yaniv K, et al. Live imaging of lymphatic development in the zebrafish. Nat Med, 2006, 12:711-716.

[80] Kuchler AM, et al. Development of the zebrafish lymphatic system requires vegfc signaling. Curr Biol, 2006, 16:1244-1248.

[81] Tammela T, et al. Blocking VEGFR-3 suppresses angiogenic sprouting and vascular network formation. Nature, 2008, 454:656-660.

[82] Joukov V, et al. Proteolytic processing regulates receptor specificity and activity of VEGF-C. EMBO J, 1997, 16:

3898-3911.

[83] Cao Y, et al. Vascular endothelial growth factor C induces angiogenesis in vivo. Proc Natl Acad Sci USA, 1998, 95: 14389-14394.

[84] Witzenbichler B, et al. Vascular endothelial growth factor-C (VEGF-C/VEGF-2) promotes angiogenesis in the setting of tissue ischemia. Am J Pathol, 1998, 153:381-394.

[85] Oh SJ, et al. VEGF and VEGF-C: specific induction of angiogenesis and lymphangiogenesis in the differentiated avian chorioallantoic membrane. Dev Biol, 1997, 188:96-109.

[86] Saaristo A, et al. Adenoviral VEGF-C overexpression induces blood vessel enlargement, tortuosity, and leakiness but no sprouting angiogenesis in the skin or mucous membranes. FASEB J, 2002, 16:1041-1049.

[87] Achen MG, et al. Vascular endothelial growth factor D (VEGF-D) is a ligand for the tyrosine kinases VEGF receptor 2 (Flk 1) and VEGF receptor 3 (Flt4). Proc Natl Acad Sci USA, 1998, 95:548-553.

[88] Stacker SA, et al. Biosynthesis of vascular endothelial growth factor-D involves proteolytic processing which generates non-covalent homodimers. J Biol Chem, 1999, 274:32127-32136.

[89] McColl BK, et al. Plasmin activates the lymphangiogenic growth factors VEGF-C and VEGF-D. J Exp Med, 2003, 198:863-868.

[90] McColl BK, et al. Proprotein convertases promote processing of VEGF-D, a critical step for binding the angiogenic receptor VEGFR-2. FASEB J, 2007, 21:1088-1098.

[91] Khatib AM, et al. Proprotein convertases in tumor progression and malignancy: novel targets in cancer therapy. Am J Pathol, 2002, 160:1921-1935.

[92] Siegfried G, et al. The secretory proprotein convertases furin, PC5, and PC7 activate VEGF-C to induce tumorigenesis. J Clin Invest, 2003, 111:1723-1732.

[93] Baldwin ME, et al. The specificity of receptor binding by vascular endothelial growth factor-D is different in mouse and man. J Biol Chem, 2001, 276:19166-19171.

[94] Baldwin ME, et al. Vascular endothelial growth factor d is dispensable for development of the lymphatic system. Mol Cell Biol, 2005, 25:2441-2449.

[95] Ny A, et al. Role of VEGF-D and VEGFR-3 in developmental lymphangiogenesis, a chemicogenetic study in Xenopus tadpoles. Blood, 2008, 112:1740-1749.

[96] Makinen T, et al. Molecular mechanisms of lymphatic vascular development. Cell Mol Life Sci, 2007, 64:1915-1929.

[97] Byzova TV, et al. Adenovirus encoding vascular endothelial growth factor-D induces tissue-specific vascular patterns in vivo. Blood, 2002, 99:4434-4442.

[98] Rissanen TT, et al. VEGF-D is the strongest angiogenic and lymphangiogenic effector among VEGFs delivered into skeletal muscle via adenoviruses. Circ Res, 2003, 92:1098-1106.

[99] Achen MG, et al. The angiogenic and lymphangiogenic factor vascular endothelial growth factor-D exhibits a paracrine mode of action in cancer. Growth Factors, 2002, 20:99-107.

[100] Aprelikova O, et al. FLT4, a novel class III receptor tyrosine kinase in chromosome 5q33-qter. Cancer Res, 1992, 52: 746-748.

[101] Borg JP, et al. Biochemical characterization of two isoforms of FLT4, a VEGF receptor-related tyrosine kinase. Oncogene, 1995, 10:973-984.

[102] Dixelius J, et al. Ligand-induced vascular endothelial growth factor receptor-3 (VEGFR-3) heterodimerization with VEGFR-2 in primary lymphatic endothelial cells regulates tyrosine phosphorylation sites. J Biol Chem, 2003, 278:40973-40979.

[103] Yuan L, et al. Abnormal lymphatic vessel development in neuropilin 2 mutant mice. Development, 2002, 129:4797-4806.

[104] Yokoyama Y, et al. Vascular endothelial growth factor-D is an independent prognostic factor in epithelial ovarian carcinoma. Br J Cancer. 2003, 88:237-244.

[105] Zeng Y, et al. Expression of vascular endothelial growth factor receptor-3 by lymphatic endothelial cells is associated with lymph node metastasis in prostate cancer. Clin Cancer Res, 2004, 10: 5137-5144.

[106] Kubo H, et al. Involvement of vascular endothelia growth factor receptor-3 in maintenance of integrity of endothelial cell lining during tumor angiogenesis. Blood, 2000, 96:546-553.

[107] Ferrara N, et al. The biology of VEGF and its receptors. Nat Med, 2003, 9:669-676.

[108] Bjorndahl MA, et al. Vascular endothelial growth factor — a promotes peritumoral lymphangiogenesis and lymphatic metastasis. Cancer Res, 2005, 65:9261-9268.

[109] Whitehurst B, et al. Anti-VEGF-A therapy reduces lymphatic vessel density and expression of VEGFR-3 in an orthotopic breast tumor model. Int J Cancer, 2007, 121:2181-2191.

[110] Gannon G, et al. Overexpression of vascular endothelial growth factor-A165 enhances tumor angiogenesis but not metastasis during beta-cell carcinogenesis. Cancer Res, 2002, 62: 603-608.

[111] Kajiya K, et al. Hepatocyte growth factor promotes lymphatic vessel formation and function. EMBO J, 2005, 24:2885-2895.

[112] Cao R, et al. Hepatocyte growth factor is a lymphangiogenic factor with an indirect mechanism of action. Blood, 2006, 107: 3531-3536.

[113] Cao R, et al. PDGF-BB induces intratumoral lymphangiogenesis and promotes lymphatic metastasis. Cancer Cell, 2004, 6: 333-345.

[114] Bjorndahl M, et al. Insulin-like growth factors 1 and 2 induce lymphangiogenesis in vivo. Proc Natl Acad Sci USA, 2005, 102: 15593-15598.

[115] Tang Y, et al. Vascular endothelial growth factor C expression and lymph node metastasis are regulated by the type I insulin-like growth factor receptor. Cancer Res, 2003, 63:1166-1171.

[116] Mita K, et al. Expression of the insulin-like growth factor system and cancer progression in hormone-treated prostate cancer

patients. Int J Urol, 2000, 7:321-329.

[117] Kubo H, et al. Blockade of vascular endothelial growth factor receptor-3 signaling inhibits fibroblast growth factor-2-induced lymphangiogenesis in mouse cornea. Proc Natl Acad Sci USA, 2002, 99:8868-8873.

[118] Koukourakis MI, et al. LYVE-1 immunohistochemical assessment of lymphangiogenesis in endometrial and lung cancer. J Clin Pathol, 2005, 58:202-206.

[119] Padera TP, et al. Lymphatic metastasis in the absence of functional intratumor lymphatics. Science, 2002, 296: 1883-1886.

[120] Cassella M, et al. Lymphatic vessel activation in cancer. Ann NY Acad Sci, 2002, 979:120-130.

[121] Stacker SA, et al. Lymphangiogenesis and cancer metastasis. Nat Rev Cancer, 2002, 2:573-583.

[122] Alitalo K, et al. Molecular mechanisms of lymphangiogenesis in health and disease. Cancer Cell, 2002, 1:219-227.

[123] Schietroma C, et al. Vascular endothelial growth factor-C expression correlates with lymph node localization of human melanoma metastases. Cancer, 2003, 98:789-797.

[124] Goydos JS, et al. Vascular endothelial growth factor C mRNA expression correlates with stage of progression in patients with melanoma. Clin Cancer Res, 2003, 9:5962-5967.

[125] Niki T, et al. Expression of vascular endothelial growth factors A, B, C, and D and their relationships to lymph node status in lung adenocarcinoma. Clin Cancer Res, 2000, 6:2431-2439.

[126] Charoenrat P, et al. Expression of vascular endothelial growth factor family members in head and neck squamous cell carcinoma correlates with lymph node metastasis. Cancer, 2001, 92: 556-568.

[127] Tanaka K, et al. Expression of vascular endothelial growth factor family messenger RNA in diseased thyroid tissues. Surgery Today, 2002, 32:761-768.

[128] Arinaga M, et al. Clinical significance of vascular, endothelial growth factor C and vascular endothelial growth factor receptor 3 in patients with non-small cell lung carcinoma. Cancer, 2003, 97:457-464.

[129] Ichikura T, et al. Prognostic significance of the expression of vascular endothelial growth factor (VEGF) and VEGF-C in gastric carcinoma. J Surg Oncol, 2001, 78:132-137.

[130] Kabashima A, et al. Overexpression of vascular endothelial growth factor C is related to lymphogenous metastasis in early gastric carcinoma. Oncology, 2001, 60:146-150.

[131] Amioka T, et al. Vascular endothelial growth factor-C expression predicts lymph node metastasis of human gastric carcinomas invading the submucosa. Eur J Cancer, 2002, 38:1413-1419.

[132] Kitadai Y, et al. Quantitative analysis of lymphangiogenic markers for predicting metastasis of human gastric carcinoma to lymph nodes. Int J Cancer, 2005, 115:388-392.

[133] Nakamura Y, et al. Flt-4-positive vessel density correlates with vascular endothelial growth factor-d expression, nodal status, and prognosis in breast cancer. Clin Cancer Res, 2003, 9: 5313-5317.

[134] Hirai M, et al. Expression of vascular endothelial growth factors (VEGF-A/VEGF-1 and VEGF-C/VEGF-2) in postmenopausal uterine endometrial carcinoma. Gynecol Oncol, 2001, 80: 181-188.

[135] Saad RS, et al. Lymphatic microvessel density as prognostic marker in colorectal cancer. Mod Pathol, 2006, 19:1317-1323.

[136] White JD, et al. Vascular endothelial growth factor-D expression is an independent prognostic marker for survival in colorectal carcinoma. Cancer Res, 2002, 62:1669-1675.

[137] Kaio E, et al. Clinical significance of angiogenic factor expression at the deepest invasive site of advanced colorectal carcinoma. Oncology, 2003, 64:61-73.

[138] Kopfstein L, et al. Distinct roles of vascular endothelial growth factor-D in lymphangiogenesis and metastasis. Am J Pathol, 2007, 170:1348-1361.

[139] He Y, et al. Suppression of tumor lymphangiogenesis and lymph node metastasis by blocking vascular endothelial growth factor receptor 3 signaling. J Natl Cancer Inst, 2002, 94:819-825.

[140] Chang YS, et al. Effect of vascular endothelial growth factor on cultured endothelial cell monolayer transport properties. Microvasc Res, 2000, 59:265-277.

[141] Achen MG, et al. Focus on lymphangiogenesis in tumor metastasis. Cancer Cell, 2005, 7:121-127.

[142] Kabbinavar F, et al. Phase II, randomized trial comparing bevacizumab plus fluorouracil (FU)/leucovorin (LV) with FU/LV alone in patients with metastatic colorectal cancer. J Clin Oncol, 2003, 21:60-65.

[143] Kabbinavar FF, et al. Combined analysis of efficacy: the addition of bevacizumab to fluorouracil/leucovorin improves survival for patients with metastatic colorectal cancer. J Clin Oncol, 2005, 23:3706-3712.

[144] Achen MG, et al. Monoclonal antibodies to vascular endothelial growth factor-D block its interactions with both VEGF receptor-2 and VEGF receptor-3. Eur J Biochem, 2000, 267:2505-2515.

[145] Lin J, et al. Inhibition of lymphogenous metastasis using adeno-associated virus-mediated gene transfer of a soluble VEGFR-3 decoy receptor. Cancer Res, 2005, 65:6901-6909.

[146] Siegfried G, et al. The secretory proprotein convertases furin, PC5, and PC7 activate VEGF-C to induce tumorigenesis. J Clin Invest, 2003, 111:1723-1732.

[147] Wood JM, et al. PTK787/ZK 222584, a novel and potent inhibitor of vascular endothelial growth factor receptor tyrosine kinases, impairs vascular endothelial 147. growth factor-induced responses and tumor growth after oral administration. Cancer Res, 2000, 60:2178-2189.

[148] Arora A, et al. Role of tyrosine kinase inhibitors in cancer therapy. J Pharmacol Exp Ther, 2005, 315:971-979.

[149] Staehler M, et al. Therapy strategies for advanced renal cell carcinoma. Urologe A, 2006, 45:99-112.

［150］Wood JM, et al. PTK787/ZK 222584, a novel and potent inhibitor of vascular endothelial growth factor receptor tyrosine kinases, impairs vascular endothelial growth factor-induced responses and tumor growth after oral administration. Cancer Research, 2000, 60:2178-2189.

［151］Ruggeri B, et al. CEP-7055: a novel, orally active pan inhibitor of vascular endothelial growth factor receptor tyrosine kinases with potent antiangiogenic activity and antitumor efficacy in preclinical models. Cancer Research, 2003, 63:5978-5991.

［152］Wilhelm SM, et al. BAY 43-9006 exhibits broad spectrum oral antitumor activity and targets the RAF/MEK/ERK pathway and receptor tyrosine kinases involved in tumor progression and angiogenesis. Cancer Research, 2004, 64:7099-7109.

［153］Drevs J, et al. Soluble markers for the assessment of biological activity with PTK787/ZK 222584 (PTK/ZK), a vascular endothelial growth factor receptor (VEGFR) tyrosine kinase inhibitor in patients with advanced colorectal cancer from two phase I trials. Ann Oncol, 2005, 16:558-565.

第二篇

临 床 研 究

6 临床研究概述

Nancy E. Davidson

肿瘤的最致命特点是其具备侵袭转移能力,同样恶性肿瘤治疗的关键就是如何控制转移问题。的确,有无远处转移是绝大多数肿瘤患者最重要的影响预后因素,防治转移已被证明在目前的肿瘤治疗战略中扮演着重要角色。

在过去几十年中,正如在基础篇中讨论的一样,我们对肿瘤转移基本生物学的了解有了突飞猛进的长进。此外,似乎是自相矛盾,原发瘤治疗的改善可能使某些病例的转移性疾病症状变得更为显现。影像学诊断能力的显著提升使目前诊断转移性疾病越来越容易,甚至能够在疾病更早期得到诊断。最后,尽管某些转移的发生机制有着共性,各种肿瘤的生物学和治疗上还是有其特殊性,如前列腺癌容易发生骨转移,而黑色素瘤更容易转移到肝脏。同时也存在交叉共性,例如几种易于发生骨转移的原发性肿瘤的生物学和治疗就有共性。

在下面几章中,来自不同领域的专家总结了几种重要肿瘤相关研究的新发现和治疗策略。根据肿瘤的特性,总结出其共性问题。首先认识到很多类型的肿瘤在疾病发生的早期,甚至可能在常规检查手段检测到原发肿瘤之前即获得了转移能力。这一发现导致有关肿瘤早期检测筛查意义的争论。第二个主题关切的是转移灶是否忠实地重复其原发瘤,或者两者之间的生物学特性和全身治疗敏感性是否相互效仿。第三个主题是目前还不确定是否所有的转移发生机制都相同——为了回答这个问题,我们必须更加全面解释干细胞、休眠以及异质性等概念。

对患者和医疗服务人员(和社会)的实际影响随后也会自然出现。早期发现恶性肿瘤的作用是什么?看似原发癌成功治疗后早期诊断转移性肿瘤的作用是什么?原发癌的治疗措施对转移性肿瘤是否同样有效,或转移性肿瘤是否需要特殊的干预措施?预防或消灭转移是成功治疗恶性肿瘤的必备前提,我们是否可以设想对于某些患者在可接受的细胞毒性范围内通过药物长期治疗来控制转移性肿瘤?这些都是 21 世纪未来 10 年肿瘤生物学和医学领域中的重要问题。

(梁磊 译,钦伦秀 审校)

7.1　肉瘤

◎ Chand Khanna，Lee Helman

7.1.1　转移扩散方式、器官特异性和复发时机

肉瘤是一个较大并高度异质的肿瘤家族，其共同特征是起源于中胚层或内胚层。但也有很多肉瘤的精确细胞起源仍不清楚[1]。目前一个日益引人关注的假说认为肉瘤起源于间充质干细胞[2]。肉瘤家族的异质性被认为是由于来源于间充质干细胞的不同亚群（以成熟度、谱系分化和组织起源来定义），形成不同的致癌事件。已发现很多肉瘤的特异性肿瘤相关基因[3]，包括肉瘤特异性转位导致的致癌基因融合，这是恶性转化所必需的[1,4,5]。无异位发生的肉瘤中会经常出现复杂的核型，这种情况下更难界定致癌驱动事件。肉瘤家族的生物多样性导致了其临床表现的多样性（图7-1）。肉瘤可发生在包括儿童、成人和老人等所有年龄人群的任何器官系统和解剖部位上。毫无疑问，肉瘤作为一个家族，在转移生物学和对多种治疗策略的反应（或缺乏反应）等方面也存在多样性。和其他实体肿瘤类似，转移性疾病通常是导致死亡的常见因素。肉瘤患者需要一种新的措施以预防或应对转移来改善预后[6]。

（1）转移进展的时机

对于大多数肉瘤来说，转移扩散在疾病的早期就已经发生。这种推测是基于许多患者即使早期、成功、完全地治疗原发瘤，还是会发生远处转移的事实（图7-1）。例如，滑膜肉瘤患者完全手术切除术后15年发生转移的风险仍有57%之多[7]。因为肿瘤的大小和手术治愈是预测预后和降低转移风险的独立因素，因此对于某些肉瘤发生迟发性转移的争论是合理的。在临床上发现，发生迟发性转移的肿瘤多是来自于腹部的脂肪肉瘤[8]。并且大部分病例的肿瘤生长在腹部或后腹膜腔隙，向周围组织侵袭，而失去手术治疗的机会。如果手术成功，5年内发生远处转移率为54%；

如果手术不成功，则有90%会发生转移，即发生迟发性转移的比例超过40%[8]。

（2）转移的途径

肉瘤可以通过血行或淋巴系统或局部种植播散到远处器官，其中血行转移是肉瘤最常见的途径。对于骨肉瘤——一种小儿骨骼系统的肿瘤几乎都是通过血行播散。事实上，这些肉瘤的TNM临床分期不包括淋巴结（N）评分[9,10]。淋巴转移也见于许多肉瘤。横纹肌肉瘤尤其是肺泡横纹肌肉瘤，就是一种典型的通过淋巴系统播散的肉瘤，播散常累及相继一个链内多个淋巴结[11]。恶性纤维组织细胞瘤可发生于任何年龄，原发瘤可出现在许多部位，可通过血行和淋巴两个系统播散。恶性肉瘤可通过渗出或破入到腹膜和网膜或胸膜腔等第三间隙而发生直接侵犯或种植转移。例如，血管肉瘤或平滑肌肉瘤，肿瘤的腹腔内复发与肿瘤破裂相关，即使患者已经通过手术切除了肿块[8]。

（3）转移的部位

由于肉瘤原发部位的显著多样性以及转移路径的多样，预示着肉瘤可能转移到很多解剖部位。转移最常见发生的部位包括淋巴结、肝、肺和骨骼，这跟其他肿瘤类似，并没有所谓肉瘤转移的特定位点。

（4）休眠

虽然肉瘤在疾病早期就会发生转移，但多数肉瘤患者在很长一段时间不会出现继发部位转移病灶的临床表现。这个肿瘤休眠期可长达5年、10年，甚至在个别患者达20年。一项对于转移复发模式的回顾性研究发现，骨肉瘤、尤文肉瘤等会有很长的休眠期[12]。儿童肉瘤比成年和老年患者往往有较长的休眠期。当然，这些小儿恶性肿瘤的休眠表型与其本身内在的生物学特性有关。

对肉瘤或者其他类型肿瘤的休眠期知之甚少[13]。首先，不清楚机体内休眠转移细胞的位置。最近的研究提出

了一个非常好的假说,即骨髓可能是这些转移细胞的藏身之所。支持这个假说的依据包括在骨肉瘤患者的骨髓中发现骨肉瘤细胞[14]。因为在肉瘤形成过程中很少发生骨髓浸润,所以在骨髓中发现肉瘤细胞是相当有意思的。这个假设模型认为骨髓转移在肉瘤形成的早期就发生了。转移细胞在休眠期存在于骨髓内,在休眠结束后会在远处继发部位出现并形成克隆。来源于肉瘤的间质干细胞具有向骨髓转移的倾向性也支持这种假说。休眠期结束的决定因素目前也不清楚。实验数据表明,在肉瘤和其他肿瘤模型中,血管生成的暴发与休眠终止之间存在联系[15]。与休眠有关的血管生成暴发或其他临床情况的原因至今未明。

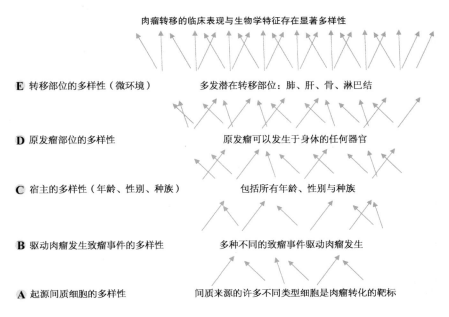

图 7-1　肉瘤转移的临床表现与生物学存在显著多样性特征

注:这种多样性可用包括肿瘤、宿主及微环境等转移进程决定因素的异质性来解释。(A)瘤起源于间质细胞。这些间质细胞因品系、分化状态及组织起源不同而各异。(B)这些细胞可容纳或宽容与肉瘤发生密切相关的大量潜在癌变驱动事件。其中绝大部分机制尚不明确。某些病例存在肉瘤特异性染色体易位导致肿瘤融合基因,与肿瘤恶性转化密切相关。(C)与其他许多肿瘤不同,肉瘤可发生于各种年龄人群(即宿主),包括小儿、成人和老年。男性和女性发病率几乎相同,并且各种种族的人群均可发病。(D)肉瘤可以起源于各个器官,因此受诸多不同微环境影响。(E)瘤最常见的转移器官是肺,但肉瘤几乎可以转移到任何器官,包括肝脏、骨、淋巴结和脑。因此,可以预见肉瘤病人的转移表现、生物学特性及治疗的多样性。

7.1.2　肉瘤的转移难题

多数实体瘤的早期治疗是单纯外科手术。通过手术治疗,有些肉瘤可以完全外科治愈(例如低分化软组织肉瘤的广泛切除),而另一些则常难以外科治愈(如胃肠间质瘤)。对于大多数肉瘤患者,其主要临床问题是在发现原发肿瘤之前就发生了微转移,限制了其长期治愈的机会。切除原发瘤术后辅助化疗可使患者获益,特别是小儿肉瘤,常规化疗在治疗微小病灶中有效[16,17]。然而,相当比例的患者在辅助化疗后仍然会发生转移复发,提示部分患者的微小病灶对化疗存在生物耐受性。这些微小转移病灶对常规化疗耐受的机制(是原发瘤治疗前、中还是后?)还不清楚。可以假设,这些微小的细胞处于休眠状态或细胞分裂周期以外,因此能够短暂地抵御细胞毒性药物治疗。转移病灶(或细胞)也可能缺乏足够的血管输送药物。这些微小转移灶生长成为实体肿瘤(经过不同的临床休眠期),严重限制了患者生存时间。

在临床上检测到转移复发的时候,应用全身治疗对于多数肉瘤患者是必要的。然而,有些转移性肉瘤,手术仍被作为一线治疗手段,其取决于其转移模式和部位[18]。事实上对于初次复发的骨肉瘤,单纯肺转移瘤切除术在 25% 患者中作为一种独立使用的有效治疗手段。手术治疗作为骨肉瘤转移唯一治疗机会的生物学机制并不明了。不幸的是,如果反复复发,单纯手术作为一种治疗策略没有优势。对于多数肉瘤患者,转移病灶的处理变得困难,因为其对目前多数常规化疗手段耐受。目前还不清楚这些转移灶本身就对传统化疗更加耐受,还是其随着时间推移逐渐获得耐药性。不论原因如何,目前急需新的治疗方法,目的是既可以预防或阻止肿瘤转移进程,又能更好地治疗已经存在的转移病灶。

7.1.3　诊断与预后评估的现状

相对于常见的肿瘤,特定肉瘤的明确诊断相对困难。一些肉瘤具有明确的组织学特点,如横纹肌肉瘤的骨骼肌条纹组织学结构特点、血管肉瘤的脉管网络模式、骨肉瘤中类骨质的存在等可以提供明确的诊断依据[19]。然而,在很多肉瘤单纯组织学不能提供足够的诊断依据。这可能是明确的组织分型相对缺乏的结果，也可能是由于侵袭性高的肉瘤表现为许多肉瘤家族成员共有的分化不良表型。在这种情况下，需要免疫组化染色进一步明确诊断肉瘤。另外，分子病理学工具不仅越来越多地应用于特定肉瘤的明确诊断，而且应用于以前认为是同一种类型肉瘤亚型的鉴别[5]。对于染色体异位的肉瘤，融合癌基因或癌蛋白对诊断非常有用。特异性地靶向异位断点的PCR引物目前已被常规用于患者病情诊断。通过更多的分子筛查可对肉瘤家族成员进一步定义。最近的研究表明不同肉瘤的基因表达谱对患者的可能诊断非常有用[20]。这些方法并不是金标准判断的一部分，但确实为将来分子病理学方法用于诊断肉瘤提供了机遇[21]。

组织学分级对于许多肉瘤具有预后价值，可用于预测局部和远处复发的风险[22, 23]。组织学分级部分基于有丝分裂率、坏死、细胞分化和基质组成[24]。例如，低组织学分级软组织肉瘤很少会发生转移，高组织学分级者5年复发风险为40%[25]。但组织学分级提供的预后评估并不精确，并且也与很多肉瘤家族成员的预后并无相关性[26]。在很大程度上，肉瘤转移的风险很难预测，需要更多的临床研究。候选基因/蛋白的研究可以确定与肿瘤进展相关的潜在分子标记，并可能成为治疗的靶点。可靠的转移风险预测，将为哪些患者可以单纯通过手术治疗治愈，哪些需要辅助治疗，哪些属于高风险患者迫切需要新的临床治疗方法（即调查研究）提供依据。

肉瘤的临床分期应包括组织学分级、肿瘤大小和肿瘤位置的评估[25]。对于远处转移的评估依赖于常规影像学检查（如CT、MRI），有些患者可能还需要PET扫描。肉瘤患者明确转移病灶的出现是预后不良的高风险指标[27-29]。例如，胃肠平滑肌肉瘤患者，如果只是局限性肿瘤，其5年生存率为75%；如发生转移，其生存率只有12%不到[30]。对于有淋巴结转移风险的肉瘤，常需要考虑手术切除原发瘤并评估腹腔淋巴结情况。事实上，切除前哨淋巴结应被包括在肉瘤的分期和治疗策略中[31]。新型影像学诊断技术用于检测转移并提供治疗的早期反应评估，是目前转化研究和临床研究的热点领域。c-kit靶向药物伊马替尼（格列卫）对胃肠道间质瘤（GIST）的治疗效果，确实可以在治疗24小时内通过PET扫描验证[32,33]。这些"代谢性反应"可以预测随后几周甚至几个月肿瘤的消退。

7.1.4　目前药物的生物靶向性与特异性基因（受体）

很不幸的是肿瘤转移（即动词）和由此产生的转移肿瘤（即名词）具有相同的名称。动词和名词的"转移"描述了非常不同的生物和临床情况，我们应该认为它们实质不同[34]。当然它们毫无疑问具有相关性，动词是指一个导致肿瘤细胞从原发位点播散到远处继发部位的细胞过程。转移的过程包括肿瘤细胞迁移、侵袭、进入血液循环并最后在远处部位滞留和外渗。名词是指患者继发部位的微量转移细胞或

总体转移病灶。转移研究领域的基础研究大多集中在扩散过程。这些研究重点忽略了一个事实，即患者的死亡是转移灶的结果（名词）。这些转移灶的治疗目标可能完全不同于转移过程或原发肿瘤的治疗。正如前面提到的，现有的治疗手段都不能充分治疗转移过程或转移病灶。通过基因畸变或基因表达研究寻找肉瘤特异性的治疗靶点，已经促进肉瘤特异性治疗领域取得了重要进展。肉瘤中有治疗价值的分子异常的最好例子包括那些发生驱动恶性表型的突变分子[35-38]。胃肠道间质瘤中c-kit的过度表达和突变是促进肿瘤的突变标记，其治疗药物（即伊马替尼）靶向作用于c-kit激酶结构域，可明显改变患者的长期预后。正在努力进一步提高靶向GIST中c-kit的药物的疗效，即需要在GIST患者首次复发的第一时间内得到有效治疗，这正是多数服用伊马替尼治疗的GIST患者所面临的问题[39, 40]。

在肉瘤特异性靶点方面，一些肉瘤重复出现的染色体异位为治疗药物的研发提供了独特机会和靶标[1]。这些重复出现的异位通常会导致瘤变驱动事件的融合瘤蛋白的形成。实验性靶向这些异位事件（致瘤基因）多半能够逆转肿瘤或细胞的不良表型[41]。这些肉瘤靶位另一个有意义的价值就是这些肿瘤基因只在肿瘤细胞，而不在正常细胞表达，目前正努力开发可靶向作用于这些肉瘤特异性致瘤基因的药物。这些策略可能颠覆关于这些靶点只能起着转录因子作用，而不能作为药物的传统定义。

在未发现典型异位的肉瘤中常出现奇异复杂核型。这个染色体核型的复杂性为识别肿瘤发生及进展/转移的驱动性和成因性突变增加了难度。随着详尽和强大的二代测序技术的发展，还可能发现迄今未被发现的重复性异位或其他突变。在缺乏如此一致的明确遗传学变异情况下，这些肉瘤的靶向治疗只能根据疾病的临床表现来制定。尽管肉瘤家族成员的多样性和异质性，但很多肉瘤仍有很多一致的生物学特性（如生长因子信号通路、血管生长表型和间质干细胞来源），这些已经或将为研发针对这些肿瘤转移进展的新疗法提供依据。

近期多靶点激酶抑制剂用于治疗肉瘤患者并获得成功。即便在肉瘤亚家族中也存在分子变化的复杂性和异质性，可强烈支持这种"肮脏的"靶向治疗方法。同样，血管形成靶向治疗同样适用于这类患者，因为其与肉瘤的生长和进展紧密联系[42]。多种抗血管生成的和血管靶向药物已经在肉瘤患者身上进行了临床试验评估[43]。血管生成的复杂性表明，单一血管生成表型的抑制剂（如VEGFR抑制剂）不足以控制转移的进展。而且，抗血管生成疗法不易产生耐药的假设尚未在临床、复杂临床前肿瘤模型和患者身上得到验证[44, 45]。总的来说，抗血管生成药物的联合或抗血管生成药物与其他治疗方法的组合将是必要的。

已发现胰岛素生长因子-1（IGF-1）通路与许多肉瘤的发生与进展相关。成人间质组织的生长和进展在很大程度上是IGF-1诱发促生长激素释放（主要来源于肝脏）及与存在于间质组织细胞的IGF-1受体相互作用的结果。正常和恶

性间质组织细胞的增殖和存活与 IGF-1 通路激活有关。然而，迄今为止并没有在肉瘤中发现 IGF-1 受体的扩增或突变激活。肉瘤患者肿瘤组织的详细测序研究目前正在进行，将能更好地识别 IGF-1 受体和 IGF-1 信号通路其他成员的突变。尽管如此，临床前和临床研究仍表明肉瘤中 IGF-1 受体和 IGF-1 通路的重要性。

肿瘤的靶向 IGF-1 配体治疗已成为多种类型肿瘤治疗的希望[46]。近来通过采用人源化或完全人源抗 IGF-1 受体抗体及小分子抑制剂直接抑制 IGF-1 受体激酶，使靶向 IGF-1 受体治疗成为可能[47]。许多针对 IGF-I 受体的治疗性抗体处在肉瘤的临床前和临床期的研发阶段，并且在临床前期模型研究中显示了单药的活性[48]。更令人兴奋的进展是早期临床试验研究证据提示这些药物对于尤文肉瘤患者的治疗也具有疗效[49]。肉瘤患者的这些显著反应提示这些肿瘤对 IGF-1 受体通路的独特依赖性。针对 IGF-1 受体通路下游成分的药物包括 PI3 激酶和 Akt 激酶抑制剂的研究正在进行，将要进行人体试验。多种靶向作用于 IGF-1 通路的药物联合可能是有效地阻止肉瘤信号级联反应的最佳方案。

c-MET 是肝细胞生长因子（HGF）的受体。在小鼠模型中，c-MET 或 HGF 过度表达所致的异常信号都与肿瘤发展有关[50]。而且，无论体外或体内的临床前研究都支持 c-MET 信号在肿瘤进展特别是转移中的作用[51]。已经证实 c-MET 在原发肉瘤和肺转移结节中都有表达[52]，转移的几个过程中包括肿瘤细胞运动、侵袭、扩散、生存均可能与 c-MET 有关[50]。因为 c-MET 是具有细胞内酪氨酸激酶活性的生长因子受体，所以开发其小分子抑制剂是可能的。已成功研发出多种有效的高特异性或低特异性的 c-MET 酪氨酸激酶抑制剂，在临床前期模型中表现出抑制转移的活性[53]。这种 c-MET 抑制剂在抑制骨肉瘤细胞转移表型和临床前模型中效果明显[54]。最近的数据显示转移灶发现的 c-MET 通路的依赖性并未在原发肿瘤中观察到[51,55]。肉瘤中 c-MET 的表达和它抑制转移表型的证据令人鼓舞。从这些研究结果看，为预防假阴性（Ⅱ型错误）发生，对这种药物在一个适当的患病人群中进行评估是必要的。

哺乳动物的雷帕霉素靶位点（mTOR）是信号通路中通过包括 ATP 和 MAPK 的转导连接很多生长因子受体和细胞转化机制的关键位点。因此，mTOR 可以把感知到的细胞营养和应激状态（即细胞的微环境）的信号转换成能控制应激反应的特定蛋白。癌细胞高度依赖于这种 mTOR 介导翻译的靶点，特别是通过 eIF4E/4EBPl 带帽的翻译。很多 mTOR 翻译的假定靶标与肿瘤相关，包括 c-myc 基因、VEGFR、HIF 和 TGF-β 等。然而，肿瘤中的 mTOR 抑制剂或 mTOR 抑制因子抗癌活性的机制目前尚不清楚。

mTOR 在间质干细胞中的重要性也支持其可能是肉瘤的一个重要靶点[56]。雷帕霉素是一种经过验证的可用于器官移植的免疫抑制剂，直接抑制 mTOR1 及 mTOR 下游靶点的表达。长期应用雷帕霉素很可能同时抑制 mTOR1 和

mTOR2 的功能[57]。雷帕霉素和一些最新研制的类似物 rapalogs 已经在一些肿瘤包括肉瘤完成了临床前期和人类临床研究评价[58]。临床前期研究表明雷帕霉素和它的阻断酯化物（rapalog，CCI779）在骨肉瘤小鼠模型中能降低转移[59]。早期 rapalogs 的临床数据支持其治疗价值[58]，事实上，这些反应都支持启动和最新完成的 rapalog 和 ridaforolimus 在软组织肉瘤的Ⅲ期研究。鉴于有关 mTOR 抑制的多重作用（即免疫抑制和抗瘤作用），很可能需要优化治疗计划以获得这些药物的成功治疗。

最近的研究，特别是 IGF-1 驱动的肿瘤中，发现雷帕霉素或 rapalogs 抑制 mTOR 后出现 AKT 磷酸化。这种情况下的 AKT 磷酸化对临床的影响还不清楚。然而，这个发现是 mTOR 抑制剂联合作用于 AKT 及 AKT 上游部分（即 IGF-1 受体抑制）药物合理性的一部分。新型小分子抑制剂阻断 mTOR 激酶，可抑制 mTOR1 和 mTOR2，似乎并不出现这种反馈反应。联合抑制 mTOR1 和 mTOR2 也表现出其治疗优势[57,60]。

热休克蛋白 90（HSP90）是一个与肿瘤的致癌基因和转移表型有关的特异性客户（client）蛋白的分子伴侣[61]。在很多情况下，HSP90-客户蛋白相互作用以保护这些蛋白不被降解。一般认为肿瘤蛋白的产生过程是肿瘤细胞应对应激的反应。在肿瘤中，特别是转移性肿瘤，这些细胞的应激压力通常是持续的，而肿瘤细胞能在转移过程存活则是它们能够应对这些压力的结果。因此转移肿瘤细胞比正常组织和原发肿瘤更加高度依赖于热休克蛋白。前期临床数据支持 HSP90 抑制之前被 HSP90 保护的客户蛋白降解，导致受损细胞生长、细胞凋亡和抑制血管生成[62]。经典的热休克蛋白抑制剂格尔德霉素（GA）是一种苯醌袢霉素。格尔德霉素以及类似物和衍生物已经进入早期人类研究，表现出相当低的毒性，并能破坏客户蛋白-HSP90 的稳定性[62]。很多客户蛋白如 IGF-1R、AKT 和 c-MET 与肉瘤有明确的相关性。新一代的 HSP90 抑制剂已经在包括肉瘤的一些组织进行临床前和临床研究，并且已经在 Hsp90 特异结合能力、强化客户蛋白竞争、降低药物毒性、改善药代动力学等方面取得了进展。

7.1.5　将来的方向和机遇

有人会质疑，因为许多与转移相关的细胞过程在肉瘤患者就诊前即已存在，对于这些事件的针对性治疗是否为时已晚。我们对于事件和导致转移相关事件出现时机的认知还远远不够，故这一推测还不能来指导治疗决策。例如，目前还不清楚在肉瘤发展早期，离开原发肿瘤的微量细胞是直接转移到继发部位（如肺）并藏匿于此很长时间（休眠），还是这些细胞从原发肿瘤转运到"受保护环境"并在那里休眠，随后通过转移的各种步骤到达转移部位。事实上，如果转移细胞休眠后从"被保护环境"释放出来，很多与转移相关的过程就会出现，此时应当得到适当的针对性治疗。同样，我们可以合理地假设，如果肿瘤细胞能够克服转移过

程中各种复杂的情况将继续转移到远处。如果转移灶再发生转移，即使患者发生严重转移，所有与转移过程有关的步骤仍将发生。我们对于转移生物学认知的不足之处可能夸大针对转移过程药物的价值。所以，有必要利用严格的临床前期研究和创新的临床科研设计，在有转移风险和已经过发生转移的患者身上对这些药物进行合适的评估。

　　虽然可用于肉瘤患者的潜在治疗靶位点很多，这提供了一个乐观的前景。但是，必须解决几个与这种浸润性疾病的生物学有关和无关的因素，才能改善患者的长期预后。

每年诊断肉瘤的患者数量很少，因为病例数有限，每年很少关于肉瘤患者的新药Ⅲ期试验启动。因此，必须创造性地进行科研设计和应用现有数据。对于临床试验研究设计和药物的优先次序，必须经过周密的临床路径。同时，我们必须改进目前的方法，以更好地识别常规治疗后有高度转移风险的患者。对于高危人群，正确预测不良预后可以考虑采用新的治疗方法。

（梁磊 译，钦伦秀 审校）

参考文献

[1] Mackall CL, et al. Focus on sarcomas. Cancer Cell, 2002, 2(3)：175-178.

[2] Tolar J, et al. Sarcoma derived from cultured mesenchymal stem cells. Stem Cells, 2007, 25(2)：371-379.

[3] Helman LJ, et al. Mechanisms of sarcoma development. Nat Rev Cancer, 2003, 3(9)：685-694.

[4] Krishnan B, et al. Gene translocations in musculoskeletal neoplasms. Clin Orthop Relat Res, 2008, 466(9)：2131-2146.

[5] Lazar AJ, et al. Sarcoma molecular testing：diagnosis and prognosis. Curr Oncol Rep, 2007, 9(4)：309-315.

[6] Borden EC, et al. Soft tissue sarcomas of adults：state of the translational science. Clin Cancer Res, 2003, 9(6)：1941-1956.

[7] Paulino AC. Synovial sarcoma prognostic factors and patterns of failure. Am J Clin Oncol, 2004, 27(2)：122-127.

[8] Behranwala KA, et al. Intra-abdominal metastases from soft tissue sarcoma. J Surg Oncol, 2004, 87(3)：116-120.

[9] Bacci G, et al. High-grade osteosarcoma of the extremity：differences between localized and metastatic tumors at presentation. J Pediatr Hematol Oncol, 2002, 24(1)：27-30.

[10] Chi SN, et al. The patterns of relapse in osteosarcoma：the Memorial Sloan-Kettering experience. Pediatr Blood Cancer, 2004, 42(1)：46-51.

[11] Rodeberg D, et al. Childhood rhabdomyosarcoma. Semin Pediatr Surg, 2006, 15(1)：57-62.

[12] Hanna SA, et al. Very late local recurrence of Ewing's sarcoma — can you ever say 'cured'? A report of two cases and literature review. Ann R Coll Surg Engl, 2008, 90(7)：12-15.

[13] Pantel K, et al. Cancer micrometastases. Nat Rev Clin Oncol, 2009, 6(6)：339-351.

[14] Bruland OS, et al. Hematogenous micrometastases in osteosarcoma patients. Clin Cancer Res, 2005, 11(13)：4666-4673.

[15] Indraccolo S, et al. Interruption of tumor dormancy by a transient angiogenic burst within the tumor microen-vironment. Proc Natl Acad Sci USA, 2006, 103(11)：4216-4221.

[16] Eilber F, et al. Adjuvant chemotherapy for osteosarcoma：a randomized prospective trial. J Clin Oncol, 1987, 5(1)：21-26.

[17] Souhami RL, et al. Randomised trial of two regimens of chemotherapy in operable osteosarcoma：a study of the European Osteosarcoma Intergroup. Lancet, 1997, 350(9082)：911-917.

[18] Snyder CL, et al. A new approach to the resection of pulmonary osteosarcoma metastases. Results of aggressive metastasectomy. Clin Orthop Relat Res, 1991, 270：247-253.

[19] Dileo P, et al. Update on new diagnostic and therapeutic approaches for sarcomas. Clin Adv Hematol Oncol, 2005, 3(10)：781-791.

[20] Price ND, et al. Highly accurate two-gene classifier for differentiating gastrointestinal stromal tumors and leiomyosarcomas. Proc Natl Acad Sci USA, 2007, 104(9)：414-419.

[21] Chen QR, et al. Diagnosis of the small round blue cell tumors using multiplex polymerase chain reaction. J Mol Diagn, 2007, 9(1)：80-88.

[22] Guillou L, et al. Histologic grade, but not SYT-SSX fusion type, is an important prognostic factor in patients with synovial sarcoma：a multicenter, retrospective analysis. J Clin Oncol, 2004, 22(20)：4040-4050.

[23] Singer S, et al. Management of soft-tissue sarcomas：an overview and update. Lancet Oncol, 2000, 1：75-85.

[24] van Unnik JA, et al. Grading of soft tissue sarcomas：experience of the EORTC Soft Tissue and Bone Sarcoma Group. Eur J Cancer, 1993, 29A(15)：2089-2093.

[25] Skubitz KM, et al. Sarcoma. Mayo Clin Proc, 2007, 82(11)：1409-1432.

[26] Deyrup AT, et al. Grading of soft tissue sarcomas：the challenge of providing precise information in an imprecise world. Histopathology, 2006, 48(1)：42-50.

[27] Lahat G, et al. New perspectives for staging and prognosis in soft tissue sarcoma. Ann Surg Oncol, 2008, 15(10)：2739-2348.

[28] Leowardi C, et al. Malignant vascular tumors：clinical presentation, surgical therapy, and long-term prognosis. Ann Surg Oncol, 2005, 12(12)：1090-1101.

[29] Ruka W, et al. Clinical factors and treatment parameters affecting prognosis in adult high-grade soft tissue sarcomas：a retrospective review of 267 cases. Eur J Surg Oncol, 1989, 15(5)：411-423.

[30] Ng EH, et al. Prognostic implications of patterns of failure for gastrointestinal leiomyosarcomas. Cancer, 1992, 69(6)：1334-1341.

［31］Andreou D, et al. Sentinel node biopsy in soft tissue sarcoma. Recent Results Cancer Res, 2009, 179: 25-36.

［32］Heinicke T, et al. Very early detection of response to imatinib mesylate therapy of gastrointestinal stromal tumours using 18fluoro-deoxyglucose-positron emission tomography. Anticancer Res, 2005, 25(6C): 4591-4594.

［33］Goldstein D, et al. Gastrointestinal stromal tumours: correlation of F-FDG gamma camera-based coincidence positron emission tomography with CT for the assessment of treatment response-an AGITG study. Oncology, 2005, 69(4): 326-332.

［34］Khanna C. Novel targets with potential therapeutic applications in osteosarcoma. Curr Oncol Rep, 2008, 10(4): 350-358.

［35］Bachmaier R, et al. O-GlcNAcylation is involved in the transcriptional activity of EWS-FLI1 in Ewing's sarcoma. Oncogene, 2009, 28(9): 280-284.

［36］Uren A, et al. Ewing's sarcoma oncoprotein EWS-FLI1: the perfect target without a therapeutic agent. Future Oncol, 2006, 1(4): 521-528.

［37］Bode B, et al. Mutations in the tyrosine kinase domain of the EGFR gene are rare in synovial sarcoma. Mod Pathol, 2006, 19(4): 541-547.

［38］Ladanyi M. The emerging molecular genetics of sarcoma translocations. Diagn Mol Pathol, 1995, 4(3): 162-173.

［39］Sleijfer S, et al. Improved insight into resistance mechanisms to imatinib in gastrointestinal stromal tumors: a basis for novel approaches and individualization of treatment. Oncologist, 2007, 12(6): 719-726.

［40］Nilsson B, et al. Treatment of gastrointestinal stromal tumours: imatinib, sunitinib — and then? Expert Opin Investig Drugs, 2009, 18(4): 457-468.

［41］Riggi N, et al. The biology of Ewing sarcoma. Cancer Lett, 2007, 254(1): 1-10.

［42］DuBois S, et al. Markers of angiogenesis and clinical features in patients with sarcoma. Cancer, 2007, 109(5): 813-819.

［43］Ordonez JL, et al. Targeting sarcomas: therapeutic targets and their rationale. Semin Diagn Pathol, 2008, 25(4): 304-316.

［44］Faivre S, et al. Molecular basis for sunitinib efficacy and future clinical development. Nat Rev Drug Discov, 2007, 6(9): 734-745.

［45］Rusk A, et al. Preclinical evaluation of antiangio-genic thrombospondin-1 peptide mimetics, ABT-526 and ABT-510, in companion dogs with naturally occurring cancers. Clin Cancer Res, 2006, 12(24): 7444-7455.

［46］Samani AA, et al. The receptor for the type 1 insulin-like growth factor and its ligands regulate multiple cellular functions that impact on metastasis. Surg Oncol Clin North Am, 2001, 10(2): 289-312.

［47］Baserga R. Targeting the IGF-1 receptor: from rags to riches. Eur J Cancer, 2004, 40(14): 2013-2015.

［48］Kolb EA, et al. Initial testing (stage 1) of a monoclonal antibody (SCH 717454) against the IGF-1 receptor by the pediatric preclinical testing program. Pediatr Blood Cancer, 2008, 50(6): 1190-1197.

［49］Ryan P, et al. The emerging role of the insulinlike growth factor pathway as a therapeutic target in cancer. Oncologist, 2008, 13(1): 16-24.

［50］Birchmeier C, et al. Met, metastasis, motility and more. Nat Rev Mol Cell Biol, 2003, 4(12): 915-925.

［51］Corso S, et al. Silencing the MET oncogene leads to regression of experimental tumors and metastases. Oncogene, 2008, 27(5): 684-693.

［52］Scotlandi K, et al. Insulin-like growth factor-1 receptor mediated circuit in Ewing's sarcoma and peripheral neuroectodermal tumor: a possible therapeutic target. Cancer Res, 1996, 56: 4570-4574.

［53］Christensen JG, et al. A selective small molecule inhibitor of c-Met kinase inhibits c-Met-dependent phe-notypes in vitro and exhibits cytoreductive antitumor activity in vivo. Cancer Res, 2003, 63(21): 7345-7355.

［54］MacEwen EG, et al. c-Met tyrosine kinase receptor expression and function in human and canine osteosarcoma cells. Clin Exp Metastasis, 2003, 20(5): 421-430.

［55］Benvenuti S, et al. The MET receptor tyrosine kinase in invasion and metastasis. J Cell Physiol, 2007, 213(2): 316-325.

［56］Hwang M, et al. The mTOR signaling network: insights from its role during embryonic development. Curr Med Chem, 2008, 15(12): 1192-1208.

［57］Foster DA, et al. Targeting mTOR with rapamycin: one dose does not fit all. Cell Cycle, 2009, 8(7): 1026-1029.

［58］Mita M, et al. Deforolimus (AP23573), a novel mTOR inhibitor in clinical development. Expert Opin Investig Drugs, 2008, 17(12): 1947-1954.

［59］Wan X, et al. Rapamycin inhibits ezrin-mediated metastatic behavior in a murine model of osteosarcoma. Cancer Res, 2005, 65(6): 2406-2411.

［60］Feldman ME, et al. Active-site inhibitors of mTOR target rapamycin-resistant outputs of mTORC1 and mTORC2. PLoS Biol, 2009, 7(2): e38.

［61］Pearl LH, et al. The Hsp90 molecular chaperone: an open and shut case for treatment. Biochem J, 2008, 410(3): 439-453.

［62］McDonald E, et al. Discovery and development of pyrazole-scaffold Hsp90 inhibitors. Curr Top Med Chem, 2006, 6(11): 1193-1203.

7.2　神经母细胞瘤

◎ Nai-Kong Cheung，Brian H. Kushner

神经母细胞瘤（neuroblastoma，NB）源于肾上腺髓质、颈部交感神经节、纵隔、腹膜后腔或骨盆的神经嵴前体[1]，是儿童最常见的颅外实体恶性肿瘤和婴幼儿最常见的肿瘤。在美国，每年确诊的 700 例 NB 中有 90% 以上是 <5 岁的儿童。

NB 因其生长迅速和广泛播散而臭名昭著。然而，这种交感神经系统来源的胚胎源性肿瘤是最易治愈的儿童实体瘤。事实上，有超过 90% 的局限性 NB，包括已经播散到区域淋巴结的患者，经过很小甚至几乎没有细胞毒性疗法都可以获得生存。婴幼儿已经转移的 NB 治愈率超过 90%（通常应用低剂量化疗），且近 25% 的是幼儿。与 NB 相反的是，由于骨髓转移导致其他类型儿童实体瘤治愈率少于 5%。既往认为很多自发性消退或成熟的无症状神经节瘤是通过婴幼儿尿液儿茶酚胺筛查来明确诊断[2]。被发现的多数病人患有此病的低危形式，而高危疾病的发病率并没有减少。

目前尚未发现环境诱因，也没有发现 NB 与其他疾病或状态有关。特定染色体区域或遗传位点的重复出现异常是大约 50% 肿瘤细胞的显著特征（一般为高危型），但在低危型中却很少见。这些染色体异常包括促癌因子 MYCN 受累以及染色体 1p、2p、11q、14q 和 17q 等异常传递。尽管各临床亚组的染色体组成不同，已提出一个能够涵盖所有类型的肿瘤发生模型，集中于共同的前体和共同肿瘤起始突变[3]（图 7-2）。已发现多个不同的遗传型肿瘤起始染色体区域（如 2p、4p、6p、12p 和 16p）被认为与 NB 的形成有关，虽然其致病机制尚不明确[4,5]。

NB 的诊断往往是根据特征性组织病理学发现，或者骨髓中存在肿瘤细胞团（合胞体），以及尿液中香草基扁桃酸（VMA）、高香草酸（HVA）或其他儿茶酚胺类水平升高等[6]。对于 NB 原发灶的评价，虽然 MRI 的应用越来越多，但 CT 常作为明确软组织和相关腺病的标准检查。虽然骨扫描可以用来区别骨皮质和髓质受累，但对于远处播散灶的检测常选择放射性核素（[123]I-MIBG，儿茶酚胺类前体的同位素）[7]。MRI 和放射性核素扫描依然是评估是否存在硬脊膜和蛛网膜损害的金标准。虽然普通 X 线扫描可以用来对溶解性病灶的筛查，而 MRI 和放射性核素扫描仍是病

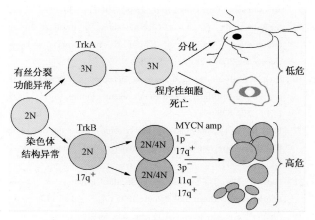

图 7-2　神经母细胞瘤主要亚型的发展图解

注：交感神经系统的二倍体前体遗传紊乱，获得整条染色体，从而导致三倍体细胞的形成，或者伴随染色体结构改变，形成二倍体或四倍体（ – 表示缺失，+ 表示获得）。低危表示经过很少或者不治疗即可获得很好的预后；高危表示尽管经过综合治疗，预后仍很差。而儿童 NB 患者伴有骨转移虽然缺乏 MYCN 扩增，经过适度化疗仍可有较好的预后（最好划分为中危）。

灶是否具有活性的最终诊断。（[18]F-FDG）PET 常用来诊断转移复发性 NB[8]。

7.2.1　转移性神经母细胞瘤

超过 50% 的神经母细胞瘤在临床确诊之前就已经发生远处转移，表现为 4 期疾病。与其他实体瘤不同，NB 高发骨和骨髓转移。而且，在局限性阶段（1、2 和 3 期）很少演变成为转移性第 4 期。因此，临床用于防止远处扩散的辅助治疗并不普遍适用于这种肿瘤。NB 主要通过血行和淋巴转移。然而，初诊时肺和中枢神经系统（CNS）的转移极为罕见。作为一种独特的肿瘤，有少部分广泛播散转移的 4S 期 NB 可以发生自发性消退，这和其他致命性 4 期肿瘤明显不同（表 7-1）[9,10]。第 4 期肿瘤通常发生在年龄超过 18 个月的儿童，伴随骨髓、骨皮质和淋巴结转移，而 4S 期的远处转移器官（只限于婴儿）是肝和皮肤，不太常见于骨髓，无骨皮质转移[16]。

表 7-1　首次诊断及初次复发的 4 期及 4S 期神经母细胞瘤患者转移位置(百分率)

疾病位置	4 期		4S 期	
	发病	初次复发	发病	初次复发
骨髓	87.3	35.2	61.5	19.2
骨	66.1	46.6	0.0	15.1
淋巴结	18.6	8.9	0.0	7.7
肝	17.4	7.5	76.0	38.5
皮肤	2.8	0	12.5	7.7
脑/颅内	9.1	19.0	0.0	15.4
肺/胸膜	4.7	3.1	0.0	0
附睾	1.0	0	2.6	11.5
卵巢	0.3	0	0.0	0
孤立性局部复发		17.0		26.9
孤立性转移复发		58.1		30.7
综合局部复发与远处转移		24.9		42.4

(资料来源:Berthold F and SImon T. Clinical Presentation. In:Cheung NK, Cohn S, eds. Neuroblastoma:Springer, 2005)

尽管 4S 期 NB 有经轻微治疗或不经治疗自发消退的趋向,但典型的 4 期 NB 仍需要细胞毒性药物,并且常为积极的多学科综合治疗。预后的显著差异往往与转移的部位无关,因此,肝转移的 NB 儿童患者相对于转移到其他器官有较差的预后。但 4S 期婴儿患者即使肝转移并不明显预后不良。即使是发生了脑膜转移的 4S 期患者也有自然消退的报道,这在 4 期患者可是高度致命的[11]。仅伴有远处淋巴结转移(没有肝或骨髓的转移)的 4 期 NB 患者也被认为是可能治愈的[12]。

转移预后的决定因素是诊断时患者的年龄[13,14]。一个最明显的证据是婴儿患者即使发生了广泛骨髓转移,经过极为适度剂量的化疗后仍有治愈可能[13]。而且,局灶性 NB 年轻患者很少在远处复发,但类似肿瘤在成年患者最终会全部转移,尽管症状比儿童更隐匿,最终将累及如骨髓、骨皮质和淋巴结[14]。"土壤"(宿主)对"种子"(肿瘤)的侵袭性影响可能会随着年轻患者生存至年老时而变得明显[15,16]。NB 的器官特异性,伴有持续生长和消退对立过程,并且明显受患者年龄变化的影响,是其最独特的生物学特性(表 7-2)。

在病情进展或复发时,骨和骨髓是最常见的转移部位,而且往往发生在患者达到临床缓解之后。过去 10 年中肿瘤得到了更有效的局部控制,因此原位肿瘤复发不再是大问题[17,18]。对于每个患者来说,第一次复发的部位取决于原发肿瘤的最初生物学特征及此前的治疗。例如,只有软组织转移的患者,复发肿瘤倾向局限于软组织内。另一个例子是发生肺转移,常常是使用 NB 污染的自体造血干细胞输注的结果。最近,由于使用密集的诱导化疗加抗 GD2 单克隆抗体巩固治疗,骨髓复发率有所下降,而 CNS 的转移复发则变得更为普遍。一线治疗后转移的分布格局似乎取决于全身性疾病的控制程度。化疗和生物治疗不能达到的部位极有可能为肿瘤提供庇护所,成为肿瘤后期复发的重要原因。

表 7-2　神经母细胞瘤的显著特征

- ≥50% 的患者有远处转移,尤其是骨及骨髓的转移(其他实体瘤≤20%)
- 转移灶的肿瘤体积一般较大
- 远在临床诊断之前,转移部位在肿瘤发生过程中就已经形成
- 局限性神经母细胞瘤很少发展成为转移性 4 期神经母细胞瘤
- 转移预后明显受患者年龄影响
- 转移与治疗抵抗无明显相关,为独立事件
- MIBG 是转移灶敏感且特异性的核素显像
- 已有用于骨髓微小残癌敏感且特异性检测的分子标记
- 大量预后指标的应用可提高风险人群定义的准确性
- 转移性神经母细胞瘤的基因标签非常复杂
- 除了经典的手术、化疗和放疗外,生物制剂(13-顺维甲酸、单抗)是微小残癌的有效治疗手段

目前日益复杂和敏感的检测方法可以降低临床肿瘤复发的严重性。随着[123]I-MIBG的引进和广泛骨髓检测，使得目前无症状复发（多在骨髓）比较容易发现[19,20]。在这些研究中，[123]I-MIBG比[131]I-MIBG扫描、骨扫描或CT/MRI更为敏感[20]。应用[123]I-MIBG而不是[131]I-MIBG对无症状患者进行监测，由于早期发现和早期干预，无论是从诊断时间还是从复发时间开始算起[20]，可进一步减少广泛复发，使其有更长的生存时间。

脑实质内复发可无症状，但通常会引起头痛、呕吐和（或）局灶性神经功能缺陷[21,22]。复发通常在化疗结束后9个月内出现，常无全身复发的证据。虽然进行了积极的综合治疗，CNS复发后通常伴有新的脑实质或脑膜及全身转移，病程进展迅速且致命。目前有一种新的治疗方案有望改变这令人失望的结果（稍后讨论）。

7.2.2　预后因素

低危和中危的NB，包括局灶性和转移性病变，多可治愈。其特征是可自发性或在适度剂量化疗后完全消退，或少部分分化成为成熟的良性神经节瘤。相反，尽管采取积极的多模式综合治疗，高危NB的治愈率只有20%～30%[14,23-25]。在众多临床和生物学预后因素中[1,10]，诊断时的年龄（超过18个月）和转移分期是最重要的因素。转移部位的影响很大程度取决于确诊时患者的年龄及疾病复发时的年龄。例如，婴儿的骨髓转移往往可以自发性消退，低剂量化疗将达90%以上的治愈率。相反，骨髓转移可以导致年龄较大儿童超过70%的死亡，成年患者则很少可以治愈。类似的统计数据同样适用于婴幼儿、儿童和成年人的骨转移。

转移的特异性部位也具有预后意义。因此，4期患者发生CNS、肺或肝转移预后最差，而局限于淋巴结转移、无骨髓累及的情况，一般治愈可能性较大。高危患者经常有高血清乳酸脱氢酶（LDH > 1 500 U/L）和高血清铁蛋白，以及尿VMA:HVA比值异常。原癌基因MYCN基因扩增（30% NB）与治疗无反应、肿瘤复发及CNS转移相关。它通常伴有1p的杂合性丢失（LOH）和17q扩增，而11q的LOH和3p缺失则与无MYCN扩增性NB密切相关，并可预测其复发[1]。年幼患者（15～18个月以下）的肿瘤二倍体和TrkA受体（亦称NTRK1）高表达常与NB较好预后有关，而TrkB高表达（也称为NTRK2）则预后较差。除了MYCN基因扩增水平以外，很少有研究探讨NB原发灶与转移灶的分子标记，而其在原发瘤和转移灶中表达水平相似[26]。

7.2.3　转移性神经母细胞瘤的治疗

（1）剂量密集性诱导化疗

经典高危NB通常是原发部位的较大肿瘤伴有广泛转移。初始治疗的目标是快速减少肿瘤负荷，主要采用包括环磷酰胺、异环磷酰胺、多柔比星、顺铂、卡铂、依托泊苷和托泊替康等的不同组合，结合剂量密集或高剂量强度策略

（即在较短的诱导期内使用相同或更高的总剂量）[23,27,28]。3～5个周期的高剂量化疗[29]和放疗（2 100～3 000 cGy）可以使原发部位肿瘤复发显著减少到10%以下[17,18]。全身转移的控制是一个更为艰巨的挑战。自20世纪80年代以来，广泛应用清髓性化疗，有时联合全身照射（TBI，1 000～1 200 cGy），在3个多中心随机研究中有两个证实能够改善预后[24,30-32]。二联、三联、异体或联合[131]I-MIBG/自体移植目前正在临床试验中，其中一些已取得了令人鼓舞的结果[33]。TBI目前使用较少，部分原因是其存在远期毒性[34,35]。

（2）靶向分化抗原的抗体疗法

针对化疗耐药NB的生物疗法试图消灭"种子"并改变"土壤"，特别是耐药的骨髓转移几乎均是致命的后果[36]。近期已经研制了一些针对NB相关神经节苷脂GD2的单克隆抗体[37-39]。GD2是广泛表达于黑色素瘤、非小细胞肺癌、骨与软组织肉瘤、视网膜母细胞瘤和脑肿瘤的黏附分子。除了神经细胞、皮肤细胞和痛觉纤维以外，其很少表达于正常组织。小鼠IgG3抗GD23F8单克隆抗体进行广泛的临床测试[37,40-49]。最近COG随机研究[40]发现移植术后联合使用抗神经节苷脂GD2嵌合单克隆抗体和粒细胞-巨噬细胞集落刺激因子（GM-CSF）或白细胞介素-2的交替使用，可获得更好的无进展生存[18]，目前已进行临床Ⅰ期试验[41]。

使用[131]I-3F8显像显示NB肿瘤的选择性摄入，肿瘤/非瘤比率高[42]。3F8介导了人粒细胞和单核细胞的抗体依赖性细胞毒性（ADCC）作用[50,51]。嵌合或人IgG抗体优先与淋巴细胞158位点上缬氨酸的FcγR3A等位基因型相互作用，这与利妥昔单抗卓越的临床疗效相关[52,53]。较H131等位基因型——鼠IgG抗体更优先与FcγR2A-R131型相互作用，导致级变有丝分裂潜能和细胞因子释放[54,55]，从而引起3F8治疗NB的疗效不同[49]。3F8也引起NB细胞补体介导的细胞毒性作用[56]，而NB细胞缺乏衰变加速因子[57]和CD59[58]。NB细胞上补体沉积可以通过iC3b受体（MAC-1，CR3，CD11b/CD18或整合素αmβ2）增强白细胞ADCC作用[59-61]。还有确凿的临床前期证据证实，鼠IgG3可以提高疫苗的免疫原性，诱导强有力的长期持久的保护性免疫[62]。

抗GD2单克隆抗体在小规模Ⅰ期和Ⅱ期试验中已取得临床效果[37,39,44,63,64]，作为统一辅助治疗手段，斯隆-凯特琳癌症中心（MSKCC）的一项3F8大规模研究取得了令人鼓舞的成果[46,65]。随机COG研究结果取得了重大进展，并支持这种免疫治疗高危NB的优势[240]。在2.1年随访时间内，免疫治疗在无事件生存率[（66 ± 5）%对比（46 ± 5）%，2年，*P* = 0.01]和总生存率方面[（86 ± 4）%对比（75 ± 5）%，2年，*P* = 0.02，未调整中期分析]优于标准疗法[40]。许多因素倾向于如儿童癌症合作组[66]和MSKCC[48]那样联合使用GM-CSF。因此，高危NB的标准治疗能延长T淋巴细胞生存，而仅仅短暂抑制粒细胞和单核细胞的产生[67]，并且GM-CSF可诱导中性粒细胞和嗜酸性粒细胞[68]，启动的粒细胞和单核细胞-巨噬细胞则可产生更强的抗肿瘤细胞

毒性[51,69-74]。

最近的一份研究报告强调了 GM-CSF 给药途径的重要性,他们通过组织学和(或)MIBG 扫描对 80 例化疗耐药的 NB 患者骨髓检测 3F8/GM-CSF。在 54 例接受皮下注射 GM-CSF 的患者中,3 年无进展生存期(PFS)为 36%[临床试验 NCT00072358],显著优于接受 2 小时静脉注射 GM-CSF 的 26 例患者 12%($P = 0.003$)[临床试验 NCT00002560],R/R 和 H/R 形式的 PFS 显著优于 H/H 形式($P = 0.004$),FCGR2A、Feγ 受体在骨髓中表达,而淋巴细胞没有表达。80% NB 患者骨髓转移到病理完全缓解(CR),并取得约 40% 的 MIBG 完全缓解。常见的毒性反应是疼痛、荨麻疹,可以经门诊治疗。

在最近 3F8 临床应用的更新中,分析了从 1991 ~ 2007 年间 157 例连续使用 3F8 治疗方案并获得首次缓解的高危 NB 患者。90% 的患者年龄超过 18 个月伴有骨髓和(或)骨转移,45% 患者为 MYCN 基因扩增型 NB。所有患者均接受标准剂量密集诱导治疗。患者接受:①3F8(+/ − 131I -3F8 靶向放疗)[临床试验 NCT00002634,NCT00040872],而不是自体造血干细胞移植(SCT);②3F8 结合静脉注射 GM-CSF [临床试验 NCT00002560];③3F8 结合皮下注射 GM-CSF [临床试验 NCT00072358]。第 1 组 5 年以上长期 PFS 为 (40 ±8)%。PFS 结果接近包括 740 MBq/kg 131I -3F8 的治疗。第 3 组的 PFS 提高到(61 ±7)%,而第 2 组 PFS 为(51 ±7)%。所有 3 组的 PFS 均优于使用 SCT 为标准治疗的历史对照[75]。患者经抗 AB2 和抗-抗 AB3 抗体治疗后呈现生存优势[47],符合活化免疫反应(改变转移"土壤")的抗肿瘤效果。

(3)放射性碘标记 3F8 治疗 NB 全身性转移

选择性靶向治疗原发肿瘤和淋巴结、骨髓、骨转移病灶,并且比131I -MIBG 具有更优越的灵敏度。其辐射效应半径约 800 μm,接受131I -3F8 治愈剂量治疗的理想肿瘤大小为 2 mm。因为缺乏临床 I 期的髓外毒性研究,以 740 MBq/kg 剂量的131I -3F8 作为高危 NB 患者($n = 35$)的多模式综合治疗组成。毒性包括自限性疼痛、发热、皮疹,以及需要骨髓移植的骨髓抑制。除了甲状腺功能减退以外,未观察到其他髓外毒性。经持续随访(从诊断开始 6 ~ 10 年),诊断时年龄超过 18 个月的 NB 患者经131I -3F8 治疗的总生存率为 40%[75,76]。利用这种方式治疗儿童患者并没有发现意外的后期影响(包括继发性白血病)。

鞘内注射放射性标记的单克隆抗体进行放射免疫治疗(RIT)有独特的优势,可以向病损部位提供高剂量的辐射,同时减少骨髓、血液和其他器官的辐射损伤[77]。最近,已完成一项脑室内注射(IO)超出一般剂量的131I -3F8 治疗脑膜转移患者临床 I 期试验[78]。其毒性反应包括自限性头痛、发热、呕吐。最大耐受剂量为 10 370 MBq。13 例患者中有 3 例取得了客观影像学和(或)病理痊愈效果。

(4)区域性 RIT 中抗-B7-H3 抗体的应用

单克隆抗体 8H9 是针对细胞表面抗原 4Ig-B7-H3 的鼠

IgG1,该抗原普遍表达于绝大多数实体肿瘤[79]。8H9 可以被放射性124I 或131I 标记,并保留免疫活性。在 I 期临床试验中,131I -8H9 治疗剂量从 370 ~ 2 220 MBq,未发现剂量限制性毒性。计算出的脑脊液平均辐射剂量为 36.3(12.8 ~ 106)cGy/MCI;血液平均剂量为 2.5 cGy/MCI。一项回顾性分析 48 例中枢神经系统转移的复发性 NB 患者研究,其中 15 例在手术后、化疗和脑脊髓照射后接受131I -3F8 或131I -8H9 放射免疫治疗(IO-RIT),全身性治疗包括 3F8/GM-CSF 免疫治疗、13-顺维甲酸和替莫唑胺。其中,13 例在 6 ~ 58 个月内无神经系统 NB,并且 11 例完全消退。1 例在 22 个月内死于感染性疾病,尸检未证实有转移;1 例 15 个月后肺和骨髓转移。相比之下,接受常规治疗的 33 例患者有 31 例死亡,中枢神经系统合并全身转移的中位生存时间为 5.8 个月,而单纯中枢神经系统转移的生存时间为 11.5 个月。对中枢神经系统转移的 IO-RIT 抢救治疗方案对年轻患者耐受性良好,尽管他们事先经过高强度的细胞毒性治疗。这种疗法有可能从根本上增加生存时间,并获得比预期更好的生活质量[80,81]。

(5)MIBG 疗法

MIBG 是一种结构类似肾上腺素的胍乙啶衍生物。通过特异性和被动机制促进 NB 摄取 MIBG。当 MIBG 被123I 标记时是理想的肿瘤显像药物,而标记131I 时则是适宜的治疗药物。131I -MIBG 已在单、双灌注研究及剂量递增试验中作为单独药物被广泛评估[82-88],对化疗耐药的和新诊断的 NB 都表现出非常好的效果[89],尽管完全缓解仍然很少。131I -MIBG 治疗的耐受性良好,不良反应限于骨髓抑制(通常需要干细胞支持)、甲状腺功能减退、唾液腺炎[90]。当然,放射性可能会诱发白血病[91,92]。目前正在持续研究如何在机体可接受的毒性范围内最好地将131I -MIBG 治疗与常规或髓性化疗或其他药物(类放射性药物)联合应用以增加抗肿瘤能力[93-98]。考虑到将来某个时间可能需要进行如131I -MIBG 治疗等补救治疗,对诱导中的高危 NB 患者目前可采集大量外周血造血干细胞。

(6)应用维甲酸分化治疗

维生素 A 或视黄醇(主要是来源于人类的饮食)对神经嵴正常发育非常关键。细胞内视黄醇代谢成为全反式维甲酸(ATRA),然后活化一系列核受体并形成异源性二聚体,调节基因转录[99,100]。全反式维甲酸治疗可减少 NB 细胞 MYCN 基因的转录[101]和表达[102],增加细胞周期蛋白依赖性激酶抑制剂 p27 的表达[103,104],导致细胞 G1 期阻滞和形态分化[101,105]。低剂量 13-顺维甲酸(13-cis-RA)并不能提高生存率[106],但在一项随机 III 期临床试验中[30],高剂量治疗组患者 3 年 PFS 为(46 ±6)%,而未治疗组为(29 ±5)%($P = 0.027$)。已经证实维甲酸可以通过调节 MHC-I 类抗原呈递,增加 NB 细胞对 T 细胞敏感性[107]。一个有希望的发现是 N-(4-氨基苯酚)维甲酰胺或(4-HPR)可以在体外抑制维甲酸耐药 NB 细胞的生长[108,109,110],4-HPR 的静脉和口服制剂正在进行在临床试验[111]。

（7）靶标和信号通路特异性治疗策略

在染色体水平，1p 和 11q 缺失、17q 的不平衡扩增和 MYCN 基因扩增往往与 NB 转移相关。MCYN 的扩增和表达促进转移的具体机制仍不清楚，蛋白激酶 C（PKC）、c-fos 和 NFKB 可能参与。蛋白激酶 C 可磷酸化许多可以刺激 NB 增长的生长因子受体，如胰岛素样生长因子受体（IGFR）、表皮生长因子受体（EGFR）和 c-Met（肝细胞生长因子 HGF 受体）[112]。MYCN 同样下调神经细胞黏附分子（NCAM），因此促进 NB 播散[113]。MYCN 的表达经常伴随着 Twist 上调，Twist 是调节 EMT 的转录因子，促进肿瘤细胞运动及转移[114]。当 MYCN 驱动细胞增殖时，Twist 通过抑制 ARF/P53 通路促进细胞凋亡[115,116]。nm23-H1 和 H2 基因是核苷二磷酸激酶（NDPKs），用于合成核苷三磷酸（NTP）而不是 ATP。在 NB 中，nM23-H1 和 H2 由于染色体 17q 获得及 MYCN 的过表达而表达上调。高表达的人 nm23-H1 通常伴随着侵袭潜能的降低[117,118]，而在前列腺癌、非霍杰金淋巴瘤及 NB 中 nm23-H1 高表达可导致相反的结果[119]。抗失巢凋亡能力一直是肿瘤细胞转移的必备条件[120]。TrKB 在 NB 中高表达，可增加 HGF 及其受体 c-Met、MMPs 及丝氨酸蛋白酶类（包括尿激酶和组织型纤溶酶原激活剂）的表达，从而促进细胞运动和转移[121]。最近证明，caspase-8 和未结合整合素的缺失与转移潜能增加有关[122,123]。

基质细胞衍生因子（SDF）-1/CXCL12 由骨髓间质细胞和成骨细胞表达，并且能够促进前列腺癌骨转移[124]。NB 表达 SDF-1 的 CXCR4 趋化因子受体[125]，为其骨转移提供向导[126]。SDF-1 上调整合素如 VLA2、VLA3 和 VLA6、CD56、c-kit、TNF-α、VEGF、IL-8 和 GM-CSF，这些也能促进肿瘤增生和在骨髓微环境中的生存[127]。肝中 CXCR4 的表达上调及肾上腺间质下调，可能通过细胞因子 IL-5 和 IFN-γ[128]。然而，从患者骨髓中分离的 NB 上的 CXCR4 可能并不具备功能[129]。

AMD3100 是可以阻断 CXCR4 的肽类，并且已经证实应用于非霍杰金淋巴瘤及骨髓瘤是安全的[130]。它可能有调节 NB 转移潜能。NB 细胞同样也表达细胞因子受体 CCR2，可以和骨髓间质细胞和内皮细胞分泌的单核细胞趋化蛋白（MCP-1）相互作用[131]。类似于骨髓转移，NB 骨转移的机制复杂，涉及肿瘤和间质细胞在 RANK/RANKL 轴、IL-6、BDNF、PTHrP 和炎症因子之间的相互作用[132]。

TrkB：临床上，尽管高危的 NB 最初对化疗敏感，最终总会出现化疗抵抗。这种现象是多方面因素所致，例如药物外排泵[133]及 TP53 的突变[134,135]。此外，耐药的 NB 细胞株中 BDNF[136]和 TrkB[137]上调。TrkB 基因研究认为具有抗失巢凋亡和转移功能[120]。近来的研究已经识别 TrkB 通路的多个靶点：Trk 酪氨酸激酶、PI3k、AKT 及其下游基因。Trk 靶向治疗药物 CEP-751 已经证实对 NB 的鼠移植模型有效[138]，并且已经用于 NB 的临床试验。而且，许多 PI3k 通路的靶向治疗药物已经处于临床前期和临床试验中，这些药物可能增强化疗药物对进展性 NB 的毒性作用。

MDR 和 MRP：多药耐药相关蛋白（MRPs）是细胞解毒转运蛋白家族成员。其中，MRP1、MRP2 和 MRP3 认为与多种天然产物和抗癌药物的耐药相关[139]，包括长春碱类、蒽环类、表鬼臼毒素、喜树碱家族拓扑异构酶 I 抑制剂、谷胱甘肽等。MRP4（ABCC4）可调节巯嘌呤、硫鸟嘌呤、抗反转录病毒复合物[140]及伊立替康和其活化代谢产物 SN-38 的抗药性[141]。同 MRP1 类似，MRP4 在高危 NB 中的高表达提示较差的临床预后，这一点和 MYCN 基因的表达和预后相似[133]。各种应用反义产物调节这些转运蛋白活性的尝试只取得了有限的临床价值。

p53 通路缺陷：p53 是调控细胞周期检查节点和凋亡的关键因子，在受到外界应激特别是 DNA 损伤时，以序列特异性结合的方式绑定 DNA 并转录众多基因，包括 p21、MDM2、BAX 和 NOXA[142]。MDM2 因 p53 的激活上调，并且以泛素蛋白连接酶方式作用，p53 通过蛋白体介导的反馈回路降解 p53[143]。MDM2 的上调通过增加其降解而抑制 p53 的活性。p14^ARF 直接绑定并拮抗 E3 泛素化的活性而活化 p53 通路[144]。p14^ARF 的失活导致 MDM2 水平上调，从而抑制 p53 的活性。尽管约 50% 的人类恶性肿瘤中 p53 基因发生突变[145]，但在初诊 NB 中这种突变现象罕见（<2%）[135]。但是，在来源于复发性 NB 的细胞株中发现 p53/MDM2/pl4^ARF 通路存在缺陷[146]，约 50% 的新鲜标本中存在上述缺陷。体外实验证实，p53/MDM2/pl4^ARF 通路缺陷常导致 NB 的耐药，所以重新激活 p53 通路是逆转耐药的可行策略。小分子 p53 激活剂（如 nutlin-3）有潜在临床应用价值[147]。选择性细胞周期节点酶（如 CHK1）抑制剂可以用于增强 DNA 损伤替代性治疗，特别是 p53 通路有缺陷时。

间变性淋巴瘤受体酪氨酸激酶（ALK）：ALK 是一类酪氨酸激酶跨膜受体，与神经营养素受体及 MET 癌基因同源，在神经系统的发育过程中有限表达[148]。许多人类肿瘤由于染色体易位，通过转录本融合的方式活化 ALK 信号通路[149]。人类 NB 细胞系表达 ALK 转录本及蛋白[150]。最近通过 ALK 酶区域药理学拮抗剂筛选 NB 细胞系，ALK 已经被认为是 NB 的分子靶点[8,151-155]。在 12.4% 的散发 NB 病例中，激活突变同样需要。ALK 是某一亚型 NB 的潜在治疗靶点。

（8）血管生成

在高危 NB 中，多条血管生成通路被活化[156]。在进展期肿瘤中，VEGF、VEGF-B、VEGF-C、bFGF、Ang-2、TGF-α、和 PDGF-α 明显上调。PDGF-α 的表达和患者的生存明显相关。一些药物有治疗 NB 的可能。维甲酸类药物如芬维 A 胺（fenretinide）[157]以及 TNP-470[158,159]、沙利度胺[160]和内皮抑素[161,162]在临床前期试验中已经显示其有效性，使用贝伐单抗[163]或者 VEGF-TRAP[164]抑制 VEGF 也已经获得理想效果。在最近的一个儿童使用贝伐单抗的临床 I 期试验中发现治疗耐受性很好。然而，却没有出现预期的反应[165]。由于 NB 的多条血管生成通路活化，针对多条通路或者联合化疗及放疗可能是获得临床疗效的必要条件。

（9）淋巴细胞介导的治疗

1）使用自然杀伤（NK）细胞和 T 细胞的细胞疗法

NK 细胞表达 CD16，其低亲和力 Fc/R3 受体是结合单克隆抗体（如 3F8 或 chl4.18）、促发 NK 细胞介导的抗体依赖性细胞介导的细胞毒作用（ADCC）所必需的。NK 细胞携带激活受体（例如，DNAM-1、NKG2D、NKp46 和 NKp30），其配体表达于 NB 细胞[166]。人类 NK 细胞能有效抑制 NB 的 NOD／SCID 小鼠移植瘤[167]。如果它们缺乏特异性 HLA-Ⅰ 类分子的杀伤抑制性受体（KIR），即被赋予杀伤能力[168-170]，这和 HLA 不相配移植治疗急性粒细胞白血病后同种异体反应优势是一致的[171-173]。在高危 NB 的儿童中接受自体造血干细胞移植联合 3F8 免疫治疗，可提高总体和无瘤生存期，这与缺乏一个或多个 NK 细胞抑制性 KIR 的 HLA-Ⅰ 类配体相关。这些结果表明，NK 细胞的耐受性自体干细胞移植术后发生调变，并且 KIR-HLA 基因型可能影响以单克隆抗体为基础的免疫治疗。激活 KIR 可能有助于 NB NK 细胞的易感性。为了避免 NB HLA 抗原低表达的影响，T 细胞也可以重新定位于使用抗体为基础的嵌合受体，目前早期临床结果令人鼓舞[174,175]。

2）疫苗

临床前期研究表明，表达多个转基因免疫调节分子的全细胞疫苗是免疫系统的强有力刺激剂。使用联合转染 IL-2 和淋巴细胞趋化因子（lymphotactin, LTN）的 NB 细胞株，已经在Ⅰ期临床试验中表现出抗肿瘤效应[176]。

采用自体 NB 肿瘤细胞，在 7 例患者检验类似策略，副作用可耐受。结果显示注射部位出现 CD4+ 和 CD8+ 淋巴细胞、嗜酸性粒细胞和树突状细胞浸润。在体外实验中，外周血淋巴细胞能更好地识别肿瘤[177]。最近使用 GD2 模拟疫苗的研究也显示出可喜的临床结果[178]。

3）免疫细胞因子

细胞介导的细胞毒作用已证实在体外和动物模型对肿瘤的高度有效。免疫细胞因子[179,180]在激活和重定向人类肿瘤效应器中显示了显著成效。这些研究大多集中在 NK 细胞、T 细胞[180]和中性粒细胞[60]。IL-2 细胞免疫因子可以消除小鼠 NB 转移，同时诱导长期抗肿瘤免疫[179,180]。随着 IL-2 免疫细胞因子的初步成功，构建其他细胞因子也取得了令人鼓舞的成果，包括 IL-12、肿瘤坏死因子和淋巴毒素。最近，一种质粒 DNA 疫苗结合 IL-2 免疫细胞因子在小鼠模型中证明比任何一个单独药更为有效[181]。在Ⅰ期试验中，hu14.18-IL-2 通过升高血清可溶性 IL-2 受体（sIL-2Ra）可使淋巴细胞激活或调节免疫[182]。

7.2.4　今后的研究方向

如果能够坚持目前的 NB 治疗的成功方向，使用很少或不使用任何细胞毒药物，局灶性或 4S 期 NB 患者的治愈率可预期超过 85%，而对余下的 15% 患者采用适度风险的方案。婴幼儿 4 期 NB 患者也可以使用一些细胞毒治疗，以保持其治愈率大于 90%。然而，尽管使用高毒性药物治疗，高危 4 期 NB 的长期生存率仍然不到 25%，这是令人难以接受的。失败的常见原因是软组织转移（如腹膜后、肝、中枢神经系统和肺）和骨髓转移对化疗的耐药。虽然这些难治性病例表现为总体的耐药，但其主要原因为肿瘤微小残留。

研发抗肿瘤细胞（"种子"）的新型有效药物是显而易见的解决方案，当肿瘤仅有微小残留时也应探索针对肿瘤微环境（"土壤"）的疗法。然而，由于转移和化疗耐药 NB 相关的复杂基因标签，需要发展多条对"种子"针对性的治疗途径。同样，对于"土壤"，多种途径的药物策略也是必要的。令人鼓舞的是，针对单一抗原（神经节苷脂 GD2）的单克隆抗体可以降低化疗耐药，提高 NB 患者长期生存期。随着对宿主免疫和免疫基因组学的进一步理解（例如，FCγR 多态性和 KIR 不匹配），可以提前预知携带响应基因型的患者。为了避免非响应型基因型，可能需要将单克隆抗体进行基因修饰并使用适当的非匹配 NK 细胞开展细胞疗法。但规律性低剂量化疗并不破坏免疫系统，通路特异性小分子结合标准化疗可以降低骨髓毒性和器官损伤，那么转移性 NB 的最终治愈指日可待[183]。

（梁磊 译，钦伦秀 审校）

参考文献

[1] Park JR, et al. Neuroblastoma: biology, prognosis, and treatment. Pediatr Clin North Am, 2008, 55: 97-120.

[2] Brodeur G, et al. Revisions of the international criteria for neuroblastoma diagnosis, staging and response to treatment. J Clin Oneal, 1993, 11: 1466-1477.

[3] Kushner BH. Neuroblastoma: a disease requiring a multitude of imaging studies. J Nucl Med, 2004, 45: 1172-1188.

[4] Kushner BH, et al. Extending positron emission tomography scan utility to high-risk neuroblastoma: fluorine-18 fluorodeoxyglucose positron emission tomography, sole imaging modality in follow up of patients. J Clin Oneal, 2001, 19: 3397-3405.

[5] Woods WG, et al. Screening of infants and mortality due to neuroblastoma. N Engl J Med, 2002, 346: 1041-1046.

[6] Brodeur GM. Neuroblastoma: biological insights into a clinical enigma. Nat Rev Cancer, 2003, 3: 203-216.

[7] Maris JM, et al. Chromosome 6p22 locus associated with clinically aggressive neuroblastoma. N Engl J Med, 2008, 358: 2585-2593.

[8] Mosse YP, et al. Identification of ALK as a major familial neuroblastoma predisposition gene. Nature, 2008, 455: 930-935.

[9] Du Bois SG, et al. Metastatic sites in stage Ⅳ and IVS neuroblastoma correlate with age, tumor biology, and survival. J Pediatr Hematol Oncol, 1999, 21: 181-189.

［10］Cheung N-KV, et al, eds. Neuroblastoma. New York: Springer. 2005.

［11］Kramer K, et al. Favorable biology neuroblastoma presenting with leptomeningeal metastases: a case presentation. J Pediatr Hematol Oncol, 2004, 26: 703-705.

［12］Rosen EM, et al. Stage IV ~ N: a favorable subset of children with metastatic neuroblastoma. Med Pediatr Oncol, 1985, 13: 194-198.

［13］London WB, et al. Evidence for an age cutoff greater than 365 days for neuroblastoma risk group stratification in the Children's Oncology Group. J Clin Oncol, 2005, 23: 6459-6465.

［14］Schmidt ML, et al. Favorable prognosis for patients 12 to 18 months of age with stage 4 nonamplified MYCN neuroblastoma: a Children's Cancer Group study. J Clin Oncol, 2005, 23: 6474-6480.

［15］Kushner BH, et al. Chronic neuroblastoma. Cancer, 2002, 95: 1366-1375.

［16］Kushner B, et al. Neuroblastoma in adolescents and adults: the Memorial Sloan Kettering experience. Med Pediatr Oncol, 2003, 41: 50S-51S.

［17］Haas-Kogan et al. Impact of radiotherapy for high-risk neuroblastoma: a Children's Cancer Group study. Int J Radiat Oncol, Biol Phys, 2003, 56: 2S-3S.

［18］Kushner BH, et al. Hyperfractionated low-dose radiotherapy for high-risk neuroblastoma after intensive chemotherapy and surgery. J Clin Oncol, 2001, 19: 2821-2828.

［19］Kushner BH, et al. Impact of metaiodobenzyl guanidine scintigraphy on assessing response of high-risk neuroblastoma to dose-intensive induction chemotherapy. J Clin Oncol, 2003, 21: 1092-1096.

［20］Kushner B, et al. Sensitivity of surveillance studies for detecting aysmtomatic and unsuspected relapse of high-risk neuroblastoma. J Clin Oneal, 2008, 27: 1041-1046.

［21］Kramer K, et al. Neuroblastoma metastatic to the central nervous system. The Memorial Sloan-Kettering Cancer Center experience and a literature review. Cancer, 2001, 91: 1510-1519.

［22］Matthay KK, et al. Central nervous system metastases in neuroblastoma: radiologic, clinical, and biologic features in 23 patients. Cancer, 2003, 98: 155-165.

［23］Pearson AD, et al. High-dose rapid and standard induction chemotherapy for patients aged over 1 year with stage 4 neuroblastoma: a randomised trial. Lancet Oncol, 2008, 9: 247-256.

［24］Berthold F, et al. Myeloablative megatherapy with autologous stem-cell rescue versus oral maintenance chemotherapy as consolidation treatment in patients with high-risk neuroblastoma: a randomised controlled trial. Lancet Oncol, 2005, 6: 649-658.

［25］de Bernardi B, et al. Disseminated neuroblastoma in children older than one year at diagnosis: comparable results with three consecutive high-dose protocols adopted by the Italian co-operative group for neuroblastoma. J Clin Oncol, 2003, 21: 1592-1601.

［26］Brodeur GM, et al. Consistent N-myc copy number in simultaneous or consecutive neuroblastoma samples from sixty individual patients. Cancer Res, 1987, 47: 4248-4253.

［27］Cheung NK, et al. Chemotherapy dose intensity correlates strongly with response, median survival and median progression-free survival in metastatic neuroblastoma. J Clin Oncol, 1991, 9: 1050-1058.

［28］Kushner BH, et al. Reduction from seven to five cycles of intensive induction chemotherapy in children with high-risk neuroblastoma. J Clin Oncol, 2004, 22: 4888-4892.

［29］La Quaglia MP, et al. The impact of gross total resection on local control and survival in high-risk neuroblastoma. J Pediatr Surg, 2004, 39: 412-417.

［30］Matthay KK, et al. Treatment of high-risk neuroblastoma with intensive chemotherapy, radiotherapy, autologous bone marrow transplantation, and 13-cis-retinoic acid. Children's Cancer Group. N Engl J Med, 1999, 341: 1165-1173.

［31］Ladenstein R, et al. 28 years of high-dose therapy and SCT for neuroblastoma in Europe: lessons from more than 4000 procedures. Bone Marrow Transplant, 2008, 41 (Suppl 2): S118-127.

［32］Pritchard J, et al. High dose melphalan in the treatment of advanced neuroblastoma: results of a randomised trial (ENSG-l) by the European Neuroblastoma Study Group. Pediatr Blood Cancer, 2005, 44: 348-357.

［33］Fish JD, et al. Stem cell transplantation for neuroblastoma. Bone Marrow Transplant, 2008, 41: 159-165.

［34］George RE, et al. High-risk neuroblastoma treated with tandem autologous peripheral-blood stem cell-supported transplantation: long-term survival update. J Clin Oncol, 2006, 24: 2891-2896.

［35］Hobbie WL, et al. Late effects in survivors of tandem peripheral blood stem cell transplant for high-risk neuroblastoma. Pediatr Blood Cancer, 2008, 51: 679-683.

［36］Matthay KK, et al. Correlation of early metastatic response by 123I-metaiodobenzylguanidine scintigraphy with overall response and event-free survival in stage IV neuroblastoma. J Clin Oncol, 2003, 21: 2486-2491.

［37］Cheung NK, et al. Ganglioside GD2 specific monoclonal antibody 3F8: a phase I study in patients with neuroblastoma and malignant melanoma. J Clin Oncol, 1987, 5: 1430-1440.

［38］Saleh MN, et al. A phase I trial ofthe murine monoclonal anti-GD2 antibody 14. G2a in metastatic melanoma. Cancer Res, 1992, 52: 4342-4347.

［39］Yu A, et al. Phase I trial of a human-mouse chimeric anti-disialoganglioside monoclonal antibody ch14. 18 in patients with refractory neuroblastoma and osteosarcoma. J Clin Oncol, 1998, 16: 2169-2180.

［40］Yu A, et al. Anti-GD2 antibody with GM-CSF, interleukin-2, and isotretinoin for neuroblastoma. N Engl J Med, 2010, 363: 1324-1334.

［41］GilmanAL, et al. Phase I study of ch14. 18 with granulocyte-macrophage colonystimulating factor and interleukin-2 in children with neuroblastoma after autologous bone marrow transplantation or stem-cell rescue: a report from the Children's Oncology Group. J Clin Oncol, 2009, 27: 85-91.

[42] Miraldi FD, et al. Diagnostic imaging of human neuroblastoma with radiolabeled antibody. Radiology, 1986, 161: 413-418.

[43] Yeh SD, et al. Radioimmunodetection of neuroblastoma with iodine-131-3F8: correlation with biopsy, iodine-131-metaiodobenzylguanidine (MIBG) and standard diagnostic modalities. J Nucl Med, 1991, 32: 769-776.

[44] Cheung NK, et al. 3F8 monoclonal antibody treatment of patients with stage 4 neuroblastoma: a phase Ⅱ study. Int J Oncol, 1998, 12: 1299-1306.

[45] Arbit E, et al. Quantitative studies of monoclonal antibody targeting to disialoganglioside GD2 in human brain tumors. Eur J Nucl Med, 1995, 22: 419-426.

[46] Cheung NK, et al. Anti-G(D2) antibody treatment of minimal residual stage 4 neuroblastoma diagnosed at more than 1 year of age. J Clin Oncol, 1998, 16: 3053-3060.

[47] Cheung NK, et al. Induction of Ab3 and Ab3 antibody was associated with long-term survival after anti-G(D2) antibody therapy of stage 4 neuroblastoma. Clin Cancer Res, 2000, 6: 2653-2660.

[48] Kushner BH, et al. Phase Ⅱ trial of the anti-G(D2) monoclonal antibody 3F8 and granulocyte-macrophage colony-stimulating factor for neuroblastoma. J Clin Oncol, 2001, 19: 4189-4194.

[49] Cheung NK, et al. FCGR2A polymorphism is correlated with clinical outcome after immunotherapy of neuroblastoma with anti-GD2 antibody and granulocyte macrophage colony-stimulating factor. J Clin Oncol, 2006, 24: 2885-2890.

[50] Munn DH, et al. Antibody-dependent antitumor cytotoxicity by human monocytes cultured with recombinant macrophage colony-stimulating factor. Induction of efficient antibody-mediated antitumor cytotoxicity not detected by isotope release assays. J Exp Med, 1989, 170: 511-526.

[51] Kushner BH, et al. GM-CSF enhances 3F8 monoclonal antibody-dependent cellular cytotoxicity against human melanoma and neuroblastoma. Blood, 1989, 73: 1936-1941.

[52] Weng WK, et al. Two immunoglobulin G fragment C receptor polymorphisms independently predict response to rituximab in patients with follicular lymphoma. J Clin Oncol, 2003, 21: 3940-3947.

[53] Cartron G, et al. Therapeutic activity of humanized anti-CD20 monoclonal antibody and polymorphism in IgG Fc receptor FcgammaRlIIa gene. Blood, 2002, 99: 754-758.

[54] Tax WJ, et al. Role of polymorphic Fc receptor Fc gammaRlIa in cytokine release and adverse effects of murine IgG1 anti-CD3/T cell receptor antibody (WT31). Transplantation, 1997, 63: 106-112.

[55] Denomme GA, et al. Activation of platelets by sera containing IgG1 heparin-dependent antibodies: an explanation for the predominance of the Fe gammaRlIa "low responder" (his131) gene in patients with heparin-induced thrombocytopenia. J Lab Clin Med, 1997, 130: 278-284.

[56] Saarinen UM, et al. Eradication of neuroblastoma cells in vitro by monoclonal antibody and human complement: method for purging autologous bone marrow. Cancer Res, 1985, 45: 5969-5975.

[57] Cheung NK, et al. Decay-accelerating factor protects human tumor cells from complement-mediated cytotoxicity in vitro. J Clin Invest, 1988, 81: 1122-1128.

[58] Chen S, et al. CD59 expressed on a tumor cell surface modulates decayaccelarating factor expression and enhances tumor growth in a rat model of human neuroblastoma. Cancer Res, 2000, 60: 3013-3018.

[59] Kushner BH, et al. Absolute requirement of CD11/CD18 adhesion molecules, FcRlI and the phosphatidylinositol-linked FcRlII for monoclonal antibody-mediated neutrophil antihuman tumor cytotoxicity. Blood, 1992, 79: 1484-1490.

[60] Metelitsa LS, et al. Antidisialoganglioside/granulocyte macrophage-colony-stimulating factor fusion protein facilitates neutrophil antibody-dependent cellular cytotoxicity and depends on FcgammaRlI (CD32) and Mac-1 (CDllb/CD18) for enhanced effector cell adhesion and azurophil granule exocytosis. Blood, 2002, 99: 4166-4173.

[61] Ross GD. Regulation of the adhesion versus cytotoxic functions of the Mac-lICR3/alpha, beta2-integrin glycoprotein. Crit Rev Immunal, 2000, 20: 197-222.

[62] Diaz de Stahl T, et al. A role for complement in feedback enhancement of antibody responses by IgG3. J Exp Med, 2003, 197: 1183-1190.

[63] Handgretinger R, et al. A phase I study of neuroblastoma with the anti-ganglioside GD2 antibody 14. G2a. Cancer Immunol Immunother, 1992, 35: 199-204.

[64] Handgretinger R, et al. A phase I study of human/mouse chimeric antiganglioside GD2 antibody ch14. 18 in patients with neuroblastoma. Eur J Cancer, 1995, 31: 261-267.

[65] Simon T, et al. Consolidation treatment with chimeric anti-GD2-antibody ch14. 18 in children older than 1 year with metastatic neuroblastoma. J Clin Oncol, 2004, 22: 3549-3557.

[66] Ozkaynak MF, et al. Phase I study of chimeric human/murine anti-ganglioside G(D2) monoclonal antibody (ch14. 18) with granulocyte-macrophage colony-stimulating factor in children with neuroblastoma immediately after hematopoietic stemcell transplantation: a Children's Cancer Group Study. J Clin Oncol, 2000, 18: 4077-4085.

[67] Kushner B, et al. Anti-GD2 antibody 3F8 plus granulocyte-macrophage colony stimulating factor (GM-CSF) for primary refractory neuroblastoma (NB) in the bone marrow (BM). Proc American Soc Clin Oncol, 2007, 25: 526s.

[68] Armitage JO. Emerging applications of recombinant human granulocyte-macrophage colony-stimulating factor. Blood, 1998, 92: 4491-4508.

［69］Charak BS, et al. Granulocyte-macrophage colony-stimulating factor-induced antibody-dependent cellular cytotoxicity in bone marrow macrophages: application in bone marrow transplantation. Blood, 1993, 81: 3474-3479.

［70］Ragnhammar P, et al. Cytotoxicity of white blood cells activated by granulocyte-colony-stimulating factor, granulocyte/macrophage-colony-stimulating factor and macrophage-colony-stimulating factor against tumor cells in the presence of various monoclonal antibodies. Cancer Immunol Immunother, 1994, 39: 254-262.

［71］Chachoua A, et al. Monocyte activation following systemic administration of granulocyte-macrophage colony-stimulating factor. J Immunother Emphasis Tumor Immunol, 1994, 15: 217-224.

［72］Batova A, et al. The ch14. 18-GM-CSF fusion protein is effective at mediating antibody-dependent cellular cytotoxicity and complement-dependent cytotoxicity in vitro. Clin Cancer Res, 1999, 5: 4259-4263.

［73］Tepper Rl, et al. An eosinophil-dependent mechanism for the antitumor effect of interleukin-4. Science, 1992, 257: 548-551.

［74］Sanderson CJ. Interleukin-5, eosinophils, and disease. Blood, 1992, 79: 3101-3109.

［75］Cheung NK, et al. Anti-GD2 murine monoclonal antibody 3F8 changed the natural history of high risk neuroblastoma. Presented at the 2nd International Conference on Immunotherapy in Pediatric Oncology, Houston, 2010.

［76］Larson SM, et al. Monoclonal antibodies: basic principles — radioisotope conjugates. In: de Vita VT, et al, eds. Biologic Therapy of Cancer — Principles and Practice. Philadelphia: JB Lippincott, 2000: 396-412.

［77］Kramer KJ, et al. Pharmacokinetics and acute toxicology of intraventricular ^{131}I-monoclonal antibody targeting disialoganglioside in non-human primates. J Neurooncol, 1997, 35: 101-111.

［78］Kramer K, et al. Phase I study of targeted radioimmunotherapy for leptomeningeal cancers using intra-Ommaya 131-1-3F8. J Clin Oncol, 2007, 25: 5465-5470.

［79］Modak S, et al. Monoclonal antibody 8H9 targets a novel cell surface antigen expressed by a wide spectrum of human solid tumors. Cancer Res, 2001, 61: 4048-4054.

［80］Kramer K, et al. Radioimmunotherapy of metastatic cancer to the central nervous system: phase I study of intrathecal [131]I -8H9. American Association for Cancer Research (presentation).

［81］Kramer K, et al. Effective intrathecal radioimmunotherapy-based salvage regimen for metastatic central nervous system (CNS) neuroblastoma (NB). ISPNO, 2008.

［82］Klingebiel T, et al. Metaiodobenzylguanidine (MIBG) in treatment of 47 patients with neuroblastoma: results of the German neuroblastoma trial. Med Pediatr Oncol, 1991, 19: 84-88.

［83］Lashford LS, et al. Phase III study of iodine [131]I -metaiodobenzylguanidine in chemoresistant neuroblastoma: a United Kingdom Children's Cancer Study Group investigation. J Clin Oncol, 1992, 10: 1889-1896.

［84］Matthay KK, et al. Phase I dose escalation of [131]I -metaiodobenzylguanidine with autologous bone marrow support in refractory neuroblastoma. J Clin Oncol, 1998, 16: 229-236.

［85］Garaventa A, et al. [131]I -metaiodobenzylguanidine ([131]I -MIBG) therapy for residual neuroblastoma: a monoinstitutional experience with 43 patients. Br J Cancer, 1999, 81: 1378-1384.

［86］Kang TI, et al. Targeted radiotherapy with submyeloablative doses of [131]I -MIBG is effective for disease palliation in highly refractory neuroblastoma. J Pediatr Hematol Oncol, 2003, 25: 769-773.

［87］Howard JP, et al. Tumor response and toxicity with multiple infusions of high-dose [131]I -MIBG for refractory neuroblastoma. Pediatr Blood Cancer, 2005, 44: 232-239.

［88］Messina JA, et al. Evaluation of semi-quantitative scoring system for metaiodobenzylguanidine (MIBG) scans in patients with relapsed neuroblastoma. Pediatr Blood Cancer, 2006, 47: 865-874.

［89］de Kraker J, et al. Iodine-[131]I -metaiodobenzylguanidine as initial induction therapy in stage 4 neuroblastoma patients over 1 year of age. Eur J Cancer, 2008, 44: 551-556.

［90］Modak S, et al. Transient sialoadenitis: a complication of [131]I -metaiodobenzylguanidine therapy. Pediatr Blood Cancer, 2008, 50: 1271-1273.

［91］Garaventa A, et al. Second malignancies in children with neuroblastoma after combined treatment with [131]I -metaiodobenzylguanidine. Cancer, 2003, 97:1332-1338.

［92］Weiss B, et al. Secondary myelodysplastic syndrome and leukemia following [131]I -metaiodobenzylguanidine therapy for relapsed neuroblastoma. J Pediatr Hematol Oncol, 2003, 25: 543-547.

［93］Klingebiel T, et al. Treatment of neuroblastoma stage 4 with [131]I -metaiodobenzylguanidine, high-dose chemotherapy and immunotherapy. A pilot study. Eur J Cancer, 1998, 34: 1398-1402.

［94］Mastrangelo S, et al. Treatment of advanced neuroblastoma: feasibility and therapeutic potential of a novel approach combining [131]I -MIBG and multiple drug chemotherapy. Br J Cancer, 2001, 84: 460-464.

［95］Miano M, et al. Megatherapy combining [131]I- metaiodobenzylguanidine and high-dose chemotherapy with haematopoietic progenitor cell rescue for neuroblastoma. Bone Marrow Transplant, 2001, 27: 571-574.

［96］Yanik GA, et al. Pilot study of iodine-131-metaiodobenzylguanidine in combination with myeloablative chemotherapy and autologous stemcell support for the treatment of neuroblastoma. J Clin Oncol, 2002, 20: 2142-2149.

［97］McCluskey AG, et al. (^{131}I) Metaiodobenzylguanidine and topotecan combination treatment of tumors expressing the noradrenaline transporter. Clin Cancer Res, 2005, 11: 7929-7937.

［98］Matthay KK, et al. Phase I dose escalation of iodine-131-metaiodobenzylguanidine with myeloablative chemotherapy and autologous stem-cell transplantation in refractory neuroblastoma: a new approaches to neuroblastoma therapy consortium study. J Clin Oncol, 2006, 24: 500-506.

［99］ Linney E. Retinoic acid receptors: transcription factors modulating gene regulation, development, and differentiation. Curr Top Dev Bioi, 1992, 27: 309-350.

［100］ Li C, et al. Expression of retinoic acid receptors alpha, beta, and gamma in human neuroblastoma cell lines. Prog Clin Bioi Res, 1994, 385: 221-227.

［101］ Thiele CJ, et al. Decreased expression of N-myc precedes retinoic acid-induced morphological differentiation of human neuroblastoma. Nature, 1985, 313: 404-406.

［102］ Thiele CJ, et al. Regulation of N-myc expression is a critical event controlling the ability of human neuroblasts to differentiate. Exp Cell Bioi, 1988, 56: 321-333.

［103］ Matsuo T, et al. p27Kip1: a key mediator of retinoic acid induced growth arrest in the SMS-KCNR human neuroblastoma cell line. Oncogene, 1998, 16: 3337-3343.

［104］ Nakamura M, et al. Retinoic acid decreases targeting of p27 for degradation via an N-myc-dependent decrease in p27 phosphorylation and an N-myc-independent decrease in Skp2. Cell Death Differ, 2003, 10: 230-239.

［105］ Abemayor E, et al. Human neuroblastoma cell lines as models for the in vitro study of neoplastic and neuronal cell differentiation. Environ Health Perspect, 1989, 80: 3-15.

［106］ Kohler JA, et al. A randomized trial of 13-Cis retinoic acid in children with advanced neuroblastoma after high-dose therapy. Br J Cancer, 2000, 83: 1124-1127.

［107］ Vertuani S, et al. Retinoids act as multistep modulators of the major histocompatibility class I presentation pathway and sensitize neuroblastomas to cytotoxic lymphocytes. Cancer Res, 63: 8006-8013.

［108］ Ponzoni M, et al. Differential effects of N-(4-hydroxyphenyl) retinamide and retinoic acid on neuroblastoma cells: apoptosis versus differentiation. Cancer Res, 1995, 55: 853-861.

［109］ Reynolds CP, et al. Retinoicacid-resistant neuroblastoma cell lines show altered MYC regulation and high sensitivity to fenretinide. Med Pediatr Oncol, 2000, 35: 597-602.

［110］ Villablanca JG, et al. Phase I trial of oral fenretinide in children with high-risk solid tumors: a report from the Children's Oncology Group (CCG 09709). J Clin Oncol, 2006, 24: 3423-3430.

［111］ Maurer BJ, et al. Improved oral delivery of N-(4-hydroxyphenyl) retinamide with a novel LYM-X-SORB organized lipid complex. Clin Cancer Res, 2007, 13: 3079-3086.

［112］ Bernards R. N-myc disrupts protein kinase c-mediated signal transduction in neuroblastoma. EMBO J, 1991, 10: 1119-1125.

［113］ Akeson R, et al. N-myc down regulates neural cell adhesion molecule expression in rat neuroblastoma. Mol Cell Bioi, 1990, 10: 2012-2016.

［114］ Yang J, et al. Exploring a new twist on tumor metastasis. Cancer Res, 2006, 66: 4549-4552.

［115］ Puisieux A, et al. A twist for survival and cancer progression. Br J Cancer, 2006, 94: 13-17.

［116］ Valsesia-Wittmann S, et al. Oncogenic cooperation between H-Twist and N-Myc overrides failsafe programs in cancer cells. Cancer Cell, 2004, 6: 625-630.

［117］ Niitsu N, et al. Serum nm23-H1 protein as a prognostic factor in aggressive non-Hodgkin lymphoma. Blood, 2001, 97: 1202-1210.

［118］ Godfried MB, et al. The n-myc and c-myc downstream pathways include the chromosome 17q genes nm23-H1 and nm23-H2. Oncogene, 2002, 21: 2097-2101.

［119］ Florenes VA, et al. Levels of nm23 messenger RNA in metastatic malignant melanomas: inverse correlation to disease progression. Cancer Res, 52: 6088-6091.

［120］ Geiger TR, et al. The neurotrophic receptor TrkB in anoikis resistance and metastasis: a perspective. Cancer Res, 2005, 65: 7033-7036.

［121］ Hecht M, et al. The neurotrophin receptor TrkB cooperates with c-Met in enhancing neuroblastoma invasiveness. Carcinogenesis, 2005, 26: 2105-2115.

［122］ Stupack DG, et al. Potentiation of neuroblastoma metastasis by loss of caspase-S. Nature, 2006, 439: 95-99.

［123］ Teitz T, et al. Halting neuroblastoma metastasis by controlling integrin-mediatcd death. Cell Cycle, 2006, 5: 681-685.

［124］ Taichman RS, et al. Use of the stromal cell-derived factor-1/CXCR4 pathway in prostate cancer metastasis to bone. Cancer Res, 2002, 62: 1832-1837.

［125］ Russell HV, et al. CXCR4 expression in neuroblastoma primary tumors is associated with clinical presentation of bone and bone marrow metastases. J Pediatr Surg, 2004, 39: 1506-1511.

［126］ Geminder H. et al. A possible role for CXCR4 and its ligand, the CXC chemokine stromal cell-derived factor-1, in the development of bone marrow metastases in neuroblastoma. J Immunol, 2001, 167: 4747-4757.

［127］ Nevo I, et al. The tumor microenvironment: CXCR4 is associated with distinct protein expression patterns in neuroblastoma cells. Immunol Lett, 2004, 92: 163-169.

［128］ Hansford LM, et al. Neuroblastoma cells isolated from bone marrow metastases contain a naturally enriched tumor-initiating cell. Cancer Res, 2007, 67: 11234-11243.

［129］ Airoldi I, et al. CXCL12 does not attract CXCR4 + human metastatic neuroblastoma cells: clinical implications. Clin Cancer Res, 2006, 12: 77-82.

［130］ Devine SM, et al. Rapid mobilization of CD34 + cells following administration of the CXCR4 antagonist AMD3100 to patients with multiple myeloma and non-Hodgkin's lymphoma. J Clin Oncol, 2004, 22: 1095-1102.

［131］ Vande BI, et al. Chemokine receptor CCR2 is expressed by human multiple myeloma cells and mediates migration to bone marrow stromal cell-produced monocyte chemotactic proteins MCP-1, -2 and -3. Br J Cancer, 2003, 88: 855-862.

［132］ Ara T, et al. Mechanisms of invasion and metastasis in human neuroblastoma. Cancer Metastasis Rev, 2006, 25: 645-657.

［133］ Norris MD, et al. Expression of the gene for multidrug-resistance-associated protein and outcome in patients with neuroblastoma.

N Engl J Med, 1996, 334: 231-238.

[134] Keshelava N, et al. Loss of p53 Junction confers high-level multidrug resistance in neuroblastoma cell lines. Cancer Res, 2001, 61: 6185-6193.

[135] Tweddle DA, et al. The p53 pathway and its inactivation in neuroblastoma. Cancer Lett, 2003, 197: 93-98.

[136] Scala S, et al. Brain-derived neurotrophic factor protects neuroblastoma cells from vinblastine toxicity. Cancer Res, 1996, 56: 3737-3742.

[137] Jaboin J, et al. Brain-derived neurotrophic factor activation of TrkB protects neuroblastoma cells from chemotherapy-induced apoptosis via phosphatidylinositol 3'-kinase pathway. Cancer Res, 2002, 62: 6756-6763.

[138] Evans AE, et al. Antitumor activity of CEP-751 (KT-6587) on human neuroblastoma and medulloblastoma xenografts. Clin Cancer Res, 1999, 5: 3594-3602.

[139] Schinkel AH, et al. Mammalian drug efflux transporters of the ATP binding cassette (ABC) family: an overview. Adv Drug Deliv Rev, 2003, 55: 3-29.

[140] Reid G, et al. Characterization of the transport of nucleoside analog drugs by the human multidrug resistance proteins MRP4 and MRPS. Mol Pharmacol, 2003, 63: 1094-1103.

[141] Norris MD, et al. Expression of multidrug transporter MRP4/ABCC4 is a marker of poor prognosis in neuroblastoma and confers resistance to irinotecan in vitro. Mol Cancer Ther, 2005, 4: 547-553.

[142] Michalak E, et al. Death squads enlisted by the tumour suppressor p53. Biochem Biophys Res Commun, 2005, 331: 786-798.

[143] Barak Y, et al. mdm2 expression is induced by wild type p53 activity. EMBO J, 1993, 12: 461-468.

[144] Honda R, et al. Association ofp19 (ARF) with mdm2 inhibits ubiquitin ligase activity of mdm2 for tumor suppressor p53. EMBO J, 1999, 18: 22-27.

[145] Lane DP. Cancer p53, guardian of the genome. Nature, 1992, 358: 15-16.

[146] Carr J, et al. Increased frequency of aberrations in the p53/MDM2/p14 (ARF) pathway in neuroblastoma cell lines established at relapse. Cancer Res, 2006, 66: 2138-2145.

[147] Yu Q. Restoring p53-mediated apoptosis in cancer cells: new opportunities for cancer therapy. Drug Resist Updat, 2006, 9: 19-25.

[148] Iwahara T, et al. Molecular characterization of ALK: a receptor tyrosine kinase expressed specifically in the nervous system. Oncogene, 1997, 14: 439-449.

[149] Chiarle R, et al. The anaplastic lymphoma kinase in the pathogenesis of cancer. Nat Rev Cancer, 2008, 8: 11-23.

[150] Lamant L, et al. Expression of the ALK tyrosine kinase gene in neuroblastoma. Am J Pathol, 2000, 156: 1711-1721.

[151] McDermott U, et al. Genomic alterations of anaplastic lymphoma kinase may sensitize tumors to anaplastic lymphoma kinase inhibitors. Cancer Res, 2008, 68: 3389-3395.

[152] George RE, et al. Activating mutations in ALK provide a therapeutic target in neuroblastoma. Nature, 2008, 455: 975-978.

[153] Janoueix-Lerosey I, et al. Somatic and germline activating mutations of the ALK kinase receptor in neuroblastoma. Nature, 2008, 455: 967-970.

[154] Chen Y, et al. Oncogenic mutations of ALK kinase in neuroblastoma. Nature, 2008, 455: 971-974.

[155] Eng C. Cancer: a ringleader identified. Nature, 2008, 455: 883-884.

[156] Eggert A, et al. High-level expression of angiogenic factors is associated with advanced tumor stage in human neuroblastomas. Clin Cancer Res, 2000, 6: 1900-1908.

[157] Ribatti D, et al. Inhibition of neuroblastoma-induced angiogenesis by fenretinide. Int J Cancer, 2001, 94: 314-321.

[158] Shusterman S, et al. The angiogenesis inhibitor TNP-470 effectively inhibits human neuroblastoma xenograft growth, especially in the setting of subclinical disease. Clin Cancer Res, 2001, 7: 977-984.

[159] Chesler L, et al. Malignant progression and blockade of angiogenesis in a murine transgenic model of neuroblastoma. Cancer Res, 67: 2007, 9435-9442.

[160] Kaicker S, et al. Thalidomide is anti-angiogenic in a xenograft model of neuroblastoma. Int J Oncol, 2003, 23: 1651-1655.

[161] Jouanneau E, et al. Lack of antitumor activity of recombinant endostatin in a human neuroblastoma xenograft model. J Neurooncol, 2001, 51:. 11-18.

[162] Davidoff AM, et al. Autocrine expression of both endostatin and green fluorescent protein provides a synergistic antitumor effect in a murine neuroblastoma model. Cancer Gene Ther, 2001, 8: 537-545.

[163] Kim ES, et al. Distinct response of experimental neuroblastoma to combination antiangiogenic strategies. J Pediatr Surg, 2002, 37: 518-522.

[164] Kim ES, et al. Potent VEGF blockade causes regression of coopted vessels in a model of neuroblastoma. Proc Natl Acad Sci USA, 2002, 99: 11399-11404.

[165] Bender JL, et al. Phase I trial and pharmacokinetic study of bevacizumab in pediatric patients with refractory solid tumors: a Children's Oncology Group Study. J Clin Oncol, 2008, 26: 399-405.

[166] Castriconi R, et al. Identification of 4Ig-B7-H3 as a neuroblastoma-associated molecule that exerts a protective role from an NK cell-mediated lysis. Proc Natl Acad Sci USA, 2004, 101: 12640-12645.

[167] Castriconi R, et al. Human NK cell infusions prolong survival of metastatic human neuroblastoma-bearing NOD/scid mice. Cancer Immunol Immunother, 2007, 56: 1733-1742.

[168] Kim JJ, et al. Chemokine gene adjuvants can modulate immune responses induced by DNA vaccines. J Interferon Cytokine Res,

2000，20：487-498.

[169] Anfossi N, et al. Human NK cell education by inhibitory receptors for MHC class I. Immunity, 2006, 25：331-442.

[170] Yu J, et al. Hierarchy of the human natural killer cell response is determined by class and quantity of inhibitory receptors for self-HLA-B and HLA-C ligands. J Immunol, 2007, 179：5977-5989.

[171] Ruggeri L, et al. NK cell alloreactivity and allogeneic hematopoietic stem cell transplantation. Blood Cells Mol Dis, 2008, 40：84-90.

[172] Ruggeri L, et al. Effectiveness of donor natural killer cell alloreactivity in mismatched hematopoietic transplants. Science, 2002, 295：2097-2100.

[173] Giebel S, et al. Survival advantage with KIR ligand incompatibility in hematopoietic stem cell transplantation from unrelated donors. Blood, 2003, 102：814-819.

[174] Park JR, et al. Adoptive transfer of chimeric antigen receptor redirected cytolytic T lymphocyte clones in patients with neuroblastoma. Mol Ther, 2007, 15：825-833.

[175] Pule MA, et al. Virus-specific T cells engineered to coexpress tumor-specific receptors：persistence and antitumor activity in individuals with neuroblastoma. Nat Med, 2008, 14：1264-1270.

[176] Rousseau RF, et al. Local and systemic effects of an allogeneic tumor cell vaccine combining transgenic human Iymphotactin with interleukin-2 in patients with advanced or refractory neuroblastoma. Blood, 2003, 101：1718-1726.

[177] Russell HV, et al. A phase 112 study of autologous neuroblastoma tumor cells genetically modified to secrete IL-2 in patients with high-risk neuroblastoma. J Immunother, 2008, 31：812-819.

[178] Fest S, et al. Characterization of GD2 peptide mimotope DNA vaccines effective against spontaneous neuroblastoma metastases. Cancer Res, 2006, 66：10567-10575.

[179] Lode HN, et al. Targeted cytokines for cancer immunotherapy. Immunol Res, 2000, 21：279-288.

[180] Davis CA, et al. Immunocytokines：amplification of anti-cancer immunity. Cancer Immunol Immunother, 2003, 52：297-308.

[181] Niethammer AG, et al. Targeted interleukin 2 therapy enhances protective immunity induced by an autologous oral DNA vaccine against murine melanoma. Cancer Res, 2001, 61：6178-6184.

[182] Osenga KL, et al. A phase I clinical trial of the hu14.18-IL2 （EMD 273063）as a treatment for children with refractory or recurrent neuroblastoma and melanoma：a study of the Children's Oncology Group. Clin Cancer Res, 2006, 12：1750-1759.

[183] Kushner BH, et al. Neuroblastoma from genetic profiles to clinical challenge. N Engl J Med, 2005, 353：2215-2217.

7.3　视网膜母细胞瘤

◎ Ira J. Dunkel, David H. Abramson

7.3.1　转移方式、器官特异性、复发时机和转移相关并发症

视网膜母细胞瘤（RB）是儿童常见的眼部肿瘤。其发病率大约为 1/20 000 活产儿,在美国大约每年有 300～350 例新发病例。

RB 分为两种类型,其中最常见的为单侧疾病(unilateral disease),表现为只有一个肿瘤病灶,中位好发年龄为 24 个月。另一种为多个肿瘤病灶,常为双眼(bilateral disease),中位好发年龄为 12 个月。对双眼疾病较早期表现的认知为视网膜母细胞瘤病因的经典二次打击学说[1]。1986 年,发现这个"打击"发生在 13ql4 上的 RB1 基因突变[2]。目前认为双侧病变患者都有 RB1 基因的种系突变,而大多数(85%)单侧疾病患者只在肿瘤细胞本身携有散发突变[3]。可在专门实验室中进行 DNA 测序以发现突变,可以帮助我们识别那些在其后一生中可能有发生其他肿瘤风险(继发肿瘤)的单侧疾病幸存者,以及是否会遗传到下一代,决定幸存者的哪些亲属或后代遗传了此突变,并且需要仔细临床筛查,同时允许这种携带种系突变的人群考虑进行着床前胚胎遗传学诊断,有选择性地进行体外授精来避免此种疾病遗传给其后代的风险[4]。

在大多数发达国家,RB 常表现为局限性眼内疾病,可危及眼睛和视力,但较少发生转移(小于 5%)。但是在贫困国家,转移仍是 RB 患者常见且致命的问题[5]。

RB 眼外转移有多种机制。首先肿瘤连续生长穿透眼球壁(脉络膜和巩膜)进入眶内,或者向后沿视神经向颅内蔓延侵犯脑(图 7-3)。在脑转移的病例中,RB 可能进入蛛网膜下隙,沿脑脊膜进入脑脊液中。它也可以经血行转移至骨及骨髓(图 7-4)和(或)肝脏。值得注意的是,尽管眼中

只有很少的淋巴引流（通过结膜），极个别病例也可经淋巴管转移到附近淋巴结[6]。

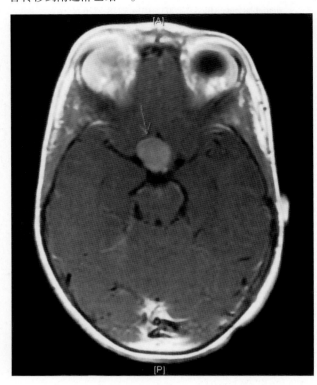

图 7-3　大脑 MRI 扫描（注射钆增强剂后 T$_1$ 断层）显示转移性 RB

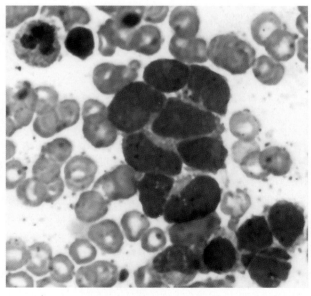

图 7-4　骨髓穿刺显示 RB
注：转移的细胞较大，低分化，成团聚集。

RB 转移的症状和体征因肿瘤转移发生部位而明显不同。当 RB 发生转移，在眼内原发病诊断明确后数月即出现典型临床转移表现。在前期已行眼球摘除的患者中，一旦发生眶内转移，那么会发现眼球假体不再合适，更多的患者

是发现眼部肿块。骨转移的显著特征是疼痛，骨髓转移的特征是血细胞降低。然而，在这些部位或肝脏转移可能无症状，只能通过评价疾病范围来发现。中枢神经系统症状和体征可能包括头痛、烦躁、恶心、呕吐和局部神经体征。

7.3.2　诊断及预后检查的现状

怀疑患有转移性 RB 的患者应进行彻底检查，以评估可能发生转移的解剖部位。我们推荐应包括以下检查：

- 头颅与眼眶的平扫或增强 MRI。
- 通过腰椎穿刺行脑脊液细胞学检查。
- 脊柱平扫或增强 MRI（如果中枢神经系统高度怀疑转移或有局灶性神经系统体征）。
- 静脉注射增强腹部 CT。
- 骨扫描。
- 骨髓穿刺与活检。

7.3.3　原发性及转移性 RB 的现代治疗规范

尽管 RB1 基因突变在 RB 病因中的重要作用已经得到了很好的描述，但是其并未转化为任何临床治疗手段。目前，RB 患者的治疗主要是手术、放疗和化疗的联合。

患有单眼疾患的儿童通常表现眼内的广泛病损及视力受损。大部分该类患者可行眼球摘除术，可以达到治愈的疗效。

双眼患者可以通过眼球摘除和（或）外放疗方法对原发病也能达到极好的疗效。然而，携带 RB1 基因突变的患者后期发生继发恶性肿瘤的风险明显升高，尤其是经过放疗后。在最近发表的一组视网膜母细胞瘤生存者大样本研究中发现，963 例携带生殖系 RB1 基因突变在其最初诊断明确后 50 年内发生其他肿瘤的概率为 36%[7]。而放疗后其概率增加了 3.1 倍 。同时，放疗时的年龄也是一个重要因素，不满 12 个月的小儿接受放疗与继发恶性肿瘤的风险明显增加有关，而 1 岁或以上的小儿不接与接受放疗发生继发恶性肿瘤的风险相似[8]。

在 20 世纪 90 年代，由于认识到放疗的种种风险，许多小组开始尝试用以卡铂为基础的化疗方案替代，试图达到既挽救眼球又避免外部放疗目的。最近许多文章总结了迄今有关化疗在原发视网膜母细胞瘤中的应用[9]。研究发现多种药物（通常是长春新碱、卡铂和依托泊苷，包含或不包含环孢素 A）与局部治疗（激光、冷冻疗法和近距离放疗）联合，对非进展期的眼球病变（Reese-Ellsworth 分级 1~3 级）能够获得 90% 的无放疗和无眼球摘除生存，而对于更晚期（Reese-Ellsworth 分级 4~5 级）为近 30% 的机会[9]。

重要的是，转移性 RB 患者应用常规疗法其预后较差。例如，最近来自阿根廷和巴西的报道显示，只有 1/40 的此类患者在接受常规剂量化疗和放疗后能够存活[6,10]。然而，大剂量化疗联合自体干细胞移植（autologous stem cell rescue，ASCR）的强化疗法似可治愈转移性 RB 患者。居里研究所研究人员发现 11 例没有中枢神经系统转移的转移性 RB 患

者进行大剂量化疗联合自体干细胞移植治疗后,有 5 例(45%)患者得以无瘤生存[11]。

我们 Memorial Sloan-Kettering 肿瘤中心的研究团队曾经报道,4 例对长春新碱、铂类、环磷酰胺、依托泊苷敏感的转移患者在接受大剂量的卡铂、塞替派、依托泊苷治疗,并行自体干细胞移植,全部获得无瘤生存[12]。我们随后更新数据显示,10 例未发生中枢神经系统转移的转移性 RB 患者中有 7 例患者在转移诊断明确后获得 84 个月无病生存时间[13]。两例患者在诊断明确后在第 7 个月和第 10 个月由于中枢神经系统转移病情恶化(早于大剂量化疗)。这两例患者治疗失败的原因和治疗延期相关,其中一例发生真菌感染,另一例由于保险拒付,这两例患者最后死于肿瘤进展。一例患者诊断明确 16 个月后发生中枢神经系统转移,最后死于肿瘤进展。另外 7 例患者在诊断明确治疗后无病生存达 16～130 个月。

随后,来自德国、孟菲斯、洛杉矶和日本的研究团体发表了应用不同方案的大剂量化疗联合自体干细胞移植方案治疗的小样本研究结果。总体结果似乎令人满意,其中接近 2/3 患者得以无瘤生存[14-17]。总之,所有结果显示,对于未发生中枢神经系统转移的转移性 RB 患者大剂量化疗联合自体干细胞移植方案可以提高患者生存率。另外,由于塞替派良好的中枢神经渗透性,化疗药物中加入塞替派可以降低中枢神经系统复发率[18](这是最容易导致治疗失败

的部位)。很少的数据涉及中枢神经系统患者应用大剂量化疗联合自体干细胞移植治疗的疗效,但这种方案似乎是有前景的[19-20]。

7.3.4　治疗的未来发展方向和展望

2008 年,儿童肿瘤组织(COG)颁布了一个临床治疗规范草案(COG ARET 0321),试图确认前面提到的多个国际研究机构参加的研究所取得的可喜结果。伴有局限性眼外转移(眶周疾病、区域淋巴结转移、视神经切缘阳性)的患者将接受更积极的常规化疗和受累区域的外放疗。如果发生远处转移的患者以及发生三方视母细胞瘤(trilateral retinoblastoma)可接受积极的常规诱导化疗,自体干细胞采集,进行大剂量卡铂、塞替派和依托泊苷化疗联合 ASCR。同时,根据其对诱导的反应性,可以进行肿瘤累及范围的外放疗。该草案还要求递交原发性和转移性肿瘤组织样本以进行生物分析。通过对这些样本的分析,希望在不久的将来找到可用于开发抗转移性 RB 靶向药物的分子靶点。

一个重要的问题是,在 COG ARET 0321 方案中使用的治疗方法需要大量的先进技术,其代价非常昂贵。这阻止了该治疗方案在许多贫困国家的应用,而恰恰这些国家拥有较多的转移性 RB 患者。目前迫切需要新的治疗方法,可以帮助治疗这些患者。

(梁磊 译,钦伦秀 审校)

参考文献

[1] Knudson AG Jr. Mutation and cancer: statistical study of retinoblastoma. Proc Natl Acad Sci USA, 1971, 68: 820-823.

[2] Friend SH, et al. A human DNA segment with properties of the gene that predisposes to retinoblastoma and osteosarcoma. Nature, 1986, 323: 643-646.

[3] Richter S, et al. Sensitive and efficient detection of RB1 gene mutations enhances care for families with retinoblastoma. Am J Hum Genet, 2003, 72: 253-269.

[4] Kangpu X, et al. Preimplantation genetic diagnosis for retinoblastoma: the first reported liveborn. Am J Ophthalmol, 2004, 137: 18-23.

[5] Bowman RJC, et al. Outcome of retinoblastoma in East Africa. Pediatr Blood Cancer, 2008, 50: 160-162.

[6] Chantada G, et al. Treatment of overt extraocular retinoblastoma. Med Pediatr Oncol, 2003, 40: 158-161.

[7] Kleinerman RA, et al. Risk of new cancers after radiotherapy in long-term survivors of retinoblastoma: an extended follow-up. J Clin Oncol, 2005, 23: 2272-2279.

[8] Abramson DH, et al. Second nonocular tumors in survivors of bilateral retinoblastoma: a possible age effect on radiation-related risk. Ophthalmology, 1998, 105: 573-580.

[9] Abramson DH, et al. Update on retinoblastoma. Retina, 2004, 24: 828-848.

[10] Antoneli CBG, et al. Extraocular retinoblastoma: a 13-year experience. Cancer, 2003, 98: 1292-1298.

[11] Namouni F, et al. High-dose chemotherapy with carboplatin, etoposide and cyclophosphamide followed by a haematopoietic stem cell rescue in patients with high-risk retinoblastoma: a SFOP and SFGM study. Eur J Cancer, 1997, 33: 2368-2375.

[12] Dunkel IJ, et al. Successful treatment of metastatic retinoblastoma. Cancer, 2000, 89: 2117-2121.

[13] Dunkel IJ, et al. Intensive multimodality therapy for metastatic retinoblastoma. Pediatr Blood Cancer, 2004, 43: 378.

[14] Kremens B, et al. High-dose chemotherapy with autologous stem cell rescue in children with retinoblastoma. Bone Marrow Transplant, 2003, 31: 281-284.

[15] Rodriguez-Galindo C, et al. Treatment of metastatic retinoblastoma. Ophthalmology, 2003, 110: 1237-1240.

[16] Jubran RF, et al. Approaches to treatment for extraocular retinoblastoma. Children's Hospital Los Angeles experience. J Pediatr Hematol Oncol, 2004, 26: 31-34.

[17] Matsubara H, et al. A multidisciplinary treatment strategy that includes high-dose chemotherapy for metastatic retinoblastoma without CNS involvement. Bone Marrow Transplant, 2005, 35: 763-766.

[18] Heideman RL, et al. Phase I and pharmacokinetic evaluation of thiotepa in the cerebrospinal fluid and plasma of pediatric patients:

Evidence for dose-dependent plasma clearance of thiotepa. Cancer Res, 1989, 49：736-741.

[19] Dunkel H, et al. High-dose chemotherapy with autologous hematopoietic stem cell rescue for stage 4B retinoblastoma. Pediatr

Blood Cancer, 2010, 55：149-152.

[20] Dunkel IJ, et al. Trilateral retinoblastoma: potentially curable with intensive chemotherapy. Pediatr Blood Cancer, 2010, 54：384-387.

7.4　原发性脑肿瘤与脑转移瘤

◎ Matthew C. Tate, Mitchel S. Berger

转移性脑肿瘤(MBT)是常见的脑肿瘤类型。由于原发瘤患者的生存时间近年来有所改善,MBT 的发病率有所增加。在本章中主要阐述肿瘤转移至脑的基本生物学特性和临床特点,包括 MBT 的流行病学概述以及肿瘤生物学,特别是有关脑转移的最新进展;MBT 的治疗策略,包括手术、放疗和化疗,重点是将随机临床试验数据应用于临床实践指南。最后讨论原发性脑肿瘤的全身转移。虽然较其他系统转移到脑少见,但随着原发性脑肿瘤治疗效果的提高,神经系统外转移发生率随之增加,该情况值得研究。

7.4.1　颅内转移

(1)流行病学

脑转移瘤是成人常见的颅内肿瘤,约 10% 的成年肿瘤患者发生有症状的脑转移[1]。美国每年脑转移瘤的发病约 20 万例[2],发生率为 8.2/10 万[3]。最常转移至脑的 3 个原发癌为肺癌(38%)、乳腺癌(19%)和黑色素瘤(13%),其中黑色素瘤发生转移的可能性最高,初诊时接近 50% 已发生转移。表 7-3 列出了各种类型的原发肿瘤在死亡时发生有症状的脑转移及尸检时发现脑转移的百分率。重要的是,脑转移瘤的发生率似乎逐渐升高,可能是由于更有效地治疗原发癌,患者生存期延长,以及神经放射学的进步增加了检出率的结果。

脑转移瘤的分布大致与脑循环一致。约 85% 的转移发生在大脑半球,特别是在主要脑动脉分界区域。10% ~ 15% 的转移发生于小脑,脑干发生率约 3%[4]。就转移灶数目而言,在诊断时,53% 患者有单个转移[5],70% 患者有 3 个以下的转移灶[4]。

(2)脑转移的生物学特性

转移过程起始于实体瘤的生长,部分原因是由于细胞增殖和凋亡的失衡。由于肿瘤的扩张,部分细胞侵入血管,并转运到远处器官。约 0.01% 的循环肿瘤细胞能够逃避循环免疫系统的监视,入侵血脑屏障(BBB),并在远处定植生存[6]。一旦定植成功,微转移的进展需要宿主部位的瓦解与协同。肉眼转移灶的形成是一个复杂的过程,需要重组细胞外基质、新生血管结构的募集,以及转移部位宿主组织支持细胞的引入。在本节中,将对这些过程进行讨论,特别关注脑特异性转移现象及其与临床 MBT 的关系。

表 7-3　不同部位潜在原发瘤的有症状脑转移与尸检发现脑转移的分布比较

原发瘤	死亡时有症状脑转移患者(%)	尸检时脑转移患者(%)
黑色素瘤	50	72
肺	24	34
前列腺	22	31
乳腺	21	30
泌尿系统	16	23
白血病	16	23
非霍奇金淋巴瘤	11	16
结直肠	5	7
女性生殖道	5	7
胰腺	5	7

(资料来源：De Angelis 等[8])

全身肿瘤如能进入动脉循环,就有可能到达大脑。脑转移发生的必需条件:①生长在肺并进入肺静脉系统(原发性肺癌);②跨越未闭的卵圆孔,绕过肺血管;③横穿肺毛细血管,进入动脉循环。这些限制条件有助于解释在诊断脑转移时往往伴有肺转移的高发病率和原发性肺癌发生脑转移的高倾向性。目前,已经提出了促进最终颅内转移的两种机制:首先,心输出量的很大一部分是用于脑血流灌注,在动脉血流中循环肿瘤细胞进入脑循环的概率较高。其次,某些脑微环境特别适宜某些原发肿瘤细胞的定植和生存。这被称为"种子与土壤"学说,"种子"(原发肿瘤细胞)

虽然可被"栽"在多个部位，但只能在合适的"土壤"（转移的部位）上生存。例如，转移性盆腔肿瘤，虽然分布到所有脑区，但更易在小脑生存。此外，P75 神经营养受体表达的黑色素瘤细胞显示了较强的脑转移能力，而非 P75 不表达的黑色素瘤肿瘤细胞[7]。

随着靶向性原发肿瘤化疗的发展，另一个逐渐引起重视的促进选择性脑转移的因素是 BBB 为肿瘤细胞提供的"避难所"（sanctuary）。即便是原发全身性疾病得到了很好控制，化疗药物无法跨越 BBB，从而给予转移性肿瘤细胞相对保护并发展成为脑转移瘤。然而，BBB 虽能够使脑转移瘤避免高浓度第一线化疗药物的影响，但当 MBT 发展后，BBB 则开始变得渗漏，因此复发性颅内肿瘤仍可对第一线化疗方案敏感。

（3）颅内转移相关的临床问题

1）症状

颅内转移所致的神经系统症状与原发性脑肿瘤相似。最常见的症状是头痛，见于约 25% 的病人。其他常见的包括局部无力、癫痫、认知变化及共济失调。与原发性脑肿瘤相比，转移灶瘤周水肿程度较高。因此，脑转移患者的症状往往发展得更迅速。脑转移瘤水肿程度较高，这就解释了相比原发性脑肿瘤，皮质类固醇类药物对 MBT 有更好的疗效[8]。急性神经功能的改变常继发于瘤内出血和（或）癫痫发作。有趣的是，具有多发性 MBT 患者可能同时出现多灶性瘤内出血，原因尚不明了。

2）影像学诊断

当考虑 MBT 的诊断程序时应首选磁共振成像（MRI）平扫或结合钆对比增强。CT 发现单一转移性病变时，应行 MRI 扫描，以评估是否还有更多的转移灶。MRI 显示转移性病灶位于脑灰质-白质交界处，较原发性脑肿瘤的水肿程度更高、形状更为规则；这些病变呈均匀强化（较小的病灶）或边缘强化（较大的病灶）。值得注意的是，MRI 显示边缘强化的 MBT 通常比颅内脓肿大，而且比原发肿瘤规则[8]。先进的影像技术有助于鉴别转移性病灶与其他病变。例如，弥散加权 MRI 显示脓肿中心区域的高信号，而转移性病灶为低信号。鉴别肿瘤复发和治疗效果是常常要面临的重要问题，磁共振波谱技术有助于鉴别。相对于正常脑组织，原发性或转移性病变中的胆碱：肌酐和胆碱：NAA 比值升高；而在治疗引起的变化，如放射性坏死，光谱显示其峰值是脂质相关而不是胆碱相关。

基于已知的原发肿瘤以及 MRI 特征性改变，转移性脑肿瘤的诊断往往比较容易，但仍有一些临床情况值得进一步探讨。在缺乏已知原发肿瘤证据的情况下（胸部/腹部/骨盆 CT 结果阴性，血清标记阴性），单一的脑部占位性病变应进行外科治疗，以确立诊断。在 Patchell 等进行的临床试验中，发现 11% 的有肿瘤病史合并单一脑占位性病变的患者，经病理诊断并无转移的证据[9]。对于患有很少转移到大脑的原发肿瘤，但有免疫系统抑制的疾病如霍奇金病，其

脑部占位影重点考虑颅内感染。此外，进行化疗的患者颅内感染的风险也相应增加[8]。其他在 MRI 表现类似于转移性病变的状态包括原发性脑肿瘤、脱髓鞘疾病、脑梗死、放射性坏死、肉芽肿性病变和出血。因此，在诊断过程中，应该根据特定的临床情况，充分考虑这些鉴别诊断，因为不同的诊断将会导致不同的治疗策略。

（4）症状处理

1）皮质类固醇类

糖皮质激素是脑转移瘤患者对症治疗的支柱药物，因为许多神经系统症状来源于肿瘤瘤周的水肿及颅内压的升高。地塞米松因为其半衰期长、较少的盐皮质激素交叉反应以及较轻微的认知方面副作用[10]，通常是主要选择。MBT 能上调糖皮质激素受体的表达，而糖皮质激素能减轻瘤周水肿的确切机制仍未能很好地解释[11]。在临床实践中，地塞米松应逐步增加至控制症状所需的最低剂量，从而减少长期使用类固醇副作用的风险。此外，长期使用地塞米松的脑肿瘤患者的管理还包括低剂量氟哌啶醇控制轻度精神症状，预防性使用抗生素，为防止高危患者（淋巴细胞，CD4 细胞计数 $<200/mm^3$）发生卡氏肺囊虫肺炎（PCP）的感染风险；类固醇治疗期间应使用胃酸抑制剂，以及补充钙/维生素 D、运动和（或）双膦酸盐疗法，以减少发生骨质疏松性骨折的风险。

2）抗惊厥药

目前，约有 20% 的 MBT 患者发生癫痫发作[12]。虽然癫痫发作并不显著影响生存，但严重影响 MBT 患者的生活质量。皮质的转移性病灶更容易引起癫痫发作[11]。局灶性发作是 MBT 相关癫痫发作的主要形式，复杂的局部和全身性发作较少见[12]。有趣的是，直接的脑电生理和组织学数据表明癫痫灶并不是位于肿块本身，而是其相邻的瘤旁组织。目前认为该机制涉及瘤周微碱性环境，有利于兴奋神经通路，同时减少 GABA 抑制通路。这和瘤周活检结果一致，即谷氨酰胺增加，GABA 和生长抑素神经元减少[13-15]。

抗惊厥治疗适用于有发作史的患者，包括苯妥英钠、卡马西平或丙戊酸钠等一线药物的单药治疗。如果单药治疗，在较高药物浓度的情况下不能控制癫痫发作，则考虑联合应用传统药物或者新型药物。左乙拉西坦是通常的选择，因为其疗效良好，较少与其他抗肿瘤药物相互作用。应定期监测药物浓度，以确保适当的剂量和依从性。有趣的是，在 Glantz 等进行的以安慰剂为对照的随机试验中，在原发性或 MBT 患者中预防性应用抗惊厥治疗，并不能显著改善癫痫的发作频率[16]。因此通常直到癫痫发作才给予抗癫痫药物。对于手术切除转移灶患者的预防性应用抗惊厥药物，一般应该于术后 1 个月减少药物剂量。

3）DVT 的预防

通过 ^{125}I 标记的纤维蛋白原扫描确定脑转移瘤术后下肢深静脉血栓（DVT）的发病率约为 20%[17]。增加 DVT 形成和肺栓塞（PE）风险的临床因素包括上肢/下肢瘫痪、既往

DVT／PE 病史以及较长的手术时间[11]。尽管没有专门针对脑肿瘤患者，Danish 等证实，皮下注射肝素预防 DVT 虽然能够减少其发病率，但同时也增加了出血概率。结论是相对于简单的机械物理方式，预防性应用肝素的益处是能轻度减少 DVT／PE 的发病率，但这种益处却远远地被继发出血的不良后果所抵消，所以不建议手术后预防性应用肝素[18]。考虑到抗凝治疗过程中肿瘤出血的潜在风险，一个需要解决的重要问题是如何用最谨慎的方式来处理血栓栓塞。多数数据表明，出血的危险性约 5%[11]。因此，多数主张保守抗凝治疗，肝素或华法林治疗，或依诺肝素治疗，与华法林同样有效，但出血率较低，但这并没有在脑肿瘤患者中进行专业评估[19]。对于肿瘤出血、高跌倒风险或有消化道出血史的患者，可以考虑安置下腔静脉滤器。

（5）预后因素

脑转移瘤患者生存的重要预测因素。包括脑转移的数目、Karnofsky 行为状态评分（Karnofosky perfomance status，KPS）、原发肿瘤的类型、年龄、全身转移的控制状态及治疗计划。此外，乳腺癌和黑色素瘤的研究显示，脑转移瘤和原发肿瘤诊断与发现脑转移之间的时间间隔也很重要，间隔时间愈长其预后愈好[20,21]。在上述预后因素中，治疗方案的预测价值最好，其次是 KPS 评分。

在未来，一个更健全的预后指数有助于指导临床医生制定治疗决策，也有助于更有效的临床试验设计。近年已经提出 3 个经过验证的预后指数：递归分割分析（recursive partitioning analysis，RPA）、放射外科评分指数（score index for radiosurgery，SIR）和脑转移基本分数（basic score for brain metastases，BSBM）。RPA 体系来自肿瘤放疗协作组（Radiation Therapy Oncology Group，RTOG）的研究，由 3 个级别构成，包含患者年龄、KPS 评分、原发肿瘤的控制以及存在颅外转移等指标[22]。SIR 总和指数（0～2）来自 5 类指标：年龄、KPS 评分、全身性转移状态、病灶数目及最大病灶体积[23]。BSBM 总和评分（0～1）来自 3 类指标：KPS 评分、原发肿瘤控制状态和颅外转移情况[24]。这些指数体系对包括全身性疾病控制的评估可能很难界定，而 RPA 和 BSBM 评分缺少脑肿瘤转移的数目。最近发布一个新的分级系统，称为"分级预后评估"（graded prognostic assessment，GPA）。GPA 采用新 RTOG 数据，并试图解决以上 3 个评分系统的缺陷[25]。GPA 总和评分（0，0.5，或 1）包括 4 类指标（年龄、KPS 评分、颅内转移瘤的数量以及是否存在颅外转移），但比其他 3 个评分客观性更强。利用回顾性数据比较所有 4 个评分系统，发现 GPA 和 RPA 的价值最高（表 7-4）。因此，它可能会为今后基于 GPA 和 RPA 分层的患者提供合理的依据，以进一步验证这些评分系统的准确性。

（6）放疗

1）全脑放疗

MBT 的传统治疗包括皮质类固醇对症治疗、抗惊厥以及全脑放疗（WBRT）。现有数据表明，与不治疗或单独使用

类固醇治疗相比，WBRT 可以延长 3～4 个月的生存期。RTOG 的数据显示，全脑放疗治疗的患者中约有 60% 出现影像学和临床部分缓解或完全缓解[26]。来自多项研究的汇总

表 7-4　转移性脑肿瘤的 4 个主要预后评分系统

递归分割分析		
Ⅰ类	年龄 <65 岁，卡式功能状态评分（KPS）≥70，原发瘤被控制，无颅外转移灶	
Ⅱ类	所有其他患者	
Ⅲ类	KPS <70	

放射外科评分指数		
评分	0	1	2
年龄（岁）	≥60	51～59	≤50
KPS	≤50	60～70	≥70
全身性疾病	活动期	稳定期	无
结节	≥3	2	1
最大病灶的体积（ml）	>13	5～13	<5

脑转移基本评分		
评分	0	1
KPS	50～70	80～100
原发灶	>3	2～3
颅外转移	有	无

分级预后评估		
评分	0	0.5	1
年龄（岁）	>60	50～59	<50
KPS	<50	70～80	90～100
中枢神经系统转移灶	>3	2～3	1
颅外转移	有		无

数据进一步表明，WBRT 的效果基本上不受放射剂量、时间或分次放疗方案的明显影响[27]。通常，所有因脑转移瘤而治疗的患者通常接受全脑放疗（30 Gy 的总剂量，10 天分次放疗）作为单一治疗，或联合手术切除、立体定向放射外科和（或）化疗。最近，修改 WBRT 与放射增敏联合应用取得理想效果。特别是，在莫特沙芬钆（靶向肿瘤细胞的氧化还原剂，能够增加放射敏感性）和乙丙昔罗（血红蛋白修饰剂，降低肿瘤缺氧，增加放射敏感性）作为 WBRT 增强剂的研究中进行亚群分析，发现该类药物能够适度改善肺癌和乳腺癌患者脑转移的预后[28,29]。

2）立体定向放射外科

对于有 1～3 个转移灶的选择性患者人群，手术切除可以将 WBRT 的 3～6 个月存活时间延长到 9～12 个月[9]。遵循 MBT 患者的局部控制原则，立体定向放射外科（SRS）已作为一种潜在治疗方法展开研究。SRS 的基本原理是利用聚焦辐射，提供有针对性的治疗，同时最大限度地减少周边领域受到的辐射损伤。SRS 对于治疗脑转移瘤具有特别意义，因为脑转移瘤具有离散分布特征和形状均一规则的特点。SRS 治疗脑转移瘤的安全性和最大耐受剂量取决于

肿瘤的大小[30]。不过,对于一个给定的肿瘤大小,增加 SRS 剂量只会增加毒性,而并没有增加放疗的有效率[31]。

目前有两项研究评估 WBRT 后联合 SRS 用于初始治疗脑转移瘤的作用。Kondziolka 等评估了具有 2~4 个脑转移瘤患者进行 WBRT 治疗 1 个月内联合 SRS 对于局灶肿瘤的控制作用[32]。结果显示增加 SRS 后肿瘤局部控制取得了较大改善(SRS 组 36 个月复发,单纯 WBRT 组 6 个月复发)。作为一个小样本的结果,尽管这项研究证明了 SRS 在肿瘤局灶控制上的优越性,但并没有证实对生存率有显著效果。Andrews 等在另外一个试验中,随机挑选 333 例患者(RPA Ⅰ 和 Ⅱ 类,1~3 个转移灶),分为 WBRT 组和 WBRT 1 周内联合 SRS 组,结果显示总生存期没有明显差异。然而,在两个亚群患者(单一转移灶和 RPA Ⅰ 类患者)的生存时间获得了明显改善。重要的是,由于采用了治疗意向性分析,SRS 组有 19% 的患者实际上并没有采用 SRS 治疗,这些研究结果可能低估了 SRS 的真正治疗益处[33]。总体来说,这些试验表明,SRS 结合 WBRT 的治疗方式对于具有 3 个或更少转移的患者是一个安全有效的治疗方法。

由于 SRS 对于局部肿瘤控制的益处明确,Aoyama 等[34]进行了一项随机研究,探讨了 SRS 的疗效。相比单一治疗,SRS 结合 WBRT 治疗直径小于 3 cm、1~4 个转移病灶患者,虽然整体的生存并没有改变,但 SRS 单一治疗组颅内复发更频繁,因此,并不推荐在此期进行 SRS 单一治疗。

3) 预防性照射

已有研究预防性脑照射(PCI)对于具有高度脑转移可能、但没有已知颅内疾病患者的潜在益处。小细胞肺癌(SCLC)在两年内发生脑转移的风险超过 50%,12 个随机试验的荟萃分析表明,对化疗明显有效的患者群,PCI 可降低脑转移瘤发生率约 50%,并增加 17% 患者的生存期[35]。PCI 潜在的不利影响之一是认知能力下降。因此,有两个随机试验正式评估 SCLC 患者 PCI 术后认知状态。两项试验均发现在 1~2 年内[36,37]患者在神经认知结果没有差异。目前正在进行 Ⅰ 期临床试验。着重研究 PCI 在非小细胞肺癌(NSCLC)患者[38]中实用性。

(7) 手术

自 20 世纪 80 年代以来,外科治疗一直是单发脑转移瘤的标准治疗方案。手术切除 MBT 的依据包括其有助于快速去除瘤块、明确诊断以及明确的局灶性控制。在大规模的医疗中心,报道的 MBT 手术死亡率约为 2%[39]。在一般情况下,手术的目的是完整切除,同时尽量减少对周围组织的损伤。现在大多数中心使用术中 MRI 影像导航系统,以协助规划适当的手术轨迹,以尽量减少损害重要的大脑结构,并有助于肿瘤的有效定位。对于肿瘤位于或毗邻脑功能区的患者,术前功能 MRI 和(或)术中电刺激技术可以帮助患者尽量保留语言和运动功能,这对于预期寿命较短的患者是非常重要的。

1) 单独 WBRT 或 WBRT 联合手术治疗孤立脑转移瘤

在 20 世纪 80 年代初的初步研究表明,孤立脑转移瘤的手术治疗可能比单独 WBRT 治疗有更好的疗效[40,41]。然后,对这些数据的潜在混乱的担忧持续存在,因为选择外科治疗的患者得到更好的临床照顾。3 项随机试验研究了手术切除和单纯 WBRT 治疗颅内单个转移灶的治疗益处。1990 年,Patchell 等人发表了其评估手术切除术后联合治疗孤立脑转移瘤(手术组)及手术活检后 WBRT(放疗组)的临床试验结果[9]。他们发现,和放疗组相比,手术组转移病灶的原位复发明显下降(分别为 20% 和 52%);手术组生存率显著延长(40 周对比 15 周),手术组患者的自主功能持续时间较长(38 周对比 8 周)。由 Vecht 等进行的第二试验,比较手术结合 WBRT 与单独 WBRT 治疗试验也证实手术/WBRT 组的生存率有所提高[42]。此外,功能自主能力获取更快,持续时间也较长。更重要的是,存在颅外进展性疾病的患者没有在手术治疗中获益。

相比之下,Mintz 等进行的一项随机试验却没有证实手术/WBRT 组比 WBRT 组表现出任何更多的好处[43],虽然这项研究包括更多的具有不良预后特征的患者(低 KPS 评分、颅外进展性疾病),这和 Vecht 的结果一致。综上所述,推荐对孤立性脑转移肿瘤及具有良好预后特征的患者行手术治疗及术后 WBRT。

2) 多发和复发性脑转移瘤的手术治疗

另一个令人感兴趣的方面是手术切除在多发性脑转移瘤患者治疗中的作用。一般情况下,在这些患者中,手术适应证局限于引起显著症状的单个病灶或者需要组织病理诊断的患者[1]。Stark 等的一个回顾性研究表明多达 3 个转移病灶的患者接受手术治疗,发现 3 个或少于 3 个转移灶患者仍可能从手术切除中受益[44]。在这项研究中,年龄小于 70 岁、转移数目少于 3 个、手术切除所有的颅内占位性病变以及术后格拉斯哥预后评分(Glasgow outcome score)均与生存改善相关。这项研究还评估了手术在治疗复发性脑转移中的作用,多因素分析证明了再次手术仍有益处。

3) 手术或手术联合 WBRT

鉴于单一/多发性脑转移瘤手术治疗的疗效,术后 WBRT 的效用受到了质疑。而 Patchell 等人发现相比较单一手术,术后 WBRT 可以改善单发脑转移患者的局部、远处及整体转移肿瘤的控制率。与 SRS 后 WBTR 相比,术后 WBRT 没有改善整体存活率。然而,术后 WBRT 患者相比单独手术更少死于神经系统病变。

4) 手术与 SRS 比较

鉴于 WBRT 联合手术或者 SRS 在治疗 1~4 个脑转移瘤的明确益处,另一个问题就是在这样联合方案中 SRS 及手术的疗效对比。虽然很多患者可能适合这两个治疗,但是目前并没有随机试验直接涉及这个问题。虽然 Bindal 等人的回顾性研究表明手术组有更好的预后[45],但其他的回顾性研究基本上都没有发现两者存在疗效的差异。在缺乏严格随机数据的情况下,倾向选择手术的因素包括:①较大的肿瘤伴随明显症状及瘤周水肿,容易切除,并可以快速缓解症状;②后颅窝转移,即便其肿瘤体积轻微增大或由于肿瘤产生的水肿可能导致急性梗阻性脑积水,即可产生急性神经系统症状。SRS 则可能适用于难以手术的病例,如脑干或功能区皮质病变。SRS 联合手术将有可能成为 1~4 个病灶患者的标准治疗方法,特别是只有部分病变可以手术切除的情况。图 7-5 为建议的治疗流程。

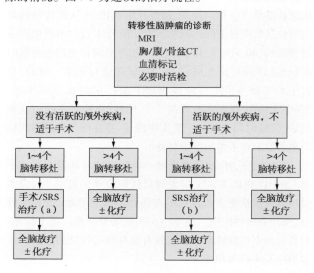

图 7-5　转移性脑肿瘤的治疗方案

注:①手术切除所有结节,残留结节采用 SRS 治疗。②结节直径 <4 cm 者采用 SRS 治疗。SRS:立体定向放射手术(资料来源:Kaal[76])。

(8)化疗

通常 MBT 的化疗适用于挽救性治疗或对化疗特别敏感的肿瘤类型,如淋巴瘤、SCLC 和生殖细胞瘤。化疗药物的疗效较差归因于分子量较大的亲水性化合物无法跨越 BBB。然而,大部分 BBB 通透性的数据是从动物血清和脑脊液(CSF)的药物浓度获得。最近的证据表明,位于转移性肿瘤瘤床 BBB 通透性可显著增加。因此,动物实验可能大大低估化疗药物的功效。而且,研究表明即便是理论上 BBB 渗透较差的化疗药物,在颅内和颅外也显示了相同的治疗功效,尤其是使用抗原发肿瘤的一线药物[46]。在本节中,我们将讨论常见来源的脑转移瘤(肺癌、乳腺癌、黑色素瘤)以及脑膜转移性疾病的化疗。

1)非小细胞肺癌

非小细胞肺癌(NSCLC)脑转移的化疗效果往往很难评估,因为患者在治疗脑转移肿瘤之前就已经使用了针对原发肿瘤的药物。如是初始治疗,顺铂单独给药约有 30% 的有效率[47];如果联合其他不同化疗药物,其有效率为 30% ~45%[1]。此外,在顺铂为基础的治疗作为初始治疗颅内与颅外转移疾病生存率的比较实验显示,该类药物在中枢神经系统和其他组织中有类似的药物效能。最新数据表明替莫唑胺(TMZ)治疗复发性 NSCLC 脑转移瘤的有效率达

20%[48]。由 Omurio 等人进行的试验显示 TMZ 联合长春瑞滨治疗复发性脑转移瘤可达 44% 的有效率,尽管既往报道的 TMZ 单一治疗的副作用也相应增加[49]。

除了以 TMZ 为基础的方案,最近的小型研究也探讨表皮生长因子受体(EGFR)抑制剂的疗效。Ceresoli 等报道在 41 例脑转移后化疗或 WBRT 后应用 EGFR 抑制剂约有 27% 的有效率(10% 部分缓解,17% 病情稳定)[50]。有趣的是,最近的一项研究发现,伴有 EGFR 突变的 MBT 患者对 EGFR 抑制剂吉非替尼敏感,而其他缺乏 EGFR 突变的患者对治疗没有反应,这与这些药物在颅外疾病的治疗经验相类似[51]。

2)乳腺癌

在初次接受化疗的乳腺癌患者中,化疗的第一线方案如环磷酰胺/5-FU/甲氨蝶呤[52]、顺铂/依托泊苷[53]对颅内和颅外疾病同样有效,客观有效率为 55% ~ 60%。至于 NSCLC、复发性乳腺癌转移的试验都集中于 TMZ,因为其毒性低、BBB 通透性以及在脑肿瘤中有现成的比较数据。虽然缺乏大型研究,但初步数据表明,TMZ 与顺铂[54]或卡培他滨[55](5-FU 的前体药物)联合,在治疗复发性乳腺癌脑转移有一定疗效,有效率分别为 40% 和 18%。鉴于其对乳腺癌的疗效和 BBB 通透性高,大剂量甲氨蝶呤是另一种很有前途的治疗策略,但需要更大规模的研究评估其对新发的和复发性脑转移瘤的疗效,而且需要监测潜在的副作用如白质脑病,尤其可能发生于 WBRT 放疗的后续治疗过程[56]。

除了传统的化疗方案外,针对 HER-2(人类表皮生长因子)阳性乳腺癌患者的靶向治疗具有重大意义。这些 HER-2 阳性患者脑转移的风险也相应增加,主要归因于这一亚类肿瘤的侵袭能力较强、曲妥珠单抗治疗后全身性疾病的控制较好和生存的延长,以及曲妥珠单抗 BBB 通透性较低,这些都为脑转移提供了相对宽松的环境。最近 Lin 等人进行了一项临床 II 期试验,重点评估在放疗后至少有一个复发性脑转移的 HER-2 阳性女性患者中拉帕替尼(EGFR 和 HER-2 双重抑制剂)的疗效。结果表明有 3% 的部分缓解率和 18% 患者处于疾病稳定状态[57]。因此,单独靶向治疗或与其他化疗药物联合应用值得进一步研究。

3)黑色素瘤

黑色素瘤患者的脑转移比较常见,有近 50% 的黑色素瘤死亡患者发现脑转移。转移性黑色素瘤被认为是耐药肿瘤。由于经常使用的达卡巴嗪和干扰素等药物的 BBB 渗透性较低,所以脑部转移是这些药物治疗失败的重要原因[58]。最近的临床试验也在评估 TMZ 在治疗转移性黑色素瘤中的作用。Agarwala 等人的研究发现,151 例黑色素瘤 MBT 患者每月应用 TMZ 治疗,其部分缓解率达 6% 和疾病稳定状态率为 26%[59]。TMZ 还与沙利度胺(抗血管生成剂)联合,疾病稳定状态率达 25%。然而,这个组合的毒性引起关注,29% 患者发生颅内出血、13% 有血栓形成[1,60]。TMZ 联合 WBRT 也已进行了研究,据报道有 10% 的有效率[61]。有初

步的数据表明,TMZ 作为初始治疗的一部分,可能对黑色素瘤患者的未来脑转移起到预防作用[62]。

4)软脑膜转移

软脑膜转移是转移扩散的另一个方式,是指癌细胞扩散到蛛网膜下隙、脑脊液(CSF)以及蛛网膜。大多数发生于 NSCLC、乳腺癌、黑色素瘤或造血系统恶性肿瘤[58]。这种形式的转移预后较差,无治疗的自然生存约为 2 个月,现有最好治疗方案治疗后生存 6 个月。与其他大多数 MBT 不同,软脑膜转移主要治疗方式是鞘内化疗(甲氨蝶呤或阿糖胞苷),通过反复腰穿或通过手术放置脑室奥马耶(Ommya)贮存器。已经证明,鞘内化疗的有效与否依赖于正常的脑脊液流。然而,60% 的患者存在脑脊液流异常。通过脑室造影诊断异常脑脊液流动的患者与正常患者相比,其生存率降低而神经系统疾病致死率增加[63]。目前正在研究的治疗方法包括鞘内注射利妥昔单抗(抗 CD20 抗体)和曲妥珠单抗(抗 HER-2 抗体),用于治疗淋巴瘤和乳腺癌的软脑膜转移[64,65]。

7.4.2 原发性脑肿瘤的神经外转移

尽管原发性脑肿瘤细胞扩散到中枢神经系统的其他区域(硬脑膜、脑室、蛛网膜下隙、脑实质)比较常见,但是转移到神经外或者颅外(ENM)则是较罕见现象。1985 年有文献报道 282 例[66]。Willis 于 1952 年首先阐述了原发性脑肿瘤转移潜能缺乏现象的经典原因[67],包括 CNS 缺乏真正的淋巴管;肿瘤进展前薄壁静脉塌陷;静脉周围被致密的硬脑膜包绕,从而防止血管侵犯;神经组织在远处很难生存;原发性脑肿瘤患者在远处转移发生前快速衰弱。另一种理论由 Pansera 提出,大脑的环境由于缺乏细胞外基质和结缔组织,无法严格筛选转移性克隆[68]。这些理论中的一些观点已经被成功挑战和反驳,包括发现 CNS 淋巴引流途径[69]、恶性 CNS 肿瘤侵入静脉的能力[70]以及 CNS 肿瘤移植到颅外成功生存[71]。因此,最近数十年来原发性脑肿瘤 ENM 发现率明显增加,可能是筛查技术的进步和原发性脑肿瘤生存期延长导致 ENM 发病率增加的共同结果。

尽管几乎所有已知的原发性脑肿瘤都有发生 ENM 可能(表 7-5),但最常发生 ENM 的原发性脑肿瘤是成人恶性胶质瘤和儿童髓母细胞瘤,其次为脑膜瘤、室管膜瘤(脑室膜瘤)。值得注意的是,40% 的 ENM 发生于儿童。此外,转移部位的不同主要取决于原发肿瘤的类型,髓母细胞瘤主要是转移到骨、骨髓及淋巴结。相比之下,恶性胶质瘤、室管膜瘤倾向于转移到肺和淋巴结。脑膜瘤最经常扩散到肺和胸膜。有趣的是,即使在没有 CNS 肿瘤复发的情况下尸检也能发现 ENM[72]。

表 7-5　1985 年报道的儿童与成人中原发性脑瘤神经系统外转移的分布

原发瘤	儿童	成人	合计
髓母细胞瘤	65	22	87
胶质母细胞瘤	11	68	79
脑膜瘤	5	49	54
室管膜瘤	13	9	22
生殖细胞瘤	14	3	17
垂体瘤	0	8	8
少突神经胶质瘤	0	3	3
PENT	2	1	3
成松果体细胞瘤	2	0	2

(资料来源:Hoffman[66])

ENM 的播散方法正在研究中。1954 年首次描述一种播散模式,即通过脑室腹膜分流术(VPS)转移到腹膜,然后播散。VPS 介导的播散约占总体 ENM 病例的 12% 和儿童髓母细胞瘤相关 ENM 的 33%[66]。有报告表明分流系统内置入过滤器可以使 ENM 显著下降[73],进一步证实了上述结论。转移扩散的最常见途径是通过血行或淋巴途径,由于多数 ENM 发生于开颅手术近期,而且部位往往和手术部位同侧,这可能是由于手术破坏局部的脑膜血管和淋巴管,从而为肿瘤细胞侵入提供了一个便捷途径[74]。肿瘤的持续增长随后经由硬脑膜进入颅外组织的途径也有文献报道[75]。总之,ENM 通常是由手术操作或人工脑脊液导管植入所导致的罕见但严重的事件。

7.4.3 结论

转移性脑肿瘤反映了各种原发肿瘤治疗中的一个重要方面。近来,转移性肿瘤的治疗已有进步,包括明确立体定向放射外科和手术治疗的特异性作用,以及对全脑放射作用的重新定义。这些进步使脑转移瘤患者在整体生存和生活质量方面有了更好的预后。未来的研究方向包括优化放疗计划,基于肿瘤发病和转移基础研究开发靶向化疗药物,建立可靠的预后体系以指导个体化多模式治疗[76]。随着脑转移瘤患者存活时间的延长以及放疗已经成为治疗的重要组成部分,关心这些患者的认知状态、精神障碍以及生活质量,将成为提供全面医疗服务的越来越需要重视的方面。

(梁磊 译,钦伦秀 审校)

参考文献

［1］Barnholtz-Sloan JS, et al. Incidence proportions of brain metastases in patients diagnosed（1973 to 2001）in the Metropolitan Detroit Cancer Surveillance System. J Clin Oncol, 2004, 22（14）: 2865-2872.

［2］Eichler AF, et al. Multidisciplinary management of brain metastases. Oncologist, 2007, 12（7）: 884-898.

［3］Walker AE, et al. Epidemiology of brain tumors: the national survey of intracranial neoplasms. Neurology, 1985, 35（2）: 219-226.

［4］Delattre JY, et al. Distribution of brain metastases. Arch Neurol, 1988, 45（7）: 741-744.

［5］Nussbaum ES, et al. Brain metastases. Histology, multiplicity, surgery, and survival. Cancer, 1996, 78（8）: 1781-1788.

［6］Santarelli JG, et al. Molecular events of brain metastasis. Neurosurg Focus, 2007, 22（3）: E1.

［7］Marchetti D, et al. Astrocytes contribute to the brain-metastatic specificity of melanoma cells by producing heparinase. Cancer Res, 2000, 60（17）: 4767-4770.

［8］DeAngelis LM. Intracranial tumors: diagnosis and treatment. London: Martin Dunitz, 2002.

［9］Patchell RA, et al. A randomized trial of surgery in the treatment of single metastases to the brain. N Engl J Med, 1990, 322（8）: 494-500.

［10］Mukwaya G. Immunosuppressive effects and infections associated with corticosteroid therapy. Pediatr Infect Dis J, 1988, 7（7）: 499-504.

［11］Raizer JJ, et al, eds. Brain Metastases. Cancer Treatment and Research. New York: Springer, 2007.

［12］Newton HB, et al. Clinical presentation, diagnosis, and pharmacotherapy of patients with primary brain tumors. Ann Pharmacother, 1999, 33（7-8）: 816-832.

［13］Bateman DE, et al. Amino acid neurotransmitter levels in gliomas and their relationship to the incidence of epilepsy. Neurol Res, 1988, 10（2）: 112-114.

［14］Haglund MM, et al. Changes in gamma-aminobutyric acid and somatostatin in epileptic cortex associated with low-grade gliomas. J Neurosurg, 1992, 77（2）: 209-216.

［15］Schaller B, et al. Brain tumor and seizures: pathophysiology and its implications for treatment revisited. Epilepsia, 2003, 44（9）: 1223-1232.

［16］Glantz MJ, et al. A randomized, blinded, placebo-controlled trial of divalproex sodium prophylaxis in adults with newly diagnosed brain tumors. Neurology, 1996, 46（4）: 985-991.

［17］Sawaya R, et al. Postoperative venous thromboembolism and brain tumors: Part Ⅱ. Hemostatic profile. J Neurooncol, 1992, 14（2）: 127-134.

［18］Danish SF, et al. Prophylaxis for deep venous thrombosis in craniotomy patients: a decision analysis. Neurosurgery, 2005, 56（6）: 1286-1292.

［19］Weitz JI. Low-molecular-weight heparins. N Engl J Med, 1997, 337（10）: 688-698.

［20］Fife KM, et al. Determinants of outcome in melanoma patients with cerebral metastases. J Clin Oncol, 2004, 22（7）: 1293-1300.

［21］Lagerwaard FJ, et al. Identification of prognostic factors in patients with brain metastases: a review of 1292 patients. Int J Radiat Oncol Biol Phys, 1999, 43（4）: 795-803.

［22］Gaspar LE, et al. Validation of the RTOG recursive partitioning analysis（RPA）classification for brain metastases. Int J Radiat Oncol Biol Phys, 2000, 47（4）: 1001-1006.

［23］Weltman E, et al. Radiosurgery for brain metastases: a score index for predicting prognosis. Int J Radiat Oncol Biol Phys, 2000, 46（5）: 1155-1161.

［24］Lorenzoni J, et al. Radiosurgery for treatment of brain metastases: estimation of patient eligibility using three stratification systems. Int J Radiat Oncol Biol Phys, 2004, 60（1）: 218-224.

［25］Sperduto PW, et al. A new prognostic index and comparison to three other indices for patients with brain metastases: an analysis of 1960 patients in the RTOG database. Int J Radiat Oncol Biol Phys, 2008, 70（2）: 510-514.

［26］Khuntia D, et al. Whole-brain radiotherapy in the management of brain metastasis. J Clin Oncol, 2006, 24（8）: 1295-1304.

［27］Tsao MN, et al. Whole brain radiotherapy for the treatment of multiple brain metastases. Cochrane Database Syst Rev, 2006, 3: CD003869.

［28］Mehta MP, et al. Survival and neurologic outcomes in a randomized trial of motexafin gadolinium and whole-brain radiation therapy in brain metastases. J Clin Oncol, 2003, 21（13）: 2529-2536.

［29］Suh JH, et al. Phase Ⅲ study of efaproxiral as an adjunct to whole-brain radiation therapy for brain metastases. J Clin Oncol, 2006, 24（1）: 106-114.

［30］Shaw E, et al. Single dose radiosurgical treatment of recurrent previously irradiated primary brain tumors and brain metastases: final report of RTOG protocol 90-05. Int J Radiat Oncol Biol Phys, 2000, 47（2）: 291-298.

［31］Shehata MK, et al. Stereotactic radiosurgery of 468 brain metastases ≤ 2 cm: implications for SRS dose and whole brain radiation therapy. Int J Radiat Oncol Biol Phys, 2004, 59（1）: 87-93.

［32］Kondziolka D, et al. Stereotactic radiosurgery plus whole brain radiotherapy versus radiotherapy alone for patients with multiple brain metastases. Int J Radiat Oncol Biol Phys, 1999, 45（2）: 427-434.

［33］Andrews DW, et al. Whole brain radiation therapy with or without stereotactic radiosurgery boost for patients with one to three brain metastases: phase Ⅲ results of the RTOG 9508 randomized trial.

Lancet, 2004, 363(9422): 1665-1672.

[34] Aoyama H, et al. Stereotactic radiosurgery plus whole-brain radiation therapy vs stereotactic radiosurgery alone for treatment of brain metastases: a randomized controlled trial. JAMA, 2006, 295 (21): 2483-2491.

[35] Meert AP, et al. Prophylactic cranial irradiation in small cell lung cancer: a systematic review of the literature with meta-analysis. BMC Cancer, 2001, 1: 5.

[36] Arriagada R, et al. Prophylactic cranial irradiation for patients with small-cell lung cancer in complete remission. J Nat Cancer Inst, 1995, 87(3): 183-190.

[37] Gregor A, et al. Prophylactic cranial irradiation is indicated following complete response to induction therapy in small cell lung cancer: results of a multi centre randomized trial. United Kingdom Coordinating Committee for Cancer Research (UKCCCR) and the European Organization for Research and Treatment of Cancer (EORTC). Eur J Cancer, 1997, 33(11): 1752-1758.

[38] Gore E. RTOG 0214: a phase III comparison of prophylactic cranial irradiation versus observation in patients with locally advanced non-small cell lung cancer. Clin Adv Hematol Oncol, 2005, 3(8): 625-626.

[39] Barker FG. Craniotomy for the resection of metastatic brain tumors in the US, 1988-2000: decreasing mortality and the effect of provider caseload. Cancer, 2004, 100(5): 999-1007.

[40] Katz HR. The relative effectiveness of radiation therapy, corticosteroids, and surgery in the management of melanoma metastatic to the central nervous system. Int J Radiat Oncol Biol Phys, 1981, 7(7): 897-906.

[41] Zimm S, et al. Intracerebral metastases in solid-tumor patients: natural history and results of treatment. Cancer, 1981, 48(2): 384-394.

[42] Vecht CJ, et al. Treatment of single brain metastasis: radiotherapy alone or combined with neurosurgery? Ann Neurol, 1993, 33(6): 583-590.

[43] Mintz AH, et al. A randomized trial to assess the efficacy of surgery in addition to radiotherapy in patients with a single cerebral metastasis. Cancer, 1996, 78(7): 1470-1476.

[44] Stark AM, et al. Surgical treatment for brain metastases: prognostic factors and survival in 177 patients. Neurosurg Rev, 2005, 28(2): 115-119.

[45] Bindal AK, et al. Surgery versus radiosurgery in the treatment of brain metastasis. J Neurosurg, 1996, 84(5): 748-754.

[46] Bernardo G, et al. First-line chemotherapy with vinorelbine, gemcitabine, and carboplatin in the treatment of brain metastases from non-small-cell lung cancer: a phase II study. Cancer Invest, 2002, 20(3): 293-302.

[47] Kleisbauer JP, et al. Chemotherapy with high-dose cisplatin in brain metastasis of lung cancers. Bull Cancer, 1990, 77(7): 661-665.

[48] Giorgio CG, et al. Oral temozolomide in heavily pretreated brain metastases from non-small cell lung cancer: phase II study. Lung Cancer, 2005, 50(2): 247-254.

[49] Omuro AM, et al. Vinorelbine combined with a protracted course of temozolomide for recurrent brain metastases: a phase I trial. J Neurooncol, 2006, 78(3): 277-280.

[50] Ceresoli GL, et al. Gefitinib in patients with brain metastases from non-small-cell lung cancer: a prospective trial. Ann Oncol, 2004, 15(7): 1042-1047.

[51] Shimato S, et al. EGFR mutations in patients with brain metastases from lung cancer: association with the efficacy of gefitinib. Neuro Oncol, 2006, 8(2): 137-144.

[52] Boogerd W, et al. Response of brain metastases from breast cancer to systemic chemotherapy. Cancer, 1992, 69(4): 972-980.

[53] Cocconi G, et al. Cisplatin and etoposide as first-line chemotherapy for metastatic breast carcinoma: a prospective randomized trial of the Italian Oncology Group for clinical research. J Clin Oncol, 1991, 9(4): 664-669.

[54] Christodoulou C, et al. Temozolomide (TMZ) combined with cisplatin (CDDP) in patients with brain metastases from solid tumors: a Hellenic Cooperative Oncology Group (HeCOG) phase II study. J Neurooncol, 2005, 71(1): 61-65.

[55] Rivera E, et al. Phase I study of capecitabine in combination with temozolomide in the treatment of patients with brain metastases from breast carcinoma. Cancer, 2006, 107(6): 1348-1354.

[56] Lassman AB, et al. Systemic high-dose intravenous methotrexate for central nervous system metastases. J Neurooncol, 2006, 78 (3): 255-260.

[57] Lin NU, et al. Phase II trial of lapatinib for brain metastases in patients with human epidermal growth factor receptor 2-positive breast cancer. J Clin Oncol, 2008, 26(12): 1993-1999.

[58] Cavaliere R, et al. Chemotherapy and cerebral metastases: misperception or reality? Neurosurg Focus, 2007, 22(3): E6.

[59] Agarwala SS, et al. Temozolomide for the treatment of brain metastases associated with metastatic melanoma: a phase II study. J Clin Oncol, 2004, 22(11): 2101-2107.

[60] Danson S, et al. Randomized phase II study of temozolomide given every 8 hours or daily with either interferon alfa-2b or thalidomide in metastatic malignant melanoma. J Clin Oncol, 2003, 21(13): 2551-2557.

[61] Margolin K, et al. Temozolomide and whole brain irradiation in melanoma metastatic to the brain: a phase II trial of the Cytokine Working Group. J Cancer Res Clin Oncol, 2002, 128 (4): 214-218.

[62] Weber RW, et al. Low-dose outpatient chemobiotherapy with temozolomide, granulocyte-macrophage colony stimulating factor, interferon-alpha-2b, and recombinant interleukin-2 for the treatment of metastatic melanoma. J Clin Oncol, 2005, 23(35): 8992-9000.

[63] Chamberlain MC, et al. Leukemic and lymphomatous meningitis: incidence, prognosis and treatment. J Neurooncol, 2005, 75(1): 71-83.

[64] Platini C, et al. Meningeal carcinomatosis from breast cancer

treated with intrathecal trastuzumab. Lancet Oncol, 2006, 7(9): 778-780.

[65] Rubenstein JL, et al. Rituximab therapy for CNS lymphomas: targeting the leptomeningeal compartment. Blood, 2003, 101(2): 466-468.

[66] Hoffman HJ, et al. Extraneural metastases of central nervous system tumors. Cancer, 1985, 56(Suppl 7): 1778-1782.

[67] Willis RA. The Spread of Tumors in the Human Body. 2nd ed. London: Butterworths Medical Publications, 1952: 321-404.

[68] Pansera F, et al. An explanation for the rarity of extraaxial metastases in brain tumors. Med Hypotheses, 1992, 39(1): 88-89.

[69] McComb JG. Recent research into the nature of cerebrospinal fluid formation and absorption. J Neurosurg, 1983, 59(3): 369-383.

[70] Morley TP. The recovery of tumour cells from venous blood draining cerebral gliomas: a preliminary report. Can J Surg, 1959, 2(4): 363-365.

[71] Battista AF, et al. Autotransplantation of anaplastic astrocytoma into the subcutaneous tissue of man. Neurology, 1961, 11: 977-981.

[72] Kleinman GM, et al. Systemic metastases from medulloblastoma: report of two cases and review of the literature. Cancer, 1981, 48(10): 2296-2309.

[73] Park TS, et al. Medulloblastoma: clinical presentation and management. Experience at the Hospital for Sick Children, Toronto, 1950～1980. J Neurosurg, 1983, 58(4): 543-552.

[74] Gindi S, et al. Metastases of glioblastoma multiforme to cervical lymph nodes. Report of two cases. J Neurosurg, 1973, 38(5): 631-634.

[75] Nager GT. Gliomas involving the temporal bone clinical and pathological aspects. Laryngoscope, 1967, 77(4): 454-488.

[76] Kaal EC, et al. Therapeutic management of metastasis. Lancet Neurology, 2005, 4(5): 289-298.

7.5　头颈部肿瘤转移

◎ Sarbani Ghosh-Laskar, Jai Prakash Agarwal, Indranial Mallick, Ketayuun Dinshaw

头颈部肿瘤是指一组起源于头颈部不同组织的多种不同肿瘤。世界各地的头颈癌发生率不相同,累积年龄标准化发生率男性为18.4,女性为8.7[1]。此类肿瘤多数与吸烟有关,并且肿瘤部位常取决于患者烟龄。它主要是一种局限性病变,且局部治疗失败较全身病变更常见。该区域的某些恶性肿瘤更易发生远处转移,如未分化的鼻咽癌和囊状泪腺癌。尽管局部病变的诊断和治疗已取得了一定进展,但一旦发生了全身转移,则没有有效的治疗方法。尚不能预测哪些患者会复发或者发生远处转移。

7.5.1　转移的发生率和部位

（1）头颈部肿瘤的淋巴结转移

从颅底到上纵隔分布着丰富的淋巴结网,使得头颈部原发癌更容易发生局部淋巴结转移。肿瘤细胞浸润突破固有层后就会侵袭淋巴系统毛细管,即发生淋巴结转移。淋巴管道之间有着丰富的交通连接,并通常与颈部对侧淋巴管相通。某部位肿瘤的局部转移发生率与该部位的淋巴网密度有密切关系。淋巴丰富的部位(如鼻咽部和喉咽部)发生淋巴结转移的概率远远高于淋巴很少或者没有淋巴分布的部位(如鼻旁窦、声门、中耳和眼眶)。

1948年,Rouviere首次详细地描述了头颈部淋巴系统[2]。即便如此,直至20世纪90年代淋巴结组的系统命名仍然变化多样,且混乱不清。1992年,TNM(恶性肿瘤的TNM分期系统)采用将头颈部淋巴结分成12组的命名系统[3]。由美国耳鼻喉咽-头颈外科学会支持下建立的Robbins分类系统,因为更适用于颈部淋巴清扫而被接受为标准命名系统[4]。Robbins分类将头颈部淋巴结分为7个区,均有明确的解剖界限,可作为标准颈部淋巴清扫操作的标志(图7-6)。此种分类法快速地被采用,并普遍用于描述头颈癌的淋巴结转移。

（2）淋巴结转移的发生率和分布

临床上淋巴结转移的发生率和分布在头颈的外科手术和放疗方案制订方面发挥很大作用。表7-6汇集了在这一解剖区域淋巴结转移的发生率,这些数据来自多家最大的公立医院,包括作者自己所在的孟买塔塔纪念医院[5-13]。

肿瘤的原发部位是决定淋巴结转移发生率的主要因素之一。咽喉部、舌背和口底病变的淋巴结转移发生率较高。如肿瘤位于喉头、鼻旁窦或者耳部,则淋巴结转移发生率较低。唾液腺肿瘤的淋巴结转移发生率一般较低,但在很大程度上受恶性肿瘤组织类型的影响。

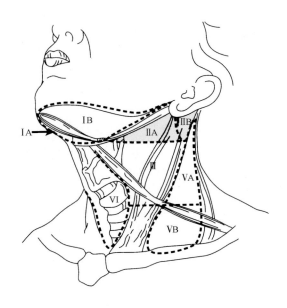

图 7-6 颈部淋巴结分布（Robbins 分类系统）

表 7-6 不同部位头颈部肿瘤临床淋巴结转移的发生率

亚位点	cN 阳性（%）	亚位点	cN 阳性（%）
口腔		喉	
口舌	34~65	声门上	31~64
口底	30~59	声门	0~30
颊黏膜	9~31	声门下	10
牙龈	18~52	喉咽部	
硬腭	13~24	梨状隐窝	52~76
磨牙后三角	39~56	环状软骨后	14~50
鼻咽	86~90	鼻腔与鼻旁窦	
口咽		筛骨与鼻腔	1~2
舌根	50~83	上颌窦	8~9
扁桃体窝	50~76	外耳	5~16
软腭	37~56	腮腺	13~14
咽壁	50~71	甲状腺	2~14

（资料来源：Bataini[5]，Candela[6,7]，Lindberg[8]，Northrop[9]，Shah[10]，Laskar[11]，Rao[12]，以及 Terhaard[13]）

临床和放射学诊断颈部淋巴结阴性的患者相当一部分在颈部淋巴结清扫时可发现隐匿性淋巴结转移。一些大宗回顾性研究报道发生隐匿性转移的比例高达 33%[6,7,10,14]。基于一发表的数据，Mendenhall 等制订了一个根据 T 分级的头颈部不同解剖部位发生隐匿性淋巴结转移可能性的风险

分组系统。位于口底、硬腭、口腔黏膜、磨牙后三角区和牙龈的 T1 肿瘤发生淋巴结转移的概率低于 20%，并且在某些选择性病例无需检查颈部[15]就能看到。

临床和隐匿性淋巴结转移的分布主要取决于原位瘤的部位（表 7-6）[5,6,8,9,16-19]。位于口腔前部和口咽部的原发瘤主要引流至 Ⅰ~Ⅲ 区，而下部喉咽和喉头的肿瘤更容易转移到 Ⅱ~Ⅳ 区。而鼻咽部癌，尽管位于颅骨中央部位，却易发生后方和下方颈部淋巴结转移，发生率接近 30%[20]。那些病理阳性的淋巴结分布一般与有临床表现的淋巴结转移分布相一致。发生临床转移的患者在接受颈部清扫后，常常在有明显转移淋巴结的下站发现隐匿性淋巴转移，这就要求在进行外科或者放疗时要包括至少下一站的淋巴结[10]。

由颅底扩展到第 3 颈椎边缘的咽后淋巴结是很特殊的一组。它们既不属于 Robbins 分区的一部分（因为它们很少被清扫到），在临床上也很少被发现。结合全身放射学检查结果的研究显示咽后淋巴结转移在鼻咽原发肿瘤的发生率最高（达 70%~90%），其次为咽壁（20%）和软腭（10%~15%），其他部位原发瘤仅有 5% 的可能性，甚至更少[21-23]。

对侧淋巴结受累的总体概率较低，但位于中轴部位的肿瘤（如咽、喉和口腔底部的肿瘤）或者那些具有交叉淋巴管的肿瘤发生对侧淋巴结转移的概率较高（表 7-7）。对侧受累的淋巴结一般与同侧淋巴结位于相同水平。

尽管淋巴结转移大多为一系列整齐有秩序的渐进发展，但也有确切的证据表明头颈部的许多肿瘤，尤其是口腔癌，可能发生跳跃式转移。发生此种转移概率为 2%~15%，舌癌的发生率最高，可发生 Ⅲ~Ⅳ 区的淋巴结转移，而不发生 Ⅰ~Ⅱ 区转移[24,25]。

（3）头颈部肿瘤的远处转移

与其他部位肿瘤相比，头颈部肿瘤发生远处转移的概率相对较低。目前临床上很少见。大多数报道的初诊时远处转移发生率低于 2%[26,27]。在一项关于区域进展性疾病的研究中发现发生远处转移的概率为 12%[28]。

在接受根治性治疗长期随访患者的大宗回顾性研究中，鳞状细胞癌发生远处转移的检出率为 4.2%~15.1%[26,27,29-32]，见表 7-8。大部分病例远处转移发生较早，80% 的于诊断后两年内发生[31]。经尸体解剖发现的转移率更高，较未尸检的报道高达 40%[33,34]。这些数据反映了更晚期疾病谱，同时也说明了在尸检时多数患者患有持续性或者复发性疾病。

根据发生率，远处转移的最常见部位是肺、骨、肝、皮肤和远处淋巴结。已报道的其他被报道的不常见转移部位可发生在脑、肾上腺、肾、心、脾和膀胱[35-42]。

表 7-7　淋巴结转移的分布

临床阳性淋巴结的分布						
亚位点	I 区(%)	II 区(%)	III 区(%)	IV 区(%)	V 区(%)	CL/BL(%)
口腔	42	79	18	5	1	15
鼻咽	9	71	36	22	32	56
口咽	13	81	23	9	13	25
喉咽	2	80	51	20	24	44
声门上喉	2	71	48	18	15	29

病理阳性淋巴结的分布											
亚位点	I 区(%)		II 区(%)		III 区(%)		IV 区(%)		V 区(%)		CL/BL(%)
	N0	N+	N0	N+	N0	N+	N0	N+	N0	N+	cN0
口腔	20	46	17	44	9	32	3	16	1	3	27
口咽	2	15	25	71	19	42	8	27	2	9	38
喉咽	0	10	12	75	12	72	0	45	0	11	59
喉	5	19	19	57	20	59	9	30	3	4	26

注：CL/BL：对侧或双侧淋巴结；N0：在颈部淋巴结阴性病例中的发生率；N+：在颈部淋巴结阳性病例中的发生率（资料来源：Bataini[5]，Candela[6]，Lindberg[8]，Northrop[9]，Byers[16]，Shah[17]，Woolgar[18]，Buckley[19]）。

表 7-8　有关临床远处转移发生率的部分大宗回顾性研究报道

作者(年)	病例数	远处转移发生率(%)	转移的分布
Probert(1974)	779	9.6	肺 55%，骨 32%，肝 8%
Merino(1977)	5 019	10.8	肺 52%，骨 23%，肝 6%
Bhatia(1987)	1 127	4.2	肺 69%，骨 19%，肝 6%；初诊时远处转移 1.1%
Calhoun(1994)	727	11.4	肺 83%，骨 31%，肝 6%
Jackel(1999)	1 087	11.9	肺 69%，骨 20%，肝 29%
Holsinger(2000)	622	15.1	肺 66%，骨 22%，肝 10%
Leon(2000)	1 880	9.5	肺 52%，骨 12%，肝 5%

远处转移常见于肺部。肺部丰富的毛细血管床是循环中肿瘤细胞最可能的种植地点。肺可以单独受累，有 55%～85% 的患者同时也合并有其他部位的转移。大约 50% 的患者只发生肺部远处转移[30]。

发生远处转移的患者中有 19%～32% 的患者伴有骨转移。未分化鼻咽癌发生骨转移的概率要高于分化的鳞状细胞癌[31]。大部分骨转移发生在全身骨骼的中轴系统，其中 75% 的骨转移患者转移到脊椎、骨盆和颅骨[32]。有研究用 18-氟脱氧[18]FDG-PET 方法检查出头颈部肿瘤在骨盆和股骨的多发隐匿性转移灶[43]。

肝脏是头颈部肿瘤的第三常见转移部位，发生率为 6%～24%。尽管肝脏不是发生远处转移的首要部位，也不是唯一受累的器官，但也是口咽癌和未分化鼻咽癌的常见受累器官[31]。

有 5%～10% 的远处转移患者会发生皮肤或者皮下组织转移。鳞状细胞癌(SCC)的发生率较低(1%～2%)，而某些罕见的非典型类癌的发病率则相对较高[44-46]。皮肤的淋巴管在皮肤和皮下组织转移中发挥了重要作用，由于肿瘤浸润或外科治疗引起的淋巴管阻塞常导致反常的淋巴流动和转移细胞的停滞[47]。此种直接的淋巴浸润模式比血行转移常见。

非局部淋巴结转移常见于腋前淋巴结和纵隔淋巴结。一个大宗回顾性综述发现锁骨下淋巴结转移发生率为 1.5%，而远处淋巴结的总转移率为 8%[48]。通过尸体解剖发现腋前淋巴结转移率为 2%～9%[49,50]，高于皮肤转移的概率[51]。腋窝淋巴结转移可能由颈静脉和锁骨下静脉交界处的淋巴液逆行流动引起的，这通常是肿瘤生长或者手术、放疗的结果。纵隔淋巴结转移并不常见，但颈部下端的肿瘤，如喉咽部和颈段食管部的肿瘤，发生隐匿性转移的概率相当高[52,53]。

头颈部鳞状细胞癌发生脑转移的并不常见，仅占发生转移患者的 2%～6%[31,33,54,55]。一般而言，单个转移灶较多发转移常见。单纯的脑转移是非常罕见的,有明确的证据表明超过90%脑转移的患者同时伴随着其他部位的转移[56]。脑转移常见于未分化鼻咽癌和腺样囊腺癌[39,57,58]。

由于某些特定组织类型的肿瘤更容易发生远处转移,所以更值得关注。腺样囊腺癌发生远处转移的概率通常高于30%[59-61]。口腔原发癌的转移概率则相对较低[62]。

肺仍然是最常见的转移器官。神经源性播散也是脑转移发生率相对较高的原因。远处转移通常意味着晚期病变,一旦发生了远处转移,其中位生存期为2~3年[60,61]。

7.5.2 转移性肿瘤的临床表现

颈部淋巴结转移最初表现为颈部无痛性可移动的肿块,它们不断增大并向包膜外扩展,使得肿块与周围的神经血管束和肌肉粘连固定。神经一旦受到癌细胞侵袭就会出现疼痛和麻痹。皮肤浸润可能会引起外在伤口。少见的情况是血管壁浸润和破坏引起出血。

远处转移部位是决定其临床表现的主要因素。患者通常无临床症状,仅仅在常规体检中发现转移灶。这种情况在如腺样囊腺癌等组织类型的患者更常见。转移性肿瘤的临床表现常与治疗后的后遗症相混淆,因此保持高度怀疑的态度是及时诊断的关键,不过这对于最终结局可能并无实质性意义。

肺部转移的症状包括咳嗽、胸痛、呼吸急促和咯血。诊断的困难是区别单发转移还是第二处原发瘤,尤其是在没有局部复发证据的情况下。骨痛或者脊柱压缩性骨折并伴随神经功能缺失或破坏见于骨转移。恶性高钙血症及其相关的症状是发生广泛骨转移比较罕见的临床表现。颅内压升高、癫痫和脑卒中提示发生脑转移或者是发生了颅内病灶或颅底转移性肿瘤。

患者的临床表现决定了评估转移性肿瘤的调查方向。同样需要清楚原位病变的情况。但是,没有有力的资料说明早期发现全身转移性肿瘤及积极治疗能够改变疾病的最终结局。

7.5.3 转移的预测

准确地预测转移潜能非常重要。基于其恶性潜能进行肿瘤风险分级是非常有用的,不仅有利于建立研究模式,还有助于确定最合适的治疗方案,以保证最佳疗效的同时也节约了不必要的耗费并降低并发症发生率。许多临床、病理学和生物学因素已经证明可用于预测转移性肿瘤。尽管许多方法已用于临床,但仍有很多方法需要更多的研究和实验。

(1)临床和组织病理学预测转移的指标

很多临床和组织病理学参数与肿瘤转移的危险分级相关。既往吸烟病史是一项重要病因学指标。已知吸烟相关原发肿瘤的生物学行为不同于非吸烟相关癌症,前者原发肿瘤表现为更具侵袭表型[63,64]。人乳头状瘤病毒(HPV)很可能是相当一部分没有吸烟史患者的病因学因素。HPV相

关肿瘤更容易发生广泛淋巴结转移。但,这些肿瘤对于标准放疗和化疗等非手术治疗方法更敏感,并且预后一般较好,发生远处转移的概率也较低[65-67]。

如前所述,原发肿瘤的部位是决定淋巴结转移的关键因素。不同部位的原发肿瘤淋巴结转移发生率差异很大(表7-8),并且明显影响选择治疗方案。

原发肿瘤的大小及浸润到周围软组织和骨骼等是决定T分期的因素。肿瘤分期高与淋巴结和远处转移率高相关[8,10,14]。骨侵袭同时也预示了淋巴结转移的可能[68,69]。

原发肿瘤的组织类型是决定转移潜能的另一个关键因素。从组织学上看,未分化的鼻咽癌和腺样囊性癌就是一类远处转移率非常高的肿瘤。在鳞状细胞癌中,如果基底细胞变异活跃,癌细胞就更容易向远处转移[70,71]。

原发肿瘤的分级也是其生物学行为的一个标志。有研究表明,低分化鳞状细胞癌和分级较高的唾液腺癌发生转移的概率都较高[61,72-73]。

原发肿瘤切除后,肿瘤组织病理学上特有的特征是淋巴结和远处转移的关键因素。淋巴管的癌栓和神经周围的肿瘤浸润均与远处转移和淋巴结浸润有关[74-76]。口腔癌中,肿瘤细胞浸润深度是极其重要的方面。舌癌中,肿瘤细胞的浸润深度达到5 mm及以上的患者发生淋巴结转移的概率是表浅癌的两倍[77-80]。在一项关于舌癌患者的前瞻性随机研究中发现,肿瘤细胞浸润深度是否达4 mm,是进行颈淋巴结清扫的有用临床鉴别指标[81]。

淋巴结转移的许多特征有助于预测是否伴有局部和远处转移。两个甚至更多的转移结节、左右两侧的淋巴结、包膜外浸润的出现以及发现下一站淋巴结转移(Ⅳ、Ⅴ、Ⅶ级)都有助于判断是否转移的指标[30,31,44,45,48,73,82-86]。

(2)生物学预测转移的指标

传统的肿瘤分期方法主要包括肿瘤和淋巴结转移的解剖学和物理学特征。然而,对肿瘤内在生物学行为的更全面了解可能有助于更好地预测肿瘤的自然发展。因为原发肿瘤可能含有一些可能预测肿瘤转移潜能的分子生物学特征,目前已有研究致力于检测可用于临床预测的生物学标记。

表7-9概括了肿瘤转移相关的生物学标记,包括基因和它们的蛋白产物,这些可能参与肿瘤转移过程中的每一阶段,包括增殖、与周围细胞失联、通过间质迁移、侵袭血管和淋巴管及归巢到淋巴结或远处器官等。这些步骤包含多个可能同时发生的细胞特性改变,进而引起基因及其产物的改变。因此,要想准确地预测肿瘤转移潜能,不仅要识别肿瘤自身的单个标记,还要了解其在整个生物环境中的组合和相互作用。

至今未发现任何一个单个生物学标记与淋巴结或远处转移有确切的关联,即使是那些与转移关系非常大的生物学标记也不能简单地纳入肿瘤样本的标准评估中。多个标记联合的预测价值可能大于单个标记。比较基因杂交(CGH)和组织微阵列技术可用于评估组合标记。这两项技

术均是在早期阶段作为检测工具用于检测肿瘤转移相关的生物学标记[113-115]。这些高通量技术具有通过同时分型大量标记进一步提高目前生物学标记在头颈部肿瘤中的预测价值。

表 7-9　预测转移的生物学标记

细胞周期、生长和凋亡标记	细胞周期蛋白 D1 的过表达或扩增 EGFR 和 neu 过表达 p53 突变
细胞黏附标记	E-钙黏白表达缺失 Ep-CAM 表达缺失 CD44 特定异构体的过表达 Sialyl-Lewis 蛋白过表达[21,22] 多配体蛋白聚糖-1
蛋白水解标记	基质金属蛋白酶(MMP)特定异构体及 其组织抑制因子(TIMP)的过表达
血管化和氧合标记	血管生成标记(如 VEGF)表达升高 微血管密度增加 乏氧标记过表达
染色体标记	DNA 倍体
其他	nm23 表达降低 UPA 及其抑制因子(PAI)的表达异常 COX-2 的过表达 前列腺素 E2 表达降低
病毒性病原标记	HPV 感染标记 血清 EBV DNA 载量

在将这些标记融入作为评估头颈部肿瘤转移的主流之前仍有许多障碍需要克服。首先,需要利用多种不同的方法评估各项参数,这些参数具有多样化的敏感性和标准。因此,标准统一并规范化是一项困难的工作。其次,一小块活检组织标本的生物学特性并不能完全代表整个肿瘤组织的真实状况,影响肿瘤整个生物学行为的恶性细胞克隆可能并不存在于这块小的活检标本内。然而,随着对基因翻译研究兴趣的不断增加,以及对头颈部肿瘤生物学的更深入认识,两者促进了致力于研究预测转移癌生物标记的更规范实验。许多关于这方面的研究已有了许多非常优秀的综述[116-118]。

7.5.4　转移性肿瘤的诊断性检测

在过去的几十年里为了检查是否发生了转移,进行了大量的研究,从开始单纯的临床分析,演变为后来的临床评估与生物学成像和生物学分析相结合。

评估颈部淋巴结转移的标准成像技术包括 CT、磁共振成像(MRI)和超声(US)。超声引导下的穿刺活检细胞学技术(US-FNAC)也得到了应用。CT 和 MRI 检测淋巴结转移的总敏感性超过 80%。然而,它们的特异性差异较大,为40% ~80%[119-121]。超声的敏感性和特异性分别为70% ~

96% 和 75% ~95%[120,122]。FNAC 和 US 两者联合可得到较高的特异性,据报道可高达 95% ~100%[119,122,123]。

一项荟萃分析比较了这些评价淋巴结转移的标准策略,发现 US 和 US-FNAC 的诊断优势高于 CT 和 MRI[124]。而 CT 和 MRI 更常被用作常规检查使用,它们的最大优势是能够同时对原发病变进行分期。为了得到最理想的结果,US 和 US-FANC 技术需要额外的培训和经验。这两项技术不同检查医生之间的检查结果误差较大,并且不适用于检查位置较深及周围有骨质空腔的淋巴结(如咽后淋巴结)。遗憾的是,对于经颈部淋巴清扫术确认存在的隐匿性转移淋巴结,常规成像技术的检出率不足 50%[125,126]。

CT 和 MRI 在淋巴结转移检出方面的表现基本相似。有一项研究报道了对于小淋巴结的检测,MRI 可能更有优势。已有报道说使用一种含有超微小氧化物离子(USPIO)的增强剂并通过其功能性特征区别良性和恶性淋巴肿大。这项技术的敏感性和特异性分别为 84% ~87% 和 77% ~97%。利用这项技术可能会减少对肿大淋巴结节假阳性的诊断[127-129]。由于转移病灶的检出率非常低,所以转移癌的检查在传统上也仅限于头颈部。多数情况下,可用的检查方法仅有胸部 X 线检查。发生远处转移较常见的部位可以通过骨扫描、腹部 B 超或者 CT 扫描检查来排除骨转移和肝转移。然而,由于特异性差及较高的花费,在没有临床症状的情况下是很少做这些检查的。

最近,生物学成像已经对诊断性肿瘤成像产生很大影响。基于生物学而不是形态学特征鉴别肿瘤和正常组织的能力更为突出。已有许多研究评价正电子发射断层扫描(PET)和 PET-CT 技术在诊断头颈部肿瘤是否发生淋巴结和远处转移中的价值。[18]F-FDG 是最常用的同位素。许多研究比较 PET 和标准放射技术在头颈部肿瘤中的应用,并得到了不同结果[126,130-132]。已有一项荟萃分析评估[18]F-FDG-PET 技术用于检查颈部转移病灶的价值[133]。PET 的敏感性和特异性分别为 79%(95% CI)和 86%(95% CI)。相对的,CT、MRI 或 US-FANC 等标准影像学诊断技术的敏感性和特异性分别为 75% 和 79%。尽管前者有所提高,但并没有统计学意义。PET 对于隐匿性转移灶的检出率仅有 50%(95% CI),但这个结果相对于传统影像学技术的 45% 并没有显著的提高,尽管其特异性保持较高为 87%。FDG-PET 在空间分辨率的局限性及其靠近相对活跃的唾液腺,这都可能是导致其不能达到最优效果的原因。这些研究都说明一点,尽管 FDG-PET 淋巴结分期方面较常规影像学诊断技术有一定优势,但这些优势还不足以使 FDG-PET 作为头颈癌的常规检查项目。阴性颈部淋巴结手术清扫以识别并清除微播散仍是最佳的治疗方案。

将生物显像检查作为发现远处转移的常规检查手段不可能经济实惠。然而,对于那些远处转移发生率较高的病例选择性地使用[18]F-FDG-PET 等策略则可能有一定好处。其中 PET 最常被用于评估鼻咽癌患者,因为其发生颈部下段和远处转移的概率相对较高。许多研究报道了 PET 在颈部分期中应用的进步,但其在肿瘤最初分期的作用则仍不清楚[20,134,135]。一项关于 FDG-PET 的研究显示其对头颈部癌隐匿性骨转移有较高的检出率[43]。在这项研究中,在许多没有转移的临床和生化证据的患者在早期发现骨转移。因此,那些发生远处转移的高危患者应考虑进行 PET 扫描检查,这也可能会改变治疗方案。

尽管 PET 作为头颈部肿瘤最初的常规诊断评估方法并未带来显著好处,但它在描述原发病变和转移部位特征方面确实有较突出的优势。这些结果可能会影响到治疗过程,如颈部清扫范围和放射靶区体积。有几项研究报道,依据 PET 划定放疗治疗计划[136-138]。PET 还被用于肿瘤缺氧的无创性检查。[18]F-MISO(misonidazole,甲氧甲基硝基咪唑乙醇,一种选择性地聚集在缺氧组织的硝基咪唑)已被用于检查包括头颈部在内的许多部位。其他还有顺式氟代硝基咪唑(fluoroerythronitroimidazole, F-FETNIM)和氟代硝基咪唑-阿拉伯氟糖(fluoroazomycin-arabinofuranoside, F-FAZA)也在研发过程中,它们不仅可帮助判断预后,还可有助于生物学指导放疗治疗方案的制订(参见"新兴治疗备选方案"章节)。

目前还没有任何生化检测方法被推荐作为淋巴结或远处转移的诊断常规。肝功能检查对肝脏转移有一定的价值,但是对于较小或者早期病灶的敏感性则非常低,生物标记的使用仍处于研究阶段(参见"预测性检查"章节)。更常

用的是多个分子预后标记,病毒性病原学标记的使用也越来越多,包括 p16 免疫组化染色、原位杂交以及反转录 RCR(RT-PCR)检测 HPV 感染,由于其具有预后价值而常用于口咽癌;应用实时定量 PCR 检测循环 EB 病毒(EBV)DNA 滴度以及地方鼻咽癌患者病变组织中 EBV 编码的早期 RNAs(EBER1 和 EBER2)。已有研究表明循环 EBV-DNA 水平可用于预测远处转移和生存率[112]。表皮生长因子受体(EGFR)过表达或扩增可通过包括免疫组化法(IHC)和原位杂交荧光法(FISH)等多种技术检测。其他还包括免疫组化检测缺氧诱导因子 HIFla、CAIX、赖氨酸氧化酶,以及用 ELISA 检测血浆骨桥蛋白水平。比较基因组杂交技术和组织微阵列技术已被用于检测多基因和基因表达产物,这些可将头颈部肿瘤分为不同风险谱,并可能采用不同的治疗方案。

7.5.5 转移性肿瘤的预后判断

出现淋巴结或远处转移对头颈性肿瘤患者的预后有非常大的影响。在占大多数的局限性病变中,淋巴结转移灶的出现是影响生存率的主要因素。图 7-7 描述了淋巴结分期对患者总生存率、无病生存和淋巴结控制的影响,这些均是来自 Tata 纪念医院 1999～2000 年未发表的研究数据。已有大量研究报道了淋巴结分期对患者疾病的独立预后作用[139-141],而笔者有关头颈部肿瘤的经验也与此相同[142,143]。

分期	n	5年DFS(%)	5年NC(%)
N0	813	60.7	89.5
N1	468	48.5	68.2
N2~3	524	34.1	48.6
		$P<0.001$	$P<0.001$

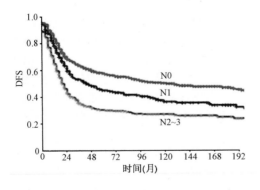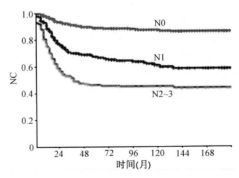

图 7-7 淋巴结分期对头颈部肿瘤预后的影响

注:资料来自 Tata 纪念医院肿瘤放射科 1990～2000 年 1 805 例头颈部肿瘤患者(包括所有位置及分期)的无瘤生存率(DFS)和淋巴结控制(NC)情况的分析。

区域性淋巴结转移的多项指标具有预后价值,其中淋巴结的数目和大小最重要,直接影响头颈部肿瘤的分期。淋巴结的大小和活动度决定了其可切除性、淋巴结复发的机会及包膜外扩散(ECE)的概率。病理学检查显示淋巴结大小超过 3 cm,发生包膜外扩散的概率高于 80%[144-146]。淋

巴结大小不仅是局部病变控制的重要影响因素,同样也是发生远处转移的重要风险因素[44,145,147-149]。受累淋巴结的数量也是评估发生远处转移概率和长期存活的重要因素[44,149-150]。

淋巴结转移的部位意义显著。有一项研究发现随着颈

部更低水平淋巴结出现转移,其患者总体生存进行性变差,Ⅰb水平淋巴结转移患者生存率为37%,而Ⅴ水平者为21%[151]。也有许多研究提示淋巴结转移与预测癌症局部控制有一定的关联性,尽管这一点尚未被明确证实[152]。淋巴结复发的风险与这些预测因素有关,并且关系到最初治疗的详细计划,包括治疗策略的选择以及手术和放疗水平等[153-155]。Tata纪念医院里那些接受选择性颈部淋巴结清扫的患者淋巴结复发中有30%发生在廓清范围以外[155]。有许多研究发现,常规显微镜检查难以发现淋巴结微转移灶的免疫组化特征证据,被认为与局部复发有关[156]。同样,较长的无瘤生存期(DFI)预示预后良好及补救性治疗对肿瘤的长期控制[157,158]。

出现远处转移无疑提示预后差,1年生存率为20%~40%[29,159]。一些研究报道许多因素可能影响发生远处转移患者的生存率[159-162]。仅有一处转移的患者预后好于多处转移患者。肝转移和肺转移提示预后更差。DFI也可预测那些发生远处转移并接受了治疗患者的生存率。

7.5.6　转移性肿瘤的治疗

（1）标准治疗方法

1）淋巴结转移的治疗原则

头颈部肿瘤的颈部淋巴结转移治疗大多与原位癌治疗同时进行,手术和放疗(联合或不联合化疗或生物治疗)治疗淋巴结转移同样有效,因此,通常根据原发肿瘤的最合适治疗方法来选择淋巴结转移的治疗方案。如果转移负荷非常小或无临床症状,单一的治疗方法通常是足够的。对于那些更进展期者,选择多种治疗方法(通常3种方法全选)联合使用最合适。因为淋巴结大小正常的隐匿性转移的临床或现有影像学诊断手段的敏感性很低,所以即便在临床和影像学诊断均阴性的情况下仍常需要选择性颈部治疗。

手术治疗包括颈部淋巴清扫。颈部广泛清扫术包括整个颈部纵轴上所有淋巴结的切除。经典的根治性颈部清扫术是切除浅表和深部颈筋膜及其所有淋巴结(Ⅰ~Ⅴ区),同时切除胸锁乳突肌、肩胛舌骨肌、颈内颈外静脉的颈部脊髓副神经及颌下腺。改良颈部清扫术保留了某些组织,这种手术方式不仅减少了死亡率,同时改善组织功能,并未影响疾病控制。选择性颈部清扫术的切除范围更小,包括有选择切除部分淋巴结,如肩胛上(Ⅰ~Ⅲ区)、外侧面(Ⅱ~Ⅴ区)及后外侧(Ⅱ~Ⅴ区)清扫。选择性清扫术多用于颈部临床阴性的病例及在放疗后残留淋巴结的补救性治疗。改良颈部清扫术仍是标准术式。

放疗也可用作颈部肿瘤的一种选择和治疗方案。头颈部肿瘤的传统放疗通常使用4~6 MV线性加速器或远距离钴-60照射装置。短距离放疗通常不用于此类淋巴结转移。

放疗的剂量与分割依赖于治疗指证。临床放射学阳性的区域选择60~72 Gy,每天使用标准的分级1.8~2 Gy。选择性治疗区域使用最小剂量50 Gy,也有相同分割体积。还有使用其他不同剂量与分割的放疗方案。超分割或加速放疗对于局部病变的控制和提高生存率的确实有一定的优势,尽管优势较小。超分割放疗通常用于减轻局部病变或远处转移灶。

放疗的范围取决于淋巴结分级、原发瘤的位置和临床症状及组织学类型。从简单的双侧或前外侧方向到更复杂的三维适形放射(3DCRT)和调强放疗(IMRT)技术,均可将最大剂量的放射线集中到肿瘤,最大限度地保护包括脊髓、唾液腺、吞咽肌和喉头结构等正常组织。

放疗和化疗的联合应用已经提高了临床疗效。研究证明,对高危患者(风险主要决定于淋巴结的状态)接受根治性和辅助性放疗时,联合应用以铂类为基础的化疗,可以明显改善局限性病灶的疗效和总体存活率[163,164]。

2）颈部淋巴结阴性的治疗

颈部选择性治疗是基于亚临床转移的估计发生率。颈部清扫术或放疗可有效控制90%的亚临床转移,治疗方案的选择主要依据原发肿瘤的最佳治疗方案[165]。当手术为治疗原发疾病的主要手段时,如隐匿性淋巴结转移发生率超过10%~15%,则强烈推荐进行淋巴结清扫。如果预期转移发生率较低,密切随访足够。对于需要手术的患者,最常选择改良淋巴结清扫。早期口腔癌采用选择性淋巴清扫多已足够,特别是联合冷冻切片评估怀疑转移淋巴结,并作好预案,一旦发现转移淋巴结阳性则应扩大清扫范围。

放疗策略通常包括治疗窗内有转移风险的不同水平淋巴结。通常,为实现这个目标会增加一点花费和并发症等代价。双侧颈部选择性照射包括对侧几个隐匿性转移风险高的亚区域。

颈部保守治疗后孤立淋巴结复发率为20%~30%,补救性治疗成功率为70%~80%[165]。

3）颈部淋巴结阳性的治疗

对于选择性淋巴结治疗,淋巴结转移阳性最初治疗方案的选择主要依据原发灶的最适当选择方案。当首选手术时,对没有包膜外扩展(ECE)单个同侧淋巴结转移者只做改良淋巴结清扫是足够的[166,167];对大的或者多发的淋巴结以及ECE者需辅以放化疗以降低局部复发[164,168]。

如首选非手术治疗,对淋巴结阳性的头颈部鳞状细胞癌目前标准的治疗方案是放疗联合化疗或生物学疗法(使用西妥昔单抗)[163]。4~8周的放疗或者放化疗联合治疗后已完全控制缩小的单个较小淋巴结转移,不再需要其他治疗。根据病灶的大小和形态学特征,影像学上怀疑仍有残留病灶者,需要实施淋巴结清扫。一些研究推荐对N2b~N3患者接受放疗产生临床放射学完全反应后,应例行选择性淋巴结清扫[169-171],而另一些研究则建议采取更加保守的随访("wait and watch")策略[172]。我们的策略是对于影像学检查有明确ECE证据的体积较大的淋巴结转移,在放疗后应进行选择性颈部淋巴结清扫。敏感的影像学方法例如US-FNAC、PET扫描,可帮助我们挑选淋巴结复发率高的高危患者[173-176]。

淋巴结转移的控制依赖于淋巴结的初始分期和主要治

疗策略。如果只使用单一疗法,肿瘤局部复发率从 N1 的 10%~15% 增加到 N3 的 40%~60%。联合手术和放疗,通常可使进展期淋巴结转移患者的淋巴结复发率减少一半[177]。大多数淋巴结转移病情控制失败与局部治疗失败有关。孤立的颈部复发较少见,发病率小于 10%[178,179]。孤立性颈部复发的补救性治疗通常基于原先的治疗方案。有 25%~60% 孤立性肿瘤复发选择补救性手术治疗,其中 1/3 的患者可得到长期控制[180,181]。补救治疗方案的选择依赖于淋巴结的大小、固定性和先前的治疗措施。放疗同样扮演重要角色,可以联合手术或者单独用于治疗[157]。

4）远处转移癌的治疗

头颈部癌的转移很少是患者的最初主诉。远处转移癌者的预后一般较差,因为其对全身治疗的反应相对较差。发生远处转移后,尽管接受治疗,但患者的中位生存时间为 6~9 个月。因此,需非常审慎地选择全身治疗和局部治疗,包括放疗和手术治疗以及专业的支持治疗。多数病例治疗的目的仅是缓解症状。当远处转移发生后,以下因素决定治疗的范围和程度:病人的状态、是否有明显合并症、局部病灶情况、DFI 以及所应用的主要治疗手段。

标准的系统治疗由化疗药物组成,通常是以铂类为基础的抗肿瘤药物,如联合 5-FU 或者紫杉醇,可较单一用药提高反应率。但是,Ⅲ期临床研究发现这种联合用药没有显著提高生存率[182,183]。反应率很少超过 30%,表明上皮性恶性肿瘤对标准系统治疗的耐药。因此,如果采用全身系统疗法需要权衡利弊。靶向治疗是转移疾病系统治疗中的研究焦点。在复发或转移性头颈部肿瘤的Ⅲ期随机试验中,联合应用西妥昔单抗,比单独使用铂类化疗药物可以小幅度提高生存率[184]。许多其他靶向治疗药物尚处在研发的不同阶段。

许多情况下也可采用局部治疗,如肺部单一或少量的转移灶,可采用局部切除术[158,185]。在选择性病例中,完全切除率高达 80%~90%,5 年生存率为 30%~50%。因此,如能控制局部病变,这种疗法可明显改善生存。其他部位的转移癌,局部治疗的目的主要是减轻症状。骨转移通常需要姑息放疗,通常使用低剂量分割放疗,从单剂量 8 Gy 到两周 30 Gy。对脑转移患者通常予以剂量 20~30 Gy 姑息性全脑放疗。单一的脑转移尽管比较少见,但可联合使用全脑放疗和手术切除或立体定向 RT 加速器[186-189]。淋巴结转移,尤其是腋窝淋巴结转移,如果没有其他部位转移,可以考虑淋巴结切除。

（2）头颈部肿瘤转移的治疗新策略

在过去几十年里,头颈部肿瘤的标准治疗方案已经演变为包括多种方法的综合治疗策略,这确实使患者预后有一定改善,所以需要更先进的治疗手段。但对进展期肿瘤和转移性肿瘤的无瘤生存和总体生存期,以及早期肿瘤的标准治疗相关并发症发生率等方面均需进一步改进。

现阶段系统治疗策略研究主要集中于靶向治疗。靶向治疗是指特异性作用于携带有特定靶分子细胞的一类治疗,而对其他细胞的功能无明显影响。总的来说,常用的靶向治疗包括两种形式——单克隆抗体（mAbs）和小分子酪氨酸激酶抑制因子（TKIs）。头颈部肿瘤中最有前途的靶分子包括表皮生长因子受体家族（erbB）、Src 通路及血管生成通路。临床不同阶段的靶向治疗见表 7-10。

表 7-10　头颈部肿瘤的靶向治疗药物

药　名	描　述	临床试验	临床试验设计
抗 EGFR 治疗			
西妥昔单抗（Cetuximab）	嵌合 mAb	Ⅲ期	联合放化疗;复发性或转移性
帕尼单抗（Panitumumab）	人 mAb	Ⅱ/Ⅲ期	复发或转移性;与放化疗并行
Zalutumumab	人 mAb	Ⅱ/Ⅲ期	复发或转移性;与放化疗并行
尼妥珠单抗（Nimotuzumab）	人源化鼠 MoAb	Ⅰ/Ⅱ期	与放化疗并行
马妥珠单抗（Matuzumab）	人源化鼠 MoAb	Ⅰ期	复发或转移性
厄洛替尼（Erolotinib）	EGFR 的 TKI	Ⅱ/Ⅲ期	复发或转移性;在明确的辅助性设定中与放化疗并行,化学预防
吉非替尼（Gefitinib）	EGFR 的 TKI	Ⅱ/Ⅲ期	复发或转移性;在明确的辅助性设定中与放化疗并行,新辅助
拉帕替尼（Lapatinib）	EGFR 和 Her-2/neu 双相 TKI	Ⅱ/Ⅲ期	复发或转移性;在明确的辅助性设定中与放化疗并行,新辅助

续表

药　名	描　述	临床试验	临床试验设计
抗 Src 治疗			
达沙替尼（Dasatinib）	Src、Abl、c-kit 和 PDGF 的 TKI	Ⅱ期	复发或转移性
塞卡替尼（AZD-0530）	Src 和 Abl 的抑制剂	Ⅱ期	复发或转移性
抗血管生成治疗			
贝伐单抗（Bevacizumab）	抗 VEGF 人源化鼠 mAb	Ⅱ/Ⅲ期	复发或转移性；与放化疗并行
索拉菲尼（Sorafenib）	VEGFR2、VEGFR3、PGDFRb、Raf1、kit 的 TKI	Ⅱ期	复发或转移性
舒尼替尼（Sunitinib）	VEGFR1、VEGFR2、kit 的 TKI	Ⅱ期	复发或转移性；与放化疗并行
凡德他尼（Vandetanib）	VEGFR2、EGFR、RET 的 TKI	Ⅱ期	复发或转移性；与放化疗并行
Semaxanib	VEGFR2 的 TKI	Ⅱ期	复发或转移性
XL-880	VEGFR2、cMET 的 TKI	Ⅱ期	复发或转移性
西地尼布（Cediranib）	VEGFR1、VEGFR2、VEGFR3 的抑制剂	Ⅰ/Ⅱ期	复发或转移性
其他			
硼替佐米（Bortezomib）	蛋白酶体抑制剂	Ⅰ/Ⅱ期	复发或转移性，与放化疗并行
塞来昔布（Celecoxib）	COX-2 抑制剂	Ⅰ/Ⅱ期	复发或转移性，与放化疗并行，化学预防
TNFerade	携带放疗诱导性 TNF 基因的腺病毒载体	Ⅰ/Ⅱ期	放疗/放化疗并行
西仑吉肽（Cilengitide）	抗整合素	Ⅰ/Ⅱ期	复发或转移性
Proxinium	Ep-CAM 靶向药物（瘤内注射）	Ⅰ/Ⅱ期	复发或持续存在
Allovectin-7	携带编码 HLA B7 和 β2 微球蛋白 DNA 序列的免疫刺激剂（瘤内注射）	Ⅰ期	复发或持续存在

注：COX：环氧化酶；EGFR：表皮生长因子受体；PDGF：血小板衍生生长因子；mAb：单克隆抗体；TKI：酪氨酸激酶抑制剂；VEGF：血管内皮生长因子；VEGFR：VEGF 受体（资料来自：ClinicalTrials. gov，2008 年 9 月 20 日更新）。

　　表皮生长因子受体属酪氨酸激酶家族的 erbB 成员，参与多种生长调控通路。这个家族有 4 个成员：EGFR、Her-2/neu、Her-3 和 Her-4。前面两个在 HNSCC 中发挥了重要作用。90% 的 HNSCC 有 EGFR 的过表达，它的高表达往往预示淋巴结转移和预后不良[190, 191]。Her-2/neu 的过表达较少见，见于 17% ~ 53% 的 HNSCC，它在 HNSCC 中的角色很可能是 EGFR 的信号配体，它的表达同样和一系列疾病的较差转归有关[192,193]。在抗 EGFR 治疗中，西妥昔单抗不仅可明显提高复发肿瘤患者的生存率（西妥昔单抗联合放疗对比单纯放疗）[194]，同时也可提高转移癌患者的生存率（与铂类化疗药联合）[184]。这两种治疗方法均被 FDA 批准。目前已有超过 100 个临床试验研究如西妥昔单抗和新型 TKIs、厄洛替尼、吉非替尼和拉帕替尼等药物的治疗效果。

　　Src 激酶是另外一组与酪氨酸激酶受体（包括 EGFR）、血小板衍生生长因子（PDGFR）、胰岛素样生长因子-1 受体（IGF-1R）和 G 蛋白耦联受体（GPCRs）信号通路联系紧密的激酶。这个家族中，c-Src 的过度表达见于多种肿瘤，包括头颈部肿瘤[195]。这些激酶表达的异常提示肿瘤进展或转移[196]。在 HNSCC 中，Scr 激酶与 EGFR 的激活和抑制相关联[197]。针对 Scr 的靶向药物是新近发展的药物，许多 TKIs，尤其是达沙替尼，正被用于与标准治疗联合使用治疗复发性和转移癌的研究中。

　　血管生成在肿瘤发展中发挥了非常重要的作用，它受血管生成促进因子和抑制因子的调控。血管内皮生长因子（VEGF）家族是最重要的血管生成促进因子，VEGF 配体和它们的受体（VEGFR1,2,3）是抗血管生成生物治疗的理想目标。可抑制 VEGF 配体的单克隆抗体贝伐单抗以及 VEGF 受体的多个 TKIs,如索拉菲尼、索坦和凡德他尼正在进行临床试验。

在过去几十年里,放疗策略已经改变,强调适形递送放射剂量到形状复杂的照射靶区,保护正常组织结构,从而能够对受累区域(原发灶和淋巴结)的增强剂量照射。精确的图像引导技术可提供精确定位,使得肿瘤放疗专家能进一步减少不确定边界范围。生物成像技术为划定肿瘤轮廓提供了新的手段,如在多个中心 PET 已用于肿瘤轮廓的划定。初步的感觉是它可能导致预期放射体积的改变。

下一步就是使用生物成像技术描绘肿瘤不同部分的特征,并可以根据其特征对其使用不同剂量的放射线,即"数字剂量分布"(theragnostics 或 dose painting by numbers)概念[198]。肿瘤和淋巴结内的缺氧区域显然是放疗的首要目标。PET 成像技术可将同位素(F-MISO、F-FAZA、Cu-ATSM)聚集于缺氧区域,已与 CT 放射技术联合应用,用于确定靶区内的缺氧部位,以指导使用不同的剂量和分割大小治疗[199-203]。联合使用全身化疗和生物药物如西妥昔单抗,可进一步增强放疗对局部进展病变的治疗效果。硝基咪唑类药物尼莫唑作为缺氧细胞的增敏剂,已经成功地与放疗联合应用[204]。如果肿瘤组织具有缺氧特征,这些则可以作为辅助放疗的有价值药物。

现在外科研究中一种新的方法就是对颈部 N0 早期病变患者进行前哨淋巴结活检,帮助制订最终的手术方案。许多研究,主要有关口腔肿瘤,已经检验这种方法的可行性和诊断准确性[205-208]。淋巴闪烁造影术,应用放射胶体和术中 γ 照相机,对于前哨淋巴结的检出率可达 90%。多数情况下,这种方法的阴性预测率也可达 90%。但在更晚期肿瘤其检测结果则不恒定。在早期无淋巴结转移的 HNSCC 患者,这种方法可能会成为一种可接受的常规检查方法。

7.5.7 将来研究的方向

与 20 世纪比,尽管肿瘤治疗方法已有一定进展,但人们也认识到虽然有了大量技术和经费的投入,但肿瘤患者生存率的提高却停滞不前,改善的步伐缓慢。这使人们认识到肿瘤的诊断和治疗不能单纯依赖以大小和数量为基础的物理方法。标准分期和治疗常常是基于经验性的,并过分依赖这些物理学参数。进一步提高疗效必须了解肿瘤的分子机制,这才能理解为何肿瘤组织看上去相似但却有不一样的行为表现。这个过程是渐进性的长期过程。不过现在已找到了新的研究途径,如果继续发展,很可能会带来突破。

头颈部转移肿瘤的研究重点已渐渐转移到肿瘤的生物学上。进一步转化研究,将使这些研究更接近临床。必须更好地认识分子标记及其功能,更加明确是单独应用还是与其他标记联合应用。这不仅能预测疾病预后,还能根据其生物学特征进行肿瘤分组,并预测发生转移的概率。分子学诊断技术(如微阵列)可帮助我们以多种特征为基础,将每一种肿瘤进行分类。放射学技术应该可根据其生物学特征预测发生转移的风险性,同时也可以评判对放疗和化疗的敏感性。治疗应该基于物理学和生物学特征,从而对低危病变进行低剂量治疗,对高危病变给予更加积极的治疗。相同的肿瘤和转移病灶也可以根据其内部特征给予不同剂量的放疗。全身治疗也可根据个体化原则,针对每例肿瘤生物学特征进行治疗。多模式治疗方案将在联合、顺序等方面进一步优化,以达到肿瘤治疗的最佳目标,即最大限度地杀死肿瘤组织,并将并发症发生率降到最低。

(梁磊 译,钦伦秀 审校)

参考文献

[1] Ferlay J, et al, eds. GLOBOCAN 2002: cancer incidence, mortality and prevalence worldwide. IARC Cancer Base No 5. Lyon: IARC Press, 2004.

[2] Rouviere H, ed. Anatomie Humaine Descriptive et Topographique. 6th ed. Paris: Masson et Cie, 1948.

[3] Spiessl B, et al, eds. TNM Atlas. Illustrated guide to the TNM/pTNM classification of malignant tumours. 3rd ed. Berlin: Springer, 1992.

[4] Robbins KT, et al. Standardizing neck dissection terminology. Official report of the Academy's Committee for Head and Neck Surgery and Oncology. Arch Otolaryngol Head Neck Surg, 1991, 117: 601-605.

[5] Bataini JP, et al. Natural history of neck disease in patients with squamous cell carcinoma of oropharynx and pharyngolarynx. Radiother Oncol, 1985, 3: 245-255.

[6] Candela FC, et al. Patterns of cervical node metastases from squamous carcinoma of the oropharynx and hypophaiynx. Head Neck, 1990, 12: 197-203.

[7] Candela FC, et al. Patterns of cervical node metastases from squamous carcinoma of the larynx. Arch Otolaryngol Head Neck Surg, 1990, 116: 432-435.

[8] Lindberg R. Distribution of cervical lymph node metastases from squamous cell carcinoma of the upper respiratory and digestive tracts. Cancer, 1972, 29: 1446-1449.

[9] Northrop M, et al. Evolution of neck disease in patients with primary squamous cell carcinoma of the oral tongue, floor of mouth, and palatine arch, and clinically positive neck nodes neither fixed nor bilateral. Cancer, 1972, 29: 23-30.

[10] Shah JP. Patterns of cervical lymph node metastasis from squamous carcinomas of the upper aerodigestive tract. Am J Surg, 1990, 160: 405-409.

[11] Laskar S, et al. Nasopharyngeal carcinoma in children: ten years'

experience at the Tata Memorial Hospital, Mumbai. Int J Radiat Oncol Biol Phys, 2004, 58: 189-195.

[12] Rao DN, et al. Survival analysis of 5,595 head and neck cancers-results of conventional treatment in a high-risk population. Br J Cancer, 1998, 77: 1514-1518.

[13] Terhaard CH, et al. Salivary gland carcinoma: independent prognostic factors for locoregional control, distant metastases, and overall survival: results of the Dutch Head and Neck Oncology Cooperative Group. Head Neck, 2004, 26: 681-692.

[14] Shah JP, et al. The patterns of cervical lymph node metastases from squamous carcinoma of the oral cavity. Cancer, 1990, 66: 109-113.

[15] Mendenhall WM, et al. Elective neck irradiation in squamous-cell carcinoma of the head and neck. Head Neck Surg, 1980, 3: 15-20.

[16] Byers RM, et al. Rationale for elective modified neck dissection. Head Neck Surg, 1988, 10: 160-167.

[17] Shah JP. Cervical lymph node metastases — diagnostic, therapeutic, and prognostic implications. Oncology (Williston Park), 1990, 4: 61-69.

[18] Woolgar JA. Histological distribution of cervical lymph node metastases from intraoral/oropharyngeal squamous cell carcinomas. Br J Oral Maxillofac Surg, 1999, 37: 175-180.

[19] Buckley JG, et al. Cervical node metastases in laryngeal and hypophaiyngeal cancer: a prospective analysis of prevalence and distribution. Head Neck, 2000, 22: 380-385.

[20] Ng SH, et al. Nodal metastases of nasopharyngeal carcinoma: patterns of disease on MRI and FDG PET. Eur J Nucl Med Mol Imaging, 2004, 31: 1073-1080.

[21] McLaughlin MP, et al. Retropharyngeal adenopathy as a predictor of outcome in squamous cell carcinoma of the head and neck. Head Neck, 1995, 17: 190-198.

[22] Lam WW, et al. Retropharyngeal lymphadenopathy in nasopharyngeal carcinoma. Head Neck, 1997, 19: 176-181.

[23] Chong VF, et al. Retropharyngeal lymphadenopathy in nasopharyngeal carcinoma. Eur J Radiol, 1995, 21: 100-105.

[24] Dias FL, et al. Relevance of skip metastases for squamous cell carcinoma of the oral tongue and the floor of the mouth. Otolaryngol Head Neck Surg, 2006, 134: 460-465.

[25] Byers RM, et al. Frequency and therapeutic implications of "skip metastases" in the neck from squamous carcinoma of the oral tongue. Head Neck, 1997, 19: 14-19.

[26] Bhatia R, et al. Distant metastasis in malignancies of the head and neck. J Laryngol Otol, 1987, 101: 925-928.

[27] Jackel MC, et al. Distant metastasis of squamous epithelial carcinomas of the upper aerodigestive tract. The effect of clinical tumor parameters and course of illness. HNO, 1999, 47: 38-44.

[28] Black RJ, et al. Screening for distant metastases in head and neck cancer patients. Aust NZJ Surg, 1984, 54: 527-530.

[29] Calhoun KH, et al. Distant metastases from head and neck squamous cell carcinomas. Laryngoscope, 1994, 104: 1199-1205.

[30] Leon X, et al. Distant metastases in head and neck cancer patients who achieved locoregional control. Head Neck, 2000, 22: 680-686.

[31] Merino OR, et al. An analysis of distant metastases from squamous cell carcinoma of the upper respiratory and digestive tracts. Cancer, 1977, 40: 145-151.

[32] Probert JC, et al. Patterns of spread of distant metastases in head and neck cancer. Cancer, 1974, 33: 127-133.

[33] Kotwall C, et al. Metastatic patterns in squamous cell cancer of the head and neck. Am J Surg, 1987, 154: 439-442.

[34] O'Brien PH, et al. Distant metastases in epidermoid cell carcinoma of the head and neck. Cancer, 1971, 27: 304-307.

[35] Koutkia P, et al. Adrenal metastasis secondary to papillary thyroid carcinoma. Thyroid, 2001, 11: 1077-1079.

[36] Schwender FT, et al. Squamous cell carcinoma of the buccal mucosa with metastases to the pericardial cavity, lung and thyroid. Oral Oncol, 2002, 38: 114-116.

[37] Sulkes A, et al. Isolated pericardial metastasis of parotid tumor origin. Head Neck Surg, 1982, 4: 344-348.

[38] Chouahnia K, et al. Splenic metastasis from a primary carcinoma of the piriform sinus. J Chir (Paris), 2004, 141: 107.

[39] Ngan RK, et al. Central nervous system metastasis from nasopharyngeal carcinoma: a report of two patients and a review of the literature. Cancer, 2002, 94: 398-405.

[40] Wada T, et al. Renal metastasis from squamous cell carcinoma of the hypopharynx. Urol Int, 2002, 68: 132-134.

[41] de Bree R, et al. Intracranial metastases in patients with squamous cell carcinoma of the head and neck. Otolaryngol Head Neck Surg, 2001, 124: 217-221.

[42] Walvekar RR, et al. Urinary bladder metastasis — an unusual presentation of distant spread from a primary pyriform sinus cancer: a case report. Auris Nasus Larynx, 2006, 33: 493-495.

[43] Basu D, et al. Detection of occult bone metastases from head and neck squamous cell carcinoma: impact of positron emission tomography computed tomography with fluorodeoxyglucose F 18. Arch Otolaryngol Head Neck Surg, 2007, 133: 801-805.

[44] Alvi A, et al. Development of distant metastasis after treatment of advanced-stage head and neck cancer. Head Neck, 1997, 19: 500-505.

[45] Shingaki S, et al. Predicting factors for distant metastases in head and neck carcinomas: an analysis of 103 patients with locoregional control. J Oral Maxillofac Surg, 1996, 54: 853-857.

[46] Woodruff JM, et al. Atypical carcinoid tumor of the larynx. A critical review of the literature. ORL J Otorhinolaryngol Relat Spec, 1991, 53: 194-209.

[47] Pitman KT, et al. Skin metastases from head and neck squamous cell carcinoma: incidence and impact. Head Neck, 1999, 21: 560-565.

[48] Alavi S, et al. Distant lymphatic metastasis from head and neck cancer. Ann Otol Rhinol Laryngol, 1999, 108: 860-863.

[49] Gowen GF, et al. The incidence and sites of distant metastases in head and neck carcinoma. Surg Gynecol Obstet, 1963, 116: 603-607.

[50] Hoye RC, et al. A clinico-pathological study of epidermoid carcinoma of the head and neck. Cancer, 1962, 15: 741-749.

[51] Myers EN, et al, eds. Cancer of the Head and Neck. 2nd ed. New York: Churchill Livingstone, 1989.

[52] Timon CV, et al. Paratracheal lymph node involvement in advanced cancer of the larynx, hypopharynx, and cervical esophagus. Laryngoscope, 2003, 113:1595-1599.

[53] Weber RS, et al. Paratracheal lymph node dissection for carcinoma of the larynx, hypopharynx, and cervical esophagus. Otolaryngol Head Neck Surg, 1993, 108: 11-17.

[54] Nishijima W, et al. Analyses of distant metastases in squamous cell carcinoma of the head and neck and lesions above the clavicle at autopsy. Arch Otolaryngol Head Neck Surg, 1993, 119: 65-68.

[55] Zbaren P, et al. Frequency and sites of distant metastases in head and neck squamous cell carcinoma. An analysis of 101 cases at autopsy. Arch Otolaryngol Head Neck Surg, 1987, 113: 762-764.

[56] Pickren JW, et al. Brain metastases: an autopsy study. Cancer Treat Symp, 1983, 2: 295-313.

[57] van der Wal JE, et al. Distant metastases of adenoid cystic carcinoma of the salivary glands and the value of diagnostic examinations during follow-up. Head Neck, 2002, 24: 779-783.

[58] Lee YY, et al. Intracranial perineural metastasis of adenoid cystic carcinoma of head and neck. J Comput Tomogr, 1985, 9: 219-223.

[59] Koka VN, et al. Adenoid cystic carcinoma of the salivary glands: clinicopathological survey of 51 patients. J Laryngol Otol, 1989, 103: 675-679.

[60] Spiro RH. Distant metastasis in adenoid cystic carcinoma of salivary origin. Am J Surg, 1997, 174: 495-498.

[61] Fordice J, et al. Adenoid cystic carcinoma of the head and neck: predictors of morbidity and mortality. Arch Otolaryngol Head Neck Surg, 1999, 125:149-152.

[62] Agarwal JP, et al. Intraoral adenoid cystic carcinoma: prognostic factors and outcome. Oral Oncol, 2008, 44: 986-993.

[63] Mansour OI, et al. Association between tobacco use and metastatic neck disease. Laryngoscope, 2003, 113: 161-166.

[64] RaginCC, et al. $^{11}q^{13}$ amplification status and human papillomavirus in relation to p^{16} expression defines two distinct etiologies of head and neck tumours. Br J Cancer, 2006, 95: 1432-1438.

[65] Hoffmann M, et al. Human papillomaviruses in head and neck cancer: 8-year survival analysis of 73 patients. Cancer Lett, 2005, 218:199-206.

[66] Ragin CC, et al. Survival of squamous cell carcinoma of the head and neck in relation to human papillomavirus infection: review and meta-analysis. Int J Cancer, 2007, 121:1813-1820.

[67] Ringstrom E, et al. Human papillomavirus type 16 and squamous cell carcinoma of the head and neck. Clin Cancer Res, 2002, 8: 3187-3192.

[68] Ogura I, et al. Mandibular bone invasion by gingival carcinoma on dental CT images as an indicator of cervical lymph node metastasis. Dentomaxillofac Radiol, 2002, 31: 339-343.

[69] Ogura I, et al. Maxillary bone invasion by gingival carcinoma as an indicator of cervical metastasis. Dentomaxillofac Radiol, 2003, 32: 291-294.

[70] Soriano E, et al. Course and prognosis of basaloid squamous cell carcinoma of the head and neck: a case-control study of 62 patients. Eur J Cancer, 2008, 44: 244-250.

[71] Thariat J, et al. Outcomes after radiotherapy for basaloid squamous cell carcinoma of the head and neck: a case-control study. Cancer, 2008, 112: 2698-2709.

[72] Gallo O, et al. Risk factors for distant metastases from carcinoma of the parotid gland. Cancer, 1997, 80: 844-851.

[73] Garavello W, et al. Risk factors for distant metastases in head and neck squamous cell carcinoma. Arch Otolaryngol Head Neck Surg, 2006, 132: 762-766.

[74] Fagan JJ, et al. Perineural invasion in squamous cell carcinoma of the head and neck. Arch Otolaryngol Head Neck Surg, 1998, 124: 637-640.

[75] Rahima B, et al. Prognostic significance of perineural invasion in oral and oropharyngeal carcinoma. Oral Surg Oral Med Oral Pathol Oral Radiol Endod, 2004, 97: 423-431.

[76] Yilmaz T, et al. Prognostic significance of vascular and perineural invasion in cancer of the larynx. Am J Otolaryngol, 1998, 19: 83-88.

[77] Fukano H, et al. Depth of invasion as a predictive factor for cervical lymph node metastasis in tongue carcinoma. Head Neck, 1997, 19: 205-210.

[78] Kane SV, et al. Depth of invasion is the most significant histological predictor of subclinical cervical lymph node metastasis in early squamous carcinomas of the oral cavity. Eur J Surg Oncol, 2006, 32: 795-803.

[79] Mishra RC, et al. Tumour thickness and relationship to locoregional failure in cancer of the buccal mucosa. Eur J Surg Oncol, 1999, 25: 186-189.

[80] Wallwork BD, et al. Squamous cell carcinoma of the floor of the mouth: tumour thickness and the rate of cervical metastasis. ANZ J Surg, 2007, 77:761-764.

[81] Fakih AR, et al. Elective versus therapeutic neck dissection in early carcinoma of the oral tongue. Am J Surg, 1989, 158: 309-313.

[82] Al-Othman MO, et al. Distant metastases after definitive radiotherapy for squamous cell carcinoma of the head and neck. Head Neck, 2003, 25:629-633.

[83] Doweck I, et al. Analysis of risk factors predictive of distant failure after targeted chemoradiation for advanced head and neck cancer. Arch Otolaryngol Head Neck Surg, 2001, 127: 1315-1318.

[84] Ellis ER, et al. Does node location affect the incidence of distant metastases in head and neck squamous cell carcinoma? Int J Radiat Oncol Biol Phys, 1989, 17: 293-297.

[85] Leemans CR, et al. Regional lymph node involvement and its significance in the development of distant metastases in head and neck carcinoma. Cancer, 1993, 71: 452-456.

[86] Vikram B, et al. Failure at distant sites following multimodality treatment for advanced head and neck cancer. Head Neck Surg, 1984, 6: 730-733.

[87] Capaccio P, et al. Cyclin D1 expression is predictive of occult metastases in head and neck cancer patients with clinically negative cervical lymph nodes. Head Neck, 2000, 22: 234-240.

[88] O-charoenrat P, et al. C-erbB receptors in squamous cell carcinomas of the head and neck: clinical significance and correlation with matrix metalloproteinases and vascular endothelial growth factors. Oral Oncol, 2002, 38: 73-80.

[89] Tatemoto Y, et al. Expression of p53 and p21 proteins in oral squamous cell carcinoma: correlation with lymph node metastasis and response to chemoradiotherapy. Pathol Res Pract, 1998, 194: 821-830.

[90] Marioni G, et al. Expression of the apoptosis inhibitor protein Survivin in primary laryngeal carcinoma and cervical lymph node metastasis. Anticancer Res, 2006, 26: 3813-3817.

[91] Franchi A, et al. Prediction of occult neck metastases in laryngeal carcinoma: role of proliferating cell nuclear antigen, MIB-1, and E-cadherin immunohistochemical determination. Clin Cancer Res, 1996, 2: 1801-1808.

[92] Rodrigo JP, et al. Focal adhesion kinase and E-cadherin as markers for nodal metastasis in laryngeal cancer. Arch Otolaryngol Head Neck Surg, 2007, 133: 145-150.

[93] Takes RP, et al. Markers for assessment of nodal metastasis in laryngeal carcinoma. Arch Otolaryngol Head Neck Surg, 1997, 123: 412-419.

[94] Takes RP, et al. Expression of genetic markers in lymph node metastases compared with their primary tumours in head and neck cancer. J Pathol. 2001, 194: 298-302.

[95] Masuda M, et al. Decreased CD44H expression in early-stage tongue carcinoma associates with late nodal metastases following interstitial brachytherapy. Head Neck, 2000, 22: 662-665.

[96] Spafford MF, et al. Correlation of tumor markers p53, bcl-2, CD34, CD44H, CD44v6, and Ki-67 with survival and metastasis in laryngeal squamous cell carcinoma. Arch Otolaryngol Head Neck Surg, 1996, 122: 627-632.

[97] Kurahara S, et al. Immunohistochemical study of sialyl Le(a) and sialyl Le(x) antigen in oral squamous cell carcinoma: the association of sialyl Le(a) expression with the metastatic potential. Head Neck, 1999, 21: 330-337.

[98] Anttonen A, et al. Syndecan-1 expression has prognostic significance in head and neck carcinoma. Br J Cancer, 1999, 79: 558-564.

[99] Culhaci N, et al. Elevated expression of MMP-13 and TIMP-1 in head and neck squamous cell carcinomas may reflect increased tumor invasiveness. BMC Cancer, 2004, 4: 42.

[100] Yoshizaki T, et al. Expression of tissue inhibitor of matrix metalloproteinase-2 correlates with activation of matrix metalloproteinase-2 and predicts poor prognosis in tongue squamous cell carcinoma. Int J Cancer, 2001, 95: 44-50.

[101] Nozaki S, et al. Immunohistochemical localization of a urokinase-type plasminogen activator system in squamous cell carcinoma of the oral cavity: association with mode of invasion and lymph node metastasis. Oral Oncol, 1998, 34: 58-62.

[102] Chien CY, et al. High expressions of CD105 and VEGF in early oral cancer predict potential cervical metastasis. J Surg Oncol, 2006, 94: 413-417.

[103] Beasley NJ, et al. Hypoxia-inducible factors HIF-1 alpha and HIF-2alpha in head and neck cancer: relationship to tumor biology and treatment outcome in surgically resected patients. Cancer Res, 2002, 62: 2493-2497.

[104] Brizel DM, et al. Elevated tumor lactate concentrations predict for an increased risk of metastases in head-and-neck cancer. Int J Radiat Oncol Biol Phys, 2001, 51: 349-353.

[105] Beasley NJ, et al. Intratumoral lymphangiogenesis and lymph node metastasis in head and neck cancer. Cancer Res, 2002, 62: 1315-1320.

[106] el-Naggar AK, et al. Genotypic analysis of primary head and neck squamous carcinoma by combined fluorescence in situ hybridization and DNA flow cytometry. Am J Clin Pathol, 1996, 105: 102-108.

[107] Welkoborsky HJ, et al. Comparison of quantitative DNA measurements and cytomorphology in squamous cell carcinomas of the upper aerodigestive tract with and without lymph node metastases. Ann Otol Rhinol Laryngol, 1993, 102: 52-57.

[108] Gunduz M, et al. nm23 Protein expression in larynx cancer and the relationship with metastasis. Eur J Cancer, 1997, 33: 2338-2341.

[109] Wang YF, et al. Prognostic significance of nm23-Hl expression in oral squamous cell carcinoma. Br J Cancer, 2004, 90: 2186-2193.

[110] Kyzas PA, et al. COX-2 expression correlates with VEGF-C and lymph node metastases in patients with head and neck squamous cell carcinoma. Mod Pathol, 2005, 18: 153-160.

[111] Schlecht NF. Prognostic value of human papillomavirus in the survival of head and neck cancer patients: an overview of the evidence. Oncol Rep, 2005, 14: 1239-1247.

[112] Tan EL, et al. Evaluation of plasma Epstein-Barr virus DNA load as a prognostic marker for nasopharyngeal carcinoma. Singapore Med J. 2006, 47: 803-807.

[113] Chung CH, et al. Molecular classification of head and neck squamous cell carcinomas using patterns of gene expression. Cancer Cell, 2004, 5: 489-500.

[114] Roepman P, et al. An expression profile for diagnosis of lymph node metastases from primary head and neck squamous cell

carcinomas. Nat Genet, 2005, 37: 182-186.

[115] Bockmuhl U, et al. Chromosomal alterations during metastasis formation of head and neck squamous cell carcinoma. Genes Chromosomes Cancer, 2002, 33: 29-35.

[116] Elsheikh MN, et al. Importance of molecular analysis in detecting cervical lymph node metastasis in head and neck squamous cell carcinoma. Head Neck, 2006, 28: 842-849.

[117] Helliwell TR. Molecular markers of metastasis in squamous carcinomas. J Pathol, 2001, 194: 289-293.

[118] Takes RP, et al. Can biomarkers play a role in the decision about treatment of the clinically negative neck in patients with head and neck cancer? Head Neck, 2008, 30: 525-538.

[119] Steinkamp HJ, et al. Reactive enlargement of cervical lymph nodes and cervical lymph node metastases: sonography (M/Q quotient) and computed tomography. Aktuelle Radiol, 1992, 2: 188-195.

[120] van den Brekel MW, et al. Modern imaging techniques and ultrasound-guided aspiration cytology for the assessment of neck node metastases: a prospective comparative study. Eur Arch Otorhinolaryngol, 1993, 250: 11-17.

[121] Curtin HD, et al. Comparison of CT and MR imaging in staging of neck metastases. Radiology, 1998, 207: 123-130.

[122] van den Brekel MW. et al. The size of lymph nodes in the neck on sonograms as a radiologic criterion for metastasis: how reliable is it? Am J Neuroradiol, 1998, 19: 695-700.

[123] Steinkamp HJ, et al. A histologically controlled study of the value of sonography and palpation for the detection and exclusion of neck lymph node enlargements and metastases. Aktuelle Radiol, 1991, 1: 312-318.

[124] de Bondt RB, et al. Detection of lymph node metastases in head and neck cancer: a meta-analysis comparing US, USgFNAC, CT and MR imaging. Eur J Radiol, 2007, 64: 266-272.

[125] Krabbe CA, et al. FDG PET in oral and oropharyngeal cancer. Value for confirmation of No neck and detection of occult metastases. Oral Oncol, 2008, 44: 31-36.

[126] Ng SH, et al. Prospective study of ^{18}F-fluorodeoxyglucose positron emission tomography and computed tomography and magnetic resonance imaging in oral cavity squamous cell carcinoma with palpably negative neck. J Clin Oncol, 2006, 24: 4371-4376.

[127] Anzai Y, et al. Evaluation of neck and body metastases to nodes with ferumoxtran 10-enhanced MR imaging: phase III safety and efficacy study. Radiology, 2003, 228: 777-788.

[128] Curvo-Semedo L, et al. USPIO-enhanced magnetic resonance imaging for nodal staging in patients with head and neck cancer. J Magn Reson Imaging, 2006, 24: 123-131.

[129] Hoffman HT, et al. Functional magnetic resonance imaging using iron oxide particles in characterizing head and neck adenopathy. Laryngoscope, 2000, 110: 1425-1430.

[130] Popperl G, et al. Correlation of FDG-PET and MRI/CT with histopathology in primary diagnosis, lymph node staging and diagnosis of recurrency of head and neck cancer. Rofo, 2002,

174: 714-720.

[131] Roh JL, et al. Utility of 2-^{18}F-fluoro-2-deoxy-D-glucose positron emission tomography and positron emission tomography/computed tomography imaging in the preoperative staging of head and neck squamous cell carcinoma. Oral Oncol, 2007, 43: 887-893.

[132] Stuckensen T, et al. Staging of the neck in patients with oral cavity squamous cell carcinomas: a prospective comparison of PET, ultrasound, CT and MRI. J Craniomaxillofac Surg, 2000, 28: 319-324.

[133] Kyzas PA, et al. ^{18}F-fluorodeoxyglucose positron emission tomography to evaluate cervical node metastases in patients with head and neck squamous cell carcinoma: a meta-analysis. J Natl Cancer Inst, 2008, 100: 712-720.

[134] King AD, et al. The impact of[18]F-FDG PET/CT on assessment of nasopharyngeal carcinoma at diagnosis. Br J Radiol, 2008, 81: 291-298.

[135] Yen TC, et al. Are dual-phase[18]F-FDG PET scans necessary in nasopharyngeal carcinoma to assess the primary tumour and loco-regional nodes? Eur J Nucl Med Mol Imaging, 2005, 32: 541-548.

[136] Ahn PH, et al. Positron emission tomography/computed tomography for target delineation in head and neck cancers. Semin Nucl Med, 2008, 38: 141-148.

[137] El-Bassiouni M, et al. ^{18}F-FDG PET-CT-based intensity-modulated radiotherapy treatment planning of head and neck cancer. Int J Radiat Oncol Biol Phys, 2007, 69: 286-293.

[138] Zheng XK, et al. Influence of FDG-PET on computed tomography-based radiotherapy planning for locally recurrent nasopharyngeal carcinoma. Int J Radiat Oncol Biol Phys, 2007, 69: 1381-1388.

[139] Mendenhall WM, et al. Definitive radiotherapy for tonsillar squamous cell carcinoma. Am J Clin Oncol, 2006, 29: 290-297.

[140] Mendenhall WM, et al. Definitive radiotherapy for nasopharyngeal carcinoma. Am J Clin Oncol, 2006, 29: 622-627.

[141] Perez CA, et al. Carcinoma of the tonsillar fossa: prognostic factors and long-term therapy outcome. Int J Radiat Oncol Biol Phys, 1998, 42: 1077-1084.

[142] Dinshaw KA, et al. Radical radiotherapy in head and neck squamous cell carcinoma: an analysis of prognostic and therapeutic factors. Clin Oncol (R Coll Radiol), 2006, 18: 383-389.

[143] Dinshaw KA, et al. Head and neck squamous cell carcinoma: the role of post-operative adjuvant radiotherapy. J Surg Oncol, 2005, 91: 48-55.

[144] Carter RL, et al. Radical neck dissections for squamous carcinomas: pathological findings and their clinical implications with particular reference to transcapsular spread. Int J Radiat Oncol Biol Phys, 1987, 13: 825-832.

[145] Hirabayashi H, et al. Extracapsular spread of squamous cell carcinoma in neck lymph nodes: prognostic factor of laryngeal cancer. Laryngoscope, 1991, 101: 502-506.

[146] Johnson JT, et al. The extracapsular spread of tumors in cervical

node metastasis. Arch Otolaryngol, 1981, 107: 725-729.

[147] Colletier PJ, et al. Postoperative radiation for squamous cell carcinoma metastatic to cervical lymph nodes from an unknown primary site: outcomes and patterns of failure. Head Neck, 1998, 20: 674-681.

[148] Gonzalez-Garcia R, et al. Contralateral lymph neck node metastasis of squamous cell carcinoma of the oral cavity: a retrospective analytic study in 315 patients. J Oral Maxillofac Surg, 2008, 66: 1390-1398.

[149] Mamelle G, et al. Lymph node prognostic factors in head and neck squamous cell carcinomas. Am J Surg, 1994, 168: 494-498.

[150] Feng M, et al. Predictive factors of local-regional recurrences following parotid sparing intensity modulated or 3D conformal radiotherapy for head and neck cancer. Radiother Oncol, 2005, 77: 32-38.

[151] Jones AS, et al. The level of cervical lymph node metastases: their prognostic relevance and relationship with head and neck squamous carcinoma primary sites. Clin Otolaryngol Allied Sci, 1994, 19: 63-69.

[152] Freeman DE, et al. Does neck stage influence local control in squamous cell carcinomas of the head and neck? Int J Radiat Oncol Biol Phys, 1992, 23: 733-736.

[153] Feldman M, et al. Analysis of the parameters relating to failures above the clavicles in patients treated by postoperative irradiation for squamous cell carcinomas of the oral cavity or oropharynx. Int J Radiat Oncol Biol Phys, 1982, 8: 27-30.

[154] Andersen PE, et al. Results of selective neck dissection in management of the node-positive neck. Arch Otolaryngol Head Neck Surg, 2002, 128: 1180-1184.

[155] Pathak KA, et al. Selective neck dissection (I ~ III) for node negative and node positive necks. Oral Oncol, 2006, 42: 837-841.

[156] Rhee D, et al. The significance of immunohistochemically demonstrated nodal micrometastases in patients with squamous cell carcinoma of the head and neck. Laryngoscope, 2002, 112: 1970-1974.

[157] Chopra S, et al. Re-irradiation in the management of isolated neck recurrences: current status and recommendations. Radiother Oncol, 2006, 81: 1-8.

[158] Finley RK 3rd, et al. Results of surgical resection of pulmonary metastases of squamous cell carcinoma of the head and neck. Am J Surg, 1992, 164: 594-598.

[159] Teo PM, et al. Prognosticators determining survival subsequent to distant metastasis from nasopharyngeal carcinoma. Cancer, 1996, 77: 2423-2431.

[160] Khanfir A, et al. Prognostic factors in metastatic nasopharyngeal carcinoma. Cancer Radiother, 2007, 11: 461-464.

[161] Ong YK, et al. Design of a prognostic index score for metastatic nasopharyngeal carcinoma. Eur J Cancer, 2003, 39: 1535-1541.

[162] Recondo G, et al. Recurrent and/or metastatic head and neck squamous cell carcinoma: a clinical, univariate and multivariate analysis of response and survival with cisplatin-based chemotherapy. Laryngoscope, 1991, 101: 494-501.

[163] Pignon JP, et al. Chemotherapy added to locoregional treatment for head and neck squamous-cell carcinoma: three meta-analyses of updated individual data. MACH-NC Collaborative Group. Meta-analysis of chemotherapy on head and neck cancer. Lancet, 2000, 355: 949-955.

[164] Bernier J, et al. Postoperative irradiation with or without concomitant chemotherapy for locally advanced head and neck cancer. N Engl J Med, 2004, 350: 1945-1952.

[165] Mendenhall WM, et al. Squamous cell carcinoma of the head and neck treated with irradiation: management of the neck. Semin Radiat Oncol, 1992, 2: 163-170.

[166] Byers RM. Modified neck dissection. A study of 967 cases from 1970 to 1980. Am J Surg, 1985, 150: 414-421.

[167] Mendenhall WM, et al. Postoperative radiation therapy for squamous cell carcinoma of the head and neck. Am J Otolaryngol, 2003, 24: 41-50.

[168] Cooper JS, et al. Postoperative concurrent radiotherapy and chemotherapy for high-risk squamous-cell carcinoma of the head and neck. N Engl J Med, 2004, 350: 1937-1944.

[169] Brizel DM, et al. Necessity for adjuvant neck dissection in setting of concurrent chemoradiation for advanced head-and-neck cancer. Int J Radiat Oncol Bioi Phys, 2004, 58: 1418-1423.

[170] Frank DK, et al. Planned neck dissection after concomitant radiochemotherapy for advanced head and neck cancer. Laryngoscope, 2005, 115: 1015-1020.

[171] Sewall GK, et al. Planned postradiotherapy neck dissection: rationale and clinical outcomes. Laryngoscope, 2007, 117: 121-128.

[172] Chan AW, et al. The role of postradiotherapy neck dissection in supraglottic carcinoma. Int J Radiat Oncol Bioi Phys, 2001, 50: 367-375.

[173] Tan A, et al. Ability of positron emission tomography to detect residual neck node disease in patients with head and neck squamous cell carcinoma after definitive chemoradiotherapy. Arch Otolaryngol Head Neck Surg, 2007, 133: 435-440.

[174] Ahuja A, et al. The sonographic appearance and significance of cervical metastatic nodes following radiotherapy for nasopharyngaeal carcinoma. Clin Radiol, 1996, 51: 698-701.

[175] Yao M, et al. The role of post-radiation therapy FDG PET in prediction of necessity for post-radiation therapy neck dissection in locally advanced head-and-neck squamous cell carcinoma. Int J Radiat Oncol Bioi Phys, 2004, 59: 1001-1010.

[176] van den Brekel MW, et al. Sonographically guided aspiration cytology of neck nodes for selection of treatment and follow-up in patients with No head and neck cancer. Am J Neuroradiol, 1999, 20: 1727-1731.

［177］Barkley HT Jr, et al. Management of cervical lymph node metastases in squamous cell carcinoma of the tonsillar fossa, base of tongue, supraglottic larynx, and hypopharynx. Am J Surg, 1972, 124: 462-467.

［178］Boysen M, et al. The value of follow-up in patients treated for squamous cell carcinoma of the head and neck. Eur J Cancer, 1992, 28: 426-430.

［179］Vandenbrouck C, et al. Elective versus therapeutic radical neck dissection in epidermoid carcinoma of the oral cavity: results of a randomized clinical trial. Cancer, 1980, 46: 386-390.

［180］Kowalski LP. Results of salvage treatment of the neck in patients with oral cancer. Arch Otolaryngol Head Neck Surg, 2002, 128: 58-62.

［181］Wong LY, et al. Salvage of recurrent head and neck squamous cell carcinoma after primary curative surgery. Head Neck, 2003, 25: 953-959.

［182］Gibson MK, et al. Randomized phase Ⅲ evaluation of cisplatin plus fluorouracil versus cisplatin plus paclitaxel in advanced head and neck cancer (E1395): an intergroup trial of the Eastern Cooperative Oncology Group. J Clin Oncol, 2005, 23: 3562-3567.

［183］Clavel M, et al. Randomized comparison of cisplatin, methotrexate, bleomycin and vincristine (CABO) versus cisplatin and 5-fluorouracil (CF) versus cisplatin (C) in recurrent or metastatic squamous cell carcinoma of the head and neck. A phase Ⅲ study of the EORTC Head and Neck Cancer Cooperative Group. Ann Oncol, 1994, 5: 521-526.

［184］Vermorken JB, et al. Platinumbased chemotherapy plus cetuximab in head and neck cancer. N Engl J Med, 2008, 359: 1116-1127.

［185］Liu D, et al. Pulmonary metastasectomy for head and neck cancers. Ann Surg Oncol, 1999, 6: 572-578.

［186］Smith ML, et al. Stereotactic radiosurgery in the management of brain metastasis. Neurosurg Focus, 2007, 22: E5.

［187］Flickinger JC, et al. A multi-institutional experience with stereotactic radiosurgery for solitary brain metastasis. Int J Radiat Oncol Biol Phys, 1994, 28: 797-802.

［188］Rades D, et al. Surgical resection followed by whole brain radiotherapy versus whole brain radiotherapy alone for single brain metastasis. Int J Radiat Oncol Biol Phys, 2008, 70: 1319-1324.

［189］Nieder C, et al. The role of postoperative radiotherapy after resection of a single brain metastasis. Combined analysis of 643 patients. Strahlenther Onkol, 2007, 183: 576-580.

［190］Grandis JR, et al. Elevated levels of transforming growth factor alpha and epidermal growth factor receptor messenger RNA are early markers of carcinogenesis in head and neck cancer. Cancer Res, 1993, 53: 3579-3584.

［191］Grandis JR, et al. Down-modulation of TGF-alpha protein expression with antisense oligonucleotides inhibits proliferation of head and neck squamous carcinoma but not normal mucosal epithelial cells. J Cell Biochem, 1998, 69: 55-62.

［192］Xia W, et al. Strong correlation between c-erbB-2 overexpression and overall survival of patients with oral squamous cell carcinoma. Clin Cancer Res, 1997, 3: 3-9.

［193］Cavalot A, et al. Prognostic impact of HER-2/neu expression on squamous head and neck carcinomas. Head Neck, 2007, 29: 655-664.

［194］Bonner JA, et al. Radiotherapy plus cetuximab for squamous-cell carcinoma of the head and neck. N Engl J Med, 2006, 354: 567-578.

［195］Irby RB, et al. Role of Src expression and activation in human cancer. Oncogene, 2000, 19: 5636-5642.

［196］Summy JM, et al. Src family kinases in tumor progression and metastasis. Cancer Metastasis Rev, 2003, 22: 337-358.

［197］Xi S, et al. Src kinases mediate STAT growth pathways in squamous cell carcinoma of the head and neck. J Biol Chern, 2003, 278: 31574-31583.

［198］Bentzen SM. Theragnostic imaging for radiation oncology: dose-painting by numbers. Lancet Oncol, 2005, 6: 112-117.

［199］Grosu AL, et al. Hypoxia imaging with FAZA-PET and theoretical considerations with regard to dose painting for individualization of radiotherapy in patients with head and neck cancer. Int J Radiat Oncol Biol Phys, 2007, 69: 541-551.

［200］Lee NY, et al. Fluorine-18-labeled fluoromisonidazole positron emission and computed tomography-guided intensitymodulated radiotherapy for head and neck cancer: a feasibility study. Int J Radiat Oncol Biol Phys, 2008, 70: 2-13.

［201］Lin Z, et al. The influence of changes in tumor hypoxia on dose-painting treatment plans based on ^{18}F-FMISO positron emission tomography. Int J Radiat Oncol Biol Phys, 2008, 70: 1219-1228.

［202］O'Donoghue JA, et al. Assessment of regional tumor hypoxia using ^{18}F-fluoromisonidazole and [64]Cu (Ⅱ)-diacetyl-bis (N4-methylthiosemicarbazone) positron emission tomography: comparative study featuring micro PET imaging, PO2 probe measurement, autoradiography, and fluorescent microscopy in the R3327-AT and FaDu rat tumor models. Int J Radiat Oncol Biol Phys, 2005, 61: 1493-1502.

［203］Thorwarth D, et al. Combined uptake of ^{18}F-FDG and ^{18}F-FMISO correlates with radiation therapy outcome in head-and-neck cancer patients. Radiother Oncol, 2006, 80: 151-156.

［204］Overgaard J, et al. A randomized double-blind phase Ⅲ study of nimorazole as a hypoxic radiosensitizer of primary radiotherapy in supraglottic larynx and pharynx carcinoma. Results of the Danish Head and Neck Cancer Study (DAHANCA) Protocol 5-85. Radiother Oncol, 1998, 46: 135-146.

［205］Keski-Santti H, et al. Sentinel lymph node biopsy as an alternative to wait and see policy in patients with small T oral cavity squamous cell carcinoma. Acta Otolaryngol, 2008, 128: 98-102.

［206］Civantos F Jr, et al. Sentinel node biopsy for squamous cell carcinoma of the head and neck. J Surg Oncol, 2008, 97: 683-690.

[207] Stoeckli SJ. Sentinel node biopsy for oral and oropharyngeal squamous cell carcinoma of the head and neck. Laryngoscope, 2007, 117: 1539-1551.

[208] Kovacs AF. Head and neck squamous cell carcinoma: sentinel node or selective neck dissection. Surg Oncol Clin North Am, 2007, 16: 81-100.

7.6　转移性皮肤黑色素瘤的治疗策略

◎ Ahmad A. Tarhini and John M. Kirkwood

　　在 2008 年美国公布的新发肿瘤病例中，黑色素瘤在男性和女性常见肿瘤中分别估计为第六位和第七位。这种肿瘤的发病率正以超过其他肿瘤增长率的速度持续增长。在 2010 年，预计有 68 130 例新增黑色素瘤患者，其中多数是早期阶段，因此可治愈。然而，估计 2010 年将有 8 700 例患者将死于这种疾病[1]。每年，大约 8 000 例患者被发现有转移性黑色素瘤，表现为较早原发性黑色素瘤的复发，这一数据与每年死于该病的人数很接近。这一统计数据说明，在过去的几十年内对Ⅳ期黑色素瘤的治疗缺乏进展。

　　美国癌症联合委员会（AJCC）将皮肤黑色素瘤分为 4

期。原发肿瘤局限于皮肤、无区域淋巴结受累属 Ⅰ 和 Ⅱ 期，以及肿瘤的厚度（深度）、上皮溃疡或网状真皮层或皮下脂肪受侵与否（克拉克Ⅳ或Ⅴ级）。Ⅲ期是有局部淋巴结受累的临床或病理证据，皮内播散或卫星转移灶的存在。Ⅳ期是指有远处转移[2]。

　　Ⅰ期黑色素瘤患者预后很好，单纯手术治疗的治愈率达85%以上；ⅡA 和ⅡB 期患者术后 3～5 年复发率分别是 20%～30% 和 40%～55%；Ⅲ期有区域淋巴结转移的恶性黑色素瘤患者的 5 年复发率为 60%～80%；Ⅳ期患者预后极差，中位生存期的只有 6～9 个月（图 7-8）[3,4]。

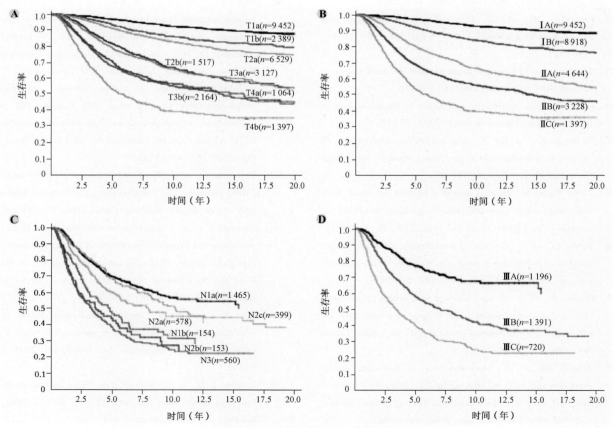

图 7-8　不同分期黑色素瘤的生存率

目前还没有药物能延长转移性黑色素瘤患者的生存。转移性黑色素瘤的治疗方法包括化疗、生物化疗、非特异性免疫佐剂、特异性肿瘤疫苗、细胞因子、单克隆抗体以及特异性免疫增强剂。单药达卡巴嗪(Dacarbazine, DTIC)化疗是美国 FDA 唯一批准用于治疗转移性黑色素瘤的化疗药物。免疫学方法已经成为近 30 年来唯一被美国 FDA 新批准用于治疗转移性疾病的制剂,高剂量 IL-2,是依据其能对部分转移性黑色素瘤起持久反应。然而,此药物不良反应发生率高,成本也很高[5]。目前有许多新的治疗方法,还在进行积极的临床试验。

7.6.1 转移性黑色素瘤的化疗

DTIC(烷化剂)是美国 FDA 唯一批准用于治疗转移性黑色素瘤的化疗药物,这可以追溯到 25 多年前。自 20 世纪 70 年代以来,DTIC 研究显示其反应率从早期临床试验用旧系统评估的 20%,到目前的 6.7%(来自最近一项最大的 III 期临床试验之一);其平均反应持续时间为 4~6 个月[4,6]。然而,DTIC 没有与且安慰剂或最好的支持治疗进行随机对照比较。DTIC 通常是用 200 mg/m² 静脉注射,连续 5 天,或 850~1 000 mg/m² 静脉滴注,2~4 周,这两种方案在反应率和持续反应时间上没有明显差异。使用联合化疗和自体骨髓移植可获得更高反应率,但这些方法毒性更大,并在防止复发或延长生存方面毫无益处[8]。

替莫唑胺(Temozolomide, TMZ)是一种细胞毒性烷化剂,在体内转化为与肝脏代谢 DTIC 相同的活性代谢产物,即 monomethyl-triazenoimidazole-carboxamide(MTIC)。TMZ 穿过血脑屏障,不需要代谢活化,在生理 pH 值时它会自发地化学降解,产生 MTIC[9]。有一个大型随机试验给予首次发生转移的黑色素瘤患者口服 TMZ 每天 200 mg/m²,连服 5 天,每 28 天一次,与静脉用 DTIC 治疗的疗效进行比较。口服 TMZ 的中位生存期为 7.7 个月,而静脉用 DTIC 的中位生存期为 6.4 个月,HR = 1.18(P = 0.2)。TMZ 的 6 个月整体存活率为 61%,而用 DTIC 则是 51%(P = 0.063,HR = 1.36)。尽管治疗组之间的总存活率差异没有达到统计学意义(P = 0.20),但是 HR(0.92~1.52)的 95% 置信区间表明,TMZ 的疗效至少相当于 DTIC 的疗效[10]。

最近公布的 859 例患者的 III 期临床试验采用延长疗程 TMZ(1~7 天,每天 150 mg/m² 每天口服,每疗程 14 天),其可能延长 DNA 修复酶 Q⁶-甲基-DNA 甲基转移酶(MGMT)的消耗,提高临床疗效。TMZ 组与 DTIC 组比较,总生存率(HR = 0.99,中位数为 9.13 个月与 9.36 个月)、无进展生存(HR = 0.92,中位数 2.30 个月与 2.17 个月)和总体反应率(完全缓解/部分缓解为 TMZ 14% 和 DTIC 10%)均无显著差异[11]。

在一项 III 期临床试验中,福莫司汀(Fotemustine)用于未经治疗的第三阶段试验的转移性黑色素瘤患者,与 DTIC 比较表现出更好的反应率(15.2% 对比 6.8%),但总生存率的改善无明显统计学意义[12]。包括达特茅斯(Dartmouth)方案(DTIC/顺铂/卡氮芥/他莫昔芬)[8]或 CVD 方案(顺铂/长春碱/ DTIC)等联合化疗方案可以明显改善反应率,但无法转化为生存率获益[13]。此外,DTIC 再联合他莫昔芬和(或)IFN-α 也没有明显好处[14]。

7.6.2 黑色素瘤对化疗的耐药机制

MTIC、DTIC 和 TMZ 的活性代谢产物可在鸟嘌呤的 N⁷(70% 的碱基改变)和 O⁶(6%)位点以及腺嘌呤 N³ 位点(9%)使 DNA 甲基化[15]。O⁶-甲基化鸟嘌呤(O⁶-MEG)的碱基改变,对 DTIC 或 TMZ 的细胞毒作用很重要,它可被 DNA 修复蛋白 MGMT 修复。通过联合使用两种烷化剂或延长 TMZ 给药时间来消耗 MGMT,可减少耐药性,提高临床疗效[16]。

MGMT 的表达缺失可通过 MGMT 启动子甲基化测量,被证明可提高胶质母细胞瘤患者用 TMZ 治疗后的反应率和无进展生存率[17],提高胶质瘤患者的反应率[18]。对于黑色素瘤,尚无研究显示其与 DTIC[19]或 TMZ[20,21]治疗反应率的改善有关。

黑色素瘤还存在 MGMT 以外的烷化剂抵抗机制,如碱基切除修复的激活或错配修复(MMR)[22]。未能发现肿瘤对 DTIC 或 TMZ 的反应与 MGMT 表达或启动子甲基化之间存在相关性,表明这些耐药机制可能是重要的,单独或与 MGMT 联合发挥作用。

7.6.3 黑色素瘤的免疫和免疫治疗

黑色素瘤患者的免疫力对进展期疾病的控制非常重要。已有报道黑色素瘤可以自然消退,这表明宿主免疫力的重要作用。原发性黑色素瘤部位经常出现淋巴浸润,并经常作为肿瘤消退的病理学证据,这种作用可以间接支持免疫的重要作用。黑色素瘤的宿主细胞免疫反应具有潜在的预后和预测意义。原发性黑色素瘤的 T 细胞浸润是疾病的重要预后因素[23],局部淋巴结转移的 T 细胞浸润可以预测 IFN-α2b 治疗的益处[24-26]。

(1)大剂量 IL-2

IL-2 在免疫调节中起着核心作用,因为它会影响免疫系统关键细胞的存活,这些与 T 细胞和自然杀伤(NK)细胞的抗肿瘤细胞毒性有关[27-32];它还在 B 细胞和巨噬细胞的活化中发挥辅助因子的作用[33]。静脉注射大剂量(high-bolus iv dose)IL-2,每 8 个小时一次,这是美国国家癌症研究所(NCI)根据动物模型研究发现其存在剂量依赖性而制订的剂量方案[34]。最初有关大剂量(high-dose bolus, HDB)IL-2 研究所使用剂量为第 1~5 天(循环 1)600 000~720 000 IU/kg,每 8 个小时一次;第 15~19 天(循环 2)重复该剂量,每个循环最多用 14 个剂量或每个疗程最多 28 个剂量(1 个疗程为 2 个循环)。反应或稳定的患者在 8~12 周后进行第二个疗程的治疗。IL-2 可作为单药使用或与免疫活性细胞联合应用,即所谓的过继免疫治疗。后者包括两种类型的免疫细胞,即淋巴因子激活的杀伤（LAK）细胞和肿瘤浸润淋巴细胞（TILs）[35-37]。

有一项回顾性分析,于1985～1993年进行的8个临床试验采用上述HDB IL-2方案,联合或不联合LAK细胞。这些试验纳入了270例进展期转移性黑色素瘤患者[35,36]。在联合应用LAK细胞的研究中,这些细胞是用白细胞分离术在IL-2治疗后淋巴细胞分裂最活跃并已停止治疗时(第8～12天)从患者体内分离获得,LAK细胞随后在IL-2中培养3～4天。产生的LAK细胞在IL-2治疗第二个循环时与IL-2一起回输。这些试验随访至1998年12月,结合最新的数据更新,表明有16%的客观缓解率,4%的患者有持久反应[38,39]。中位反应时间为8.9个月(4～106个月)。28%的有反应患者(包括59%获得完全反应者)在62个月的中位随访期内保持疾病无进展。此外,在存活超过30个月的患者中没有出现复发,提示这些患者可能已被"治愈"。有内脏转移与(或)大肿瘤负荷患者的反应率相似,但状态差或那些事先接受全身治疗患者的反应率较低。基于这些数据,美国FDA批准HDB IL-2用于治疗转移性黑色素瘤。然而,其相关的许多主要毒性,如毛细血管渗漏综合征、低血压、肾功能不全和缺氧等阻碍了其广泛的应用。大剂量IL-2的使用目前仅限于有经验医师的专门方案,一般只用于状态良好和器官功能优良的患者[37]。

除了过程繁琐,随机研究没有显示出LAK细胞与IL-2联合治疗比HDB IL-2单独应用更有优势[38]。此外,联合rIL-2和CD8[+]TIL治疗转移性肾细胞癌的随机III期试验结果阴性[39]。

(2) 生物化疗

化疗与免疫疗法联合应用治疗转移性黑色素瘤已有广泛研究。这种联合有两个主要策略,即采用化疗(CVD方案)和免疫疗法(9 MIU/m[2],IL-2连续输注和IFN-α)的序贯应用,或同时应用化学免疫疗法。两种策略在II期临床试验中均已产生可喜的效果,整体反应率为40%～60%,长期缓解率为9%左右[40]。在随机试验中将序贯疗法与单独化疗进行比较。虽然序贯生物化疗(biochemotherpay, BCT)组的反应率和至进展时间均有所改善,但两组生存差异只达临界值,且毒性较强[41]。Atkins和他的同事在同时应用CVD与IL-2和IFN-α生物化疗方案进行II期临床治疗。结果显示[42],其效果似乎与序贯疗法相近,但实用性更强和毒性较低。同时,应用CVD/IL-2/IFN-α方案(BCT)后来被美国不同团队采用,并在一项重要随机III期临床试验中与CVD作比较(ECOG3695)。这项试验在中期分析显示BCT与单纯化疗相比,在反应率、PFS、OS或持久完全反应率等方面没有明显提高,被提前终止。此外,BCT的毒性,尤其是4级毒性更大[43]。另外两个在欧洲进行的使用略有不同BCT方案的III期临床试验也未能显示反应率、复发率或OS等有所改善[44,45]。最近的一项对18个临床试验进行的荟萃分析(11个化疗±干扰素试验,7个化疗±干扰素+IL-2试验)表明生物化疗并未改善OS[46]。因此,没有令人信服的证据表明BCT治疗转移性黑色素瘤优于单独化疗。

用强化BCT方案后达到缓解者,一般中位至进展时间6个月以上。为了延长缓解期,有人尝试使用"诱导"BCT后持续应用生物治疗。已经建立了一个开始连续输注递减剂量IL-2,然后低剂量皮下注射IL-2和GM-CSF的方案[47]。O'Day等人报道了一系列转移性黑色素瘤患者经过诱导BCT,然后应用持续低剂量IL-2治疗和间歇性中等(大剂量)递减IL-2达到部分缓解或病情稳定超过12个月。中位生存期明显高于历史对照,但这个概念尚未被随机试验验证[47]。

7.6.4　临床试验中的全身治疗方法

(1) 黑色素瘤肿瘤疫苗

肿瘤疫苗(多肽疫苗,基于热休克蛋白、DC的疫苗)的设计,一般要么增加肿瘤细胞的免疫识别,要么通过淋巴细胞活化增强抗肿瘤效应器免疫反应[48]。到1990年,已经有临床前研究显示疫苗可使肿瘤完全消退和(或)长期稳定的证据[49-51]。早期临床试验表明,来自完整肿瘤细胞制备的肿瘤疫苗的活性有限,这大概是宿主免疫系统对黑色素瘤相关抗原已经存在Th2性能负性偏移[48]。在20世纪90年代初,由于识别和克隆一系列黑色素瘤共享相关的抗原谱系,如Gp100、Mart-1和酪氨酸酶,以及更局限的癌胚抗原(如MAGE-1和NY-ESO-1),激发了肽疫苗的发展[48,52]。然而,与弗氏不完全佐剂结合的多肽疫苗的免疫原性不足,在没有外源性细胞因子的情况下,不能引起强大的抗肿瘤免疫反应[53]。用培养的肿瘤细胞株全细胞裂解物制备的复杂多价疫苗,被认为可提供更广泛的抗原谱系。例如,Canvaxin是黑色素瘤细胞多价疫苗,含有20多个肿瘤抗原[54]。这种疫苗在早期阶段的临床试验中表现为耐受性良好,在非随机的历史性对照系列研究的初步结果提示有临床效益[55,56]。然而,经过手术切除III/IV期黑色素瘤的前瞻性随机试验严格测试,辅助变更Canvaxin治疗与卡介苗相比并未改善无复发或总生存率[57]。此外,其他早期疫苗研究报道了一些客观反应[55,56]。在随机III期临床研究中与化疗比较,黑色素瘤疫苗如Allovectin-7、Canvaxin和Melacine等普遍未能达到改善反应或生存的主要研究终点[58]。

黑色素瘤疫苗所采用的策略是利用T细胞界定肿瘤相关抗原(T-cell-defined tumor-associated antigens)。黑色素瘤已被证明表达多种T细胞界定表位,其中有些是组织谱系的黑色素标记,而另一些限于成人癌症中。MHC-I类限制性表位代表被呈递给CD8[+]T细胞的来自肿瘤相关抗原的短肽,HLA-A2 I类等位基因(>45%的黑色素瘤患者表达)似乎在呈递黑色素瘤抗原表位中发挥重要作用。大多数起源于HLA-A2[+]肿瘤浸润淋巴细胞培养抗黑色素瘤细胞毒性T淋巴细胞克隆(70%～80%)似可对抗来自MART-1的肽段,其中10%～20%的克隆抗gp100衍生序列和1%～10%克隆抗酪氨酸衍生序列[59-62]。此外,这些肽段的MHC-II类肽表位已被识别。含有MART-1(27～35)、gp100(209

~217,210M)和酪氨酸酶肽(368~276,370D)的多表位肽疫苗已被用于一些临床试验,结果一致表明该疫苗有很好的耐受性,并与黑色素瘤的免疫性和临床反应有关[63]。

ECOG1696是一个已完成的多表位肽疫苗治疗转移性黑色素瘤的Ⅱ期临床试验,试验联合或不用IFN-α2b或GM-CSF作为免疫佐剂,是一个2×2的析因设计。本研究累计入组120例,有75例经历了3个月的免疫评估,可提供完整免疫数据。证明在35%的可测量转移性黑色素瘤患者中可诱导三系抗原中一个或一个以上CD8表位的免疫力。通过预处理T细胞前体倍增频率定义的Ellispot检测反应,被发现与具有较长的中位生存期有关,但与PFS无关。全身给予GM-CSF和IFN-α2b对疫苗的免疫和抗肿瘤反应的影响并未达到统计学意义[64]。一些研究正在探索中,通过使用强有力的免疫佐剂如局部应用GM-CSF油佐剂和胞嘧啶鸟嘌呤脱氧寡核苷酸等,旨在提高抗MART-1、gp100和酪氨酸酶肽段的免疫反应。

热休克蛋白(HSPs)是一个提供看家和细胞保护功能的蛋白家族,它们具有重要的免疫特性,作为一组肽的伴侣蛋白激发多克隆免疫反应[65]。转移性黑色素瘤患者应用自体肿瘤源性HSPPC-96致敏,可显著增强黑色素瘤特异性T细胞介导反应[66],具有良好临床反应[67]。在Ⅱ期临床试验中,转移性黑色素瘤患者在手术切除转移灶后,没有应用自体肿瘤源性HSPPC-96免疫治疗。在28例具有残留可测量疾病的患者中,临床反应率为18%,有两例完全反应(CRs)(24个月、48个月)、3例疾病稳定(SD)(153、191、272天)。免疫监测显示HSPPC-96疫苗免疫可诱导肿瘤特异性T细胞反应(23例中的11例)和NK细胞活化(16例中的8例)。患者的临床反应与黑色素瘤特异性T细胞介导反应相关(2例CR和可检测免疫反应的患者中3例SD中的2例)[67]。随后HSPPC-96联合GM-CSF和IFN-α治疗转移性黑色素瘤患者(n=28)的Ⅱ期临床研究最近已经完成,Ⅲ期临床试验正在进行,共有350例转移性黑色素瘤患者随机分组,进行HSPPC-96疫苗治疗对比IL-2+化疗+外科手术治疗。

正在积极进行临床试验评估树突状细胞(DC)的疫苗。DCs应用完整肿瘤细胞、肿瘤细胞裂解物或特定肽致敏,以提高抗原呈递T细胞的能力,诱导更有效的免疫反应。Ⅱ期临床试验通过加载DC细胞与从3个异体黑色素瘤细胞株的细胞裂解物制备DC疫苗(Uvidem, IDD-3)。在治疗的33例患者中,有1例CR,2例部分反应(PR)和6例SD。

(2)抑制异常信号通路的分子策略

BAY43-9006是一种新型多激酶抑制剂,可抑制细胞内的Raf激酶(CRAF、BRAF以及突变的BRAF)和细胞表面激酶受体(VEGFR-2、VEGFR-3、PDGFR-β、c-KIT和FLT-3)。BRAF基因编码Ras调节激酶,介导细胞生长和激活恶性转化激酶通路。2/3的黑色素瘤原代培养和70%的黑色素瘤细胞系中发现BRAF的激活突变[68]。BAY43-9006可以口服,并在Ⅰ期临床试验中证明有良好的耐受性[60,70]。在一项被终止的随机Ⅱ期试验中,39例转移性黑色素瘤患者仅每天两次口服400 mg BAY43-9006进行单药治疗。经过12周治疗,耐受性普遍良好;1例患者有部分反应,7例患者有SD[71]。这些结果表明BAY43-9006单一疗法具有抗肿瘤活性。在一项BAY43-9006联合卡铂和紫杉醇的Ⅰ/Ⅱ期临床试验中,35例黑色素瘤患者接受至少6周的治疗。在32例可评估的患者中,有11例(31%)有部分反应,其中有10例持续3~16个月。这种联合方案在黑色素瘤不仅表现活性,而且也具有良好的安全性,没有明显药代动力学相互作用[72]。

基于这些结果,由东部肿瘤协作组组织的Ⅲ期试验最近已经完成[73~75],其中800例初次接受化疗的转移性黑色素瘤患者被随机分组到卡铂和紫杉醇联合BAY43-9006或安慰剂组。①PRISM试验:将以前治疗过的患者(以前接受包含DTIC或TMZ的化疗方案后进展)随机分组接受应用卡铂和紫杉醇外加索拉菲尼或安慰剂治疗。用或不用索拉菲尼两组间PFS(主要终点;分别为17.4周对比17.9周,HR=0.91,99% CI=0.63~1.31;双侧log-rank检验,P=0.49)或RR(12%对比11%)没有差异。两组患者病情稳定的百分比也相似(54%和51%),两个组的中位OS也相同(都为42周;HR=1.01,95% CI=0.76~1.36,P=0.925)。②E2603试验:类似为进展期黑色素瘤患者的一线治疗所设计。2009年4月,东部肿瘤协作组的数据监测委员会建议停止试验,因为发现试验已达到无效的协议标准。

V600E BRAF是在黑色素瘤中最常见的激酶突变(60%)。最近报道致癌V600E突变体BRAF激酶的选择性抑制剂PLX4032的Ⅰ期研究结果。在入组的54例患者中,49例有转移性黑色素瘤,并有3例甲状腺癌、1例直肠癌和1例卵巢癌患者。应用240 mg,每日2次或者更大剂量治疗13例黑色素瘤患者,随访至少8周。在7例BRAF V600E+患者中有5例肿瘤缩小,1例证实部分反应,1例未能证实(太早);4例V600E状态未知的患者中有2例患者肿瘤缩小,1例证实部分缓解;2例BRAF基因野生型的患者病情进展。所有7例肿瘤缩小的患者,至少在4~14个月内仍然无进展[76]。在2009年6月更新数据(在2009年ASCO年会上)表明,在16例的BRAF V600E+黑色素瘤患者中有9例部分反应(7例确定,2例不确定)。这些数据已更新[77]在最近发表的报道上,显示大部分患者的肿瘤在完全或部分缩小。由于Ⅱ期临床试验已经证实这些初步发现,正在进行Ⅲ期临床试验。

据最近报道,受体酪氨酸激酶c-kit的突变和扩增存在于肢端恶性黑色素瘤(其中发生在非日晒区如手掌、脚掌或甲下部位)、黏膜黑色素瘤和由于慢性晒伤所致的皮肤恶性黑色素瘤中。这些类型的黑色素瘤大约只占所有西方国家黑色素瘤的1/4,但肢端和黏膜黑色素瘤是世界其他地方最流行的黑色素瘤类型。对102例原发性黑色素瘤进行队列研究发现kit基因突变或拷贝数增加等遗传学改变发生黏膜黑色素瘤为15/38例(39%)、肢端黑色素瘤10/28例(36%)、慢性晒伤皮肤5/18例(28%)、无慢性晒伤的皮肤黑色素瘤 0/18[78]。由于数据提示黑色素瘤中表达 kit,因此启动了 3 个Ⅱ期试验验证抑制转移性黑色素瘤患者体内的 kit/ PDGFR 受体表达的作用,无论其肿瘤是否表达 kit/ PDGFR。在 62 例患者中,只对 1 例肢端黑色素瘤患者有反应[79,80]。此外,采用测试达沙替尼研究类似设计的Ⅱ期临床研究显示有一定作用[81]。基于越来越多数据提示 kit 在黏膜黑色素瘤、肢端位点或慢性晒伤相关皮肤黑色素瘤的进展中发挥癌基因的作用,一项应用甲磺酸伊马替尼的研究至纳入不能手术切除的黏膜黑色素瘤、肢端位点或慢性晒伤相关皮肤黑色素瘤。前提是其肿瘤通过 FISH 检测发现染色体 4ql2 扩增(包括 kit)或 kit(外显子 9,11,13,17,18)突变[82]。对所筛选的 146 例患者,21% 的肿瘤(31/146例)表现为特征性 kit 突变或扩增。在这项正在进行的试验中,首批治疗的 12 例患者的反应率为 33%(4/12 例),其中 2 例 CR(18+ 和 37+ 周)、2 例部分反应和 6 例 SD。一项东部肿瘤协作研究组研究(E2607)目前正在测试这些选定患者口服达沙替尼的作用。

(3)抗凋亡策略

bcl-2 反义疗法已被用于治疗转移性黑色素瘤。bcl-2基因是被发现的细胞死亡途径的第一个组成部分,Bcl-2 蛋白通过阻止线粒体释放细胞色素 C 进而抑制细胞凋亡[83]。Oblimersen(Genesense)是一个 bcl-2 反义化合物,选择性地靶向 bcl-2 基因,导致其降解,抑制 Bcl-2 蛋白的翻译。Oblimersen 临床前研究结果可喜。随后的Ⅰ/Ⅱ期试验研究 oblimersen 和 DTIC 联合治疗 14 例表达 bcl-2 的晚期恶性黑色素瘤患者。联合方案的耐受性良好,使得目标 Bcl-2 蛋白下调、肿瘤细胞凋亡增加,这些作用在使用 DTIC 治疗后增强。有 6 例患者(1 例完全、2 例部分、3 例小部分)有抗肿瘤反应,所有患者的预期中位生存期超过 12 个月[84]。随后进行了Ⅲ期多中心临床试验,入选了 771 例转移性黑色素瘤患者,他们随机分组接受 DTIC 单独应用或 Oblimersen 使用后应用 DTIC 治疗。DTIC 与 Oblimersen 联合治疗可以显著提高缓解率(13.0% 对比 7.0%,$P = 0.006$)和无肿瘤进展生存期(78 天对比 49 天,$P = 0.000\ 3$,HR = 0.73)。然而,总体生存率没有明显增加,联合组的中位生存期为 9.1 个月,DTIC 单用的中位生存期为 7.9 个月($P = 0.184$,意向性治疗)。探索性分析提示联合治疗具有显著的意向性治疗总体生存率获益,两组分别是 15 个月和 18 个月($P = 0.03$)。但仍有待长期随访,以明确两个治疗组之间生存率差异[85]。现在的问题是,这一大型试验缺乏有助于在体内证实 bcl-2 的反义核酸作用的相关推定研究,而且观察到没有 LDH 升高(可能是预后不良的标志)的患者从中获益,促使进行无LDH 升高患者的小规模研究来证实这一发现。

(4)抗体及过继性策略以逆转宿主免疫耐受和重定向自身免疫

免疫系统几个关键调控元件的作用最近已被阐明,借此可以了解疾病的进程和克服免疫耐受的新靶标。增强 DC 表面共刺激分子的表达是一种提高肿瘤相关抗原的方法。

这可以通过刺激如 CD40 和 Toll 样受体 9(TLR-9)等 DC 受体来实现[86-88]。另一种途径是通过阻断如 CTLA4 等负向信号受体,加强或延长 T 细胞活化[89]。新的策略,如通过给予可激活 TLR-9 的寡核苷酸或激活 CD40 分子或阻断 CTLA4 的单克隆抗体(mAb),可成为更有效的免疫疗法,有望克服肿瘤诱导耐受。

7.6.5　细胞毒性 T 细胞相关抗原 4 的阻断

CTLA4 是免疫耐受的关键因素,而且是 T 细胞介抗肿瘤免疫反应的重要负性调节因子。1987 年对 CTLA4 氨基酸序列的识别,有助于进一步探讨其在 T 细胞免疫耐受方面的作用[90]。早期临床前研究表明,这种分子是一种天然提供 T 细胞活化制动分子,可以使免疫反应发生后恢复到稳态。最深刻的表现是在小鼠 CTLA4 基因敲除模型上,小鼠缺乏 CTLA4,使大量淋巴组织异常增生,进而导致主要器官淋巴细胞浸润和破坏[91-93]。CTLA4 是 CD28 的同源分子,作为成熟的 APC 上表达的 B7 共刺激分子相作用的抑制性受体[94,95]。随着 T 细胞活化,CTLA4 细胞表面的受体上调并成功地与 CD28 竞争性结合到 B7 上,进而发出抑制信号,下调 T 细胞活性[89,95]。这种抑制信号影响 CTLA4 下游目标,包括 Th1[96] 和 Th2 细胞的细胞因子产生和细胞周期进程所必需的细胞周期关键组成部分(CDK-4、CDK-6 和细胞周期蛋白 D3)[97-99]。因此,有人推测,阻止 B7 与 CTLA4 的相互作用可能增强 T 细胞活性,导致更强大的抗肿瘤免疫反应。

已克隆出抗 CTLA4 单克隆抗体,其与 CTLA4 的亲和力远大于 B7 分子(竞争性抑制),并显示出抑制 B7 和 CTLA4分子间的相互作用[85],CTLA4 产生的抑制信号因此被阻滞,进而增强 T 细胞活性(即释放刹车)。在体外,抗 CTLA4 单克隆抗体可以提高 T 细胞的功能,增加 IL-2、IFN-γ 和其他细胞因子的数量[94,96]。多种动物模型证实,单独阻滞 CTLA4 或与其他干预措施联合作用,可增强抗肿瘤 T 细胞免疫功能和 T 细胞介导的杀伤功能,抑制肿瘤复发[100-102]。在一小鼠肉瘤模型,阻滞 CTLA4 与痘病毒疫苗联合治疗肉瘤,比疫苗单独使用有更好的生存率($P < 0.01$)[103]。使用抗 CTLA4 单克隆抗体治疗小鼠前列腺癌,也能明显减少肿瘤的复发[101]。应用人/ SCID 小鼠嵌合模型,阻断 CTLA4也显示可增强共移植人外周血白细胞和肿瘤细胞的小鼠体内人淋巴细胞介导的肿瘤抑制[104]。增加 IFN-γ 的产生、上调肿瘤内 MHC-Ⅰ类表达、增加肿瘤细胞的凋亡、减少血管生成已被认为是阻断 CTLA4 抗肿瘤的作用机制[105]。基于这些临床数据,两个完全人源性具有不同药代动力学和药效学的抗 CTLA4 单克隆抗体已经开始进行临床试验。

(1)Tremelimumab

Tremelimumab(CP-675,206;辉瑞公司)是一个人源性抗 CTLA4 的 IgG2 单克隆抗体,其血清半衰期约为 22 天[89]。Tremelimumab 可以通过诱导在金黄色葡萄球菌肠毒素 A(SEA)培养下超抗原刺激的外周血单核细胞或全血细胞产生 IL-2,增强 T 细胞活性[106]。在一项开放的Ⅰ期剂量递增研究中,39 例实体瘤患者接受 7 个不同剂量水平的 Tremelimumab 静脉滴注治疗,剂量范围是从 0. 01 ~ 15 mg/kg[89]。在 39 例有黑色素瘤和可衡量疾病的患者中毒性反应一般为轻至中度,并与剂量有关[89]。最常见的治疗相关不良反应为腹泻、皮炎、皮肤瘙痒和疲劳[89]。按照实体瘤疗效评价标准,2 例(7%)患者完全反应,2 例(7%)部分缓解,4 例(14%)SD[89]。此外,客观反应是持久(37 ~ 51 个月)[107],提示存在对肿瘤相关抗原的记忆性 T 细胞反应。

随后进行了一项开放性的 Ⅱ 期临床试验,中晚期黑色素瘤患者随机每月接受 10 mg/kg Tremelimumab(n = 44)或每 3 个月 15 mg/kg Tremelimumab(n = 45)的治疗[108,109]。接受每月(Q1M)10 mg/kg 治疗的患者中,4 例(9%)完全反应和 3 例部分反应;每 3 个月接受 15 mg/kg(Q3M)治疗的患者中,3 例(7%)完全反应和 2 例部分反应,反应包括肺、肝、骨、淋巴结、皮肤和肾上腺[109]。虽然两种方案的反应率没有明显差异,15 mg/kg Q3M 方案的 3/4 级不良事件发生率较低[109]。因此,15 mg/kg Q3M 给药方案被选定为进一步研究,并在一项更大的 Ⅱ 期试验研究单药抗肿瘤的活性,与 DTIC 或 TMZ 进行随机比较的 Ⅲ 期临床试验研究用于进展复发性或难治性黑色素瘤患者。

Ⅲ 期临床试验比较了随机单药 Tremelimumab 治疗组(n = 328)和接受标准化疗方案组(n = 327)患者的总体生存率,其中标准化疗方案组由医生决定患者接受 DTIC 还是 TMZ 治疗[110]。患者每 3 个月接受 15 mg/kg 的 Tremelimumab 治疗,共 4 个周期(n = 324);或标准化疗治疗(n = 319),每 3 周接受 1 000 mg/m² 的 DTIC 治疗,共 12 个周期或每 4 周接受 200 mg/m² 的 TMZ 治疗(第 1 ~ 5 天),共 12 个周期[106]。整体生存率为主要终点。在第二次中期分析中,根据"数据安全监测委员会"建议停止实验,因为 log 秩和检验统计量(P = 0. 729)越过预先设定的 O'Brien-Fleming 无意义界值(P > 0. 473)。当时,Tremelimumab 组和化疗组的中位生存期分别为 11. 76 个月和 10. 71 个月(HR = 1. 04)。从 Tremelimumab 治疗获益的患者继续留在研究中,预计会有更为完整的生存率和反应率的数据。将高于正常 LDH 值上限两倍的患者排除出去,与对照组交叉

对另一种抗 CTLA4 单克隆抗体的影响尚不清楚。

(2)伊匹单抗

伊匹单抗(Ipilimumab;Medarex 公司/施贵宝公司)是一个抗 CTLA4 的 IgGl 单克隆抗体,其血清半衰期约 12 天[111]。Ⅳ 期黑色素瘤 HLA-A0201 阳性患者(TV = 56)每 3 周给予 3 mg/kg 伊匹单抗治疗,或开始用 3 mg/kg,然后后 1 mg/kg,每 3 周一次与 gp100 肽疫苗联合,整体客观反应率为 13%(2 例完全缓解,5 例部分缓解)[108],肺、肝、脑、淋巴结、皮肤的肿瘤消退。14 例(25%)的患者有 3/4 级免疫介导副作用,包括结肠炎、皮炎、葡萄膜炎、小肠结肠炎、肝炎和垂体炎[112]。在 Ⅰ/Ⅱ 期研究中,转移性黑色素瘤患者(n = 36)接受伊匹单抗(0. 1 ~ 3. 0 mg/kg)联合大剂量 IL-2 治疗(720 000 IU/kg,每 8 小时),其中 8 例患者(22%)有客观肿瘤反应(3 例完全缓解,5 例部分缓解)[95]。虽然和 IL-2 联合治疗是可耐受的,但是没有协同抗肿瘤作用的证据[95]。Ⅲ 期试验测试伊匹单抗作为单药或者与 DTIC 联合治疗复发性或难治性黑色素瘤患者已经完成,另一项涉及伊匹单抗联合 gp100 肽疫苗治疗肿瘤的 Ⅲ 期研究也已开始。两项研究的结果值得期待。这一药物治疗转移性疾病的可喜结果,已导致了 EORTC18071(正在进行)和 El609(预期)辅助随机试验的启动。

7.6.6 结论与未来方向

对于转移性黑色素瘤,目前可用的医疗手段的获益有限,并未明显延长患者生存期。对于这组患者,参加临床试验是目前最好的策略,可以最大化地选择治疗方案并获得临床正在开发的新药。除临床试验外,HDB IL-2 可使少数精心挑选患者获得持久反应。DTIC、TMZ,以及联合卡铂和紫杉醇有一定的临床疗效。未来的进展有可能来自调节宿主免疫反应的药物以及在黑色素瘤中识别的肿瘤细胞进展途径为靶点的药物等联合应用,也可能来自针对携有驱动恶性增殖特异性活化突变如 V600E BRAF 的突变和受体酪氨酸激酶 c-kit 的突变和扩增等患者亚群的个性化治疗。

(张博 译,钦伦秀 审校)

参考文献

[1] Jemal A, et al. Cancer statistics, 2010. CA Cancer J Clin, 2010, 60(5): 277-300.

[2] Balch CM, et al. Final version of the American Joint Committee on Cancer staging system for cutaneous melanoma. J Clin Oncol, 2001, 19(16): 3635-3648.

[3] Manola J, et al. Prognostic factors in metastatic melanoma: a pooled analysis of Eastern Cooperative Oncology Group trials. J Clin Oncol, 2000, 18(22): 3782-3793.

[4] Kirkwood JM. Systemic cytotoxic and biologic therapy melanoma. In:

Devita VT Jr, et al, eds. Cancer: Principles and Practice of Oncology. Philadelphia: Lippincott Williams & Wilkins, 1993: 1-16.

[5] Hauschild A, et al. Results of a phase Ⅲ, randomized, placebo-controlled study of sorafenib in combination with carboplatin and paclitaxel as second-line treatment in patients with unresectable stage Ⅲ or stage Ⅳ melanoma. J Clin Oncol, 2009, 27: 2823-2830.

[6] Bedikian AY, et al. Bcl-2 antisense (oblimersen sodium) plus dacarbazine in patients with advanced melanoma: the Oblimersen

Melanoma Study Group. J Clin Oncol, 2006, 24 (29):
4738-4745.

[7] Crosby T, et al. Systemic treatments for metastatic cutaneous
melanoma. Cochrane Database Syst Rev, 2000, (2): 1215.

[8] Chapman PB, et al. Phase III multicenter randomized trial of the
Dartmouth regimen versus dacarbazine in patients with metastatic
melanoma. J Clin Oncol, 1999, 17(9): 2745-2751.

[9] Stevens MF, et al. Antitumor activity and pharmacokinetics in
mice of 8-carbamoyl-3-methyl-imidazo[5,l-d]-1,2,3,5-tetrazin-4
(3H)-one (CCRG 81045; M & B 39831), a novel drug with
potential as an alternative to dacarbazine. Cancer Res, 1987, 47
(22): 5846-5852.

[10] Middleton MR, et al. Randomized phase III study of temozolomide
versus dacarbazine in the treatment of patients with advanced
metastatic malignant melanoma. J Clin Oncol, 2000, 18(1):
158-166.

[11] Patel P, et al. Extended schedule, escalated dose temozolomide
versus dacarbazine in stage IV malignant melanoma: final results of
the randomised phase III study EORTC 18032. 33rd European
Society of Medical Oncology (ESMO) Congress 2008,
Abstract LBA8.

[12] Avril MF, et al. Fotemustine compared with dacarbazine in
patients with disseminated malignant melanoma: a phase III study.
J Clin Oncol, 2004, 22(6): 1118-1125.

[13] Buzaid AC, et al. Cisplatin, vinblastine, and dacarbazine (CVD)
versus DTIC alone in metastatic melanoma: preliminary results of a
phase III cancer community oncology program (CCOP) trial. Proc
Am Soc Clin Oncol, 1993.

[14] Falkson CI, et al. Phase III trial of dacarbazine versus dacarbazine
with interferon alpha-2b and tamoxifen in patients with metastatic
malignant melanoma: an Eastern Cooperative Oncology Group
study. J Clin Oncol, 1998, 16(5): 1743-1751.

[15] Boddy A. Alkylating agents. In: Schellens JHM, McLeod HL,
Newell DR, eds. Cancer Clinical Pharmacology. Oxford: Oxford
University Press, 2005: 84-103.

[16] Laber DA, et al. A Phase II study of extended dose temozolomide
and thalidomide in previously treated patients with metastatic
melanoma. J Cancer Res Clin Oncol, 2006, 132(9): 611-616.

[17] Hegi ME, et al. MGMT gene silencing and benefit from
temozolomide in glioblastoma. N Engl J Med, 2005, 352(10):
997-1003.

[18] Paz MF, et al. CpG island hypermethylation of the DNA repair
enzyme methyltransferase predicts response to temozolomide in
primary gliomas. Clin Cancer Res, 2004, 10(15): 4933-4938.

[19] Ma S, et al. O⁶-methylguanine-DNA-methyl-transferase expression
and gene polymorphisms in relation to chemotherapeutic response
in metastatic melanoma. Br J Cancer, 2003, 89(8): 1517-1523.

[20] Middleton MR, et al. O⁶-methylguanine-DNA methyltransferase in
pretreatment tumour biopsies as a predictor of response to
temozolomide in melanoma. Br J Cancer, 1998, 78 (9):
1199-1202.

[21] Rietschel P, et al. Phase II study of extended-dose temozolomide
in patients with melanoma. J Clin Oncol, 2008, 26 (14):
2299-2304.

[22] Trivedi RN, et al. The role of base excision repair in the sensitivity
and resistance to temozolomide-mediated cell death. Cancer Res,
2005, 65(14): 6394-6400.

[23] Clemente CG, et al. Prognostic value of tumor infiltrating
lymphocytes in the vertical growth phase of primary cutaneous
melanoma. Cancer, 1996, 77(7): 1303-1310.

[24] Hakansson A, et al. Tumour-infiltrating lymphocytes in metastatic
malignant melanoma and response to interferon alpha treatment.
Br J Cancer, 1996, 74(5): 670-676.

[25] Mihm MC Jr, et al. Tumor infiltrating lymphocytes in lymph node
melanoma metastases: a histopathologic prognostic indicator and an
expression of local immune response. Lab Invest, 1996, 74 (1):
43-47.

[26] Moschos SJ, et al. Neoadjuvant treatment of regional stage III B
melanoma with high-dose interferon alfa-2b induces objective tumor
regression in association with modulation of tumor infiltrating host
cellular immune responses. J Clin Oncol, 2006, 24 (19):
3164-3171.

[27] Kirkwood JM, et al. Interferon alfa-2b adjuvant therapy of high-
risk resected cutaneous melanoma: the Eastern Cooperative
Oncology Group Trial EST 1684. J Clin Oncol, 1996, 14(1):
7-17.

[28] Kirkwood JM, et al. High and low-dose interferon alfa-2b in high-
risk melanoma: first analysis of intergroup trial E1690/
1119EA0919X. J Clin Oncol, 2000, 18(12): 2444-2458.

[29] Kirkwood JM, et al. High-dose interferon alfa-2b significantly
prolongs relapse-free and overall survival compared with the GM2-
KLH/QS-21 vaccine in patients with resected stage II B ~ III
melanoma: results of inter-group trial E1694/2159S/. 108905X.
J Clin Oncol, 2001, 19(9): 2370-2380.

[30] Eggermont A, et al. EORTC 18961: postoperative adjuvant
ganglioside GM2-KLH21 vaccination treatment vs observation in
stage II (T3-T4N0M0) melanoma: 2nd interim analysis led to an
early disclosure of the results. J Clin Oncol, 2008, 26: 9004.

[31] Wheatley K, et al. (2007) Interferon-α as adjuvant therapy for
melanoma: an individual patient data meta-analysis of randomised
trials. J Clin Oncol, 2007, 25: 8526.

[32] Ives NJ. Chemotherapy compared with biochemotherapy for the
treatment of metastatic melanoma: a meta-analysis of 18 trials
involving 2 621 patients. J Clin Oncol, 2007, 25 (34):
5426-5434.

[33] Smith KA. Interleukin-2: inception, impact, and implications.
Science, 1988, 240(4856): 1169-1176.

[34] Rosenberg SA, et al. Regression of established pulmonary
metastases and subcutaneous tumor mediated by the systemic
administration of high-dose recombinant interleukin 2. J Exp Med,
1985, 161(5): 1169-1188.

[35] Atkins MB, et al. High-dose recombinant interleukin 2 therapy for

patients with metastatic melanoma：analysis of 270 patients treated between 1985 and 1993. J Clin Oncol, 1999, 17（7）：2105-2116.

［36］Atkins MB, et al. High-dose recombinant interleukin-2 therapy in patients with metastatic melanoma：long-term survival update. Cancer J Sci Am, 2000, 6（Suppl 1）：1-4.

［37］Schwartzentruber DJ. High-dose interleukin-2 is an intensive treatment regardless of the venue of administration. Cancer J, 2001, 7（2）：103-104.

［38］Rosenberg SA, et al. Prospective randomized trial of high-dose interleukin-2 alone or in conjunction with lymphokine-activated killer cells for the treatment of patients with advanced cancer. J Natl Cancer Inst, 1993, 85（8）：622-632.

［39］Figlin RA, et al. Multicenter, randomized, phase Ⅲ trial of CD8 + tumor-infiltrating lymphocytes in combination with recombinant interleukin-2 in metastatic renal cell carcinoma. J Clin Oncol, 1999, 17（8）：2521-2529.

［40］Liu K, et al. Interleukin-2-independent proliferation of human melanoma-reactive T lymphocytes transduced with an exogenous IL-2 gene is stimulation dependent. J Immunother, 2003, 26（3）：190-201.

［41］Eton O, et al. Sequential biochemotherapy versus chemotherapy for metastatic melanoma：results from a phase Ⅲ randomized trial. J Clin Oncol, 2002, 20（8）：2045-2052.

［42］Atkins MB, et al. Phase Ⅲ trial comparing concurrent biochemotherapy with cisplatin, vinblastine, dacarbazine, interleukin-2, and interferon alfa-2b with cis-platin, vinblastine, and dacarbazine alone in patients with metastatic malignant melanoma（E3695）：a trial coordinated by the Eastern Cooperative Oncology Group. J Clin Oncol, 2008, 26（35）：5748-5754.

［43］Atkins MB, et al. A prospective randomized phase Ⅲ trial of concurrent biochemotherapy（BCT）with cis-platin, vinblastine, dacarbazine（CVD）, IL-2 and interferon alpha-2b（IFN）versus CVD alone in patients with metastatic melanoma（E3695）：an ECOG-coordinated intergroup trial（abstr 2847）. Proc Am Soc Clin Oncol, 2003, 22：708.

［44］Keilholz U, et al. Dacarbazine, cisplatin and IFN-α2b with or without IL-2 in advanced melanoma：final analysis of EORTC randomized phase Ⅲ trial 18 951. Proc Am Soc Clin Oncol, 2003, 22：（abstr 2848）.

［45］del Vecchio M. Multicenter phase Ⅲ randomized trial of cisplatin, vindesine and dacarbazine（CVD）versus CVD plus subcutaneous（sc）interleukin-2（IL-2）and interferon-alpha-2b（IFN）in metastatic melanoma patients（pts）. Proc Am Soc Clin Oncol, 2003, 22：abstr 2849.

［46］Ives NJ, et al. Biochemotherapy versus chemotherapy for metastatic malignant melanoma：a meta-analysis of the randomised trials. J Clin Oncol, 2007, 25：8544.

［47］O'Day SJ, et al. Maintenance biotherapy for metastatic melanoma with interleukin-2 and granulocyte macrophage-colony stimulating factor improves survival for patients responding to induction concurrent biochemotherapy. Clin Cancer Res, 2002, 8（9）：2775-2781.

［48］Kim CJ, et al. Immunotherapy for melanoma. Cancer Control, 2002, 9（1）：22-30.

［49］Hanna MG Jr, et al. Specific immunotherapy of established visceral micrometastases by BCG-tumor cell vaccine alone or as an adjunct to surgery. Cancer, 1978, 42（6）：2613-2625.

［50］Key ME, et al. Synergistic effects of active specific immunotherapy and chemotherapy in guinea pigs with disseminated cancer. J Immunol, 1983, 130（6）：2987-2992.

［51］Peters LC, et al. Preparation of immunotherapeutic autologous tumor cell vaccines from solid tumors. Cancer Res, 1979, 39（4）：1353-1360.

［52］Ding M, et al. Cloning and analysis of MAGE-1-related genes. Biochem Biophys Res Commun, 1994, 202：549-555.

［53］Smith C, et al. Immunotherapy of melanoma. Immunology, 2001, 104（1）：1-7.

［54］Motl SE. Technology evaluation：Canvaxin, John Wayne Cancer Institute/Cancer Vax. Curr Opin Mol Ther, 2004, 6（1）：104-111.

［55］Marchand M, et al. Tumor regressions observed in patients with metastatic melanoma treated with an antigenic peptide encoded by gene MAGE-3 and presented by HLA-A1. Int J Cancer, 1999, 80（2）：219-230.

［56］Nestle FO, et al. Vaccination of melanoma patients with peptide or tumor lysatepulsed dendritic cells. Nat Med, 1998, 4（3）：328-332.

［57］Morton DL, et al. An international, randomized, phase Ⅲ trial of bacillus Calmette-Guerin（BCG）plus allogeneic melanoma vaccine（MCV）or placebo after complete resection of melanoma metastatic to regional or distant sites. J Clin Oncol, 2007, 25：8508.

［58］Mitchell MS. Perspective on allogeneic melanoma lysates in active specific immunotherapy. Semin Oncol, 1998, 25（6）：623-635.

［59］Hom SS, et al. Common expression of melanoma tumor-associated antigens recognized by human tumor infiltrating lymphocytes：analysis by human lymphocyte antigen restriction. J Immunother, 1991, 10（3）：153-164.

［60］Kawakami Y, et al. Identification of the immunodominant peptides of the MART-1 human melanoma antigen recognized by the majority of HLA-A2-restricted tumor infiltrating lymphocytes. J Exp Med, 1994, 180（1）：347-352.

［61］Mandelboim O, et al. CTL induction by a tumour-associated antigen octapeptide derived from a murine lung carcinoma. Nature, 1994 369（6475）：67-71.

［62］Castelli C, et al. Mass spectrometric identification of a naturally processed melanoma peptide recognized by CD8 + cytotoxic T lymphocytes. J Exp Med, 1995, 181（1）：363-368.

［63］Rosenberg SA, et al, Immunologic and therapeutic evaluation of a synthetic peptide vaccine for the treatment of patients with metastatic melanoma. Nat Med, 1998, 4(3): 321-327.

[64] Kirkwood JM, et al. Immunogenicity and antitumor effects of vaccination with peptide vaccine $^{+/-}$ granulocytemonocyte colony-stimulating factor and/or IFN-alpha 2b in advanced metastatic melanoma: Eastern Cooperative Oncology Group Phase Ⅱ Trial El696. Clin Cancer Res, 2009, 15(4):1443-1451.

[65] Srivastava PK, et al. Heat shock protein peptide complexes in cancer immunotherapy. Curr Opin Immunol, 1994, 6 (5): 728-732.

[66] Rivoltini L, et al. Human tumor-derived heat shock protein 96 mediates in vitro activation and in vivo expansion of melanoma-and colon carcinoma-specific T cells. J Immunol, 2003, 171 (7): 3467-3474.

[67] Belli F, et al. Vaccination of metastatic melanoma patients with autologous tumor-derived heat shock protein gp96-peptide complexes: clinical and immunologic findings. J Clin Oncol, 2002, 20(20): 4169-4180.

[68] Davies H, et al. Mutations of the BRAF gene in human cancer. Nature, 2002, 417(6892): 949-954.

[69] Strumberg D, et al. Results of phase Ⅰ pharmacokinetic and pharmacodynamic studies of the Raf kinase inhibitor BAY 43-9006 in patients with solid tumors. Int J Clin Pharmacol Ther, 2002, 40 (12): 580-581.

[70] Strumberg D, et al. Phase Ⅰ clinical and pharmacokinetic study of the novel Raf kinase and vascular endothelial growth factor receptor inhibitor BAY 43-9006 in patients with advanced refractory solid tumors. J Clin Oncol, 2005, 23(5): 965-972.

[71] AhmadT MR, et al. BAY 43-9006 in patients with advanced melanoma: the Royal Marsden experience. J Clin Oncol, 2004, 15: 7506.

[72] Flaherty K, et al. Phase Ⅰ/Ⅱ trial of BAY 43-9006, carboplatin (C) and paclitaxel (P) demonstrates preliminary antitumor activity in the expansion cohort of patients with metastatic melanoma. J Clin Oncol, 2004, 15: 7507.

[73] Albelda SM, et al. Integrin distribution in malignant melanoma: association of the beta 3 subunit with tumor progression. Cancer Res, 1990, 50(20): 6757-6764.

[74] Mitjans F, et al. In vivo therapy of malignant melanoma by means of antagonists of alpha v integrins. Int J Cancer, 2000, 87(5): 716-723.

[75] Hersey P, et al. (2005) A phase Ⅱ, randomized, open-label study evaluating the antitumor activity of MEDI-522, a humanized monoclonal antibody directed against the human avβ3 integrin, dacarbazine (DTIC) in patients with metastatic melanoma (MM). J Clin Oncol, 2005,16S: 7507.

[76] Flaherty K, et al. Phase I study of P1X4032: proof of concept for V600E BRAF mutation as a therapeutic target in human cancer. J Clin Oncol, 2009, 27: 15s.

[77] Flaherty KT, et al. Inhibition of mutated, activated BRAF in metastatic melanoma. N Engl J Med, 2010, 363(9):809-819.

[78] Curtin JA, et al. Somatic activation of KIT in distinct subtypes of melanoma. J Clin Oncol, 2006, 24:4340-4346.

[79] Wyman K, et al. Multicenter phase Ⅱ trial of high-dose imatinib mesylate in metastatic melanoma: significant toxicity with no clinical efficacy. Cancer, 2006, 106: 2005-2011.

[80] Eton O, et al. Phase Ⅱ trial of imatinib mesylate (STI-571) in metastatic melanoma. J Clin Oncol, 2004, 22: abstract 7528.

[81] Kluger HM, et al. A phase Ⅱ trial of dasatinib in advanced melanoma. J Clin Oncol, 2009, 27:abstract 9010.

[82] Carvajal RD, et al. A phase Ⅱ study of imatinib mesylate (IM) for patients with advanced melanoma harboring somatic alterations of KIT. Proc Am Soc Clin Oncol, 2009, 27: abstract 9001.

[83] Luo X, et al. Bid, a Bcl2 interacting protein, mediates cytochrome c release from mitochondria in response to activation of cell surface death receptors. Cell, 1998, 94(4): 481-490.

[84] Jansen B, et al. Chemosensitisation of malignant melanoma by BCL2 antisense therapy. Lancet, 2000, 356(9243): 1728-1733.

[85] Millward MJ, et al. Randomized multinational phase 3 trial of dacarbazine (DTIC) with or without Bcl-2 antisense (oblimersen sodium) in patients (pts) with advanced malignant melanoma (MM): analysis of long-term survival. J Clin Oncol, 2004, 15: 7505.

[86] Kadowaki N, et al. Subsets of human dendritic cell precursors express different toll-like receptors and respond to different microbial antigens. J Exp Med, 2001, 194(6): 863-869.

[87] Krieg AM. CpG motifs in bacterial DNA and their immune effects. Annu Rev Immunol, 2002, 20: 709-760.

[88] Krieg AM. Therapeutic potential of Toll-like receptor 9 activation. Nat Rev Drug Discov, 2006, 5(6): 471-484.

[89] Ribas A, et al. Antitumor activity in melanoma and anti-self responses in a phase I trial with the anti-cytotoxic T lymphocyte-associated antigen 4 monoclonal antibody CP-675, 206. J Clin Oncol, 2005, 23(35): 8968-8977.

[90] Brunet JF, et al. A new member of the immunoglobulin superfamily — CTLA-4. Nature, 1987, 328(6127): 267-270.

[91] Khattri R, et al. Lymphoproliferative disorder in CTLA-4 knockout mice is characterized by CD28-regulated activation of Th2 responses. J Immunol, 162(10): 5784-5791.

[92] Tivol EA, et al. Loss of CTLA-4 leads to massive lymphoproliferation and fatal multiorgan tissue destruction, revealing a critical negative regulatory role of CTLA-4. Immunity, 1995, 3 (5): 541-547.

[93] Waterhouse P, et al. Lymphoproliferative disorders with early lethality in mice deficient in Ctla-4. Science, 1995, 270(5238): 985-988.

[94] Krummel MF, et al. CD28 and CTLA-4 have opposing effects on the response of T cells to stimulation. J Exp Med, 1995, 182(2): 459-465.

[95] Maker AV, et al. Tumor regression and autoimmunity in patients treated with cytotoxic T lymphocyte-associated antigen 4 blockade and interleukin 2: a phase Ⅰ/Ⅱ study. Ann Surg Oncol, 2005, 12(12): 1005-1016.

［96］Alegre ML, et al. Expression and function of CTLA-4 in Th1 and Th2 cells. J Immunol, 1998, 161（7）: 3347-3356.

［97］McCoy KD, et al. The role of CTLA-4 in the regulation of T cell immune responses. Immunol Cell Biol, 1999, 77（1）: 1-10.

［98］Egen JG, et al. Cytotoxic T lymphocyte antigen-4 accumulation in the immunological synapse is regulated by TCR signal strength. Immunity, 2002, 16（1）: 23-35.

［99］Egen JG, et al. CTLA-4: new insights into its biological function and use in tumor immunotherapy. Nat Immunol, 2002, 3（7）: 611-618.

［100］Hurwitz AA, et al. Combination immunotherapy of primary prostate cancer in a transgenic mouse model using CTLA-4 blockade. Cancer Res, 2000, 60（9）: 2444-2448.

［101］Kwon ED, et al. Elimination of residual metastatic prostate cancer after surgery and adjunctive cytotoxic T lymphocyte-associated antigen 4 （CTLA-4） block-ade immunotherapy. Proc Natl Acad Sci USA, 1999, 96（26）: 15074-15079.

［102］van Elsas A, et al. Combination immunotherapy of B16 melanoma using anti-cytotoxic T lymphocyte-associated antigen 4 （CTLA-4） and granulocyte /macrophage colony-stimulating factor （GM-CSF）-producing vaccines induces rejection of subcutaneous and metastatic tumors accompanied by autoimmune depigmentation. J Exp Med, 1999, 190（3）: 355-366.

［103］Espenschied J, et al. CTLA-4 blockade enhances the therapeutic effect of an attenuated poxvirus vaccine targeting p53 in an established murine tumor model. J Immunol, 2003, 170（6）: 3401-3407.

［104］Sabel MS, et al. CTLA-4 blockade augments human T lymphocyte-mediated suppression of lung tumor xenografts in SCID mice. Cancer Immunol Immunother, 2005, 54（10）: 944-952.

［105］Paradis TJ, et al. The anti-tumor activity of anti-CTLA-4 is mediated through its induction of IFN gamma. Cancer Immunol Immunother, 2001, 50（3）: 125-133.

［106］Canniff PC, et al. CP-675,205 anti-CTLA4 anti-body clinical candidate enhances IL-2 production in cancer patient T cells in vitro regardless of tumor type or stage of disease. Proc Amer Assoc Cancer Res, 2004, 45: Abstract 709.

［107］Bulanhagui C, et al. Phase Ⅰ clinical trials of CP-675,206: tumor responses are sufficient but not necessary for prolonged survival. J Clin Oncol, 2006, 24（suppl）: 461s.

［108］Gomez-Navarro J, et al. Dose and schedule selection for the anti-CTLA4 monoclonal antibody （mAb） CP-675,206 in patients （pts） with metastatic melanoma. J Clin Oncol, 2006, 24（suppl）: 460s.

［109］Ribas A, et al. Results of a phase Ⅱ clinical trial of 2 doses and schedules of CP-675,206, an anti-CTLA4 monoclonal antibody, in patients （pts） with advanced melanoma. J Clin Oncol, 2007, 25: 118s.

［110］Ribas A, et al. Phase Ⅲ, openlabel, randomized, comparative study of tremelimumab （CP-675,206） and chemotherapy （temozolomide [TMZ] or dacarbazine [DTIC]） in patients with advanced melanoma [oral presentation]. Presented at the 44th Annual Meeting of the American Society of Clinical Oncology （ASCO）; May 302 ~ June 3, 2008, Chicago.

［111］Small EJ, et al. A pilot trial of CTLA-4 blockade with human anti-CTLA-4 in patients with hormone-refractory prostate cancer. Clin Cancer Res, 2007, 13（6）: 1810-1815.

［112］Attia P, et al. Autoimmunity correlates with tumor regression in patients with metastatic melanoma treated with anti-cytotoxic T-lymphocyte antigen-4. J Clin Oncol, 2005, 23（25）: 6043-6053.

7.7 胃 癌 转 移

◎ Takako Eguchi Nakajima, Yasuhide Yama

随着诊断技术的提高、根治性切除术联合淋巴结清除术的广泛应用以及化学疗法的进步,胃癌的治疗疗效有了显著改善[1,2]。然而,这些疗效仍需进一步提高,因为每年全世界仍有 700 000 人死于胃癌[3]。因此,胃癌转移机制的阐明、转移的早期检测和预防、基于转移机制的药物研发对取得胃癌的最佳治疗效果非常重要。

7.7.1 胃癌转移的临床特征

胃癌根据临床转移灶的不同可分为两大类型:硬癌和非硬癌。硬癌主要包括腺癌和印戒细胞癌,形态学观察呈现大量间质成分,癌细胞单独就可以弥散侵袭过程。这种类型的胃癌主要通过腹膜或淋巴结途径转移。非硬癌的主要组织学特征为高度和中分化性腺癌,其癌细胞通常以肿瘤细胞集群(或肿瘤细胞丛)的形式侵入血管并转移至远处器官(血源性转移)。

淋巴结转移可通过CT、MRI、超声内镜或PET进行诊断,但这些诊断手段的敏感性和特异性还存在不足。淋巴结清扫的必要性和范围以及微转移灶(MM)在淋巴结转移中的重要性及诊断价值仍存在争议。在美国,标准治疗流程是在D0或D1淋巴结清扫后进行术后化放疗以控制淋巴结转移[4]。在欧洲,联合术前和术后放化疗以降低胃癌的复发率[2]。在日本,发现D2淋巴结清扫术对提高肿瘤预后有积极作用。术后辅助化疗最近已被应用于II/III期患者[5]。

腹膜转移作为进展期胃癌复发的方式最常出现。发生腹膜转移的胃癌患者预后非常差,因此目前急需探明腹膜转移机制以及寻找合适的治疗靶点[6]。当原发瘤细胞浸润浆膜即开始转移过程,肿瘤细胞随后被释放进入腹膜腔,并在腹膜上种植。这种转移模式多数是直接播散,很少经血行或淋巴道转移。肠梗阻、腹水、肾积水、黄疸以及其他一些难以控制的临床状况也经常发生。

也会发生血行转移至肝、肺、骨和脑组织,引起相应器官的特异性临床症状。这些转移灶应按照全身各系统的疾病所规定的姑息性化疗进行治疗。

7.7.2 胃癌转移的早期诊断

尽管组织病理学技术已被常规应用于肿瘤的定性和定量诊断,最近开始关注在切除样本中一些极少量肿瘤细胞的临床意义,而这些肿瘤细胞无法通过组织病理学检查方法识别。这些病例被归类于微转移灶(MM),根据国际抗癌联盟(UICC)TNM分期[7]定义如下:直径0.2~2mm的淋巴结或远端器官转移灶被定义为MM,小于0.2mm的肿瘤细胞簇或单个肿瘤细胞被称为独立肿瘤细胞(ITC)。

除了组织病理学检查,分子生物学检验最近也被用来进行MM的诊断,并已对其生理学及临床特征进行了研究。然而,胃癌微小转移灶的重要性还有待确定,其对胃癌预后的影响仍有争论[8,9]。

胃癌转移的早期诊断技术仍未建立,其中一个原因是各种检查方法的敏感性和定量性能存在差异。目前检测方法包括针对蛋白质表达的免疫染色法、针对mRNA的实时定量反转录PCR技术(RT-PCR),以及针对DNA突变的突变等位基因特异性扩增PCR技术。免疫染色法通常比较费时,并且会因为免疫活性细胞而出现假阳性结果。实时定量反转录PCR技术可以检查出微小转移细胞,但很难判断这些细胞是否具有临床意义。因此,如何克服不同检查方法的局限性以充分了解MM的意义至关重要。转录及反转录协调反应和一步核酸扩增法最近被用来直接扩增目标RNA。因为相比于实时定量反转录PCR技术,它们更加方便快捷,因此它们对进行手术时的快速诊断具有很高的应用价值。下面我们将详细阐述如何利用各种检验技术对临床样本进行MM的早期检测。

(1)淋巴结转移

通常,胃癌的淋巴结转移通过淋巴结中央切面染色进行诊断,将中央切面分别置于几个苏木精和伊红(H&E)染色载玻片上,转移病灶小于最大切面的评定为阴性。应用这种诊断性染色法,对诊断为淋巴结转移和无淋巴结转移患者的预后存在明显差异。因此,这种方法被认为是诊断淋巴结MM的有效手段。在关于淋巴结MM与预后关系的报道中[10-12],Siewert等人证明淋巴结中的ITC在Ki-67表达后获得增殖活性[13,14]。然而,很多专家认为MM和ITC可以通过D2淋巴结清扫术进行控制。因为即使是N1病例,患者经历淋巴结清扫后预后仍然很好。

淋巴结MM的免疫染色法和预后间的关系仍存在争议,有人认为两者存在内在联系,也有人对此产生质疑。一份对300例pN0早期胃癌患者的研究显示,应用细胞角蛋白(CK)免疫染色法检查,有10%的样本中发现MM[15]。此外,E-钙黏蛋白和MMP-2的表达出现下降趋势[16,17]。还有文章报道,当采用多种标记的实时定量反转录PCR技术时,将癌胚抗原(CEA)、CK20以及黑色素瘤抗原表位-3作为标记基因,对切除的淋巴结样本进行检查,结果发现MM的检出率得到提高,并提高了38%的治愈性切除病例中的分期[18]。比较基因组杂交最近也被应用于染色体异常分析,DNA微点阵分析也被用来全面分析基因的异常表达。然而,这些方法都没有作为胃癌淋巴结MM检测的标准流程。

在胃癌中,也偶尔进行前哨淋巴结(SN)导航手术[19],因为一般认为淋巴结转移最初发生于前哨淋巴结中。不仅淋巴结转移首先出现在前哨淋巴结中,并且在SN中MM/ITC水平也较高。因此,对SN进行多区域取样对转移诊断的灵敏度以及经济、时间方面都非常有利。然而,SN导航手术的实施方法以及获取的基本数据未达成一致,所以还没有形成标准化。正因为淋巴系统的复杂性,将导航手术作为检测淋巴结转移的手段仍存在很多不确定性。

(2)腹膜转移

腹腔灌洗细胞学(CY)是判断胃癌分期以及治愈可能性的主要方法之一。很早就认识到腹腔中MM的重要性。有报道称,CY阳性病人的预后要比CY阴性者差,而且通过CY检测法检测出的癌细胞数量可能会影响检测结果[20]。然而,CY的最大局限是很多病例很难或根本不能评估,甚至一些CY阴性的病人也会出现腹膜复发。因此,CY还没有成为一个标准的诊断措施。

与淋巴结、骨髓、外周血相比,在腹膜腔中仅有很少的免疫细胞,所以即使很少数量的癌细胞就能在腹膜上形成肿瘤。RT-PCR法被认为是检测腹膜转移灶的有效方法。很多关于CK20、上皮细胞钙黏蛋白、胰蛋白酶原、端粒末端转移酶和基质金属蛋白酶(MMP)的研究结果表明,CEA是一个靶标[21-23]。将术后5年腹膜转移复发率作为指标进行测试,CEA测试结果令人满意,诊断敏感性达89%,特异性达到82%[24],并进行了一项前瞻性的验证试验[25]。与腹水CEA含量低的病人相比,腹水CEA含量高者预后更差、复发率更高[24]。

有关 RT-PCR 技术的应用存在几个问题,如缺乏特异性标记。由于极微量的淋巴细胞或腹膜腔内间皮细胞,CEA 测试会出现假阳性结果。此外,基因表达模式多种多样,即使在胃癌患者中,基因表达模式也经常不同。据报道,在未分化的胃癌中,CEA 的表达水平较低。

为解决前面提到的各种问题,近年已发展一种新的方法,并被应用于胃癌转移的检测中。这种方法能够通过 DNA 芯片技术对胃癌腹膜转移细胞系及其母细胞系的基因表达进行全面对比,以发现一些未知的相关因素[26]。除了细胞黏附相关基因,CD44 和整合素以及一些其他基因被发现,但是还未发现这些基因与胃癌腹膜转移的相关性。目前,还没有一个敏感性和特异性超过 CEA 的诊断标记。

（3）骨髓转移和循环肿瘤细胞

因为骨髓有更新外周血的作用,所以相比于外周血,骨髓能够更加灵敏地检测血行转移。据报道,胃癌患者中骨髓 MM 的发生率为 20%,骨髓转移可以作为检测早期手术后复发的预测指标[27,28]。另有报道称,骨髓转移与微血管生成有关,但与预后无关。此外,还有研究认为细胞角蛋白免疫染色法或实时 RT-PCR 法可以用于检测骨髓 MM[27,29]。然而,很少有肿瘤细胞可以持续存活于骨髓,而且骨髓中存在一些细胞角蛋白阳性的非肿瘤细胞。迄今,关于胃癌骨髓 MM 的数据仍不充分,无法用于临床。

血液中的循环肿瘤细胞（CTC）被作为检测胃癌血行转移的一个潜在标记。相比于采集淋巴结和骨髓作为检测物,用 CTC 检测胃癌转移的优点是这种方法对人体伤害更小,但其缺点是能够收集的 CTC 细胞太少。一些研究显示 CTCs 与胃癌预后相关,存活表达的 CTC 细胞与胃癌的复发率有关,并且胃癌转移率与 MMP-mt₁ 表达的 CTC 有关。由于关于 CTC 细胞的数据不足,这种方法还未应用于临床[30,31]。

7.7.3 胃癌转移的机制

胃癌转移过程经历多个不同级联步骤,首先癌细胞从原发灶上脱落,随后导致周围组织的破坏、入侵血管和淋巴管并在其中转运,在靶器官上定居,最后异位增殖。作为癌转移的第一步,癌细胞从原发灶上脱落是由细胞与细胞或细胞与间质黏附机制破坏所致。上皮细胞钙黏蛋白（E-cadherin）及其相关的 α-连环蛋白、β-连环蛋白的结构与表达异常,腺瘤性结肠息肉以及黏附异常都与胃癌细胞黏附机制破坏有关。上皮间质细胞转化（EMT）也被作为一种转移机制进行研究[32,33]。

已发现胃癌细胞中 E-钙黏蛋白表达降低[34]。在动物实验中,添加胃成纤维细胞的上清液后,CD44（一种与基质玻璃质酸酶结合的黏附分子）表达上调,腹膜转移细胞从原发病灶脱落,从而加快腹腔转移[35]。

转化生长因子（TGF）-β 在腹膜转移过程中的作用也有报道。此外,整合素,一种以配体方式与腹膜细胞外基质结合的黏附分子,在腹膜转移性细胞中广泛表达。在临床标本中,

胃癌腹膜转移部位的整合素 α2β1 和 a3β1 的表达明显高于原发病灶[36]。RGD 或 YIGSR 肽,具有与整合素结合域相同的氨基酸序列,不仅与癌细胞表达的整合素 β1 结合,同时还阻止其黏附功能。此外,这两种药物还可以延长腹膜肿瘤播散小鼠的生存时间[36]。Snail、Twist、MMP-3、met、TGF-β、FOXC2、GSK3 以及 Smad-3 也被认为是 EMT 的调节因子,针对这些调节因子的分子靶向治疗也在发展之中[37]。

在胃癌侵袭过程中,癌细胞和间质组织的相互作用至关重要。侵袭过程始于癌局部 MMP 表达上调。随后,锌依赖性 MMP 蛋白水解细胞外基质,导致间质组织瓦解,促进癌细胞播散。MMP-7 在癌组织的间质细胞中没有表达,但在癌细胞中特异性表达,而且是 Wnt/连环蛋白信号的靶基因之一。研究表明,MMP-7 表达上调可作为胃癌淋巴结转移的预测标记[38-40]。最近研究人员发现一种选择性阻断 MMP-7 的药物,目前这种药物正处于研究阶段。研究表明这种药物可以阻断结肠癌的侵袭转移。

此外,还发现 Ets 相关转录因子 E1AF/PEA3 在 MMP-7 转录增强中发挥着重要作用[41]。特别是,E1AF 被认为在胃癌中 MMP-7 表达上调发挥重要作用,并被认为是预测胃癌术后预后和复发的潜在标记[38,40]。手术样本中 MMP-1 表达被认为与腹膜转移也有关[42]。组织破坏的程度不同被认为是 MMP-1 与组织金属蛋白酶抑制剂（TIMP）之间定量平衡不同所致,这会抑制 MMP-1、MMP-3 和 MMP-9 的活性,已揭示了 MMP-1 与胃癌转移之间的可能关系。当把从硬癌中分离的细胞在基质（Ⅰ型胶原）中培养时,细胞增殖率加快。尽管癌组织中的细胞因子例如 TGF-β——一个胰岛素样生长因子,在癌组织基质中大量积聚。但因为 TGF-βI 受体的缺失或减少,TGF-β 的增殖抑制机制不是很有效[43]。这些研究结果表明硬癌细胞会自然地创造一种环境,在癌组织内部形成积聚基质。这是一种全新的解释,不同于传统观点认为硬癌组织是组织破坏后重塑过程中局部纤维增生造成的。

目前有很多有关淋巴结转移过程的研究报道。通过血管内皮生长因子（VEGF-C）诱导淋巴结转移是癌细胞利用生物反应完成播散的有效途径。癌细胞分泌 VEGF-C,能够特异性作用于淋巴管内皮细胞特异性表达 VEGFR-3,从而引发淋巴结转移。广泛的淋巴结系统为癌细胞转移提供了更多的机会,促进了癌细胞的淋巴结转移[44]。

在通过胃癌原位移植建立的淋巴结转移模型中,与母细胞系相比,高淋巴结转移的胃癌细胞系中 VEGF-C 表达上调,提示其可促进肿瘤的淋巴结转移[45]。由于迄今尚未建立一种评估临床肿瘤样本中淋巴管的方法,对于原发瘤和淋巴结转移中淋巴管密度的研究数据仍存在争议。

一篇关于胃癌细胞系趋化因子反应的报道显示,在淋巴结转移患者中,趋化因子受体 CCR7 的表达水平上调,并且在体外发现 CCL21（SLC）——一个 CCR7 配基的趋化性增加,以及淋巴结中的 CCL21 过度表达,而且淋巴结转移患者的恶性程度高[46]。另一方面,在正常状态下不表达

CCR7,但在幽门螺杆菌导致的胃炎患者中有表达,并且 CCR7 表达水平在肠化生、非典型增生以及肿瘤组织中上调[47]。此外,在动物模型中趋化因子抗体或抑制因子可阻断转移。因此,趋化因子或趋化因子受体被认为是下一代分子靶向治疗的有效靶点,已引起广泛关注。

不同组织病理学类型的肿瘤是由不同的基因表达所导致。硬癌的特征是 k-samll 基因的扩增[48]。k-samll 基因与成纤维细胞生长因子受体 2(FGFR2)同源,常在低分化性腺癌尤其是硬癌(33%)中表达,并且参与其增殖。Ki23057(一种 FGFR2 抑制因子),可显著延长腹膜转移鼠的生存时间。

c-met 基因编码肝细胞生长因子受体(HGF)——一个扩增因子,它仅在进展期肿瘤中发生扩增,其中在高度分化腺癌中 19%扩增,在硬癌中的扩增率最高为 39%[49]。当环氧化酶 2 抑制剂 JTE522 阻断了由成纤维细胞产生的 HGF 时,携带腹膜转移癌鼠体内硬癌细胞的侵袭受到抑制。同时,应用 TS-1 可有效延长鼠的生存时间[50]。在 20%的胃癌患者中发现 c-erbB-2 基因(HER-2)扩增,这些患者大部分是高分化腺癌,这些发生基因扩增或过度表达的患者预后较差[51]。

尽管一些类型的胃癌不常发生,但其发病机制已经被阐明。在新西兰的毛利人群中发现生殖细胞上皮细胞钙黏蛋白惰性突变,这种突变与青少年弥散性胃癌关系密切[52]。而且,13%胃癌患者有微卫星不稳定(microsatellite instability,MSI),这很大程度上是由 MLH1 启动子的甲基化所引起。多数肠型 MSI 阳性胃癌一般发生在远侧区,淋巴结转移或远处转移较少,预后较好[53,54]。据调查,大约 10%的胃癌患者同时感染 EB 病毒(EBV),组织学病变多发生于近侧区,主要表现为淋巴细胞弥散式浸润,一般很少发生淋巴结转移,预后较好[55,56]。因此,淋巴上皮样肿瘤的 EB 病毒感染和组织学损伤被认为是较少发生淋巴结转移的标志。

7.7.4 胃癌转移的干预

上述的临床及分子生物学研究成果已被应用于发展抗胃癌转移的治疗性措施和新型药物。

(1)腹腔灌洗法细胞学干预

腹膜转移似乎好发于肉眼 3 型或 4 型胃癌,因为极易发生浆膜浸润。一项针对接受术前化疗的这两种类型胃癌患者的临床试验认为,如果诊断性腹腔镜检查结果为 CY0,化疗可以使治愈率大大提高,并且可以改善预后[57]。日本临床肿瘤协会(The Japan Clinical Oncology Group,JCOG)对这两种类型的胃癌进行了一项随机对照研究,一组为仅手术组,另一组为手术+术前化疗组。尽管目前有一些关于在 CY1 病例中进行腹膜热化疗和术中化疗的研究报道,但是这些研究成果并未达成共识及形成标准化[58]。

(2)应用分子靶向药物干预

对于进展胃癌或 HER-2 高表达(免疫组化反应++以及荧光素原位杂交阳性或免疫组化反应+++)的胃食管连接部癌(贲门),相比于单独使用单药化疗,联合使用曲妥珠单抗和顺铂+卡培他滨或氟尿嘧啶(5-FU)可以大大提高治疗效果。联合应用曲妥珠单抗和化疗,HER-2 表达较高病人的 HR 为 0.65(95% CI:51%~83%),中位生存时间为 16.0 个月(95% CI:15%~19%),而单独使用化疗者存活时间为 11.8 个月(10~13 个月)[58]。尽管拉帕替尼——一种同时阻断 HER-1 和 HER-2 的双重抑制剂,仅对 5%的转移性胃癌有效。但是,目前一项紫杉醇作为二线疗法的 III 期临床试验正在进行中[59]。一项应用吉非替尼(一个 EGFR 的酪氨酸激酶抑制剂)治疗胃癌的 II 期临床试验也在研究之中,但是并未达到预期的治疗效果,应答率为 0%,疾病稳定率为 18%[60]。相反,另外一种相似的酪氨酸激酶抑制剂——埃罗替尼的应答率为 9%,但仅限于食管胃结合处胃癌[61]。这些结果显示单独使用 EGFR 靶向药物对胃癌的疗效并不明显,应当与现有的细胞毒药物联合应用。在一项 II 期临床试验中,应用西妥昔单抗+亚叶酸、5-FU 和依立替康(FOLFIRI),以及 5-FU、亚叶酸和奥沙利铂(FUFOX)取得了很好结果[62,63]。目前正在进行一项 III 期临床试验研究顺铂+卡培他滨(XP)联合或不联合西妥昔单抗使用的效果。一项 GSK1363089——一个 c-MET/VEGFR-2 双重抑制剂作为三线治疗或后续疗法治疗低分化腺癌性胃癌的 I 期临床试验中期结果分析已经发表[64]。但是其结果并不令人满意,应答率为 0%,疾病稳定率为 28%。一篇病理学综述认为,尽管在 54%的病例中发现 c-MET 基因扩增,在中分化腺癌中也发现其高水平扩增,这就说明 c-MET 基因扩增不仅仅局限于低分化腺癌[65]。亚洲目前正在进行 MK2461(一个活化 c-MET 基因的酪氨酸激酶抑制剂)的另一个 I 期临床试验。在 86 例肿瘤中,有 65 例(76%)肿瘤细胞和 36 例(42%)肿瘤间质血管中发现 VEGF-R1 表达,在 0 例(0%)肿瘤细胞和 46 例(53%)肿瘤间质血管中发现 VEGF-R2 表达,有 0 例(0%)肿瘤细胞和 75 例(87%)肿瘤间质血管中发现 VEGF-R3 表达。单因素分析显示 VEGF-R 表达与生存时间缩短有关(间质血管中 VEGF-R 1 表达,$P=0.001$;间质血管中 VEGF-R2 表达,$P=0.009$;间质血管中 VEGF-R3 表达,$P=0.005$)。多变量分析显示间质血管中的 VEGF-R1 和 VEGF-R2 表达是独立不良预后标志[66]。但是,在比较顺铂联合应用贝伐单抗(一种抑制 VEGF 的单克隆抗体)和单纯 XP 的 III 期临床试验中,贝伐单抗并未明显延长进展期胃癌患者的生存期[67]。

7.7.5 结论

非常遗憾,胃癌的预防和早期诊断这一难题迄今仍没有得到完全解决。全面研究和识别胃癌转移相关分子以及采用顶级生物信息学技术无疑将会进一步弄清胃癌转移分子机制,也会研发更多特异性阻断这些分子的抑制剂,并有望建立基于遗传信息的新型诊断与治疗体系,更有效地治疗胃癌。

(郭磊 译,钦伦秀 审校)

参考文献

[1] Koirzumi W, et al. S-1 plus cisplantin versus S-1 alone for first-line treatment of advanced gastric cancer (SPIRITS trial): a phase III trial. Lancet Oncol, 2008, 9: 215-221.

[2] Cunningham D, et al. Perioperative chemotherapy versus surgery alone for resectable gastroesophageal cancer. N Engl J Med, 2006, 355: 11-20.

[3] Oda T, et al. E-cadherin gene mutations in human gastric carcinoma cell lines. Proc Natl Acad Sci USA, 1994, 91: 1858-1862.

[4] Macdonald JS, et al. Chemoradiotherapy after surgery compared with surgery alone for adenocarcinoma of the stomach or gastroesophageal junction. N Engl J Med, 2001, 345: 725-730.

[5] Sakuramoto S, et al. Adjuvant chemotherapy for gastric cancer with S 1, an oral fluoropyrimidine. N Engl J Med, 2007, 357: 1810-1820.

[6] Kodera Y, et al. Postoperative staging of gastric carcinoma. A comparison between the UICC stage classification and the 12th edition of the Japanese General Rules for Gastric Cancer Study. Scand J Gastroenterol, 1996, 31: 476-480.

[7] Sobin L. TNM Classification of Malignant Tumours. Hoboken NJ: Wiley-Liss, 2002.

[8] Tsujimoto M, et al. One-step nucleic acid amplification for intraoperative detection of lymph node metastasis in breast cancer patients. Clin Cancer Res, 2007, 13: 4807-4816.

[9] Taniyama K, et al. Combination analysis of a whole lymph node by one-step nucleic acid amplification and histology for intraoperative detection of micrometastasis. Pathobiology, 2006, 73: 183-191.

[10] Siewert JR, et al. Benefits of D2 lymph node dissection for patients with gastric cancer and pNO and pN 1 lymph node metastases. Br J Surg, 1996, 83: 1144-1147.

[11] Cai J, et al. Micro-metastasis in lymph nodes and microinvasion of the muscularis propria in primary lesions of submucosal gastric cancer. Surgery, 2000, 127: 32-39.

[12] Maehara Y, et al. Clinical significance of occult micrometastasis lymph nodes from patients with early gastric cancer who died of recurrence. Surgery, 1996, 119: 397-402.

[13] Yonemura Y, et al. Proliferative activity of micrometastases in the lymph nodes of patients with gastric cancer. Br J Surg, 2007, 94: 731-736.

[14] Arigami T, et al. Evaluation of sentinel node concept in gastric cancer based on lymph node micrometastasis determined by reverse transcription-polymerase chain reaction. Ann Surg, 2006, 243: 341-347.

[15] Morgagni P, et al. Lymph node micrometastases in early gastric cancer and their impact on prognosis. World J Surg, 2003, 27: 558-561.

[16] Kim JH, et al. The significances of lymph node micrometastasis and its correlation with E-cadherin expression in pT 1-T 3 N 0 gastric adenocarcinoma. Surg Oncol, 2008, 97: 125-130.

[17] Wu ZY, et al. Lymph node micrometastasis and its correlation with MMP-2 expression in gastric carcinoma. World J Gastroenterol, 2006, 12: 2941-2944.

[18] Okada Y, et al. Genetic detection of lymph node micrometastases in patients with gastric carcinoma by multiple-marker reverse transcriptase-polymerase chain reaction assay. Cancer, 2001, 92: 2056-2064.

[19] Siewert JR, et al. Potential and futility of sentinel node detection for gastric cancer. Recent Results Cancer Res, 2000, 157: 259-269.

[20] Miyashiro I, et al. When is curative gastrectomy justified for gastric cancer with positive peritoneal lavage cytology but negative macroscopic peritoneal implant? World J Surg, 2005, 29: 1131-1134.

[21] Fujimura T, et al. Tiypsinogen expression and early detection for peritoneal dissemination in gastric cancer. J Surg Oncol, 1998, 69: 71-75.

[22] Mori N, et al. Detection of telomerase activity in peritoneal lavage fluid from patients with gastric cancer using immunomagnetic beads. Br J Cancer, 2000, 83: 1026-1032.

[23] Yonemura Y, et al. Prediction of peritoneal micrometastasis by peritoneal lavaged cytology and reverse transcriptase-polymerase chain reaction for matrix metalloproteinase-7 mRNA. Clin Cancer Res, 2001, 7: 1647-1653.

[24] Kodera Y, et al. Prognostic significance of intraperitoneal cancer cells in gastric carcinoma: analysis of real time reverse transcriptase-polymerase chain reaction after 5 years of followup. J Am Coll Surg, 2006, 202: 231-236.

[25] Ito S, et al. Prospective validation of quantitative CEA mRNA detection in peritoneal washes in gastric carcinoma patients. Br J Cancer, 2005, 93: 986-992.

[26] Sakakura C, et al. Differential gene expression profiles of gastric cancer cells established from primary tumour and malignant ascites. Br J Cancer, 2002, 87: 1153-1161.

[27] Maehara Y, et al. Tumor angiogenesis and micrometastasis in bone marrow of patients with early gastric cancer. Clin Cancer Res, 1998, 4: 2129-2134.

[28] Macadam R, et al. Bone marrow micrometastases predict early post-operative recurrence following surgical resection of oesophageal and gastric carcinoma. Eur J Surg Oncol, 2003, 29: 450-454.

[29] Oki EH, et al. Clinical significance of cytokeratin-positive cells in bone marrow of gastric cancer patients. J Cancer Res Clin Oncol, 2007, 133: 995-1000.

[30] Yie SM, et al. Detection of survivin-expressing circulating cancer cells (CCCs) in peripheral blood of patients with gastric and colorectal cancer reveals high risks of relapse. Ann Surg Oncol, 2008, 15: 2934-2942.

[31] Mimori K, et al. A large-scale study of MT1-MMP as a marker for isolated tumor cells in peripheral blood and bone marrow in gastric cancer cases. Ann Surg Oncol, 2008, 31: 3073-3082.

[32] Huber MA, et al. Molecular requirements for epithelial-mesenchymal transition during tumor progression. Curr Opin Cell Biol, 2005, 17: 548-558.

［33］ Becker KF, et al. Analysis of the E-cadherin repressor Snail in primary human cancers. Cells Tissues Organs, 2007, 185: 204-212.

［34］ Washington K, et al. Expression of beta-catenin, alpha-catenin, and E-cadherin in Barrett's esophagus and esophageal adenocarcinomas. Mod Pathol, 1998, 11: 805-813.

［35］ Koyama T, et al. TGF-beta 1 secreted by gastric fibroblasts up-regulates CD44H expression and stimulates the peritoneal metastatic ability of scirrhous gastric cancer cells. Int J Oncol, 2000, 16:355-362.

［36］ Matsuoka T, et al. Adhesion polypeptides are useful for the prevention of peritoneal dissemination of gastric cancer. Clin Exp Metastasis, 1998, 16: 381-388.

［37］ Lee JM, et al. The epithelial-mesenchymal transition: new insights in signaling, development, and disease. J Cell Biol, 2006, 172: 973-981.

［38］ Yamamoto H, et al. Expression of ets-related transcriptional factor E1AF is associated with tumor progression and over-expression of matrilysin in human gastric cancer. Carcinogenesis, 2004, 25: 325-332.

［39］ Ajisaka H, et al. Correlation of lymph node metastases and expression of matrix metalloproteinase-7 in patients with gastric cancer. Hepatogastroenterology, 2004, 51: 900-905.

［40］ Kitoh T, et al. Increased expression of matrix metalloproteinase-7 in invasive early gastric cancer. J Gastroenterol, 2004, 39: 434-440.

［41］ Horiuchi S, et al. Association of ets-related transcriptional factor E1AF expression with tumour progression and overexpression of MMP-1 and matrilysin in human colorectal cancer. J Pathol, 2003, 200: 568-576.

［42］ Inoue T, et al. Matrix metalloproteinase-1 expression is a prognostic factor for patients with advanced gastric cancer. Int J Mol Med, 1999, 4: 73-77.

［43］ Ito R, et al. Interleukin 1 alpha acts as an autocrine growth stimulator for human gastric carcinoma cells. Cancer Res, 1993, 53: 4102-4106.

［44］ Stacker SA, et al. VEGF-D promotes the metastatic spread of tumor cells via the lymphatics. Nat Med, 2001, 7: 186-191.

［45］ Shimizu K, et al. Suppression of VEGFR-3 signaling inhibits lymph node metastasis in gastric cancer. Cancer Sci, 2004, 95: 328-333.

［46］ Mashino K, et al. Expression of chemokine receptor CCR7 is associated with lymph node metastasis of gastric carcinoma. Cancer Res, 2002, 62: 2937-2941.

［47］ Schmausser B, et al. The chemokine receptor CCR7 is expressed on epithelium of non-inflamed gastric mucosa, Helicobacter pylori gastritis, gastric carcinoma and its precursor lesions and up-regulated by H. pylori. Clin Exp Immunol, 2005, 139: 323-327.

［48］ Tahara E. Molecular mechanism of stomach carcinogenesis. J Cancer Res Clin Oncol, 1993, 119:265-272.

［49］ Kuniyasu H, et al. Frequent amplification of the c-met gene in scirrhous type stomach cancer. Biochem Biophys Res Commun, 1992, 189: 227-332.

［50］ Tendo M, et al. A synergic inhibitory-effect of combination with selective cyclooxygenase-2 inhibitor and S 1 on the peritoneal metastasis for scirrhous gastric cancer cells. Cancer Lett, 2006, 244:247-251.

［51］ Yano T, et al. Comparison of HER2 gene amplification assessed by fluorescence in situ hybridization and HER2 protein expression assessed by immunohistochemistry in gastric cancer. Oncol Rep, 2006, 15: 65-71.

［52］ Guilford P, et al. E-cadherin germline mutations in familial gastric cancer. Nature, 1998, 392: 402-405.

［53］ Yamamoto H, et al. Gastric cancers of the microsatellite mutator phenotype display characteristic genetic and clinical features. Gastroenterology, 1999, 116: 1348-1357.

［54］ Beghelli S, et al. Microsatellite instability in gastric cancer is associated with better prognosis in only stage II cancers. Surgery, 2006, 139: 347-356.

［55］ Tokunaga M, et al. Epstein-Barr virus involvement in gastric cancer: biomarker for lymph node metastasis. Cancer Epidemiol Biomarkers Prev, 1998, 7: 449-450.

［56］ Wu MS, et al. Epstein-Barr virus-associated gastric carcinomas: relation to H pylori infection and genetic alterations. Gastroenterology, 2000, 118: 1031-1038.

［57］ Yoshikawa T, et al. Should scirrhous gastric carcinoma be treated surgically? Clinical experiences with 233 cases and a retrospective analysis of prognosticators. Hepatogastroenterology, 2001, 48: 1509-1512.

［58］ Fujimura T, et al. Continuous hyperthermic peritoneal perfusion for the prevention of peritoneal recurrence of gastric cancer: randomized controlled study. World J Surg, 1994, 18: 150-155.

［59］ Iqubal S, et al. A phase II study of GW572016 (lapatinib) as first-line therapy in patients (pts) with advanced or metastatic gastric cancer. Int J Clin Oncol, 2007, 102: 500-505.

［60］ Doi T, et al. Efficacy, tolerability and pharmacokinetics of gefitinib (ZD 1839) in pretreated patients with metastatic gastric cancer. Am Soc Clin Oncol, 2003, 60:22.

［61］ Dragovich T, et al. Phase II trial of erlotinib in gastroesophageal junction and gastric adenocarcinomas: SWOG 0127. J Clin Oncol, 2006, 24: 4922-4927.

［62］ Pinto C, et al. Phase II study of cetuximab in combination with FOLFIRI in patients with untreated advanced gastric or gastroesophageal junction adenocarcinoma (FOLCETUX study). Ann Oncol, 2007, 18: 510-517.

［63］ Lordick F, et al. Cetuximab plus weekly oxaliplatin/5FU/FA (FUFOX) in 1st line metastatic gastric cancer. Final results from a multicenter phase II study study of the AIO upper GI study group. J Clin Oncol, 2007, 102. 400-410.

［64］ Bang YJ, et al. Trastuzumab in combination with chemotherapy versus chemotherapy alone for treatment of HER2-positive advanced gastric or gastro-oesophageal junction cancer (ToGA): a phase 3, open-label, randomized controlled trial. Lancet, 2010, 376: 687-697.

［65］ Jhawer MP, et al. Preliminary activity of XL880, a dual MET/VEGFR2 inhibitor, in MET amplified poorly differentiated gastric cancer: interim results of a multicenter phase II study. J Clin Oncol, 2008, 26: 4572.

［66］ Hirashima et al. Impact of vascular endothelial growth factor receptor 1, 2, and 3 expression on the outcome of patients with gastric cancer. Cancer Sci, 2009, 100: 310-315.

[67] Kang Y, et al. AVAGAST: a randomized, double-blind, placebo-controlled, phase Ⅲ study of first-line capecitabine and cisplatin plus bevacizumab or placebo in patients with advanced gastric cancer. J Clin Oncol, 2010, 28: 4007.

7.8 胰腺癌转移

◎ José Eduardo M. Cunha, Marcos V. Perini, Daniela Freitas

胰腺癌是人类恶性肿瘤中恶性程度最高的肿瘤之一。在美国,每年多达 37 000 人患胰腺癌,并且几乎所有的患者都最终死于这种疾病[1],居该国第五位癌症死因[2]。在欧洲,每年约有 40 000 例新发胰腺癌患者[3]。局部进展期胰腺癌患者的中位生存时间只有 8~12 个月,而转移性胰腺癌患者的中位生存时间只有 3~6 个月。总体生存率不到 5%[2]。对胰腺癌患者,手术切除是唯一可能的根治性方案。遗憾的是,被发现时患者多数已是晚期,故只有少数患者获得肿瘤切除的机会[4]。大宗病例研究显示,由于肿瘤局部进展性生长、腹膜转移或肝转移的发生,在诊断时只有 5%~22% 的胰腺癌患者有肿瘤切除的机会[5, 6]。

7.8.1 转移的重要性

胰腺癌的治疗中,对转移灶的治疗仍是重大挑战。尽管可出现远处转移,但局部转移是最常见的复发和转移。侵袭性、嗜神经性生长和早期播散是胰腺癌的重要特征。

远处转移到肝、腹膜、肺和骨与预后差相关[7],其中位生存时间仅为 3~6 个月,取决于疾病程度和表型的不同[8]。

最近多项研究表明,胰腺癌患者胰腺切除标本中淋巴结阳性是生存预后不良指标[9, 10],尽管这些研究并不能明确证明淋巴结转移和生存相关[11]。这主要是因为研究设计和后来得到的一些淋巴结结果,并不能作为真实的发现[10, 12]。

7.8.2 转移的发病机理

仅肿瘤细胞播散到血管内或者到达一继发位点尚不能构成转移。临床发生明显转移需要到达继发站点的肿瘤细胞完成一系列的步骤,即通常所说的"转移级联"(metastatic cascade)[13]。这个过程包括肿瘤细胞从原发瘤释放、侵袭血管、黏附到血管内皮细胞、外渗和侵袭,以及调变局部环境以允许肿瘤细胞存活增殖和继发肿瘤生长[14]。如果肿瘤细胞不能完成所有这些步骤,就不会发生显著转移[13-15]。

转移进程的许多方面当前仍不清楚。在原发胰腺肿瘤生长过程中,新形成的肿瘤细胞迁移出去,侵犯邻近组织,侵入毗邻血管,并由此循环到远处器官,形成转移灶[16]。基于非形态学变量的研究表明,转移肿瘤细胞和原发肿瘤细胞并不像以往认为的那样相似[17]。

尽管我们已经知道肿瘤细胞的运动并非是随意的过程,但决定其转移路径、在外部组织环境生存及其在最终目的地定居的机制仍然未知[18]。有证据表明,远离原发瘤的器官通过表达黏附受体或者分泌可溶趋化因子来主动吸引肿瘤细胞[19]。如发现在远隔器官的血管内皮细胞上存在黏附受体,能够特异性地捕获循环肿瘤细胞,进一步支持这一理论[20]。但在胰腺癌转移中并未发现这一现象。现已证明炎症细胞因子能够增强如细胞间黏附分子 1(ICAM-1)和血管细胞黏附分子 1(CCAM-1)等的表达[21]。当然也有这种可能:远处器官的不同微环境为特异性循环肿瘤细胞提供了不同的发展条件[22, 23]。这表明恶性细胞迁移到异位组织可能受到多种独立机制的控制,这些机制调节恶性细胞到达目的组织后的生长和(或)存活[18]。

(1)基质金属蛋白酶与胰腺癌播散

肿瘤细胞从原发瘤脱离后,随之发生迁移并侵袭周围组织。这一过程取决于肿瘤细胞与毗邻内皮细胞的连接接触的丢失,以及细胞-间质间相互联系[24]。基质金属蛋白酶类(MMPs)是一类分泌性或跨膜蛋白酶类家族,参与降解细胞外基质成分(如胶原、明胶及纤连蛋白)。恶性细胞来源的 MMPs 被认为可介导肿瘤侵袭和转移[25]。近年来,对 MMPs 活性及其组织抑制剂在侵袭性肿瘤中的研究表明,这些酶在结缔组织降解中发挥重要作用,并与肿瘤转移进程有关[26]。

MMP 在肿瘤转移中的重要性可能与降解内皮基膜的主要成分——V 型胶原相关。在人胰腺癌异位移植裸鼠实验模型中,来源于有肝转移胰腺癌患者肿瘤细胞的 MMP-2 和 MMP-9 活性成分要比无肝转移胰腺癌患者高[27],这表明有血行转移潜能的肿瘤表达 MMP-2 和 MMP-9。此外,抑制 MMPs 能通过影响肿瘤细胞的附着、迁移和器官侵袭来抑制实验性胰腺癌的转移[25]。

（2）血管生成与胰腺癌转移

新生血管的形成（血管生成）不仅是原发瘤生长也是转移灶形成的基本步骤[28]。众所周知，肿瘤细胞和间质细胞通过释放多种因子诱导的血管生成，促进肿瘤组织局部和全身播撒[29]。而且，那些从原发瘤分离、通过循环系统迁移并侵入靶器官的肿瘤细胞需要通过血管生成或血管发生形成新的血流供应[30]。这个过程不仅仅是简单的内皮细胞增殖，内皮细胞必须经过分裂、侵袭基膜、迁移和最终分化并形成毛细血管。此外，尽管骨髓衍生细胞（BMDCs）在血管新生中的作用仍存在争议，但骨髓衍生内皮祖细胞的募集肯定在肿瘤血管新生过程中发挥了作用。BMDCs 也参与形成转移前壁龛的形成，使得转移细胞能通过整合素类黏附于此[31]。基膜的破坏需要胰腺癌中高表达的多种因子（包括 VEGF 和 IL-8）的参与[32]。此外，在胰腺癌组织中高表达一系列促血管生成细胞因子与肿瘤恶性程度高和预后不良有关[33]。

总之，对于来自原发瘤的癌细胞，如要播散并在继发器官长成明显转移灶，其外渗后必须在周围组织存活并增殖。它们必须能够启动相互依赖的信号级联，从而使其能够存活、进入细胞周期和分裂。虽然，在许多的器官中能检测到播散的肿瘤细胞，但只有在某些特定环境中才能允许这些细胞存活并进一步发展[34]。

（3）炎症

慢性胰腺炎（CP）能显著增加发生胰腺癌的风险，提示胰腺内的慢性炎症可能是肿瘤发展的一个易感因素，尽管较少研究直接证明这点。核因子 κB（NF-κB）和 IL-8 是 CP 炎症进程中的重要介质，两者都被认为参与其他肿瘤的发展。把 CP 与胰腺癌联系起来的确切机制和炎症介质至今仍不清楚。

在 CP 中残留的腺泡细胞周围形成的高密度纤维间隔包含炎症细胞、再生的成纤维细胞和细胞因子。而且，胰腺癌诱导的强增生反应能提供一系列的炎症介质和生长因子，从而促进肿瘤的生长和转移。慢性胰腺炎和胰腺癌都含有同样的细胞类型，提供细胞因子和生长因子，使得慢性胰腺炎容易发展成为胰腺癌。

在恶性胃肠道肿瘤生长和进展中，环氧化酶 2（COX-2）起了很重要的作用，其致癌作用主要源于发现患者应用非甾体消炎药时可显著抑制肿瘤。另外，在接受根治性切除的胰腺癌患者中，COX-2 表达和生存负相关[35]。

7.8.3　胰腺癌转移的诊断

在临床上，当胰腺癌患者出现明显体重减轻和腹水时，就应该怀疑患者出现了转移。血清肿瘤指标 CA19-9 水平非常高时，也预示着有转移。然而，在多数情况下，胰腺癌转移的确诊要靠影像学证据。对伴有黄疸的患者，腹部彩超是常用的初筛手段。应用这种手段可确定淋巴结转移和肝转移。目前胰腺癌诊断和分期的"金标准"是增强双相多排 CT（图 7-9）。尽管 CT 图像比彩超更加清晰，然而一些小的肝转移和腹膜转移灶仍可能被遗漏。因此，一些医学中心主张应用腹腔镜探查来为胰腺癌患者进行术前分期[36]。尽管腹腔镜的应用在判断关键性血管侵犯和淋巴结累及中受到限制，其仍不失为一种有效的可视化诊断工具用于诊断肝转移，其判断能否治愈性切除的敏感性为 77%[37]。一些研究也建议通过检测血清 CA19-9 水平，协助进行腹腔镜分期[38-40]。

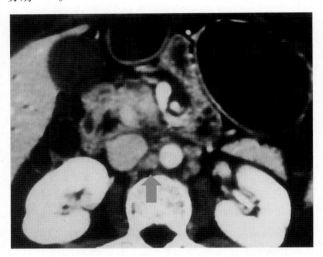

图 7-9　胰腺癌的淋巴结转移（箭头所示）

7.8.4　胰腺癌特异性部位转移的治疗

（1）淋巴结转移

淋巴结（LN）是胰腺癌最常见的转移部位（图 7-9）。已报道的切除样本中，淋巴结转移发生率为 56%～86%[41]。最常受累的淋巴结是胰腺周围淋巴结。对于胰头癌来说，主动脉旁淋巴结转移率为 16%～26%[42]，然而，胰体尾部肿瘤淋巴结转移率要低一些，为 13%～17%[41]。这些发现导致日本许多外科中心建议在胰腺癌治疗中应用扩大淋巴结清扫术。

许多文献报道胰头肿瘤转移到主动脉旁淋巴结是通过胰头背侧面和环绕上部肠系膜动脉的淋巴回流实现的[41,43]。同时，胰腺癌淋巴结转移的形式可能是多样的，因为胰腺淋巴可以回流到上部、下部、前部、后部和左侧淋巴结等多个方向[44]。

据一些研究报道，由于胰腺腹部和背部起源于不同的胚层，因而其淋巴回流也是不同的。因此，对于胰腺腹侧肿瘤来说，淋巴转移主要是胰腺周围淋巴结到肠系膜上动脉周围淋巴结；而对于胰腺背部肿瘤来说，淋巴结转移通常除了发生在胰腺周围淋巴结，还可出现在肝总动脉旁淋巴结[43,45]。然而，这种区别在临床上对于生存没有影响，在扩大淋巴结清扫的随机临床试验中，其总生存没有差异。因此，淋巴结扩大清扫在胰腺癌的治疗中不应被提倡[46-48]。

（2）肝转移

肝是胰腺癌远处转移的最常发生部位，受累率约 60%[49]。肝转移可以发生在胰腺癌最初诊断的时候，也可以发生在切除治疗后的随访期（图 7-10）。

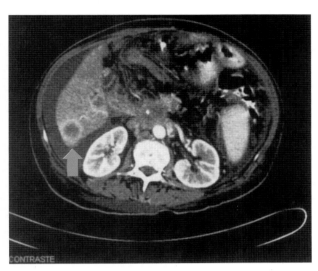

图 7-10　CT 显示胰腺癌切除术后肝转移（箭头）和腹水

尽管有个别报道提示，对那些经高度选择胰腺癌术后无局部复发、出现异时单发肝转移者，进行再次手术切除能延长其生存[50]。但是，通常认为胰腺癌出现肝转移后的患者不应该进行外科手术治疗[51]。既往研究表明，这类患者进行肝切除术后，并发症发病率为 19%～35%，死亡率为 0%～20%[52]。无论采取什么样的治疗措施，胰腺癌肝转移患者生存期一般都在一年之内。行肝切除术后中位生存期为 6 个月，与行姑息性改道后的 4 个月中位生存期在统计学上没有差异[53]。

另外，伴有肝转移的患者进行胰腺切除不应被常规推荐，其有着严格指征，如经保守治疗后仍有反复出血的十二指肠溃疡患者。

（3）腹膜转移

伴有癌性腹水的腹膜转移是肿瘤转移超出腹腔范围的标志（图 7-11），这可通过在骨髓和血流中检测到微小转移灶来证明。

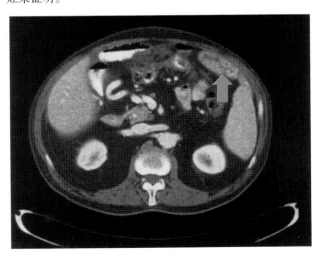

图 7-11　腹部 CT 显示胰腺癌患者的腹膜转移

细胞学可以用来检测腹腔冲洗液的肿瘤播散细胞。由于肿瘤细胞在腹腔冲洗液中的密度和肿瘤的大小不同，其检出率为 13.4%～35.5%[54,55]。因此，腹腔冲洗液的细胞学检查意义当前仍存有争议。一些研究认为细胞学检查阳性表明病灶已经扩散，从而无法进行治愈性肿瘤切除[56]；而另外一些学者坚持，细胞学状态对于患者生存预测意义不大，认为胰腺癌可切除的患者仍应进行治愈性切除[54,55]。

7.8.5　治疗的终点

治疗疗效的评估对于研究人员和医务工作者来说仍是一个挑战，并且可能很不精确。选择传统的一维或二维肿瘤测量方式评估胰腺癌原发瘤对治疗的客观反应常常是不够的。由于特征性促纤维增生性反应和局部炎症反应，近年来的实验性研究涵盖了许多临床参数，如疼痛、体重减轻、体力状态、临终生活质量和生存数据。由于相当多的胰腺癌患者有疼痛和抑郁等症状，故这些结果作为治疗收益，使得评估更加有效。

当前并不被广泛接受对胰腺癌转移进行手术治疗，对胰腺癌伴肝转移患者行胰十二指肠切除术同时切除肝转移灶，在大多数患者并不能带来长期生存[57]。因此，对这类患者，内科治疗仍然是最恰当的选择。

7.8.6　转移性胰腺癌的化疗

（1）标准治疗方案

对胰腺癌转移患者进行全身化疗的主要目的是减轻疾病相关症状和延长生存。以氟尿嘧啶（5-FU）为基础的联合治疗组相对于对照组（仅接受最佳支持治疗的患者）可获得较好生存，表明这种治疗方案可使进展期胰腺癌患者获益。以 5-FU 疗法的患者其平均生存期稳定在 4～6 个月，而那些仅接受最好支持疗法的患者，生存期约 3 个月。然而，在一项趋势分析中，用 5-FU 为主的和单独应用 5-FU 相比并不能取得较好的生存。5-FU 是一种不贵的药物，通常很好耐受，其主要副作用为腹泻、口腔黏膜炎和手足综合征（水肿、疼痛、充血和手脚脱皮）。然而，目前 5-FU 不再被认为是胰腺癌转移的首选药物。更好的是吉西他滨，在一项随机研究表明其比 5-FU 治疗可带来更好的临床收益和更好的总生存，被认为是标准治疗药物。

吉西他滨是一种核苷类似物，具有和阿糖胞苷相似的结构，对实体肿瘤具有广谱作用，在 I 期临床试验中对胰腺癌患者有用。III 期临床试验比较吉西他滨和 5-FU 在临床收益（改善疼痛症状、体力状态和增加体重）上的差异，发现 23.8% 接受吉西他滨治疗的患者有临床收益，而接受 5-FU 治疗者只有 2.8%（$P = 0.002\ 2$）；接受吉西他滨治疗和 5-FU 治疗患者的中位生存期分别为 5.65 个月和 4.41 个月，一年生存率分别为 18% 和 2%[58]。

已有研究吉西他滨与其他药物联合使用。尽管在 II 期临床试验初步结果较为理想[59]，而吉他西滨联合 5-FU 在至少两个随机试验中得到阴性结果[60,61]。在一项多国家联合试验中比较吉西他滨联合卡培他滨的疗效，两组中位生存期没有明显差异[62, 63]。另有一项大宗Ⅲ期临床试验评价吉西他滨联合顺铂的疗效,比较单纯应用吉西他滨与吉西他滨联合顺铂,发现可改善生存[64]。另外,奥沙利铂联合吉西他滨(GEMOX 方案)与单独应用吉西他滨相比,但两项多中心试验结果不同[65]。美国的一项组间试验发现两组患者生存没有区别;而另一个Ⅲ期试验中,联合方案能显著提高治疗反应率,但没有明显改善中位生存的趋势(9 个月对比 7.1 个月,$P = 0.13$)[66]。除了骨髓功能抑制外,吉西他滨其他的不良反应包括急性肺、肝和肾损伤,高胆红素血症的患者应用吉西他滨能增加肝衰竭的风险。

(2)与靶向药物的联合

1)埃罗替尼:EGFR1 在多种胰腺肿瘤中过度表达,与预后不良和疾病进展有关。在多项临床试验中,阻断 EGFR 酪氨酸激酶能提高吉西他滨的抗癌疗效。目前正在研究的是与 EGFR 的小分子酪氨酸激酶阻断剂(如埃罗替尼)和特异性针对这种小分子的单克隆抗体(如西妥昔单抗)的联合。

加拿大国家癌症研究所在局部进展胰腺癌人群和有转移的胰腺癌人群中进行Ⅲ期试验,对比了吉西他滨联合或不联合埃罗替尼的区别。发现联合埃罗替尼可显著提高总生存率($HR = 0.82$;95% $CI = 69\% \sim 99\%$,$P = 0.038$)。埃罗替尼联合吉西他滨使中位生存从 5.9 个月提高到 6.4 个月,一年生存率从 17% 提高到 23%($P = 0.023$)。然而,仅延长两周的中位生存,包括皮疹、腹泻、感染和口腔黏膜炎等埃罗替尼不良反应,以及加用埃罗替尼后产生的经济压力等都阻碍了这种联合疗法在胰腺癌转移姑息性治疗中的应用。

2)贝伐珠单抗和西妥昔单抗:VEGF 和 EGF 在包括胰腺癌的多种肿瘤生长和转移中发挥重要作用。贝伐珠单抗和西妥昔单抗是抗 VEGF 和抗 EGFR 的单克隆抗体,在治疗转移性结肠癌、肺癌和乳腺癌中有效。同时给予单克隆抗体和酪氨酸激酶抑制剂以及与化疗药物联合能提高其疗效以及抵消耐受机制。然而,有关这些靶向药物在转移性胰腺癌疗效的Ⅱ期和Ⅲ期临床试验并不能显示吉西他滨另外加用西妥昔单抗或贝伐单抗的好处[67, 68]。

尽管在胰腺癌治疗上已经逐渐取得了一些进展,但患者预后仍非常差。事实上,在两项大宗随机分组Ⅲ期临床试验已表明,吉西他滨联合其他药物(靶向药物或其他)方案比单用吉西他滨更有优越性,卡培他滨联合吉西他滨(GemCap)和埃罗替尼联合吉西他滨似乎已成为治疗进展期胰腺癌的一个新趋势。在北美,对身体状况好的进展期胰腺癌患者,吉西他滨加用或不用埃罗替尼或卡培他滨是公认的治疗标准。

在胰腺癌治疗中,人们正探索一些新的治疗策略。肿瘤发生新靶点的识别一定有望具有临床应用价值。其中靶点 S100P 在胰腺癌中被认为是过表达。S100P 的高表达能增加肿瘤生长和转移潜能并降低患者的生存期。内源性高表达 S100P 的胰腺癌细胞可对吉西他滨有耐受。

此外,色甘酸钠——一种抗过敏药物,能通过结合 S100P 来抑制肿瘤生长和增加吉西他滨的有效性。但其抗肿瘤活性仍需进一步研究证实。

另外,尽管应用贝伐单抗、西妥昔单抗和依维莫司取得阴性结果,化疗联合另外一种靶向药物显然是未来的一种发展趋势。人们逐渐认识到基于分子数据基础上的个体化治疗可更好地选择病人、新型给药模式以及合理的联合用药以提高当前已有治疗手段的疗效。然而,尽管探索胰腺癌辅助性应用靶向治疗的研究已取得理想结果,仍有许多问题尚未解决,包括如何合理选择更有可能从靶向治疗中取得受益的患者。

7.8.7 转移性胰腺癌的姑息治疗

(1)疼痛

针对胰腺癌相关性疼痛的最早治疗方法是应用长效麻醉品,如缓释型口服吗啡、羟考酮制剂或经皮芬太尼。反复进食后上腹部不适通常是由胰酶缺乏引起的,单用胰酶替代疗法(PERT)就足以成功缓解症状。

当前研究表明,腹腔神经阻滞(NCPB)是一种耐受性良好的干预措施,能改善疼痛,减少阿片类药物的应用,最大限度地降低生活质量的恶化[69-71]。那些全身麻醉镇痛药无效的肿瘤相关性疼痛患者是进行 NCPB 的适用人群,对胰腺癌患者可能取得迅速而持久的镇痛效果。在约 90% 的胰腺癌或其他腹内肿瘤患者中,应用 NCPB 能持久地(至少 3 个月)部分或完全减轻疼痛[69, 72]。除了作为那些全身麻醉药物无效的疼痛患者的补救性治疗,一些研究表明在应用阿片类药物治疗开始时应用 NCPB 能取得好的治疗效果[70]。

(2)外分泌酶缺陷

胰腺癌患者因为胰腺导管梗阻可能会发生外分泌功能不全的症状,包括腹部不适和/或腹胀、疼痛,明显的胃肠胀气、嗳气、腹泻、脂肪泻和体重减轻。处理胰腺外分泌功能不全,通常是每标准餐加服 25 000 ~ 40 000 U 脂肪酶。如果出现脂肪泻或者其他顽固性吸收不良的症状,可增加剂量。包有肠溶衣的胰酶提取物能通过加用质子泵抑制剂,抑制胃酸分泌来达到最佳疗效。

(3)胆道梗阻

对于那些生命期望比较短的转移性胰腺癌患者,由于胆管梗阻继发的黄疸可以通过内镜下放置塑料或金属支架来解决[73]。可扩张的金属支架更常用,因为它比塑料支架能维持更长时间[74]。胆道减压除了能减轻黄疸和皮肤瘙痒外,还能增加食欲和减少消化不良而提高生活质量[75]。

(4)胃排出道梗阻

进展期胰腺癌患者中有 15% ~ 20% 会因为十二指肠梗阻导致的胃排出道梗阻。对那些生存预期短、有转移发生的患者,内镜下放置金属支架是可取的选择。这种姑息性治疗获得了临床收益并降低了并发症发生率[76]。有一项研究评估了 29 例患者,其中在 81% 的患者身上取得了满意结果,经过平均天数 183 天以后,只有不到 7% 的患者出现了由肿瘤引起的再次梗阻[77]。

7.8.8 胰腺转移性肿瘤

胰腺是其他恶性肿瘤转移的罕见部位。据大样本统计显示，转移到胰腺肿瘤占胰腺切除肿瘤样本的比例不到5%[78-80]。尸检报告显示，转移到胰腺肿瘤发生率仅3%～12%。除了乳腺癌、前列腺癌、结肠癌和肺癌等肿瘤以外，肾细胞癌是已知最常转移到胰腺的原发瘤，占转移性胰腺肿瘤的30%[81]，在总的切除肿瘤样本中占0.25%～3%[82,83]，在多个肾细胞癌患者尸检报告中发现转移到胰腺的发生率为1.3%～1.9%[84,85]。

胰腺转移性肿瘤有两种临床病理表现，即弥散性转移性病变或孤立的胰腺肿块。肾细胞癌扩散到胰腺的模式仍不清楚，转移到胰腺的可能路径是通过胰头到背侧肾动脉的淋巴管道产生淋巴源性播散。有意思的是胰腺转移性肿瘤中受累淋巴结却很少有报道，还不如在导管腺癌中常见[82,83]。

区分肾细胞癌胰腺转移和原发性胰腺癌在预后和治疗上很重要，因为从肾细胞癌转移来的肿瘤比原发性胰腺癌的预后要好。然而，胰腺继发肿瘤的临床症状与原发性胰腺肿瘤相似，都包含腹部或背部疼痛、体重减轻、胃肠道出血或梗阻以及黄疸。继发肿瘤也可以没有症状，而仅在影像学检查中被发现。在一组18例转移性胰腺癌患者中，15例患者没有症状，胰腺转移灶是在常规随访检查中被发现的。急性胰腺炎是少见的，但可出现高淀粉血症。初诊为肾细胞癌并行肾切除到出现胰腺转移的时间间隔可长达25年以上，在一些患者中也可能短至1～3年。

转移性胰腺肿瘤的诊断基于相关肿瘤病史。从原发瘤诊断到转移发生之间的时间间隔可以长达20年，但是也可以短至1～3年。因此，对有肾细胞癌病史的患者强烈推荐长期密切随访。

彩超是诊断胰腺原发和转移性肿瘤很有用的影像学检查方法。胰腺转移癌超声下的特征是一圆形、边界清楚的低回声团块。CT扫描是一个可供选择的影像学方法，可以看到多个胰腺转移性病灶（图7-12、图7-13）。当病灶超过1.5 cm时，可以出现诸如血管高密度或者周边强化的阴影。多发性转移灶更常见。当只有一个孤立损伤灶时经常被误诊为原发性肿瘤。非特异性影像学特征如腺泡细胞瘤、局灶性胰腺炎以及神经内分泌瘤可以帮助区分转移瘤和胰腺原发瘤。然而，如果患者有肾细胞癌病史，并且CT检查显示为血管增强的实性胰腺肿瘤，就应该认为是转移性胰腺癌。另外，如为多发病灶，转移性胰腺癌的概率更大[79]。当病灶发生在胰体或胰尾时，可以出现局部胰管扩张和胰腺萎缩。CT或内镜超声引导下的细针穿刺胰腺组织活检是最可靠的诊断方法。然而，由于病灶血供丰富，细针穿刺活检有很高的出血风险。

对肾细胞癌胰腺单发转移灶，手术切除是最有效的治疗方案，5年生存率高达75%[86]，主要是因为最初切除原发

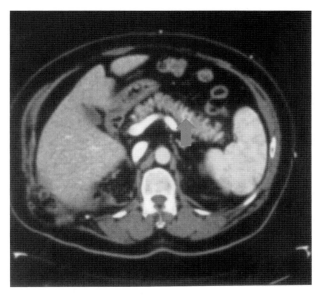

图7-12　CT示肾细胞癌术后患者单个胰腺转移灶

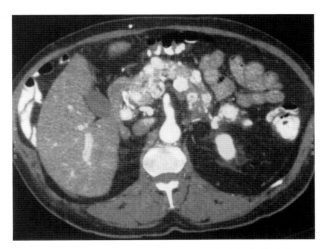

图7-13　CT示肾细胞癌患者术后胰腺多发转移灶

瘤到出现胰腺转移灶的间隔很长。另外，对多种恶性肿瘤的胰腺转移灶来说，手术切除后5年生存率为25%，平均生存期为2年[87]。对转移性胰腺癌患者，胰腺切除应根据患者个体化需要进行，达到适当的手术切除边界及最大化的保留胰腺组织。因此，根据局部肿瘤负荷的不同位置，外科医生应当考虑对单发灶行胰十二指肠切除术、阶段性胰腺切除或远端胰腺切除，或者对多发灶行全胰腺切除术。

尽管超过80%的胰腺切除术患者术后生存时间超过12个月，但是平均生存期精确的评估是很困难的，因为报道的大部分病例都在2年之内死亡[88]。

转移性胰腺癌的手术切除率要比胰腺导管腺癌高。这可能是因为转移性胰腺癌相比于胰腺腺癌有个更清楚的边界及很少侵犯血管。

目前胰腺切除可安全施行，并发症发生率和死亡率均较低，尤其在那些手术量大的医学中心[89]。不仅仅是肾细胞癌，许多其他原发瘤孤立性胰腺转移灶的手术切除均能

改善患者的长期生存,并且较原发胰腺导管腺癌有更好的预后[87]。并发症发生率低和总生存率好表明对那些转移到胰腺的肿瘤采取积极治疗策略是正确的,尤其在转移瘤小并能完全切除时。

7.8.9　结论

胰腺癌进行胰头十二指肠切除术的长期生存远未达到满意。尽管5年生存率达到10%~20%,在过去的10年中,生存期超过5年的患者比预期相差较大。事实上,转移性胰

腺癌治疗缺乏显著临床进展,使得转移性胰腺癌在研究和治疗上是最没有效果的恶性肿瘤。尽管多学科的综合治疗策略依赖于靶向治疗等新的领域,并且对靶向药物在转移疾病治疗上的作用寄予了很大期望。然而,不可能大范围对新药进行广泛测试。因此,将来应该提倡把肿瘤个体同当前最有效的药物匹配起来的新模式。考虑到实体肿瘤手术治疗非常有限的价值及多种化疗药物很少的姑息效果,应当强调支持疗法在患者治疗中的重要意义。

(郭磊 译,钦伦秀 审校)

参考文献

[1] Jemal A, et al. Cancer statistics, 2007. CA Cancer J Clin, 2007, 57(1): 43-66.

[2] Warshaw AL, et al. Pancreatic carcinoma. N Engl J Med, 1992, 326(7): 455-65.

[3] Hariharan D, et al. Analysis of mortality rates for pancreatic cancer across the world. HPB (Oxford), 2008, 10(1): 58-62.

[4] White RR, et al. Pancreatic cancer since Halsted: how far have we come and where are we going? Ann Surg, 2003, 238(6 Suppl): 145-147.

[5] Singh SM, et al. Surgical palliation for pancreatic cancer. The UCLA experience. Ann Surg, 1990, 212(2): 132-139.

[6] Perini MV, et al. Clinical and pathologic prognostic factors for curative resection for pancreatic cancer. HPB (Oxford), 2008, 10(5): 356-362.

[7] Kobari M, et al. Usefulness of Japanese staging in the prognosis of patients treated operatively for adenocarcinoma of the head of the pancreas. J Am Coll Surg, 1996, 182(1): 24-32.

[8] Howe GR. Pancreatic cancer. Cancer Surv, 1994, 19-20: 139-158.

[9] Winter JM, et al. 1423 pancreaticoduodenectomies for pancrearic cancer: a single-institution experience. J Gastrointest Surg, 2006, 10(9): 1199-1210.

[10] Doi R, et al. Prognostic implication of para-aortic lymph node metastasis in resectable pancreatic cancer. World J Surg, 2007, 31(1): 147-154.

[11] Mannell A, et al. Factors influencing survival after resection for ductal adenocarcinoma of the pancreas. Ann Surg, 1986, 203(4): 403-407.

[12] House MG, et al. Prognostic significance of pathologic nodal status in patients with resected pancreatic cancer. J Gastrointest Surg, 2007, 11(11): 1549-1555.

[13] Poste G, et al. The pathogenesis of cancer metastasis. Nature, 1980, 283(5743): 139-146.

[14] MacDonald NJ, et al. Molecular basis of tumour metastasis. Cancer Surv, 1993, 16: 175-199.

[15] Chambers AF. The metastatic process: basic research and clinical implications. Oncol Res, 1999, 11(4): 161-168.

[16] DiMagno EP, et al. AGA technical review on the epidemiology, diagnosis, and treatment of pancreatic ductal adenocarcinoma. Gastroenterology, 1999, 117(6): 1464-1484.

[17] Weiss L. Dynamic aspects of cancer cell populations in metastasis. Am J Pathol, 1979, 97(3): 601-608.

[18] Hanahan D, et al. The hallmarks of cancer. Cell, 2000, 100(1): 57-70.

[19] Muller A, et al. Involvement of chemokine receptors in breast cancer metastasis. Nature, 2001, 410(6824): 50-56.

[20] Borsig L, et al. Synergistic effects of L-and P-selectin in facilitating tumor metastasis can involve non-mucin ligands and implicate leukocytes as enhancers of metastasis. Proc Natl Acad Sci USA, 2002, 99(4): 2193-2198.

[21] Dufour A, et al. Modulation of ICAM-1, VCAM-1 and HLA-DR by cytokines and steroids on HUVECs and human brain endothelial cells. J Neurol Sci, 1998, 157(2): 117-121.

[22] Harlozinska A. Progress in molecular mechanisms of tumor metastasis and angiogenesis. Anticancer Res, 2005, 25(5): 3327-3333.

[23] Nakamura T, et al. Gene expression profile of metastatic human pancreatic cancer cells depends on the organ microenvironment. Cancer Res, 2007, 67(1): 139-148.

[24] Tawil NJ, et al. Integrin alpha 3 beta 1 can promote adhesion and spreading of metastatic breast carcinoma cells on the lymph node stroma. Int J Cancer, 1996, 66(5): 703-710.

[25] Jimenez RE, et al. Effect of matrix metalloproteinase inhibition on pancreatic cancer invasion and metastasis: an additive strategy for cancer control. Ann Surg, 2000, 231(5): 644-654.

[26] Kleiner DE, et al. Matrix metalloproteinases and metastasis. Cancer Chemother Pharmacol, 1999, 43(Suppl 1): S42-51.

[27] Matsuyama Y, et al. Comparison of matrix metalloproteinase expression between primary tumors with or without liver metastasis in pancreatic and colorectal carcinomas. J Surg Oncol, 2002, 80(2): 105-110.

[28] Fidler IJ, et al. Modulation of tumor cell response to chemotherapy by the organ environment. Cancer Metastasis Rev, 1994, 13(2): 209-222.

[29] Bergers G, et al. Effects of angiogenesis inhibitors on multistage carcinogenesis in mice. Science, 1999, 284(5415): 808-812.

［30］Takeda A, et al. Role of angiogenesis in the development and growth of liver metastasis. Ann Surg Oncol, 2002, 9（7）: 610-616.

［31］Alison MR, et al. Bone marrow-derived cells and epithelial tumours: more than just an inflammatory relationship. Curr Opin Oncol, 2009, 21（1）: 77-82.

［32］Yamanaka Y, et al. Overexpression of acidic and basic fibroblast growth factors in human pancreatic cancer correlates with advanced tumor stage. Cancer Res, 1993, 53（21）: 5289-5296.

［33］Shimoyama S, et al. Increased angiogenin expression in pancreatic cancer is related to cancer aggressiveness. Cancer Res, 1996, 56（12）: 2703-2706.

［34］Radinsky R, et al. Regulation of tumor cell growth at organ-specific metastases. In Vivo, 1992, 6（4）: 325-331.

［35］Matsubayashi H, et al. Tumor COX-2 expression and prognosis of patients with resectable pancreatic cancer. Cancer Biol Ther, 2007, 6（10）: 1569-1575.

［36］Enestvedt CK, et al. Diagnostic laparoscopy for patients with potentially resectable pancreatic adenocarcinoma: is it cost-effective in the current era? J Gastrointest Surg, 2008, 12（7）: 1177-1184.

［37］Menack MJ, et al. Laparoscopic sonography of the biliary tree and pancreas. Surg Clin North Am, 2000, 80（4）: 1151-1170.

［38］Kayahara M, et al. Analysis of paraaortic lymph node involvement in pancreatic carcinoma: a significant indication for surgery? Cancer, 1999, 85（3）: 583-590.

［39］Kayahara M, et al. Role of nodal involvement and the periductal soft-tissue margin in middle and distal bile duct cancer. Ann Surg, 1999, 229（1）: 76-83.

［40］Maithel SK, et al. Preoperative CA19-9 and the yield of staging laparoscopy in patients with radiographically resectable pancreatic adenocarcinoma. Ann Surg Oncol, 2008, 15（12）: 3512-3520.

［41］Nakao A, et al. Lymph node metastasis in carcinoma of the body and tail of the pancreas. Br J Surg, 1997, 84（8）: 1090-1092.

［42］Cordera F, et al. Significance of common hepatic artery lymph node metastases during pancreaticoduodenectomy for pancreatic head adenocarcinoma. Ann Surg Oncol, 2007, 14（8）: 2330-2336.

［43］Kitagawa H, et al. Carcinomas of the ventral and dorsal pancreas exhibit different patterns of lymphatic spread. Front Biosci, 2008, 13: 2728-2735.

［44］Hermanek P. Pathology and biology of pancreatic ductal adenocarcinoma. Langenbecks Arch Surg, 1998, 383（2）: 116-120.

［45］Pissas A. Anatomoclinical and anatomosurgical essay on the lymphatic circulation of the pancreas. Anat Clin, 1984, 6（4）: 255-280.

［46］Seiler CA, et al. Randomized prospective trial of pylorus-preserving vs classic duodenopancreatectomy（Whipple procedure）: initial clinical results. J Gastrointest Surg, 2000, 4（5）: 443-452.

［47］Lin PW, et al. Pancreaticoduodenectomy for pancreatic head cancer: PPPD versus Whipple procedure. Hepatogastroenterology, 2005, 52（65）: 1601-1604.

［48］Pedrazzoli S, et al. Standard versus extended lymphadenectomy associated with pancreatoduodenectomy in the surgical treatment of adenocarcinoma of the head of the pancreas: a multicenter, prospective, randomized study. Ann Surg, 1998, 228（4）: 508-517.

［49］Bell R Jr. Adjuvant therapy. In: Howard J, et al, eds. Surgical Diseases of the Pancreas. 3rd ed. Baltimore: Lippincotte Williams & Wilkins, 1998: 597-604.

［50］Takamori H, et al. Treatment strategies for hepatic metastases from pancreatic cancer in patients previously treated with radical resection combined with intraoperative radiation therapy. HPB Surg, 1994, 8（2）: 107-110.

［51］Ko AH, et al. Current and future strategies for combined-modality therapy in pancreatic cancer. Curr Oncol Rep, 2002, 4（3）: 202-212.

［52］Ibusuki M, et al. Complete remission of pancreatic cancer after multiple resections of locally pancreatic recurrent sites and liver metastasis: report of a case. Surg Today, 2008, 38（6）: 563-566.

［53］Tani M, et al. Liver metastasis as an initial recurrence has no impact on the survival of patients with resectable pancreatic adenocarcinoma. Langenbecks Arch Surg, 2008, 394（2）: 249-253.

［54］Yachida S, et al. Implications of peritoneal washing cytology in patients with potentially resectable pancreatic cancer. Br J Surg, 2002, 89（5）: 573-578.

［55］Yamada S, et al. Clinical implications of peritoneal cytology in potentially resectable pancreatic cancer: positive peritoneal cytology may not confer an adverse prognosis. Ann Surg, 2007, 246（2）: 254-258.

［56］Nakatsuka A, et al. Positive washing cytology in patients with pancreatic cancer indicates a contraindication of pancreatectomy. Int J Surg Investig, 1999, 1（4）: 311-317.

［57］Gleisner AL, et al. Is resection of periampullary or pancreatic adenocarcinoma with synchronous hepatic metastasis justified? Cancer, 2007, 110（11）: 2484-2492.

［58］Burris HA 3rd, et al. Improvements in survival and clinical benefit with gemcitabine as first-line therapy for patients with advanced pancreas cancer: a randomized trial. J Clin Oncol, 1997, 15（6）: 2403-2413.

［59］Berlin JD, et al. A phase Ⅱ study of gemcitabine and 5-fluorouracil in metastatic pancreatic cancer: an Eastern Cooperative Oncology Group study（E3296）. Oncology, 2000, 58（3）: 215-218.

［60］Berlin JD, et al. Phase Ⅲ study of gemcitabine in combination with fluorouracil versus gemcitabine alone in patients with advanced pancreatic carcinoma: Eastern Cooperative Oncology Group Trial（E2297）. J Clin Oncol, 2002, 20（15）: 3270-3275.

［61］Di Costanzo F, et al. Gemcitabine with or without continuous infusion 5-FU in advanced pancreatic cancer: a randomised phase Ⅱ trial of the Italian Oncology Group for Clinical Research (GOIRC). Br J Cancer, 2005, 93(2): 185-189.

［62］Herrmann R, et al. Gemcitabine plus capecitabine compared with gemcitabine alone in advanced pancreatic cancer: a randomized, multicenter, phase Ⅲ trial of the Swiss Group for Clinical Cancer Research and the Central European Cooperative Oncology Group. J Clin Oncol, 2007, 25(16): 2212-2217.

［63］Herrmann R. Pancreatic cancer: ESMO clinical recommendations for diagnosis, treatment and follow-up. Ann Oncol, 2007, 18 (Suppl 2): 19-20.

［64］Heinemann V, et al. Randomized phase Ⅲ trial of gemcitabine plus cisplatin compared with gemcitabine alone in advanced pancreatic cancer. J Clin Oncol, 2006, 24(24): 3946-3952.

［65］Poplin CL, et al. Phase Ⅲ trial of gemcitabine (30-minute infusion) versus gemcitabine [fixed-dose-rate infusion (FDR)] versus gemcitabine + oxaliplatin (GEMOX) in patients with advanced pancreatic cancer (E6201). Clin Oncol, 2006, 24: LBA4004(24).

［66］Androulakis N, et al. Oxaliplatin for pretreated patients with advanced or metastatic pancreatic cancer: a multicenter phase Ⅱ study. Cancer Invest, 2005, 23(1): 9-12.

［67］Xiong HQ, et al. Cetuximab, a monoclonal antibody targeting the epidermal growth factor receptor, in combination with gemcitabine for advanced pancreatic cancer: a multicenter phase Ⅱ trial. J Clin Oncol, 2004, 22(13): 2610-2616.

［68］Cascinu S, et al. Cetuximab plus gemcitabine and cisplatin compared with gemcitabine and cisplatin alone in patients with advanced pancreatic cancer: a randomised, multicentre, phase Ⅱ trial. Lancet Oncol, 2008, 9(1): 39-44.

［69］Lillemoe KD, et al. Chemical splanchnicectomy in patients with unresectable pancreatic cancer. A prospective randomized trial. Ann Surg, 1993, 217(5): 447-457.

［70］Ischia S, et al. Celiac block for the treatment of pancreatic pain. Curr Rev Pain, 2000, 4(2): 127-133.

［71］Noble M, et al. Techniques and results of neurolysis for chronic pancreatitis and pancreatic cancer pain. Curr Gastroenterol Rep, 2006, 8(2): 99-103.

［72］Polati E, et al. The role of neurolytic celiac plexus block in the treatment of pancreatic cancer pain. Transplant Proc, 2008, 40 (4): 1200-1204.

［73］Sanders M, et al. Endoscopic palliation of pancreatic cancer. Gastroenterol Clin North Am, 2007, 36(2): 455-476.

［74］Kaassis M, et al. Plastic or metal stents for malignant stricture of the common bile duct? Results of a randomized prospective study. Gastrointest Endosc, 2003, 57(2): 178-182.

［75］Abraham NS, et al. Palliation of malignant biliary obstruction: a prospective trial examining impact on quality of life. Gastrointest Endosc, 2002, 56(6): 835-841.

［76］Nassif T, et al. Endoscopic palliation of malignant gastric outlet obstruction using self-expandable metallic stents: results of a multicenter study. Endoscopy, 2003, 35(6): 483-489.

［77］Adler DG, et al. Endoscopic palliation of malignant gastric outlet obstruction using self-expanding metal stents: experience in 36 patients. Am J Gastroenterol, 2002, 97(1): 72-78.

［78］Z'Graggen K, et al. Metastases to the pancreas and their surgical extirpation. Arch Surg, 1998, 133(4): 413-419.

［79］Merkle EM, et al. Metastases to the pancreas. Br J Radiol, 1998, 71(851): 1208-1214.

［80］Eidt S, et al. Metastasis to the pancreas — an indication for pancreatic resection? Langenbecks Arch Surg, 2007, 392(5): 539-542.

［81］Klein KA, et al. CT characteristics of metastatic disease of the pancreas. Radiographics, 1998, 18(2): 369-378.

［82］Faure JP, et al. Pancreatic metastasis of renal cell carcinoma: presentation, treatment and survival. J Urol, 2001, 165(1): 20-22.

［83］Thompson LD, et al. Renal cell carcinoma to the pancreas in surgical pathology material. Cancer, 2000, 89(5): 1076-1088.

［84］Bennington JL. Proceedings: cancer of the kidney — etiology, epidemiology, and pathology. Cancer, 1973, 32(5): 1017-1029.

［85］Tongio J, et al. Duodenal and pancreatic metastases of nephro-epithelioma (author's transl). Ann Radiol (Paris), 1977, 20 (7): 641-647.

［86］Neoptolemos JP, et al. Influence of resection margins on survival for patients with pancreatic cancer treated by adjuvant chemoradiation and/or chemotherapy in the ESPAC-1 randomized controlled trial. Ann Surg, 2001, 234(6): 758-768.

［87］Hiotis SP, et al. Results after pancreatic resection for metastatic lesions. Ann Surg Oncol, 2002, 9(7): 675-679.

［88］Hirota T, et al. Solitary pancreatic metastasis occurring eight years after nephrectomy for renal cell carcinoma. A case report and surgical review. Int J Pancreatol, 1996, 19(2): 145-153.

［89］Pedrazzoli S, et al. Role of surgery in the treatment of bili-opancreatic cancer: the European experience. Semin Oncol, 2002, 29(Suppl 20): 23-30.

7.9 原发性肝癌转移

◎ 汤钊猷 钦伦秀

原发性肝癌,以肝细胞癌(HCC)为主,是第三大最常见的癌症死因,5 年总生存率仅为 3% ~ 5%[1],而中国的死亡人数占全球死亡人数的 55%[1]。原发肿瘤的转移和复发是其主要死亡原因。肝癌主要通过门静脉侵犯发生肝内转移。肝癌根治性切除(整个肿瘤切除干净,边缘无瘤残留)后 5 年复发率达 61.5%,小肝癌切除后 5 年复发率也有 43.5%[2]。由于 HCC 具有丰富的血管,通过血管浸润并经血流转移到肺、骨、肾上腺及人体其他部位。淋巴结转移发生率也较高,尤其是肝门区。

过去几十年,肝癌转移研究取得许多进展,例如早期发现的肝癌根治性切除术后亚临床复发的再切除[3],转移性人肝癌模型系统的建立及其用于筛选新的治疗方法[4-6],发现可预测肝癌转移的 153 个基因分子标签和一个肝微环境炎症免疫反应分子标签[7-8],染色体 8p 缺失与肝癌转移关系密切[9],发现预测肝癌复发转移多种临床生物标记[10-13],确定新的预测指标和治疗靶点[14,15],证实 α-干扰素对 HBV 相关肝癌的转移复发有抑制作用[16,17],探索其他治疗方法[18-20]并优化放射方法治疗肝癌转移[21,22]。

7.9.1 原发性肝细胞癌转移的临床与病理学特点

（1）肝外转移

肝癌的肝外转移并不少见。但肝外转移扩散模式的详细临床报道不多,因此其发病率尚不清楚。已有报道肝癌的肝外转移发生率为 13.5% ~ 36.7%[23,24]。最常见的转移部位是肺,占 34% ~ 58%（尸检病例观察得到）[25];其次常见的转移部位是区域淋巴结和骨,分别占 10% ~ 42% 和 4% ~ 28%[26];少见的转移部位是肾上腺（6% ~ 27%）[25,26]、腹膜[26]、皮肤[27]、脑[28]、肌肉[24];罕见的转移部位有口腔[29]、鼻[30]、垂体[31]、甲状腺[32]、乳腺[33]、食管[34]、心脏[35,36]、脾[37]、胰腺[38]、肾[39]和睾丸[40]等。

通常肝癌的肝外转移首先在肺中发现。相反,其他一些不太常见的转移部位从来不在肝癌早期就出现肝外转移。在大多数情况下,利用胸部 X 线、CT 等检查可观察到肺转移的结节状阴影,部分伴胸腔积液。

在腹腔周围和肝门淋巴结通常会出现区域淋巴结肿大。由于肝硬化患者可能伴有良性的淋巴结肿大,因此,这一特征不是转移性肝癌所特有的。恶性淋巴结的大小并不能衡量肿瘤的恶性程度。螺旋双相 CT 扫描有助于区分良、恶性淋巴结肿大,动脉期增强或区间大小的增加提示可能是恶性淋巴结,但确诊需依据活检[26]。同样,增大的肾上腺肿块并不一定意味着恶性肿瘤,据统计肾上腺腺瘤也是较为常见的原因。肾上腺肿块动脉期增强（占肾上腺转移的 25%）多表明为转移性疾病。

（2）术后肝内复发

肝癌切除后肝内复发是比较常见的,5 年复发率为 38% ~ 61.5%[2]。复发可能是由于肝内转移(IM)或多中心病灶(MO)所致。IM 是进展期肝癌伴有不同程度血管浸润复发的一个重要原因,超过 60% 的肝癌复发源于 IM[41]。MO 是肝硬化背景下新发生的病变,患者在早期没有明显的血管入侵。MO 是那些严重肝硬化或 HCV 相关 HCC 术后复发的主要原因。MO 所致 HCC 复发的预后明显好于 IM[42]。

许多影响因素用于区分肝癌复发的两种起因,包括形态、肿瘤大小、位置和组织学特征、复发时间、影像学特征和遗传标记等。对 DNA 异常的评估是区别 IM 和 MO 的最准确方法。HBV 相关肝癌的 HBV-DNA 分析,如伴有杂合性缺失(LOH)DNA 指纹的分析、比较基因组杂交(CGH)以及 p53 基因突变方式分析,均已被用来确定 IM 或 MO 所致的肝癌复发。其中 LOH 分析可用于大多数肝癌患者,甚至在手术切除前就可以使用,因此其很可能被常规应用于肝活检或细针穿刺[41]。

7.9.2 肝癌转移的预测和诊断

（1）肝癌转移实验研究提供的线索

肝癌转移是癌细胞、肿瘤微环境和机体之间相互作用的结果,是一个多步骤、涉及多个基因参与的作用过程。探索肝癌相关分子的机制,有助于早期诊断和预测肝癌的转移,并为治疗肝癌的转移提供治疗靶点。在过去 10 年中,已经证实许多分子和因素参与肝癌的侵袭和转移过程,包括黏附分子(钙黏蛋白、环连蛋白、细胞间黏附分子 I,层粘连蛋白 VI、CD44 突变体和骨桥蛋白)、细胞外基质降解蛋白酶、血管生成调节因子以及基因组畸变和表达谱的改变等（表 7-11）[7,9,12-14,43-59]。

表 7-11　肝癌切除术后转移复发的危险因素

项　目	危险因素或预测分子
侵袭转移相关分子标记	骨桥蛋白(OPN)(组织和血清)[7,43,44] 肿瘤内微血管密度水平[45,46] VEGF 水平(组织和血清)[47,48] p53 基因突变 p27 表达降低[50]、E-钙黏蛋白[51] 层粘连蛋白-5、MMP-2、MMP-9、MT1-MMP 过表达[52,53]
基因畸变及表达谱	基因畸变[9,12,13,54,55]16q,8p,限制性路标基因组扫描(RLGS)技术改变热点基因表达谱[7,8,56,57] 肝内转移相关的 90 个基因 转移和预后预测相关的 153 个基因 12 个基因预测系统 17 个免疫系统相关基因 蛋白质组分析[14,58,59] CK19、CK10
共存的肝脏疾病	炎症活动:ALT,GGT,病毒载量,血清 HBeAg C 型 HBV 剩余肝功能
肿瘤病理特征	pTNM 分期[64,65]肿瘤大小、数目、包膜、分化 血管侵袭、肝内转移 炎症细胞浸润(有利因素)[66]
肿瘤相关抗原及循环肿瘤细胞的检测	血清 AFP 水平(蛋白,mRNA),AFP-L3[67]血清 MAGE、hTERT mRNA[68,69]

血浆骨桥蛋白水平可以预测肝癌患者的复发和预后: 在研究肝癌转移相关分子标签的基础上,我们证实了骨桥蛋白(OPN)在肝癌转移过程中的重要作用。OPN 的中和抗体或小分子 RNA 在体外和在负载人转移性肝癌细胞株的裸鼠模型中可以有效地阻断高侵袭性肝癌细胞的侵袭和转移[7,60]。这些研究表明,OPN 可以作为肝癌转移性治疗的潜在靶点。血浆较高水平 OPN 与肝癌患者较差的生存密切相关[44]。血浆较高水平 OPN(> 200 ng/ml,16.3%)的肝癌患者两年无瘤生存率(DFS)明显低于血浆较低水平 OPN(< 200 ng/ml,59.0%,$P = 0.0001$)的肝癌患者。血浆 OPN 水平是一个独立预测总生存期(OS)和 DFS 的因素,可作为预测肝癌复发和生存的指标[44](表 7-11,图 7-14)。

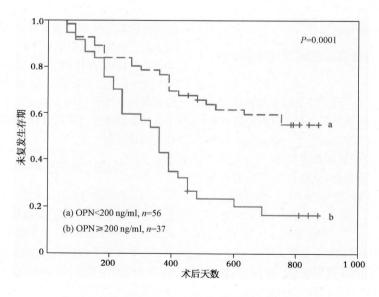

图 7-14　血浆 OPN 水平与术后患者生存的相关性

注:血浆 OPN 水平较高的患者(≥200 ng/ml, $n = 37$,16.3%)至复发时间显著短于血浆 OPN 水平较低的患者(< 200 ng/ml, $n = 56$,59%, $P = 0.0001$)。

肝癌组织或血浆 DNA 染色体 8p 缺失可预测肝癌复发和预后: 通过对比较基因组杂交分析,染色体 8p 缺失被认为是与肝癌转移相关最重要的遗传学异常[9]。基因组 DNA 微卫星分析发现,8p 缺失局限于 8p23.3 和 8p11.2,这两个区域可能存在转移相关基因。在 76.0%（60/79 例）原发性肝癌患者循环血 DNA 中可检测到 8p 杂合缺失（$P = 0.023$），在伴转移的肝癌患者循环血 DNA 的 8p 缺失更加频繁达 85.7%。肝癌患者血浆 8P 杂合缺失区与 TNM 分期、血管侵犯和更短的 DFS 和 OS 密切相关[12]。循环 DNA 8p 缺失患者（14.3%，$n = 28$）3 年 DFS 明显低于没有 8P 缺失的

患者（45.1%，$n = 51$，$P = 0.018$）。近年来的研究发现，肝癌组织中 D8S298 的 LOH 患者根治性切除后的 5 年 OS 和 DFS 更差，甚至早期肝癌也是如此（44% 对比 57%，$P = 0.036$），这是一个独立预测 DFS 的负向因子[13]。因此，8p 缺失可作为新的肝癌预后指标（图 7-15）。

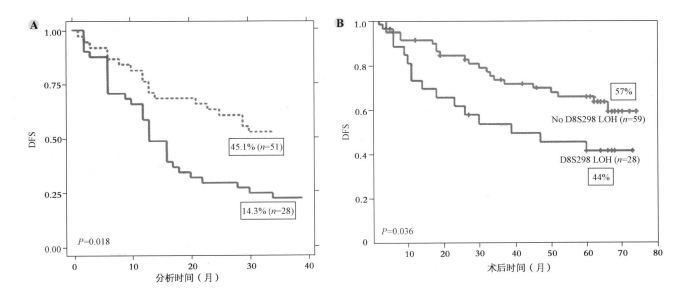

图 7-15 HCC 患者原发性肝癌组织和循环 DNA 中 8p 缺失的检测可用于预测 HCC 复发和患者预后
　　注：（A）HCC 患者循环 DNA 中 8p 缺失检测无复发生存时间的分析。（B）原发性肝细胞肝癌 TNM 分期 I 期患者肝癌组织中 8p 缺失检测与无复发生存时间分析。

153 个基因分子标签可以预测肝癌转移：在 9 180 个基因的 cDNA 微阵列中，我们对有或无转移 40 例肝癌样本的全基因组基因表达谱进行大规模的分析，发现伴转移的肝癌的原发瘤与转移灶有类似的基因标签，而与无转移的肝癌基因表达谱则不同（153 个基因结果具有显著差别，$P < 0.001$）。因此，我们提出：促进肝癌转移进展的基因改变更早起始于原发肿瘤，而且分析原发瘤基因表达谱可以预测转移潜能。这个观点与癌转移传统理论相反，并且提出预测和预防肝癌转移应该在疾病发生的更早时期[7]。我们使用在伴转移的与不伴转移的肝癌之间表达明显不同的 153 个基因，设计成一种可用于预测肿瘤是否具有转移潜能的分子标签[7]。类似分子预测标签在其他中心也有研究，用于预测肝癌早期肝内转移和复发[57]。这些研究也提供了一些新的预测肝癌转移的方法。

癌周组织炎症/免疫反应可以预测肝癌转移：利用 cDNA 微阵列研究癌细胞的同时，我们还分析了有、无肝内转移肝癌患者癌周肝组织的基因表达谱。我们发现，两组之间存在 454 个基因的显著差异（$P < 0.001$），其中大部分基因都是炎症和（或）免疫反应相关的基因。伴转移的肝癌患者的肝组织促炎 Th1 样细胞因子全部下调，而抗炎 Th2 样细胞因子明显增加。这种独特的 Th1 与 Th2 样因子的表达改变伴随着巨噬细胞集落刺激因子（CSF）1 和一氧化氮合

酶 2 的异常。这些结果表明，在肿瘤微环境中炎症/免疫反应的失衡在肝癌转移中也起着重要作用。使用 17 个与免疫反应相关的基因分子标签，可用于区别有无肝癌转移的癌周肝组织。这个标签在一个独立 99 个肝癌转移样本中得到验证，预测精度达 92%，成为一个更有效的肝癌转移预测标签。这些结果表明癌周免疫反应的分子标签可以准确地预测肝癌的转移和预后[8]。

蛋白质组学分析认定 CK19 和 CK1 可以预测肝癌转移：通过对不同转移潜能的肝癌细胞株和临床组织标本的蛋白表达谱进行差异蛋白质组学分析，发现细胞角蛋白 10（CK10）、CK19 和 HSP27 成为潜在的肝癌转移的预测指标。肝癌组织 CK10 过度表达和血清 CK19 的水平可能反映肝癌的进展，这些蛋白质可能成为有效预测肝癌转移的预后指标和治疗靶点[14,58,59]。

（2）转移复发诊断/预后监测的现状

　　上面所提到的生物标记尚未被临床上广泛接受。这些新的指标与临床病理特征的组合可能有助于临床应用。许多因素已被认为是转移的危险因素，并作为 HCC 复发的预测指标（表 7-12）。这些因素包括一些临床指标（如年龄、性别、伴发肝炎、肝功能、甲胎蛋白水平）、肿瘤的形态（肿瘤大小、数目、部位、肝内或肝外播散、淋巴结转移）、肿瘤的组织学特征以及治疗相关因素（手术技巧、输血）。

伴发的肝脏疾病：肝癌复发与患者潜在肝脏疾病的状态密切相关。肝炎活性、病毒载量、血清 HBeAg 阳性、残肝肝功能储备都已被证实为肝癌复发的独立危险因素[61-63]。

肿瘤的病理学特征：许多病理学特征如肿瘤大小、数目、形态、分化程度、血管侵犯、肝内播散以及 pTNM 分期，均被认为是肝癌转移复发的危险因素，血管湖和血管造影积聚增强池也是早期复发指标[64,65]。瘤内炎性细胞的浸润以及辅助性与细胞毒性 T 细胞的平衡有望成为肝癌复发和生存的独立预测因素[66]。

血清 AFP 和循环肝癌细胞的检测：血清 AFP 不仅可以用于诊断，同时也可以预测肝癌的转移复发。AFP 与小扁豆凝集素 A 的反应片段（AFP-L3）是预测远处转移更为有用的指标。它可以用于肝癌复发的早期识别，比影像学诊断技术早 9～12 个月发现，特异性达 95% 以上[67-69]。肝癌患者外周血 AFP mRNA 被认为肝癌细胞播散进入血液循环的分子标记，并且可以预测肝癌切除后早期肝内复发和远处转移[70]。

临床分期：预测肝癌复发可能的临床分期系统有助于指导患者评估和治疗决策的制定，多种分期可用于肝癌的分类，最常见是国际抗癌联盟（UICC）的 TNM 分期系统，但 BCLC 肝癌临床分期和 CLIP 评分系统可以更为有效地判断肝癌患者预后。虽然这些评分系统能够根据各自的参数有效地评估肝癌患者的预后，但是它们对准确预测某些肝癌患者的预后仍然存在缺陷，尤其是对肝癌早期无血管侵犯的患者[73,74]。

7.9.3　预防和治疗

（1）肝癌转移的实验性干预

已经利用裸鼠模型进行抗血管生成治疗的研究，干预药物包括内皮抑素，以及细胞生长的钙离子内流抑制剂羧基胺基咪唑三唑（CAI）、三硝基甲苯（TNP-470），循环 Flk 诱捕的血管内皮生长因子和干扰素（IFN-α）[75]。这些药物在减少肿瘤血管生成方面都具有一定的疗效。对 IFN-α 进行深入研究后发现，在裸鼠模型中，IFN-α 治疗可以延迟肿瘤的生长和抑制肝癌术后转移复发。其机制主要通过下调血管内皮生长因子抑制血管生成，直接抑制血管内皮细胞的增殖和迁移；在 P48 阳性时，其可直接抑制肿瘤细胞增长[16,76,77]。

有研究发现 H-ras 基因的反义寡脱氧核苷酸（ODN，细胞凋亡诱导剂）、肝素（硫酸乙酰肝素功能类似物，代谢产物舒拉明）、BB94（一种金属蛋白酶抑制剂）等药物可抑制肝癌肿瘤生长和荷人肝癌裸鼠的肺部转移[75]；合成 β-肽（ICAM-1 受体阻滞剂）与细胞分化剂-2 可抑制肝癌的肺转移[18]。

（2）目前肝癌转移复发的预防策略

目前已经有一些措施用来预防肝癌手术切除后的转移复发。这些措施包括术前肝动脉化疗栓塞术（TACE）、术后 TACE 治疗、全身或局部化疗、免疫治疗、干扰素和全反式维甲酸治疗。然而，只有少数治疗方法经随机对照试验（RCT）证明有效。到目前为止，没有任何证据证明这些新辅助和辅助疗法给患者生存和预后带来好处[78]。

基于随机对照试验的结果，术前 TACE 并不能减少可切除肝癌切除后的复发[79]。事实上，对巨大的可切除肝癌而言，术前 TACE 可能增加肝外转移和肿瘤入侵邻近器官的可能性。对于小肝癌，术前 TACE 并不能抑制肝内微转移病灶和微血管癌栓。因此，可切除的肝癌，特别是进展期肝硬化患者应避免术前 TACE。

目前只有一个随机对照试验对术后 TACE 报道了阳性结果，肝癌根治性切除后肝动脉给予 1 850 MBq 单一剂量 [131]I 碘油治疗，结果能显著降低肝癌的复发率，并增加了 3 年总生存率[80]。在最近的一项报道证实，它可以增加 5 年 DFS 和 OS[81]。然而，两个早期的随机对照试验提示术后 TACE 治疗对于肝癌根治性切除后的患者是有害的，因为它不能消除复发[82]，甚至可能增加复发和肝外转移率[83]。

对于大多数肝癌，术后全身化疗并不是明显有效的。尚无随机对照试验证实辅助化疗是有益的，它可能增加肿瘤复发，而且长期化疗可能使肝硬化患者病情恶化[84]。但是，卡培他滨被证实能够有效地抑制肿瘤的生长和降低肝癌切除术后转移复发的发生率，这可能是控制肝癌转移复发的新方法[19]。

生物治疗被认为是防止手术后肝癌转移复发最有希望的策略。许多随机对照试验表明，丙型肝炎（HCV）相关的肝癌切除术后予 IFN-α 治疗后，可以减少其复发[85-87]。在 IFN-α 能抑制 HCC 生长和转移的基础上[16]，我们的一项随机对照试验研究 236 例乙型肝炎病毒（HBV）相关肝癌患者给予 IFN-α 治疗（50μg，肌内注射，每周 3 次，18 个月）后评估 IFN-α 对肿瘤复发和生存的影响。治疗组和对照组的中位生存期分别为 63.8 个月和 38.8 个月（P = 0.0003），而无瘤生存期分别为 31.2 个月与 17.7 个月（P = 0.142）。因此，IFN-α 治疗能够提高 HBV 相关肝癌患者根治性切除术后的 OS，可能因为 IFN-α 推迟了肝癌的复发[17]（图 7-16）。

许多临床试验已证实过继性免疫治疗对肝癌复发有积极的作用。一项发表在《柳叶刀》的研究证实，肝癌切除术后前 6 个月通过重组 IL-2 和 CD3 抗体外激活自体淋巴细胞进行过继免疫治疗，可减少 18% 复发率，显著改善无复发生存率和疾病特异性生存率，但并没有提高总生存率[88]。甲醛固定自体肿瘤疫苗（AFTV）也可以使肝癌复发风险减少 81%，显著延长首次复发时间，并改善肝癌患者的 DFS 和 OS[89]。

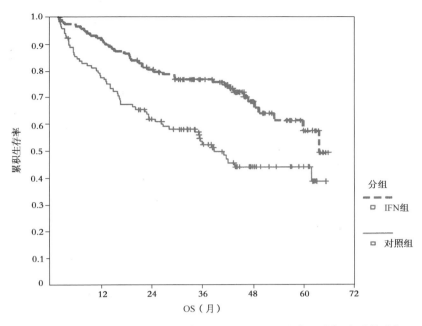

图 7-16 IFN-α 治疗可以提高 HBV 相关 HCC 患者手术切除后的 OS

注：治疗组中位 OS 为 63.8 个月，而对照组为 38.8 个月（P = 0.003）。

（3）肝癌转移复发的处理

许多治疗策略包括手术再切除、TACE、局部肿瘤疗法如射频消融（RFA）和化疗用来控制肝癌的转移复发。任何一种对于复发的治疗策略均被视为肝癌复发的良好预后因素。因此，要改善肝癌复发的预后，我们应尽可能积极治疗转移和复发病灶。然而，很少有随机对照试验可以评估这些方式的效果（表 7-12）。

表 7-12 肝癌转移复发的治疗

策略	效果	患者入选标准
手术治疗		
再切除	最有效，首选治疗 长期生存 良好的生活质量	复发性 HCC 患者，≤3 个结节，肝功能良好 尤其是多中心的复发患者 单独肝外转移（单独肺、肾上腺）
补救式肝移植	对有适应证患者有效	肿瘤复发个数≤3 个 肿瘤大小≤5 cm 肝功能：Child-Pugh 评分 A、B 或 C
局部疗法		
局部消融	对选择性患者有效	患者复发结节≤3 个，大小≤3 cm 肝功能：Child-Pugh 评分 A 或 B 不适合或不愿意手术治疗的患者
TACE	对选择性患者有效	肝内多个复发灶患者
放疗	对选择性患者有效	HCC 淋巴结转移 肾上腺、骨和脊椎转移 门静脉、胆管和下腔静脉癌栓
化疗	一般无效 TAC + 全身性 IFN-α 用药是新趋势	肝内和（或）肝外多发性转移 肝功能良好

手术治疗：许多研究表明，肝癌再切除术能够有效治疗事先选择患者的肝内复发性肝癌并延长其生存期[90,91]，复发性肝癌再切除后和原发性肝癌根治性切除后具有相同的 5 年 OS。自从 20 世纪 70 年代后期以来，我们已对 636 例患者进行亚临床复发性肝癌再切除，患者的 5 年生存率高达 63.9%，明显高于局部疗法（RFA 后为 51.6%，TACE 治疗后为 28.5%），10 年生存率可达 39.2%（未发表资料）。在这些患者中，有 250 例存活 5 年以上，76 例存活超过 10 年。因此，肝癌再切除术是少于 3 个肿瘤结节和肝功能良好复发性肝癌患者的首选治疗方法，它也可以提高复发性肝癌患者

生活质量(图7-17)。

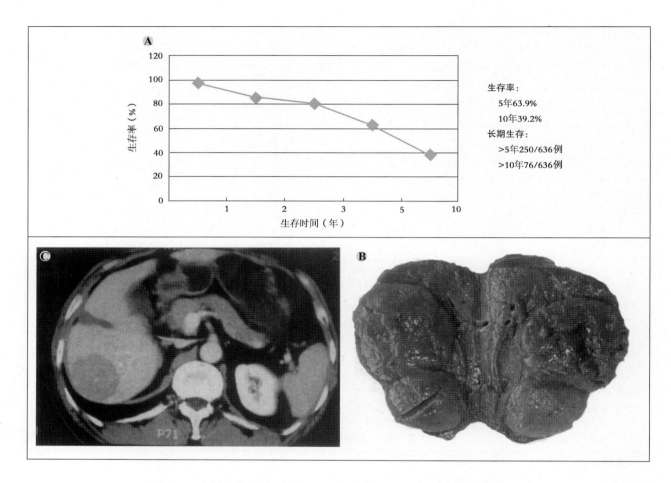

图7-17　重复肝切除是肝内复发 HCC 患者的有效治疗手段,可延长患者生存

注:在作者所在单位,已对636例亚临床复发的 HCC 患者进行再切除手术,这些患者5年和10年生存率可达到63.9%和39.2%。其中,250例患者已经生存5年以上(A);随访 CT 显示肝右叶复发灶(B);重复肝切除手术治疗后(C)。

有人认为肝移植是肝癌复发患者的一种治疗策略,对经选择的患者进行肝移植来控制肿瘤也是可能的。但必须遵循肿瘤结节数目(最多3个)和大小(可达5cm)的标准,以确保术后肝内和肝外播散发生率更低。据报道,按照米兰标准选择肝癌患者肝移植后肿瘤复发率不到10%,主要是肝外(肺)转移[92]。

肝癌肝外复发切除治疗的疗效尚未得到公认。对经选择的患者,文献支持采用积极的治疗方法,即除颅内转移外,控制原发肿瘤,手术切除转移灶,保留肝功能。肝癌肺转移手术切除已被证实可延长患者生存期。肺切除术后的平均生存期为29个月[93],转移瘤切除术后1年和3年生存率分别45.3%和23.8%,而1年和3年的无瘤复发生存率分别为32.4%和21.6%[94]。此外,胸腔镜肺切除术可以延长肝癌肺转移患者的生存期。在原发肿瘤治疗得到良好控制、无其他转移性疾病、患者基础状况好的情况下,肝癌肾上腺转移患者可以通过切除肾上腺延长生存期。肾上腺切除术可使患者生存期延长2年以上[95]。肝癌骨转移的患者,应采用手术治疗来预防和治疗神经压迫和病理性骨折

等并发症。肝癌脊柱转移性病灶可以手术治疗,以提高患者生活质量,无论能否延长患者生存时间。

局部疗法:射频消融是治疗不能切除肝内复发肝癌的首选方法。对于多灶性复发,TACE 治疗是必要的。对于 TACE 不能完全治疗的复发灶,射频消融可以作为有用的补充治疗。

放疗:当其他疗法应用存在一些困难或不完全有效时,放疗可能是有益的。它也可使那些合并淋巴结、肾上腺、骨和脊柱转移,门静脉、胆管和(或)下腔静脉癌栓[21,22,96]等患者获得一定的治疗效果。它还可以有效地姑息治疗肝癌骨转移疼痛的患者。人们对于放疗最为关注的是,它可以抑制患者的免疫力,从而诱发远处转移和放疗后的肝内多个蔓延。

化疗:化疗对复发和转移性肝癌不是很有效。动脉灌注化疗(如顺铂)和全身性 IFN-α 组成的综合治疗是这一领域发展的新趋势,这也可能成为肝癌肝外转移患者的有用姑息治疗手段。

7.9.4 尚未解决的关键问题及今后的方向

尽管对转移性肝癌的研究已经作出了巨大努力,几个关键问题仍然悬而未决。许多生物标记已经被认定能够预测肝癌的转移复发,但没有一个生物标记被普遍认可,这主要是因为它们的敏感性和特异性都不理想。已建立了一个包括100多个基因的转移分子预测标签,但其预测价值的有效性尚未被具有不同表型肝癌亚群所证实。目前,IFN-α 是唯一被 RCT 证实能够有效预防肝癌转移的治疗方法,手术和局部疗法被认为是转移的主要治疗方法。

在将来,应该注意以下问题:①肝癌转移不是一个局部事件,而是全身性疾病。转移是机体微环境(包括神经、内分泌、免疫系统以及代谢)与肿瘤之间相互作用的结果。因此,转移的预测干预不仅应注重对肿瘤本身,而且也应该针对微环境和机体。②在过去的一个世纪,肝癌临床研究主要是基于病理背景。随着分子生物学的进步,生物治疗控制肿瘤将是改善常规疗法预后的重要途径。③肝癌主要疗法的细胞毒性作用已被证实。然而,使用这些疗法时还必须考虑杀瘤作用可提高肿瘤的转移潜能。最近发现环磷酰胺预处理可诱发肿瘤转移[97]。我们的研究也已经证明,放疗可增加残肿长期转移潜能。因此,肝癌主要疗法的生物概念将是另一个需要研究的重要问题。

(杨鑫 译,钦伦秀 审校)

参考文献

[1] Parkin DM, et al. Global cancer statistics, 2002. CA Cancer J Clin, 2005, 55: 74.

[2] Tang ZY. Small hepatocellular carcinoma. In: Tang ZY, et al, eds. Primary Liver Cancer. Berlin: Springer-Verlag, 1989: 191.

[3] Tang ZY, et al. An important approach to prolonging survival further after radical resection of AFP positive hepatocellular carcinoma. J Exp Clin Cancer Res, 1984, 3: 359.

[4] Sun FX, et al. Establishment of a metastatic model of human hepatocellular carcinoma in nude mice via orthotopic implantation of histologically intact tissues. Int J Cancer, 1996, 66: 239.

[5] Tian J, et al. New human hepatocellular carcinoma (HCC) cell line with highly metastatic potential (MHCC97) and its expression of the factors associated with metastasis. Br J Cancer, 1999, 81: 814.

[6] Li Y, et al. Stepwise metastatic human hepatocellular carcinoma cell model system with multiple metastatic potentials established through consecutive in vivo selection and studies on metastatic characteristics. J Cancer Res Clin Oncol, 2004, 130: 460.

[7] Ye QH, et al. Predicting hepatitis B virus-positive metastatic hepatocellular carcinomas using gene expression profiling and supervised machine learning. Nature Med, 2003, 9: 416.

[8] Budhu A, et al. Prediction of venous metastases, recurrence, and prognosis in hepatocellular carcinoma based on a unique immune response signature of the liver microenvironment. Cancer Cell, 2006, 10: 1.

[9] Qin LX, et al. The association of chromosome 8p deletion and tumor metastasis in human hepatocellular carcinoma. Cancer Res, 1999, 59: 5662.

[10] Li XM, et al. Serum vascular endothelial growth factor is a predictor of invasion and metastasis in hepatocellular carcinoma. J Exp Clin Cancer Res, 1999, 18:511.

[11] Niu Q, et al. Loss of heterozygosity at D14S62 and D14S51 detected by a simple and non-radioactive method in plasma DNA is a potential marker of metastasis and recurrence after curative hepatic resection in hepatocellular carcinoma. Hepato-Gastroenterology, 2003, 50: 1579.

[12] Ren N, et al. The prognostic value of circulating plasma DNA level and its allelic imbalance on chromosome 8p in patients with hepatocellular carcinoma. J Cancer Res Clin Oncol, 2006, 132: 399.

[13] Pang JZ, et al. Loss of heterozygosity at D8S298 is a predictor for long-term survival of patients with tumor-node-metastasis stage I of hepatocellular carcinoma. Clin Cancer Res, 2007, 13: 7363.

[14] Ding SJ, et al. From proteomic analysis to clinical significance-overexpression of cytokeratin 19 correlates with hepatocellular carcinoma metastasis. Mol Cell Proteomics, 2004, 3: 73.

[15] Zhang T, et al. Overexpression of platelet-derived growth factor a in endothelial cells of hepatocellular carcinoma associated with high metastatic potential. Clin Cancer Res, 2005, 11: 8557.

[16] Wang L, et al. High-dose and long-term therapy with interferon-alfa inhibits tumor growth and recurrence in nude mice bearing human hepatocellular carcinoma xenografts with high metastatic potential. Hepatology, 2000, 32:43.

[17] Sun HC, et al. Postoperative interferon alpha treatment postponed recurrence and improved overall survival in patients after curative resection of HBV-related hepatocellular carcinoma: a randomized clinical trial. J Cancer Res Clin Oncol, 2006, 132: 458.

[18] Sun JJ, et al. Inhibitory effects of synthetic 15 peptide on invasion and metastasis of liver cancer. J Cancer Res Clin Oncol, 2000, 126: 595.

[19] Zhou J, et al. Capecitabine inhibits postoperative recurrence and metastasis after liver cancer resection in nude mice with relation to the expression of platelet-derived endothelial cell growth factor. Clin Cancer Res, 2003, 9: 6030.

[20] Xiao YS, et al. Interferon-alpha 2a up-regulated thymidine phophorylase and enhanced antitumor effect of capecitabine on hepatocellular carcinoma in nude mice. J Cancer Res Clin Oncol, 2004, 130: 546.

[21] Zeng ZC, et al. A comparison of treatment combination with and without radiotherapy for hepatocellular carcinoma with portal vein

and/or inferior vena cava tumor thrombus. Int J Radiat Oncol Biol Phys, 2005, 61: 432.

[22] Zeng ZC, et al. Consideration of role of radiotherapy for lymph node metastases in patients with HCC: retrospective analysis for prognostic factors from 125 patients. Int J Radiat Oncol Biol Phys, 2005, 63: 1067.

[23] Katyal S, et al. Extrahepatic metastases of hepatocellular carcinoma. Radiology, 2000, 216: 698.

[24] Natuizaka M, et al. Clinical features of hepatocellular carcinoma with extrahepatic metastases. J Gastroenterol Hepatol, 2005, 20: 1781.

[25] Yeu-Tsu ML, et al. Primary liver cancer: pattern of metastases. J Surg Oncol, 1987, 36: 26.

[26] Katyal S, et al. Extrahepatic metastases of hepatocellular carcinoma. Radiology, 2000, 216: 698.

[27] Royer MC, et al. Hepatocellular carcinoma presenting as a precocious cutaneous metastasis. Am J Dermatopathol, 2008, 30: 77.

[28] Seinfeld J, et al. Brain metastases from hepatocellular carcinoma in US patients. J Neurooncol, 2006, 76: 93.

[29] Pires FR, et al. Oral metastasis of a hepatocellular carcinoma. Oral Surg Oral Med Oral Pathol Oral Radiol Endod, 2004, 97: 359.

[30] Lin CD, et al. Metastatic hepatocellular carcinoma in the nasal septum: report of a case. J Formos Med Assoc, 2002, 101: 715.

[31] Komninos J, et al. Tumors metastatic to the pituitary gland: case report and literature review. J Clin Endocrinol Metab, 2004, 89: 574.

[32] Masuda T, et al. Thyroid metastasis from hepatocellular carcinoma as an initial presentation: a case report. Radiat Med, 2001, 19: 43.

[33] Lo HC, et al. Breast metastasis from hepatocellular carcinoma. Hepatogastroenterology, 2004, 51: 387.

[34] Sohara N, et al. Esophageal metastasis of hepatocellular carcinoma. Gastrointest Endosc, 2000, 51: 739.

[35] Chieng SH, et al. Intracavitary metastatic hepatocellular carcinoma of the right ventricle. Thorac Cardiovasc Surg, 2005, 53: 123.

[36] Longo R, et al. Unusual sites of metastatic malignancy: case 1. Cardiac metastasis in hepatocellular carcinoma. J Clin Oncol, 2004, 22: 5012.

[37] Hayashi H, et al. Splenic metastasis of hepatocellular carcinoma. Osaka City Med J, 2006, 52: 79.

[38] Sugai Y, et al. Pancreatic metastasis from hepatocellular carcinoma. Am J Roentgenol, 1999, 172: 839.

[39] Aron M, et al. Renal metastasis from primary hepatocellular carcinoma. A case report and review of the literature. Urol Int, 2004, 73: 89.

[40] Wang CH, et al. Testicular metastasis from hepatocellular carcinoma. Int J Urol, 2006, 13: 1033.

[41] Ng IO, et al. Determination of the molecular relationship between multiple tumour nodules in hepatocellular carcinoma differentiates

multicentric origin from intrahepatic metastasis. J Pathol, 2003, 199: 345.

[42] Izumi N. Is the incidence of intrahepatic multicentric recurrence of hepatocellular carcinoma more frequent in "the carcinogenic stage" than in liver cirrhosis? J Gastroenterol, 2003, 38: 918.

[43] Pan HW, et al. Overexpression of osteopontin is associated with intrahepatic metastasis, early recurrence, and poorer prognosis of surgically resected hepatocellular carcinoma. Cancer, 2003, 98: 119.

[44] Zhang H, et al. The prognostic significance of preoperative plasma levels of osteopontin in patients with hepatocellular carcinoma. J Cancer Res Clin Oncol, 2006, 132: 709.

[45] Poon RT, et al. Tumor microvessel density as a predictor of recurrence after resection of hepatocellular carcinoma: a prospective study. J Clin Oncol, 2002, 20: 1775.

[46] Sun HC, et al. Microvessel density of hepatocellular carcinoma: its relationship with prognosis. J Cancer Res Clin Oncol, 1999, 125: 419.

[47] Poon RT, et al. Clinical implications of circulating angiogenic factors in cancer patients. J Clin Oncol, 2001, 19: 1207.

[48] Poon TP, et al. Quantitative correlation of serum levels and tumor expression of vascular endothelial growth factor in patients with hepatocellular carcinoma. Cancer Res, 2003, 63: 3121.

[49] Jeng KS, et al. Is the p53 gene mutation of prognostic value in hepatocellular carcinoma after resection? Arch Surg, 2000, 135: 1329.

[50] Fiorentino M, et al. Acquired expression of p27 is a favorable prognostic indicator in patients with hepatocellular carcinoma. Clin Cancer Res, 2000, 6: 3966.

[51] Matsumura T, et al. Frequent down-regulation of E-cadherin by genetic and epigenetic changes in the malignant progression of hepatocellular carcinomas. Clin Cancer Res, 2001, 7: 594.

[52] Giannelli G, et al. Laminin-5 chains are expressed differentially in metastatic and nonmetastatic hepatocellular carcinoma. Clin Cancer Res, 2003, 9: 3684.

[53] Theret N, et al. Increased extracellular matrix remodeling is associated with tumor progression in human hepatocellular carcinomas. Hepatology, 2001, 34: 82.

[54] Nishida N, et al. Prognostic impact of multiple allelic losses on metastatic recurrence in hepatocellular carcinoma after curative resection. Oncology, 2003, 62: 141.

[55] Itano O, et al. A new predictive factor for hepatocellular carcinoma based on two-dimensional electrophoresis of genomic DNA. Oncogene, 2000, 19: 1676.

[56] Cheung ST, et al. Identify metastasis-associated genes in hepatocellular carcinoma through clonality delineation for multinodular tumor. Cancer Res, 2002, 62: 4711.

[57] Iizuka N, et al. Oligonucleotide microarray for prediction of early intrahepatic recurrence of hepatocellular carcinoma after curative resection. Lancet, 2003, 361: 923.

[58] Ding SJ, et al. Proteome analysis of hepatocellular carcinoma cell

strains, MHCC97-H and MHCC97-L, with different metastasis potentials. Proteomics, 2004, 4: 982.

[59] Yang XR, et al. Cytokeratin 10 and cytokeratin 19: predictive markers for poor prognosis in hepatocellular carcinoma patients after curative resection. Clin Cancer Res, 2008, 14: 3850.

[60] Sun BS, et al. Lentiviral-mediated silencing of Osteopontin through RNA interference suppresses invasiveness and tumorigenicity of liver cancer cells. Hepatology, 2008, 48: 1834.

[61] Kubo S, et al. Randomized clinical trial of long-term outcome after resection of hepatitis C virus-related hepatocellular carcinoma by postoperative interferon therapy. Br J Surg, 2002, 89: 418.

[62] Chen JD, et al. Hepatitis B genotypes correlate with tumor recurrence after curative resection of hepatocellular carcinoma. Clin Gastroenterol Hepatol, 2004, 2: 64.

[63] Poon RT, et al. Long-term prognosis after resection of hepatocellular carcinoma associated with hepatitis B-related cirrhosis. J Clin Oncol, 2000, 18: 1094.

[64] Regimbeau JM, et al. Risk factors for early death due to recurrence after liver resection for hepatocellular carcinoma: results of a multicenter study. J Surg Oncol, 2004, 85: 36.

[65] Si MS, et al. Prevalence of metastases in hepatocellular carcinoma: risk factors and impact on survival. Am Surg, 2003, 69: 879.

[66] Gao Q, et al. Intratumoral balance of regulatory and cytotoxic T cells is associated with prognosis of hepatocellular carcinoma after resection. J Clin Oncol, 2007, 25: 2586.

[67] Li D, et al. AFP-L3: a new generation of tumor marker for hepatocellular carcinoma. Clin Chim Acta, 2001, 313: 15.

[68] Ando E, et al. Diagnostic clues for recurrent hepatocellular carcinoma: comparison of tumour markers and imaging studies. Eur J Gastroenterol Hepatol, 2003, 15: 641.

[69] Okuda K, et al. Evaluation of curability and prediction of prognosis after surgical treatment for hepatocellular carcinoma by lens culinaris agglutinin-reactive alpha-fetoprotein. Int J Oncol, 1999, 14: 265.

[70] Ijichi M, et al. alpha-Fetoprotein mRNA in the circulation as a predictor of postsurgical recurrence of hepatocellular carcinoma: a prospective study. Hepatology, 2002, 35: 853.

[71] Mou DC, et al. Evaluation of MAGE-1 and MAGE-3 as tumour-specific markers to detect blood dissemination of hepatocellular carcinoma cells. Br J Cancer, 2002, 86: 110.

[72] Waguri N, et al. Sensitive and specific detection of circulating cancer cells in patients with hepatocellular carcinoma; detection of human telomerase reverse transcriptase messenger RNA after immunomag-netic separation. Clin Cancer Res, 2003, 9: 3004.

[73] Poon RT, et al. Clinicopathologic features of long-term survivors and disease-free survivors after resection of hepatocellular carcinoma: a study of a prospective cohort. J Clin Oncol, 2001, 19: 3037.

[74] Kudo M, et al. Prognostic staging system for hepatocellular carcinoma (CLIP score): its value and limitations, and a proposal

for a new staging system, the Japan Integrated Staging Score (JIS score). J Gastroenterol, 2003, 38: 207.

[75] Tang ZY, et al. A decades studies on metastasis of hepatocellular carcinoma. J Cancer Res Clin Oncol, 2004, 130: 187.

[76] Wu WZ, et al. Interferon alpha 2a down-regulates VEGF expression through PI3 kinase and MAP kinase signaling pathways. J Cancer Res Clin Oncol, 2005, 131: 169.

[77] Wu WZ, et al. Reduction in p48-ISGF levels confers resistance to interferon-alpha 2 in MHCC97 cells. Oncology, 2004, 67: 428.

[78] Schwartz JD, et al. Neoadjuvant and adjuvant therapy for resectable hepatocellular carcinoma: review of the randomised clinical trials. Lancet Oncol, 2002, 3: 593.

[79] Sun HC, et al. Preventive treatments for recurrence after curative resection of hepatocellular carcinoma — a literature review of randomized control trials. World J Gastroenterol, 2003, 9: 635.

[80] Lau WY, et al. Adjuvant intra-arterial lipiodol iodine-131 for resectable hepatocellular carcinoma: a prospective randomised trial. Lancet, 1999, 353: 797.

[81] Lau WY, et al. Adjuvant intra-arterial iodine-131-labeled lipiodol for resectable hepatocellular carcinoma: a prospective randomized trial-update on 5-year and 10-year survival. Ann Surg, 2008, 247: 43.

[82] Izumi R, et al. Postoperative adjuvant hepatic arterial infusion of lipiodol containing anticancer drugs in patients with hepatocellular carcinoma. Hepatology, 1994, 20: 295.

[83] Lai ECS, et al. Postoperative adjuvant chemotherapy after curative resection of hepatocellular carcinoma: a randomized controlled trial. Arch Surg, 1998, 133: 183.

[84] Hasegawa K, et al. Uracil-tegafur as an adjuvant for hepatocellular carcinoma: a randomized trial. Hepatology, 2006, 44: 891.

[85] Kubo S, et al. Effects of long-term postoperative interferon-alpha therapy on intrahepatic recurrence after resection of hepatitis C virus-related hepatocellular carcinoma. A randomized controlled trial. Ann Intern Med, 2001, 134: 963.

[86] Ikeda K, et al. Interferon beta prevents recurrence of hepatocellular carcinoma after complete resection or ablation of the primary tumor. A prospective randomized study of hepatitis C virus-related liver cancer. Hepatology, 2000, 32: 228.

[87] Mazzaferro V, et al. HCC Italian Task Force. Prevention of hepatocellular carcinoma recurrence with alpha-interferon after liver resection in HCV cirrhosis. Hepatology, 2006, 44: 1543.

[88] Takayama T, et al. Adoptive immunotherapy-93. apy to lower postsurgical recurrence rates of hepatocellular carcinoma: a randomised trial. Lancet, 2000, 356:802.

[89] Kuang M, et al. Phase II randomized trial of autologous formalin-fixed tumor vaccine for postsurgical recurrence of hepatocellular carcinoma. Clin Cancer, 2004, 10: 1574.

[90] Chen WT, et al. Recurrent hepatocellular carcinoma after hepatic resection: prognostic factors and long-term outcome. Eur J Surg Oncol, 2004, 30: 414.

[91] Minagawa M, et al. Selection criteria for repeat hepatectomy in

patients with recurrent hepatocellular carcinoma. Ann Surg, 2003, 238: 703.

[92] Perez-Saborido B, et al. Tumor recurrence after liver transplantation for hepatocellular carcinoma: recurrence pathway and prognostic factors. Transplant Proc, 2007, 39(7): 2304.

[93] Tomimaru Y, et al. The significance of surgical resection for pulmonary metastasis from hepatocellular carcinoma. Am J Surg, 2006, 192: 46.

[94] Nakajima J, et al. Appraisal of surgical treatment for pulmonary metastasis from hepatocellular carcinoma. World J Surg, 2005,

29: 715.

[95] Park JS, et al. What is the best treatment modality for adrenal metastasis from hepatocellular carcinoma? J Surg Oncol, 2007, 96: 32.

[96] Li R, et al. Unresectable hepatocellular carcinoma with a solitary metastasis to the mandible. Am Surg, 2008, 74: 346.

[97] Yamauchi K, et al. Induction of cancer metastasis by cyclophosphamide pretreatment of host mice: an opposite effect of chemotherapy. Cancer Res, 2008, 68: 516.

7.10　转移性结直肠癌的诊治进展

◎ Andrea Wang-Gillam, A. Craig Lockhart, Joel Picus

在美国,结直肠癌(CRC)是男女性第三位最常见恶性肿瘤,居肿瘤相关死亡率第二位。2009 年全美约有 150 000 例 CRC 的新发病例,约有 50 000 例患者死于此病[1]。尽管通过大便潜血、双重对比钡剂灌肠、可屈性乙状结肠镜和结直肠镜筛查等检查技术提高了早期诊断率,但仍有大约 20% 的 CRC 患者在发现病变时已经发现了转移[2],肝转移占其中的 20% ~70%[3]。如果肝转移灶是单发并且范围局限,手术切除可以提高患者的生存期。然而,只有 10% ~20% 转移性 CRC(mCRC)患者适合进行根治性切除术[4]。大部分患者需要接受全身化疗和姑息性治疗。

在过去的 10 年里,随着如伊立替康、奥沙利铂等化疗药物、靶向血管内皮生长因子受体(VEGFR)及上皮生长因子受体(EGFR)的靶向药物的发展,转移性 CRC(mCRC)患者的生存时间得到了较大幅度的提高。20 世纪 90 年代初无法切除的 mCRC 接受最佳支持治疗患者的中位生存时间从 6 个月增加到接受现代疗法的 2 年以上(图 7-18)。在此,我们回顾治疗 mCRC 的标准方法,审视在药理基因学、分子预测、新药研发及 mCRC 未来的发展方向等方面的主要进展[5]。

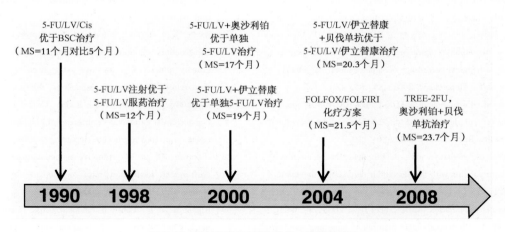

图 7-18　转移性结直肠癌化疗历程回顾

注:BSC:最佳支持治疗;MS:中位生存期。

参考文本:・ Sheithauer, et al. *BMJ*, 1993.　　　　　　・ Douillbard, et al. *Lancet*, 2000.
　　　　　・ Meta-analysis Group in Cancer. *JCO*, 2000.　・ Hurwitz, et al. *NEJM*, 2004.
　　　　　・ Giachetti, et al. *JCO*, 2000.　　　　　　・ Tournigand, et al. *JCO*, 2004.
　　　　　　　　　　　　　　　　　　　　　　　　・ Hochster, et al. *JCO*. 2008.

7.10.1 诊断与分期

结肠镜是最有效的检查肠内恶性病变的方法,而且可以通过活检获得病变组织块进行病理学检查。常规 CT 是最常用的获得准确分期的影像学诊断工具。因为正电子发射成像(PET)可以更加灵敏地发现隐蔽的肝外病变,所以它越来越多地被用于检测那些有潜在切除可能 mCRC 患者。PET 可以在 25% 病人中发现其他诊断手段没有发现的转移病灶,这些病人可以接受肝切除手术治疗。通过这一过程可以更好地选择手术治疗的候选对象,并已直接转化为更高的总生存率。

7.10.2 mCRC 的预后因素

年龄通常被认为是肿瘤患者的不良预后因子,然而这并不是 mCRC 患者的预后因素。一项包括 3 742 例患者的回顾性研究,这些患者术后都接受了包括氟尿嘧啶(5-FU)、叶酸(LV)和奥沙利铂的 FLFOX 联合方案的化疗。按照年龄把人群分为≤70 岁和 >70 岁两组,两者在化疗反应率、无进展生存和总生存率没有差异[6]。

在通常情况下病人的一般状况(performance status, PS)是一项重要的预后因子。一般状况较差的患者不能够耐受二线治疗,其经一线治疗后中位生存时间仅有 1.7 个月[7]。

循环肿瘤细胞(CTC)与 mCRC 患者的预后密切相关。首先,CTC 能从所有主要转移肿瘤患者的外周血中被分离出来[8]。最近随着免疫磁化分离技术的发展,我们可以较容易通过 CTC 表达表皮黏附因子(EPCAM)得到浓缩的 CTC。再者,CTC 对于 mCRC 患者具有更强的特异性,可以作为其预后指标。一项前瞻性研究发现 mCRC 患者外周血含有的 CTCs 数目基线水平≥3 CTC/7.5 ml 其预后要明显差于 <3 CTC/7.5 ml 者,无病生存时间 4.5 个月对比 7.9 个月(P=0.000 2),总生存时间 9.4 个月对比 18.5 个月(P < 0.000 1)。最后,如果 mCRC 患者经治疗后 CTC 数目下降,这部分患者预后较好。

2007 年 11 月美国 FDA 批准了 CTC 检测技术(Cellsearch system)。然而,现在还不清楚与传统的影像学检查相比,CTC 在评价肿瘤治疗反应方面是否具有优势。因此,怎样才能把这项技术融入日常对 mCRC 患者诊疗过程还需要进一步细致的研究。还需要许多工作进一步明确 CTC 的特征,详细了解 CTC 的生物学特性有助于识别药物靶点,进而发展出新的治疗干预措施。

7.10.3 进展期转移性结直肠癌的治疗

(1) 可切除的单纯肝转移

转移性癌通常被认为是无法治愈的,然而仅有肝转移的 CRC 是个特例,接受根治性肝切除术的患者可获得长期生存[9,10]。接受肝切除术的 mCRC 患者 5 年总生存率为 12% ~ 41%,中位生存率为 30%[5,10]。如果手术期行 PET 筛查,接受过肝切除术的 mCRC 患者的 5 年总生存率进一步提高到 58%[5]。事实上,肝转移癌切除术带来的益处已经超过 5 年,有报道称其 10 年总生存率可达 15.7% ~28%[10-12]。

肝切除的选择标准:根治性肝切除的原则是获取阴性手术切缘,并保留足够肝脏。过去,肝转移灶的数目、大小和位置是成功肝切除的决定因素,超过 70% 的肝脏或 6 个以上肝段受累被认为是根治性肝切除的禁忌证[13]。然而,目前的专家共识推荐成功肝切除需要符合下面 3 个标准:①能够保留两个相邻肝段;②保留足够的血管流入、流出和胆道引流;③能够保留 20% 以上的健康肝组织[14]。由于有效的化疗,肝外转移也不再是绝对禁忌。

新辅助化疗:对于可切除 CRC 肝转移新辅助化疗是一种广为关注的合理方法。其原因如下:①术前进行化疗可以降低浸润前沿可能发生微转移,进而减少肿瘤复发率;②结直肠肿瘤对现今化疗药物的反应性高,新辅助化疗可能减少肿瘤大小,借此增加根治性切除的可能性;③经过新辅助化疗仍然进展的肿瘤很可能难以治愈,因为疾病进展反映肿瘤的侵袭及化疗耐受特性。这些患者应该避免非根治性手术。

新辅助化疗的好处在一项大宗随机欧洲癌症研究及治疗中心组织(European Organization for Research and Treatment Center, EORTC)40983 试验中得到证实[15]。在这项研究中,364 例可切除性肝转移患者(肝转移灶最多 4 个)被随机分入两组:一组为仅接受手术治疗,另一组为在术前和术后分别接受 6 个周期的 FOLFOX 化疗。主要研究终点是 3 年无进展生存率,新辅助化疗的绝对获益为 8.1%(28.1% ~ 36.2%;HR:0.77;P=0.041)。毫不奇怪,与那些简单地接受手术的病例相比,接受新辅助化疗的患者术后并发症(25% ~16%,P=0.04)要高。虽然这项试验结果显示新辅助化疗对可切除肝转移患者的作用,但它也提出了对新辅助化疗后手术并发症增加这个问题的关注。

新辅助化疗相关的缺点并非微不足道,化疗相关肝脂肪变(CASH)近来已获得越来越多的关注。CASH 的病理特征包括肝细胞炎症、纤维化和血窦扩张。CASH 患者肝切除术后 90 天的死亡率为 14.7%,而那些无 CASH 的仅为 1.6%[16]。

另一个值得关注的是对原本可以接受手术切除,却选择化疗,后因疾病进展或化疗相关毒性而无法进行手术,因而错失治愈机会。即使在新辅助化疗非常有效的病例,新辅助化疗可以使肿瘤明显缩小,以致术中肿瘤定位成为一个挑战。因此,原本存在的肿瘤不再看见,使完全切除可能会出现折扣[17]。目前,新辅助方法虽然获得了外科医生的青睐,但因为上述顾虑,仍然没有得到广泛使用。最终,肝切除术的计划应经过多学科讨论。

辅助化疗:由于有限证据的支持已被常规应用。在一项多中心研究,173 例 CRC 肝转移完整切除患者被随机分配接受 5-FU 和亚叶酸化疗或无化疗(观察)。化疗组患者 5 年无病生存率为 33.5%,观察组为 26.7%;还观察了整体存活率的走向趋势(51.1% 对比 41.1%,P=0.13)[18]。由于在这项研究中使用的方案目前被认为是最理想的,联合化疗受益的程度可能被低估。然而,与此相反,对两项辅助使用 5-FU 和 LV 的Ⅲ期试验结果的荟萃分析显示,只增加无进展生存期趋势[19]。目前正在进行临床试验评估适合接受肝转移切除的 mCRC 患者的理想化疗与靶向药物。基于对Ⅲ期 CRC 患者进行辅助化疗试验有生存获益的推断,目前推荐 mCRC 患者肝切除术后应用 4 ~ 6 个月 5-FU 或 FOLFOX 方案治疗。

肝动脉灌注:肝动脉灌注(HAI)作为辅助治疗方式未曾被广泛接受,已有一些随机研究用 HAI 作为辅助治疗,但多数样本量小、起效速度慢被提前终止。Kemeny 等人报道肝切除后两年内使用氟尿苷(FUDR)进行 HAI 联合全身 5-FU 与(无)LV 治疗的患者 2 年总体生存率为 86%,不联合 HAI 全身化疗的总体存活率为 72%,两者有显著差异(P=0.03)[20]。一项为期 10 年的随访数据表明,只有高风险的患者从 Kemeny 的方案中获益[21]。此时,HAI 仅限于辅助治疗临床试验研究。

许多新技术:许多新技术已经被开发用来最大限度地提高手术切除的疗效,因为它是唯一可能治愈 CRC 肝转移患者的方案。射频消融(RFA)是经皮或术中直接放置 RFA 电极针进入肿瘤,通过热能消灭肿瘤。当射频消融与肝切除手术联合时,对那些因为多个肝脏病灶而不适合进行肝切除的患者可以成功地进行根治性手术。对 53 例病灶侵及 5 个或更多肝叶的转移性结肠癌患者的回顾性研究显示,13 例接受手术联合消融术患者与只接受手术治疗的患者的生存率相近[22]。肝切除术联合射频消融不会增加并发症和死亡率[22,23]。尚无临床随机分组试验直接比较 RFA 与手术切除。迄今 RFA 仅仅简单地与手术联合使用,以增加手术切除率,而不是取代手术[24]。

门静脉栓塞:门静脉栓塞(PVE)是一种有效地增加切除前肝储备的策略。经皮肝穿刺注射化疗药物并同时栓塞相应病变所在肝段的门静脉,这可以导致非病变肝段获得代偿性增生。通过这种技术,那些肝功能储备较差的患者能够获得手术切除的机会。另外,经皮肝静脉栓塞(PVE)能减少肝切除术后的并发症。一项回顾性研究发现,肝右叶切除术术前的 PVE 能减少术后并发症和慢性肝病患者的住院时间[(13±4)天对比(30±15)天,P<0.001][25]。

接受肝切除术治疗 mCRC 患者的预后因素已经进行了深入探讨。一个预后评分系统已被应用 10 年以上,用来评价肝切除术后的治愈机会[26]。另外,Fong 等通过回顾 1001 例 mCRC 肝切除术患者,总结了能够预测长期生存不良的 7 个独立预后因素,包括阳性切缘、肝外转移、原发瘤淋巴结阳性、从原发肿瘤到发现转移的无瘤间隔时间 <12 个月、肝内病灶超过 1 个、最大病灶直径 >5 cm 和 CEA >200 ng/ml。依据这 7 个独立因素建立一评分系统,用于评价临床预后[27]。

最近这套临床评分系统被重新优化[28],发现男性、同步性转移、超过 3 个转移灶、邻近脏器的转移浸润及术后并发症发生率等是肝切除患者 5 个预后差的预测因子。虽然不同临床评分系统为预测预后提供了一些认识,但要通过搞清楚驱动转移过程的具体机制才能得到最终答案。

(2)不可切除的单纯肝转移

尽管对 mCRC 行肝切除术具有治愈的可能,但仅仅 10% ~20% 患者就诊时有这样的机会,大部分 mCRC 患者并不适合肝切除术。

新辅助化疗:新辅助化疗已经被用于不可切除 mCRC 肝转移患者,可使其肿瘤缩小。一项回顾性研究显示在 151 例最初不可切除肝转移,经过 FOLFOX 化疗后有 77 例(51%)转化为根治性肝切除[29]。另外一项关于不可切除 mCRC 患者的前瞻性研究,经 5-FU/LV 联合伊立替康及奥沙利铂(FOLFOXIRI)的新辅助化疗后可以使 36% 变为可切除者[30]。此外,还有许多化疗药物联合靶向药的研究正在进行中。

肝动脉灌注:肝转移灶的血供主要来自肝动脉,而肝实质的血供主要来自于门静脉系统[31],因此有一种治疗策略是通过肝动脉灌注(HAI)向肝转移灶内注入化疗药达到增加病灶局部化疗药浓度的目的[32]。在多项临床研究中发现不可切除 CRC 肝转移患者使用 HAI 可提高肿瘤反应率,但生存期获益结论不一。对 10 个 HAI 和全身化疗的随机对照试验的一项荟萃分析显示,HAI 组的肿瘤反应率高于全身化疗(42.9% 对比 18.45%),而中位生存时间则无明显差异(15.9 个月对比 12.4 个月)[33]。另外,HAI 相关并发症可能是较大问题,包括肝功能损伤、胃肠道出血、动脉注药泵感染及肝动脉栓塞[20,34]。目前,以伊立替康或奥沙利铂为基础的化疗药联合靶向药物常被认为是不能切除肝转移的一线疗法。而 HAI 适用于那些标准全身化疗失败的主要为肝转移的患者,并且仅限于有经验的治疗中心应用。

HAI 的未来发展在于新型灌注化疗药物(例如伊立替康或奥沙利铂)的更新,并且能与全身化疗相结合[35,36]。在全身化疗失败的 mCRC 患者中,经 HAI 灌注奥沙利铂与全身 5-FU/LV 化疗联合,导致 62% 的患者部分缓解及 16 个月的总生存期。但 HAI 想成为常规临床方案之前还需要大量的临床试验来确认[36]。

选择性内放疗:选择性内放疗(SIRT)是一种相对较新的局部治疗手段。它是通过肝动脉灌注将钇-90 微球体注入肝转移灶、携带高剂量 β 线杀灭肿瘤细胞。SIR-Sphere(Sirtex Medical Inc.)仅是基于一项对 74 例 mCRC 肝转移患者的前瞻性随机试验的结果于 2002 年获得 FDA 批准。这项试验将 74 例患者随机分为 HAI(FUDR)组和 HAI 单一疗法组。接受 SIR-Sphere 组患者的肿瘤反应率较高(44% 对比 17.6%,P=0.01)和至疾病进展中位时间(median time to disease progression)较长(19.2 个月对比 10.1 个月,P=0.001)[37]。同时该试验并没有发现 SIR-Sphere 治疗有更多毒性。目前,SIR-Sphere 联合全身化疗的临床试验正在进行中。例如,FOLFOX 加 SIR-Sphere 联合靶向药物贝伐单抗作为不可切除术 mCRC 患者的一线治疗方案正在研究中。

（3）mCRC 的系统治疗

现代细胞毒性化疗药和靶向药的飞速发展结束了 5-FU 长期作为 CRC 唯一有效治疗药物的时代。接受最佳支持治疗 mCRC 患者的中位生存期约为 6 个月,经 5-FU/LV 治疗后延长为 11 ~ 12 个月[38],而联合伊立替康或奥沙利铂能达到 2 年左右[39,40]。如果化疗再加上靶向 EGFR 和 VEGFR 抑制剂,mCRC 患者的中位生存时间远远超过 2 年[40,41]。

1）mCRC 的化疗药物

5-FU 和卡培他滨:5-FU 是一种嘧啶类似物,在过去 40 年中一直是治疗 CRC 的唯一用药,现在它成为治疗 mCRC 联合化疗的基石。5-FU 在摄入后经历下列的代谢过程发挥作用:5-FU 经胸苷酸磷酸化酶(TP)催化转化成 FUrd,然后经胸苷酸激酶催化转化为氟尿嘧啶脱氧核苷酸(FdUMP)。FdUMP 是 5-FU 的细胞毒性代谢产物,它与叶酸、胸苷酸合成酶(TS)形成可以抑制 DNA 合成的复合物[42]。5-FU 的使用方法从药丸口服演进到持续输注,对这两种方式进行的荟萃分析发现前者的肿瘤反应效率是 14%,后者则达到了 22%[43]。LV 是 5-FU 的生物调节物,它能通过增加叶酸的水平,进一步稳定 TS 而提高 5-FU 的生物效能。最佳的服药方式是首先口服 5-FU,输注 LV,然后持续输注 5-FU(1 个月 2 次)。按照这种方法能将肿瘤反应率提高到 32.6%[44]。

全球最近开发了几种口服 5-FU 的类似物,这其中卡培他滨是在美国唯一得到 FDA 批准的药物。卡培他滨是经胃肠道吸收并经一系列代谢转化为 5-FU,其中最后一步的转化是通过 TP 调节。因为 TP 在肿瘤组织中高表达,当 mCRC 患者术前 5 ~ 7 天服用卡培他滨,它在切除的原发肿瘤组织中的浓度是其瘤旁健康组织的 3.2 倍[45]。因此有学者认为卡培他滨比 5-FU 具有更强的抗肿瘤作用。两项独立的涉及 1 207 例 mCRC 患者的Ⅲ期临床试验结果显示,卡培他滨较 5-FU/LV 可提高治疗肿瘤的反应率(26% 对比 17%,P < 0.000 2),而肿瘤至进展时间(4.6 个月对比 4.7 个月)及总生存时间(12.9 个月对比 12.8 个月)则无明显的差异[46]。在临床实践及大部分 mCRC 临床试验中卡培他滨是可以与 5-FU/LV 治疗互换的。

伊立替康:是一种半合成喜树碱的衍生物,为 DNA 拓扑异构酶 I 抑制剂。它能被羧酸酯酶转化为活性代谢成分 SN-38,然后与拓扑异构酶 I 及 DNA 复合物形成聚合物。这种聚合物在 DNA 复制时可诱导 DNA 损伤,从而阻断 DNA 复制,由此导致肿瘤细胞死亡[47]。在一项 5-FU 治疗失效的 mCRC 患者研究发现,使用伊立替康较支持治疗可有明显的 1 年生存获益(36.2% 对比 13.8%)。此外,它的对症姑息治疗缓解率也较好,服用后的患者有较高的生活质量评分[48]。通过大量的随机临床试验证实,伊立替康联合 5-FU/LV 已经替代单独应用 5-FU/LV,成为发生转移患者的一线治疗方案。伊立替康治疗组患者的反应率(49% 对比 31%)、总生存时间(17.4 个月对比 14.1 个月,P = 0.031)均高于较 5-FU/LV 组[49]。这一试验结论证实了以伊立替康为基础的化疗方案作为 mCRC 一线治疗方案的效用。

奥沙利铂:为第三代水溶性铂化合物,2002 年被 FDA 批准用于治疗 CRC。奥沙利铂与 DNA 结合,形成链内和链间交联,从而导致肿瘤细胞凋亡。在一项大规模随机分组的Ⅲ期临床试验中,FOLFOX 方案作为一线治疗与 5-FU/LV 方案进行比较。发现 FOLFOX 组的中位无进展生存时间明显好于 5-FU/LV 组(9.0 个月对比 6.2 个月,P = 0.003)。两组的中位生存时间分别为 16.2 个月和 14.7 个月(P = 0.12)[50]。奥沙利铂的剂量相关毒性是外周感觉神经病变,其发生率随着奥沙利铂的用量积累也随之增加。

2）mCRC 的靶向药物

西妥昔单抗(Cetuximab):是靶向 EGFR 的嵌合性单克隆 IgG1 抗体,EGFR 在人体的许多肿瘤细胞和其他上皮细胞中高表达。通过与 EGFR 结合,西妥昔单抗阻断 EGFR 纯合或杂合性二聚体的形成,这是 EGFR 磷酸化及其下游信号通路激活的关键步骤,从而抑制 EGFR 信号通路[51]。对单独使用伊立替康治疗失败的患者,西妥昔单抗联合伊立替康治疗的肿瘤反应率达 22.9%,而单药使用西妥昔单抗为 10.8%(P = 0.007)[52]。与最佳支持治疗相比,单用西妥昔单抗能提高 mCRC 的总生存(HR = 0.77,P = 0.005)[53]。表达 EGFR 的肿瘤患者西妥昔单抗单药治疗的肿瘤反应率约为 9%[54]。正在进行 FOLFOX 联合西妥昔单抗作为一线治疗方案的临床研究。

帕尼单抗(Panitumumab):是第二个被 FDA 批准用于治疗 mCRC 的 EGFR 阻滞剂。由于其为完全人源单克隆 IgG2 抗体,所以它较嵌合单克隆抗体西妥昔单抗发生输液相关反应(3 级过敏反应)的机会大大减少[54]。与最佳支持治疗相比,帕尼单抗能显著地提高患者的无进展生存时间(PFS)(HR = 0.54,P < 0.001),但其总生存并无明显改善[55]。目前,正在进行 FOLFOX 联合帕尼单抗作为一线治疗方案的临床研究[56]。虽然西妥昔单抗与帕尼单抗的作用机制相似,但 FOLFOX 联合贝伐单抗再加帕尼单抗与不加帕尼单抗的方案相比,前者导致较差的 PFS,并且增加化疗毒性[57,58]。因此,帕尼单抗在临床试验以外应以单药形式应用。

近年来肿瘤患者接受 EGFR 抑制剂治疗的方案迅速发展,因为具有较好的肿瘤反应性和更长的患者生存[59]。最近有很强的证据显示 k-ras 可作为预测肿瘤对 EGFR 抑制反应的指标。我们将在后述分子标记部分详细阐述这个令人关注的分子预测标记。

贝伐单抗(Bevacizumab):是美国 FDA 第一个获得批准上市的用于治疗 mCRC 的抗血管生成药物。血管生成是肿瘤的重要特征之一,靶向血管生成策略已被很好地转化为临床应用。贝伐单抗是人源化单克隆抗体,与循环中 VEGF 的所有剪切体结合,阻断 VEGF 与其受体结合,进而阻断血管生成下游相关信号通路[60]。在一项Ⅲ期临床试验中,mCRC 患者被随机分入两组:一组为 5-FU/LV 联合伊立替康(IFL),另一组为 IFL 加贝伐单抗。贝伐单抗组较前者 PFS 从 6.2 个月提高到 10.2 个月(P = 0.001 4),中位生存时间从 15.6 个月提高到 20.3 个月（HR：0.66，$P < 1.001$）[41]。基于贝伐单抗能使患者生存获益，2004 年 2 月 FDA 批准其用于 mCRC 患者的临床治疗。

贝伐单抗的副作用值得关注。低血压和蛋白尿是其中常见但容易处理的不良反应[41,61]，较为严重的并发症包括动脉栓塞、胃肠道穿孔和明显出血。综合 5 个随机试验共有 1 745 例转移癌患者，发现加用贝伐单抗将出现动脉血栓栓塞的绝对风险约为每 100 人年 1.4%。既往个人有血栓史和年龄超过 65 岁，被认为是发生动脉血栓栓塞的危险因素[41,61,62]。使用贝伐单抗胃肠穿孔的风险一般为 1.5%[41,63]。由于贝伐单抗可延缓伤口愈合[64]，应在择期手术前 6～8 周停止使用贝伐单抗。

3) mCRC 的一线治疗

由于伊立替康和奥沙利铂联合 5-FU/LV 治疗方案对 mCRC 有效，已经开始进行研究优化 mCRC 的一线治疗方案。有研究按先 FOLFOX 后 FOLFIRI 序贯治疗，然后将两者顺序颠倒，观察临床上是否有存在差异。在病情恶化时 FOLFOX 序贯 FOLFIRI 方案与掉换顺序的方案有相似的总生存期，分别为 21.5 个月和 20.6 个月（$P = 0.99$）[64]。因此，两种方案作为 mCRC 一线化疗治疗的效能是相当的，并且可以互换。

卡培他滨联合奥沙利铂或伊立替康也被作为一线治疗方案研究，结果显示在奥沙利铂联合方案中使用卡培他滨而不是 5-FU/LV 方案，可获得基本相同的生存时间[65]。卡培他滨联合伊立替康（CapelRI）与 FOLFIRI 相比，FOLFIRI 有更长的 PFS 和较小的毒性[40]。

靶向药物已成为 mCRC 患者的一线化疗方案的重要组成部分。在 IFL 研究中，贝伐单抗显示明显的获益，与单用 IFL 方案相比，联合贝伐单抗治疗结果有 5 个月的生存获益，由此贝伐单抗的益处清晰可见[41]。贝伐单抗的益处还在与以奥沙利铂为基础的方案中评估。在这个大型的 Ⅲ 期临床研究中，基于 2×2 析因设计，1 401 例患者被随机分为 4 组：奥沙利铂联合 5-FU/LV（FOLFOX 方案）或联合卡培他滨（XELOX）加贝伐单抗（贝伐单抗组），FOLFOX 或 XELOX 方案不加贝伐单抗（安慰剂组）。贝伐单抗组的中位 PFS 为 9.4 个月，安慰剂组为 5.5 个月（$P = 0.002\,3$）[61]。而贝伐单抗组中位总生存时间分别为 21.3 个月，安慰剂组为 19.9 个月。令人惊讶的是，贝伐单抗较好的 PFS 收益并没有转化为总生存期收益，因此提出贝伐单抗的成本效益比问题。也有人推测，贝伐单抗的使用时间很短，可能会影响生存获益。在一项 Ⅲ 期临床试验（BICC-C 研究）中，研究者评估贝伐单抗联合各种以伊立替康为基础方案的效果。使用贝伐单抗联合 FOLFIRI 方案患者的中位生存时间为 28.0 个月，而使用改良 IFL 方案联合贝伐单抗为 19.2 个月[66]。

如果没有禁忌证，转移性结肠癌患者应该接受贝伐单抗联合 FOLFOX 或 FOLFIRI 方案作为其一线疗法。虽然这两个方案可以互换使用，但贝伐单抗联合 FOLFOX 方案已经成为美国医生的首选。

EGFR 抑制剂已被作为一线治疗方案进行研究。在 CRYSTAL 试验中，评估了西妥昔单抗联合 FOLFIRI 方案作为第一线治疗 EGFR 阳性表达的 mCRC 患者的效果。这个正在进行的研究显示，在联合西妥昔单抗组患者的 PFS 明显增加（$P = 0.036$），但整体生存率没有明显变化[67]。有研究正在评估标准化疗方案是否应该联合抑制 EGFR 和 VEGFR 途径的靶向药物，例如 CALBG80405 正在研究靶向药物西妥昔单抗和贝伐单抗联合应用是否能够比单药联合 FOLFOX 或 FOLFIRI 方案提供更多的益处。这项研究最近被修订，以排除患者 k-ras 突变者。这个正在进行的复杂研究其结果可能最终确定靶向药物与化疗药物联合作为治疗 mCRC 一线疗法的最佳组合。

总之，由于目前正在进行以确定新的更好的 mCRC 一线疗法为目的的大量试验研究，因此 mCRC 患者应该被纳入临床试验。如果不能被纳入临床试验，也应该接受贝伐单抗联合 FOLFOX 或 FOLFIRI 方案作为一线治疗。

4) mCRC 的二线治疗

转移性结肠癌患者二线疗法的选择多基于其已接受了失败的一线治疗。正如前面提到的研究表明，FOLFOX 和 FOLFIRI 的应用顺序并不影响整体生存，最常用的方案是应用 FOLFOX 作为第一线治疗，然后再使用 FOLFIRI 方案作为二线治疗。关于靶向治疗，贝伐单抗、西妥昔单抗和帕尼单抗已批准在二线治疗中使用。然而，靶向药物与二线治疗的联合方法仍有待确定。

一个主要的争议是对于那些在使用贝伐单抗联合 FOLFOX 或 FOLFIRI 方案肿瘤进展者是否继续使用贝伐单抗。基于"对贝伐单抗的治疗方案、治疗效果和安全性（BRiTE）"的注册试验，一线治疗后病情进展后继续接受贝伐单抗治疗的患者总生存期为 31.8 个月，而没有继续接受贝伐单抗的患者则只有 19.9 个月[68]。并且，多因素分析表明使用贝伐单抗与生存期较长有关。然而，这些数据来源于注册试验，而不是随机分组试验。目前，患者病情进展后是否使用贝伐单抗，主要是依据肿瘤医生的个人意见。

西妥昔单抗和与依立替康联合可作为二线治疗，帕尼单抗仅获准作为单药使用。

(4) mCRC 治疗中有争议的策略

由于奥沙利铂存在神经毒性累积的问题，有研究评估"间歇性化疗剂量时间表"（an intermittent chemotherapy dosing schedule）。一项前瞻性临床试验的目的是了解一个非常实际的问题，即间歇停止使用奥沙利铂是否会影响 mCRC 患者的生存。在 OPTI-MOX1 试验中将 620 例患者随机分组，即持续治疗直至病情进展的 FOLFOX 组，或没有奥沙利铂维持治疗的 FOLFOX 组[69]。两组的中位生存期（19.3 个月对比 21.2 个月）和 PFS（9 个月对比 8.7 个月）非常接近。对于间歇性化疗给药的患者，在研究初始阶段奥沙利铂的整体毒性比较轻微，但研究结束时受益逐渐减少。

化疗假期（chemotherapy holiday）是 mCRC 患者经常会提出的一个请求。OPTIMIOX2 研究的目的是要了解化疗假期是否会影响生存获益。在这项研究中的患者首先接受 6 个周期的 FOLFOX 方案治疗，然后接 5-FU/LV 维持治疗或无化疗，如果病情进展则将重启 FOLFOX 方案。结果 5-FU/LV 维持治疗组的总生存期显著提高（26 个月对比 19 个月，$P = 0.05$）。这项研究证明，化疗期间不建议患者停药享有化疗假期[70]。然而，这项试验并没有涉及目前 mCRC 的标准一线治疗（包括靶向治疗与化疗联合使用）。

（5）转移性结肠癌的药物基因组学

药物基因组学测试用于 mCRC 已经取得了重大进展。据了解，对化疗的反应性和毒性因人而异，并已经通过药物基因组学研究识别了许多参与药物代谢的遗传变异。可在患者接受如 5-FU 和伊立替康等某些化疗之前，通过筛查避免过度毒性。随着商业化进程，这些检测方法变为可行，并很快被引入到临床应用，特别是对于 mCRC 患者。

二氢嘧啶脱氢酶（dihydropyrimide dehydrogenase，DPD）：是 5-FU 降解的限速酶。部分或全部 DPD 缺乏的患者在接受 5-FU 治疗后可有严重毒性，包括黏膜炎、腹泻和中性粒细胞减少[71,72]。DPD 酶活性水平与二氢嘧啶脱氢酶基因（DPYD）的突变或遗传多态性[剪接位点突变 DPYD * 2A 为最常见的单核苷酸多态性（SNP）]有很大的相关性[73]。在一项对接受以 5-FU 为基础化疗的 487 例患者的前瞻性研究中，有 187 例患者确定了 5 种不同类型的 SNPs，其中两个 SNP-DPYD * 2A 和 2846A > T 与较高的 5-FU 相关毒性有关。例如，60% 的携带上述两个基因型患者出现早期毒性，没有携带 DPYD-SNPs 仅有 6.6% 发生早期毒性。尽管携带特定 DPYD 基因型患者可能遭遇严重毒性，但以 5-FU 为基础的治疗仍然可以在一个较低剂量水平安全地维持[74]。因此，虽然 DPYD 基因变异体的测试已有市售，其直接的临床使用仍有待确定。

胸苷合成酶（hymidine synthase）：是一种负责 dUMP 到 dTMP 转换的酶，它由 TYM 基因编码。5-FU 的代谢产物——5-FdUMP，可与 TS 和叶酸结合，阻止 DNA 复制。TYM 基因多态性是其启动子区域特定 28 bp 序列的两倍或 3 倍重复[75]。携带纯合性 TS（2/2）的患者表达低水平的 TS，与携带 TS（3/3）的患者相比，在接受 5-FU 治疗后发生 3 级和 4 级毒性的风险较高（分别为 43% 和 3%，$P < 0.01$）[75]。目前正在研究 TS 检测的用处。

尿苷二磷酸葡糖醛酸转移酶（urikine diphosphoglucuronosyl transferases，UGT）：负责伊立替康代谢产物 SN-38 的葡糖醛酸化，这个过程使 SN-38 从胆汁和尿液排泄。携带纯合性 UGT1A1 * 28 等位基因（7/7）的患者接受伊立替康治疗后发生严重中性粒细胞减少症的风险增加，特别是 $300 \sim 350 \, mg/m^2$ 剂量方案[76]。约 10% 的北美人群有这种基因型，可通过市售试剂盒（Genzyme 公司）检测。一项前瞻性研究包括 60 例患者，每 3 周受一次伊立替康治疗，4 级中性粒细胞减少发生率为 9.5%，其中 50% 患者携带 7/7 基因型，12.5% 患者携带 6/7 基因型，但无患者携带 6/6 基因型[77]。2005 年，FDA 批准侵染检测技术

（invader assay）用于识别可能对伊立替康产生不良反应的高危患者，FDA 还推荐对于 UGT1A1 * 28 等位基因的患者使用伊立替康的起始剂量应至少减少一个级别。

（6）EGFR 抑制的预测因素

虽然西妥昔单抗和帕尼单抗是靶向 EGFR，但肿瘤中用免疫组化法（IHC）检测 EGFR 表达水平并不能预测肿瘤对 EGFR 抑制剂的反应[52]。通过荧光原位杂交（FISH）确定的较高 EGFR 基因拷贝数可能与肿瘤反应有更好的相关性。但是这些数据并不一致[78-81]。

k-ras 基因的突变是一个 EGFR 抑制剂治疗反应的负性预测指标。早就提出 k-ras 基因突变直接通过 RAS 蛋白能激活丝裂原活化蛋白激酶（MAPK）通路 EGFR 下游，故阻断这些肿瘤的 EGFR 信号通路不会有任何好处[82]。一项回顾性分析 89 例接受西妥昔单抗治疗的 mCRC 患者显示 k-ras 基因突变患者的治疗反应率为 0%，而野生型 k-ras 患者的反应率 40%（$P < 0.001$）[83]。在接受帕尼单抗治疗的研究中也观察到了类似的发现。在一个比较帕尼单抗单药治疗与最佳支持治疗的大宗 mCRC Ⅲ 期试验中，43% 的患者被检测到 k-ras 基因突变。k-ras 基因突变组帕尼托单抗治疗的反应率 0%，k-ras 基因野生型组为 17%[84]。

在 EGFR 抑制剂与化疗联合使用中证明 k-ras 突变能预测 EGFR 抑制剂的治疗耐受性。根据 Ⅲ 期随机 CRYSTAL 试验入组的 540 例患者的回顾性分析，FOLFIRI 作为一线治疗联合或不联合西妥昔单抗，与单纯化疗比较，联合西妥昔单抗并未给 k-ras 突变的患者带来任何益处（HR:1.07，$P = 0.75$）。然而，对于无 k-ras 突变的患者，西妥昔单抗的益处显而易见（HR:0.68，$P = 0.017$）[67]。在 FOLFOX 方案联合或不联合西妥昔单抗（OPUS）的 Ⅱ 期试验中也有类似发现[85]。

虽然所有这些研究的特性都是回顾性的，但强烈的证据确认 k-ras 基因突变赋予 EGFR 抑制剂的高危耐药。因此，美国国家癌症研究所（NCI）支持的所有使用西妥昔单抗或帕尼单抗治疗 mCRC 的指南均已修订，排除携带 k-ras 基因突变的患者。

（7）mCRC 临床试验中的新药

EGF 通路在多种类型肿瘤的细胞增殖、血管生成、转移和凋亡等方面的关键作用已被深入研究。正在研究两种靶向 EGF 通路的方法：①应用 EGF 受体的单克隆抗体阻断通路；②采用小分子与 EGFR 的胞内 ATP 结合位点结合。有趣的是，尚不能很好地解释，对抗 EGFR 单克隆抗体治疗 mCRC 的临床疗效优于酪氨酸激酶抑制剂（TKI），而推测抗体依赖性细胞介导的细胞毒作用（ADCC）在抗肿瘤活性发挥重要作用[86]。正在临床研发 Muthzumab——一个人源化的 IgG1 EGFR 单克隆抗体。尼妥珠单抗（Nimotuzumab）是另一个人源化 IgG1 EGFR 单克隆抗体，已在印度批准上市。

靶向血管生成是一项治疗肿瘤的有效策略。贝伐单抗已被成功用于多种肿瘤的治疗，如肺癌、乳腺癌和胶质母细胞瘤。对血管生成阻断的了解也不断进步。过去认为抗血

管生成疗法是阻断肿瘤生长所需的新生血管形成,但研究表明抗血管生成药物能使渗漏的肿瘤血管恢复正常,减少肿瘤的间质压力,从而提高药物进入肿瘤的量[87,88]。目前,靶向 VEGF 和胎盘生长因子(PIGF)的可溶性诱饵受体 VEGF-TRAP、抗 VEGF 抗体 IMC-1121 和小分子物质(包括舒尼替尼、索拉菲尼和 AMG 706)正在进行 mCRC 患者临床试验。

PI3K/mTOR 是调节细胞增殖、存活、肿瘤血管生成的重要信号转导通路。哺乳动物雷帕霉素靶蛋白(mTOR)是激活 PI3K 的下游效应子,并且是有潜力的治疗靶标[89]。坦罗莫司(Temsirolimus)是第一个具有抗肿瘤作用 mTOR 抑制剂药物,最近被 FDA 批准用于转移性肾细胞癌[90]。目前对 CRC 患者坦罗莫司和另一种口服 mTOR 抑制剂(RAD-001)与化疗联合应用的临床试验正在进行中。

在过去几年中,对胰岛素样生长因子(IGF)通路的研究再度趋热。在通常情况下,IGF 与其受体结合可触发激活下游靶标,这些通路包括 PI3K 和 MAPK 通路,两者参与细胞增殖、存活[91,92]。通常在 CRC 表达的 IGF-1 受体(IGFR)及其配体与细胞增殖、血管生成和肿瘤转移密切相关[93]。阻断 IGF 将可抑制 CRC 的生长和血管生成,从而增加肿瘤细胞凋亡[94],它也能提高肿瘤细胞对放化疗治疗的反应[95]。靶向 IGFR 的小分子和单克隆抗体已被设计成功,如人类单克隆 IgFl 抗体——IMC-A12,已进入 CRC 临床试验的早期阶段。

首先在果蝇中被确定的 hedgehog(Hh)信号通路在哺乳动物消化道发育过程中起到至关重要的作用[96],为胃腺体形成和胃黏膜上皮分化提供必要的信号[97]。有研究发现 3 种 Hh 同源蛋白之一的 shh 在重度增生性息肉、腺瘤、结肠腺癌中高表达[98]。已知的 Hh 信号通路抑制剂 cydopamine 可以诱导 CRC 细胞凋亡[99]。GDC-0449 是 Hh 信号通路拮抗剂,目前正在进行它与 FOLFOX 和贝伐单抗联合应用的临床试验[100]。

1994 年在急性粒细胞白血病(AML)患者血液中分离出肿瘤干细胞是肿瘤学领域中的里程碑[101],为肿瘤治疗提供了新模式。现在干细胞被认为是癌细胞中的一类亚群,因为只要极少数这类细胞就能在裸鼠异种移植产生移植肿瘤。CRC 的干细胞已确定表达某些细胞表面标记如 CD133[102,103]、EpCAM(高)/CD44[104]、Lgr5[105]。另外,干细胞还具有抗放疗和抗化疗的特性。但需要进一步了解 CRC 干细胞的特性以找到根除的最佳方法。已有研究显示靶向 IL-4 的治疗能提高 CRC 干细胞对化疗药物的敏感性[106]。另一种方法在细胞培养和移植肿瘤模型中,如针对 Noggin 或成骨蛋白4(BMP4)的治疗也取得了令人瞩目的抗肿瘤活性。对肿瘤干细胞的深入了解,将会成为设计 mCRC 患者治愈性疗法的第一步。

总之,随着新的化疗药物(如奥沙利铂和伊立替康)以及靶向 VEGF 和 EGFR 药物的发展,为 mCRC 患者提供了较大的生存获益。药物遗传学测试和分子标记的进一步识别,可以预测肿瘤的治疗反应和治疗相关毒性,为建立个性化的癌症治疗打下了坚实的基础。随着基础研究科学家和临床医生之间的协作努力,将有更多研究成果快速投入临床应用中。

（周闿 译,钦伦秀 审校）

参考文献

[1] Jemal A, et al. Cancer statistics, 2009. CA Cancer J Clin, 2009, 4：225-249.

[2] Jessup JM, et al. The National Cancer Data Base report on patterns of care for adenocarcinoma of the rectum, 1985~1995. Cancer, 1998, 83：2408-2418.

[3] Penna C, et al. Colorectal metastasis (liver and lung). Surg Clin North Am, 2002, 82：1075-1090.

[4] Vibert E, et al. Strategies to treat primary unresectable colorectal liver metastases. Semin Oncol, 2005, 32：33-39.

[5] Fernandez FG, et al. Five-year survival after resection of hepatic metastases from colorectal cancer in patients screened by positron emission tomography with F-18 fluorodeoxyglucose (^{18}F-FDG-PET). Ann Surg, 2004, 240：438-447.

[6] Goldberg RM, et al. Pooled analysis of safety and efficacy of oxaliplatin plus fluorouracil/leucovorin administered bimonthly in elderly patients with colorectal cancer. J Clin Oncol, 2006, 24：4085-4091.

[7] Sorbye H, et al. Secondary treatment and predictive factors for second-line chemotherapy after first-line oxaliplatin-based therapy in metastatic colorectal cancer. Acta Oncol, 2007, 46：982-988.

[8] Allard WJ, et al. Tumor cells circulate in the peripheral blood of all major carcinomas but not in healthy subjects or patients with nonmalignant diseases. Clin Cancer Res, 2004, 10：6897-6904.

[9] Scheele J, et al. Hepatic metastases from colorectal carcinoma：impact of surgical resection on the natural history. Br J Surg, 1990, 77：1241-1246.

[10] Vigano L, et al. Liver surgery for colorectal metastases：results after 10 years of follow-up. Long-term survivors, late recurrences, and prognostic role of morbidity. Ann Surg Oncol, 2008, 15：2458-2464.

[11] Wei AC, et al. Survival after hepatic resection for colorectal metastases：a 10-year experience. Ann Surg Oncol, 2006, 13：668-676.

[12] Tomlinson JS, et al. Actual 10-year survival after resection of colorectal liver metastases defines cure. J Clin Oncol, 2007, 25：4575-4580.

[13] Poston GJ, et al. Onco-surge：a strategy for improving resectability with curative intent in metastatic colorectal cancer. J Clin Oncol,

2005, 23: 7125-7134.

［14］ Charnsangavej C, et al. Selection of patients for resection of hepatic colorectal metastases: expert consensus statement. Ann Surg Oncol, 2006, 13: 1261-1268.

［15］ Nordlinger B, et al. Perioperative chemotherapy with FOLFOX4 and surgery versus surgery alone for resectable liver metastases from colorectal cancer (EORTC Intergroup trial 40983): a randomised controlled trial. Lancet, 2008, 371: 1007-1016.

［16］ Vauthey JN, et al. Chemotherapy regimen predicts steatohepatitis and an increase in 90-day mortality after surgery for hepatic colorectal metastases. J Clin Oncol, 2006, 24: 2065-2072.

［17］ Benoist S, et al. Complete response of colorectal liver metastases after chemotherapy: does it mean cure? J Clin Oncol, 2006, 24: 3939-3945.

［18］ Portier G, et al. Multicenter randomized trial of adjuvant fluorouracil and folinic acid compared with surgery alone after resection of colorectal liver metastases: FFCD ACHBTH AURC 9002 trial. J Clin Oncol, 2006, 24: 4976-4982.

［19］ Mitry E, et al. Adjuvant chemotherapy after potentially curative resection of metastases from colorectal cancer: a pooled analysis of two randomized trials. J Clin Oncol, 2008, 26: 4906-4911.

［20］ Kemeny N, et al. Hepatic arterial infusion of chemotherapy after resection of hepatic metastases from colorectal cancer. N Engl J Med, 1999, 341: 2039-2048.

［21］ Kemeny NE, et al. Hepatic arterial infusion after liver resection. N Engl J Med, 2005, 352: 734-735.

［22］ Tanaka K, et al. Outcome after hepatic resection versus combined resection and microwave ablation for multiple bilobar colorectal metastases to the liver. Surgery, 2006, 139: 263-273.

［23］ Kornprat P, et al. Role of intraoperative ther-moablation combined with resection in the treatment of hepatic metastasis from colorectal cancer. Arch Surg, 2007, 142: 1087-1092.

［24］ Mulier S. Radiofrequency ablation versus resection for resectable colorectal liver metastases: time for a randomized trial? Ann Surg Oncol, 2008, 15: 144-157.

［25］ Farges O, et al. Portal vein embolization before right hepatectomy: prospective clinical trial. Ann Surg, 2003, 237: 208-217.

［26］ Nordlinger B, et al. Surgical resection of colorectal carcinoma metastases to the liver. A prognostic scoring system to improve case selection, based on 1,568 patients. Association Francaise de Chirurgie. Cancer, 1996, 77: 1254-1262.

［27］ Fong Y, et al. Clinical score for predicting recurrence after hepatic resection for metastatic colorectal cancer: analysis of 1,001 consecutive cases. Ann Surg, 1999, 230: 309-321.

［28］ Zakaria S, et al. Hepatic resection for colorectal metastases: value for risk scoring systems? Ann Surg, 2007, 246: 183-191.

［29］ Giacchetti S, et al. Long-term survival of patients with unresectable colorectal cancer liver metastases following infusional chemotherapy with 5-fluorouracil, leucovorin, oxaliplatin and surgery. Ann Oncol, 1999, 10: 663-669.

［30］ Falcone A, et al. Phase III trial of infusional fluorouracil, leucovorin, oxaliplatin, and irinotecan (FOLFOXIRI) compared with infusional fluorouracil, leucovorin, and irinotecan (FOLFIRI) as first-line treatment for metastatic colorectal cancer: the Gruppo Oncologico Nord Ovest. J Clin Oncol, 2007, 25: 1670-1676.

［31］ Breedis C, et al. The blood supply of neoplasms in the liver. Am J Pathol, 1954, 30: 969-977.

［32］ Collins JM. Pharmacologic rationale for regional drug delivery. J Clin Oncol, 1984, 2: 498-504.

［33］ Mocellin S, et al. Metaanalysis of hepatic arterial infusion for unresectable liver metastases from colorectal cancer: the end of an era? J Clin Oncol, 2007, 25: 5649-5654.

［34］ Kemeny N, et al. Phase II study of hepatic arterial floxuridine, leucovorin, and dexamethasone for unresectable liver metastases from colorectal carcinoma. J Clin Oncol, 1994, 12: 2288-2295.

［35］ Ducreux M, et al. Hepatic arterial oxaliplatin infusion plus intravenous chemotherapy in colorectal cancer with inoperable hepatic metastases: a trial of the gastrointestinal group of the Federation Nationale des Centres de Lutte Contre le Cancer. J Clin Oncol, 2005, 23: 4881-4887.

［36］ Boige V, et al. Hepatic arterial infusion of oxaliplatin and intravenous LV5FU2 in unresectable liver metastases from colorectal cancer after systemic chemotherapy failure. Ann Surg Oncol, 2008, 15: 219-226.

［37］ Gray B, et al. Randomised trial of SIR-spheres plus chemotherapy vs. chemotherapy alone for treating patients with liver metastases from primary large bowel cancer. Ann Oncol, 2001, 12: 1711-1720.

［38］ Scheithauer W, et al. Randomised comparison of combination chemotherapy plus supportive care with supportive care alone in patients with metastatic colorectal cancer. BMJ, 1993, 306: 752-755.

［39］ Tournigand C, et al. FOLFIRI followed by FOLFOX6 or the reverse sequence in advanced colorectal cancer: a randomized GERCOR study. J Clin Oncol, 2004, 22: 229-237.

［40］ Fuchs CS, et al. Randomized, controlled trial of irinotecan plus infusional, bolus, or oral fluoropyrimidines in first-line treatment of metastatic colorectal cancer: results from the BICC-C Study. J Clin Oncol, 2007, 25: 4779-4786.

［41］ Hurwitz H, et al. Bevacizumab plus irinotecan, fluorouracil, and leucovorin for metastatic colorectal cancer. N Engl J Med, 2004, 350: 2335-2342.

［42］ Chu E, et al, eds. Cancer: Principles and Practice of Oncology. 6th ed. Philadephia: Lippincott Williams & Wilkins, 2001.

［43］ Meta-Analysis Group in Cancer. Toxicity of fluorouracil in patients with advanced colorectal cancer: effect of administration schedule and prognostic factors. J Clin Oncol, 1998, 16: 3537-3541.

［44］ de Gramont A, et al. Randomized trial comparing monthly low-dose leucovorin and fluorouracil bolus with bimonthly high-dose leucovorin and fluorouracil bolus plus continuous infusion for advanced colorectal cancer: a french intergroup study. J Clin

Oncol, 1997, 15: 808-815.

[45] Schuller J, et al. Preferential activation of capecitabine in tumor following oral administration to colorectal cancer patients. Cancer Chemother Pharmacol, 2000, 45: 291-297.

[46] van Cutsem E, et al. Oral capecitabine vs intravenous 5-fluorouracil and leucovorin: integrated efficacy data and novel analyses from two large, randomised, phase III trials. Br J Cancer, 2004, 90: 1190-1197.

[47] Pommier Y. Topoisomerase I inhibitors: camptothecins and beyond. Nat Rev Cancer, 2006, 6: 789-802.

[48] Cunningham D, et al. Randomised trial of irinotecan plus supportive care versus supportive care alone after fluorouracil failure for patients with metastatic colorectal cancer. Lancet, 1998, 352:1413-1418.

[49] Douillard JY, et al. Irinotecan combined with fluorouracil compared with fluorouracil alone as first-line treatment for metastatic colorectal cancer: a multicentre randomised trial. Lancet, 2000, 355: 1041-1047.

[50] de Gramont A, et al. Leucovorin and fluorouracil with or without oxaliplatin as first-line treatment in advanced colorectal cancer. J Clin Oncol, 2000, 18: 2938-2947.

[51] Ciardiello F, et al. A novel approach in the treatment of cancer: targeting the epidermal growth factor receptor. Clin Cancer Res, 2001, 7: 2958-2970.

[52] Cunningham D, et al. Cetuximab monotherapy and cetuximab plus irinotecan in irinotecan-refractory metastatic colorectal cancer. N Engl J Med, 2004, 351: 337-345.

[53] Jonker DJ, et al. Cetuximab for the treatment of colorectal cancer. N Engl J Med, 2007, 357: 2040-2048.

[54] Saltz LB, et al. Phase II trial of cetuximab in patients with refractory colorectal cancer that expresses the epidermal growth factor receptor. J Clin Oncol, 2004, 22: 1201-1208.

[55] van Cutsem E, et al. Open-label phase III trial of panitumumab plus best supportive care compared with best supportive care alone in patients with chemotherapy-refractory metastatic colorectal cancer. J Clin Oncol, 2007, 25: 1658-1664.

[56] Siena S, et al. Phase III study (PRIME/20050203) of panitumumab (pmab) with FOLFOX compared with FOLFOX alone in patients (pts) with previously untreated metastatic colorectal cancer (mCRC): pooled safety data. J Clin Oncol, 2008, 26(20S): 4034.

[57] Hecht J, et al. Interim results from PACCE: irinotecan (Iri)/bevacizumab (bev) ± panitumumab (pmab) as first-line treatment (tx) for metastatic colorectal cancer (mCRC). 2008 Gastrointesinal Cancer Symposium, Orlando, Abstract 279.

[58] Hecht J, et al. An updated analysis of safety and efficacy of oxaliplatin (Ox)/bevacizumab (bev) +/-panitumumab (pmab) for first-line treatment (tx) of metastatic colorectal cancer (mCRC) from a randomized, controlled trial (PACCE). 2008 Gastrointestinal Cancer Symposium, Orlando, Abstract 273.

[59] Hanahan D, et al. The hallmarks of cancer. Cell, 2000, 100: 57-70.

[60] Presta LG, et al. Humaniza-tion of an anti-vascular endothelial growth factor monoclonal antibody for the therapy of solid tumors and other disorders. Cancer Res, 1997, 57: 4593-4599.

[61] Saltz LB, et al. Bevacizumab in combination with oxaliplatin-based chemotherapy as first-line therapy in metastatic colorectal cancer: a randomized phase III study. J Clin Oncol, 2008, 26: 2013-2019.

[62] Scappaticci FA, et al. Arterial thromboembolic events in patients with metastatic carcinoma treated with chemotherapy and bevacizumab. J Natl Cancer Inst, 2007, 99: 1232-1239.

[63] Giantonio BJ, et al. Bevacizumab in combination with oxaliplatin, fluorouracil, and leucovorin (FOLFOX4) for previously treated metastatic colorectal cancer: results from the Eastern Cooperative Oncology Group Study E3200. J Clin Oncol, 2007, 25: 1539-1544.

[64] Scappaticci FA, et al. Surgical wound healing complications in metastatic colorectal cancer patients treated with bevacizumab. J Surg Oncol, 2005, 91:173-180.

[65] Cassidy J, et al. Randomized phase III study of capecitabine plus oxaliplatin compared with fluorouracil/folinic acid plus oxaliplatin as first-line therapy for metastatic colorectal cancer. J Clin Oncol, 2008, 26: 2006-2012.

[66] Fuchs CS, et al. Randomized, controlled trial of irinotecan plus infusional, bolus, or oral fluoropyrimidines in first-line treatment of metastatic colorectal cancer: updated results from the BICC-C study. Clin Oncol, 2008, 26:689-690.

[67] van Cutsem E, et al. Randomized phase III study of irinotecan and 5-FU/FA with or without cetuximab in the first-line treatment of patients with metastatic colorectal cancer (mCRC): the CRYSTAL trial. Clin Oncol, 2007, 25(18S): 4000.

[68] Grothey A, et al. Bevacizumab beyond first progression is associated with prolonged overall survival in metastatic colorectal cancer: results from a large observational cohort study (BRiTE). J Clin Oncol, 2008, 26: 5326-5334.

[69] Tournigand C, et al. OPTI-MOX1: a randomized study of FOLFOX4 or FOLFOX7 with oxaliplatin in a stop-and-go fashion in advanced colorectal cancer-a GERCOR study. J Clin Oncol, 2006, 24: 394-400.

[70] Maindrault-Goebel F, et al. Final results of OPTIMOX2, a large randomized phase II study of maintenance therapy or chemotherapy-free intervals (CFI) after FOLFOX in patients with metastatic colorectal cancer (MRC): a GERCOR study. J Clin Oncol, 2007, 25(18S): 4013.

[71] Ezzeldin H, et al. Dihydropyrimidine dehydrogenase deficiency, a pharmacogenetic syndrome associated with potentially life-threatening toxicity following 5-fluorouracil administration. Clin Colorectal Cancer, 2004, 4: 181-189.

[72] van Kuilenburg AB, et al. Dihydropyrimidinase deficiency and severe 5-fluorouracil toxicity. Clin Cancer Res, 2003, 9: 4363-4367.

[73] van Kuilenburg AB, et al. Lethal outcome of a patient with a

complete dihydropyrimidine dehydrogenase (DPD) deficiency after administration of 5-fluorouracil: frequency of the common IVS 14. A mutation causing DPD deficiency. Clin Cancer Res, 2001, 7: 1149-1153.

[74] Morel A, et al. Clinical relevance of different dihydropyrimidine dehydrogenase gene single nucleotide polymorphisms on 5-fluorouracil tolerance. Mol Cancer Ther, 2006, 5: 2895-2904.

[75] Lecomte T, et al. Thymidylate synthase gene polymorphism predicts toxicity in colorectal cancer patients receiving 5-fluorouracil-based chemotherapy. Clin Cancer Res, 2004, 10: 5880-5888.

[76] Hahn KK, et al. Pharmacogenetics and irinotecan therapy. Am J Health Syst Pharm, 2006, 63: 2211-2217.

[77] Innocenti F, et al. Genetic variants in the UDP-glucuronosyltransferase IA1 gene predict the risk of severe neutropenia of irinotecan. Clin Oncol, 2004, 22:1382-1388.

[78] Moroni M, et al. Gene copy number for epidermal growth factor receptor (EGFR) and clinical response to antiEGFR treatment in colorectal cancer: a cohort study. Lancet Oncol, 2005, 6: 279-286.

[79] Sartore-Bianchi A, et al. Epidermal growth factor receptor gene copy number and clinical outcome of metastatic colorectal cancer treated with panitumumab. J Clin Oncol, 2007, 25: 3238-3245.

[80] Cappuzzo F, et al. EGFR FISH assay predicts for response to cetuximab in chemotherapy refractory colorectal cancer patients. Ann Oncol, 2008, 19: 717-723.

[81] Personeni N, et al. Clinical usefulness of EGFR gene copy number as a predictive marker in colorectal cancer patients treated with cetuximab: a fluorescent in situ hybridization study. Clin Cancer Res, 2008, 14: 5869-5876.

[82] Benvenuti S, et al. Oncogenic activation of the RAS/RAF signaling pathway impairs the response of metastatic colorectal cancers to anti-epidermal growth factor receptor antibody therapies. Cancer Res, 2007, 67: 2643-2648.

[83] Lievre A, et al. KRAS mutations as an independent prognostic factor in patients with advanced colorectal cancer treated with cetuximab. J Clin Oncol, 2008, 26: 374-379.

[84] Amado RG, et al. Wild-type KRAS is required for panitumumab efficacy in patients with metastatic colorectal cancer. J Clin Oncol, 2008, 26: 1626-1634.

[85] Bokemeyer C, et al. Cetuximab plus 5-FU/FA/oxaliplatin (FOLFOX-4) versus FOLFOX-4 in the first-line treatment of metastatic colorectal cancer (mCRC): OPUS, a randomized phase II study. J Clin Oncol, 2007, 25: 4035.

[86] van Bueren JJ, et al. Effect of target dynamics on pharmacokinetics of a novel therapeutic antibody against the epidermal growth factor receptor: implications for the mechanisms of action. Cancer Res, 2006, 66: 7630-7638.

[87] Jain RK. Normalizing tumor vasculature with anti-angiogenic therapy: a new paradigm for combination therapy. Nat Med, 2001, 7: 987-989.

[88] Willett CG, et al. Direct evidence that the VEGF-specific antibody bevacizumab has antivascular effects in human rectal cancer. Nat Med, 2004, 10: 145-147.

[89] Janus A, et al. The mammalian target of the rapamycin (mTOR) kinase pathway: its role in tumourigenesis and targeted antitumour therapy. Cell Mol Biol Lett, 2005, 10: 479-498.

[90] Hudes G, et al. Temsirolimus, interferon alfa, or both for advanced renal-cell carcinoma. N Engl J Med, 2007, 356: 2271-2281.

[91] Peruzzi F, et al. Multiple signaling pathways of the insulin-like growth factor 1 receptor in protection from apoptosis. Mol Cell Biol, 1999, 19: 7203-7215.

[92] Sekharam M, et al. Insulin-like growth factor 1 receptor enhances invasion and induces resistance to apoptosis of colon cancer cells through the Akt/Bcl-x(L) pathway. Cancer Res, 2003, 63: 7708-7716.

[93] Reinmuth N, et al. Impact of insulin-like growth factor receptor-1 function on angiogenesis, growth, and metastasis of colon cancer. Lab Invest, 2002, 82: 1377-1389.

[94] Reinmuth N, et al. Blockade of insulin-like growth factor 1 receptor function inhibits growth and angiogenesis of colon cancer. Clin Cancer Res, 2002, 8: 3259-3269.

[95] Perer ES, et al. Insulin-like growth factor 1 receptor antagonism augments response to chemoradiation therapy in colon cancer cells. Surg Res, 2000, 94: 1-5.

[96] Ramalho-Santos M, et al. Hedgehog signals regulate multiple aspects of gastrointestinal development. Development. 2000, 127: 2763-2772.

[97] van den Brink GR, et al. Sonic hedgehog expression correlates with fundic gland differentiation in the adult gastrointestinal tract. Gut, 2002, 51: 628-633.

[98] Oniscu A, et al. Expression of Sonic hedgehog pathway genes is altered in colonic neoplasia. Pathology, 2004, 203: 909-917.

[99] Qualtrough D, et al. Hedgehog signalling in colorectal tumour cells: induction of apoptosis with cyclopamine treatment. Int J Cancer, 2004, 110: 831-837.

[100] Lees C, et al. The hedgehog signalling pathway in the gastrointestinal tract: implications for development, homeostasis, and disease. Gastroenterology, 2005, 129: 1696-1710.

[101] Bonnet D, et al. Human acute myeloid leukemia is organized as a hierarchy that originates from a primitive hematopoietic cell. Nat Med, 1997, 3: 730-737.

[102] O'Brien CA, et al. A human colon cancer cell capable of initiating tumour growth in immunodeficient mice. Nature, 2007, 445: 106-110.

[103] Ricci-Vitiani L, et al. Identification and expansion of human colon-cancer-initiating cells. Nature, 2007, 445: 111-115.

[104] Dalerba P, et al. Phenotypic characterization of human colorectal cancer stem cells. Proc Natl Acad Sci USA, 2007, 104: 10158-10163.

[105] Barker N, et al. Identification of stem cells in small intestine and colon by marker gene Lgr 5. Nature, 2007, 449: 1003-1007.

[106] Todaro M, et al. Colon cancer stem cells dictate tumor growth and resist cell death by production of interleukin-4. Cell Stem Cell, 2007, 1: 389-402.

7.11 肺 癌 转 移

Rafael Rosell, Miquel Taron, David Jablons

肺癌是全世界最常见并且死亡率最高的恶性肿瘤。2006 年,美国肺癌新发病例(174 470 人)占恶性肿瘤新发病例(约 1 399 790 人)的 12%,并且因肺癌死亡的病例(162 460 人)占总恶性肿瘤死亡病例(约 564 830 人)的28%。同样的,据欧洲 38 个国家的数据显示,12% 的恶性肿瘤新发病例(3 200 000 人)和 19.7% 的恶性肿瘤相关死亡病例为肺癌[1]。肺癌分为两种主要的病理分型:非小细胞型肺癌(NSCLC)约占 75% 和小细胞型肺癌(SCLC)约占 25%。非小细胞型肺癌又分 3 种组织学类型:腺癌(30% ~ 40%)、鳞状细胞癌(SCC,20% ~ 25%)、大细胞型肺癌(15% ~ 20%)[1]。据统计,大约半数的 NSCLC 在确诊时已发生转移(Ⅳ期),无论接受何种化疗其生存时间都很短[2]。

目前有许多铂类化疗药物,其效果类似,中位进展时间为 4 个月,中位生存时间为 8 个月[3]。与其他类型的结直肠癌和乳腺癌等常见原发恶性肿瘤的中位生存期已超过 20 个月相比,转移性 NSCLC 的预后仍然非常差[4]。与乳腺癌类似,NSCLC 常发生骨转移和肺内转移。但是,肺癌转移的分布了解不多,可能是由于患者生存时间很短以及确诊时很多患者已经发生广泛转移的原因而导致这方面的研究很困难。

7.11.1 转移性 NSCLC(Ⅳ期)的转移方式

在Ⅳ期 NSCLC 中,极少的临床化疗试验研究能提示转移分布的细节。Crawford 等的研究发现,NSCLC 转移到对侧肺部的概率 26% ~ 28%,骨转移的概率为 35% ~ 43%,肝转移的概率为 18% ~ 20%、肾上腺转移的概率 21% ~ 27%[5]。同时发现,骨转移是 NSCLC 独立预后指标[5]。关于转移路径的最全面分析是来自两项临床试验的 1 436 例发生转移的 NSCLC 患者的综合研究数据[3,6]。这些患者中,同侧肺转移约占 67%,对侧肺转移约占 35%,骨转移约占 35%,肝转移约占 22%,累及胸膜的约占 32%,脑转移约占 10%,累及锁骨上淋巴结约占 14%,皮下转移约占 4%,纵隔转移约占 53%,转移至其他器官的约占 32%。其中肝脏和皮下转移,以及超过

4 个转移部位被认为是独立的不良预后指标[7]。

最近,国际肺癌研究协会(IASLC)的肺癌国际分期项目评估 6 596 例 NSCLC 患者生存相关的转移部位,同侧肺转移的中位生存期为 13 个月,对侧肺转移为 10 个月,胸膜播散为 8 个月,其他转移者的中位生存期为 6 个月[8]。

7.11.2 转移性肺癌的分子通路及其在治疗中的应用

尽管 NSCLC 预后差,但最近研究发现提示少数肺癌患者可能存在一些新的突变,而且可能集中在特定的肺腺癌亚类[9,10]。目前对这些突变可以作为靶标。最新发现存在新颖的 EML4-ALK 染色体转位的肺腺癌亚群患者对特殊口服抑制剂反应良好[11,12]。对于那些没有作为靶向突变的肺癌患者,DNA 修复基因的表达水平对个体化疗可能有用。近期研究证实,多聚 ADP 核糖聚合酶(PARP)是伴有包括 BRCA1 或 BRCA2 突变等 DNA 修复异常肿瘤的新型治疗手段[13]。目前,一项基于肿瘤 BRCA1 中 mRNA 水平的个体化化疗临床试验正在进行中(clinicaltrials. gov NCT00617656)。

(1) 表皮生长因子受体突变

表皮生长因子受体(EGFR)酪氨酸激酶(TK)域的突变被认为是导致 NSCLC 的原因之一,特别是肺腺癌和支气管腺泡癌(BAC)[14-18]。最常见的癌性基因突变是位于 19 号外显子小框架缺失和位于 21 号外显子上 858 亮氨酸被精氨酸取代(L858R)的点突变。这些突变通过破坏自我抑制态的构象可能导致激酶的结构性激活。这种自我抑制态正常维持没有被配体激活所影响[19]。活化后的突变对小分子酪氨酸激酶抑制剂(TKI)吉非替尼和埃罗替尼具有极高的敏感性[14-16]。对 165 例伴 EGFR 突变的 NSCLC 患者前瞻性接受埃罗替尼治疗,总体至进展的时间(overall time to progression)为 12 个月,但在伴有脑、骨和其他部位转移的患者至进展时间分别为 7、11 和 16 个月(P = 0.02)。通过多重变量分析发现,存在脑转移、总体状态差和 L858R 突变可作为独立的不良预后指标[20]。

有趣的是伴有 EGFR 突变的 BAC 患者的转移分布较其他组织类型肺癌有细微差别。BAC 主要表现为肺转移,但未见脑转移[21]。在一项有关转移性 NSCLC 的试验研究中,伴 EGFR 突变的患者接受埃罗替尼治疗,未发生突变的患者接受了基于 BRCA1mRNA 水平的联合或者不联合顺铂的个体化化疗,结果发现伴有 EGFR 突变的患者发生骨、肾上腺、肺和脑转移的概率更高。

（2）ERCC1mRNA 表达水平决定顺铂的敏感性

铂类化疗常用于治疗转移性 NSCLC。大量数据显示核酸剪切修复（NER）作为一种多功能的 DNA 损伤修复通路,在 NSCLC 患者中常表现功能异常。NER 可清除多种类型的 DNA 螺旋扭曲损害,包括由铂化合物介导的损害[22,23]。NER 通过所谓剪切或黏附机制发挥功能,包括通过连续募集各种 NER 因子后顺铂所致 DNA 损伤的识别、损伤附近的 DNA 螺旋的局部解旋、损伤的剪切和填补缺失片段直到修复成功[22]。结构特异性的剪切修复互补内切酶1（ERCC1）结合皮肤癌 F 伴侣（XPF）在核酸切除过程中完成最后的步骤,它们可识别顺铂损伤的 DNA5' 端螺旋位点。此外,ERCC1/XPF 结构特异性核酸酶也参与 DNA 内部交联链的同源重组修复[23]。

我们检测接受了顺铂和吉西他滨治疗的Ⅳ期 NSCLC 患者石蜡包埋肿瘤样本切片中 ERCC1 mRNA 的表达水平。ERCC1 表达水平与患者的生存期有显著关联,ERCC1 低表达者生存期为 15 个月,而高表达者生存期为 5 个月。同时,药物敏感性也不同,ERCC1 低表达肿瘤的敏感性明显高于 ERCC1 高表达者（52% 对比 36%）,尽管这个差异无统计学意义[24]。Ⅲ期个体化化疗临床试验研究证明,肿瘤组织中 ERCC1 mRNA 表达的评估是可行的并可以预测顺铂化疗的效果[25]。let-7 miRNA 是基因表达的重要调节因子,在正常肺组织中高表达,而在 NSCLC 中却低表达。在早期 NSCLC 患者中,let-7 的表达减少与不良预后有关[26,27]。在肿瘤细胞系中过表达 let-7 可导致包括 ERCC1 在内的 170 个基因表达的下调[28]。

（3）依据 ERCC1 和 RRM1 表达评价铂类化疗疗效的临床研究

核苷酸还原酶由两种亚基（RRM1 和 RRM2）组成,它们由位于染色体不同片段的基因编码,而且在细胞的不同周期其 RNA 表达不同。在肿瘤组织和肿瘤细胞系中可检测到 RRM1 和 RRM2 的高表达[29]。RRM2 高表达的转基因小鼠可发展为肺腺癌,但不产生其他类型的癌[30]。在接受多西他赛联合吉西他滨治疗的转移性肺腺癌患者的研究中发现,RRM1 和 RRM2 都低表达患者的药物反应性（60% 对比 14.2%）、至进展时间（9.9 个月对比 2.3 个月）、总体生存期（15.4 个月对比 3.6 个月）均显著高于两者都高表达者[31]。值得注意的是,let-7mRNA 下调可导致 RRM1 和 RRM2 过表达[28]。因此,RRM1 和 RRM2 可以作为肺癌的预后标记,可预测吉西他滨治疗 NSCLC 的疗效。

7.11.3　局部进展期 NSCLC 的转移方式

局部进展期 NSCLC 主要包括ⅢA 期患者,主要是局部纵隔淋巴结（N2）有肿瘤转移。对肿瘤大小（T）、局部淋巴结转移（N）和远处器官转移（M）的完整定义详见 TNM 分期[32]。近期国际肺癌研究协会（IASLC）提出了修订版肺癌 TNM 分期[33]。

一项针对局部进展期 NSCLC 患者的术前新辅助化疗重要研究发现,136 例患者中仅有 65% 接受彻底切除,其中位生存期为 27 个月,3 年和 5 年生存率分别为 41% 和 26%;而未完全切除和无法切除肿瘤的患者中位生存期为 12 个月,3 年和 5 年生存率均为 5%[34]。接受完全切除的 89 例患者中有 53 例患者复发,包括 8 例已达到病理学完全无瘤化切除者。最初复发的常见部位为脑（5 人）和骨骼（3 人）。另外 45 例完全切除残留病灶的患者,常见的转移部位是单纯脑部或者脑合并肺或骨骼的转移,其次是肺转移,更少见的包括肝脏和肾上腺转移[34]。

7.11.4　早期 NSCLC 的转移方式

通常情况下,早期 NSCLC 相对较小,不伴有局部淋巴结转移（T1-2N0M0）。在新的 TNM 分期中,肿瘤直径 <5 cm 属于ⅠB 期（T2AN0M0）,这是常见的早期 NSCLC 的确诊阶段（TNM 分期和分组详见 Mountain[32] 和 Goldstraw 等[33]）。依据新的 TNM 分期评估,临床分期ⅠB 期患者的中位生存期为 43 个月、5 年生存率为 43%;病理分期ⅠB 期的中位生存期为 81 个月、5 年生存率为 58%[33]。这些临床和病理分期的明显差异增加了识别肿瘤潜在微转移的困难,部分临床分期ⅠB 期的患者在术后被调高分期,主要是由于术中发现纵隔淋巴结转移。

肺癌顺铂辅助治疗评估（LACE）[35] 总共包括 4 584 例患者的 5 个随机研究。这项研究包括病理分期Ⅰ期、Ⅱ期（包括肺门淋巴结 N1）和ⅢA 期（包括纵隔淋巴 N2）。它的总体死亡危险度（HR）为 0.89,转化为早期化疗 5 年收益为 5.4%（图 7-19）。临床分期不同其受益率也不同,Ⅱ期（HR=0.83）和Ⅲ期（HR=0.83）的受益率更为明显。而早期 NSCLC 患者的（主要是ⅠB 期）对早期化疗的受益率尚不明确（HR=0.93）。早期化疗的效果在 LACE Meta 分析中的一个随机分组试验可清晰显示出来,这个试验的早期化疗使用的是顺铂联合长春瑞滨,可以有效提高Ⅱ～ⅢA 期患者的生存率,但是对ⅠB 期患者未见效果[36]。

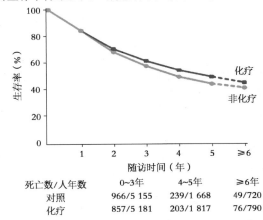

死亡数/人年数	0～3年	4～5年	≥6年
对照	966/5 155	239/1 668	49/720
化疗	857/5 181	203/1 817	76/790

图 7-19　非小细胞性肺癌辅助化疗的总生存曲线的 Meta 分析

7.11.5　预测早期 NSCLC 转移和生存的基因表达标签

在接受根治性切除的 NSCLC 患者中,术后 5 年死亡率 Ⅰ 期为 40%、Ⅱ 期为 66%、Ⅲ 期为 75%[37],主要原因是肿瘤的远处转移。辅助化疗对 Ⅰ B 期患者几乎无效[38,39]。尽管目前尚无可靠的早期 NSCLC 术后复发的临床预测指标,但原发癌的转录分析发现与腺癌复发密切相关,还与 SCC 复发的基因表达谱相关[40-44]。

肺的 metagene 模型是可预测早期 NSCLC(包括 Ⅰ A 期)复发的基因表达谱,其精确度为 72%[44]。来自 7 个微列阵芯片研究数据[38,40,45,46]的 Meta 分析发现了 64 个基因表达标签[43],其预测生存的准确率为 85%。另一项包括 51 例 Ⅰ~Ⅲ 期 SCC 患者的研究发现了 111 个基因标签,其预测肿瘤复发的准确率为 72%[47]。尽管在发现的基因预后标签之间缺乏基因共同性,但是多个基因表达标签具有重叠的预测空间,可预测早期 NSCLC 的预后[48,49]。

RT-QPCR 微阵列芯片是一种便捷方法,适于大规模的常规应用,是复杂微阵列芯片研究的可行替代手段。RT-QPCR 也可以用于精确、可重复的 RNA 定量。应用 RT-QPCR 确定的 8 个基因表达模式与肺腺癌的生存有关[50]。同样,基于 RT-QPCR 的 3 个[51,52]、4 个[53]、5 个[54]基因标签和 5 个 miRNA 标签[55]与早期 NSCLC 的无转移生存率和总生存率有关。另一个 3 基因预后模型[51]包含一个关键基因——缺氧诱导因子(HIF)。RT-QPCR 小基因标签的构建取决于每个基因经过多因素分析后的预测效能。每个重要的基因都经多变量分析证明有显著意义后,再融入风险评分模型,通过每个基因的表达水平的评分乘以相应系数而产生。风险评分是将患者分为高、低转移和死亡风险组[54]。5 个基因标签包括双特异性磷酸酯酶(DUSP6)、单核细胞向巨噬细胞分化相关蛋白(MMD)、STAT1、HER3/ERBB3 以及淋巴细胞特异性蛋白酪氨酸激酶(LCK)。

显然,特殊富含 AT 结合蛋白 1(SATB1,最初被认为是识别含有高度碱基配对的 DNA 双链蛋白)[56]是一种基因组组构子,可以上调转移相关基因的表达,包括 EGF 信号通路,如 ERBB1、ERBB2、ERBB3 和 ERBB4[57]。并且,SATB1 上调多个基因可以激活侵袭、介导血管生成和促进骨转移,例如结缔组织生长因子(CTGF)。将 985 例乳腺导管癌患者按 STAB1 表达水平的差异分层后发现,SATB1 核染色与患者的生存率相关[57]。更重要的是,由于 SATB1 影响多个基因组位点,参与染色体结构和基因表达的调节[58],因此 SATB1mRNA 或蛋白表达的研究能为 NSCLC 预后提供重要的检测依据,值得临床推广使用。

SATB1 可以上调纤连蛋白的表达[57]。已发现纤连蛋白是 6 基因表达标签中的一个,可以预测弥散性大 B 细胞淋巴瘤的生存情况[59]。纤连蛋白是一种细胞外基质糖蛋白,在与吸烟相关的肺部疾病中高表达,可刺激肺癌的发展[60]。纤连蛋白 mRNA 低表达的鳞状细胞癌患者术后生

存期没有影响,而高表达患者生存期为 31 个月($P = 0.02$)[61]。

miRNA 是值得关注的参与转移进展过程上游调节的候选因子,因为其可转录后修饰所有目的基因。5 个 miRNA 定量 stem-loop PCR 显示,miRNA 表达标签高风险评分比低风险评分的患者生存期和无瘤生存期更短[55]。该 5 个 miRNA 标签包括两个保护 miRNA(let-7a 和 miR-221)以及 3 个可预测不良生存率的 miRNA(miR-137、miR-372 和 miR-182)[55]。值得注意的是,miR-335 可以调节一组转移基因,并且可以预测乳腺癌的骨骼和肺转移[62]。

损伤反应标签(WRS)是由 512 个基因组成,这些基因可明确成纤维细胞进入血清后的转录反应。在早期乳腺癌和肺腺癌患者中,WRS 提示了肿瘤转移发展的危险因素,并且可预测多个肿瘤生存期,包括 NSCLC[63]。为了追求实用性,了解 CSN5(JAB1 或者 COP5,位于 8ql3)和 MYC(位于 8q24)的协同扩增对调节乳腺癌的 WRS 的活化非常重要,CSN5 和 MYC 同时表达可以有效地诱发 WRS[64]。两者的高表达可提示乳腺癌患者生存不良,其效能与 WRS 相同[64]。

WRS 激活可诱导蛋白酶标签的表达。WRS 活化的 MCF10A 乳腺癌细胞系更易被泛素化蛋白酶体抑制剂诱导发生死亡。MCF10A 乳腺癌细胞系表达 MYC 或者 MYC 与 CSN5 联合表达可诱导蛋白酶体表达标签[65]。CSN5 编码 COP9 信号体的催化亚基,后者为一种调控细胞增殖、接受细胞外刺激、细胞侵袭和 DNA 损伤检查点的蛋白复合物。

COP9 的主要功能是维持多亚基蛋白泛素化连接酶 SCF 的活性。CSN5 可以增强 MYC 联合转录泛素化,从而活化 MYC 下游靶基因的转录,促进细胞增殖、侵袭和血管生成。CSN5 蛋白单体能结合并且调节多种转录因子和信号蛋白的活性,包括与 HIF-1α 相互作用,导致 HIF-1α 结构稳态化和增加血管生成活性[66]。

F-box 和 WD 重复包涵域 7(FBW7)是 SCF 泛素化连接酶的组成成分。FBW7 调节众多癌蛋白的泛素化依赖性酶解,包括细胞周期蛋白 E、MYC 和 Notch[67]。重要的是从临床观察发现,在 NSCLC 患者中 SV40T/t 抗原(SV40T/t)癌蛋白能够与两个重要抑癌基因 P53 和 Rb 结合,并导致其失活。大 T 抗原包含一个可以抑制 FBW7 功能的诱饵磷酸化降解决定子(a decoy phosphor-degron),因此可以抑制其对细胞周期蛋白 E、MYC 和 Notch 的功能[68]。

已发现一个来自具有 SV40T/t 抗原固有功能的多发性上皮细胞癌转移基因模型并由大约 150 个基因组成的整合基因标签,其与肿瘤的生物行为和预后相关。这个遗传标签主要存在 p53 和 Rb 异常,或 BRCA1 表达的肿瘤被激活。表达这些基因的乳腺癌、肺癌和前列腺癌患者提示该肿瘤亚群侵袭表型最高、预后更差[69]。在 SCLC、SCC 和一些肺腺癌亚型中可以检测到内源性 T/t 抗原标签[69]。对乳腺癌、肺癌和前列腺癌的 SV40T/t 抗原标签分析发现,BRCA1 以及与 BRCA1 功能相关的基因网络过表达。进一步研究显示,T/t 抗原增殖群包括 RRM1,它是一种个体化

疗[31,70,71]和发展抗 RRM1 靶向治疗药物的潜在靶标[69]。除了抑制 RRM1 和 RRM2 的表达,let-7 还可抑制 BRCA1 的表达[28]。

7.11.6　BRCA1 的预后和预测作用

我们使用 RT-QPCR 检测了 126 例早期 NSCLC 患者手术切除的肺癌冷冻组织标本,评估包括参与 DNA 修复通路和侵袭转移的 9 种基因标签表达与术后生存率的相关性;我们还采用了 58 例早期 NSCLC 患者的石蜡组织切片进行验证。除外活化 T 细胞核因子(NFAT)以外,其余基因间的表达水平具有显著的相关性,例如 ERCC1、RRM1 和 BRCA1 之间。与疾病分期一致(Ⅰ对比Ⅱ对比Ⅲ期),BRCA1 mRNA 表达与总生存率明显相关(HR:1.98,$P=0.02$)。在 58 例患者的独立队列研究中,BRCA1 mRNA 的表达也与生存率明显相关(HR:2.4,$P=0.04$)[72]。当仅检测Ⅰ期患者时,发现平均生存时间因 ERCC1、MZF1、Twist 和 BRCA1 的表达水平高低明显不同[72]。我们的研究提示,虽然 BRCA1 与 ERCC1、RRM1 和其他基因(如 MZF1)密切相关,但其本身仍是评价复发的最佳预后指标。肿瘤 BRCA1 高表达的患者生存很差,应作为辅助化疗的候选对象。

有趣的是,体外研究发现 BRCA1 能够调节不同化疗药物的不同敏感性[73,74]。缺乏 BRCA1 表达的肿瘤对顺铂高度敏感,而其表达则增加抗微管药物的敏感性[73,74]。所以,BRCA1 高表达的患者接受抗微管而非铂类化疗似乎更为有效。

沿着这个线索,我们对 88 例Ⅱ~ⅢA 期 NSCLC 完全切除术后的患者依据 BRCA1 mRNA 表达水平进行个体化化疗的试验研究。其中 BRCA1 高表达者进行辅助多西他赛治疗,而低表达者进行铂类化疗。中期分析发现两组无复发生存率相近。这些数据支持之前的研究结果,即Ⅱ~ⅢA 期 NSCLC 在新辅助化疗中使用吉西他滨和顺铂患者中高表达 BRCA1 者仅有 12 个月的生存期[75]。数据显示,ERCC1 和 RRMA 高转录水平增加了肿瘤复发的危险[72]。充分证明了当 ERCC1、RRM1 和 BRCA1 上调以及抗 SV40T/t 基因信号 ERCC1、RRM1 上调时 let-7 缺失的作用[69]。

但是另有相反的报道[76,77],导致个体化化疗的相反策略,ERCC1 缺乏提示肿瘤复发风险高和对顺铂相关化疗敏感性更强[76]。然而,临床证据显示在早期 NSCLC 患者中发现 ERCC1、RRM1,特别是 BRCA1 的过表达者预后更差,是进行辅助化疗的高风险因素。与目前使用的铂类化疗不同,非铂类化疗包括抗微管药物,其辅助化疗可能更适合用于复发风险高的肿瘤患者(图 7-20)[72]。

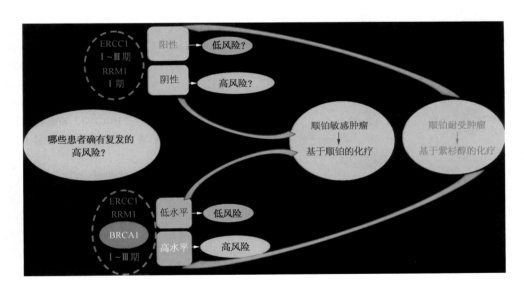

图 7-20　NSCLC 高复发率与基因高转录水平有关

注:NSCLC 的高复发率与某些基因的高转录水平有关,这些基因包括 ERCC1、RRM1 以及 BRCA1(红圈所示)。高风险组对顺铂有抵抗,对紫杉醇或其他抗微管药物敏感。

(1)DNA 修复中的 BRCA1 装配线

研究发现,电离辐射[78]、缺氧[79]、DNA 损伤药物和原癌基因活化[80]均可诱发 DNA 双链断裂(DSBs)和 DNA 损伤反应(DDR)。在癌前病变中,发现 p53 基因结合蛋白 1(53BP1)局部聚合,以及组蛋白 H2AX、共济失调性毛细血管扩张基因(ATM)和检查点激酶 2(Chk2)被磷酸化,均提示 DSBs 的存在[81,82]。在肺癌中,当磷酸化组蛋白 H2AX 和 53BP1 局部聚合出现,伴有肿瘤增殖指数增加而凋亡水平下降时,提示存在 DSBs[80,81]。超过 50% 的手术切除肺癌样本中检测出磷酸化的 Chk2[82],包括 ATM、H2AX、DNA 损伤检查点蛋白(MDC1)调停因子、BRCA1、Chk1 和 Chk2 等多种蛋白都参与电离辐射诱导的 DDR 通路[78]。在无辐射常氧环境中,H2AX 和 53BP1 不被激活;但在无辐射缺氧环境中,H2AX 可通过染色质被诱导活化[79]。在 DDR 信号通路的核心部分,ATM 是中心,它可以活化 H2AX。通过对 DDR 磷酸化蛋白的大规模蛋白组分析发现多个超复合体,包括

BRCA1、COP9信号肽和AKT-胰岛素通路[83]。

有人提出DDR对辐射反应模型参与BRCA1复合物组装[84,85]。在DDR中，ATM和ATR使H2AX链上的139位点丝氨酸发生磷酸化[86]，有助于募集MDC1到染色质并被磷酸化。Rnf 8/Ubcl3复合物通过决定交叉域到达DNA损伤位点并启动染色体上K63多聚泛素化蛋白链的合成，从而通过RAP80泛素化基序域（UIM）募集BRCA1复合物[87,88]（图7-21）。Rap80靶向包括abraxax、BRCA1-BARD1（BRCA1相关环状蛋白）和BRCC36组成的复合物[84,85,88]。BRCC36在乳腺癌中常过表达，其缺失可扰乱辐射诱导的BRCA1磷酸化，从而使乳腺癌细胞更易发生放射诱导凋亡[89]。缺乏MDC1的细胞对辐射也很敏感[90]。

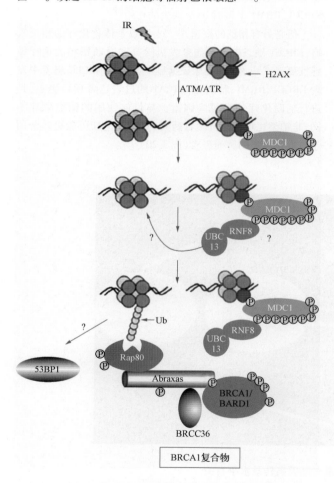

图7-21　DNA损伤修复相关BRCA1通路模型

（2）基于BRCA1表达水平的Ⅳ期NSCLC患者的个体化化疗

大量的证据表明BRCA1的表达水平对调控NSCLC对辐射和DNA损伤药物（顺铂和卡铂）以及抗微管药物（紫杉醇、多西他赛、长春瑞滨）的敏感性不同具有重要的作用[73-75]。我们主要针对腺癌进行了一项研究，此研究中有EGFR突变的Ⅳ期NSCLC患者接受埃罗替尼治疗，而没有EGFR突变的NSCLC患者基于BRCA1 mRNA表达水平接受不同化疗。其中BRCA1水平最低的患者接受顺铂和吉西他滨联合治疗，高表达BRCA1的患者仅接受多西他赛治疗，而BRCA1表达居中的患者接受顺铂和多西他赛联合治疗。在93例患者中，有50例患者有EGFR突变。EGFR突变患者大多是女性，且不吸烟（表7-13）。

有EGFR突变患者接受埃罗替尼治疗后的反应率高于无EGFR突变接受个体化治疗的患者；EGFR突变接受埃罗替尼治疗的患者和BRCA1低表达接受顺铂联合吉西他滨治疗的患者都没有达到中位生存率。多因素分析显示有多处转移病灶或者高表达BRCA1患者的生存期明显缩短。这些结果与之前的一系列临床前研究结果，即let-7 miRNA表达缺失[28]和（或）T/t抗原标签活化[69]导致的BRCA1表达上调一致。此外，MYC是诱导BRCA1表达所必需的[91]。我们也推测肿瘤中创伤反应基因激活的患者将表达高水平的BRCA1 mRNA[63,64]。早期的NSCLC患者[72]，高表达BRCA1 mRNA是预测转移性NSCLC的独立预后指标。

多因素分析也发现Rap80表达水平是独立的预后指标。依据Rap80 mRNA表达水平对没有达到中位生存期的BRCA1 mRNA低表达患者进行分组，Rap80 mRNA低表达和中等表达的患者没有达到中位生存期，而高表达患者的生存期达6个月。这个结果可以被临床前期研究证据所解释，即Rap80的过表达或者敲除可分别减少或增加电离辐射导致的细胞毒性[92]。HCC1937细胞表达缺陷的BRCA1无法转位至核区域，而Rap80能够移位到辐射诱导位点[93]。

把这些发现转化到临床时，与我们的研究类似，他们发现一些低表达BRCA1 mRNA患者可以高表达Rap80 mRNA，并且对铂类化疗药物不敏感。为了证明这些发现，我们正在进行一项BRCA1表达个体化的研究（BREC；clinicaltrials.gov NCT00617656），这是关于Ⅳ期NSCLC患者大样本的随机对照试验，患者以1∶3的比例随机分为对照组和实验组。对照组患者接受多西他赛和顺铂治疗，而实验组患者接受基于Rap80和BRCA1 mRNA表达水平选择化疗，即低表达水平患者接受吉西他滨和顺铂治疗，中等表达者接受多西他赛和顺铂的治疗，而高表达者接受多西紫杉醇治疗。

表 7-13 165 例携带 EGFR 突变的Ⅳ期 NSCLC 患者特征及其对埃罗替尼治疗的反应

特征	所有病例 病例数（%）	一线治疗 病例数（%）	二线治疗 病例数（%）	P
病例数	165	89(53.9)	76(46.1)	
年龄中位值（范围）	65(26~88)	66(26~88)	63(30~85)	0.09
性别				0.39
男	48(29.1)	23(25.8)	25(32.9)	
女	117(70.9)	66(74.2)	51(67.1)	
吸烟状态				0.39
既往	45(27.3)	24(27)	21(27.6)	
现在	8(4.8)	3(3.3)	5(6.6)	
从不	112(67.9)	62(69.7)	50(65.8)	
ECOG PS				0.72
0	45(27.3)	23(25.8)	22(28.9)	
1	97(58.8)	55(61.8)	42(55.3)	
≤2	23(13.9)	11(12.4)	12(15.8)	
组织学				0.29
腺癌	124(75.2)	65(73)	59(77.6)	
支气管肺泡癌	23(13.9)	15(16.9)	8(10.5)	
大细胞癌	16(9.7)	7(7.9)	9(11.8)	
不明确	2(1.2)	2(2.2)	0(0)	
EGFR 突变				
19 外显子缺失	103(62.8)	52(58.4)	51(68)	0.26
21 外显子 858R	62(37.6)	37(41.6)	25(32.9)	0.26
反应				0.46
CR	20(13.2)	11(13.6)	9(12.7)	
PR	91(59.9)	52(64.2)	39(54.9)	
CR + PR	111(73.1)	63(77.8)	48(67.6)	
SD	25(16.4)	11(13.6)	14(19.7)	
PD	16(10.5)	7(8.6)	9(12.7)	
NE	13	8	5	

注：CR:完全反应;PR:部分反应;SD:病情稳定;PD:疾病进展;NE:无法评价。

7.11.7 展望

肿瘤治疗已从应用非特异性细胞毒性药物发展到更加特异的分子靶向药物(如贝伐单抗、厄洛替尼、吉非替尼、西妥昔单抗等),可能导致所谓 0 期试验的发展,可以结合生物标记确定更合适的靶向人群[94]。此外,新的评价方法将着眼于测定肿瘤进展时间(time to progression)和通过使用 PET-CT 在内的适当评估措施优化应答评估标准[95,96]。但是,和预期相反,靶向分子药物的大量Ⅲ期临床试验结果显示患者获益非常有限[97-102],进一步提示需要识别合适的分子靶向人群。

目前正在进行许多有关 DDR 小分子抑制剂和相关信号通路的临床试验[103]。ATM 和 ATR 是对 DSBs 细胞应答的关键[83]。当其激活时,ATM 和 ATR 可磷酸化一个多聚蛋白体,从而开始瀑布样反应诱导细胞周期停滞和促进 DNA 修复[87,88]。蛋白质的转录后修饰包括核酸增加,例如多聚 ADP-核糖化作用。该作用是很多过程的关键步骤,包括

DNA 修复、染色体结构调整、转录调控、有丝分裂和凋亡[104]。

PARP 抑制剂已在伴有 BRCA1 或者 BRCA2 功能紊乱(BRCA1 和 BRCA2 突变细胞在同源修复中功能缺陷)的遗传性乳腺癌、卵巢癌和前列腺癌中进行试验性应用[13]。缺陷重组的肿瘤细胞比杂合型和野生型细胞系对 PARP 抑制剂的敏感性要高 100~1 000 倍以上,表明其具有发展为 BRCA1 或 BRCA2 缺陷肿瘤的特异性治疗[105,106]。PARP 抑制剂诱导单链断裂使其能够导致 DSBs(复制叉失速的结果),这种损害通常被同源重组修复。但是,在 BRCA1 或者 BRCA2 缺陷的肿瘤细胞中这个过程是无法实现的,PARP 抑制剂导致这种 DNA 损伤的持续发生[105]。

BRCA2 获得性突变被证实可以引起对 PARP 抑制剂的耐受作用[107,108]。在新获得 BRCA2 突变的肿瘤中,PARP 抑制剂耐药株对顺铂耐药,但对抗微管药物(如多西他赛)不耐药,原因是二次突变在复发肿瘤中修复了 BRCA2 的阅读框[108]。理论上讲,通过蛋白酶体药物抑制剂的治疗可阻断

RAD51 修复 DNA 位点,从而有可能使这些肿瘤对铂类药物和 PARP 抑制剂重新具有敏感性[109]。有趣的是,通过蛋白酶体信号[65]合并创伤应答信号[64]的激活可能预测 PARP 抑制剂的抵抗。

Wnt 信号通路近来作为肿瘤治疗新的重要靶点[110]。在过去 5 年中,异常活化的 Wnt 信号通路被看作是 NSCLC 发生的基础。例如,发现 NSCLC 中存在 Wnt 上游的信号蛋白(Wnt 配体和 Dishevelled)高表达和编码 Wnt 抑制因子基因的甲基化沉默[111,112]。Wnt 信号通路在 NSCLC 中的活化至少可以导致 Wnt 拮抗因子的表观遗传基因沉默,例如 Wnt 抑制因子和分泌型卷曲相关蛋白家族(SFRP)[113,114]。

目前,有两种基于 Wnt 信号通路抑制剂的新肿瘤治疗正在进行临床前试验。第一种是 Wnt 生物学抑制剂,包括一些天然 Wnt 拮抗分子,如位于膜表面结合 Wnt 的配体和阻断 Wnt 信号通路激活的蛋白[115,116]。例如在肺癌移植模型中发现 Wnt 抑制因子可抑制肿瘤生长,可溶性 Wnt 受体 Frizzled8CRD-hFc 可抑制 MMTV-Wnt 细胞的生长[115,116]。另一种 Wnt 抑制剂是一种小分子化合物,在 Wnt 通路中具有

破坏蛋白交联作用,例如两个小分子 Wnt 抑制剂在移植模型中显示出特异性和抗瘤活性[117,118]。另一小分子抑制剂(如 FJ9)基于合理设计,破坏了 Frizzled7 与 Dishevelled 的 PDZ 编码区的相互作用[117]。通过细胞高通量筛选发现另一种小分子抑制剂 ICG-001,可破坏 β-连环蛋白与转录共激活蛋白 CBP 的相互作用[119]。此外,一些已知药物,如非甾体抗炎药,还具有用于 Wnt 信号通路的治疗潜能。

对抗血管药物和多靶点治疗的全面综述超出本章的范畴[103,120,121]。但是,研究不同信号通路为识别那些最可能从这些治疗中获取最大受益的 NSCLC 患者亚群提供了借鉴[83,122]。个体化疗在 NSCLC 患者中是可行的[25],需要进一步努力设计更多的个体化治疗临床试验。BRCA1 复合物是 DDR 的核心[83,87,88],而且 BRCA1 是个体化顺铂治疗及个体化抗微管治疗的关键标记,也是一个预后因子[28,69,72]。有趣的是,BRCA1 的诱导产生需要 MYC 的调节[91],损伤应答信号需要 MYC 和 CSN5 进行调节[64]。MYC 和 CSN5 也会导致侵袭和血管生成。因此我们推测创伤信号也与 BRCA1 mRNA 表达和血管生成密切相关(表 7-14)。

表 7-14 个性化治疗的潜在生物标记

进展	较长生存组	较短生存组	最短生存组
T/t 抗原标签	BRCA1 mRNA 水平低	BRCA1 mRNA 水平中等	BRCA1 mRNA 水平高
创伤反应标签	MYC 和 CSN5 mRNA 水平低	MYC 和 CSN5 mRNA 水平中等	MYC 和 CSN5 mRNA 水平高
蛋白酶体标签	BIM mRNA 水平高	BIM mRNA 水平中等	BIM mRNA 水平高
HSP90 mRNA	低	高	高
miR-let-7	miR-let-7	miR-let-7 低	miR-let-7 低
EGFR 突变	L858R//外显子 19 缺失	H1650(外显子 19 缺失)	H1975(T790M)
FBW7 泛素连接酶	FBW7 完整	FBW7 缺失	FBW7 缺失
药物反应	顺铂 +++ 抗微管药 − 抗血管生成药 − 埃罗替尼 +++	顺铂 + 抗微管药 ++ 抗血管生成药 + 埃罗替尼 +	顺铂 − 抗微管药 +++ 抗血管生成药 +++ 埃罗替尼 −

一个重要的临床警告应该牢记于心,那就是在进行新的针对Ⅳ期患者临床靶向治疗试验时,要依据转移的部位进行分期,因为不同部位的转移可能会有化疗反应或转移发生相关基因的不同表达水平[123]。例如,除了不同转移位点的病人生存期不同外[8],骨转移可以表达过量的促血管生成基因,例如 CTGF 等[124],它们最终由 SATB1 调控。SATB1 也参与调控 MYC 的表达[56]。因此,在临床实验中,我们认为抗血管生成药物在对有骨转移和肝转移且高表达 BRCA1 患者的敏感性高于普通的肺癌患者。

我们不能否认存在数不清的促血管生成靶基因和信号

网络,虽然所涉及的基因不同,基因标签常与预后空间具有重叠[48],有利于临床上依据预后和预测水平选择患者亚群。

致谢

感谢 Jose Javier Sanchez 教授(马德里自治大学)和 Maria Sanchez-Ronco 教授(埃南雷斯堡大学)对研究报告所做的统计分析工作,以及 You Lian 博士关于 Wnt 信号通路所做的研究工作。

(杨鑫 译,钦伦秀 审校)

参考文献

[1] Schrump DS, et al. Non-small-cell lung cancer. In：DeVita VT Jr, Lawrence TS, Rosenberg SA, eds. Cancer：Principles and Practice of Oncology. 8th ed. Philadelphia：Lippincott Williams & Wilkins, 2008：896-946.

[2] Burdett S, et al. The NSCLC Collaborative Group Supportive care and chemotherapy（CT）versus supportive care alone in advanced non-small cell lung cancer（NSCLC）：a meta-analysis using individual patient data（IPD）from randomised controlled trials（RCTs）. J Thorac Oncol, 2007, 2（8）：S337.

[3] Schiller JH, et al. Comparison of four chemotherapy regimens for advanced non-small-cell lung cancer. N Engl J Med, 2002, 346（2）：92-98.

[4] Meyerhardt JA, et al. Systemic therapy for colorectal cancer. N Engl J Med, 2005, 352（5）：476-487.

[5] Crawford J, et al. Randomized trial of vinorelbine compared with fluorouracil plus leucovonn in patients with stage IV non-small-cell lung cancer. J Clin Oncol, 1996, 14（10）：2774-2784.

[6] Bonomi P, et al. Comparison of survival and quality of life in advanced non-small-cell lung cancer patients treated with two dose levels of paclitaxel combined with cisplatin versus etoposide with cisplatin：results of an Eastern Cooperative Oncology Group trial. J Clin Oncol, 2000, 18（3）：623-631.

[7] Hoang T, et al. Clinical model to predict survival in chemonaive patients with advanced non-small-cell lung cancer treated with third-generation chemotherapy regimens based on eastern cooperative oncology group data. J Clin Oncol, 2005, 23（1）：175-183.

[8] Postmus PE, et al. The IASLC Lung Cancer Staging Project：proposals for revision of the M descriptors in the forthcoming（seventh）edition of the TNM classification of lung cancer. J Thorac Oncol, 2007, 2（8）：686-693.

[9] Motoi N, et al. Lung adenocarcinoma：modification of the 2004 WHO mixed subtype to include the major histologic subtype suggests correlations between papillary and micropapillary adenocarcinoma subtypes, EGFR mutations and gene expression analysis. Am J Surg Pathol, 2008, 32（6）：810-827.

[10] Marks JL, et al. Prognostic and therapeutic implications of EGFR and KRAS mutations in resected lung adenocarcinoma. J Thorac Oncol, 2008, 3（2）：111-116.

[11] Inamura K, et al. EML4-ALK fusion is linked to histological characteristics in a subset of lung cancers. J Thorac Oncol, 2008, 3（1）：13-17.

[12] Koivunen JP, et al. EML4-ALK fusion gene and efficacy of an ALK kinase inhibitor in lung cancer. Clin Cancer Res, 2008, 14（13）：4275-4283.

[13] Fong PC, et al. Inhibition of poly（ADP-ribose）polymerase in tumors from BRCA mutation carriers. N Engl J Med, 2009, 361：123-134.

[14] Lynch TJ, et al. Activating mutations in the epidermal growth factor receptor underlying responsiveness of non-small-cell lung cancer to gefitinib. N Engl J Med, 2004, 350（21）：2129-2139.

[15] Paez JG, et al. EGFR mutations in lung cancer：correlation with clinical response to gefitinib therapy. Science, 2004, 304（5676）：1497-1500.

[16] Pao W, et al. EGF receptor gene mutations are common in lung cancers from "never smokers" and are associated with sensitivity of tumors to gefitinib and erlotinib. Proc Natl Acad Sci USA, 2004, 101（36）：13306-13311.

[17] Gazdar AF, et al. Mutations and addiction to EGFR：the Achilles 'heal' of lung cancers? Trends Mol Med, 2004, 10（10）：481-486.

[18] Johnson BE, et al. Epidermal growth factor receptor mutations in patients with non-small cell lung cancer. Cancer Res, 2005, 65（17）：7525-7529.

[19] Yun CH, et al. Structures of lung cancer-derived EGFR mutants and inhibitor complexes：mechanism of activation and insights into differential inhibitor sensitivity. Cancer Cell, 2007, 11（3）：217-227.

[20] Rosell R, et al. Prospective screening of epidermal growth factor receptor mutations in advanced non-small-cell lung cancer for customizing treatment with erlotinib. N Engl J Med, 2009, 361, 958-967.

[21] Rosell R, et al. Customized treatment in non-small-celi lung cancer based on EGFR mutations and BRCA? mRNA expression. PLoS One, 2009, 4（5）：e5133.

[22] Rosell R, et al. Platinum resistance related to a functional NER pathway. J Thorac Oncol, 2007, 2（12）：1063-1066.

[23] Rajewsky M, et al. DNA repair and the cell cycle as targets in cancer therapy. In：Alison M, ed. The Cancer Handbook. London：Nature Publishing Group, 2000：1507-1519.

[24] Lord RV, et al. Low ERCC1 expression correlates with prolonged survival after cisplatin plus gemcitabine chemotherapy in non-small cell lung cancer. Clin Cancer Res, 2002, 8（7）：2286-2291.

[25] Cobo M, et al. Customizing cisplatin based on quantitative excision repair cross-complementing 1 mRNA expression：a phase III trial in non-small-cell lung cancer. J Clin Oncol, 2007, 25（19）：2747-2754.

[26] Takamizawa J, et al. Reduced expression of the let-7 microRNAs in human lung cancers in association with shortened postoperative survival. Cancer Res, 2004, 64（11）：3753-3756.

[27] Yanaihara N, et al. Unique microRNA molecular profiles in lung cancer diagnosis and prognosis. Cancer Cell, 2006, 9（3）：189-198.

[28] Johnson CD, et al. The let-7 microRNA represses cell proliferation pathways in human cells. Cancer Res, 2007, 67（16）：7713-7722.

[29] Jensen RA, et al. Identification of genes expressed in premalignant breast disease by microscopy-directed cloning. Proc Natl Acad Sci USA, 1994, 91(20): 9257-9261.

[30] Xu X, et al. Broad overexpression of ribonucleotide reductase genes in mice specifically induces lung neoplasms. Cancer Res, 2008, 68(8): 2652-2660.

[31] Souglakos J, et al. Ribonucleotide reductase subunits M 1 and M 2 mRNA expression levels and clinical outcome of lung adenocarcinoma patients treated with docetaxel/gemcitabine. Br J Cancer, 2008, 98(10):1710-1715.

[32] Mountain CF. Revisions in the International System for Staging Lung Cancer. Chest, 1997, 111(6): 1710-1717.

[33] Goldstraw P, et al. The IASLC Lung Cancer Staging Project: proposals for the revision of the TNM stage groupings in the forthcoming (seventh) edition of the TNM classification of malignant tumours. J Thorac Oncol, 2007, 2(8): 706-714.

[34] Martini N, et al. Preoperative chemotherapy for stage Ilia (N2) lung cancer: the Sloan-Kettering experience with 136 patients. Ann Thorac Surg, 1993, 55(6): 1365-1373.

[35] Pignon JP, et al, Lung adjuvant cisplatin evaluation: a pooled analysis by the LACE Collaborative Group. J Clin Oncol, 2008, 26(21): 3552-3559.

[36] Douillard JY, et al. Adjuvant vinorelbine plus cisplatin versus observation in patients with completely resected stage ⅠB ~ ⅢA non-small-cell lung cancer: a randomised controlled trial. Lancet Oncol, 2006, 7(9): 719-727.

[37] Strauss GM. Adjuvant chemotherapy of lung cancer: methodologic issues and therapeutic advances. Hematol Oncol Clin North Am, 2005, 19(2): 263-281.

[38] Bhattacharjee A, et al. Classification of human lung carcinomas by mRNA expression profiling reveals distinct adenocarcinoma subclasses. Proc Natl Acad Sci USA, 2001, 98 (24): 13790-13795.

[39] Garber ME, et al. Diversity of gene expression in adenocarcinoma of the lung. Proc Natl Acad Sci USA, 2001, 98 (24): 13784-13789.

[40] Beer DG, et al. Gene-expression profiles predict survival of patients with lung adenocarcinoma. Nat Med, 2002, 8 (8): 816-824.

[41] Wigle DA, et al. Molecular profiling of non-small cell lung cancer and correlation with disease-free survival. Cancer Res, 2002, 62 (11): 3005-3008.

[42] Raponi M, et al. Gene expression signatures for predicting prognosis of squamous cell and adenocarcinomas of the lung. Cancer Res, 2006, 66(15): 7466-7472.

[43] Lu Y, et al. A gene expression signature predicts survival of patients with stage Ⅰ non-small cell lung cancer. PLoS Med, 2006, 3(12): e467.

[44] Potti A, et al. A genomic strategy to refine prognosis in early-stage non-small-cell lung cancer. N Engl J Med, 2006, 355 (6): 570-580.

[45] Borczuk AC, et al. Molecular signatures in biopsy specimens of lung cancer. Am J Respir Crit Care Med, 2004, 170 (2): 167-174.

[46] Bild AH, et al. Oncogenic pathway signatures in human cancers as a guide to targeted therapies. Nature, 2006, 439 (7074): 353-357.

[47] Larsen JE, et al. Expression profiling defines a recurrence signature in lung squamous cell carcinoma. Carcinogenesis, 2007, 28(3): 760-766.

[48] Massague J. Sorting out breast-cancer gene signatures. N Engl J Med, 2007, 356(3): 294-297.

[49] Parmigiani G, et al. A cross-study comparison of gene expression studies for the molecular classification of lung cancer. Clin Cancer Res, 2004, 10(9): 2922-2927.

[50] Endoh H, et al. Prognostic model of pulmonary adenocarcinoma by expression profiling of eight genes as determined by quantitative realtime reverse transcriptase polymerase chain reaction. J Clin Oncol, 2004, 22(5): 811-819.

[51] Lau SK, et al. Three-gene prognostic classifier for early-stage non small-cell lung cancer. J Clin Oncol, 2007, 25(35): 5562-5269.

[52] Skrzypski M, et al. Three-gene expression signature predicts survival in early-stage squamous cell carcinoma of the lung. Clin Cancer Res, 2008, 14(15): 4794-4799.

[53] Raz DJ, et al. A multigene assay is prognostic of survival in patients with early-stage lung adenocarcinoma. Clin Cancer Res, 2008, 14(17): 5565-5570.

[54] Chen HY, et al. A five-gene signature and clinical outcome in non-small-cell lung cancer. N Engl J Med, 2007, 356 (1): 11-20.

[55] Yu SL, et al. MicroRNA signature predicts survival and relapse in lung cancer. Cancer Cell, 2008, 13(1): 48-57.

[56] Cai S, et al. Tissue-specific nuclear architecture and gene expression regulated by SATB1. Nat Genet, 2003, 34 (1): 42-51.

[57] Han HJ, et al. SATB1 reprogrammes gene expression to promote breast tumour growth and metastasis. Nature, 2008, 452(7184): 187-193.

[58] Yasui D, et al. SATB1 targets chromatin remodelling to regulate genes over long distances. Nature, 2002, 419(6907): 641-645.

[59] Lossos IS, et al. Prediction of survival in diffuse large-B-cell lymphoma based on the expression of six genes. N Engl J Med, 2004, 350(18): 1828-1837.

[60] Han S, et al. Fibronectin increases matrix metalloproteinase 9 expression through activation of c-Fos via extracellular-regulated kinase and phosphatidylinositol 3-kinase pathways in human lung carcinoma cells. J Biol Chem, 2006, 281(40): 29614-29624.

[61] Skrzypski M, et al. Three-gene expression signature predicts survival in early-stage squamous cell carcinoma of the lung. Clin Cancer, 2008, 14(15):4794-4799.

[62] Tavazoie SF, et al. Endogenous human microRNAs that suppress breast cancer metastasis. Nature, 2008, 451(7175): 147-152.

［63］Chang HY, et al. Gene expression signature of fibroblast serum response predicts human cancer progression: similarities between tumors and wounds. PLoS Biol, 2004, 2(2): E7.

［64］Adler AS, et al. Genetic regulators of large-scale transcriptional signatures in cancer. Nat Genet, 2006, 38(4): 421-430.

［65］Wong DJ, et al. Revealing targeted therapy for human cancer by gene module maps. Cancer Res, 2008, 68(2): 369-378.

［66］Adler AS, et al. CSN5 isopeptidase activity links COP9 signalosome activation to breast cancer progression. Cancer Res, 2008, 68(2): 506-515.

［67］Akhoondi S, et al. FBXW7/hCDC4 is a general tumor suppressor in human cancer. Cancer Res, 2007, 67(19): 9006-9012.

［68］Welcker M, et al. FBW7 ubiquitin ligase: a tumour suppressor at the crossroads of cell division, growth and differentiation. Nat Rev Cancer, 2008, 8(2): 83-93.

［69］Deeb KK, et al. Identification of an integrated SV40 T/t-antigen cancer signature in aggressive human breast, prostate, and lung carcinomas with poor prognosis. Cancer Res, 2007, 67(17): 8065-8080.

［70］Rosell R, et al. Transcripts in pretreatment biopsies from a three-arm randomized trial in metastatic non-small-cell lung cancer. Oncogene, 2003, 22(23): 3548-3453.

［71］Rosell R, et al. Ribonucleotide reductase messenger RNA expression and survival in gemcitabine/cisplatin-treated advanced non-small cell lung cancer patients. Clin Cancer Res, 2004, 10(4): 1318-1325.

［72］Rosell R, et al. BRCA1: a novel prognostic factor in resected non-small-cell lung cancer. PLoS One, 2007, 2(11): el 129.

［73］Quinn JE, et al. BRCA1 functions as a differential modulator of chemotherapy-induced apoptosis. Cancer Res, 2003, 63(19): 6221-6228.

［74］Quinn JE, et al. BRCA1 mRNA expression levels predict for overall survival in ovarian cancer after chemotherapy. Clin Cancer Res, 2007, 13(24): 7413-7420.

［75］Taron M, et al. BRCA1 mRNA expression levels as an indicator of chemoresistance in lung cancer. Hum Mol Genet, 2004, 13(20): 2443-2449.

［76］Olaussen KA, et al. DNA repair by ERCC1 in non-small-cell lung cancer and cisplatin-based adjuvant chemotherapy. N Engl J Med, 2006, 355(10): 983-991.

［77］Zheng Z, et al. DNA synthesis and repair genes RRM1 and ERCC1 in lung cancer. N Engl J Med, 2007, 356(8): 800-808.

［78］Su TT. Cellular responses to DNA damage: one signal, multiple choices. Annu Rev Genet, 2006, 40: 187-208.

［79］Bristow RG, et al. Hypoxia and metabolism. Hypoxia, DNA repair and genetic instability. Nat Rev Cancer, 2008, 8(3): 180-192.

［80］Halazonetis TD, et al. An oncogene-induced DNA damage model for cancer development. Science, 2008, 319(5868): 1352-1355.

［81］Gorgoulis VG, et al. Activation of the DNA damage checkpoint and genomic instability in human precancerous lesions. Nature, 2005, 434(7035): 907-913.

［82］DiTullio RA Jr, et al. 53BP1 functions in an ATM-dependent checkpoint pathway that is constitutively activated in human cancer. Nat Cell Biol, 2002, 4(12): 998-1002.

［83］Matsuoka S, et al. ATM and ATR substrate analysis reveals extensive protein networks responsive to DNA damage. Science, 2007, 316(5828): 1160-1166.

［84］Wang B, et al., Abraxas and RAP80 form a BRCA1 protein complex required for the DNA damage response. Science, 2007, 316(5828): 1194-1198.

［85］Sobhian B, et al. RAP80 targets BRCA1 to specific ubiquitin structures at DNA damage sites. Science, 2007, 316(5828): 1198-1202.

［86］Rogakou EP, et al. DNA double-stranded breaks induce histone H2AX phosphorylation on serine 139. J Biol Chem, 1998, 273(10): 5858-5868.

［87］Wang B, et al. Ubcl3/Rnf8 ubiquitin lig-ases control foci formation of the Rap80/Abraxas/Brcal/Brcc36 complex in response to DNA damage. Proc Natl Acad Sci USA, 2007, 104(52): 20759-20763.

［88］Harper JW, et al. The DNA damage response: ten years after. Mol Cell, 2007, 28(5):739-745.

［89］Chen X, et al. BRCC36 is essential for ionizing radiation-induced BRCA1 phosphorylation and nuclear foci formation. Cancer Res, 2006, 66(10): 5039-5046.

［90］Stewart GS, et al. MDC1 is a mediator of the mammalian DNA damage checkpoint. Nature, 2003, 421(6926): 961-966.

［91］Menssen A, et al. Characterization of the c-MYC-regulated transcriptome by SAGE: identification and analysis of c-MYC target genes. Proc Natl Acad Sci USA, 2002, 99(9): 6274-6279.

［92］Yan J, et al. The ubiquitin-interacting motif containing protein RAP80 interacts with BRCA1 and functions in DNA damage repair response. Cancer Res, 2007, 67(14): 6647-6656.

［93］Bild AH, et al. Linking oncogenic pathways with therapeutic opportunities. Nat Rev Cancer, 2006, 6(9): 735-741.

［94］Kummar S, et al. Compressing drug development timelines in oncology using phase '0' trials. Nat Rev Cancer, 2007, 7(2): 131-139.

［95］Michaelis LC, et al. Measuring response in a post-RECIST world: from black and white to shades of grey. Nat Rev Cancer, 2006, 6(5): 409-414.

［96］De Wever W, et al. Integrated PET/CT in lung cancer imaging: history and technical aspects. Jbr-Btr, 2007, 90(2): 112-119.

［97］Reck M, et al. Phase Ⅲ trial of cisplatin plus gemcitabine with either placebo orbevacizumab as first-line therapy for nonsquamous non-small-cell lung cancer: AVAil. J Clin Oncol, 2009, 27(8): 1227-1234.

［98］Thatcher N, et al. Gefitinib plus best supportive care in previously treated patients with refractory advanced non-small-cell lung cancer: results from a randomised, placebo-controlled, multicentre study (Iressa Survival Evaluation in Lung Cancer). Lancet, 2005, 366(9496): 1527-1537.

［99］Shepherd FA, et al. Erlotinib in previously treated non-small-cell lung cancer. N Engl J Med, 2005, 353(2)：123-132.

［100］Sandler A, et al. Paclitaxel-carboplatin alone or with bevacizumab for non-small-cell lung cancer. N Engl J Med, 2006, 355(24)：2542-2550.

［101］Pirker R, et al. Cetuximab plus chemotherapy in patients with advanced non-small-cell lung cancer (FLEX)：an open-label randomised phase Ⅲ trial. Lancet, 2009, 373 (9674)：1525-1531.

［102］Rosell R, et al. Epidermal growth factor receptor activation：how exon 19 and 21 mutations changed our understanding of the pathway. Clin Cancer Res, 2006, 12(24)：7222-7231.

［103］Helleday T, et al. DNA repair pathways as targets for cancer therapy. Nat Rev Cancer, 2008, 8(3)：193-204.

［104］Ahel I, et al. Poly (ADP-ribose)-binding zinc finger motifs in DNA repair/checkpoint proteins. Nature, 2008, 451(7174)：81-85.

［105］Farmer H, et al. Targeting the DNA repair defect in BRCA mutant cells as a therapeutic strategy. Nature, 2005, 434 (7035)：917-921.

［106］Bryant HE, et al. Specific killing of BRCA2-deficient tumours with inhibitors of poly(ADP-ribose) polymerase. Nature, 2005, 434(7035)：913-917.

［107］Edwards SL, et al. Resistance to therapy caused by intragenic deletion in BRCA2. Nature, 2008, 451(7182)：1111-1115.

［108］Sakai W, et al. Secondary mutations as a mechanism of cisplatin resistance in BRCA2-mutated cancers. Nature, 2008, 451 (7182)：1116-1120.

［109］Jacquemont C, et al. Proteasome function is required for DNA damage response and Fanconi anemia pathway activation. Cancer Res, 2007, 67(15)：7395-7405.

［110］Barker N, et al. Mining the Wnt pathway for cancer therapeutics. Nat Rev Drug Discov, 2006, 5(12)：997-1014.

［111］He B, et al. A monoclonal antibody against Wnt-1 induces apoptosis in human cancer cells. Neoplasia, 2004, 6(1)：7-14.

［112］Uematsu K, et al. Activation of the Wnt pathway in non-small cell lung cancer：evidence of dishevelled overexpression.

Oncogene, 2003, 22(46)：7218-7221.

［113］Mazieres J, et al. Wnt inhibitory factor-1 is silenced by promoter hypermethylation in human lung cancer. Cancer Res, 2004, 64 (14)：4717-4720.

［114］Fukui T, et al. Transcriptional silencing of secreted frizzled related protein 1 (SFRP 1)by promoter hypermethylation in non-small-cell lung cancer. Oncogene, 2005, 24(41)：6323-6327.

［115］Kim J, et al. Wnt inhibitory factor inhibits lung cancer cell growth. J Thorac Cardiovasc Surg, 2007, 133(3)：733-737.

［116］DeAlmeida VI, et al. The soluble Wnt receptor Frizzled8CRD-hFc inhibits the growth of teratocarcinomas in vivo. Cancer Res, 2007, 67(11)：5371-5379.

［117］Fujii N, et al. An antagonist of dishevelled protein-protein interaction suppresses beta-catenin-dependent tumor cell growth. Cancer Res, 2007, 67(2)：573-579.

［118］Emami KH, et al. A small molecule inhibitor of beta-catenin/CREB-binding protein transcription [corrected]. Proc Natl Acad Sci USA, 2004, 101(34)：12682-12687.

［119］Yasui H, et al. Novel etodolac analog SDX-308 (CEP-18082) induces cytotoxicity in multiple myeloma cells associated with inhibition of beta-catenin/TCF pathway. Leukemia, 2007, 21 (3)：535-540.

［120］Lam DC, et al. Expression of nicotinic acetylcholine receptor subunit genes in non-small-cell lung cancer reveals differences between smokers and nonsmokers. Cancer Res, 2007, 67(10)：4638-4647.

［121］Russo P, et al. Development of novel therapeutic strategies for lung cancer：targeting the cholinergic system. Curr Med Chem, 2006, 13(29)：3493-3512.

［122］Li Z, et al. Down-regulation of 14-3-3beta suppresses anchorage-independent growth of lung cancer cells through anoikis activation. Proc Natl Acad Sci USA, 2008, 105(1)：162-167.

［123］Guo A, et al. Signaling networks assembled by oncogenic EGFR and c-Met. Proc Natl Acad Sci USA, 2008, 105(2)：692-697.

［124］Kang Y, et al. A multigenic program mediating breast cancer metastasis to bone. Cancer Cell, 2003, 3(6)：537-549.

7.12　转移性甲状腺癌：评估与治疗

◎ R. Michael Tuttle

　　原发肿瘤及局部转移淋巴结的外科切除仍然是甲状腺癌的主要治疗方法。根据不同的肿瘤组织学类型及对复发/死亡的风险评估,常推荐诸如放射性碘、左旋甲状腺素

抑制或者外放射等辅助治疗。应用这些方法,大多数甲状腺癌患者在30年随访期内都能获得90%的无瘤生存率。

　　然而,有一亚群甲状腺癌患者对放射性碘治疗(RAI)耐

受,其3~5年的生存率低至30%。更为不幸的是,这些RAI耐受的转移性甲状腺癌对传统的化疗药物也是抵抗的。但是,近期对甲状腺癌分子生物学的进一步理解以及成功获得相对特异性酪氨酸激酶抑制剂,彻底改变了我们对RAI耐受及进展期甲状腺癌的治疗策略。

在本章中,我们复习甲状腺癌的最初临床表现、风险分层和治疗策略,特别强调对于局部治疗或RAI治疗均无法控制的进展期甲状腺癌患者的新型系统治疗理念。

7.12.1 转移方式、器官特异性、复发时机和转移相关并发症

甲状腺癌起源于甲状腺滤泡细胞(乳头状、滤泡状、未分化甲状腺癌),或来自甲状腺内其他细胞如淋巴细胞(原发性甲状腺淋巴瘤)或神经内分泌C细胞(甲状腺髓样癌)。在多数大样本研究中,甲状腺滤泡细胞来源的甲状腺癌占90%~95%。在起源于甲状腺滤泡细胞的甲状腺癌中,乳头状甲状腺癌占据了绝大多数(超过90%),剩下的包括滤泡状甲状腺癌(5%~8%)和未分化甲状腺癌(1%~2%)。在极少数情况下,肾细胞癌、肺癌、乳腺癌或黑色素瘤等恶性肿瘤可以转移到甲状腺,但出现这种情况通常只作为全身转移的一部分。

甲状腺癌的生物学行为差异很大,10%~15%无明显临床症状,老年尸检样本偶然发现,有的则会危及生命,有远处转移的老年甲状腺癌患者的5年生存率不到50%[1]。幸运的是,多数病人表现为低到中度危险疾病。因此,在多数研究中,甲状腺癌10年生存通常超过98%,40年生存率达85%~90%[2]。

尽管甲状腺癌具有相对较低的疾病特异性死亡率,但超过30~40年的随访发现,复发危险高达20%~30%[2,3]。在俄亥俄州立大学的随访性队列研究中,在中位随访时间17年内,有24%的病人有临床复发证据[2]。在这些患者中,18%为颈部局部复发(74%淋巴结转移,20%甲状腺原位复发,6%的复发在颈部肌肉或气管)和8%颈部以外复发(远处转移)。Mayo临床的相似数据表明,在超过40年的随访期间内,甲状腺癌的复发率为14%,这一生存率比其他所有疾病特异性随访的结果都要好[4]。

在初诊时,约有59%的病人甲状腺癌局限于甲状腺内,

临床明显区域淋巴结转移者占34%,颈部以外远处转移者占5%。这些登记数据与回顾性队列研究一致,后者显示20%~50%的患者经常规临床检查发现临床区域淋巴结转移[2,5-8]。然而,如进行细致的颈部清扫时,可能有70%~80%的患者在就诊时发现镜下淋巴结转移[9,10]。幸运的是,就诊时只有2%~5%的病例发生远处转移,并且远处转移好发于肺实质(80%~85%),其次为不太常见的骨(5%~10%)和大脑(1%)[2,3,8,11]。

局部复发相关的并发症主要与颈部关键结构(气管、食管、大血管、喉返神经等)的局部浸润以及压迫有关。远处转移相关并发症与局部压迫症候群有关,如阻塞性肺炎、咯血,或直接侵犯大血管(上腔静脉综合征)或神经系统结构(脊髓压迫,神经根压迫,或中枢神经系统转移)。骨转移灶也容易导致病理性骨折,通常不会危及生命,但的确显著影响生活质量。

虽然多数临床复发可以通过再次手术、RAI或外照射彻底治疗,但是仍有多达8%的局部复发患者以及高达50%发生远处转移的患者会死于甲状腺癌[2]。目前使用的更敏感的随访检查能够早期发现小的复发病灶,因此可以使用一些特殊治疗以降低患者的死亡率。

7.12.2 诊断与预后检测的现状

许多肿瘤的复发风险与其疾病相关生存率密切相关。对年龄较大的甲状腺癌患者(诊断时年龄超过45岁),复发危险的确与甲状腺癌死亡的风险相平行(图7-22)[2]。长期研究表明,虽然诊断时45岁以下甲状腺癌患者的死亡率不到1%~2%,但是复发风险高达30%。因此,采用预测年轻甲状腺癌患者的疾病特异性死亡率的分期系统可大大低估复发危险。为了解决这一重要临床问题,我们单纯使用临床病理特征将患者进行风险分组,分为低危(典型乳头状甲状腺癌,局限于甲状腺,无血管入侵或甲状腺外侵犯)、中危(镜下甲状腺外侵犯,局部淋巴结转移,侵袭性组织学特征或血管侵犯)和高危(大体肉眼可见的甲状腺外侵犯,不完整的原发肿瘤切除或远处转移)3个组[12]。

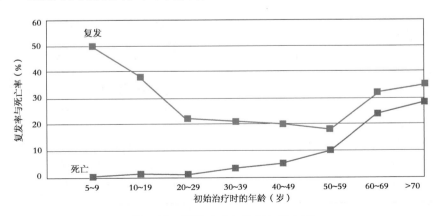

图7-22 甲状腺癌复发率与死亡率

注:年轻和老年患者的复发危险较高。尽管年轻患者的复发风险高,但其疾病特异性死亡率很低(图来自:Mazzaferri等[2])。

一旦甲状腺癌的诊断（通常依据无症状甲状腺结节细针穿刺活检）确立，初步分期主要依靠高质量的术前颈部超声[13]。这种颈部超声的目标不仅是证实甲状腺内结节，更重要的是寻找异常的颈部淋巴结，在进行甲状腺全切除术时应该将这些淋巴结作整体完全切除。术前一般还需拍摄胸片。除非临床高度怀疑远处转移，否则不推荐常规进行其他断层扫描影像学检查。

术后分期通常是通过测量血清甲状腺球蛋白（甲状腺癌特异性肿瘤标记）和使用 RAI 全身扫描确定[14,15]。由于大多数甲状腺癌持续分泌甲状腺球蛋白和通过一个完整的钠碘转运体聚集 RAI，这两项测试可用于确定残留/转移性疾病。如果病人处于高危残留（肿瘤超过 4 cm，低分化甲状腺癌，或无 RAI 扫描识别的病变，但甲状腺球蛋白升高），有必要进行头、颈、胸、腹部和骨盆等断层扫描，以及[18]FDG-PET 扫描[13]。由于大多数残留甲状腺癌的年轻患者多有分化良好的甲状腺癌，通常体积非常小，所以在这些患者的随访中[18]FDG-PET 扫描是没有帮助的。然而，对于 RAI 耐受（RAI avid）、低分化甲状腺癌的老年患者，[18]FDG-PET 在确定肿瘤位置和判断其预后方面有重要作用[16]。

由于甲状腺髓样癌起源于 C 细胞，而不是甲状腺滤泡细胞，所以使用的肿瘤标记为降钙素和 CEA（非球蛋白）。此外，RAI 扫描没有什么帮助，因为 C 细胞（以及甲状腺髓样癌细胞）是不聚集 RAI 的。因此，通常推荐进行从颈部到骨盆的断层扫描显像检查，除非是局限于甲状腺的最小的甲状腺髓样癌[17]。

7.12.3　现代药物的生物学靶向、特定基因/受体

（1）全身治疗方案

传统上，多柔比星（60 ~ 75 mg/m²，每 3 周 1 次，或 15 ~ 20 mg/m²，每周 1 次）可单独给药或与其他细胞毒性化疗联合，已经成为 RAI 难治性进展期甲状腺癌推荐的标准治疗方法，并且这种甲状腺癌使用手术切除或外照射难以充分治疗[18]。由于毒性和缺乏临床上有意义的持久反应，传统化疗很少在临床中使用。此外，ATA[13] 和 NCCN[19] 指南并不要求患者在进入临床试验之前多柔比星化疗失败。基于几个 II 期临床试验（在本章后面复习），无论是在 ATA 还是 NCCN 指南均附注市售酪氨酸激酶抑制剂（如索拉菲尼 400 mg，每天 2 次；或舒尼替尼 50 mg，每天 1 次，持续 4 周，6 周为一疗程）能够用来治疗 RAI 难治性甲状腺癌，即使目前这两种药都未被 FDA 批准治疗甲状腺癌。

对于甲状腺髓样癌，NCCN[20] 和 ATA[21] 指南都推荐临床试验作为进展性转移性甲状腺癌的首选方案。NCCN 推荐的替代治疗包括达卡巴嗪为基础的一线治疗（如达卡巴嗪加氟尿嘧啶）或使用没有被临床试验认可的药物索拉菲尼（400 mg，每天两次）或舒尼替尼（50 mg，每天 1 次，持续 4 周，6 周为一疗程）[20]。

（2）最近应用靶向治疗的临床试验

在过去几年，我们对甲状腺癌的病理生理学认识显著增加[22,23]。越来越多的实体瘤治疗是以酪氨酸激酶/ MAP 激酶通路作为靶点，这一通路对甲状腺癌的发生和进展也很重要。发现大约 70% 的分化型甲状腺癌存在 ret/ PTC，RAS 和 BRAF 内有不重叠突变，这一发现进一步强调受体酪氨酸激酶/ MAP 激酶通路在分化型甲状腺癌病理生理学中的核心作用。此外，正如许多其他实体肿瘤，血管生成在肿瘤的生长中起到关键作用，使得许多实验性疗法将抑制血管内皮生长因子受体酪氨酸激酶通路作为主要目标[24]。其他研究表明，基因表达的表观遗传修饰（例如，DNA 甲基化和组蛋白乙酰化）似乎不仅在甲状腺生理功能方面（例如钠碘转运体表达），而且在细胞周期调控中发挥重要作用[25]。

在过去 10 余年，针对 RAI 难治性分化型甲状腺癌患者，至少有 9 个 II 期临床试验发表了所研究的多种抗肿瘤药物的治疗效果[26]。大多数试验主要由分化型甲状腺癌患者（甲状腺乳头状癌、滤泡性变异甲状腺乳头状癌、滤泡状甲状腺癌和其他侵袭性包括低分化甲状腺癌的变体）组成，当然也允许甲状腺髓样癌或甲状腺未分化癌患者纳入到试验组中。

所有试验都要求形态上可识别的疾病（通常至少有一个病灶直径大于 1 cm）。但不同研究中，入组前疾病进展的定义差别很大。被研究的药物包括紫杉醇、塞来昔布、沙利度胺、伏立诺他、多柔比星、干扰素、吉非替尼、莫替沙尼、索拉菲尼和阿西替尼。在 9 个试验的 335 例甲状腺癌患者中，仅仅一例患者完全缓解。部分缓解（在 4 周内确认单个肿瘤的最长直径或多个病灶最长直径总和至少减少 30%）较为常见，部分缓解率为 3% ~ 47%（图 7-23 为评估口服酪氨酸激酶抑制剂的 II 期临床试验）。然而，仔细分析瀑布图表明，多数患者在莫替沙尼、阿西替尼、索拉菲尼的研究获得的最好反应是肿瘤获得一定程度的缩小，但缩小通常达不到部分缓解的界定（即缩小 30%）[27]。

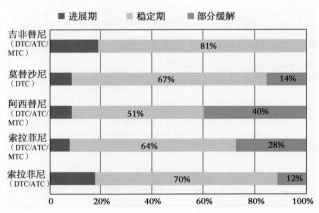

图 7-23　评估口服酪氨酸激酶抑制剂的 II 期临床试验

注：最常见反应是疾病稳定。尽管没有相关研究完整记录药物反应，但 RECIST 评价标准中可见各种药物组一定数量患者的部分缓解率。DTC：甲状腺分化癌；ATC：甲状腺未分化癌；MTC：甲状腺髓样癌。

对于甲状腺髓样癌,抑制 RET 酪氨酸激酶的特定药物可能特别有效[28-30]。在遗传性甲状腺髓样癌(多发性内分泌腺瘤 2 和家族性甲状腺髓样癌)的生殖系上存在 RET 基因的点突变,并在许多散发的甲状腺髓样癌肿瘤中发现。毫不奇怪,在 RET 基因上的受体酪氨酸激酶抑制剂对于甲状腺髓样癌的治疗很有前途[17]。

上述研究可以看到这些新药比传统的基于多柔比星细胞毒性化疗方法更有效。不幸的是,这些药物也可能更多地表现为抑制细胞生长,而不是消灭肿瘤,肿瘤的稳定率远远超过部分或完全缓解率[31]。因此,患者参加这些 II 期临床试验,可以预期的反应是稳定疾病或肿瘤的轻微减小,这并不符合部分缓解的定义。

7.12.3 未来发展方向及主要需求

在过去数十年,虽然 RAI 难治性甲状腺癌全身性治疗的有效性已显著改善,但是仍需要更多的研究。各种酪氨酸激酶抑制剂的 II 期试验显示出显著的生长抑制能力,但是并没有显著地导致肿瘤消退或治愈。因此,治疗转移性 RAI 难治性甲状腺癌的重点应集中在开发可能具有肿瘤杀伤作用的新药,或集中在联合应用酪氨酸激酶抑制剂和另外一种改善其细胞杀伤作用的药物。和大多数实体肿瘤一样,需要联合疗法(常为多模式联合)使侵袭转移性 RAI 抵抗的甲状腺癌患者产生有意义的肿瘤缩小和可能治愈。

(张博 译,钦伦秀 审校)

参考文献

[1] Hundahl SA, et al. Initial results from a prospective cohort study of 5,583 cases of thyroid carcinoma treated in the united states during 1996 US and German Thyroid Cancer Study Group. An American college of surgeons commission on cancer patient care evaluation study. Cancer, 2000, 89: 202-217.

[2] Mazzaferri EL, et al. Clinical review 128: current approaches to primary therapy for papillary and follicular thyroid cancer. Clin Endocrinol Metab, 2001, 86: 1447-1463.

[3] Mazzaferri EL, et al. Long-term impact of initial surgical and medical therapy on papillary and follicular thyroid cancer. Am J Med, 1994, 97: 418-428.

[4] Hay ID, et al. Papillary thyroid carcinoma managed at the Mayo Clinic during six decades (1940~1999): temporal trends in initial therapy and long-term outcome in 2,444 consecutively treated patients. World J Surg, 2002, 26: 879-885.

[5] Chow SM, et al. Papillary microcarcinoma of the thyroid-prognostic significance of lymph node metastasis and multifocality. Cancer, 2003, 98: 31-40.

[6] Grebe SK, et al. Thyroid cancer nodal metastases: biologic significance and therapeutic considerations. Surg Oncol Clin North Am, 1996, 5: 43-63.

[7] Ito Y, et al. An observation trial without surgical treatment in patients with papillary microcarcinoma of the thyroid. Thyroid, 2003 13: 381-387.

[8] McConahey WM, et al. Papillary thyroid cancer treated at the Mayo Clinic, 1946 through 1970: initial manifestations, pathologic findings, therapy, and outcome. Mayo Clin Proc, 1986, 61: 978-996.

[9] Arturi F, et al. Early diagnosis by genetic analysis of differentiated thyroid cancer metastases in small lymph nodes. J Clin Endocrinol Metab, 1997, 82: 1638-1641.

[10] Qubain SW, et al. Distribution of lymph node micrometastasis in pN0 well-differentiated thyroid carcinoma. Surgery, 2002, 131: 249-256.

[11] Hay ID. Papillary thyroid carcinoma. Endocrinol Metab Clin North Am, 1990, 19: 545-576.

[12] Tuttle RM, et al. Medical management of thyroid cancer: a risk adapted approach. J Surg Oncol, 2008, 97(8): 712-716.

[13] Cooper DS, et al. Management guidelines for patients with thyroid nodules and differentiated thyroid cancer. Thyroid, 2006, 16: 109-142.

[14] Tuttle RM, et al. Follow up approaches in thyroid cancer: a risk adapted paradigm. Endocrinol Metab Clin North Am, 2008, 37: 419-435.

[15] Tuttle RM, et al. Papillary thyroid cancer: monitoring and therapy. Endocrinol Metab Clin North Am, 2007, 36: 753-778.

[16] Robbins RJ, et al. Real-time prognosis for metastatic thyroid carcinoma based on [18] fluoro-2-deoxy-D-glucose-positron emission tomography scanning. J Clin Endocrinol Metab, 2006, 91: 498-505.

[17] Ball DW. Medullary thyroid cancer: monitoring and therapy. Endocrinol Metab Clin North Am, 2007, 36: 823-837.

[18] Haugen BR. Management of the patient with progressive radioiodine non-responsive disease. Semin Surg Oncol, 1999, 16: 34-41.

[19] Sherman SI, et al. National Comprehensive Cancer Network Thyroid Carcinoma Panel. Thyroid carcinoma. Natl Compr Cane Netw, 2007, 5(6): 568-621.

[20] Sherman SI. National Comprehensive Cancer Network, Clinical Practice Guidelines in Oncology, Thyroid Cancer, http://wwwnccnorg/professionals/physician_ gls/PDF/thyroidpdf. 2007.

[21] Kloos RT, et al. Medullary thyroid cancer: management guidelines of the American Thyroid Association. Thyroid, 2009, 19: 565-612.

[22] Fagin JA, et al. Molecular pathology of thyroid cancer: diagnostic and clinical implications. Best Pract Res Clin Endocrinol Metab, 2008, 22: 955-969.

[23] Nikiforov YE. Thyroid carcinoma: molecular pathways and therapeutic targets. Mod Pathol, 2008, 21(Suppl 2): S37-43.

[24] Baudin E, et al. New therapeutic approaches for metastatic thyroid

carcinoma. Lancet Oncol, 2007, 8: 148-156.

[25] Tuttle RM, et al. Investigational therapies for metastatic thyroid carcinoma. J Natl Compr Canc Netw, 2007, 5: 641-646.

[26] Tuttle RM. Novel therapeutic options for aggressive thyroid cancer: integrating information from the recent clinical trials into clinical practice. Clinical Thyroidology, 2009, 21: 3-7.

[27] Cohen EE, et al. Axitinib is an active treatment for all histologic subtypes of advanced thyroid cancer: results from a phase II study. J Clin Oncol, 2008, 26:4708-4713.

[28] Gupta-Abramson V, et al. Phase II trial of sorafenib in advanced thyroid cancer. J Clin Oncol, 2008, 26: 4714-4719.

[29] Kloos RT, et al. Phase II trial of sorafenib in metastatic thyroid cancer. J Clin Oncol, 2009, 27: 1675-1684.

[30] Pennell NA, et al. A phase II study of gefitinib in patients with advanced thyroid cancer. Thyroid, 2008, 18: 317-323.

[31] Sherman SI, et al. Motesanib diphosphate in progressive differentiated thyroid cancer. N Engl J Med, 2008, 359: 31-42.

7.13　转移性肾细胞癌

◎ Jean-Jacques Patard, Stephane Culine, Alain Ravaud

肾细胞癌(renal cell carcinoma, RCC)占所有恶性肿瘤的2%[1]。在欧洲,每年有40 000例患者被诊断为RCC,导致2万人死亡[2]。

1/3的患者在最初确定诊断时已局部侵袭或为4期[3]。局限性病变行根治性手术切除的患者,术后复发率为25%[4]。有远处转移的患者预后不良,5年生存率为10%,甚至更低[5]。

近来对RCC的遗传和信号转导通路的了解获得突破[6]。直接针对血管生成以及哺乳动物雷帕霉素靶向基因(mammalian target of rapamycin, mTOR)通路的新型靶向治疗给转移性RCC带来了革命性的剧变。这篇综述涵盖了关键分子通路,并且提供可改变目前临床实践的最新数据[6]。

7.13.1　可作为治疗靶点的关键分子通路

一个主要突破在于对缺氧诱导因子(HIF)参与的缺氧驱使通路重要性以及血管内皮生长因子(VEGF)与血管生成相关知识的了解。另外,对HIF/VEGF通路抵抗机制的进一步认识已促使思考探索其他通路。mTOR似乎是RCC的主要或替代通路。

(1)缺氧诱导通路

与其他匮乏因素相似,低氧会影响细胞生长。在正常氧环境下,HIF1α被pVHL蛋白复合物羟化并被蛋白酶所分解[7]。在这种情况下并没有激活下游的转录事件,从而导致由低氧诱导生长因子的生长[8]。

另一方面,在缺氧环境中,HIF的羟化过程被抑制。随着缺氧程度的增加,未羟化的HIF逐渐增加,并且不再与pVHL蛋白结合。HIF1α与固有表达的HIF1β二聚化而稳定并转位到细胞核。HIF1α和HIF1β聚合体与缺氧诱导基

因的启动子结合,包括参与血管生成相、pH调节、糖转运、糖酵解、细胞周期、归巢以及凋亡等过程的主要生长因子基因[9]。HIF1α的蓄积,在原发瘤及远处转移部位均可被检测到(图7-24)。

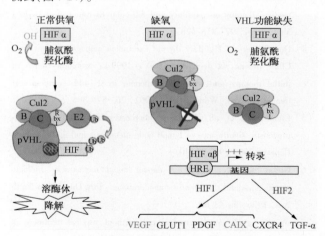

图7-24　肾细胞癌的缺氧/VHL/HIF信号通路

(2)缺氧诱导通路与RCC

RCC主要有3种组织学亚型,包括透明细胞癌、乳头状癌及嫌色细胞癌。透明细胞RCC是HIF通路参与肿瘤增殖及生长的一个例子。希-林(von Hippel-Lindau)病被认为与肿瘤抑癌基因VHL失活及pVHL蛋白缺失有关,可导致包括RCC等多发性肿瘤的发生[10]。

在所有患希-林病及多数散发RCC患者中,VHL的两个等位基因均缺失或失活。缺陷型pVHL蛋白对HIF稳定作用与缺氧所致的结果相似。遗传事件导致VHL抑制基因失活可在无缺氧环境状态下引起HIF1α蓄积[11]。这种

由 HIF1α 和 HIF1β 蓄积所导致的基因激活伴随 VEGF 以及血小板衍生生长因子(PEGF)分泌水平的提高[7]。pVHL 蛋白对 RCC 的重要性在 pVHL 蛋白缺失型 RCC 细胞小鼠移植瘤模型中已被证实。导入 pVHL 蛋白可抑制肿瘤生长[12]。另外,通过 RCC 肿瘤细胞表达 HIF 变异体或 HIF 源多肽可避免羟化,从而导致肿瘤细胞在小鼠移植瘤模型中生长[13]。目前认为 pVHL 蛋白缺陷是参与 RCC 发生的必备条件。

还有,即使透明细胞癌表达 HIF1α 蛋白要高于非透明细胞癌,高表达 HIF1α 者预后要好于低表达 HIF1α 者[14]。另一方面,在散发性 RCC 中,VHL 突变被认为是 RCC 行肾切除术后较好无病生存期及总生存期的独立预后因素,但在转移性 RCC 中却并非如此[15]。在某些研究中发现 VHL 突变往往在较小、早期的或者低度恶性肿瘤中较多见[16]。

(3)缺氧诱导通路参与的后果与 RCC

同其他类型的恶性肿瘤一样,RCC 病理生理学认识的一项重要突破是发现 HIF 通路与血管生成之间的关联。

HIF 通路介导的 VEGF 生成确实是近来在 RCC 的一项发现。VEGF 通过与 VEGF 受体(VEGFR1~3)结合发挥作用。VEGFR2 是介导 VEGF 激活的主要受体。VEGFR2 信号通路的激活可诱导金属蛋白酶,增加血管通透性,激活内皮细胞,促使其增值,以及内皮祖细胞的抗凋亡。有研究表明 RCC 中 VEGF 过表达,被认为是转移性 RCC 患者预后不佳的一个因素之一[17]。

PDGF 是 HIF 依赖基因表达的另外一个多肽。PDGF 作用于血管周围细胞并促使肿瘤血管的生成。TGF-α 是 EGFR 的配体之一,可激活 EGFR 通路。在 RCC 中,TGF-α 表达变化与肿瘤生长有关。葡萄糖载体 GLUT-1 在肾细胞癌中过表达,并且与 RCC 的生长和进展有关。在透明细胞及乳头状癌的肿瘤组织芯片中,GLUT-1 低表达者预后较好。近来,pH 值调节在 RCC 中引起特别关注,研究认为碳酸酐酶 IX 水平的降低与转移性 RCC 预后差相关[18,19]。

(4)mTOR 途径

mTOR 途径参与血管新生及磷脂酰肌醇 3 激酶(PI3 激酶)途径[20]。它参与调节真核生物的翻译起始因子 4E 结合蛋白(4EBP1)及核糖体 S6 激酶 1(S6K1)的翻译过程[21]。mTOR 通路直接受 PI3 激酶通路及其下游事件的调控,同时也参与调节该通路。在 RCC 中,mTOR 被认为通过 VEGF 而促进血管生成,并通过 Akt 激酶途径和抗凋亡机制促进内皮细胞增殖。

PI3 激酶促进 Akt 激酶的激活,后者可抑制复合性结节性硬化病复合物 TSC1 和 TSC2 蛋白转而激活 mTOR。并且,mTOR 可抑制 PI3 激酶/Akt 通路。mTOR 通路在肾透明细胞癌、高级别肿瘤以及预后差肿瘤中的变化更大[22]。

在染色体 10(PTEN)上缺失的磷酸酶及张性蛋白同源基因肿瘤抑制基因在多种实体肿瘤中常存在变异或缺失,这些肿瘤往往更具侵袭性。PTEN 负性调节 Akt 功能。在肾脏癌变过程中 PTEN 蛋白表达的研究中发现,PTEN 在正常肾脏组织标本中呈高表达状态,而在肾细胞癌中的表达水平小于正常组织的 10% 以下[22]。

(5)EGFR 通路

EGFR 及其配体 EGF 和 TGF-α 在 RCC 中过表达。分析研究证实 EGFR 在 RCC 中过表达。在 RCC 细胞系中加入外源性 EGF 可增加肿瘤的侵袭性和运动能力。当在 RCC 细胞系或者小鼠肿瘤模型中加入 EGFR 通路抑制剂后,可抑制肿瘤血管生成。

7.13.2 VEGF 抑制剂

mRCC 治疗的重大进步来自于抗血管生成方面[6,23]。

(1)舒尼替尼

舒尼替尼是一种多靶点的口服酪氨酸酶抑制剂,特别是 VEGFR-1、2、3 以及 PDGFR-α 和 β。两项在细胞因子治疗失败的转移性 RCC 患者中进行的 Ⅱ 期临床试验证明客观反应率(OR)超过 35%,并且无进展生存期(PFS)较之前的研究有延长[24,25]。一项比较舒尼替尼与 IFN-α 作为一线治疗的 Ⅲ 期临床试验[26],700 例 RCC 患者被随机分成两组:一组口服舒尼替尼每天 50 mg,连续 4 周,休息两周后重复上述治疗;另一组接受 IFN-α 治疗。舒尼替尼组的中位 PFS 为 11 个月,而干扰素组为 5 个月(HR:42%,95% CI:32% ~ 54%,P < 0.001)。舒尼替尼组的 OR 为 31%(95% CI:26% ~ 36%);而干扰素组的 OR 为 6%(95% CI:4% ~ 9%,P < 0.001)。基于以上结果,舒尼替尼可作为透明细胞型 RCC 的新型一线治疗方案[23,27]。

近来又获得了生存数据[28,29]。舒尼替尼和 IFN-α 的中位生存期分别为 26.4 个月和 21.8 个月(HR:82%,95% CI:67% ~ 100%,P = 0.05)。当剔除那些由干扰素组转到舒尼替尼组的患者数据后(n = 25),两组的中位生存期分别为 26.4 个月和 20.0 个月(HR:80%,95% CI:66% ~ 98%,P = 0.03)。最后,如考虑那些在研究后未获得任何治疗的患者,中位生存期在舒尼替尼为 28.1 个月,而干扰素组为 14.1 月(HR:64%)。

一项预后因素分析显示,舒尼替尼可使所有预后风险因素组获益。预后好、预后一般和预后差风险组患者中,舒尼替尼治疗组的中位 PFS 分别为 14 个月、9 个月和 4 个月,而干扰素组分别为 8 个月、4 个月和 1 个月[30]。另外,在一项回顾性分析中,使用稳定状态曲线下面积计算研究发现使用舒尼替尼对疗效有影响,一个固定计量的疗效可有 4 倍差异[31]。

已有连续给予舒尼替尼每天 37.5 mg 者。在一项Ⅱ期临床试验的 107 例患者中,有 21 例(占 20%)获得部分缓解,56 例(占 52%)肿瘤稳定,中位 PFS 为 36 周[32]。另有一项正在进行的临床试验比较两种不同的舒尼替尼给药方案。

(2)贝伐单抗

贝伐单抗是一种与 VEGF-α 异构体结合的人源化单克隆抗体。贝伐单抗用于免疫治疗失败的患者,每两周给予 10 mg/kg 可获得 10% 客观缓解率(OR),并且较安慰剂组拥有更长的 PFS[33]。因此，在一项Ⅲ期双盲临床试验中，有 649 例转移性 RCC 患者被随机分为贝伐单抗组或安慰剂组，两组均联合 IFN-α。贝伐单抗联合干扰素组较干扰素单药治疗组的 PFS 从 5.4 个月延长至 10.2 个月（HR：63%，*P* < 0.001）。贝伐单抗联合干扰素治疗获益在预后良好（PFS：12.9 个月对比 7.6 个月）和预后中间组（10.2 个月对比 4.5 个月）中均显现获益，但在预后差组（2.2 个月对比 2.1 个月）未见明显受益[34]。联合贝伐单抗组 OR 为 31%，而单用干扰素组为 13%（*P* < 0.000 1）。没有获得成熟的生存数据。

在一项有关单用贝伐单抗为一线治疗的效率评估的Ⅱ期临床试验中，OR 为 13%，PFS 为 8.5 个月[35]。基于Ⅲ期临床试验的结果，贝伐单抗联合干扰素可作为一线治疗的选择。

（3）索拉菲尼

有关索拉菲尼疗效的报道来自一项随机、非延续性试验，入组患者至少已接受过一项其他治疗[36]，其后另一项针对细胞因子治疗失败患者的安慰剂对照Ⅲ期临床试验[37]。结果索拉菲尼较安慰剂组显著延长患者的 PFS（24 周对比 12 周，HR：44%；*P* < 0.000 001）。但是，在所有预后因素分组中被观察获得 OR 仅为 10%。后来进行非盲试验，其中 216 例患者从安慰剂组换到索拉菲尼治疗组。在最后的研究当中，有意接受治疗的人群索拉菲尼组（17.8 个月）与安慰剂组 OS（15.2 个月）无显著区别[38]。索拉菲尼还被作为一线治疗进行研究，索拉菲尼组与干扰素组 PFS 无显著区别（5.7 个月对比 5.6 个月）[39]。一项事先计划扩大剂量的索拉菲尼强化给药方案研究，44 例可评估患者 8 例完全缓解，14 例部分缓解，14 例至少 3 个月疾病无进展[40]。这项研究备受关注的地方在于其报道了索拉菲尼治疗后有完全缓解现象，这在之前的抗血管生成药物中从来未被发现过，所以关于完全缓解的多中心研究正在继续进行中。

7.13.3　mTOR 通路抑制剂

（1）坦罗莫司

坦罗莫司（temsirolimus）是一种 mTOR 激酶抑制剂，它对预后差组的转移性 RCC 患者有效[41,42]。在一项关键的Ⅲ期临床试验中，预后差的转移性 RCC 患者被随机分为坦罗莫司一线治疗组、干扰素单药或联合治疗组。在坦罗莫司组中，OS 为 10.9 个月（95% CI = 8.6 ~ 12.7），明显长于干扰素组（中位生存时间为 7.3 个月，95% CI：6.1 ~ 8.9 个月），HR：73%（95% CI：57% ~ 92%，*P* < 0.006 9）。而联合治疗组的总中位生存时间为 8.4 个月，并没有获得明显延长。非透明细胞癌患者使用坦罗莫司后 PFS 及 OS 受益较多，但这一现象并没有在 65 岁以上亚组中被发现[43]。基于以上结果，坦罗莫司被推荐作为具有 3 个以上不良预后因素患者的一线治疗策略。

（2）依维莫司

依维莫司（everolimus）是一种口服的 mTOR 抑制剂，在

一项Ⅱ期临床试验中被证明对转移性 RCC 有效[44]。在这项试验研究中，先前接受过不超过一次治疗的患者给予依维莫司每天 10 mg。其中 12 例患者（23%）部分缓解，14 例（38%）疾病稳定，PFS 为 11.2 个月。最近，有人报道了一项比较依维莫司联合最佳支持治疗（BSC）与安慰剂联合 BSC 的Ⅲ期临床试验结果[45]。依维莫司组中位 PFS 4 个月，而安慰剂组为 1.9 个月（HR：30%，95% CI：22% ~ 40%，*P* < 0.001）。

7.13.4　EGF 抑制剂

拉帕替尼（lapatinib）是 EGFR（ErbB-1）和 ErbB-2 受体的双重抑制剂。一项Ⅲ期临床试验比较细胞因子一线治疗失败后使用拉帕替尼与激素治疗[46]的疗效。两组间中位至进展时间（TTP）及中位 OS 无明显差异。然而，在肿瘤组织中高表达 EGFR 的患者使用拉帕替尼者的 OS 显著延长（46 周对比 38 周，HR：69%，*P* < 0.02）

7.13.5　毒性反应

近年对抗血管新生药物的毒性反应了解渐多[47]。抗血管生成药物的主要不良反应包括疲劳、高血压、恶心、胃炎、手足综合征以及腹泻。另外，对于该种药物如何在老年患者、新近发生血管事件的患者，或可能与肝脏药物代谢相互作用的患者中应该如何适用这些治疗仍是主要顾虑[48]。

对 mTOR 抑制剂仍知之甚少，尽管有大量有关在器官移植中使用的报道。mTOR 抑制剂似乎比抗血管生成药物的毒性要小。

7.13.6　一线抗血管生成药物治疗后的序贯治疗

目前尚没有经过Ⅲ期临床试验验证的治疗方案。然而，多数数据指向抗血管生成药物间无交叉抗药性。所以，在等待Ⅲ期临床试验最终结果出来之前，对于一种抗血管药物治疗无效的患者，可以给予另一种抗血管生成药物。

（1）舒尼替尼治疗后应用抗血管生成药物

一项回顾性分析报告称使用舒尼替尼后再使用索拉菲尼仅表现适度有效，主要限于疾病稳定[49]。在 22 例舒尼替尼治疗疾病进展的病例再接受索拉菲尼治疗，仅有 1 例患者部分缓解，另有 1 名患者表现为疾病稳定。

（2）贝伐单抗治疗后应用抗血管生成药物

在一项Ⅱ期临床试验，舒尼替尼被用于对贝伐单抗耐药的患者。在 61 例患者中，有 14 例（23%）表现为部分缓解，36 例（59%）疾病稳定[50]。中位 PFS 为 30.4 周。

（3）索拉菲尼治疗后应用抗血管生成药物

一项回顾性分析研究显示索拉菲尼治疗后使用舒尼替尼可导致疾病稳定或部分缓解[49]。在 68 例使用索拉菲尼治疗后疾病进展而接受舒尼替尼治疗的患者中，有 10 例（14.7%）部分缓解，34 例（50%）疾病稳定。更有趣的是，在 10 例使用索拉菲尼后疾病已进展的患者中，2 例患者部

分缓解,3 例疾病稳定。

7.13.7 联合靶向治疗

尽管抗血管生成药物是转移性 RCC 治疗上的一项重要突破,然而,无论其初始受益如何,多数患者在 12 个月内会现出疾病进展。临床前研究增加了对血管生成通路直接抑制的机会。所以,有人已提出联合多个相关药物垂直多重抑制思路,比如联合 VEGF 通路多个单克隆抗体或 VEGFR 通路酪氨酸激酶抑制剂或者 mTOR 抑制剂。另一条抑制肿瘤生长的途径是抑制参与这一过程的多条通路。至今,只发现血管生成和 mTOR 通路被认为是主要靶点,并且支持相关药物的联合。

(1)抗血管生成药物与抗血管生成药物的联合

已探索贝伐单抗与舒尼替尼联合应用 I 期临床试验[51]。19 例转移性 RCC 患者接受每天 25 ~ 50 mg 逐步增大剂量的舒尼替尼联合固定剂量贝伐单抗(10 mg/kg 静脉用)。剂量相关性不良反应(dose-limiting toxicity,DLT)为在高剂量组中各有 1 例患者出现 4 度出血,另外 1 例患者发生致命性心肌梗死。所有接受治疗的患者部分缓解率为 37%。推荐使用标准剂量的舒尼替尼和贝伐单抗单药作为 II 期临床试验。

贝伐单抗联合索拉菲尼治疗已进行 I 期临床试验[52]。16 例患者入组进行剂量递升试验。在最高剂量治疗组中发现有 3 度蛋白尿、极难控制的 3 级高血压,符合最高可接受计量,索拉菲尼和贝伐单抗的推荐剂量分别为 200 mg,每天 2 次和 5 mg/kg。

(2)抗血管生成药物联合干扰素

I 期临床试验显示,患者接受舒尼替尼或索拉菲尼联合 IFN-α 治疗的 DLT 包括疲劳和骨髓抑制。与理想剂量比较,仅在较低剂量的舒尼替尼或索拉菲尼联合干扰素单药治疗的不良反应是可控制的。II 期临床试验主要评估索拉菲尼联合标准或低剂量干扰素的疗效尚不确定。[53-56]

(3)抗血管生成药物联合其他药物

利用 mTOR 通路参与血管生成和(或)基于 mTOR 活性抑制多种通路的特点,抗血管生成药物已与 mTOR 抑制剂联合以增强抗血管生成作用[49]。一项 I 期临床试验研究坦罗莫司联合贝伐单抗,各个单药采用标准剂量,没达到最大耐受剂量[57]。在该 I 期临床试验中,使用达到推荐剂量坦罗莫斯每周 25 mg/kg 静脉联合每 2 周 10 mg/kg 贝伐单抗,其 DLT 包括 3 度胃炎和高甘油三酯血症。在 12 例可评估患者中,有 8 例部分缓解。

坦罗莫司联合索拉菲尼的疗效也已被评估[58]。患者接受连续口服渐增量的索拉菲尼(200 mg 和 400 mg,每天 2 次)和每周静脉用 15 mg 或 25 mg 坦罗莫司。33 例可评估患者表现出 DLTs,包括 3 度手足综合征、黏膜炎、红疹、血小板

减少症、中性粒细胞减少症以及血肌酐水平升高。因为黏膜炎,尚未对这两种药物的联合治疗制订推荐剂量。

7.13.8 mRCC 靶向治疗有效性的预测因素

转移性 RCC 患者确诊转移后的预后主要参考纪念 Sloan-Kettering 癌症中心的分级系统;至今为止,仍对如何判定哪类患者可从标准抗血管药物治疗中受益知之甚少。鉴于此,使用舒尼替尼作为一线治疗的主要研究显示低血红蛋白($P = 0.004$)、高血钙 > 10 mg/ml($P = 0.001$)、ECOG < 0($P = 0.0005$)、超过一处以上部位转移($P = 0.0064$)以及诊断至治疗间隙 < 1 年($P = 0.0002$)等都是不良预后的独立因素[30]。

7.13.9 非透明细胞癌

目前,绝大多数入组临床试验的转移性 RCC 患者的组织类型为透明细胞癌。目前缺少其他病理类型的前瞻性数据,特别是乳头状癌(PRCC)及嫌色细胞癌(ChRCC)。一项多中心的回顾性分析研究了 41 例乳头状癌患者及 12 例嫌色细胞癌患者,发现 2 例乳头状癌患者在使用舒尼替尼后得到部分缓解,27 例患者在至少 3 个月中表现为疾病稳定。PFS 为 7.6 个月,与索拉菲尼比较,舒尼替尼表现出更好的 PFS(11.9 个月对比 5.1 个月)。在 ChRCC 患者中,3 例(25%)获得缓解(2 例使用索拉菲尼,1 例使用舒尼替尼),其他患者在至少 3 个月中表现为疾病稳定。PFS 为 10.6 个月,使用索拉菲尼的患者出现更长的 PFS(27.5 个月)。

另有一项评估坦罗莫司作为不同病理亚型肿瘤一线治疗有效性的研究[42]。在这项比较了坦罗莫司和 IFN-α 的 III 期临床试验中,有 18% 的病理类型为非透明细胞癌,在 PRCC 患者中 PFS 和 OS 分别为 7 个月和 11.6 个月,而在透明细胞患者中则为 5.5 个月和 10.6 个月。

7.13.10 近期发布的 III 期临床试验

近来的研究明确规定了 mRCC 患者的一线治疗方案。目前的治疗指南是依据一些从 III 期临床试验获得的数据(表 7-15)。

只有在特殊情况下,具有较好体力状态和仅有一处远处转移的患者可接受免疫治疗。这些 mRCC 患者所占百分率少于 5%[4,23,59]。

其他所有患者应给予抗血管生成药物治疗,基于 III 期临床试验的结果建议舒尼替尼作为标准治疗方案,而贝伐单抗联合 IFN-α 作为备选方案。

对于 MSKCC 分级较低的患者,坦罗莫司在生存期方面显示一定的优势,舒尼替尼或索拉菲尼也表现出一定疗效,因此可作为备选方案。

表 7-15　基于 Ⅲ 期临床试验研究的建议治疗方案

患者背景	风险评估或已用过的治疗方案	Ⅲ 期临床试验
未经治疗	低、中风险*	舒尼替尼,贝伐单抗 + IFN-α
	高风险*	西罗莫司
已经过治疗	细胞因子治疗	索拉菲尼
	VEGF 受体酪氨酸激酶抑制剂治疗	依维莫司
	雷帕霉素靶蛋白抑制剂治疗	正在临床试验

注:* 纪念 Sloan-Kettering 癌症中心风险分级系统。

作为二线治疗方案,索拉菲尼是免疫治疗后的推荐方案,而舒尼替尼可供选择。作为抗 VEGFR 酪氨酸激酶抑制剂治疗失败后的二线治疗方案,依维莫司是推荐用药。那些一线 mTOR 抑制剂治疗失败的患者应加入临床试验中。

7.13.11　总结

过去几年,根据已发表有关舒尼替尼、索拉菲尼、坦罗莫司、贝伐单抗以及依维莫司的 Ⅲ 期临床试验结果,转移性 RCC 的治疗可谓前景光明。已报道序贯和联合用药方案的初步结果。从现在起,其生存时间较之免疫治疗已经延长 1 倍多。在手术联合靶向治疗以及多种有效治疗正不断地延长患者生存期[60]。大量的数据集中于靶向治疗方案,以期在更多亚群的患者获得持久的完全缓解,以及有关这些新型药物作为辅助治疗的疗效。

（郭磊 译,钦伦秀 审校）

参考文献

[1] Parkin DM, et al. Global cancer statistics, 2002. CA Cancer J Clin, 2005, 55: 74-108.

[2] Levi F, et al. Declining mortality from kidney cancer in Europe. Ann Oncol, 2004, 15: 1130-1135.

[3] Godley PA, et al. Renal cell carcinoma. Curr Opin Oncol, 2001, 13: 199-203.

[4] Ravaud A, et al. Present achievements in the medical treatment of metastatic renal cell carcinoma, Crit Rev Oncol Hematol, 1999, 31: 77-87.

[5] US National Institutes of Health. Surveillance, Epidemiology and End Results (SEER) cancer statistics review: kidney and renal pelvis cancer; 5-year relative survival rates, 1996-2002. http://seer.comcer.gov/cgi – bin/csr/1975-2003/search. pl# results.

[6] Patard JJ, et al. Understanding the importance of smart drugs in renal cell carcinoma. Eur Urol, 2006, 49: 633-643.

[7] Ivan M, et al. HIFla targeted for VHL-mediated destruction by proline hydroxylation: Implications for oxygen sensing. Science, 2001, 292: 464-468.

[8] Kibel A, et al. Binding of the von Hippel-Lindau tumor suppressor protein to elongin B and C. Science, 1995, 269: 1444-1446.

[9] Harris AL. Hypoxia — a key regulatory factor in tumour growth. Nat Rev Cancer, 2002, 2: 38-47.

[10] Gnarra JR, et al. Mutations of the VHL tumour suppressor gene in renal cell carcinoma. Nat Genet, 1994, 7: 85-90.

[11] Maxwell PH, et al. The tumour suppressor protein VHL targets hypoxia inducible factors for oxygen-dependent proteolysis. Nature, 1999, 399: 271-275.

[12] Illiopoulos O, et al. Tumor suppression by the human von Hippel-Lindau gene product. Nat Med, 1995, 1: 822-826.

[13] Kondo K, et al. Inhibition of HIF is necessary for tumor suppression by the von Hippel-Lindau protein. Cancer Cell, 2002, 1: 237-246.

[14] Lidgren A, et al. The expression of hypoxia-inducible factor 1 alpha is a favorable independent prognostic factor in renal cell carcinoma. Clin Cancer Res, 2005, 11: 1129-1135.

[15] Yao M, et al. VHL tumor suppressor gene alterations associated with good prognosis in sporadic clear-cell renal carcinoma. J Natl Cancer Inst, 2002, 94: 1569-1575.

[16] Fergelot P, et al. Relationship between VHL mutation status, tumor VEGF expression and plasma VEGF measurement in sporadic renal cell carcinoma. J Clin Oncol, 2006, 24: 4602.

[17] Rioux-Leclercq N, et al. Plasma level and tissue expression of vascular endothelial growth factor in renal cell carcinoma: a prospective study of 50 cases. Hum Pathol, 38: 2007, 1498-1495.

[18] Atkins M, et al. Carbonic anvdrase IX expression predicts outcome. of interleukin 2 therapy for renal cancer. Clin Cancer Res, 2005, 11: 3714-3721.

[19] Bui MH, et al. Carbonic anhydrase IX is an independent predictor of survival in advanced renal clear cell carcinoma: implications for prognosis and therapy. Clin Cancer Res, 2003, 9: 802-811.

[20] Hudson CC, et al. Regulation of hypoxia-inducible factor 1 alpha expression and function by the mammalian target of rapamycin. Mol Cell Biol, 2002, 22: 7004-7014.

[21] Hay N, et al. Upstream and downstream of mTOR. Genes Dev, 2004, 18: 1926-1945.

[22] Pantuck AJ, et al. Prognostic relevance of the mTOR pathway in renal cell carcinoma. implications for molecular patient selection for targeted therapy. Cancer, 2007, 109: 2257-2267.

[23] Ljungberg B, et al. Renal cell carcinoma guideline. European

Association of Urology Guideline Group for renal cell carcinoma. Eur Urol, 2007, 38. 51: 1502-1510.

[24] Motzer RJ, et al. Activity of SU11248, a multitargeted inhibitor of vascular endothelial growth factor receptor and platelet-derived growth factor receptor, in patients with metastatic renal cell carcinoma. J Clin Oncol, 2006, 24: 16-24.

[25] Motzer RJ, et al. Sunitinib in patients with metastatic renal cell carcinoma. JAMA, 2006, 295:2516-2524.

[26] Motzer RJ, et al. Sunitinib versus interferon alfa in metastatic renal-cell carcinoma. N Engl J Med, 2007, 356: 115-124.

[27] Ravaud A. Current options for the treatment of locally advanced and metastatic renal cell carcinoma focus on sunitinib. Eur J Cancer, 2007, 5: 4-11.

[28] Figlin RA, et al. Overall survival with sunitinib versus interferon (IFN)-alfa as firstline treatment of metastatic renal cell carcinoma (mRCC). J Clin Oncol (Meeting abstracts), 2008, 26: 502.

[29] Motzer RJ, et al. Overall survival and updated results for sunitinib compared with interferon alpha in patients with metastatic renal cell corlinoma. J Clin Oncol, 2008, 27: 3584-3590.

[30] Motzer RJ, et al. Sunitinib versus interferon-alfa (IFN-α) as first-line treatment of metastatic renal cell carcinoma (mRCC): updated results and analysis of prognostic factors. J Clin Oncol, 2007, 25: 5024.

[31] Houk BE, et al. Exposure-response of sunitinib in metastatic renal cell carcinoma (mRCC): a population pharmacokinetic/pharmacodynamic (PKPD) approach. J Clin Oncol, 2007, 25: 5027.

[32] Srinivas S, et al. Continuous daily administration of sunitinib in patients with cytokine-refractoiy metastatic renal cell carcinoma (mRCC): updated results. J Clin Oncol, 2007, 25: 5040.

[33] Yang JC, et al. A randomized trial of bevacizumab, an anti-vascular endothelial growth factor antibody, for metastatic renal cancer. N Engl J Med, 2003, 349: 427-434.

[34] Escudier B, et al. Bevacizumab plus interferon alfa for treatment of metastatic renal cell carcinoma: a randomised, double-blind phase Ⅲ trial. Lancet, 2007, 370: 2103-2111.

[35] Bukowski RM, et al. Randomized phase Ⅱ study of erlotinib combined with bevacizumab compared with bevacizumab alone in metastatic renal cell cancer. J Clin Oncol, 2007, 25: 4536.

[36] Ratain MJ, et al. Phase Ⅱ placebo-controlled randomized discontinuation trial of sorafenib in patients with metastatic renal cell carcinoma. J Clin Oncol, 2006, 24: 2505-2512.

[37] Escudier B, et al. Sorafenib in advanced clear-cell renal-cell carcinoma. N Engl J Med, 2007, 356: 125-134.

[38] Bukowski RM, et al. Final results of the randomized phase Ⅲ trial of sorafenib in advanced renal cell carcinoma: survival and biomarker analysis. J Clin Oncol, 2007, 25: 5023.

[39] Szczylik C, et al. Randomized phase Ⅱ trial of first-line treatment with sorafenib versus interferon in patients with advanced renal cell carcinoma: final results. J Clin Oncol, 2007, 25: 5025.

[40] Amato RJ, et al. A phase Ⅱ trial of intra-patient dose-escalated sorafenib in patients with metastatic renal cell cancer (MRCC). J

Clin Oncol, 2007, 25: 5026.

[41] Atkins MB, et al. Randomized phase Ⅱ study of multiple dose levels of CCI-779, a novel mammalian target of rapamycin kinase inhibitor, in patients with advanced refractory renal cell carcinoma. J Clin Oncol, 2004, 22: 909-918.

[42] Hudes G, et al. Temsirolimus, interferon alfa, or both for advanced renal-cell carcinoma. N Engl J Med, 2007, 356: 2271-2281.

[43] Dutcher JP, et al. Correlation of survival with tumor histology, age, and prognostic risk group for previously untreated patients with advanced renal cell carcinoma (adv RCC) receiving temsirolimus (TEMSR) or interferon-alpha (IFN). J Clin Oncol, 2007, 25: 5033.

[44] Jac J, et al. A phase Ⅱ trial of RAD001 in patients (pts) with metastatic renal cell carcinoma (MRCC). J Clin Oncol, 2007, 25: 5107.

[45] Motzer RJ, et al. Efficacy of everolimus in advanced renal cell carcinoma: a double-blind, randomised, placebo-controlled phase Ⅲ trial. Lancet, 2008, 372: 449-456.

[46] Ravaud AJ, et al. Efficacy of lapatinib in patients with high tumor EGFR expression: Results of a phase Ⅲ trial in advanced renal cell carcinoma (RCC). J Clin Oncol, 2008 (in press).

[47] Bhojani N, et al. Toxicities associated with the administration of sorafinib, sunitinih, and temsirolimns and their management in patients with metastatic renal cell carcinoma. Eur Urol, 2008 (in press).

[48] Ravaud A. Key considerations in patient selection for the use of targeted therapy in metastatic renal cell carcinoma. Eur J Cancer, 2007, 5: 20-27.

[49] Sablin MP, et al. Sequential use of sorafenib and sunitinib in renal cancer: retrospective analysis in 90 patients. J Clin Oncol, 2007, 25: 5038.

[50] George DG, et al. Phase Ⅱ trial of sunitinib in bevacizumab-refractory metastatic renal cell carcinoma (mRCC): updated results and analysis of circulating biomarkers. J Clin Oncol, 2007, 25: 5035.

[51] Feldman DR, et al. Phase I trial of bevacizumab plus sunitinib in patients (pts) with metastatic renal cell carcinoma (mRCC). J Clin Oncol, 2007, 25: 5099.

[52] Azad NS, et al. Dual targeting of vascular endothelial growth factor (VEGF) with sorafenib and bevacizumab: clinical and translational results. J Clin Oncol, 2007, 25: 3542.

[53] Bukowski RM. What role do combinations of interferon and targeted agents play in the first-line therapy of metastatic renal cell carcinoma? Clin Genitourinary Cancer, 2008, 6: S14-21.

[54] Gollob JA, et al. Phase Ⅱ trial of sorafenib plus interferon alfa-2b as first-or second-line therapy in patients with metastatic renal cell cancer. J Clin Oncol, 2007, 25: 3288-3295.

[55] Rini BI. Is sorafenib plus interferon alpha 2b safe and effective in patients with renal cell carcinoma? Nat Clin Pract Urol, 2008, 5: 132-133.

[56] Ryan CW, et al. Sorafenib with interferon alfa-2b as first-line

treatment of advanced renal carcinoma: a phase Ⅱ study of the Southwest Oncology Group. J Clin Oncol, 2007, 25: 3296-3301.

[57] Merchan JR, et al. Phase Ⅰ/Ⅱ trial of CCI-779 and bevacizumab in stage Ⅳ renal cell carcinoma: phase Ⅰ safety and activity results. J Clin Oncol, 2007, 25: 5034.

[58] Patnaik A, et al. A phase Ⅰ, pharmacokinetic and pharmacodynamic study of sorafenib (S), a multi-targeted kinase inhibitor in combination with temsirolimus (T), an mTOR inhibitor in patients with advanced solid malignancies. Proc Am Soc Clin Oncol, 2007,

25: 3512.

[59] Choueiri TK, et al. Efficacv of sunitinib and sorafenib in metastatic papillary and chromophobe renal cell carcinoma. J Clin Oncol, 2008, 26: 127-131.

[60] Negrier S, et al. Medroxy progesterone, interferon alfa-2α, interleukin 2, or combination of both cytokines in patients with metastatic renal carcinoma of intermediate prognosis: results of a randomized controlled trial. Cancer, 2007, 110: 2468-2477.

7.14 膀 胱 癌 转 移

◎ Neveen Said, Dan Theodorescu

　　膀胱癌是累及泌尿系统最常见的恶性肿瘤。2008年,美国预计有 68 810 例新发病例,其中男女比例为 4:1,约 13 750 人死亡[1]。美国白种人膀胱癌的发病率高于非洲裔、亚裔、土著或拉丁裔。然而,白种人男性患者的生存时间长于其他种族的男性和所有女性。中位发病年龄为 70 岁[1]。在美国,最常见的膀胱癌类型是尿路上皮癌(UC),以前被称为"移行细胞癌"(TCC)。UC 来自膀胱黏膜内层,并常常呈

多中心发生,包括染色体标记、遗传多态性、遗传和表观遗传改变等多种因素都可能参与了肿瘤的发生、进展和转移。70%～80% 的 UC 患者不伴有肌层侵犯(以前被称为"浅表性疾病"),20%～30% 伴有肌层侵袭(图 7-25)。尽管无肌肉浸润的 UC 患者预后良好,但常常复发,且有多达 30% 患者会发展为肌肉浸润。此外,有 50% 的肌层浸润性 UC 患者存在隐匿性远处转移,并且 5 年生存率不高。

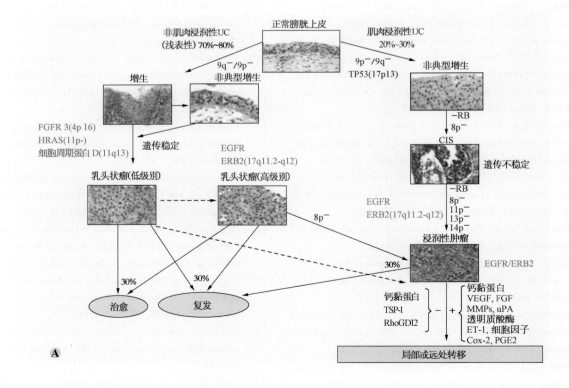

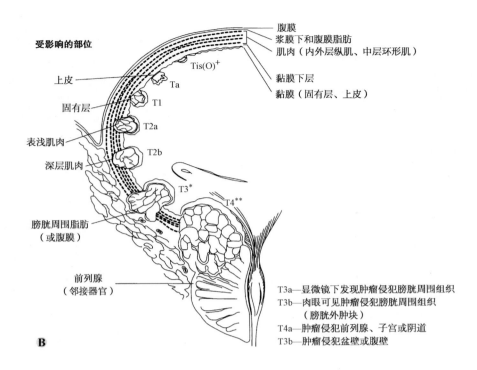

图 7-25　UC 进展的不同途径(A)及膀胱癌的分期(B)

注：目前多数 UC(70%～80%)被诊断时为非肌肉浸润性(浅表性),20%～30% 为肌肉浸润性。对于非肌肉浸润性 UC,癌前病变从具稳定遗传改变的增生(异型增生)发展到浅表性低度或高度恶性 UC。肌肉浸润性 UC 的癌前病变是重度非典型增生/原位癌,这种癌前病变可累积不稳定遗传改变,并发展为浸润性高级别 UC(苏木精-伊红染色,放大倍数为 ×400;病理学图像由 Joe Kronz 图像修改而来, http://www.hopkinsmedicine.org.)。

7.14.1　病因和发病机制

膀胱癌通常由长期接触致癌物导致尿路上皮 DNA 损伤的累积所引起(图 7-26)。这些致癌物分泌到尿液中,可以被水解酶激活并储存在膀胱中。因此,整个尿路上皮都存在风险,这种称为"区域性癌变"的现象可能就是该病多灶性发生的原因[2,3]。其危险因素包括吸烟、职业性接触芳香胺、摄取砷污染的水、慢性感染、放疗邻近器官、治疗性使用烷类制剂或止痛类药,如对乙酰氨基酚和非那西丁[2-6]。

宿主遗传因素进一步改变 UC 发展的易感性,如相似的吸烟史、职业特点或环境暴露因素可在人群中导致家族聚集性[6-8]。调节参与体内致癌物活化、解毒或灭活等代谢通路的酶的遗传多态性已被确认是 UC 易感的风险之一(图 7-26)[5]。病例-对照研究证实在吸烟者中有高比例的 UC 患者具有一致的基因型,它们都具有广泛的代谢活化剂作用和高水平 P450 细胞色素酶(CYP1A2、CTP2D6、CTP3A4)活性,且都参与 N-氧化芳香胺向 N-脱氧芳香胺的代谢转化,这种转化是芳香胺活化为致癌物质的初始步骤[5,9,10]。

N-乙酰化是最为人知的芳香胺解毒途径之一[3,5,8-11]。N-乙酰转移酶为两种遗传性异构体 NAT1 和 NAT2,它们可改变代谢速率,前致癌物被其中和而转变为乙酰化表型 NAT1 和 NAT2 异构体,并可改变发生膀胱癌的风险。慢型 NAT2 的乙酰异构体是一种比较常见的类型,可因不同种族

而有所变化,最低的是亚洲人群,这不同于非洲人和高加索人[12]。膀胱癌的风险增加已证实与个体的慢型乙酰化表型相关,这种表型与环境或职业相关性芳香胺诱导的 UC 有直接联系[3,5,8-11]。

谷胱甘肽 S 转移酶 GSTT1 和 GSTM1 参与体内致癌物清除过程,如烟草烟雾中的氧化应激产物和多环芳碳氢化合物[2,5,6,12]等。GSTT1 和 GSTM1 基因缺失可导致GSTT1/GSTM1 失效、酶活性完全丧失、致癌物解毒能力受损和肿瘤风险增加,这些改变可能产生多灶性肿瘤,包括膀胱癌[2,5,6]。

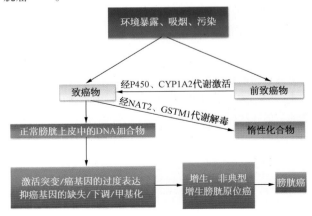

图 7-26　致癌物激活和解毒作用的假说模型,以及解毒机制异常病人的细胞学结局

7.14.2 临床表现

UC 患者的典型表现是无痛的、间歇性肉眼或镜下血尿[13-17]。排尿症状改变如尿频、尿急,尿痛是第二个常见症状,这些通常与弥漫性原位癌(CIS)或浸润性膀胱癌相关。梗阻症状往往由局部扩展所致,包括腰痛、下肢水肿、盆腔肿块等。晚期转移症状包括体重减轻、腹痛或骨痛[16]。肿瘤局部较广泛的患者通常有一可触及的包块。肝肿大和锁骨上淋巴结肿大可视为转移的征象。如果肿瘤阻塞了尿道口,偶尔会引起闭塞性骨盆淋巴结肿大和肾积水导致的淋巴水肿。转移可发生在骨骼、肺以及一些不常见的部位如皮肤,表现为溃疡性疼痛结节[18]。

7.14.3 诊断

原发性 UC 可通过膀胱镜检查发现,即窥视整个膀胱尿路上皮,但确诊仍需要病变组织的活检[19]。经尿道切除膀胱肿瘤(TURBT)是常用的治疗手段。在某些情况下,终段尿或膀胱冲洗液脱落细胞学检查可协助诊断,但并不能确诊,因为尿细胞学检查对原位癌的敏感性最大(在 90% 左右),但对低度恶性肿瘤来说假阴性率较高[20]。

已发现一组尿生物学标记作为诊断工具,包括免疫细胞化学、分子生物学和蛋白质组学分析[21-23],分子遗传学、端粒酶的表达[24],肿瘤相关细胞或细胞分泌产物、基因突变和细胞凋亡标记[9,19,25-33]。最近,多种 RNA 表达谱和表面增强激光解吸离子化飞行时间质谱(SELDI-TOF)也筛选出了可区分膀胱肿瘤与正常尿路上皮的不同蛋白质[34-37]。

7.14.4 临床分期

增强 CT 检查是最常用的分期依据,可提供是否有膀胱外侵袭,盆腔或腹膜后淋巴结转移,内脏、肺或骨转移,肿瘤侵犯或阻塞上尿路等相关信息(表 7-16)。增强 CT 的主要局限性是难以区分炎性或医源性水肿与膀胱外转移,而且对淋巴结累及的检出率相对较低[38]。其他影像学诊断如 MRI 和骨扫描,可能对膀胱外累及和远处转移病灶的诊断更有帮助,但这些并不是常规诊断方法[38,39]。

7.14.5 侵袭转移的模式

有 60% 的病例发生肿瘤直接播散,其特征是癌细胞直接侵袭到初期黏膜病变以下的固有层和肌层,并有触手样侵袭(25%)或在看似正常黏膜下层的横向扩散(10%)。侵袭肌层的深度与后续发生的血行或淋巴途径转移相关[40](图 7-25)。

表 7-16 AJCC 膀胱癌分期系统[18,41,42]

原发瘤(T)	
TX	原发瘤不明
T0	无明显原发瘤证据
Ta	非浸润性乳头状癌
Tis/CIS	原位癌:扁平肿瘤(flat tumor)
T1	肿瘤侵及内皮下结缔组织
T2	肿瘤侵及肌肉
T2a	肿瘤侵及浅表层肌肉(内侧一半)
T2b	肿瘤侵及深层肌肉(外侧一半)
T3	肿瘤侵及膀胱周围组织
T3a	镜下
T3b	肉眼(膀胱外包块)
T4	肿瘤侵及以下任何部位:前列腺、子宫、阴道、盆腔壁、腹壁
T4a	肿瘤侵及前列腺、子宫、阴道
T4b	肿瘤侵及盆壁、腹壁

局部淋巴结(N)	
局部淋巴结是指那些位于真正盆腔内的淋巴结,其他则视为远处淋巴结	
NX	局部淋巴结不明
N0	无局部淋巴结转移
N1	单个淋巴结转移,最大径≤2 cm
N2	单个淋巴结转移,最大径>2 cm、<5 cm,或多发淋巴结转移,最大径≤5 cm
N3	淋巴结转移最大径>5 cm

远处转移(M)	
MX	远处转移不明
M0	无远处转移
M1	远处转移

分级			
0a 级	Ta	N0	M0
0is 级	Tis	N0	M0
I 级	T1	N0	M0
II 级	T2a	N0	M0
	T2b	N0	M0
III 级	T3a	N0	M0
	T3b	N0	M0
	T4a	N0	M0
	T4b	N0	M0
IV 级	任何 T	N1	M0
	任何 T	N2	M0
	任何 T	N3	M0
	任何 T	任何 N	M1

(资料来源:AJCC Cancer Staging Manual. Sixth ed. New York:Springer-Verlag, 2002)

接受膀胱切除术的男性肌肉浸润性膀胱癌患者中有40%累及前列腺和前列腺尿道部。前列腺累及的患者中约40%为间质浸润,而6%间质浸润患者没有前列腺尿道部累及[40]。有间质浸润的患者即使经过根治性切除,后续远处转移的发生率也很高。淋巴结转移常发生较早,这可能独立于血道转移,因为有人观察到10%~15%有淋巴结转移的患者单用手术可治愈[41,42]。

肿瘤局部范围以及淋巴结转移情况可直接影响患者手术治疗后的生存[40]。淋巴结转移最常见的部位是盆腔淋巴结,累及膀胱周围(16%)、闭孔(74%)、髂外(65%)、骶前(25%)淋巴结。约20%的患者有髂总淋巴结累及,与前面提到的邻近区域淋巴结受累共同存在[40]。常见的远处转移

器官是肝(38%)、肺(36%)、骨(27%)、肾上腺(21%)和肠(13%)[43-45]。骨转移在血吸虫性膀胱癌中更常见[40]。UC引起的骨骼转移病变常表现为成骨性或成骨-溶骨混合性[43]。尽管在尿路上皮癌全身转移的治疗方面有所进展,但只有少数患者可存活5年以上。

7.14.6 浸润性膀胱癌的临床处理

非肌肉浸润性肿瘤常通过TURBT治疗,这种内镜技术可切除肿瘤并保留膀胱功能。依据多种不同的临床和病理因素,可联合辅助膀胱内治疗[46,47]。本章侧重于阐述对肌肉浸润性和转移性膀胱癌的临床治疗(表7-17)。

表7-17　膀胱癌的治疗选择[18,39]

分期	最初治疗选项
Tis	经尿道完整切除术(TUR)联合膀胱内卡介苗(BCG)
Ta(单个低、中级别,非复发)	完整TUR
Ta(大的、多发、高级别或复发性)	完整TUR联合术后膀胱内化疗或免疫治疗
T1	完整TUR联合术后膀胱内化疗或免疫治疗
T2~T4	根治性膀胱切除术
	新辅助化疗,然后根治性膀胱切除术
	根治性膀胱切除术联合术后辅助化疗
	新辅助化疗,然后放疗和化疗
任何T,N⁺,M⁺	全身化疗,然后选择性手术或放疗

可切除的局限性肌肉浸润性UC患者可选用根治性膀胱切除术加尿流改道术或膀胱保留术联合放疗和化疗等方案[47]。膀胱保留方案所致的复发或残留接近50%,但这一比例可以通过谨慎选择患者来降低。接受膀胱切除术的局部肌肉浸润性UC患者生存因应用甲氨蝶呤、长春新碱、多柔比星、顺铂(MVAC)新辅助治疗而有所改善[33,46,48-57]。根治性膀胱切除术在男性患者包括膀胱广泛切除和前列腺切除,在女性则是膀胱、子宫、卵巢和前阴道壁的切除[58],各大临床中心的围手术期死亡率约为1%。pT2期肿瘤患者的5年无瘤生存率约为65%~80%,pT3期肿瘤患者则为37%~61%(表7-16),根据累及的局部淋巴结数量和程度的不同可进一步下降到5%~20%[47]。膀胱切除术后骨盆内复发率为6%~10%,这取决于原发肿瘤的分期及盆腔淋巴结累及的程度[58]。

7.14.7 转移性泌尿系统上皮癌的临床处理

转移性泌尿系统上皮癌(MVAC)治疗的有效率为15%~35%[59],完全缓解率约13%,平均生存时间8~12个月[59]。然而,MVAC疗法的显著毒性作用[30,33,55-57]导致越来越多地使用吉西他滨、顺铂(GC)作为可接受的替代性姑息治疗[59]。长期存活病例仅出现在一些伴有淋巴结转移的局部进展期患者,而不是远处转移的患者[60]。联合紫杉醇、顺铂、吉西他滨与曲妥珠单抗(一种针对HER-2/neu的人化单克隆抗体)疗法的总体有效率一直稳定在70%,中位至复发时间为9.3个月,中位总生存时间为14.1个月[57]。这些临床处理都是基于对进展期UC分子通路的认识[61](图7-25、图7-27)。

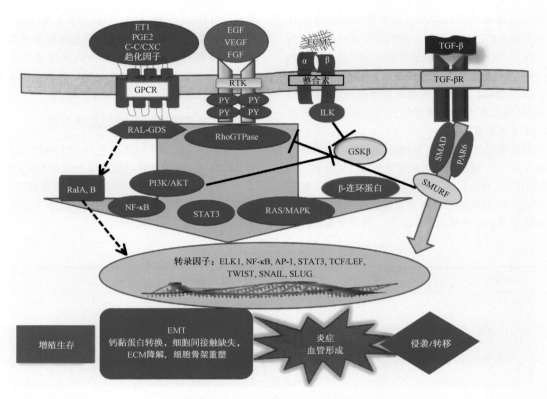

图 7-27（A）　UC 相关的信号通路

注：受体酪氨酸激酶（EGFR、VEGFR、FGFR）含有胞质酪氨酸激酶结构域、跨膜域和胞外结构域，可结合到同源配体，并通过多种途径同时激活下游信号通路，从而导致 Ras/ MAPK、AKT/PI3K 的激活；还可激活多个转录因子，导致细胞增殖/生存、EMT、炎症、血管生成和淋巴管增生。ECM-整合素-ILK、TGF-β 及 GSKβ/β-连环蛋白的相互作用直接影响细胞黏附和（或）细胞骨架的变化，这种作用是通过对 Rho GTP 酶的作用实现的。这些信号通路的作用集合最终导致肿瘤细胞的侵袭和转移。

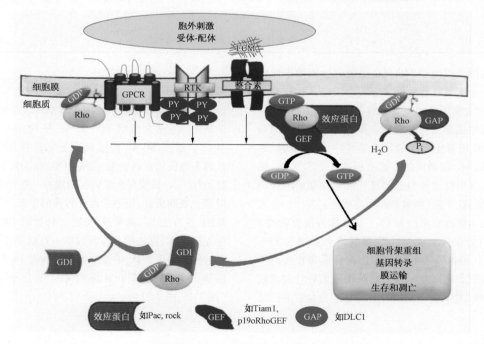

图 7-27（B）　GTP 酶循环的调节

注：GDP 结合失活的 GTP 酶主要在细胞质，这是由于 GDIs 封闭了细胞膜定位所需的 C 末端尾。GDIs 解离后，可发生翻译后修饰，GTP 酶转运到血浆膜，在那里它们可以被来源于表面配体-受体系统的 GEFs 激活，如黏附受体（ECM-整合素）、G 蛋白偶联受体（GPCRs）、受体酪氨酸激酶（RTKs）。一旦被 GEFs 激活，Rho GTP 酶可以结合不同的效应蛋白，GEFs 可介导对这些效应蛋白的选择，导致下游信号通路的激活。GAPs 使 Rho GTP 酶失活并关闭下游信号通路。

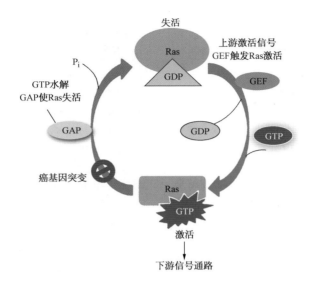

图 7-27（C） Ras 的活化循环调控

注：Ras 是一种单亚基小 GTP 酶，可行使如二进制信号开关状态的功能。在"关闭"状态，它结合到核苷酸 GDP 上，而在"开"状态，Ras 则结合到 GTP 上。Ras 和其他小 G 蛋白的激活和失活都是受活化 GTP 结合和失活 GDP 结合形式互相转换的循环调控。这种转换过程及导致的 Ras 活性变化由 GEFs 和 GAPs 的活性调控。Ras 具有内在 GTP 酶活性，但这个过程对于高效功能来说太慢了，而且被 RasGAP 的绑定所稳定。因此，GAPs 可调节 Ras 的活化，GEFs 促进 Ras 活化。在 GTP 结合构象中，Ras 对很多效应因子都有很高的亲和力，这些因子可以使 Ras 发挥功能，如 PI3K 和 MAPK。通过突变手段，结构性激活的 Ras 可以抑制 GTP 水解，从而使 Ras 锁定在一个永久的"开"状态，已证实在信号转导、增殖和恶性转化中发挥关键作用。

7.14.8 浸润性膀胱癌的分子机制

（1）EGFR

EGFR 在 UC 中表达水平已证实与肿瘤的进展、高病理分级和分期[62,63]以及高复发率[64]呈正相关。肿瘤组织 EGFR 表达增高与患者的生存率呈负相关。然而，如只比较浸润性 UC 患者之间的生存，EGFR 表达高低患者之间并无显著性差异，表明 EGFR 过表达可能与非肌肉浸润性向各种浸润性病的表型转换相关[65]。有趣的是，基因扩增和基因重排似乎不是 UC 中 EGFR 过表达的共同机制[66]。尽管将非肌肉浸润性 UC 的细胞处理后过表达的无论是突变还是正常的 HRAS（RAS：大鼠肉瘤癌基因）、Harvey（HRAS 的原癌基因）、Kirsten（KRAS）或 neuroblastoma（NRAS），它们在 mRNA 和蛋白水平均引起 EGFR 的过表达，这提示 HRAS 在 EGFR 转录调控中具有作用，并且对 EGFR 的信号转导也有影响（图 7-27）[67]。体外研究显示 EGFR 对肿瘤细胞运动和侵袭的多个步骤都有作用，这支持了 EGFR 过表达与肿瘤进展相关的看法，并且这不只是一个偶然现象[67-69]。在染色体 17q11.2-q12 上 ERBB2 基因扩增和蛋白过表达已作为复发进展期 UC 患者的预后指标[70]。重要的是，UC 患者 EGF（即 EGFR 配体）的水平比正常血中的浓度大 10 倍以上，这可能是 EGFR 过表达的后果[13,64]。

（2）VEGF 和 VEGFR

VEGF 家族包括 VEGF-A、VEGF-B、VEGF -C、VEGF-D 和 PlGF。在人类中，VEGF-A 存在 3 个异构体（121-、165-、189-氨基酸），可结合并激活 VEGFR-1 和 VEGFR-2 两种受体酪氨酸激酶，也是一种强力新生血管诱导剂[71]。PlGF 和 VEGF -B 仅结合并激活 VEGFR-1。病理条件下，PlGF 和 VEGF-A 的增高可通过 VEGFR-1 使骨髓来源的单核/巨噬细胞向肿瘤组织或炎性病变处募集，并显著提高病理性血管增生。VEGFR-3 主要在淋巴管内皮细胞中表达，VEGF-C 和-D 对其的阻断作用可调节淋巴管的生成[71]。VEGF-C 或 VEGF-D 高表达可促进肿瘤淋巴管增生，使肿瘤易于向淋巴结转移[71]。

VEGF mRNA 的高水平表达预示低级或中级 T1 期 UC 患者会复发得更早，恶化风险也增加[72]。VEGF-A 免疫染色增加与分期提高相关，血清 VEGF 水平与分期、分级、血管侵袭和原位癌存在呈正相关。VEGF 水平 ≥ 400 pg/ml 可高度预测转移性疾病[73-75]。T24 膀胱肿瘤细胞株同时表达 VEGF-A 各亚型和 VEGFR-2（KDR/Flk-1），并且可自分泌和旁分泌 VEGF 诱导有丝分裂信号环已得到确认[24]。这种有丝分裂相关的 VEGF 途径涉及 PKC、神经鞘氨醇激酶（SPK）、RAS（h-ras 和 n-ras 基因的激活，但没有 K-Ras 基因激活）、丝裂原活化蛋白激酶（ERK1/2）的激活。VEGF 诱导的 Ras 活化是通过 Ras-GAP 活化物介导的，这独立于 RAS-GEF 的相互作用[24,76,77]。

应用组织微列阵芯片（TMA）研究 286 例膀胱全切除的肿瘤块发现，VEGF-D 的过表达与肿瘤分期及区域淋巴结转移呈正相关，而与无瘤生存率呈负相关。VEGFR-3 的过表达特别存在于晚期肿瘤患者亚组，并且与短期无瘤生存率相关。多因素分析显示，VEGF-D 和 VEGFR-3 的表达独立于肿瘤分期和淋巴结转移而成为独立的预后指标[78,79]。将转移的淋巴结与相应的原发肿瘤比较表明,VEGF-D 和 VEGFR-3 在前者有显著高表达[78,79]。因此,VEGF-D 和 VEGFR-3 的表达可能会成为预测肿瘤进展和转移的有力工具,有望成为干预靶点[78,79]。

（3）成纤维细胞生长因子及其受体

酸性 FGF1(aFGF)和碱性 FGF2(bFGF)是与膀胱癌发病机制相关的两种强有力的 FGF 异构体,两者均可紧密结合到细胞外基质(ECM)中的硫酸乙酰肝素,被认为是在肿瘤进展中 ECM 被蛋白酶降解后释放出来的[80,81]。FGF1 和 FGF2 均与 UC 更高侵袭性表型相关,其免疫组化检测结果可能有助于确定肿瘤是否更易侵袭[80,81]。FGF2 先于 VEGF 在原位癌中过表达,VEGF 则是在肌肉浸润性 UC 晚期进展阶段出现上调[80,82-84]。

FGF2 的高分子量(HMW)形式含有核定位信号并被证明参与促进癌转移过程。在致癌物诱导的大鼠膀胱癌细胞株(NBT-Ⅱ)中,HMW-FGF2 过表达的 NBT-Ⅱ克隆表现出致瘤性和肺转移潜能均明显增加,而 LMW(低分子量)-胞质 FGF2 过表达的 NBT-Ⅱ克隆及其母系 NBT-Ⅱ细胞均无肺转移潜能[85]。HMW-FGF2 过表达的 NBT-Ⅱ株未见 FGF2 特异性受体的增加,这表明核型 FGF2 具有新的靶点,这个靶点可诱导肺转移的生长流程[85]。

FGFs 及其同源受体已被证实在上皮间质化的互动过程中发挥作用[86]。此外,通常上皮特异性 FGFRs 的配体定位在间质组分中,而间质特异性 FGFRs 的配体常局限在上皮来源的细胞中。

FGFR2Ⅲb 的 mRNA 分布于除了伞细胞的整个正常尿路上皮,低水平的 FGFR2Ⅲc 可在基质中检测到,而与正常尿路上皮相比,膀胱癌细胞株一般不表达 FGFR2Ⅲc 异构体或少量表达 FGFR2Ⅲb[87]。膀胱癌中,FGFR2Ⅲb 的低水平表达或完全无表达与不良预后相关[88,89]。转入 FGFR2Ⅲb 的人 T24 膀胱癌细胞株,在裸鼠皮下接种后表现出增殖和生长潜能的降低[87]。

（4）转化生长因子-β 家族

TGF-β 蛋白家族包括 TGF-β1 ~ β5、Müllerian 抑制底物、抑制素和激活素[90]。而研究发现 TGF-β 可促进大鼠成纤维细胞的恶性转化[90]。在大多数情况下,它们至少部分通过激活 p27 和 p15 抑制细胞增殖,p27 和 p15 可以通过各种细胞周期蛋白依赖性激酶去抑制视网膜母细胞(Rb)蛋白的磷酸化。TGF-β1 和 TGF-β2 的 mRNA 在惰性上皮肿瘤的表达显著高于侵袭性肿瘤[91]。相反,宫本和他的同事[92]报道称,UC 的 TGF-β1 表达高于正常尿路上皮。TGF-β 具有强血管生成活性,而 TGF-β1 在浸润性和(或)3 级肿瘤患者血清中的浓度显著高于非肌肉浸润性患者[93,94]。此外,TGF-β1 的过表达与血管生成和炎症标记、进展期病理分期和根治性膀胱切除术后 UC 患者病情恶化风险等因素相关[95]。然而,膜结合受体 TGF-βRI 和(或)TGF-βRⅡ 的低表达与膀胱癌的分期、分级、进展和生存情况相关[32,95-97]。这些看似相互矛盾的 TGF-β 及其受体的表达结果可能归因于其不同的细胞来源、差异表达、下游效应因子以及在原发和继发转移部位不同的肿瘤微环境影响下的 TGF-β 功能变化等因素有关。

（5）p53 通路的调控异常

由位于染色体 17p13.1[98]位点的 TP53 基因编码的肿瘤抑制因子 p53 抑制特定细胞周期阶段(G_1 ~ S)的肿瘤进展,这是通过转录激活 p21$^{WAF1/CIP1}$ 来起作用的[99]。绝大多数 UC 患者都表现为一个 17p 等位基因缺失,另一等位基因突变,造成 TP53 基因失活,导致突变型 p53 蛋白核内蓄积[100]。由免疫组化方法(IHC)来检测核 p53 蛋白的过度表达常作为检测 p53 突变的替代性标记。基于这种分析,p53 的过度表达已被认为与进展风险增加,或非肌肉浸润和肌肉浸润性肿瘤死亡率的增加有关,它们独立于肿瘤分期、分级和淋巴结转移情况[46,98,99,101-110]。TP53 基因缺失与分级和分期存在着显著正相关[111-115]。TP53 基因突变形成的是截短蛋白(或无蛋白),两个等位基因的纯合性缺失或两个等位基因启动子因甲基化而导致的基因沉默无法用 p53 蛋白核积累方法检测[116]。

p53 是否可作为针对 UC 进展、复发、死亡率及治疗反应的独立预后指标,这点存在争议,主要因为患者的遗传和表观遗传特点、每个研究的病例数目、分析技术以及统计学方法有所不同。一个有 995 例非肌肉浸润性 UC 病例的研究证实,p53 蛋白的过度表达与疾病更高分级、分期相关[117]。然而,这个指标的预后意义经包括肿瘤大小、分期、分级、数目以及患者的年龄、性别和治疗方法的多因素分析后丢失。在最近的一项研究中[21,118],应用高效电泳技术评估了 TP53 遗传状态对非肌肉浸润性肿瘤复发和进展的影响。与 TP53 野生型肿瘤患者相比,复发和恶化的肿瘤患者 TP53 基因突变的频率更高,TP53 基因突变的肿瘤患者无瘤生存期显著缩短。然而,在复发频率和复发时间方面并无显著性统计学差异。

（6）视网膜母细胞瘤通路的调控异常

肌肉浸润性膀胱癌中已发现存在 13 号染色体长臂缺失的 Rb 基因[119]。肌肉浸润性肿瘤患者中发现 Rb 表达水平异常,且与增殖指数呈正相关,与患者生存呈负相关[105,120,121]。Rb 和 p53 蛋白正常表达的 T1 期患者预后良好,而其中一种或两种蛋白的异常表达均会显著增加肿瘤的进展[122]。因此,核 P53 和 Rb 蛋白的表达状态可以用于对非肌肉浸润性(Ta、T1 和原位癌)膀胱癌患者进行分层[123,124]。对这两种基因蛋白表达正常的患者可以应用较保守的治疗方案,而在一个或两个基因异常的患者可能就需要更加积极的治疗方案。

对多种细胞周期调节蛋白(Rb 蛋白、p53 和 p21$^{WAF1/CIP1}$ 蛋白,有或没有 p16^{INK4a})进行分析来预测 UC 的预后比任何单一指标更准确,并且独立于预后相关的标准临床病理因素[125,126]。除了细胞周期的异常,Rb 的失活还可通过抑制 E-钙黏蛋白的表达促进肿瘤进展[127]。因此,在 UC 患者中,

13q14 杂合性缺失（LOH[81]）和 Rb 蛋白的表达缺失常在高水平分级和分期的肿瘤中检测到[125]，这种缺失可能会进一步促进 E-钙黏蛋白的表达缺失。

（7）Ras 和 Rho 家族 GTP 酶及其调控因子

在人类较大的 Ras 超家族包括 100 多个分子量较小、鸟嘌呤核苷酸结合蛋白相关单体，共有 6 个亚族：Ras、Rho、Arf、Rab、Ran 和 Rad。H-ras 分子可激活其他下游信号通路，这些通路与细胞运动和侵袭的增强相关[128]。Rho 家族的多种不同功能的基础是三磷酸鸟苷（GTP）/二磷酸鸟苷（GDP）循环（图 7-27B，C）。小 G 蛋白在 GTP 结合状态和 GDP 结合状态之间循环。在体内，这个周期被鸟嘌呤核苷酸交换因子（GEFs）严格调控，可刺激 GTP 与 GDP 的交换，并激活 GTP 酶（GAPs），增加 GTP 水解速率[129]。Rho 亚家族已经成为各种信号转导通路的交汇点，这些通路可影响细胞黏附、迁移、细胞周期进程、细胞生存、膜再循环和基因表达。另外，Ras 和 Rho 蛋白之间的相互影响存在于多种生物学过程，包括细胞转化、细胞迁移和 EMT[131,130]。

Ras：20 世纪 80 年代初，编码 p21Ras（一种小 GTP 酶）的 HRAS 基因成为首批在 T24/T24T 尿路上皮细胞系中被发现其突变并被命名为的人类原癌基因[132,133]。然而，其在 UC 的确切作用尚不清楚[134]。在正常尿路上皮，正常的 HRAS 蛋白在分化过程中消失，它在多层移行上皮细胞的基底（祖）细胞中的染色最强，而在表层（分化的）染色较弱[135]。在 UC 中，一些研究表明，HRAS 的变异与低分级的非肌层浸润乳头状 UC[136] 相关。另一些研究表明，这种突变存在于 UC 肿瘤侵袭的多个过程中[67,137]。有报道称 HRAS 密码子 12 的突变发生在约 40% 的膀胱肿瘤中[138,139]，另有报道称 HRAS 蛋白在肿瘤组织中的免疫组化染色与侵袭性之间存在正相关[140]。

这些数据表明，UC 中过度活化的 HRAS 可以被突变激活，也可以通过 HRAS 基因的过表达和（或）上游受体酪氨酸激酶（RTKs）通路的增强来激活[132,133]。HRAS 对 UC 的诱导作用可以进一步通过如下实验证实，即转染 HRAS 基因的 SV40 永生化人上皮细胞可以转变成侵袭性移行细胞癌细胞[141,142]。Ras 可与丝氨酸/苏氨酸激酶 Raf 相互作用，它在含一些增强的生长信号通路的肿瘤细胞中得以激活，这些通路存在于非肌肉浸润性、肌肉浸润性、转移性膀胱癌中，随后便伴有 MAPK 通路的激活[143]。Ras 的激活依赖于另外的一种脂质（法尼基）基团加入到羧基端。因此，法尼基转移酶抑制剂和 MAPK 抑制剂可能是潜在的治疗手段[143]（表 7-17）。

Ral GTP 酶：Ras 样（Ral）胍基核苷酸结合蛋白 RalA 和 RalB 是单体 G 蛋白 Ras 家族的两个成员，拥有 85% 相同氨基酸[144,145]。Ral 蛋白参与内吞作用、胞吐作用、肌动蛋白细胞骨架动力学改变和转录。Ral 参与以上过程一般都是通过 Ral 结合蛋白 1（RalBP1）、Sec5、细丝蛋白、磷脂酶 D1（PLDl）以及其他等效应分子介导的。最近的研究也表明 Ral 蛋白在肿瘤的形成和进展中扮演重要角色[144,145]。具有

Ral 蛋白质生化特异性的 Ral-胍基核苷酸交换因子（Ras-GEF）被确定为致癌基因 Ras 的直接效应因子。在细胞培养模型系统中，功能获得和丧失研究发现 Ral 的激活可视为 Ras 表达的近期后果，这可能有助于促进 Ras 诱导的致癌转化过程[146,147]。利用小 RNA 干扰（siRNA）技术的实验结果显示，RalA 和 RalB 在调控包括膀胱癌细胞系等多种人类肿瘤细胞系非锚定依赖性增殖、存活及迁移过程中发挥作用[146,148,149]。

有报道，Ral 激活作为由 EGF 刺激下人膀胱癌细胞迁移的介导因子[150]。对 Ral GTP 酶激活、突变状态及其在人类膀胱癌和细胞株中表达情况的研究显示，GTP 结合激活的 RalA 和 RalB 存在于膀胱癌来源的细胞株中，并且这种激活状态在含有 G12V HRAS 原癌基因细胞系中表现得更明显[151]。Ral 效应因子（如 RalBP1 和转移相关蛋白 CD24）在膀胱癌中的过度表达[151] 支持 Ral GTP 酶在肿瘤进展中有作用这种观点，并且指出针对它们及其效应因子的干预可能成为合理的治疗手段。

Rho-GTP 酶及其调控：Kamai 等首次报道 Rho ／ ROCK 通路[131,152,153] 与膀胱癌的侵袭和转移显著相关[130]，并指出 RhoA、RhoC 和 ROCK 蛋白在原发瘤和转移淋巴结中的表达显著高于非肿瘤性膀胱和正常淋巴结。这种在肿瘤中的高表达与分化较差、肌肉浸润、淋巴结转移和生存预后不良相关。相反，RhoB 的表达与肿瘤的分级和分期呈负相关。

Rho GDP 解离抑制剂（GDIs）在细胞质中与 Rho 蛋白质结合，增加其水溶性并阻断其激活或发挥功能，这种作用通过抑制结合状态的核苷酸解离及其与 GEFs、GAPs 和效应因子的相互作用来实现。目前已经确定存在 3 种 RhoGDIs，即 GDI1、GDI2、GDI3。RhoGDIl 是基于它抑制 GDP 从 RhoA、CDC42Hs 及 Rac1 上解离被首次发现[129,153]。目前，很少有证据显示 RhoGDIl 或 RhoGDI3 在肿瘤的发生、侵袭、迁移或转移中发挥作用[131,153]。相反，RhoGDI2（也称为 D4-GDI 或 Ly-GDI）在生殖泌尿道上皮细胞中高表达[153]，而最初认为这种与 RhoGDIl 享有 67% 氨基酸共有序列的因子只在造血细胞中才有表达[154]。重要的是，RhoGDI2 的表达降低与人类膀胱癌细胞系侵袭和转移潜能的增加相关[155,156]。表达分析和后续的膀胱癌转移动物模型的机制研究确定 RhoGDI2 为一种转移抑制基因[157]。在人类膀胱肿瘤中，RhoGDI2 表达水平与转移性疾病的发展呈负相关，并且多因素分析认为 RhoGDI2 是膀胱切除术后膀胱癌患者复发的独立预后指标[155]。

（8）钙黏蛋白和链蛋白

E-钙黏蛋白是一种钙依赖细胞黏附分子，可以介导同型细胞的相互作用，这种作用有助于保持上皮的紧密完整性和尿液在正常尿路上皮不渗透[80,158]。在 UC 中，通过遗传或表观遗传机制导致的 E-钙黏蛋白功能缺失已影响到肿瘤的进展和侵袭性表型[80]。E-钙黏蛋白启动子的甲基化及其所致的基因沉默在早期和晚期 UC 中均已有报道，并且这种甲基化的频率与肿瘤的进展和不良预后显著相关[159,160]。

在另一项研究中，E-钙黏蛋白启动子的过甲基化和16q杂合性缺失（LOH）与肿瘤的分级呈显著正相关[161]。免疫组化结果显示，E-钙黏蛋白表达与肿瘤的分级和分期[162,163]、肌肉浸润深度、淋巴结转移[164-167]、肿瘤复发[168]、5年生存率[169]呈负相关。因此，E-钙黏蛋白的表达状态可视为经膀胱切除术治疗患者疾病进展的预测指标[169,170]，既可作为一种独立指标，也可联合其他黏附相关指标[171]。

随着E-钙黏蛋白的表达缺失，正常尿路上皮还表达的N-钙黏蛋白出现在pT1期肿瘤病例中，并且在pT2、pT3期病例中表达增加。无瘤生存期和多因素分析显示，N-钙黏蛋白的表达是由非肌肉浸润向肌肉浸润型UC发展的独立预后指标[172]。N-钙黏蛋白在决定UC细胞的侵袭能力方面具有关键性作用，这种作用是通过激活PI3激酶/Akt信号途径实现的[172,173]。E-钙黏蛋白、β-钙黏蛋白和pl20ctn的异常表达与UC的高分级、晚期及不良生存预后相关[36]。一个或多个上述糖蛋白的膜表达缺失已一致归因于UC的侵袭性表型[36,80]。研究发现，尿和血浆可溶性E-钙黏蛋白（sE-钙黏蛋白）在UC患者的浓度比正常人高，并且在伴有区域或远处淋巴结转移的患者中浓度更高。术前sE-钙黏蛋白与区域淋巴结转移和疾病进展呈独立相关，但与死亡率不相关[32,33]。

在NBT-Ⅱ亚硝胺诱发的大鼠膀胱癌细胞系中研究发现，E-钙黏蛋白的表达减少已成为Snail活化、AKT-介导的核因子κB（NF-κB）活化[174]及NF-κB诱导的Snail表达的后果。NF-κB亚基p65的表达足以诱导EMT[158]，这验证了在EMT过程中这个通路的作用。NF-κB通路活化与多种人类肿瘤的进展和转移均存在相关性。因此，这个连接EMT过程中的AKT、NF-κB、Snail和E-钙黏蛋白通路的转录网络可能成为抗肿瘤转移治疗的潜在干预靶点[158,174]。

最近，已有报道称，Twist作为一种基本的螺旋-环-螺旋转录因子在UC的转移性进展中扮演了重要角色。在226例包括良性、原发癌的膀胱组织及其对应的淋巴结转移病灶的组织芯片研究得出，Twist蛋白在UC样本中的表达显著高于良性组织样本，并且与肿瘤分期、分级呈正相关。另外，Twist在转移灶的表达明显高于其对应的原发灶，更重要的是，Twist与膜E-钙黏蛋白的表达呈负相关[175]。这些研究结果进一步得到一项70例膀胱癌独立研究的支持，其中Twist表达与过往吸烟状况、肿瘤分期和分级呈正相关，而这些均与E-钙黏蛋白表达呈负相关，并且预示着不良的无瘤生存预后[176]。

（9）膀胱癌细胞外基质的转变

多项研究都已报道了UC中基膜（BM）蛋白质和受体的表达。据报道，在侵袭性/转移性膀胱癌中，Sialosyl-Lewis^x（SLe^x）表位的异常糖基化与淋巴结和远处转移及5年生存率降低相关，这种改变可增加肿瘤细胞与内皮性E-选择素的黏附，而没有表达糖化表位的肿瘤却很少发生远处转移[177]。

层粘连蛋白和Ⅳ型胶原蛋白均已作为BM的标记，然而它们的预后价值并没有被普遍接受[80]。在晚期泌尿上皮肿瘤中，Ⅳ型胶原蛋白的缺失与不良生存预后相关，而层粘连蛋白的缺失与转移密切相关[178]。UC中几种BM组分（层粘连蛋白、弹性蛋白酶、纤连蛋白）在组织匀浆中的浓度均显著高于正常尿路上皮。

血清和尿层粘连蛋白的浓度在侵袭性UC中已被证实具有较高的诊断预测价值，这些连同BM层粘连蛋白染色的断裂都表明BM的破坏和缺失[80]。层粘连蛋白5（LN5）可将上皮细胞锚定于下层BM上。对切除的膀胱肿瘤组织和脱落细胞（膀胱冲洗液和尿）样本的研究发现，由于启动子的甲基化，层粘连蛋白5被灭活。甲基化程度和频率均与几个不良预后的参数（肿瘤分期、分级、生长类型、肌肉浸润以及倍增类型）显著相关，并且可协助区分侵袭性和非侵袭性肿瘤[179]。

泌尿系上皮肿瘤中的整合素： 在正常尿路上皮基底层最常表达的整合素是α6β4。有报道称α6β4的表达改变是UC进展过程中的早期事件，在原位癌中由于整合素β4亚基显著减少，导致α6β1异二聚体占据主要地位等已得到证实[180]。一些免疫组化结果显示，α6β4的缺失在侵袭转移表型的获得过程中扮有重要角色[181,182]。相反，αⅤ整合素亚基在UC中显示出一种分级和分期依赖性过度表达，表明其在细胞增殖和迁移过程中的重要性[183]。最近有人提出α5β1整合素（一种纤连蛋白受体）作为卡介苗的起始细胞信号通路及UC的基因疗法[184,185]。

泌尿系上皮癌中的蛋白酶： 有研究显示，MMP-2和MMP-9 mRNA在侵袭性UC比非肌肉浸润性UC的表达水平高，并且与生存率的降低呈正相关[186]，而其在尿中的浓度与肿瘤高分级和分期、组织多肽特异性抗原（TPS）及核基质蛋白-22（NMP-22）等有关[25,187]。MMP-1的水平与疾病进展和生存率下降呈正相关[25,26,31,187-189]。TIMP-1和TIMP-2（MMP-9和MMP-2抑制剂）等的表达减少与肿瘤高分级和分期相关[25,186,187,189-192]。在侵袭性UC中，组织型和尿激酶型纤溶酶原激活剂（tPA和uPA）、尿激酶型纤溶酶原激活剂受体（uPAR）、纤溶酶原激活物抑制物-1（PAI-1）高表达与不良预后相关[193,194]。

透明质酸/透明质酸酶/透明质酸合成酶： 透明质酸（HA）是一种不含硫的糖胺聚糖，它是ECM的重要构成成分[195]。在肿瘤组织中，肿瘤相关基质细胞和肿瘤细胞共同导致HA水平的升高。肿瘤细胞源性透明质酸酶（HAase）尤其是透明质酸酶1（HYAL1）可导致HA的降低[196,197]。在肿瘤异种移植模型中，HA是特异性地定位于肿瘤相关基质，而HYAL1则由肿瘤细胞表达[30]。

肿瘤细胞分泌透明质酸酶已证实可诱导血管生成，这种作用是通过将HA片段转变成血管生成性透明质酸片段来完成。在2级和3级膀胱癌患者尿液中发现存在血管透明质酸片段，说明UC中HA系统处于活化状态[198]。尿液中HA和透明质酸酶水平与组织水平相关，并在UC患者的尿液中升高，它们联合起来可作为准确的诊断标记[28,29,196,197]。HA 的合成发生在细胞膜上,由跨膜 HA 合成酶(HAS1、HAS2 或 HAS3)催化[199-202]。HAS1 在肿瘤组织中的表达可作为 UC 复发和治疗失败的预测指标[37,203,204]。

HA 与受体(如 CD44)相互作用可调节细胞黏附、迁移和增殖。肿瘤细胞产生的细胞外 HA 结合 CD44 并诱导形成脂质相关的信号复合体,这种复合体包含磷酸化 ERBB2(P-ERBB2)、PI3 激酶和 CD44,其中前两个已被证实在 UC 的进展中伴有重要角色。关于 CD44,它是一种参与细胞-细胞和细胞外基质相互作用的跨膜糖蛋白,并在肿瘤转移中发挥重要作用[195]。在 UC 中,标准 CD44 和 CD44v6 变种的逐渐丢失与高的病理分期呈正相关,但其在侵袭性 UC 中作为独立预后指标的价值仍不明晰[80,205-209]。

CD24:是糖基化磷脂酰基肌醇连接的表面蛋白,并且在分析 RalA/B 缺失的膀胱癌细胞系表达谱时发现它是 Ral 通路的下游靶点[151,210]。CD24 在膀胱癌中与其他肿瘤一样均高表达。CD24 在肿瘤细胞株中的功能缺失与细胞增殖能力的降低、非锚定依赖性增长降低、肌动蛋白细胞骨架的变化、凋亡的诱导变化相关[210]。对膀胱癌组织芯片的免疫组化结果分析显示,CD24 的表达与患者无瘤生存期的减少显著性相关[210]。Choi 等[211]使用抗 CD24 单克隆抗体并应用免疫组化方法分析了 56 例 pTa、29 例 pT1、19 例 pT2、31 例 pT3 UC 患者标本 CD24 的表达。在正常尿路上皮,CD24 定位于管腔细胞层的细胞质,且染色强度非常低。CD24 在非侵袭性 UC 中表达上调,并且高水平的表达与肿瘤分级相关。CD24 的表达随着基质/肌肉浸润、分级和分期的增加而上调。

(10) UC 中的内皮素轴

内皮素(ETs)是 3 个含有 21 氨基酸肽段的家族,即 ET-1、ET-2 和 ET-3,它们通过激活 $G\alpha_q$ 及 $G\alpha_s$ 亚型的两种 G 蛋白偶联受体(GPCRs),即 ETA 受体(ETAR)和 ETB 受体(ETBR)来介导其作用。内皮素轴在多种肿瘤和基质细胞的相互作用中具有相似作用,导致自分泌/旁分泌环路的激活,使细胞增殖异常、逃避细胞凋亡、形成新生血管、免疫状态改变、侵袭和转移。

ET 轴在 UC 中的重要性因 RhoGDI2 调节 ET-1 显现出来。UC 细胞株中 RhoGDI2 的表达缺失与 ET-1 的表达上调相关[128]。两个泌尿研究机构在根治性膀胱切除标本中应用反转录聚合酶链反应(RT-PCR)、免疫组化方法、启动子甲基化方法进行了有关 ET-1、ETAR、ETBR 表达情况的独立性研究[212,213]。发现 ET 轴在大多数膀胱癌样本中表现出阳性信号,而正常尿路上皮呈阴性结果。与 ET-1 和 ETAR 相反,ETBR 表达常与良好预后相关[212]。ETBR 在 UC 中表现为甲基化,而正常尿路上皮则不同。甲基化的频率与肿瘤的分级和分期呈正相关,而与肿瘤的侵袭性和疾病的不良预后呈负相关[213]。

(11) 泌尿系统上皮癌进展和转移的其他介导因子

与非浸润性乳头状膀胱癌相比,IL-8 在肌肉浸润性肿瘤和原位癌中表达上调[74,214]。COX-2 在正常膀胱尿路上皮

中不表达[215],但在侵袭性 UC 中存在分子水平上的过表达。COX-2 表达也与疾病侵袭性、血管生成的增加、淋巴结转移、疾病复发及疾病特异性死亡率风险的增加相关[213,215-217]。血小板反应蛋白-1(TSP-1)是 ECM 的一种内源性成分,这种成分通过抑制肿瘤新生血管形成达到肿瘤抑制的功能[75,218]。有关 UC 细胞株的一项研究显示,TSP 可抑制血管生成[75]。UC 组织中 TSP 的免疫组化染色强度与肿瘤分期[75]、平均血管密度[219]、5 年生存率呈负相关,提示 TSP 可以作为预测预后的指标[220]。

7.14.9　膀胱癌的动物模型

(1) 致癌物诱发的膀胱癌

N-丁基-N-(4-羟基丁基)亚硝胺(BBN)[221]是 N-二甲基亚硝胺的下游代谢产物,这种化合物存在烟草烟雾、某些食物及工业品中,它是小鼠和大鼠的致癌物质。BBN 诱导的小鼠肿瘤表现出尿路上皮和鳞状上皮双重特征,往往伴有肌肉浸润和转移,而在大鼠中,BBN 诱导的乳头状瘤几乎完全不发生肌层浸润[222,223]。同样,大部分 BBN 诱导的小鼠肿瘤中包含 p53 基因突变,而大部分的大鼠肿瘤则不包含[221,223]。

与人膀胱癌相似,在两种啮齿类动物模型中的 H-Ras 基因突变都处于低频率[221,223]。与野生型相比,BBN 诱导的癌变更易发生在转入 H-Ras 基因的转基因小鼠和 p53 杂合子小鼠中,其中 50% 肿瘤发生在 p53 杂合子小鼠又丢失了另一野生型等位基因的情况下[115,222,224]。BBN 诱导的肿瘤也出现 EGFR 和 COX-2 的水平升高[223,225],从而使它们成为研究表皮生长因子受体抑制剂和非甾体类抗炎药(NSAIDs)对肿瘤生长和转移影响的有价值的模型系统。小鼠 4 号染色体上的等位基因缺失(对应人类染色体 9p21-22)也很常见,正好对应人类肿瘤发生的 9p21-22 缺失[226]。

比较人类、小鼠、大鼠 UC 相关的基因表达谱[227]发现,许多人类基因与致癌物诱导的啮齿动物肿瘤的差异表达基因同源,这些基因在人类疾病中刚好也存在表达差异,并且优先地与非肌肉浸润性转向肌肉浸润性疾病的过程相关。由此证明啮齿类动物肿瘤的全基因表达谱与人类侵袭性肿瘤全基因表达谱的关联更加紧密。

在烟草烟雾和某些工业品中发现的化合物 4-氨基联苯(4-ABP)也与人类 UC 相关[222-224]。4-ABP 可形成 DNA 加合物并诱导小鼠膀胱肿瘤生成[228]。有报道显示,4-ABP 口饲约 4 周后,出现了明确的时间和剂量依赖性的 DNA 加合物和膀胱肿瘤。但是,因为这种模型的 p53 突变特点与人类肿瘤存在差异,所以这种模型不能完全替代人类疾病[11,229]。

(2) 转基因小鼠模型

转基因/基因敲除小鼠使得模型可以通过传代而复制,这种模型可以用来研究 UC 的发生和肿瘤进展[230]。此外,特定的致癌基因和抑癌基因之间的共同作用可以通过制作双向甚至三相转基因动物模型来研究,这种动物含有两个或两个以上不同的基因异常,并且遗传背景清晰,可避免人

类巨大的遗传背景异质性[231,232]。此外,转基因/基因敲除小鼠已被证实是绝佳的用于评估新的诊断性、预防性及治疗性方案的临床前模型[124,233,234]。

启动某些特定基因在尿路上皮特异性地表达依赖尿路上皮特异性基因启动子 uroplakin(UPK),它在哺乳动物物种中是保守的,并以尿路上皮特异性方式表达[235~246]。UPK Ⅱ启动子已被用来启动尿路上皮特异性、浓度依赖性尿路上皮基因的表达,包括癌基因、突变的肿瘤抑制基因及生长因子受体基因,这些改变涉及膀胱癌变过程中的多个时期中特定基因改变所扮演的体内角色,例如结构性活化及突变 H-Ras 基因的上皮性表达[246~248],p53 和 Rb 通路在尿路上皮的失活。它们是通过 SV40 的大 T 抗原和表皮生长因子受体的过度表达来实现的[249,250]。

(3) 人类肿瘤异种移植模型

人膀胱细胞株在免疫缺陷小鼠上形成的移植瘤有如下优势:可以利用建立好的并有合适特性的人类膀胱癌细胞系,可以进行比致癌物诱发或 UPK Ⅱ 作用的自发成瘤模型更快速、成本更低的实验。原位模型概括了膀胱癌进展的两种主要途径,即非肌肉浸润性和肌肉浸润性,对临床前的治疗研究来说非常有价值。另外,转移模型已发展到对过程的理解,以及可进行治疗性方案的测试。

(4) 原位移植瘤

将人类肿瘤细胞直接注入裸鼠的膀胱内,在对正常膀胱上皮细胞层无任何处理的条件下进行植入。肿瘤负荷可以通过非侵入性成像技术得到量化(增强 MRI、18 F-FDG-PET、各种 CT),或将荧光素酶或绿色荧光蛋白(GFP)转染给肿瘤细胞,然后测量荧光素酶活性或 GFP 荧光而进行活体成像,或通过监测尿中的 GFP 荧光量来估算肿瘤负担[251,252]。这种模型已被更广泛地用于研究通过膀胱内注射病毒基因的新型疗法[124,134,233,234,251~257]。

连续原位接种已用来分离具有侵袭与转移潜能的人类253J TCC 细胞系变种[258]。253J B-V 和 253J 肺-IV 是其中的两个变种,它们可在膀胱中侵袭性生长或转移至肺,在上述方法下被分别分离出来。这种原位接种手段可比异位(皮下)手段更好地重演人类原发肿瘤的侵袭性行为,从而将细胞系从这些原发瘤中分离出来。例如,原位接种 RT4 膀胱癌细胞系可保留它们的非肌肉浸润性特征,而在小鼠接种 EJ 则导致浸润性表型[259,260]。虽然这些行为可反映这些原始的原发瘤特征,细胞株即来源于这些原发瘤,而皮下接种这两种细胞均不表现它们之间的任何差别。

7.14.10　转移的分析

(1) 自发性转移分析

自发转移发生于尿路上皮的"原位"种植的肿瘤细胞中[258],或发生在致癌物诱发的 UC 中,或发生在尿路上皮特异性(UPK Ⅱ 驱动)的带有癌基因的 SV40 大 T 抗原过度表达模型中[246~250]。原位注射移植肿瘤模型可以重演人类肿瘤的生物学行为,包括肿瘤组织学行为、血管形成、基因表达和转移生物学行为[261]。然而,使用这种方法前也应考虑到植入过程中靶组织的机械性破坏,可导致肿瘤细胞进入血液循环,播种到距实验部位较远的地方。移植瘤也可能通过扩散性的因子来抑制继发性肿瘤的生长[262],从而抑制继发性病变的形成,继而掩盖对早期转移阶段的分析[261,262]。此外,种植过程还依赖于培养细胞的一系列体外和体内通道,有了这些通道,转移性变种细胞才能在人工的或异质的环境中选择出来[261]。

不幸的是,除了分析的简便和有效外,大部分自发肿瘤模型(致癌物质诱发或遗传工程模型如 UPK Ⅱ-SV40-T)潜伏期较长,且转移发生率不高[261]。

(2) 实验性转移分析

实验性转移包括将肿瘤细胞直接注射到静脉循环,不需要使细胞自发地脱离原发肿瘤而进入血液循环[263,264]。此方法可研究转移级联终端阶段,使得较短时间内即出现继发灶的细胞克隆增生[263,264]。T24T 细胞株是 T24 细胞株[150,157,266]的高度致瘤性和转移性变种,将其进行反复尾静脉注射[265]可产生转移性更强的细胞株 FL(从肺中来)系列 FL1、FL2、FL3[267]。类似的方法也用来使转染荧光素酶的 UMUC3 细胞(UMUC3-Luc)产生肺转移株 UMUC3-Lul1-3 系列(Theodorescu,未发表数据)。

将基因表达谱与临床数据经基因表达分析联系起来,发现 RhoGDI2 可作为转移抑制因子[266]。RhoGDI2 下游的两种候选基因也是经类似的方法鉴定出来的。这两个基因,即内皮素-1(ET-1)[128]和神经素 U(NMU)[268],可能称为治疗转移性膀胱癌的绝佳靶点。膀胱骨转移的 T24/TSU-Prl 细胞株与两个亚株,即 TSU-Pr1-B1 和 TSU-Pr1-B2,它们都是连续地经心腔注射循环而形成的骨转移株[269]。这种模型使得在不同继发灶转移的分子机制得以渐渐显露,并使第一个模型在 UC 患者中观察到成骨-溶骨性骨表型[270~272]。

7.14.11　总结及展望

转移性 UC 的主要问题是其不良的预后和生存。本章介绍了促进侵袭和转移过程蛋白质分子的认识,这些成果为治疗提供了合理的靶标。对原发瘤、尿液或血清,以及 UC 细胞株的遗传学和表观遗传学的不断研究,将进一步识别有利于预测肿瘤的分级、分期和生存的生物标记。这些生物标记可用于与传统的临床和病理指标一起组成分类图,以进一步提高风险分层及识别高危患者的水平,并确定适当的治疗方案——无论是膀胱内治疗、膀胱切除术后的选择性辅助化疗,还是新辅助化疗。此外,新概念已应用到膀胱癌的遗传和转录数据中,使得个体化预测治疗和药物反应成为现实[273]。这将是革命性的变化,即膀胱癌和其他肿瘤患者都会得到个体化医疗服务和药物治疗。

(张晓飞 译,钦伦秀 审校)

参考文献

[1] Jemal A, et al. Cancer statistics, 2008. CA Cancer J Clin, 2008, 58: 71-96.

[2] McGrath M, et al. Polymorphisms in GSTT1, GSTM1, NAT1 and NAT2 genes and bladder cancer risk in men and women. BMC Cancer, 2006, 6: 239.

[3] Sanderson S, et al. Joint effects of the N-acetyltransferase 1 and 2 (NAT1 and NAT2) genes and smoking on bladder carcinogenesis: a literature-based systematic HuGE review and evidence synthesis. Am J Epidemiol, 2007, 166: 741-751.

[4] Johansson SL, et al. Epidemiology and etiology of bladder cancer. Semin Surg Oncol, 1997, 13(5): 291-298.

[5] Hung RJ, et al. GST, NAT, SULT1A1, CYP1B1 genetic polymorphisms, interactions with environmental exposures and bladder cancer risk in a high-risk population. Int J Cancer, 2004, 110(4): 598-604.

[6] Vineis P, et al. Genetic susceptibility according to three metabolic pathways in cancers of the lung and bladder and in myeloid leukemias in nonsmokers 10. 1093/annonc/mdm 109. Ann Oncol, 2007, 18(7): 1230-1242.

[7] Jhamb M, et al. Urinary tract diseases and bladder cancer risk: a case-control study. Cancer Causes Control, 2007, 18 (8): 839-845.

[8] Vineis P, et al. Current smoking, occupation, N-acetyltransferase-2 and bladder cancer: a pooled analysis of genotype-based studies. Cancer Epidemiol Biomarkers Prev, 2001, 10(12): 1249-1252.

[9] Fanlo A, et al. Urinary mutagenicity, CYP1A2 and NAT2 activity in textile industry workers. J Occup Health, 2004, 46 (6): 440-447.

[10] Vaziri SA, et al. Variation in enzymes of arylamine procarcinogen biotransformation among bladder cancer patients and control subjects. Pharmacogenetics, 2001, 11(1): 7-20.

[11] Poirier MC, et al. Aromatic amine DNA adduct formation in chronically-exposed mice: considerations for human comparison. Mutat Res, 1997, 376(1-2): 177-184.

[12] Dong LM, et al. Genetic susceptibility to cancer: the role of polymorphisms in candidate genes. JAMA, 2008, 299 (20): 2423-2436.

[13] Messing EM, et al. Normal and malignant human urothelium: in vitro effects of epidermal growth factor. Cancer Res, 1987, 47 (9): 2230-2235.

[14] Varkarakis MJ, et al. Superficial bladder tumor. Aspects of clinical progression. J Urol, 1974, 4(4): 414-420.

[15] Messing EM, et al. Hematuria screening for bladder cancer. J Occup Med, 1990, 32(9): 838-845.

[16] Foresman WH, et al. Bladder cancer: natural history, tumor markers, and early detection strategies. Semin Surg Oncol, 1997, 13(5): 299-306.

[17] Messing EM, et al. Home screening for hematuria: results of a multiclinic study. J Urol, 1992, 148(2 Pt 1): 289-292.

[18] Konety BR. Urothelial carcinoma: cancers of the bladder, ureter, and renal pelvis. In: Tanagho EA, McAninch JW, eds. Smith's General Urology. New York: McGraw Hill, 2007: 308-327.

[19] Konety BR. Molecular markers in bladder cancer: a critical appraisal. Urol Oncol, 2006, 24(4): 326-337.

[20] van Rhijn BW, van der Poel HG, van der Kwast TH. Urine markers for bladder cancer surveillance: a systematic review. Eur Urol, 2005, 47(6): 736-748.

[21] Hutterer GC, et al. Urinary cytology and nuclear matrix protein 22 in the detection of bladder cancer recurrence other than transitional cell carcinoma. BJU Int, 2008, 101(5): 561-565.

[22] Raitanen MP. The role of BTA stat test in follow-up of patients with bladder cancer: results from Finn Bladder studies. World J Urol, 2008, 26(1): 45-50.

[23] Nguyen CT, et al. Defining the role of NMP22 in bladder cancer surveillance. World J Urol, 2008, 26(1): 51-58.

[24] Wu W, et al. VEGF receptor expression and signaling in human bladder tumors. Oncogene, 2003, 22(22): 3361-3370.

[25] di Carlo A, et al. Urinary gelatinase activities (matrix metalloproteinases 2 and 9) in human bladder tumors. Oncol Rep, 2006, 15(5): 1321-1326.

[26] Eissa S, et al. Noninvasive diagnosis of bladder cancer by detection of matrix metalloproteinases (MMP-2 and MMP-9) and their inhibitor (TIMP-2) in urine. Eur Urol, 2007, 52 (5): 1388-1396.

[27] Hautmann S, et al. Immunocyt and the HA-HAase urine tests for the detection of bladder cancer: a side-by-side comparison, Eur Urol, 2004, 46(4): 466-471.

[28] Lokeshwar VB, et al. HA-HAase urine test. A sensitive and specific method for detecting bladder cancer and evaluating its grade. Urol Clin North Am, 2000, 27(1): 53-61.

[29] Lokeshwar VB, et al. Urinary bladder tumor markers. Urol Oncol, 2006, 24(6): 528-537.

[30] Lokeshwar VB, et al. HYAL1 hyaluronidase: a molecular determinant of bladder tumor growth and invasion. Cancer Res, 2005, 65(6): 2243-2250.

[31] Monier F, et al. Urinary release of 72 and 92 kDa gelatinases, TIMPs, N-GAL and conventional prognostic factors in urothelial carcinomas. Eur Urol, 2002, 42(4): 356-363.

[32] Matsumoto K, et al. Preoperative plasma soluble E-cadherin predicts metastases to lymph nodes and prognosis in patients undergoing radical cystectomy. J Urol, 2003, 170(6 Pt 1): 2248-2252.

[33] Shariat SF, et al. Urinary levels of soluble E-cadherin in the detection of transitional cell carcinoma of the urinary bladder. Eur Urol, 2005, 48(1): 69-76.

[34] Holyoake A, et al. Development of a multiplex RNA urines test for

the detection and stratification of transitional cell carcinoma of the bladder. Clin Cancer Res, 2008, 14(3): 742-749.

[35] Xie XY, et al. Analysis of hTERT expression in exfoliated cells from patients with bladder transitional cell carcinomas using SYBR green real-time fluorescence quantitative PCR. Ann Clin Biochem, 2007, 44(Pt 6): 523-528.

[36] Clairotte A, et al. Expression of E-cadherin and alpha-, beta-, gamma-catenins in patients with bladder cancer, identification of gamma-catenin as a new prognostic marker of neoplastic progression in T1 superficial urothelial tumors. Am J Clin Pathol, 2006, 125(1): 119-126.

[37] Kuncova J, et al. Expression of CD44v6 correlates with cell proliferation and cellular atypia in urothelial carcinoma cell lines 5637 and HT1197. Folia Biol (Praha), 2005, 51(1): 3-11.

[38] Schrier B, et al. Imaging in the assessment of urinary bladder cancer. In: Lerner S, et al, eds. Textbook of Bladder Cancer. Abingdon: Taylor and Francis, 2006: 191-205.

[39] Badalament R, et al. Imaging for transitional cell carcinomas. In: Vogelzang N, et al, eds. Comprehensive Textbook of Genitourinary Oncology. Baltimore: Williams and Wilkins, 2000: 357.

[40] Messing EM. Urothelial tumors of the bladder, in: Wein A, et al, eds. Campbell-Walsh Urology. Vol 3. Philadelphia: Saunders Elsevier, 2007: 75.

[41] Bochner BH. Intravesical bacillus Calmette-Guerin combined with electromotive mitomycin for high-risk superficial bladder cancer. Nat Clin Pract Oncol, 2006, 3(9): 474-475.

[42] Bochner BH. Gene therapy in bladder cancer. Curr Opin Urol, 2008, 18(5): 519-523.

[43] Goldman SM, et al. Metastatic transitional cell carcinoma from the bladder: radiographic manifestions. Am J Roentgenol, 1979, 132(3): 419-425.

[44] Babaian RJ, et al. Metastases from transitional cell carcinoma of urinary bladder. Urology, 1980, 16(2): 142-144.

[45] Sengelov L, et al. Pattern of metastases in relation to characteristics of primary tumor and treatment in patients with disseminated urothelial carcinoma. J Urol, 1996, 155(1): 111-114.

[46] Moonen PM, et al. Risk stratification of Ta, Tis, T1 cancer. In: Lerner S, et al, eds. Textbook of Bladder Cancer. Oxford: Taylor and Francis, 2006: 281-286.

[47] Herr HW. Surgical factors in the treatment of superficial and invasive bladder cancer. Urol Clin North Am, 2005, 32(2): 157-164.

[48] Grossman HB. Immunotherapy for bladder cancer. Is the black box becoming grayer? J Urol, 2003, 169(5): 1709.

[49] Grossman HB, Dinney CP. If cystectomy is insufficient, what is an urologist to do? Urol Oncol, 2003, 21(6): 475-478.

[50] Grossman HB, et al. Neoadjuvant chemotherapy plus cystectomy compared with cystectomy alone for locally advanced bladder cancer. N Engl J Med, 2003, 349(9): 859-866.

[51] Black PC, et al. Neoadjuvant chemotherapy for bladder cancer. World J Urol, 2006, 24(5): 531-542.

[52] Sawhney R, et al. Neoadjuvant chemotherapy for muscle-invasive bladder cancer: a look ahead. Ann Oncol, 2006, 17(9): 1360-1369.

[53] McLaren DB. Neoadjuvant chemotherapy in transitional-cell carcinoma of the bladder. Clin Oncol, 2005, 7(7): 503-507.

[54] Walz J, et al. Adjuvant chemotherapy for bladder cancer does not alter cancer-specific survival after cystectomy in a matched case-control study. BJU Int, 2008, 101(11): 1356-1361.

[55] Muramaki M, et al. Prognostic significance of adjuvant cisplatin-based combination chemotherapy following radical cystectomy in patients with invasive bladder cancer. Int J Urol, 2008, 15(4): 314-318.

[56] Lokeshwar VB, et al. Urinary uronate and sulfated glycosaminoglycan levels: markers for interstitial cystitis severity. J Urol, 2005, 174(1): 344-349.

[57] Ok JH, et al. Is the use of anything but MVAC justified in the evidence-based medicine era? Curt Opin Urol, 2005, 15(5): 312-314.

[58] Stein JP, et al. Radical cystectomy in the treatment of invasive bladder cancer: long-term results in 1,054 patients. J Clin Oncol, 2001, 19(3): 666-675.

[59] von der Maase H, et al. Long-term survival results of a randomized trial comparing gemcitabine plus cis-platin, with methotrexate, vinblastine, doxorubicin, plus cisplatin in patients with bladder cancer. J Clin Oncol, 2005, 23(21): 4602-4608.

[60] Lehmann J, et al. Gemcitabine/cisplatin vs MVAC, 5 year survival outcome of the phase Ⅲ study of chemotherapy of advanced urothelial carcinoma in Germany. Urologe A, 2003, 42(8): 1074-1086.

[61] Kim WJ, et al. Molecular biomarkers in urothelial bladder cancer. Cancer Sci, 2008, 99(4): 646-652.

[62] Lipponen P, et al. Expression of epidermal growth factor receptor in bladder cancer as related to established prognostic factors, oncoprotein (c-erbB-2, p53) expression and long-term prognosis. Br J Cancer, 1994, 69(6): 1120-1125.

[63] Gorgoulis VG, et al. Molecular and immunohisto-chemical evaluation of epidermal growth factor receptor and c-erb-B-2 gene product in transitional cell carcinomas of the urinary bladder: a study in Greek patients. Mod Pathcl, 1995, 8(7): 758-764.

[64] Chow NH, et al. Significance of urinary epidermal growth factor and its receptor expression in human bladder cancer. Anticancer Res, 1997, 17(2B): 1293-1296.

[65] Nguyen PL, et al. Expression of epidermal growth factor receptor in invasive transitional cell carcinoma of the urinary bladder. A multivariate survival analysis. Am J Clin Pathol, 1994, 101(2): 166-176.

[66] Sauter G, et al. Epidermal-growth-factor-receptor expression is associated with rapid tumor proliferation in bladder cancer. Int J Cancer, 1994, 57(4): 508-514.

［67］ Theodorescu D, et al. H-ras induction of the invasive phenotype results in up-regulation of epidermal growth factor receptors and altered responsiveness to epidermal growth factor in human papillary transitional cell carcinoma cells. Cancer Res, 1991, 51 (16): 4486-4491.

［68］ Theodorescu D, et al. Inhibition of human bladder cancer cell motility by genistein is dependent on epidermal growth factor receptor but not p21ras gene expression. Int J Cancer, 1998, 78 (6): 775-782.

［69］ Theodorescu D, Laderoute KR, Guiding KM. Epidermal growth factor receptor-regulated human bladder cancer motility is in part a phosphatidylinositol 3-kinase-mediated process. Cell Growth Differ, 1998, 9(11): 919-928.

［70］ Ravery V, et al. Evaluation of epidermal growth factor receptor, transforming growth factor alpha, epidermal growth factor and c-erbB-2 in the progression of invasive bladder cancer. Urol Res, 1997, 25(1): 9-17.

［71］ Shibuya M. Vascular endothelial growth factor dependent and independent regulation of angiogenesis. BMB Rep, 2008, 41(4): 278-286.

［72］ Crew JP, et al. Vascular endothelial growth factor is a predictor of relapse and stage progression in superficial bladder cancer. Cancer Res, 1997, 57(23): 5281-5285.

［73］ Bouck N, et al. Anti-cancer dividends from captopril and other inhibitors of angiogenesis. J Nephrol, 1998, 11(1): 3-4.

［74］ Campbell CL, et al. Expression of multiple angiogenic cytokines in cultured normal human prostate epithelial cells: predominance of vascular endothelial growth factor. Int J Cancer, 1999, 80(6): 868-874.

［75］ Campbell SC, et al. Molecular mediators of angiogenesis in bladder cancer. Cancer Res, 1998, 58(6): 1298-1304.

［76］ Shu X, et al. Sphingosine kinase mediates vascular endothelial growth factor-induced activation of ras and mitogen-activated protein kinases. Mol Cell Biol, 2002, 22(22): 7758-7768.

［77］ Wu XX, et al. Telomerase activity in urine after transurethral resection is not a predictive marker for recurrence of superficial bladder cancer. Int J Urol, 2003, 10(2): 117-118.

［78］ Herrmann E, et al. VEGF-C, VEGF-D and Flt-4 in transitional bladder cancer: relationships to clinicopathological parameters and long-term survival. Anticancer Res, 2007, 27(5A): 3127-3133.

［79］ Herrmann E, et al. New markers for pharmacological targeting in bladder cancer with lymph node metastasis. Aktuelle Urol, 2007, 38(5): 392-397.

［80］ Gontero P, et al. Metastasis markers in bladder cancer: a review of the literature and clinical considerations. Eur Urol, 2004, 46(3): 296-311.

［81］ Knowles MA. Molecular subtypes of bladder cancer: Jekyll and Hyde or chalk and cheese? Carcinogenesis, 2006, 27 (3): 361-373.

［82］ Miyake H, et al. Expression of basic fibroblast growth factor is associated with resistance to cisplatin in a human bladder cancer cell line. Cancer Lett, 1998, 123(2): 121-126.

［83］ Miyake H, et al. Basic fibroblast growth factor regulates matrix metalloproteinases production and in vitro invasiveness in human bladder cancer cell lines. J Urol, 1997, 157(6): 2351-2355.

［84］ Munro NP, et al. Fibroblast growth factors and their receptors in transitional cell carcinoma. J Urol, 2003, 169(2): 675-682.

［85］ Thomas-Mudge RJ, et al. Nuclear FGF-2 facilitates cell survival in vitro and during establishment of metastases. Oncogene, 2004, 23 (27): 4771-4779.

［86］ Ornitz DM, et al. Fibroblast growth factors. Genome Biol, 2001, 2(3): 1-12.

［87］ Ricol D, et al. Tumour suppressive properties of fibroblast growth factor receptor 2-Ⅲb in human bladder cancer. Oncogene, 1999, 18(51): 7234-7243.

［88］ Bernard-Pierrot I, et al. Inhibition of human bladder tumour cell growth by fibroblast growth factor receptor 2b is independent of its kinase activity. Involvement of the carboxy-terminal region of the receptor. Oncogene, 2004, 23(57): 9201-9211.

［89］ Bernard-Pierrot I, et al. Oncogenic properties of the mutated forms of fibroblast growth factor receptor 3b. Carcinogenesis, 2006, 27 (4): 740-747.

［90］ Sporn MB, Roberts AB. Transforming growth factor-beta. Multiple actions and potential clinical applications. JAMA, 1989, 262 (7): 938-941.

［91］ Coombs LM, et al. Reduced expression of TGF beta is associated with advanced disease in transitional cell carcinoma. Br J Cancer, 1993, 67(3): 578-584.

［92］ Miyamoto H, et al. Expression of transforming growth factor-beta 1 in human bladder cancer. Cancer, 1995, 75(10): 2565-2570.

［93］ Eder IE, et al. Expression of transforming growth factors beta-L, beta 2 and beta 3 in human bladder carcinomas. Br J Cancer, 1997, 75(12): 1753-1760.

［94］ Eder IE, et al. Transforming growth factors-beta 1 and beta 2 in serum and urine from patients with bladder carcinoma. J Urol, 1996, 156(3): 953-957.

［95］ Kim JH, et al. Predictive value of expression of transforming growth factor-beta 1 and its receptors in transitional cell carcinoma of the urinary bladder. Cancer, 2001, 92(6): 1475-1483.

［96］ Shariat SF, et al. The addition of urinary urokinasetype plasminogen activator to urinary nuclear matrix protein 22 and cytology improves the detection of bladder cancer. J Urol, 2003, 170(6 Pt 1): 2244-2247.

［97］ Shariat SF, et al. Correlation of cyclooxygenase-2 expression with molecular markers, pathological features and clinical outcome of transitional cell carcinoma of the bladder. J Urol, 2003, 170(3): 985-989.

［98］ Mitra AP, et al. Molecular pathways in invasive bladder cancer: new insights into mechanisms, progression, and target identification. J Clin Oncol, 2006, 24(35): 5552-5564.

［99］ Mitra AP, et al. p53 and retinoblastoma pathways in bladder cancer. World J Urol, 2007, 25(6): 563-571.

[100] Iggo R, et al. Increased expression of mutant forms of p53 oncogene in primary lung cancer. Lancet, 1990, 335(8691): 675-679.

[101] Esrig D, et al. p53 nuclear protein accumulation correlates with mutations in the p53 gene, tumor grade, and stage in bladder cancer. Am J Pathol, 1993, 143(5): 1389-1397.

[102] Spruck CH 3rd, et al. Two molecular pathways to transitional cell carcinoma of the bladder. Cancer Res, 1994, 54(3): 784-788.

[103] Esrig D, et al. Accumulation of nuclear p53 and tumor progression in bladder cancer. N Engl J Med, 1994, 331(19): 1259-1264.

[104] Stavropoulos NE, et al. CD44 standard form expression as a predictor of progression in high-risk superficial bladder tumors. Int Urol Nephrol, 2001, 33(3): 479-483.

[105] Ioachim E, et al. Immunohistochemical expression of retinoblastoma gene product (Rb), p53 protein, MDM2, c-erbB-2, HLA-DR and proliferation indices in human urinary bladder carcinoma. Histol Histopathol, 2000, 15(3): 721-727.

[106] Lianes P, et al. Altered patterns of MDM2 and TP53 expression in human bladder cancer. J Natl Cancer Inst, 1994, 86(17): 1325-1330.

[107] Sarkis AS, et al. Nuclear overexpression of p53 protein in transitional cell bladder carcinoma: a marker for disease progression. J Natl Cancer Inst, 1993, 85(1): 53-59.

[108] Sarkis AS, et al. Prognostic value of p53 nuclear overexpression in patients with invasive bladder cancer treated with neoadjuvant MVAC. J Clin Oncal, 1995, 13(6): 1384-1390.

[109] Stavropoulos NE, et al. Prognostic significance of p53, bcl-2 and Ki-67 in high-risk superficial bladder cancer. Anticancer Res, 2002, 22(6B): 3759-3764.

[110] Peyromaure M, et al. Prognostic value of p53 overexpression in bladder tumors treated with Bacillus Calmette-Guerin. Expert Rev Anticancer Ther, 2002, 2(6): 667-670.

[111] Fujimoto K, et al. Frequent association of p53 gene mutation in invasive bladder cancer. Cancer Res, 1992, 52(6): 1393-1398.

[112] Soini Y, et al. p53 immunohistochemistry in transitional cell carcinoma and dysplasia of the urinary bladder correlates with disease progression. Br J Cancer, 1993, 68(5): 1029-1035.

[113] Moch H, et al. p53 and erbB-2 protein overexpression are associated with early invasion and metastasis in bladder cancer. Virchows Arch A Pathol Anat Histopathol, 1993, 423(5): 329-334.

[114] Matsuyama H, et al. p53 deletion as a genetic marker in urothelial tumor by fluorescence in situ hybridization. Cancer Res, 1994, 54(23): 6057-6060.

[115] Yamamoto S, et al. Frequent mutations of the p53 gene and infrequent H-and K-ras mutations in urinary bladder carcinomas of NON/Shi mice treated with N-butyl-N-(4-hydroxybutyl) nitrosamine. Carcinogenesis, 1995, 16(10): 2363-2368.

[116] Thomas CY, et al. Molecular markers of prognosis and novel therapeutic strategies for urothelial cell carcinomas. World J Urol, 2006, 24(5): 565-578.

[117] Malats N, et al. p53 as a prognostic marker for bladder cancer: a meta-analysis and review. Lancet Oneol, 2005, 6(9): 678-686.

[118] Ecke TH, et al. TP53 gene mutations as an independent marker for urinary bladder cancer progression. Int J Mol Med, 2008, 21(5): 655-661.

[119] Cairns P, et al. Loss of heterozygosity at the RB locus is frequent and correlates with muscle invasion in bladder carcinoma. Oncogene, 1991, 6(12): 2305-2309.

[120] Cordon-Cardo C, et al. Genetic studies and molecular markers of bladder cancer. Semin Surg Oneal, 1997, 13(5): 319-327.

[121] Cordon-Cardo C, et al. Altered expression of the retinoblastoma gene product: prognostic indicator in bladder cancer. J Natl Cancer Inst, 1992, 84(16): 1251-1256.

[122] Grossman HB, et al. p53 and RB expression predict progression in Tl bladder cancer. Clin Cancer Res, 1998, 4(4): 829-834.

[123] Cordon-Cardo C. p53 and RB: simple interesting correlates or tumor markers of critical predictive nature? J Clin Oncol, 2004, 22(6): 975-977.

[124] Kikuchi E, et al. Inhibition of orthotopic human bladder tumor growth by lentiviral gene transfer of endo-statin. Clin Cancer Res, 2004, 10(5): 1835-1842.

[125] Shariat SF, et al. p53, p21, pRB, and p16 expression predict clinical outcome in cystectomy with bladder cancer. J Clin Oncol, 2004, 22(6): 1014-1024.

[126] Shariat SF, et al. Predictive value of cell cycle biomarkers in nonmuscle invasive bladder transitional cell carcinoma. J Urol, 2007, 177(2): 481-487.

[127] Arima Y, et al. Rb depletion results in deregulation of E-cadherin and induction of cellular phenotypic changes that are characteristic of the epithelial-to-mesenchymal transition. Cancer Res, 2008, 68(13): 5104-5112.

[128] Titus B, et al. Endothelin axis is a target of the lung metastasis suppressor gene RhoGDI2. Cancer Res, 2005, 65(16): 7320-7327.

[129] Nitz MD, et al. Invasion and metastasis models for studying RhoGDI2 in bladder cancer. Methods Enzymol, 2008, 439: 219-233.

[130] Kamai T, et al. Significant association of Rho/Rock pathway with invasion and metastasis of bladder cancer. Clin Cancer Res, 2003, 9(7): 2632-2641.

[131] Ellenbroek SI, et al. Rho GTPases: functions and association with cancer. Clin Exp Metastasis, 2007, 24(8): 657-672.

[132] Taparowsky E, et al. Activation of the T24 bladder carcinoma transforming gene is linked to a single amino acid change. Nature, 1982, 300(5894): 762-765.

[133] Parada LF, et al. Human EJ bladder carcinoma oncogene is homologue of Harvey sarcoma virus ras gene. Nature, 1982, 297(5866): 474-478.

[134] Kawano H, et al. New potential therapy for orthotopic bladder

carcinoma by combining HVJ envelope with doxorubicin. Cancer Chemother Pharmacal, 2008, 61(6): 973-978.

[135] Theodorescu D. Molecular pathogenesis of urothelial bladder cancer. Histol Histopathol, 2003, 18(1): 259-274.

[136] Fitzgerald JM, et al. Identification of H-ras mutations in urine sediments complements cytology in the detection of bladder tumors. J Natl Cancer Inst, 1995, 87(2): 129-133.

[137] Theodorescu D, et al. Overexpression of normal and mutated forms of HRAS induces orthotopic bladder invasion in a human transitional cell carcinoma. Proc Natl Acad Sci USA, 1990, 87(22): 9047-9051.

[138] Czerniak B, et al. Concurrent mutations of coding and regulatory sequences of the Ha-ras gene in urinary bladder carcinomas. Hum Pathal, 1992, 23(11): 1199-1204.

[139] Czerniak B, et al. Ha-ras gene codon 12 mutation and DNA ploidy in urinary bladder carcinoma. Br J Cancer, 1990, 62(5): 762-763.

[140] Fontana D, et al. Evaluation of c-ras oncogene product (p21) in superficial bladder cancer. Eur Urol, 1996, 29(4): 470-476.

[141] Christian BJ, et al. EJ/ras neoplastic transformation of simian virus 40-immortalized human uroepithelial cells: a rare event. Cancer Res, 1990, 50(15): 4779-4786.

[142] Pratt CI, et al. Neoplastic progression by EJ/ras at different steps of transformation in vitro of human uroepithelial cells. Cancer Res, 1992, 52(3): 688-695.

[143] Wallerand H, et al. Molecular targeting in the treatment of either advanced or metastatic bladder cancer or both according to the signalling pathways. Curr Opin Urol, 2008, 18(5): 524-532.

[144] Bos JL. Ras-like GTPases. Biochim Biophys Acta, 1997, 1333(2): MI9-31.

[145] Feig LA. Ral-GTPases: approaching their 15 minutes of fame. Trends Cell Bioi, 2003, 13(8): 419-425.

[146] Bodemann BO, et al. Ral GTPases and cancer: linchpin support of the tumorigenic platform. Nat Rev Cancer, 2008, 8(2): 133-140.

[147] Hamad NM, et al. Distinct requirements for Ras oncogenesis in human versus mouse cells. Genes Dev, 2002, 16(16): 2045-2057.

[148] Chien Y, et al. RAL GTPases are linchpin modulators of human tumour-cell proliferation and survival. EMBO Rep, 2003, 4(8): 800-806.

[149] Oxford G, et al. RalA and RalB: antagonistic relatives in cancer cell migration. Cancer Res, 2005, 65(16): 7111-7120.

[150] Gildea JJ, et al. The role of RalA in epidermal growth factor receptor-regulated cell motility. Cancer Res, 2002, 62(4): 982-985.

[151] Smith SC, et al. Expression of Ral GTPases, their effectors, and activators in human bladder cancer. Clin Cancer Res, 2007, 13(13): 3803-3813.

[152] Oxford G, et al. The role of Ras superfamily proteins in bladder cancer progression. J Urol, 2003, 170(5): 1987-1993.

[153] Theodorescu D. Molecular biology of invasive and metastatic urothelial cancer. In: Lerner S, Schoenberg M, Sternberg C, eds. Textbook of Bladder Cancer. Oxford: Taylor and Francis, 2006: 147-156.

[154] Scherle P, et al. Ly-GDI, a GDP-dissociation inhibitor of the RhoA GTP-binding protein, is expressed preferentially in lymphocytes. Proc Natl Acad Sci USA, 1993, 90(16): 7568-7572.

[155] Theodorescu D, et al. Reduced expression of metastasis suppressor RhoGDI2 is associated with decreased survival for patients with bladder cancer. Clin Cancer Res, 2004, 10(11): 3800-3806.

[156] Seraj MJ, et al. The relationship of BRMS1 and RhoGDI2 gene expression to metastatic potential in lineage related human bladder cancer cell lines. Clin Exp Metastasis, 2000, 18(6): 519-525.

[157] Gildea JJ, et al. RhoGDI2 is an invasion and metastasis suppressor gene in human cancer. Cancer Res, 2002, 62(22): 6418-6423.

[158] Thiery JP. Epithelial-mesenchymal transitions in tumour progression. Nat Rev Cancer, 2002, 2(6): 442-454.

[159] Bornman DM, et al. Methylation of the E-cadherin gene in bladder neoplasia and in normal urothelial epithe-lium from elderly individuals. Am J Pathol, 2001, 159(3): 831-835.

[160] Dhawan D, et al. Evidence for the early onset of aberrant promoter methylation in urothelial carcinoma. J Pathol, 2006, 209(3): 336-343.

[161] Horikawa Y, et al. Hypermethylation of an E-cadherin (CDH1) promoter region in high-grade transitional cell carcinoma of the bladder comprising carcinoma in situ. J Urol, 2003, 169(4): 1541-1545.

[162] Syrigos KN, et al. E-cadherin expression in bladder cancer using formalin-fixed, paraffin-embedded tissues: correlation with histopathological grade, tumour stage and survival. Int J Cancer, 1995, 64(6): 367-370.

[163] Imao T, et al. Dominant role of E-cadherin in the progression of bladder cancer. J Urol, 1999, 161(2): 692-698.

[164] Sanchez-Carbayo M, et al. Molecular profiling of bladder cancer using cDNA microarrays: defining histogenesis and biological phenotypes. Cancer Res, 2002, 62(23): 6973-6980.

[165] Sun W, et al. E-cadherin expression in urothelial carcinoma in situ, superficial papillary transitional cell carcinoma, and invasive transitional cell carcinoma. Hum Pathol, 2002, 33(10): 996-1000.

[166] Nakopoulou L, et al. Prognostic value of E-cadherin, beta-catenin, P120ctn in patients with transitional cell bladder cancer. Anticancer Res, 2000, 20(6B): 4571-4578.

[167] Sun W, et al. E-cadherin expression in invasive urothelial carcinoma. Ann Diagn Pathol, 2004, 8(1): 17-22.

[168] Mahnken A, et al. E-cadherin immunoreactivity correlates with recurrence and progression of minimally invasive transitional cell carcinomas of the urinary bladder. Oneal Rep, 2005, 14(4):

1065-1070.

[169] Shariat SF, et al. E-cadherin expression predicts clinical outcome in carcinoma in situ of the urinary bladder. Urology, 2001, 57 (1): 60-65.

[170] Byrne RR, et al. E-cadherin immunostaining of bladder transitional cell carcinoma, carcinoma in situ and lymph node metastases with long-term follow up. J Urol, 2001, 165(5): 1473-1479.

[171] Rao J, et al. Tissue microarray analysis of cytoskeletal actin-associated biomarkers gelsolin and E-cadherin in urothelial carcinoma. Cancer, 2002, 95(6): 1247-1257.

[172] Rieger-Christ KM, et al. Novel expression of N-cadherin elicits in vitro bladder cell invasion via the Akt signaling pathway. Oncogene, 2004, 23(27): 4745-4753.

[173] Lascombe I, et al. N-cadherin as a novel prognostic marker of progression in superficial urothelial tumors. Clin Cancer Res, 2006, 12(9): 2780-2787.

[174] Julien S, et al. Activation of NF-kappaB by Akt upregulates Snail expression and induces epithelium mesenchyme transition. Oncogene, 2007, 26(53): 7445-7456.

[175] Zhang Z, et al. Significance of TWIST expression and its association with E-cadherin in bladder cancer. Hum Pathol, 2007, 38(4): 598-606.

[176] Fondrevelle ME, et al. The expression of Twist has an impact on survival in human bladder cancer and is influenced by the smoking status. Ural Oncal, 2009, 27(3):268-276.

[177] Numahata K, et al. Sialosyl-Le(x) expression defines invasive and metastatic properties of bladder carcinoma. Cancer, 2002, 94(3): 673-685.

[178] Al-Sukhun S, et al. Molecular biology of transitional cell carcinoma. Crit Rev Oncal Hematol, 2003, 47(2): 181-193.

[179] Sathyanarayana UG, et al. Molecular detection of non-invasive and invasive bladder tumor tissues and exfoliated cells by aberrant promoter methylation of laminin-5 encoding genes. Cancer Res, 2004, 64(4): 1425-1430.

[180] Harabayashi T, et al. Reduction of integrin beta4 and enhanced migration on laminin in association with intraepithelial spreading of urinary bladder carcinomas. J Urol, 1999, 161 (4): 1364-1371.

[181] Grossman HB, et al. Expression of the alpha6beta4 integrin provides prognostic information in bladder cancer. Oncal Rep, 2000, 7(1): 13-16.

[182] Liebert M, et al. Urothelial differentiation and bladder cancer. Adv Exp Med Bioi, 1999, 462: 437-448.

[183] Kausch I, et al. Molecular aspects of bladder cancer III. Prognostic markers of bladder cancer. Br J Urol, 2002, 41(1): 15-29.

[184] Kausch I, et al. Immune gene therapy in urology. Curr Urol Rep, 2002, 3(1): 82-89.

[185] Chen F, et al. Bacillus Calmette-Guerin initiates intracellular signaling in a transitional carcinoma cell line by cross-linking

alpha5 beta1 integrin. J Urol, 2003, 170(2 Pt 1): 605-610.

[186] Kanayama H. Matrix metalloproteinases and bladder cancer. J Med Invest, 2001, 48(1-2): 31-43.

[187] Papathoma AS, et al. Prognostic significance of matrix metalloproteinases 2 and 9 in bladder cancer. Anticancer Res, 2000, 20(3B): 2009-2013.

[188] Monier F, et al. Gelatinase isoforms in urine from bladder cancer patients. Clin Chim Acta, 2000, 299(1-2): 11-23.

[189] Grignon DJ, et al. High levels of tissue inhibitor of metalloproteinase-2 (TIMP-2) expression are associated with poor outcome in invasive bladder cancer. Cancer Res, 1996, 56(7): 1654-1659.

[190] Wallard MJ, et al. Comprehensive profiling and localisation of the matrix metalloproteinases in urothelial carcinoma. Br J Cancer, 2006, 94(4): 569-577.

[191] Gakiopoulou H, et al. Tissue inhibitor of metalloproteinase-2 as a multifunctional molecule of which the expression is associated with adverse prognosis of patients with urothelial bladder carcinomas. Clin Cancer Res, 2003, 9(15): 5573-5581.

[192] Furukawa A, et al. Role of the matrix metalloproteinase and tissue inhibitors of metalloproteinase families in noninvasive and invasive tumors transplanted in mice with severe combined immunodeficiency. Urology, 1998, 51(5): 849-853.

[193] Seddigh M, et al. Expression of UPA and UPAR is associated with the clinical course of urinary bladder neoplasms. Int J Cancer, 2002, 99(5): 721-726.

[194] Span PN, et al. Components of the plasminogen activator system and their complexes in renal cell and bladder cancer: comparison between normal and matched cancerous tissues. BJU Int, 2008, 102(2): 177-182.

[195] Naor D, et al. CD44: structure, function, and association with the malignant process. Adv Cancer Res, 1997, 71: 241-319.

[196] Lokeshwar VB, et al. Urinary hyaluronic acid and hyaluronidase: markers for bladder cancer detection and evaluation of grade. J Urol, 2000, 163(1): 348-356.

[197] Lokeshwar VB, et al. Differences in hyaluronic acid-mediated functions and signaling in arterial, microvessel, and vein-derived human endothelial cells. J Biol Chem, 2000, 275 (36): 27641-27649.

[198] Lokeshwar VB, et al. Tumor-associated hyaluronic acid: a new sensitive and specific urine marker for bladder cancer. Cancer Res, 1997, 57(4): 773-777.

[199] Hautmann SH, et al. Hyaluronic acid and hyaluronidase 2 new bladder carcinoma markers. Urology, 2001, 40(2): 121-126.

[200] Hautmann SH, et al. Elevated tissue expression of hyaluronic acid and hyaluronidase, validates the HA-HAase urine test for bladder cancer. J Urol, 2001, 165(6 Pt 1): 2068-2074.

[201] Lokeshwar VB, et al. Regulation of hyaluronidase activity by alternative mRNA splicing. J Biol Chem, 2002, 277 (37): 33654-33663.

[202] Golshani R, et al. Hyaluronic acid synthase-1 expression

regulates bladder cancer growth, invasion, and angiogenesis through CD44. Cancer Res, 2008, 68(2): 483-491.

[203] Kuncova J, et al. Expression of CD44s and CD44v6 in transitional cell carcinomas of the urinary bladder: comparison with tumour grade, proliferative activity and p53 immunoreactivity of tumour cells. APMIS, 2007, 115(11): 1194-1205.

[204] Muramaki M, et al. Overexpression of CD44V8-10 in human bladder cancer cells decreases their interaction with hyaluronic acid and potentiates their malignant progression. J Urol, 2004, 171(1): 426-430.

[205] Sugino T, et al. Progressive loss of CD44 gene expression in invasive bladder cancer. Am J Pathol, 1996, 149(3): 873-882.

[206] Garcia del Muro X, et al. Prognostic value of the expression of E-cadherin and beta-catenin in bladder cancer. Eur J Cancer, 2000, 36(3): 357-362.

[207] Lipponen P, et al. Expression of CD44 standard and variant-v6 proteins in transitional cell bladder tumours and their relation to prognosis during a long-term follow-up. J Pathol, 1998, 186(2): 157-164.

[208] Hong RL, et al. Correlation of expression of CD44 isoforms and E-cadherin with differentiation in human urothelial cell lines and transitional cell carcinoma. Cancer Lett, 1995, 89(1): 81-87.

[209] Hong RL, et al. Expressions of E-cadherin and exon v6-containing isoforms of CD44 and their prognostic values in human transitional cell carcinoma. J Urol, 1995, 153(6): 2025-2028.

[210] Smith SC, et al. The metastasis-associated gene CD24 is regulated by Ral GTPase and is a mediator of cell proliferation and survival in human cancer. Cancer Res, 2006, 66(4): 1917-1922.

[211] Choi YL, et al. Overexpression of CD24: association with invasiveness in urothelial carcinoma of the bladder. Arch Pathol Lab Med, 2007, 131(2): 275-281.

[212] Wulfing C, et al. Expression of endothelin-I and endothelin-A and -B receptors in invasive bladder cancer. Oncol Rep, 2005, 13(2): 223-228.

[213] Yates DR, et al. Promoter hypermethylation identifies progression risk in bladder cancer. Clin. Cancer Res, 2007, 13(7): 2046-2053.

[214] Black PC, et al. Bladder cancer angiogenesis and metastasis-translation from murine model to clinical trial. Cancer Metastasis Rev, 2007, 26(3-4): 623-634.

[215] Margulis V, et al. Expression of cyclooxygenase-2 in normal urothelium, and superficial and advanced transitional cell carcinoma of bladder. J Urol, 2007, 177(3): 1163-1168.

[216] Hammam OA, et al. Possible role of cyclooxygenase-2 in schistosomal and non-schistosomal-associated bladder cancer. Medscape J Med, 2008, 10(3): 60.

[217] Zu X, et al. Vascular endothelial growth factor C expression in bladder transitional cell cancer and its relationship to lymph node metastasis. BJU Int, 2006, 98(5): 1090-1093.

[218] Ioachim E, et al. Thrombospondin-1 expression in urothelial carcinoma: prognostic significance and association with p53 alterations, tumour angiogenesis and extracellular matrix components. BMC Cancer, 2006, 6: 140.

[219] Goddard JC, et al. Reduced thrombospondin-1 at presentation predicts disease progression in superficial bladder cancer. Eur Urol, 2002, 42(5): 464-468.

[220] Grossfeld GD, et al. Thrombospondin-1 expression in bladder cancer: association with p53 alterations, tumor angiogenesis, and tumor progression. J Natl Cancer Inst, 1997, 89(3): 219-227.

[221] Cohen SM. Urinary bladder carcinogenesis. Toxicol Pathol, 1998, 26(1): 121-127.

[222] Enomoto T, et al. H-ras activation and ras p21 expression in bladder tumors induced in F344/NCr rats by N-butyl-N-(4-hydro-xybutyl) nitrosamine. Carcinogenesis, 1990, 11(12): 2233-2238.

[223] Grubbs CJ, et al. Celecoxib inhibits N-butyl-N-(4-hydroxybutyl)-nitrosamine-induced urinary bladder cancers in male B6D2F1 mice and female Fischer-344 rats. Cancer Res, 2000, 60(20): 5599-5602.

[224] Fujita J, et al. Activation of H-ras oncogene in rat bladder tumors induced by N-butyl-N-(4-hydro-xybutyl) nitrosamine. J Natl Cancer Inst, 1988, 80(1): 37-43.

[225] Elmarjou A, et al. Involvement of epidermal growth factor receptor in chemically induced mouse bladder tumour progression. Carcinogenesis, 2000, 21(12): 2211-2218.

[226] Miyao N, et al. Role of chromosome 9 in human bladder cancer. Cancer Res, 1993, 53(17): 4066-4070.

[227] Williams PD, et al. Molecular credentialing of rodent bladder carcinogenesis models. Neoplasia, 2008, 10(8): 838-846.

[228] Besaratinia A, et al. Mutational signature of the proximate bladder carcinogen N-hydroxy-4-acetylaminobiphenyl: inconsistency with the p53 mutational spectrum in bladder cancer. Cancer Res, 2002, 62(15): 4331-4338.

[229] Flammang TJ, et al. DNA adduct levels in congenic rapid and slow acetylator mouse strains following chronic administration of 4-aminobiphenyl. Carcinogenesis, 1992, 13(10): 1887-1891.

[230] Wu X, et al. Mouse models for multistep tumorigenesis. Trends Cell Biol, 2001, 11(11): S2-9.

[231] Carver BS, et al. Mouse modeling in oncologic preclinical and translational research. Clin Cancer Res, 2006, 12(18): 5305-5311.

[232] McCormick F. Cancer gene therapy: fringe or cutting edge? Nat Rev Cancer, 2001, 1(2): 130-141.

[233] Kikuchi E, et al. Highly efficient gene delivery for bladder cancers by intravesically administered replication-competent retroviral vectors. Clin Cancer Res, 2007, 13(15 Pt 1): 4511-4518.

[234] Kikuchi E, et al. Detection and quantitative analysis of early stage orthotopic murine bladder tumor using in vivo magnetic resonance imaging. J Urol, 2003, 170(4 Pt 1): 1375-1378.

[235] Finch JL, et al. Cloning of the human uroplakin 1B cDNA and

analysis of its expression in urothelial-tumor cell lines and bladder-carcinoma tissue. Int J Cancer, 1999, 80(4): 533-538.

［236］ Lin JH, et al. Precursor sequence, processing, and urothelium-specific expression of a major 15-kDa protein subunit of asymmetric unit membrane. J Biol Chem, 1994, 269(3): 1775-1784.

［237］ Lin JH, et al. A tissue-specific promoter that can drive a foreign gene to express in the suprabasal urothelial cells of transgenic mice. Proc Natl Acad Sci USA, 1995, 92(3): 679-683.

［238］ Moll R, et al. Uroplakin Ⅲ, a specific membrane protein of urothelial umbrella cells, as a histological markers for metastatic transitional cell carcinomas. Verh Dtsch Ges Pathol, 1993, 77: 260-265.

［239］ Ogawa K, et al. Immunohistochemical analysis of uroplakins, urothelial specific proteins, in ovarian Brenner tumors, normal tissues, and benign and neoplastic lesions of the female genital tract. Am J Pathol, 1999, 155(4): 1047-1050.

［240］ Ogawa K, et al. Comparison of uroplakin expression during urothelial carcinogenesis induced by N-butyl-N-(4-hydroxybutyl) nitrosamine in rats and mice. Toxicol Pathol, 1999, 27(6): 645-651.

［241］ Olsburgh J, et al. Human uroplakin lb gene structure and promoter analysis. Biochim Biophys Acta, 2002, 1576(1-2): 163-170.

［242］ Wu RL, et al. Uroplakin Ⅱ gene is expressed in transitional cell carcinoma but not in bilharzial bladder squamous cell carcinoma: alternative pathways of bladder epithelial differentiation and tumor formation. Cancer Res, 1998, 58(6): 1291-1297.

［243］ Wu XR, et al. Mammalian uroplakins. A group of highly conserved urothelial differentiation-related membrane proteins. J Biol Chem, 1994, 269(18): 13716-13724.

［244］ Xu X, et al. Uroplakin as a marker for typing metastatic transitional cell carcinoma on fine-needle aspiration specimens. Cancer, 2001, 93(3): 216-221.

［245］ Yu J, et al. Uroplakin Ⅰ: a 27-kD protein associated with the asymmetric unit membrane of mammalian urothelium. J Cell Biol, 1990, 111(3): 1207-1216.

［246］ Zhang ZT, et al. Urothelium-specific expression of an oncogene in transgenic mice induced the formation of carcinoma in situ and invasive transitional cell carcinoma. Cancer Res, 1999, 59(14): 3512-3517.

［247］ Cheng J, et al. Overexpression of epidermal growth factor receptor in urothelium elicits urothelial hyperplasia and promotes bladder tumor growth. Cancer Res, 2002, 62(14): 4157-4163.

［248］ Zhang ZT, et al. Role of Ha-ras activation in superficial papillary pathway of urothelial tumor formation. Oncogene, 2001, 20(16): 1973-1980.

［249］ Gao J, et al. p53 deficiency provokes urothelial proliferation and synergizes with activated Ha-ras in promoting urothelial tumorigenesis. Oncogene, 2004, 23(3): 687-696.

［250］ Saban MR, et al. Lymphatic vessel density and function in experimental bladder cancer. BMC Cancer, 2007, 7: 219.

［251］ Watanabe T, et al. An improved intravesical model using human bladder cancer cell lines to optimize gene and other therapies. Cancer Gene Ther, 2000, 7(12): 1575-1580.

［252］ Zhou JH, et al. Visualizing superficial human bladder cancer cell growth in vivo by green fluorescent protein expression. Cancer Gene Ther, 2002, 9(8): 681-686.

［253］ Hadaschik BA, et al. Intravesical chemotherapy of high-grade bladder cancer with HTI-286, a synthetic analogue of the marine sponge product hemiasterlin. Clin Cancer Res, 2008, 14(5): 1510-1518.

［254］ Hadaschik BA, et al. Intravesically administered antisense oligonucleotides targeting heat-shock protein-27 inhibit the growth of non-muscle-invasive bladder cancer. BJU Int, 2008, 102(5): 610-616.

［255］ Hadaschik BA, et al. Paclitaxel and cisplatin as intravesical agents against non muscle invasive bladder cancer. BJU Int, 2008, 101(11): 1347-1355.

［256］ Hadaschik BA, et al. A validated mouse model for orthotopic bladder cancer using transurethral tumour inoculation and bioluminescence imaging. BJU Int, 2007, 100(6): 1377-1384.

［257］ Ioachim E, et al. A clinicopathological study of the expression of extracellular matrix components in urothelial carcinoma. BJU Int, 2005, 95(4): 655-659.

［258］ Dinney CP, et al. Isolation and characterization of metastatic variants from human transitional cell carcinoma passaged by orthotopic implantation in athymic nude mice. J Urol, 1995, 154(4): 1532-1538.

［259］ Ahlering TE, et al. A new in vivo model to study invasion and metastasis of human bladder carcinoma. Cancer Res, 1987, 47(24 Pt 1): 6660-6665.

［260］ Slaton JW, et al. Correlation of metastasis-related gene expression and relapse-free survival in patients with locally advanced bladder cancer treated with cystectomy and chemotherapy. J Urol, 2004, 171(2 Pt 1): 570-574.

［261］ Khanna C, et al. Modeling metastasis in vivo. Carcinogenesis, 2005, 26(3): 513-523.

［262］ O'Reilly MS, et al. Angiostatin: a novel angiogenesis inhibitor that mediates the suppression of metastases by a Lewis lung carcinoma. Cell, 1994, 79(2): 315-328.

［263］ Welch DR. Technical considerations for studying cancer metastasis in vivo. Clin Exp Metastasis, 1997, 15(3): 272-306.

［264］ Steeg PS. Tumor metastasis: mechanistic insights and clinical challenges. Nat Med, 2006, 12(8): 895-904.

［265］ Fidler IJ. Selection of successive tumour lines for metastasis. Nat New Biol, 1973, 242(118): 148-149.

［266］ Harding MA, et al. RhoGDI2: a new metastasis suppressor gene: discovery and clinical translation. Urol Oncol, 2007, 25(5): 401-406.

［267］ Nicholson BE, et al. Profiling the evolution of human metastatic bladder cancer. Cancer Res, 2004, 64(21): 7813-7821.

[268] Wu Y, et al. Neuromedin U is regulated by the metastasis suppressor RhoGDI2 and is a novel promoter of tumor formation, lung metastasis and cancer cachexia. Oncogene, 2007, 26(5): 765-773.

[269] Chaffer CL, et al. Upregulated MT1-MMP/TIMP-2 axis in the TSU-Pr1-B1/B2 model of metastatic progression in transitional cell carcinoma of the bladder. Clin Exp Metastasis, 2005, 22 (2): 115-125.

[270] Chaffer CL, et al. Aberrant fibroblast growth factor receptor signaling in bladder and other cancers. Differentiation, 2007, 75

(9): 831-842.

[271] Chaffer CL, et al. Mesenchymal-to-epithelial transition facilitates bladder cancer metastasis: role of fibroblast growth factor receptor-2. Cancer Res, 2006, 66(23): 11271-11278.

[272] Chaffer CL, et al. Mesenchymal to epithelial transition in development and disease. Cells Tissues Organs, 2007, 185 (13): 7-19.

[273] Lee JK, et al. A strategy for predicting the chemosensitivity of human cancers and its application to drug discovery. Proc Natl Acad Sci USA, 2007, 104(32): 13086-13091.

7.15　骨髓瘤和淋巴瘤的骨并发症

G. David Roodman

7.15.1　骨髓瘤骨病的概述

多发性骨髓瘤(multiple myeloma, MM)是累及骨的最常见恶性肿瘤,高达90%的患者会发生骨病变[1]。骨病变本质上是纯粹的溶骨,绝大多数的患者不能治愈,多达60%的患者在患病过程中发生病理性骨折[2]。骨病是 MM 的一个特征,骨髓瘤骨病与其他肿瘤骨转移不同。尽管骨髓瘤和其他溶骨性转移都存在溶解性骨破坏的增加,与其他肿瘤相比,一旦骨髓瘤细胞负荷在局部区域超过50%,成骨细胞的活性会受到严重的抑制或缺失[3]。溶解性骨重吸收增加与骨形成减少之间严重失衡的基础是目前正在深入研究的课题。

骨髓瘤骨病对患者的临床和经济影响可能是灾难性的。Saad 和他的同事[4]回顾性评估病理性骨折对恶性疾病患者生存的影响。与乳腺癌、前列腺癌、肺癌患者相比,多发性骨髓瘤患者骨折的发病率最高(43%)。有病理性骨折的骨髓瘤患者与无病理性骨折的骨髓瘤患者相比,死亡的风险至少增加20%。此外,与无骨骼相关事件的患者相比,患者曾发生的骨骼相关事件,包括病理性骨折、脊髓压迫综合征、骨外科手术或骨的放疗,更有可能发生新的病理性骨折。

7.15.2　骨髓瘤的临床表现

MM 的骨破坏可以累及任何部位的骨骼,更常见于脊柱、颅骨、骨盆和肋骨[5]。影像学技术可以发现骨质常见的变化包括骨质溶解、骨质减少和(或)病理性骨折。80%的患者会发生骨痛。约15%骨髓瘤患者发生高钙血症者[6],主要缘于骨髓瘤患者广泛的骨重吸收,同时伴随肾功能受

损。甲状旁腺素相关蛋白(PTHrP)与恶性高钙血症的调节相关[7],只有在少数骨髓瘤患者中有所增加,因此它并不是骨髓瘤发生高钙血症的常见原因[6]。

7.15.3　骨髓瘤骨病的病理生理学

正常骨骼重塑过程包括破骨细胞作用后骨的重吸收和成骨细胞在重吸收部位的新骨沉积形成。与之相比,在骨髓中,骨重吸收增加,而骨形成受到抑制或缺失。此外,骨髓瘤增加骨重吸收过程中释放的生长因子可促进骨髓瘤细胞的生长[8],而骨髓瘤的增长,又可进一步破坏骨质,从而导致"恶性循环"。

最近的研究已经识别多个重要因子,这些因子是由骨髓瘤细胞在体内分泌并参与溶骨性骨吸收过程,包括受体激活剂 NF-κB(RANKL)、巨噬细胞炎性蛋白-1α(MIP-1α)、IL-3 和 IL-6[9-12]。

7.15.4　骨髓瘤中参与破骨细胞活化的因子

RANK/RANKL 信号通路是正常和病理性骨重构过程中的关键组成。RANK 是一种跨膜信号受体,它是肿瘤坏死受体超家族成员之一,存在于成熟的破骨细胞及其前体的膜表面[13,14]。RANK 配体(RANKL)由活化的淋巴细胞分泌,作为膜结合蛋白在骨髓基质干细胞和成骨细胞上表达,刺激骨重吸收的细胞因子可增强其表达[15],如甲状旁腺激素、1,25-二羟维生素 D₃ 和前列腺素(图 7-28)[16,17]。RANKL 与破骨细胞前体的 RANK 受体结合,诱导破骨细胞的形成。RANK 通过 NF-κB 和 Jun N 末端激酶通路进行信

号传导,诱导破骨细胞骨吸收的增加和增强破骨细胞的存活[8]。RANKL 在正常的破骨细胞生成过程中的重要作用已在 RANKL 或 RANK 基因敲除小鼠模型上得到证明。这些动物缺乏破骨细胞,因而发展为严重的骨硬化症[18,19]。

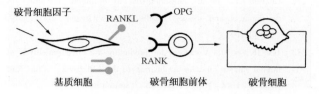

图 7-28 基质细胞 RANKL 的局部表达与破骨细胞的形成及骨重吸收

注:在骨髓微环境中,局部分泌的破骨细胞因子(如细胞趋化因子和生长因子)刺激了骨髓基质细胞产生膜定位及可溶性 RANKL。RANKL 在与邻近破骨细胞前体膜上表达的 RANK 结合后,可刺激破骨细胞的形成及破骨细胞介导的骨重吸收。这个过程可能受到局部分泌骨保护素(OPG)的调控。OPG 是一种阻碍 RANKL 发挥作用的可溶性捕捉受体。在骨髓微环境中,骨髓瘤细胞与基质细胞的接触减少了基质细胞 OPG 的产生,从而进一步促进骨溶解。

骨保护素(osteoprotegerin, OPG)是 RANKL 的一种可溶性捕捉受体,是肿瘤坏死因子(TNF)受体超家族的成员之一[20],可阻断 RANKL 和 RANK 的相互作用,从而限制破骨细胞生成。在正常组织中,RANKL/ OPG 的比例明显有利于 OPG。敲除小鼠 OPG 基因可导致严重的骨质缺乏和骨质疏松症[19-23]。Pearse 和他的同事证实,在 MM 患者的骨活检组织中 RANKL 的表达增加,而 OPG 的表达减少[24];同时 Terpos 等人也证实 OPG 和 RANKL 的循环水平与骨髓瘤的临床活动、骨疾病的严重性和不良预后相关[25]。此外,无论是在免疫缺陷-hu 小鼠模型,还是骨髓瘤的 T2 MM 同源模型上,抑制 RANKL 均可防止骨质破坏[25,26]。这些研究表明阻断 RANKL 可降低骨破坏和肿瘤负荷。据报道,骨髓瘤细胞可以表达 RANKL,这可能会进一步促进骨破坏性的过程。

MLP-1α 是一个在 70% MM 患者的 MM 细胞产生的趋化因子,它是人类破骨细胞形成的潜在诱导因子。MLP-1α 可以增加独立于 RANKL 的破骨细胞形成,同时能加强 RANKL 和 IL-6 刺激的破骨细胞形成[27]。Magrangeas 等通过基因表达谱表明,MLP-1α 是与骨髓瘤骨破坏高度相关的基因[28]。另外,Abe 和他的同事已经证明 MLP-1α 水平升高与骨髓瘤的预后不良相关[29]。骨髓瘤体内模型表明,MLP-1α 可诱发破骨细胞形成和骨质破坏,通过对 SCID 小鼠注射阻断 MLP-1α 的骨髓瘤细胞或给予 MLP-1α 中和抗体治疗,可以减少肿瘤负荷和骨破坏[30,31]。MLP-1α 通过增加整合素 β₁ 的表达,增加骨髓瘤细胞和骨髓基质细胞的相互作用,这种整合素是通过整合素 α₄β₁ 或 α₅β₁ 和黏附分子(如 VCAM-1)产生的。这样可以诱导骨髓基质细胞产生 RANKL、IL-6、血管内皮生长因子(VEGF)和 TNF-α,从而进一步促进骨髓瘤细胞的生长、血管生成和骨破坏。此外,Masih-Khan 等人报道,t4:14 易位可导致 FGFR3 基因受体的

结构性表达,使得 MLP-1α 处于高水平状态[32]。t4:14 易位的患者预后非常差,可能与这个病患人群中 MLP-1α 产生的增加有关。

与正常对照组相比,除了 RANKL 和 MLP-1α 外,IL-3 在骨髓瘤患者的骨髓液中也显著升高[12]。与骨髓瘤患者样品中测得的水平相似的 IL-3 剂量可诱导人体骨髓破骨细胞形成,而且多发性骨髓瘤患者的骨髓血浆诱导的破骨细胞形成可通过 IL-3 封闭抗体而抑制[12]。IL-3 通过加强 RANKL 和 MLP-1α 对破骨细胞生长和发展的影响,可间接影响破骨细胞的生成,还可以直接刺激骨髓瘤细胞的生长[12]。

IL-6 长久以来被视为浆细胞的增殖因子和破骨细胞生成因子,但目前尚不清楚 IL-6 水平是否与疾病状态相关[33]。但是,有骨骼疾病的 MM 患者,其 IL-6 水平明显高于无骨疾病的 MM 患者和不明原因单克隆丙种球蛋白病(MGUS)患者[34]。多数研究都支持这样一个观点:IL-6 是由骨髓微环境的细胞通过直接接触骨髓瘤细胞产生的,而并非由骨髓瘤细胞产生。产生 IL-6 最有可能的细胞是破骨细胞和基质细胞。但也有人报道在人类成骨细胞与 MM 细胞联合培养中,IL-6 可增加成骨细胞的产生[35]。虽然 IL-6 在骨髓瘤骨病的确切作用尚未明确,但已证实由破骨细胞产生的 IL-6 可以增加肿瘤体积,加重骨质破坏,并可通过自分泌/旁分泌因素,增加破骨细胞的形成[36]。

7.15.5 骨髓瘤中成骨细胞的抑制

组织形态学研究发现,在多发性骨髓瘤中,骨重塑与骨吸收增加,与骨形成减少或缺失并不相匹配。因此,MM 患者骨形成的标记如碱性磷酸酶和骨钙素等水平较低[37]。这就解释了为什么骨扫描会低估 MM 骨病的程度,因为骨扫描主要反映新骨的形成。

在过去几年中,已发现参与成骨细胞分化的信号通路,能更好地解释骨髓瘤患者成骨细胞活性的抑制。此外,这些研究已经识别 MM 骨病的多个潜在治疗靶标。

成骨细胞从基质细胞分化和形成需要转录因子 Runx2/Cbfal 的调控和作用[38]。Runx2/Cbfal 缺陷小鼠完全缺乏成骨细胞和骨的形成[38]。人类成骨细胞分化与 Runx2/Cbfal 活性增加相关,而不伴随 Runx2 蛋白水平变化。尽管已有报道 Runx2/Cbfal 的过度表达可以影响骨形成。这些结果表明,时间依赖性 Runx2 的表达可驱动成骨细胞分化并在分化过程中起到关键作用。

最近已发现 MM 骨病中 Runx2/Cbfal 活性的抑制[39]。当 MM 细胞与骨祖细胞共同培养时,MM 细胞可抑制成骨细胞的分化,减少成骨细胞早期前体和及其分化。有趣的是,这种效果是通过阻断骨祖细胞 Runx2/Cbfal 活性所介导的。另外,因为 Runx2/Cbfal 可刺激骨祖细胞中 RANKL 的捕捉受体 OPG 的分泌[40],因此 Runx2/Cbfal 活性受到抑制也可能增加破骨细胞的生成。Runx2/Cbfal 和 MM 细胞之间的相互作用,似乎是通过 MM 细胞和骨祖细胞之间存在的细胞与细胞相互作用介导的。这种细胞与细胞的相互作用依赖于 MM 细胞的

VLA-4 和成骨细胞前体的 VCAM-1,因为中和抗 VLA-4 抗体可减少 MM 细胞对 Runx2/Cbfal 活性的抑制作用[39]。

IL-3 似乎在骨髓瘤骨破坏过程中发挥双重作用。如前所述,它可以刺激破骨细胞的形成和骨吸收,还可以间接抑制成骨细胞的形成。应用 IL-3 处理,对原发小鼠或人体骨髓基质干细胞可抑制骨形态发生蛋白(BMP)-2 刺激的成骨细胞形成,高表达 IL-3 骨髓瘤患者的骨髓浆可抑制成骨细胞的分化,而抗 IL-3 抗体可逆转这一过程。

IL-7 也可以抑制 MM 中的成骨细胞。MM 患者骨髓浆样品中的 IL-7 水平较正常对照增高[39]。IL-7 是一个非常有效的成骨细胞分化抑制剂,可以在多个方面影响成骨细胞的形成,包括干扰 Runx2 的活性[39,41,42]。

7.15.6 MM 骨病中 Wnt 信号通路抑制因子

Wnt 信号通路通过促进未成熟成骨细胞增殖、扩增与存活,在骨骼发育中发挥重要作用[43]。成骨细胞产生多个可溶的 Wnt 通路抑制剂,包括 dickkopf-1(DKK-1)、分泌型卷曲相关蛋白(secreted frizzled-related protein, sFRP)和 Wnt 抑制

因子(WIF-1)。

田和他的同事报道 DKK-1 是由原发性 CD138[+] MM 细胞而不是由 MGUS 患者的浆细胞产生的,也发现 DKK-1 mRNA 水平与骨髓瘤患者的局部骨病变相关[44,45]。相反,患有进展期疾病的患者以及一些人骨髓瘤细胞株并不表达 DKK-1,提示这种抑制剂可能只在疾病的早期阶段介导骨质破坏[44]。注有骨髓瘤细胞的 SCID-hu 小鼠给予抗 DKK-1 抗体治疗,可抑制骨髓瘤细胞的生长和增加新植入骨的骨形成。骨髓瘤细胞也可产生 sFR2[46],可抑制 MM 中成骨细胞的分化。

除了抑制成骨细胞形成外,DKK-1 水平的升高似乎还可增加破骨细胞的生成。成骨细胞的 Wnt 信号可增加 OPG 表达[47]和降低 RANKL 的表达[48]。这表明存在这样一个可能的机制,即通过抑制成骨细胞中的 Wnt 信号,间接增加破骨细胞的形成。这些研究表明 DKK-1 是生理和病理条件下骨调节重塑的一个关键因素,阻断 DKK-1 可能有助于刺激破骨细胞形成和抑制骨髓瘤患者中的成骨细胞。因此,骨髓瘤中存在破骨细胞活性的多种刺激因素和成骨细胞分化的抑制因子,共同造成 MM 患者毁灭性的骨骼疾病(图 7-29)。

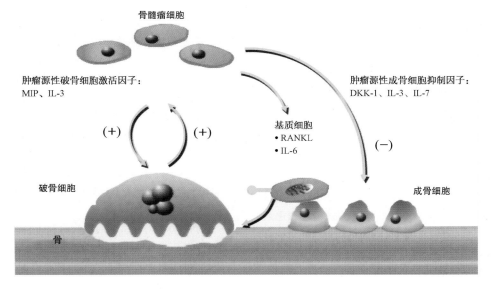

图 7-29 骨髓瘤骨病的发生机制

注:骨髓瘤细胞产生直接或间接激活破骨细胞的因子,如 MIP-1α 和 IL-3。还可诱导骨髓基质细胞产生 RANK 配体和 IL-6 来促进破骨细胞的形成。骨破坏过程中释放的生长因子可以促进骨髓瘤细胞的生长,从而进一步促进骨溶解过程。骨髓瘤细胞也可以产生 DKK-1、IL-3、sFRP-2 及 IL-7,进一步抑制成骨细胞的分化及新骨形成。

7.15.7 骨髓瘤中骨受累的评估

骨髓瘤骨病变的特点是分离的溶骨性病变,无反应性骨形成的证据(图 7-30)。几乎 80% 的骨髓瘤患者在进行骨转移调查时都有骨骼受累的影像学证据,而脊椎、肋骨、颅骨、肩胛骨、骨盆和长骨是最常受累的部位[49]。然而,普通的影像学检查的敏感性相对较低,只有当至少 30% 的骨小梁已丢失,才可以确诊溶骨性骨病[50]。临床上高度怀疑为骨质疾病,而常规 X 线摄片结果不能确定的或呈阴性,可使

用无增强 CT、PET-CT 或 MRI,这些检查方法在检测隐匿性骨病时比常规 X 线摄片更敏感。

7.15.8 骨髓瘤骨病的治疗

骨髓瘤骨病的治疗包括对潜在恶性肿瘤及其临床表现的治疗。目前的治疗方法包括对骨髓瘤的化疗和自体造血干细胞移植,局部放疗以控制疼痛或可能发生的骨折或治疗孤立性浆细胞瘤,对椎体骨折进行后凸成形术或脊柱成形术,同时应用双膦酸盐疗法抑制骨吸收和破骨细胞形成。

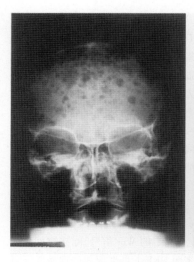
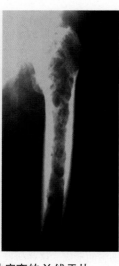

图 7-30　多发性骨髓瘤溶骨性病变的 X 线平片

（感谢马萨诸塞州总医院的 Henry J, Mankin 博士提供图片）

双膦酸盐疗法可抑制破骨细胞形成及其活性，是治疗骨髓瘤骨病的主要方法[51]。双膦酸盐治疗能降低骨痛和溶骨性病变进展，防止发生新的病理性骨折，并可能提高生存率。在美国，双膦酸盐治疗主要是每月静脉给予一次唑来膦酸，是用于治疗骨髓瘤骨病的有效方法，也有类似于帕米膦酸的疗效，但可以在较短的时间内起效（15 min 比对 2 h）[52]。

目前的建议，在确诊有骨病变时即开始使用双磷酸盐治疗骨髓瘤[53]。双膦酸盐治疗多发性骨髓瘤的最佳持续时间和频率目前尚不明确。ASCO 指南建议使用帕米膦酸或唑来膦酸治疗溶骨性破坏或影像学显示脊髓压迫或伴随弥漫性骨质疏松的患者[53]，肾功能不全患者接受帕米膦酸需较长的输液时间。

与双膦酸盐治疗相关的下颌骨骨坏死：虽然双膦酸盐治疗明确的效果还没有完全证实，但已注意到治疗后出现相关的并发症是下颌骨坏死（ONJ）。Jiave 报道骨髓瘤患者 ONJ 的发病率最高（1.6% ~11%）[54]，而绝经后骨质疏松症患者口服双膦酸盐治疗，颌骨坏死的发病率为 1 /100 000 ~ 1/10 000[55]。双膦酸盐相关的 ONJ 是指在患者接受双膦酸盐治疗后，患者的上颌骨或下颌骨的暴露部位，在适当牙科治疗后 8 周内不能痊愈，而无局部转移性疾病和以前的接受过放疗[54]。患者可有单处或多个病变，下颌骨比上颌骨病变发生更加频繁。多数患者只有骨外露、上颌窦或皮肤发生瘘管，下颌骨病理性骨折也有报道[54]。双膦酸盐治疗相关的颌骨坏死发展，会出现在双膦酸盐持续治疗期间及骨髓瘤活动期，以及有过拔牙或牙科手术。目前对与双膦酸盐治疗相关 ONJ 的治疗是保守疗法，采取数周至数月的口腔冲洗和使用抗生素。

对于发生 ONJ 的骨髓瘤患者是停止或继续双膦酸盐治疗，仍然是一个重要问题。停止双膦酸盐治疗不会加快颌骨坏死的愈合，继续使用双膦酸盐治疗的患者可能会痊愈。此外，双膦酸盐在骨骼中的半衰期很长，估计有 10 多年，因此停止使用双膦酸盐对上颌骨坏死的恢复可能没有任何影

响。然而，已达成共识的是对曾接受两年双膦酸盐治疗，在平稳期或完全缓解的患者，停止或考虑停止双膦酸盐治疗[53,56]。而对有进展性骨骼疾病的患者，在与患者讨论风险和获益后，应考虑重新或继续双膦酸盐治疗。

7.15.9　淋巴瘤的骨骼受累

（1）霍奇金病

霍奇金病（HD）的骨骼受累发生率为 10% ~ 15%[57]。HD 的骨病变常是多发性的，但在疾病早期阶段少见[58]。

临床上，疼痛是 HD 骨受累最常见的症状。骨受累的部位包括脊柱、骨盆、股骨、肱骨、肋骨、胸骨、肩胛骨和颅底骨[59]。然而，在非霍奇金淋巴瘤（NHL）中，脊椎和股骨是最常见的受累部位[60]。当发生高钙血症时，会导致淋巴瘤细胞过度产生 1,25-二羟维生素 D_3 或 PTHrP[61,62]，影像学检查表现为脊椎僵化伴随骨膜反应和肥厚性肺骨关节病[60]。HD 患者的骨病可以是细胞溶解性、溶骨性或混合型，以混合型多见[63-66]。

（2）非霍奇金淋巴瘤

有 7% ~25% 的非霍奇金淋巴瘤（NHL）患者在其病程中会出现骨骼受累[67]，4% ~9% 的患者初步诊断时存在骨质破坏[68,69]。骨病变的范围可以从溶骨性向密集成骨性病变发展，但以溶骨性破坏为主[68,69]。侵袭性越高和分化程度越低的淋巴瘤，溶骨性转移较多，很少伴有骨硬化或根本没有硬化性骨转移。NHL 更倾向发生在中轴骨骼，约 75% 的 NHL 骨病发生在中轴骨[70]。弥漫性非结节性骨受累模式的患者更易发生溶骨性破坏。

（3）成人 T 细胞白血病/淋巴瘤骨病

成人 T 细胞白血病/淋巴瘤（ATL）是一种不常见侵袭性外周血 $CD4^+$ T 细胞瘤伴感染人类 T 淋巴细胞病毒 1 型（HTLV -1）[71]。感染 HTLV-1 的患者在 70 年内发生 ATL 的累积风险约为 2.5% 。

约有 70% ATL 患者的疾病过程中会发生高钙血症[72]。高钙血症是一个与 ATL 患者的发病率和死亡率相关的重要因素。在 ATL 中，高钙血症的病因是多因素的，但恶性肿瘤的体液高钙血症似乎是 ATL 发生高钙血症的主要机制。一些研究发现，不少 ATL 患者出现磷酸盐水平低、高钙血症和低水平 1,25-二羟维生素 D_3。PTHrP 可诱导骨髓基质细胞产生 RANK，从而促进成骨细胞的分化和成熟。破骨细胞形成的增加，增强了骨吸收和钙的释放。PTHrP 也可作用于肾脏，增加肾小管对钙的重吸收，使血钙水平进一步提高。肾脏对钙的重吸收增加被认为是 PTHrP 诱导恶性肿瘤产生高钙血症的主要机制。

ATL 患者骨重吸收增加的病理生理学与骨髓瘤骨病患者类似，由淋巴肿瘤细胞或骨髓基质细胞分泌的细胞因子，可增加破骨细胞的活性。与 ATL 中破骨细胞活性增加有关的因素包括 IL-1、IL-6、TNF-αβ 和 MIP-lα、MIP-1β，它们都可以增加骨吸收[73]。有研究报道 MIP-lα 可通过刺激成骨细胞和骨髓基质干细胞生成破骨细胞生成因子，如 IL-6、

RANKL 和 PTHrP[27],增加骨吸收。有报道显示 ATL 患者的 IL-1、1,25-二羟维生素 D_3 和 PTHrP 水平升高,这与增加破骨细胞活性和体外骨吸收有关[74]。

治疗 ATL 骨受累的主要方法是治疗基础疾病和降低肿瘤负荷。治疗 ATL 相关的高钙血症也是通过治疗基础疾病努力降低肿瘤负荷,同时使用静脉注射双膦酸盐。

7.15.10 总结

骨骼受累在骨髓瘤中很常见,而在淋巴瘤中较少见。治疗骨髓瘤骨病,除了针对潜在的疾病,还涉及使用双膦酸盐类药物治疗,如唑来膦酸或帕米膦酸,以阻断破骨细胞活性,诱导破骨细胞凋亡。淋巴瘤骨受累的治疗重点是治疗基础疾病,ATL 高钙血症需要使用双膦酸盐类治疗。更重要的是,由于对骨髓瘤和淋巴瘤骨受累的基本病理生理学机制的了解,引导开发新药用于治疗骨髓瘤和淋巴瘤的灾难性并发症。已在临床试验中运用的新制剂包括狄诺塞麦(denosumab)、RANKL 抗体以及 DKK-1 抗体。将来,参与骨病的细胞因子和激素受体的小分子拮抗剂正在进行临床前研究,并用于临床治疗,以帮助患者经缓解骨骼疾病。

(杨鑫 翻译,钦伦秀 审校)

参考文献

[1] Roodman GD. Pathogenesis of myeloma bone disease. Blood Cells Mol Dis, 2004, 32: 290.

[2] Melton LJ 3rd, et al. Fracture risk with multiple myeloma: a population-based study. J Bone Miner Res, 2005, 20: 487.

[3] Taube T, et al. Abnormal bone remodelling in patients with myelomatosis and normal biochemical indices of bone resorption. Eur J Haematol, 1992, 49: 192.

[4] Saad F, et al. Pathologic fractures correlate with reduced survival in patients with malignant bone disease. Cancer, 2007, 110: 1860.

[5] Kyle RA, et al. Incidence of multiple myeloma in Olmsted County, Minnesota: trend over 6 decades. Cancer, 2004, 101: 2667.

[6] Oyajobi BO. Multiple myeloma/hypercalcemia. Arthritis Res Ther, 2007, 9 (Suppl 1): S4.

[7] Sourbier C, et al. Parathyroid hormone-related protein in human renal cell carcinoma. Cancer Lett, 2006, 240: 170.

[8] Roodman GD. Treatment strategies for bone disease. Bone Marrow Transplant, 2007, 40: 1139.

[9] Gunn WG, et al. A crosstalk between myeloma cells and marrow stromal cells stimulates production of DKK1 and interleukin-6: a potential role in the development of lytic bone disease and tumor progression in multiple myeloma. Stem Cells, 2006, 24: 986.

[10] Giuliani N, et al. New insight in the mechanism of osteoclast activation and formation in multiple myeloma: focus on the receptor activator of NF-kappaB ligand (RANKL). Exp Hematol, 2004, 32: 685.

[11] Choi SJ, et al. Macrophage inflammatory protein 1-alpha is a potential osteoclast stimulatory factor in multiple myeloma. Blood, 2000, 96: 671.

[12] Lee JW, et al. IL-3 expression by myeloma cells increases both osteoclast formation and growth of myeloma cells. Blood, 2004, 103: 2308.

[13] Hsu H, et al. Tumor necrosis factor receptor family member RANK mediates osteoclast differentiation and activation induced by osteoprotegerin ligand. Proc Natl Acad Sci USA, 1999, 96: 3540.

[14] Nakagawa N, et al. RANK is the essential signaling receptor for osteoclast differentiation factor in osteoclastogenesis. Biochem Biophys Res Commun, 1998, 253: 395.

[15] Boyle, WJ, et al. Osteoclast differentiation and activation. Nature, 2003, 423: 337.

[16] Yasuda H, et al. Osteoclast differentiation factor is a ligand for osteoprotegerin/osteoclastogenesis-inhibitory factor and is identical to TRANCE/RANKL. Proc Natl Acad Sci USA, 1998, 95: 3597.

[17] Hofbauer LC, et al. Osteoprotegerin and its cognate ligand: a new paradigm of osteoclastogenesis. Eur J Endocrinol, 1998, 139: 152.

[18] Tsukii K, et al. Osteoclast differentiation factor mediates an essential signal for bone resorption induced by 1alpha, 1, 25-dihydroxyvitamin D3, prostaglandin E2, or parathyroid hormone in the microenvironment of bone. Biochem Biophys Res Commun, 1998, 246: 337.

[19] Dougall WC, et al. RANK is essential for osteoclast and lymph node development. Genes Dev, 1999, 13: 2412.

[20] Lacey DL, et al. Osteoprotegerin ligand is a cytokine that regulates osteoclast differentiation and activation. Cell, 1998, 93: 165.

[21] Simonet WS, et al. Osteoprotegerin: a novel secreted protein involved in the regulation of bone density. Cell, 1997, 89: 309.

[22] Bucay N, et al. Osteoprotegerin-deficient mice develop early onset osteoporosis and arterial calcification. Genes Dev, 1998, 12: 1260.

[23] Li J, et al. RANK is the intrinsic hematopoietic cell surface receptor that controls osteoclastogenesis and regulation of bone mass and calcium metabolism. Proc Natl Acad Sci USA, 2000, 97: 1566.

[24] Pearse RN, et al. Multiple myeloma disrupts the TRANCE/osteoprotegerin cytokine axis to trigger bone destruction and promote tumor progression. Proc Natl Acad Sci USA, 2001, 98: 11581.

[25] Terpos E, et al. Soluble receptor activator of nuclear factor kappaB ligand-osteoprotegerin ratio predicts survival in multiple myeloma: proposal for a novel prognostic index. Blood, 2003, 102: 1064.

[26] Yaccoby S, et al. Myeloma interacts with the bone marrow

microenvironment to induce osteoclastogenesis and is dependent on osteoclast activity. Br J Haematol, 2002, 116: 278.

［27］Han JH, et al. Macrophage inflammatory protein-1 alpha is an osteoclastogenic factor in myeloma that is independent of receptor activator of nuclear factor kappaB ligand. Blood, 2001, 97: 3349.

［28］Magrangeas F, et al. Gene expression profiling of multiple myeloma reveals molecular portraits in relation to the pathogenesis of the disease. Blood, 2003, 101: 4998.

［29］Hashimoto T, et al. Ability of myeloma cells to secrete macrophage inflammatory protein (MIP)-1 alpha and MIP-1 beta correlates with lytic bone lesions in patients with multiple myeloma. Br J Haematol, 2004, 125: 38.

［30］Alsina M, et al. Development of an in vivo model of human multiple myeloma bone disease. Blood, 1996, 87: 1495.

［31］Choi SJ, et al. Antisense inhibition of macrophage inflammatory protein 1-alpha blocks bone destruction in a model of myeloma bone disease. J Clin Invest, 2001, 108: 1833.

［32］Masih-Khan E, et al. MIP-1alpha (CCL3) is a downstream target of FGFR3 and RAS-MAPK signaling in multiple myeloma. Blood, 2006, 108: 3465.

［33］Solary E, et al. Radioimmunoassay for the measurement of serum IL-6 and its correlation with tumour cell mass parameters in multiple myeloma. Am J Hematol, 1992, 39: 163.

［34］Sati HI, et al. Interleukin-6 is expressed by plasma cells from patients with multiple myeloma and monoclonal gammopathy of undetermined significance. Br J Haematol, 1998, 101:287.

［35］Karadag A, et al. Human myeloma cells promote the production of interleukin 6 by primary human osteoblasts. Br J Haematol, 2000, 108: 383.

［36］Abe M, et al. Osteoclasts enhance myeloma cell growth and survival via cell-cell contact: a vicious cycle between bone destruction and myeloma expansion. Blood, 2004, 104: 2484.

［37］Hjorth-Hansen H, et al. Marked osteoblastopenia and reduced bone formation in a model of multiple myeloma bone disease in severe combined immunodeficiency mice. J Bone Miner Res, 1999, 14: 256.

［38］Kobayashi T, et al. Minireview: transcriptional regulation in development of bone. Endocrinology, 2005, 146: 1012.

［39］Giuliani N, et al. Myeloma cells block RUNX2/CBFA1 activity in human bone marrow osteoblast progenitors and inhibit osteoblast formation and differentiation. Blood, 2005, 106: 2472.

［40］Thirunavukkarasu K, et al. The osteoblast-specific transcription factor Cbfa1 contributes to the expression of osteoprotegerin, a potent inhibitor of osteoclast differentiation and function. J Biol Chem, 2000, 275: 25163.

［41］Lee SK, et al. Interleukin-7 influences osteoclast function in vivo but is not a critical factor in ovariectomy-induced bone loss. J Bone Miner Res, 2006, 21:695.

［42］Toraldo G, et al. IL-7 induces bone loss in vivo by induction of receptor activator of nuclear factor kappa B ligand and tumor necrosis factor alpha from T cells. Proc Natl Acad Sci USA, 2003, 100: 125.

［43］Westendorf JJ, et al. Wnt signaling in osteoblasts and bone diseases. Gene, 2004, 341: 19.

［44］Tian E, et al. The role of the Wnt-signaling antagonist DKK-1 in the development of osteolytic lesions in multiple myeloma. N Engl J Med, 2003, 349: 2483.

［45］Politou MC, et al Serum concentrations of Dickkopf-1 protein are increased in patients with multiple myeloma and reduced after autologous stem cell transplantation. Int J Cancer, 2006, 119: 1728.

［46］Oshima T, et al. Myeloma cells suppress bone formation by secreting a soluble Wnt inhibitor, sFRP-2. Blood, 2005, 106: 3160.

［47］Glass DA 2nd, et al. Canonical Wnt signaling in differentiated osteoblasts controls osteoclast differentiation. Dev Cell, 2005, 8: 751.

［48］Spencer GJ, et al. Wnt signalling in osteoblasts regulates expression of the receptor activator of NFkappaB ligand and inhibits osteoclastogenesis in vitro. J Cell Sci, 2006, 119: 1283.

［49］Collins CD. Multiple myeloma. In: Husband JE, Resnik RH, eds. Imaging in Oncology. Vol 2. London: Boca Raton, 2004: 875-889.

［50］Snapper I, et al, eds. Myelomatosis: Fundamentals and Clinical Features. Baltimore: University Park Press, 1971.

［51］Kimmel DB. Mechanism of action, pharmacokinetic and pharmacodynamic profile, and clinical applications of nitrogen-containing bisphosphonates. I Dent Res, 2007, 86: 1022.

［52］Rosen LS, et al. Zoledronic acid versus pamidronate in the treatment of skeletal metastases in patients with breast cancer or osteolytic lesions of multiple myeloma: a phase Ⅲ, double-blind, comparative trial. Cancer J, 2001, 7: 377.

［53］Kyle RA, et al. American Society of Clinical Oncology 2007 clinical practice guideline update on the role of bisphosphonates in multiple myeloma. J Clin Oncol, 2007, 25: 2464.

［54］van Den et al. Osteonecrosis of the jaw related to the use of bisphosphonates. Curr Opin Oncol, 2007, 19: 315.

［55］Khosla S, et al. Bisphosphonate-associated osteonecrosis of the jaw: report of a task force of the American Society for Bone and Mineral Research. J Bone Miner Res, 2007, 22: 1479.

［56］Lacy MQ, et al. Mayo clinic consensus statement for the use of bisphosphonates in multiple myeloma. Mayo Clin Proc, 2006, 81: 1047.

［57］Newcomer LN, et al. Bone involvement in Hodgkin's disease. Cancer, 1982, 49: 338.

［58］Kaplan H. Hodgkin's Disease. 2nd ed. Cambridge: Harvard University Press, 1980.

［59］Borg MF, et al. Bone involvement in Hodgkin's disease. Australas Radiol, 1993, 37: 63.

［60］Franczyk J, et al. Skeletal lymphoma. Can Assoc Radiol J, 1989, 40: 75.

[61] Firkin F, et al. Parathyroid hormone-related protein in hypercalcaemia associated with haematological malignancy. Br J Haematol, 1996, 94: 486.

[62] Seymour JF, et al. Calcitriol: the major humoral mediator of hypercalcemia in Hodgkin's disease and non-Hodgkin's lymphomas. Blood, 1993, 82: 1383.

[63] Beachley MC, et al. Bone involvement in Hodgkin's disease. Am J Roentgenol Radium Ther Nucl Med, 1972, 114: 559.

[64] Fucilla IS, et al. Hodgkin's disease in bone. Radiology, 1961, 77: 53.

[65] Hustu HO, et al. Lymphosarcoma, Hodgkin's disease and leukemia in bone. Clin Orthop Relat Res, 1967, 52: 83.

[66] Vieta J, et al. A survey of Hodgkin's disease and lymphosarcoma in bone. Radiology, 1942, 39: 1.

[67] Pear BL. Skeletal manifestations of the lymphomas and leukemias. Semin Roentgenol, 1974, 9: 229.

[68] Ngan H, et al. Non-Hodgkin's lymphoma presenting with osseous lesions. Clin Radiol, 1975, 26: 351.

[69] Rosenberg SA, et al. Lymphosarcoma: a review of 1269 cases. Medicine (Baltimore), 1961, 40: 31.

[70] Braunstein EM, et al. Non-Hodgkin lymphoma of bone. Radiology, 1980, 135: 59.

[71] Tajima K. The 4th nation-wide study of adult T-cell leukemia/lymphoma (ATL) in Japan: estimates of risk of ATL and its geographical and clinical features. The T-and B-cell Malignancy Study Group. Int J Cancer, 1990, 45: 237.

[72] Kiyokawa T, et al. Hypercalcemia and osteoclast proliferation in adult T-cell leukemia. Cancer, 1987, 59: 1187.

[73] Okada Y, et al. Macrophage inflammatory protein-1 alpha induces hypercalcemia in adult T-cell leukemia. Bone Miner Res, 2004, 19: 1105.

[74] Roodman GD. Mechanisms of bone lesions in multiple myeloma and lymphoma. Cancer, 1997, 80: 1557.

7.16 乳腺癌转移

◎ Patrick G. Morris, Heather L. McArthur, Clifford A. Hudis

7.16.1 转移扩散的模式

乳腺癌是一个重要的公共卫生问题,全世界每年新发病例100多万[1]。在发达国家,早期乳腺癌诊断的比例越来越大,在疾病早期没有发现的转移性乳腺癌(metastatic breast cancer, MBC)很少见。然而,尽管早期能够诊断,多达1/3的患者仍会经历远处复发。MBC虽可治疗,但无法治愈,中位生存期仅2~3年。因此,临床医生往往建议早期乳腺癌(EBC)患者采用全身辅助治疗,用以防止或延缓无法治愈的转移性疾病的发展。辅助治疗包括激素疗法、化疗、靶向治疗,治疗方式的选择取决于乳腺癌亚型、复发风险以及患者的年龄、绝经状态及各种并发症等多种因素。

乳腺癌是一种自然病程和对治疗反应都存在明显异质性的疾病,95%以上来自乳腺上皮细胞,称为癌(carcinoma)。两种最常见的组织学亚型为浸润性导管癌(IDC)和浸润性小叶癌(ILC),分别占乳腺癌的75%和15%[2]。IDC细胞通常聚集形成腺体结构,而ILC则常形成单个小叶结构。这些独特的细胞分布方式常用来区分这两种组织学亚型。跨膜糖蛋白E-钙黏蛋白染色也越来越多地用于组织学评价,以区分这两个亚型,因为其失活与小叶乳腺癌密切相关。

(1) 内分泌反应性乳腺癌

大多数乳腺癌患者依赖于雌激素和孕激素而生长,至少在最初阶段。雌激素与雌激素受体(ER)结合,触发信号级联,促进细胞增殖、抑制细胞凋亡、促进血管生成、增加侵袭,并促进转移相关基因的转录。总体而言,约75%的浸润性乳腺癌表达ER,同时有75%表达孕激素受体(PR)[3]。PR表达可作为完整ER的替代分子标记,因此,所有PR阳性肿瘤也表达ER[3]。最近一组超过5 000例乳腺癌患者的检测结果表明,没有肿瘤是ER阴性/PR阳性(表7-18)。ER阳性表达既是预后良好的指标,又是对内分泌治疗反应的强有力预测指标。ILC比IDC更可能表达ER,事实上,真正ILC几乎100%表达ER[2,3]。

表7-18 5 497例浸润性乳腺癌患者组织标本中ER和PR表达情况

受体	病例数(%)
ER +	4 100(75)
PR +	3 016(55)
ER +/PR +	3 016(55)
ER +/PR −	1 084(20)
ER −/PR −	1 397(25)
ER −/PR +	0(0)

(资料来源:Nadji, et al. 2005[3])

诊断时年龄的增加与 ER 和 PR 的表达增加相关,也与其他有用的生物特性有关[4,5]。在 20 世纪 90 年代,美国激素受体阳性乳腺癌发病比例明显增加,时间上与使用激素替代疗法(HRT)的增加有关。由于妇女健康倡议研究(women's health initiative study)报道 HRT 与乳腺癌的关联后,HRT 的处方明显减少[5,6]。此后,绝经后妇女激素敏感 EBC 的发病率也显著下降。

应用抗 ER 和抗 PR 抗体进行免疫组化(IHC)检测是目前临床上最常用的检测方法[7],激素受体状态可以用染色阳性细胞的百分比和染色强度来表示。各个实验室对 ER 和(或)PR 阳性的定义存在差异,已经开发多个评分系统。如 Allred 评分系统采用半定量免疫组化记分,但最佳记分策略仍不确定,因为两个接近 7 000 例乳腺癌的研究发现,使用目前的免疫组化技术,其 ER 值分布为双峰,而且超过 90% 的肿瘤分别是完全 ER 阴性或明确 ER 阳性[3,8,9]。美国临床肿瘤学会(ASCO)不建议为肿瘤 ER 阳性制定一特异临界值。美国国立卫生研究院(NIH)的指南建议,对于任何 ER 染色阳性的肿瘤应考虑为内分泌治疗的候选对象[10,11]。这在某种程度上导致预测真正激素反应性的不确定性。

(2)HER-2

人表皮生长因子受体-2(HER-2)是人表皮生长因子受体的家族成员之一,人表皮生长因子受体调节细胞生长和生存。HER-2 信号通过 RAS-MAPK 通路促进细胞增殖。此外,HER-2 信号通过 PI3K-AKT-mTOR 信号转导通路抑制细胞死亡[12]。20% ~30% 的乳腺癌为 HER-2 阳性[12]。HER-neu 基因扩增和(或)HER-2 蛋白过表达则认为乳腺癌为 HER-2 阳性。HER-neu 基因扩增通常用荧光原位杂交(FISH)方法检测,而 HER2 蛋白表达一般通过 IHC 检测。IHC 是半定量的方法,按 HER-2 染色状态评分为 0 ~3, + + + 为阳性,0 或 + 为阴性, + + 为可疑/弱阳性。对于染色为 + + 的肿瘤应该推荐使用 FISH 监测[13]。HER-neu 基因表达拷贝数 >2.0 为 HER + + 。

由于检测 HER-2 状态的几个大型随机辅助单抗试验结果报道不一致,其他的一些确定 HER-2 状态的方法,包括显色原位杂交(CISH)和代表性寡核苷酸微阵列分析(ROMA)等正在研究中[13,14]。美国临床肿瘤学会(ASCO)和美国病理学家学会(CAP)的专家最近发表了 HER-2 测定的一组指南[13]。专家小组强烈建议提供 HER-2 检测服务的实验室应该每年得到批准[13]。值得注意的是,虽然 HER-2 在其他肿瘤中也有过度表达,但是其扩增很少见于乳腺癌以外的其他肿瘤。因此,HER-2 靶向治疗目前主要是(研究协议外)针对乳腺癌的治疗。

(3)乳腺癌基因的表达谱

依据肿瘤基因表达模式,乳腺癌分为至少 5 个亚型,包括腔面 A 型和 B 型、HER-2 阳性型、基底细胞样型和正常乳腺样型[15,16]。此分类系统的主要区别是肿瘤表达导管上皮细胞特征基因(含 ER)与不表达特征基因的肿瘤(基底细胞样肿瘤)。腔面型进一步分为 A 型(ER 阳性,HER-2 阴性)

和 B 型(ER 阳性,HER-2 阳性)。所谓的基底细胞样肿瘤是因为其基因表达谱更接近正常基底上皮细胞,而不同于导管上皮细胞。正常基底上皮细胞与乳腺上皮细胞的基膜紧密相连,远离输乳管的管腔。一般而言,基底细胞样肿瘤不表达 ER、PR 或 HER-2,被称为三阴性乳腺癌,尽管并非所有基底细胞样肿瘤呈三阴性,反之亦然。

(4)乳腺癌的复发模式

基因表达谱可提供有关特定肿瘤亚型自然病程的重要预后信息。例如,ER 阴性乳腺癌复发的早高峰在术后 2 ~3 年,其后急剧下降(图 7-31)。相反,ER 阳性乳腺癌在术后 2 ~3 年有一较为缓和的肿瘤复发高峰,5 年以后复发危险性相对恒定。因此,ER 阴性乳腺癌妇女 5 年以后复发罕见,但是 ER 阳性患者的晚期复发并不少见。在牛津概述中,一项包括 10 386 例激素敏感型乳腺癌患者的荟萃分析,尽管他莫昔芬辅助治疗 5 年,其中有 33.2% 的患者 5 年后仍复发,并且 50% 以上的复发发生在确诊后 6 ~15 年[17](图 7-32)。

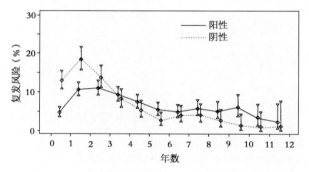

图 7-31　乳腺癌的年复发风险与 ER 状态的相关性统计(资料来源:Saphner, et al. JCO, 1996)

从历史上看,HER-2 过度表达被认为是不良预后因素,与更加侵袭性表型相关。随着人源化单克隆抗 HER-2 抗体——曲妥珠单抗的发展,HER-2 阳性患者的预后也发生了改变。在 HER-2 阳性的 EBC 人群中,曲妥珠单抗与化疗联合治疗后,再维持长达一年的曲妥珠单抗治疗有助于延长患者的生存期[18-21]。

(5)乳腺癌的转移部位

虽然乳腺癌可能蔓延到任何部位,但是转移的常见部位包括骨、肝、肺和淋巴结。ER 阳性/PR 阳性乳腺癌诊断后多年晚期复发往往更易发生骨转移。这种所谓的"骨主导"MBC 往往更具惰性,但对内分泌治疗的反应性较高。从临床角度讲,这些患者形成了一个重要的亚群,其具有较好的总体预后和更多的治疗方案。这种转移方式的确切原因尚未完全阐明,可能与来自原发灶的相关因子与转移部位微环境因素之间的相互作用有关。100 多年来,人们已认识到,各种肿瘤往往表现出转移到某些器官的倾向性,并提示这些部位可能具有促进肿瘤生长的适宜环境[22,23]。Paget 提出的肿瘤细胞("种子")仅仅倾向于在那些为其提供适宜微环境的解剖部位("土壤")滞留与增殖,从而产生了"种子-土壤"假说[23]。最近,一些乳腺癌的遗传作图分析将某些基因的表达与特定的转移部位联系起来,进一步证明了"种子-土壤"假说[22]。例如,一个特异性基因标签可预测异种移植乳腺癌模型发生肺转移[24]。同样地,在 ER 阳性/

PR 阳性骨主导 MBC 中,很可能存在肿瘤细胞基因谱与各种生长因子之间的相互作用[24]。

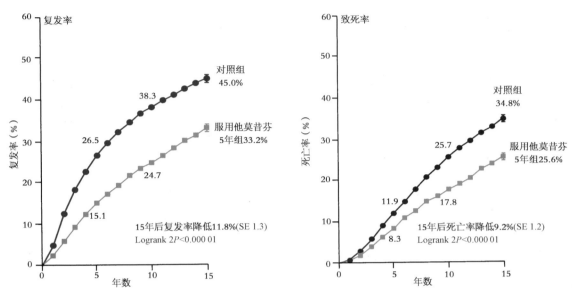

图7-32　他莫昔芬治疗 5 年降低乳腺癌的晚期复发率及死亡率

(资料来源:EBCTCG. Lancet,2005[17])

有人曾提出,肿瘤细胞产生甲状旁腺激素相关肽(PTHrP),并通过一系列步骤导致骨释放生长因子,最终导致肿瘤细胞自身磷酸化和细胞生长的"恶性循环"(图7-33)。简而言之,肿瘤细胞产生 PTHrP,后者进一步激活成骨细胞产生 NF-κB(RANKL)受体激活因子和下调骨保护素(OPG)。反过来,这将激活破骨细胞前体,导致骨溶解、TGF-β 和胰岛素生长因子(IGF)等骨源性生长因子的释放,并提高细胞外钙离子浓度。这些生长因子与肿瘤细胞上的受体结合,激活自身磷酸化,从而促进肿瘤细胞增殖,促进 PTHrP 产生,导致"恶性循环"。

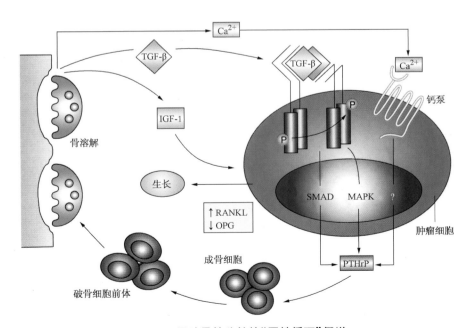

图7-33　导致骨转移灶的"恶性循环"假说

(图来源:Mundy GR, et al. Nat Rev Cancer, 2002[114])

临床经验表明,ILC 比 IDC 更可能转移到一些典型部位,比如可能扩散到身体的表皮层如皮肤、腹膜、胃肠道、脑膜,而肺转移的可能性较低[25]。因此,转移性 ILC 患者更容易出现不同临床问题,如腹水和亚急性肠梗阻。这种转移模式的分子机制尚未阐明。有人曾提出,在 ILC 中常发生改变的细胞与细胞间黏附分子 E-钙黏蛋白的功能丧失可能发挥重要作用[25]。理论上,细胞-细胞间黏附能力的丧失可使 ILC 肿瘤细胞能够沿着上皮层播散,而不是以笨重的肿瘤细胞聚合体在器官内播散[25]。在 ILC 中转录因子 Twist 的表达水平很高[26]。Twist 的过度表达似乎在人 ILC 小鼠模型的转移中发挥关键作用[26]。

（6）转移相关的并发症

MBC 的症状表现各异,取决于转移的部位。一些严重的临床情况需要紧急化疗或局部治疗。内脏器官功能障碍,如广泛肝转移导致肝功能不全,肺部病变或胸水所致呼吸困难,或腹水导致腹胀等,除了确实需要进行胆汁、胸水或腹水引流等局部处理外,可能还需要紧急化疗。脊髓压迫症是一种急症,如果要避免永久性的神经功能障碍,除了放疗或减压手术外,还需要大剂量的皮质类固醇治疗。脑转移可有多种不同临床表现,如癫痫、视力障碍、局灶性神经功能障碍、精神状态改变等,通常需要皮质类固醇和紧急局部治疗,如手术、立体定向放射外科治疗、全脑放疗等。在发达国家,罕有这些并发症作为 MBC 首诊表现,但是在长期转移性疾病患者中较为常见。

7.16.2 乳腺癌的诊断/预后性检测

（1）乳腺癌转移的病理学确认

理想状态是至少有一个转移灶的活检确认 MBC 诊断,但并非总是可行。对转移病灶样本进行病理学复习并与原发乳腺癌样本进行比较,常可进一步提高对新诊断转移病灶起源的把握性。如果转移灶的组织学表现与原发乳腺癌类似,往往(但并非总是)需要进行 ER／PR 和 HER-2 的 IHC 重复测试。ASCO 建议,如果检查结果影响治疗计划,应该对转移病灶进行 ER 和 PR 测定[11]。

在许多机构,当拟定 MBC 诊断时,就对样本进行重复 IHC,不仅是为了确诊,而且因为转移病灶的免疫组化谱可能不同于原发癌样本。在 ER 阳性／PR 阳性原发性乳腺癌患者,其转移灶 ER 或 PR 的表达明显缺失[27,28]。例如,在一个小病例群,这种现象发生率为 36%[28]。有许多可能的原因,包括肿瘤异质性相关的抽样误差和不同实验室间免疫组化技术的限制等。从理论上说,在 ER 阳性/PR 阳性的原发瘤中 ER 阴性/PR 阴性的肿瘤细胞可能逃脱辅助内分泌治疗的细胞毒性作用,导致转移灶中存在 ER 阴性／PR 阴性细胞。类似的理论存在于 HER-2 阳性肿瘤。在临床实践中,这些明显反常现象不会明显影响临床处理。有关持续内分泌治疗和抗 HER-2 疗法的治疗决定是依据对患者和肿瘤相关特征的综合评估(后面详细介绍),而不是简单依靠单一的免疫组化结果。

（2）肿瘤的预测和预后性检测

在 EBC 中,肿瘤的基因表达谱在特定情况下用于指导辅助治疗。例如,阿姆斯特丹 70 个基因表达谱是从接受局部治疗的低风险患者中发展而来,其后被证实可作为乳腺癌生存的预测模型,且不受淋巴结状态的影响[29]。然而,直到最近,限制这项技术应用的是其要求新鲜冷冻组织,而在美国和其他国家通常难以获得。

又如,已建立了 21-基因复发评分预后标签。这种检测可评估 16 个选自 250 个候选基因的肿瘤相关基因和 5 个参考基因。这个预测标签已在比较接受他莫昔芬治疗与观察组患者预后的大宗随机试验的部分肿瘤中得到验证[30]。这些肿瘤相关基因的相对表达水平可以获得 ER 阳性/PR 阳性肿瘤的连续变量"复发积分"(recurrence score),此积分与乳腺癌的复发风险相关[30]。随后,这个测试在来自另一项评估他莫昔芬联合化疗的大型随机对照试验的部分肿瘤细胞中进行检测,发现这 16 个癌相关基因的表达与辅助化疗受益情况相关[31]。因此,目前一些 ER 阳性/PR 阳性的 EBC 和低复发积分的患者能够避免化疗,仅接受辅助性激素治疗。

如前所述,这两个基因表达谱尚未进行前瞻性验证,许多医生对它们的广泛应用持谨慎态度。因此,EBC 临床试验正在评估这些基因表达谱是否可以用于前瞻性地预测患者预后,是否可根据对系统性治疗的预测性反应来指导治疗。在 MBC,需要各种经过验证的预测模型来评估对各种药物的反应,最终可以帮助直接指导治疗。目前这些预测方法尚处于研究状态。

（3）影像学检查

CT 和亚甲基二膦酸锝骨显像仍是用于评估乳腺癌肿瘤负荷和治疗反应的常用影像学检查方法。对新诊断 MBC 的分期,美国国家综合癌症网络(NCCN)推荐胸部显像、骨扫描以及腹部 CT 或 MRI[32]。此外,还推荐患者有长骨或负重骨的疼痛或骨扫描异常的患者均应做 X 线平片[32]。PET 不是常规检验项目[32]。到目前为止,PET 扫描是应用 FDG,其理论基础是细胞吸收的 FDG 量与其葡萄糖代谢率成正比,因此 FDG 可作为细胞增殖的一个标志[33]。PET 扫描对确定其他影像学检查的模棱两可结果时非常有用,可作为一种补充[34]。它可以用来区分手术瘢痕和肿瘤复发等代谢活跃的组织[34]。许多小规模研究提示,PET 可作为对治疗有无反应的早期标志[33]。但是,尚未在大规模前瞻性研究中得到验证,因此 PET 扫描的早期变化尚不能用于指导治疗[34]。

PET 扫描的特异性会受其他代谢活跃(非恶性)组织积极摄取葡萄糖所致假阳性的影响。另一个问题是,许多惰性乳腺癌 PET 扫描也可能并非高摄取 FDG(FDG-avid)。一般情况下,IDC 的 FDG 摄取水平要高于 ILC,从而导致 ILC 更多的假阴性结果[35,36]。有许多人正在开发乳腺癌新的 PET 示踪剂,其目标是靶向细胞过程以及 ER 和 HER-2 等各种受体[33]。将来这些示踪剂可能更特异和更敏感地监测肿瘤负荷,更准确地评估治疗反应,用来改进治疗选择。

MBC 患者的评估,更多的影像学检查主要根据临床症状。这方面的例子包括使用 MRI 检查中枢神经系统或脊髓是否有转移。乳房 X 线筛查对 MBC 患者并非常规,检测另一侧早期(可能治愈的)乳腺癌一般不影响其生存,但可导致其系统治疗的中断。但是,对于非常惰性的 MBC 长期生存患者进行乳房 X 线随访可能是合适的。

(4)血液化验

肿瘤标记癌胚抗原(CEA)、CA 15-3 和 CA27-29 可在 MBC 和某些相关疾病患者中升高。CEA 是一种糖蛋白,在乳腺癌和大肠癌等患者中升高[37]。CA15-3 和 CA27-29 是检测外周血 MUC-1 抗原的检测指标[11]。仅 50% ~ 60% 的 MBC 患者 CEA 水平升高,相比之下,75% ~ 90% 患者有 CA15-3 和 CA27-29 水平升高[11]。ASCO 指南建议肿瘤标记可用于辅助治疗反应的临床和放射学评估,但不应单独使用[11]。肿瘤标记的升高还常见于肝功能损害、维生素 B_{12} 缺乏症、巨幼细胞性贫血、地中海贫血以及镰状细胞疾病。此外,在患者合理治疗开始的最初几周,可能出现肿瘤标记的瞬时上升,这是患者对治疗的一种回应,可能与肿瘤细胞裂解有关[38]。在 EBC 患者随访中,不推荐常规监测这些标记[11]。

(5)循环肿瘤细胞

一个多世纪以前,肿瘤患者循环外周血已发现有循环肿瘤细胞(CTCs)[39]。最近,随着实时定量聚合酶链反应(PCR)和免疫磁性分离细胞富集技术等的问世和发展,导致 CTC 检测的灵敏度和特异性明显增高[40,41]。有研究认为治疗前或治疗过程中 CTCs 数量多的 MBC 患者无进展生存率和总生存率低于 CTCs 数量少者,因此,它不是一个独立的预后因子[42,43]。目前尚不确定 CTC 与其他预测指标相比,是否具有更优越的预后价值。CTCs 不能用于指导或改变治疗,因为该技术尚未被验证。

7.16.3　现代药物的生物靶向

因为 MBC 一般是无法治愈的,因此治疗策略的主要目的是改善或维持患者的生活质量,同时优化疾病治疗结果,如改善优化肿瘤治疗反应,延长无进展生存期和总生存期。由于乳腺癌是最具化疗敏感性的实体性肿瘤之一,有许多细胞毒性药物可用。治疗方案的选择取决于患者的状态和肿瘤的特性,包括患者的并发症、治疗相关毒副作用和先前的治疗。许多治疗乳腺癌的细胞毒性药物具有特定的靶点,例如蒽环类插入到 DNA 双螺旋结构的碱基对之间,抑制拓扑异构酶Ⅱα。紫杉类化合物通过结合微管发挥细胞毒性作用。尽管经过无数的努力,目前的治疗还不能依据肿瘤中这些靶标的表达水平直接评价治疗疗效[44]。

EBC 治疗的逐步进展导致了各种化疗药物的复杂联合方案,包括蒽环类、烷化剂和紫杉类的组合,以及基于生长因子支持的剂量密集型化疗给药方案[45]。而 MBC 的化疗往往会包括单剂药物的序贯疗法,有时每周一次。剂量密

集型联合治疗方案不是 MBC 的标准治疗方案。事实上,对于 MBC 是否使用联合化疗与单药序贯化疗仍然存在争议。使用联合治疗的理由是:两个或两个以上的药物结合不同的作用机制和不同的副作用,可以提高临床疗效。但是,联合化疗并没有表现出比单药序贯治疗恒定的长期优势。因此,一些医生在患者将要发生器官危象或疾病迅速恶化时使用联合化疗,而其他医生使用联合治疗是为了优化反应率,尽管一般要付出更大毒性的代价。

无论如何,这种联合方案与单药方案的争论一般来说是难以调和的,而要根据药物和病情不同而定。MBC 的化疗往往是一直持续下去,除非肿瘤进展或化疗产生剂量限制性毒性。另一种方法是在几个月内使用多疗程的化疗,每疗程化疗的间隙为所谓的药物假期。总之,每一种方法有其好处,具体的应考虑医生和患者相关因素以及治疗方案和具体药物的毒性。

(1)雌激素受体/孕激素受体

与使用细胞毒性化疗不同,生物标记在指导治疗推荐方案上不是特别有用,激素疗法最初治疗决策的制定主要取决于肿瘤表达 ER/ PR 和 HER-2 水平。雌激素剥夺(内分泌治疗)为激素敏感型乳腺癌患者行之有效的治疗策略。EBC 的内分泌治疗通常是在化疗后使用或代替化疗持续 5 年以上时间,包括选择性雌激素受体调节剂(SERMs)或芳香化酶抑制剂(AIs)。内分泌治疗仍然是 MBC 适当的治疗策略,尤其是对那些由原发乳腺癌到转移性疾病间隔较长的无瘤期,以及那些伴有轻微相关症状、较少的肿瘤负荷、较小内脏功能损害风险的患者。这些临床因素是内分泌治疗反应的最好预测指标,比肿瘤 ER 和 PR 表达水平更为有用。目前没有其他有效的生物标记来预测 MBC 治疗反应。

几十年来,他莫昔芬已是广泛使用的抗癌药物之一。他莫昔芬在绝经前 MBC 妇女中的作用已被很多Ⅱ期临床试验证实[46]。如Ⅲ期临床试验比较其与卵巢手术切除或促性腺激素释放激素(GnRH)激动剂的药物性卵巢功能抑制治疗效果,以及牛津荟萃分析概述中得到证实[17,47-49]。他莫昔芬已成功与卵巢抑制剂联合治疗,可导致更高的反应率。但他莫昔芬单药治疗证实对生存无益[49-51]。因为易于给药,口服他莫昔芬单药治疗仍然是首选。

虽然卵巢是绝经前妇女雌激素的主要来源,但是绝经后的妇女雌激素主要来源于脂肪组织、肾上腺和其他组织的雄激素前体。绝经后妇女产生雌激素的一个关键步骤是芳香化酶催化过程。目前已开发的芳香化酶抑制剂分为非甾体类制剂,如来曲唑(letrozole)和阿那曲唑(anastrozole),以及甾体类制剂,如依西美坦(exemestane)。虽然这些药物比他莫昔芬在肿瘤反应和无进展生存期方面略有改进,但在 MBC 作为一线治疗的随机对照研究中并未显示其比他莫昔芬在生存方面的优势[52-54]。然而,AIs 的一个显著优势是不会发生静脉血栓和子宫癌等,反映了其具有激动剂-拮抗剂的混合作用机制。然而,AIs 通常伴有关节痛,且长时间应用会导致骨密度下降(特别是作为辅助治疗)。

患有内分泌反应敏感性 MBC 的女性患者是每一次病情进展时进行系列内分泌治疗的合适人选。目前还没有确切的生物标记来预测二线内分泌治疗的反应,选择这种治疗策略取决于之前的治疗反应和疾病整体负荷等临床因素。最近的数据表明,甾体类芳香化酶抑制剂依西美坦和抗雌激素的氟维司群对于一线非甾体类芳香化酶抑制剂治疗后疾病进展的患者同样有效[55](图 7-34)。因为可以通过口服给药,二线芳香化酶抑制剂具有优势。相反,作为纯粹的抗雌激素药物,氟维司群每 28 天一次肌内注射,并不会增强静脉血栓形成或子宫癌的风险。氟维司群的作用与 MBC 的一线治疗他莫昔芬相当[56]。托瑞米芬是另一个与他莫昔芬的作用和副作用均类似的药物[57,58]。高剂量的孕激素、黄体酮表现出与他莫昔芬类似的良好治疗效果[59,60]。由于这些药物大多可通过口服给药,并且不良反应一般可耐受,临床医生经常尝试将激素治疗尽可能延长,只要其安全和可行。

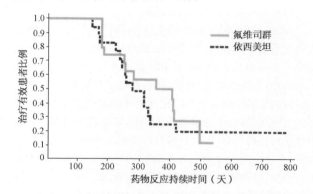

天数　0　50 100 150 200 250 300 350 400 450 500 550 600 650 700

氟维司群治疗患者人数	20	20	20	20	16	13	10	9	8	3	1	0	0	0	0
依西美坦治疗患者人数	18	18	18	17	16	12	9	6	4	3	3	3	3	3	2

图 7-34　二线药物依西美坦和氟维司群治疗反应的持续时间(图来源:Chia, et al. JCO,2008[55])

(2)表皮生长因子受体

激素敏感性乳腺癌产生内分泌抵抗的一个可能标记是肿瘤细胞表达表皮生长因子受体(EGFR)[61]。采用当前的内分泌治疗阻断 EGFR 在体外已被证明有效,这一策略可带来明显临床效益。此外,由于基底细胞样肿瘤细胞中表达 EGFR,体外研究发现这种肿瘤细胞对 EGFR 抑制剂敏感[62]。然而,迄今有关靶向 EGFR 治疗的临床研究结果不一致,且大多令人失望。EGFR 酪氨酸激酶抑制剂厄洛替尼单药治疗未经筛选的 MBC 患者的效果甚微[63],西妥昔单抗(cetuximab)治疗 MBC 的临床经验也一直令人失望[64]。西妥昔单抗单药治疗似乎反应率偏低,甚至在三阴性乳腺癌患者也是如此[65]。然而,最新数据显示,一些三阴性乳腺癌患者可能受益于西妥昔单抗和卡铂(carboplatin)的联合用药[65,66]。同样,最近一项研究提示 EGFR 酪氨酸激酶抑制剂吉非替尼联合芳香化酶抑制剂可使新发激素敏感性 MBC

患者受益[67]。虽然这些研究在未经选择的患者群体其结果受到限制,但另外一些依据 EGFR 表达进行患者分组的研究结果同样令人失望[64]。在这类患者中,EGFR 和 k-ras 基因突变的作用仍然不清,不像在非小细胞肺癌和大肠癌患者中其特性有更多的了解。可喜的是,一些正在进行的研究将活检组织分类,以帮助发现潜在生物标记来识别 MBC 中可能受益于 EGFR 抑制剂的患者亚群[65]。

(3)HER-2 基因

HER-2 是治疗 MBC 的一个重要靶点。如前所述,人源性单克隆抗体曲妥珠单抗(trastuzumab)可彻底地改变 HER-2 阳性乳腺癌的治疗。曲妥珠单抗可以与 HER-2 胞外域结合,但其发挥作用的特异性机制尚未确定[12]。有关 MBC 的早期研究提示,只有肿瘤免疫组化染色 HER-2 为 + + + 或者荧光原位杂交证实 HER-2 基因明显扩增的患者可从曲妥珠单抗治疗中受益,而 HER-2 表达水平正常的患者无明显治疗效果[68-70]。曲妥珠单抗已成功地与多种细胞毒性药物联合用于 MBC 的治疗,包括紫杉醇、多西他赛、卡培他滨、吉西他滨和长春瑞滨,具有显著恒定的临床效果[71-76]。最近有限证据显示,曲妥珠单抗与细胞毒性药物序贯联合仍然有效,这是临床常用的治疗策略[77]。

还有证据显示,HER-2 阳性乳腺癌可能对蒽环类药物的相对敏感,而对环磷酰胺、甲氨蝶呤、氟尿嘧啶(CMF)类药物相对耐药[78]。但也有研究证实肿瘤过度表达 HER-2 的患者并没有从蒽环类抗生素的治疗中受益[44,79]。HER-2 和拓扑异构酶 Ⅱα(蒽环类公认的靶标)的染色体 17q 非常接近,这作为两者相互联系的基础,但还存争议[78]。例如,这些研究可能会因为商用 FISH 探针检测 HER-2 和拓扑异构酶 Ⅱα 的灵敏度有限而受影响,可能偏离兴趣基因,导致假阳性结果的发生。正在开发更准确恒定地测定 HER-2 和拓扑异构酶的技术[14]。蒽环类和曲妥珠单抗联合给药并不常规用于 MBC 的治疗,主要因为联合应用会明显增加心脏毒性发生率(27%)[80]。如前所述,目前尚无法依据肿瘤表达(或表达缺失)拓扑异构酶 Ⅱα 来选择特定的细胞毒性化疗与曲妥珠单抗联合用药。此外,应用 FISH 方法测定 HER-2 基因的表达水平不能被用来确定曲妥珠单抗治疗的可能反应或反应持续时间,也不能用于指导治疗。

尽管曲妥珠单抗具有良好疗效,相当比例的 HER-2 阳性 MBC 患者最终仍会病情恶化。尽管 PTEN 基因缺陷似乎发挥了重要作用,但这种抵抗的确切机制仍知之甚少。希望能够进一步了解曲妥珠单抗耐药的通路,使其转化为成功治疗的创新。有证据表明,环氧合酶-2(COX-2)在 HER-2 阳性乳腺癌可能上调,这可能是一个潜在抑制肿瘤生长的靶点[81]。

也有证据表明,HER-2 过度表达与肿瘤对内分泌治疗的相对抵抗有关[78]。对于少数 ER 阳性、HER2 阳性(腔面 B 型)MBC 的患者,尚不清楚曲妥珠单抗是应先用还是后用,或合并内分泌治疗。一项随机试验显示在芳香化酶抑制剂治疗基础加曲妥珠单抗更有益,但并未研究这些药物的最佳应用顺序[82]。

除了曲妥珠单抗为 HER-2 阳性 MBC 行之有效的治疗，其他一些药物也在不同发展阶段。拉帕替尼是一种口服的靶向 HER-2 和 EGFR（或 HER-1）小分子酪氨酸激酶抑制剂。已经证明拉帕替尼与卡培他滨的联合应用对曲妥珠单抗治疗的患者有作用[83]。一项小的研究证实 HER-2 和 HER-3 共表达预示对拉帕替尼的治疗反应良好[84]。尽管目前拉帕替尼不是 HER-2 阳性乳腺癌的标准辅助治疗药物，需要进一步了解可能从拉帕替尼治疗受益的患者特征。作为一个小分子，拉帕替尼可能对预防或治疗脑转移瘤特别有用，脑转移更常见于 HER-2 阳性 MBC 患者。推测来那替尼（neratinib, HKI272）具有相似的优势。来那替尼是酪氨酸激酶抑制剂，最近被证实其单药使用对 HER-2 阳性乳腺癌有作用，无论是否曾用曲妥珠单抗治疗[85]。

针对 HER-2 的新抗体正在进行临床试验。帕妥珠单抗具有不同于曲妥珠单抗的 HER-2 结合位点，已被证实与卡培他滨和多西他赛等一些药物联用作用更好[86,87]。厄妥索单抗（ertumaxomab）是一种三功能双特异性的单克隆抗体，具有 3 个结合位点，即 HER-2、CD3[+] T 细胞和免疫辅助细胞[88]。因此，它通过直接与 HER-2 结合或通过启动免疫反应具有细胞毒性的潜能。曲妥珠单抗-MCC-DML 是一种新型药物，由与曲妥珠单抗共轭的细胞毒性 DM1 组成。该药物具有新的作用机制，可结合 HER-2 阳性细胞，理论上它可以将细胞毒性药物优先释放于恶性肿瘤细胞[89,90]。然而，尚不知要素化合物。

热休克蛋白 90（HSP90）是一种分子伴侣，是 HER-2 等许多蛋白在一定环境应激下发生折叠、激活和组装所必需[91]。HSP90 抑制剂如格尔德霉素及其衍生物、阿螺旋霉素（alvespimycin）和坦螺旋霉素（tanespimycin）正在进行研究中，早期结果显示其与曲妥珠单抗联合或单药用于经大剂量单抗预处理的 HER-2 阳性 MBC 患者效果良好[91,92]。虽然这些药物在相对发展初期，但具有广阔的研究前景，尤其用于那些对曲妥珠单抗耐药的 HER-2 阳性 MBC 患者。

（4）血管内皮生长因子

血管生成在 MBC 的进展中发挥重要作用，因此，干扰血管生成通路的药物一直是研究的热点。人源化单克隆抗体贝伐单抗可以靶向 VEGF。经大剂量卡培他滨预处理的 MBC 患者，增加贝伐单抗不能改善无进展生存期或总生存期[93]。相反，两个大型研究表明，在一线治疗中以紫杉类为基础的化疗加用贝伐单抗，可以改善无进展生存期，但无生存获益[94,95]。在这些研究中，几乎所有患者都没有 HER-2 过度表达。现在有时推荐贝伐单抗与化疗联合应用于治疗新诊断的 MBC。目前还没有证据对于疾病进展的患者是否还应继续连续化疗或单一用药继续治疗。

迄今，寻找生物标记用于准确识别哪些患者接受贝伐单抗治疗可能受益的努力大多没有成功。其他类型肿瘤中的 VEGF 表达水平似乎与贝伐单抗的治疗反应无关，血小板

反应蛋白-2、k-ras 基因、b-Raf 和 p53 等其他公认生物标记的表达也与贝伐单抗的治疗反应无关[96,97]。最近有证据表明，表达 VEGF-2578 AA 基因型或 VEGF-1154AA 基因型的乳腺癌患者更可能从紫杉醇和贝伐单抗联合治疗中受益[98]。但这些数据来源于一个随机试验，其中只有约一半的患者可获得肿瘤组织块。在这项研究中，尚不清楚这些单核苷酸多态性在原发性肿瘤中的表达是否与其在转移灶中的表达相关。这些生物标记尚需进一步验证，才可以被用来直接指导治疗决策。与此相关的一个问题是，将这些生物标记用于指导口服 VEGF 受体酪氨酸激酶抑制剂（舒尼替尼、索拉菲尼等）的使用，在临床上已证明是有效的。

（5）雄激素受体

另一个核激素受体是雄激素受体（AR），其在 60% ~ 80% 的乳腺癌患者表达。往往与雌激素受体一起，参与乳腺癌的启动和进展[99,100]。雄激素水平高也与发生乳腺癌的风险增加相关[101]。此外，在少部分三阴性乳腺癌亚群中发现有 AR 的表达[99]。体外研究表明，雄激素阻断可导致三阴性细胞株生长减慢。这可能成为未来研究的方向，使用雄激素抗体阻断 AR 的临床研究正在进行。

（6）Src

Src 是一个被广泛研究的非受体酪氨酸蛋白激酶，在包括乳腺癌在内的多种肿瘤中发现 Src 的表达升高[102]。Src 已被证明在细胞生长增殖、血管生成、侵袭和转移发挥重要作用。Src 的升高可能由如 EGFR、HER-2 和 VEGF 等上游生长因子受体的过表达所诱发[102]。最近研究数据表明，抑制 SRC 能够有效地阻止基底亚型乳腺癌的体外生长[103]。因此，有理由发展针对 Src 的干预药物。这类药物有几种正在进行乳腺癌临床试验，其中包括达沙替尼（dasatinib），为抑制多种酪氨酸激酶的抑制剂，已被广泛用于治疗慢性粒细胞白血病和胃肠道间质瘤（GIST）。

（7）PARP

蛋白质的聚 ADP-核糖聚合酶（PARP）家族在 DNA 修复和其他细胞过程中发挥重要调节作用。特别是在 DNA 损伤后的单链断裂（SSB）修复过程中，PARP 发挥着重要作用（图 7-35）[104]。简而言之，DNA 损伤后，PARP 激活并结合到暴露的 SSB，然后从底物烟酰胺腺嘌呤二核苷酸（NAD[+]）催化底物 ADP-核糖单位连续转运到受体核蛋白。这将产生聚合物聚——ADP-核糖（PAR），并在 SSB 上创建一个带负电荷靶点，从而成功募集碱基切除修复所需的酶，如 X 线损伤修复交叉互补基因 1（XRCC1）、DNA 连接酶Ⅲ和 DNA 聚合酶 polβ（图 7-35）。体外和动物模型研究表明，肿瘤抑癌基因 BRCA-1 和 BRCA-2 缺失的肿瘤对 PARP 抑制剂特别敏感（遗传性 BRCA-1 和 BRCA-2 常染色体显性遗传突变与卵巢癌和乳腺癌的寿命风险增加有关，与三阴性乳腺癌的风险提高相关）。因此 PARP 的抑制剂可以更好治疗 MBC，尤其是与 BRCA-1 和 BRCA-2 相关 MBC，可能使三阴性乳腺癌患者受益。几种口服 PARP 抑制剂已在早期临床试验[104]。

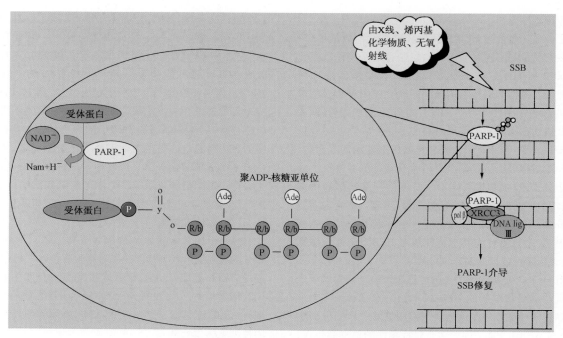

图 7-35　PARP 在单链断裂(SSB)修复过程中的作用

(图来源：Drew 和 Calvert,2008[104])

（8）骨转移

据估计,高达85%的转移性乳腺癌患者在其疾病过程中会发生骨转移[105],可伴有明显疼痛和危及生命的骨并发症。因此,MBC骨转移的患者常给予双膦酸盐治疗,可提高生活质量,减少骨相关事件的风险。双膦酸盐是焦磷酸盐类似物,广泛用于治疗骨质疏松症。因为它们具有抑制破骨细胞介导的骨吸收,也被广泛用于治疗乳腺癌骨转移。静脉注射双膦酸盐可显著降低骨相关事件的风险,包括因病理性骨折、脊髓压迫症而需要放疗或手术的风险[106-108]。最近开发的双膦酸盐是唑来膦酸,在临床前模型中已表现比老一代双膦酸盐如帕米膦酸具有更显著的疗效[109]。

近年来,罕有病例报告静脉注射双膦酸盐治疗出现颚骨坏死、下颌骨、上颌骨或两者兼有的骨外露等并发症[110]。由于静脉注射双膦酸盐治疗超过两年以上并无显著获益,延长疗程可能会增加骨坏死的风险,故许多临床医生目前在每月注射双膦酸盐两年以后较少继续应用双膦酸盐。由于静脉注射双膦酸盐治疗对已发生的骨转移有确定作用,目前更多关注于这类药物联合用于辅助化疗。此类方案尚未证实能使患者受益,一些临床研究正在进行中。

7.16.4　今后的发展方向

乳腺癌组织中ER/PR和HER-2的表达既有评价预后意义,又可以预测靶向药物的治疗反应。目前对这些MBC亚型的认识仍存在一定局限性,特别是缺少对内分泌治疗和靶向HER-2药物反应的生物预测标记,对这些药物的耐药机制也缺乏了解,因此,缺少克服这些耐药机制的措施。除了这些亚组,还有必要了解其他的靶点和激活的信号通路,将成为未来治疗的基础。

目前对于激素反应性MBC,临床因素仍然是唯一被证实用于选择内分泌治疗患者的行之有效的参考指标。生物标记的发展可以帮助确定哪些患者可受益于连续性激素治疗,哪些患者应该采用包括激素治疗在内的联合疗法,以及哪些患者应该接受化疗。对于那些可从内分泌治疗获益的患者,最佳给药程序尚未明确。同时有必要发展生物标记来决定选择合适药物的顺序。另一项挑战是确定内分泌疗法如何与靶向HER-2、VEGF,或其他药物如SRC和PARP抑制剂等联合应用。

在世纪之交时,针对乳腺癌的细胞毒性药物数量急剧增长,但近年来这类药物却少有发展。作为微管稳定剂,埃博霉素(epothilones)代表一类新的药物。迄今,在乳腺癌中被证明有用的唯一埃博霉素类药物是伊沙匹隆(ixabepilone)[111]。在关键的Ⅲ期研究中,发现这种药物与以前用紫杉类药物治疗患者的神经毒性显著增加有关。因此,有必要改善目前用于选择这种新型细胞毒性药物患者的临床指标。任何有助于选择患者的生物标记都受欢迎。此外,有必要发展新的药物和治疗策略,克服如紫杉类药物的耐药机制,其中包括P-糖蛋白药物外排泵的表达,这些正逐渐被人们所了解。

在靶向药物方面,仍不清楚为什么一些患者对药物有反应,而另一些则无反应。例如在HER-2靶向治疗方面,由于确定HER-2状态现有技术的限制,可能会导致患者选择优劣不一。然而,根本的问题是我们对HER-2阳性乳腺癌的病理生理学认识存在显著差距。希望对此的进一步了解最终导致改良药物的发展,以及改善患者的生存。

　　为了完成这些挑战,需要三个重要战略。首先,必须增加参与临床试验的病例。目前只有不到5%的乳腺癌患者参加临床试验[112]。为取得更快的进步,必须从根本上改善。其次,临床试验设计必须合理,满足试验纳入要求,方能深入研究肿瘤生物学和治疗反应。序列组织样本的获得可能难以判定研究设计以外的MBC,但可为研究人员提供丰富资源。第三,必须进一步强调研究者之间的协作。特别是临床研究者与实验室研究者之间的伙伴关系可以提供

重要的机会。只有通过研究系列肿瘤样本的基因表达,才有可能了解现有药物的耐药机制。对内在和获得性耐药机制的了解,将有助于改进患者的选择以及确定可从某种治疗获益的合适病例,同时可检测和验证药物反应和抵抗的生物标记。最后,对肿瘤耐药途径的认识将为新型特异性靶向药物的合理发展提供更多机遇,并有助于将来创造更加个性化的治疗方法[113]。

（杨鑫 译,钦伦秀 审校）

参考文献

[1] Stewart BW, et al. World Cancer Report. Lyon：IARC Press, 2003.

[2] Li CI, et al. Clinical characteristics of different histologic types of breast cancer. Br J Cancer, 2005, 93：1046-1052.

[3] Nadji M, et al. Immunohistochemistry of estrogen and progesterone receptors reconsidered：experience with 5,993 breast cancers. Am J Clin Pathol, 2005, 123：21-27.

[4] Diab SG, et al. Tumor characteristics and clinical outcome of elderly women with breast cancer. J Natl Cancer Inst, 2000, 92：550-556.

[5] Li CI, et al. Incidence of invasive breast cancer by hormone receptor status from 1992 to 1998. J Clin Oncol, 2003, 21：28-34.

[6] Anderson GL, et al. Effects of conjugated equine estrogen in postmenopausal women with hysterectomy：the Women's Health Initiative randomized controlled trial. JAMA, 2004, 291：1701-1712.

[7] Allred DC, et al. Immunocytochemical analysis of estrogen receptors in human breast carcinomas. Evaluation of 130 cases and review of the literature regarding concordance with biochemical assay and clinical relevance. Arch Surg, 1990, 125：107-113.

[8] Schnitt SJ. Estrogen receptor testing of breast cancer in current clinical practice：what's the question? J Clin Oncol, 2006, 24：1797-1799.

[9] Collins LC, et al. Bimodal frequency distribution of estrogen receptor immunohistochemical staining results in breast cancer：an analysis of 825 cases. Am J Clin Pathol, 2005, 123：16-20.

[10] Eifel P, et al. National Institutes of Health Consensus Development Conference Statement：adjuvant therapy for breast cancer. J Natl Cancer Inst, 2001, 93：979-989.

[11] Harris L, et al. American Society of Clinical Oncology 2007 update of recommendations for the use of tumor markers in breast cancer. J Clin Oncol, 2007, 25：5287-5312.

[12] Hudis CA. Trastuzumab -mechanism of action and use in clinical practice. N Engl J Med, 2007, 357：39-51.

[13] Wolff AC, et al. American Society of Clinical Oncology/College of American Pathologists guideline recommendations for human epidermal growth factor receptor 2 testing in breast cancer. J Clin Oncol, 2007, 25：118-145.

[14] McArthur HS, et al. High resolution representational oligonucleotide microarray analysis（ROMA）suggests that TOPO2 and HER2 co-amplification is uncommon in human breast cancer. San Antonio Breast Cancer Symposium Abstract, 2008, 20：23.

[15] Perou CM, et al. Molecular portraits of human breast tumours. Nature, 2000, 406：747-752.

[16] Sorlie T, et al. Gene expression patterns of breast carcinomas distinguish tumor subclasses with clinical implications. Proc Natl Acad Sci USA, 2001, 98：10869-10874.

[17] EBCTCG. Effects of chemotherapy and hormonal therapy for early breast cancer on recurrence and 15-year survival, an overview of the randomised trials. Lancet, 2005, 365：1687-1717.

[18] Joensuu H, et al. Adjuvant docetaxel or vinorelbine with or without trastuzumab for breast cancer. N Engl J Med, 2006, 354：809-820.

[19] Piccart-Gebhart MJ, et al. Trastuzumab after adjuvant chemotherapy in HER2-positive breast cancer. N Engl J Med, 2005, 353：1659-1672.

[20] Romond EH, et al. Trastuzumab plus adjuvant chemotherapy for operable HER2-positive breast cancer. N Engl J Med, 2005, 353：1673-1684.

[21] Slamon D, et al. Phase Ⅲ randomized trial comparing doxorubicin and cyclophosphamide followed by docetaxel（ACT）with doxorubicin and cyclophosphamide followed by docetaxel and trastuzumab（ACTH）with docetaxel, carboplatin and trastuzumab（TCH）in HER2-positive early breast cancer patients：BCIRG 006 study. San Antonio Breast Cancer Symposium：Abstract #1. 2005.

[22] Nguyen DX, et al. Genetic determinants of cancer metastasis. Nat Rev Genet, 2007, 8：341-352.

[23] Paget S. The distribution of secondary growths in cancer of the breast. 1889. Cancer Metastasis Rev, 1989, 8：98-101.

[24] Gupta GP, et al. Identifying site-specific metastasis genes and functions. Cold Spring Harb Symp Quant Biol, 2005, 70：149-158.

[25] Ferlicot S, et al. Wide metastatic spreading in infiltrating lobular carcinoma of the breast. Eur J Cancer, 2004, 40：336-341.

[26] Yang J, et al. Twist, a master regulator of morphogenesis, plays an essential role in tumor metastasis. Cell, 2004, 117：927-939.

[27] Holdaway IM, et al. Variation in receptor status between primary and metastatic breast cancer. Cancer, 1983, 52：479-485.

［28］Kuukasjarvi T, et al. Loss of estrogen receptor in recurrent breast cancer is associated with poor response to endocrine therapy. J Clin Oncol, 1996, 14：2584-2589.

［29］van de Vijver MJ, et al. A gene-expression signature as a predictor of survival in breast cancer. N Engl J Med, 2002, 347：1999-2009.

［30］Paik S, et al. A multigene assay to predict recurrence of tamoxifen-treated, node-negative breast cancer. N Engl J Med, 2004, 351：2817-2826.

［31］Paik S, et al. Gene expression and benefit of chemotherapy in women with node-negative, estrogen receptor-positive breast cancer. J Clin Oncol, 2006, 24：3726-3734.

［32］NCCN. NCCN Practice Guidelines in Oncology, 2008.

［33］Quon A, et al. FDG-PET and beyond：molecular breast cancer imaging. J Clin Oncol, 2005, 23：1664-1673.

［34］Eubank WB, et al. Evolving role of positron emission tomography in breast cancer imaging. Semin Nucl Med, 2005, 35：84-99.

［35］Avril N, et al. Breast imaging with positron emission tomography and fluorine-18 fluorodeoxyglucose：use and limitations. J Clin Oncol, 2000, 18：3495-3502.

［36］Crippa F, et al. Association between ［^{18}F］fluorodeoxyglucose uptake and postoperative histopathology, hormone receptor status, thymidine labelling index and p53 in primary breast cancer：a preliminary observation. Eur J Nucl Med, 1998, 25：1429-1434.

［37］Fletcher RH. Carcinoembryonic antigen. Ann Intern Med, 1986, 104：66-73.

［38］Kiang DT, et al. Tumor marker kinetics in the monitoring of breast cancer. Cancer, 1990, 65：193-199.

［39］Ashworth T. A case of cancer in which cells to those in the tumors were seen in the blood after death. Aust Med J, 1869, 14：146-149.

［40］Bertazza L, et al. Circulating tumor cells in solid cancer：tumor marker of clinical relevance? Curr Oncol Rep, 2008, 10：137-146.

［41］Dawood S. Integrating circulating tumor cell assays into the management of breast cancer. Curr Treat Options Oncol, 2007, 8：89-95.

［42］Hayes DF, et al. Circulating tumor cells at each follow-up time point during therapy of metastatic breast cancer patients predict progression-free and overall survival. Clin Cancer Res, 2006, 12：4218-4224.

［43］Cristofanilli M, et al. Circulating tumor cells, disease progression, and survival in metastatic breast cancer. N Engl J Med, 2004, 351：781-791.

［44］Di Leo A, et al. Anthracyclines：the first generation of cytotoxic targeted agents? A possible dream. J Clin Oncol, 2008, 26：5011-5013.

［45］McArthur HL, et al. Dose-dense therapy in the treatment of early-stage breast cancer：an overview of the data. Clin Breast Cancer, 2007, 8（Suppl 1）：S6-S10.

［46］Sunderland MC, et al. Tamoxifen in premenopausal patients with metastatic breast cancer：a review. J Clin Oncol, 1991, 9：1283-1297.

［47］Klijn JG, et al. Combined treatment with buserelin and tamoxifen in premenopausal metastatic breast cancer：a randomized study. J Natl Cancer Inst, 2000, 92：903-911.

［48］Ingle JN, et al. Randomized trial of bilateral oophorectomy versus tamoxifen in premenopausal women with metastatic breast cancer. J Clin Oncol, 1986, 4：178-185.

［49］Buchanan RB, et al. A randomized comparison of tamoxifen with surgical oophorectomy in premenopausal patients with advanced breast cancer. J Clin Oncol, 1986, 4：1326-1330.

［50］Jonat W, et al. A randomised study to compare the effect of the luteinising hormone releasing hormone（LHRH）analogue goserelin with or without tamoxifen in pre-and perimenopausal patients with advanced breast cancer. Eur J Cancer, 1995, 31 A：137-142.

［51］Boccardo F, et al. Ovarian ablation versus goserelin with or without tamoxifen in pre-perimenopausal patients with advanced breast cancer：results of a multicentric Italian study. Ann Oncol, 1994, 5：337-342.

［52］Paridaens RJ, et al. Phase Ⅲ study comparing exemestane with tamoxifen as first-line hormonal treatment of metastatic breast cancer in postmenopausal women：the European Organisation for Research and Treatment of Cancer Breast Cancer Cooperative Group. J Clin Oncol, 2008, 15：15.

［53］Mouridsen H, et al. Phase Ⅲ study of letrozole versus tamoxifen as first-line therapy of advanced breast cancer in postmenopausal women：analysis of survival and update of efficacy from the International Letrozole Breast Cancer Group. J Clin Oncol, 2003, 21：2101-2109.

［54］Bonneterre J, et al. Anastrozole is superior to tamoxifen as first-line therapy in hormone receptor positive advanced breast carcinoma. Cancer, 2001, 92：2247-2258.

［55］Chia S, et al. Double-blind, randomized placebo controlled trial of fulvestrant compared with exemestane after prior nonsteroidal aromatase inhibitor therapy in postmenopausal women with hormone receptor-positive, advanced breast cancer：results from EFECT. J Clin Oncol, 2008, 26：1664-1670.

［56］Howell A, et al. Comparison of fulvestrant versus tamoxifen for the treatment of advanced breast cancer in postmenopausal women previously untreated with endocrine therapy：a multinational, double-blind, randomized trial. J Clin Oncol, 2004, 22：1605-1613.

［57］Pyrhonen S, et al. Comparison of toremifene and tamoxifen in post-menopausal patients with advanced breast cancer：a randomized double-blind, the 'nordic' phase Ⅲ study. Br J Cancer, 1997, 76：270-277.

［58］Hayes DF, et al. Randomized comparison of tamoxifen and two separate doses of toremifene in postmenopausal patients with metastatic breast cancer. J Clin Oncol, 1995, 13：2556-2566.

［59］van Veelen H, et al. Oral high-dose medroxyprogesterone acetate versus tamoxifen. A randomized crossover trial in postmenopausal patients with advanced breast cancer. Cancer, 1986, 58: 7-13.

［60］ Muss HB, et al. Tamoxifen versus high-dose oral medroxyprogesterone acetate as initial endocrine therapy for patients with metastatic breast cancer: a Piedmont Oncology Association study. J Clin Oncol, 1994, 12: 1630-1638.

［61］ Smith IE, et al. A phase Ⅱ placebo-controlled trial of neoadjuvant anastrozole alone or with gefitinib in early breast cancer. J Clin Oncol, 2007, 25: 3816-3822.

［62］ Hoadley KA, et al. EGFR associated expression profiles vary with breast tumor subtype. BMC Genomics, 2007, 8: 258.

［63］ Dickler MN, et al. Efficacy and safety of erlotinib in patients with locally advanced or metastatic breast cancer. Breast Cancer Res Treat, 2008, 22: 22.

［64］ Modi S, et al. A phase I study of cetuximab/paclitaxel in patients with advanced-stage breast cancer. Clin Breast Cancer, 2006, 7: 270-277.

［65］ Carey L, et al. TBCRC 001: EGFR inhibition with cetuximab added to carboplatin in metastatic triple-negative (basal-like) breast cancer. J Clin Oncol, 2008, 26: 1009.

［66］ O'Shaughnessy J, et al. Preliminary results of a randomized phase Ⅱ study of weekly irinotecan/carboplatin with or without cetuximab in patients with metastatic breast cancer. San Antonio Breast Cancer Symposium: Abstract 308. 2007.

［67］ Cristofanilli M, et al. A phase Ⅱ multicenter, double-blind, randomized trial to compare anastrozole plus gefinitib with anastrozole plus placebo in postmenopausal women with hormone receptor-positive (HR+) metastatic bireast cancer (MBC). J Clin Oncol, 2008, 26: Abstract 1012.

［68］ Cobleigh MA, et al. Multinational study of the efficacy and safety of humanized anti-HER2 monoclonal antibody in women who have HER2-overexpressing metastatic breast cancer that has progressed after chemotherapy for metastatic disease. J Clin Oncol, 1999, 17: 2639-2648.

［69］ Mass R, et al. Improved survival benefit from herceptin (trastuzumab) in patients selected by fluorescence in situ hybridization (FISH). Proc Am Soc Clin Oncol, 2001, 20: Abstract 85.

［70］ Seidman AD, et al. Randomized phase Ⅲ trial of weekly compared with every-3-weeks paclitaxel for metastatic breast cancer, with trastuzumab for all HER-2 overexpressors and random assignment to trastuzumab or not in HER-2 nonoverexpressors: final results of cancer and leukemia group B protocol 9840. J Clin Oncol, 2008, 26: 1642-1649.

［71］ Bartsch R, et al. Capecitabine and trastuzumab in heavily pretreated metastatic breast cancer. J Clin Oncol, 2007, 25: 3853-3858.

［72］ Bartsch R, et al. Trastuzumab and gemcitabine as salvage therapy in heavily pre-treated patients with metastatic breast cancer. Cancer Chemother Phamwcol, 2008, 62: 903-910.

［73］ Burstein HJ, et al. Trastuzumab plus vinorelbine or taxane chemotherapy for HER2-overexpressing metastatic breast cancer: the trastuzumab and vinorelbine or taxane study. Cancer, 2007, 110:965-972.

［74］ Marty M, et al. Randomized phase Ⅱ trial of the efficacy and safety of trastuzumab combined with docetaxel in patients with human epidermal growth factor receptor 2-positive metastatic breast cancer administered as first-line treatment: the M77001 study group. J Clin Oncol, 2005, 23: 4265-4274.

［75］ O'Shaughnessy JA, et al. Phase Ⅱ study of trastuzumab plus gemcitabine in chemotherapy-pretreated patients with metastatic breast cancer. Clin Breast Cancer, 2004, 5: 142-147.

［76］ Slamon DJ, et al. Use of chemotherapy plus a monoclonal antibody against HER2 for metastatic breast cancer that overexpresses HER2. N Engl J Med, 2001, 344: 783-792.

［77］ von Minckwitz G, et al. Trastuzumab beyond progression in human epidermal growth factor receptor 2-positive advanced breast cancer: a German breast group 26/breast international group 03-05 study. J Clin Oncol, 2009, 27:1999-2006.

［78］ Pritchard KI, et al. HER-2 and topoisomerase Ⅱ as predictors of response to chemotherapy. J Clin Oncol, 2008, 26: 736-744.

［79］ Bartlett JM, et al. Type I receptor tyrosine kinase profiles identify patients with enhanced benefit from anthracyclines in the BR9601 adjuvant breast cancer chemotherapy trial. J Clin Oncol, 2008, 26: 5027-5035.

［80］ Seidman A, et al. Cardiac dysfunction in the trastuzumab clinical trials experience. J Clin Oncol, 2002, 20: 1215-1221.

［81］ Dang CT, et al. Phase Ⅱ study of celecoxib and trastuzumab in metastatic breast cancer patients who have progressed after prior trastuzumab-based treatments. Clin Cancer Res, 2004, 10: 4062-4067.

［82］ Kaufman B, et al. Trastuzumab plus anastrozole prolongs progression-free survival in postmenopausal women with HER-2 positive, hormonedependent metastatic breast cancer (MBC). Ann Oncol, 2006, 17 (Suppl 17): LBA2.

［83］ Geyer CE, et al. Lapatinib plus capecitabine for HER2-positive advanced breast cancer. N Engl J Med, 2006, 355: 2733-2743.

［84］ Johnston S, et al. Phase Ⅱ study of predictive biomarker profiles for response targeting human epidermal growth factor receptor-2 (HER-2) in advanced inflammatory breast cancer with lapatinib monotherapy. J Clin Oncol, 2008, 26: 1066-1072.

［85］ Burstein HJ, et al. Neratinib (HKI-272), an irreversible pan erbB receptor tyrosine kinase inhibitor: phase 2 results in patients with advanced HER2+ breast cancer. San Antonio Breast Cancer Symposium: Abstract 37. 2008.

［86］ Albanell J, et al. A phase I study of the safety and pharmacokinetics of the combination of pertuzumab (rhuMab 2C4) and capecitabine in patients with advanced solid tumors. Clin Cancer Res, 2008, 14: 2726-2731.

［87］ Attard G, et al. A phase lb study of pertuzumab, a recombinant humanised antibody to HER2, and docetaxel in patients with advanced solid tumours. Br J Cancer, 2007, 97: 1338-1343.

［88］ Kiewe P, et al. Phase I trial of the trifunctional anti-HER2 anti-

CD3 antibody ertumaxomab in metastatic breast cancer. Clin Cancer Res, 2006, 12: 3085-3091.

[89] Beeram MA, et al. A phase I study of trastuzumab-DMl (T-DM1), a first-in-class HER-2 antibody-drug conjugate (ADC), in patients (pts) with advanced HER2 + breast cancer (BC) ASCO Meeting Abstracts, Abstract 1028. 2008.

[90] Holden S, et al. A phase I study of weekly dosing of trastuzumab-DMl (T-DM1) in patients (pts) with advanced HER-2 + breast cancer (BC) ASCO Meeting Abstracts. Abstract 1029. 2008.

[91] Modi S, et al. Combination of trastuzumab and tanespimycin (17-AAG, KOS-953) is safe and active in trastuzumab-refractory HER-2 overexpressing breast cancer: a phase I dose-escalation study. J Clin Oncol, 2007, 25: 5410-5417.

[92] Egorin M, et al. Phase I, pharmacokinetic (PK) and pharmacodynamic (PD) study of 17-dimethylaminoethylamino-17-demethoxygeldanamycin (17DMAG, NSC 707545) in patients with advanced solid. tumors. J Clin Oncol, 2006, 24: 18.

[93] Miller KD, et al. Randomized phase III trial of capecitabine compared with bevacizumab plus capecitabine in patients with previously treated metastatic breast cancer. J Clin Oncol, 2005, 23: 792-799.

[94] Miller K, et al. Paclitakel plus bevacizumab versus paclitaxel alone for metastatic breast cancer. N Engl J Med, 2007, 357: 2666-2676.

[95] Miles D, et al. Randomized, double-blind, placebo-controlled, phase III study of bevacizumab with docetaxel or docetaxel with placebo as first-line therapy for patients with locally recurrent or metastatic breast cancer (mBC): AVADO. J Clin Oncol, 2008, 26: 1011.

[96] Ince WL, et al. Association of k-ras, b-raf, and p53 status with the treatment effect of bevacizumab. J Nad Cancer Inst, 2005, 97: 981-989.

[97] Jubb AM, et al. Impact of vascular endothelial growth factor-A expression, thrombospondin-2 expression, and microvessel density on the treatment effect of bevacizumab in metastatic colorectal cancer. J Clin Oncol, 2006, 24: 217-227.

[98] Schneider BP, et al. Association of vascular endothelial growth factor and vascular endothelial growth factor receptor-2 genetic polymorphisms with outcome in a trial of paclitaxel compared with paclitaxel plus bevacizumab in advanced breast cancer: ECOG 2100. J Clin Oncol, 2008, 26: 4672-4678.

[99] Doane AS, et al. An estrogen receptor-negative breast cancer subset characterized by a hormonally regulated transcriptional program and response to androgen. Oncogene, 2006, 25: 3994-4008.

[100] Isola JJ. Immunohistochemical demonstration of androgen receptor in breast cancer and its relationship to other prognostic factors. J Pathol, 1993, 170: 31-35.

[101] Agoff SN, et al. Androgen receptor expression in estrogen receptor-negative breast cancer. Immunohistochemical, clinical, and prognostic associations. Am J Clin Pathol, 2003, 120: 725-731.

[102] Finn RS. Targeting Src in breast cancer. Ann Oncol, 2008, 19: 1379-1386.

[103] Finn RS, et al. Dasatinib, an orally active small molecule inhibitor of both the src and abl kinases, selectively inhibits growth of basal-type/"triple-negative" breast cancer cell lines growing in vitro. Breast Cancer Res Treat, 2007, 105(3): 319-326.

[104] DrewY, et al. The potential of PARP inhibitors in genetic breast and ovarian cancers. Ann NY Acad Sci, 2008, 1138: 136-145.

[105] Hamaoka T, et al. Bone imaging in metastatic breast cancer. J Clin Oncol, 2004, 22: 2942-2953.

[106] Berenson JR, et al. Zoledronic acid reduces skeletal-related events in patients with osteolytic metastases. Cancer, 2001, 91: 1191-1200.

[107] Kohno N, et al. Zoledronic acid significantly reduces skeletal complications compared with placebo in Japanese women with bone metastases from breast cancer: a randomized, placebo-controlled trial. J Clin Oncol, 2005, 23: 3314-3321.

[108] Lipton A, et al. Pamidronate prevents skeletal complications and is effective palliative treatment in women with breast carcinoma and osteolytic bone metastases: long term follow-up of two randomized, placebo-controlled trials. Cancer, 2000, 88: 1082-1090.

[109] Green JR, et al. Preclinical pharmacology of CGP42-446, a new, potent, heterocyclic bisphosphonate compound. J Bone Miner Res, 1994, 9: 745-751.

[110] Marx RE. Pamidronate (Aredia) and zoledronate (Zometa) induced avascular necrosis of the jaws: a growing epidemic. J Oral Maxillofac Surg, 2003, 61:1115-1117.

[111] Thomas ES, et al. Ixabepilone plus capecitabine for metastatic breast cancer progressing after anthracycline and taxane treatment. J Clin Oncol, 2007, 25: 5210-5217.

[112] Avis NE, et al. Factors associated with participation in breast cancer treatment clinical trials. J Clin Oncol, 2006, 24: 1860-1867.

[113] Mundy GR. Metastasis to bone: causes, consequences and therapeutic opportunities. Nat Rev Cancer, 2002, 2: 584-593.

7.17 妇科恶性肿瘤

◎ Sarah M. Temkin，S. Diane Yamada

妇科恶性肿瘤主要有 3 个类型，即卵巢癌、子宫内膜癌和宫颈癌。绝大部分妇女卵巢癌患者初诊时已发生转移（75%～80%），与之相比子宫内膜癌患者就诊时发生转移的比例相对较小（20%）[1]。子宫颈癌患者初诊时 60% 发生转移。卵巢癌是恶性程度最高的妇科恶性肿瘤，因为其转移模式是腹腔播散，常导致患者很少出现易于识别的症状。子宫内膜癌整体预后最好，因为其通常可在早期被发现，单用手术治疗即可。尽管宫颈癌在世界范围内流行，但在发达国家少见。因为它对放疗非常敏感，即使在局部有播散时也可以治疗，并且往往可以被治愈的。

随着成像技术、外科技术、化疗手段以及靶向治疗的进展，妇科恶性肿瘤的治疗理念也有了明显进步。本章重点介绍卵巢癌、子宫内膜癌和宫颈癌等主要转移模式、诊断方法以及标准和新的治疗方法。

7.17.1 上皮性卵巢癌

2009 年卵巢癌诊断新发病例约 21 550 例，死亡 14 600 例，故卵巢癌是致死率最高的妇科恶性肿瘤[2]。多数（95%）卵巢癌起源于上皮，最常见的病理类型是浆液型、黏液型、子宫内膜型、透明细胞型和未分化癌[3]。临床分为 4 期：Ⅰ 期为病灶局限于一侧或两侧卵巢；Ⅱ 期为病灶播散限于骨盆内；Ⅲ 期为病灶播散到上腹部；Ⅳ 期为病灶扩散到肝实质、胸腔或远处其他脏器。上皮性卵巢癌预后差，与其在被诊断时就已进入进展期并最终对化疗药物耐药有关。

（1）转移性卵巢癌的临床表现

有 20% 卵巢癌患者能够幸运地在 Ⅰ 期或 Ⅱ 期被诊断，其生存率约为 85%。而对于 75%～80% 的广泛转移性卵巢癌患者，尽管进行了积极的手术和辅助化疗，其生存率也只有 10%～25%[4]。因为其隐匿特征和模糊的症状，从临床角度来看，卵巢癌已被冠以"无声杀手"。这些症状包括腹痛、腹胀及排便习惯等变化[5]。

当患者的这些症状被认识到是病理性的时候，转移播散常常已经发生，因此患者的这些症状与明确的转移播散特征模式共存。目前认为卵巢癌和输卵管癌的癌细胞从原发瘤脱落，并扩散蔓延到邻近地区。这些癌细胞具有明确的转移亲嗜性，随腹水的流动种植到肠系膜、膈肌和大网膜，最终形成腹腔种植，如在网膜内形成蛋糕样转移灶（图

7-36，图 7-37）[6,7]。这种腹腔种植与 85% 的进展期患者腹水形成和高水平 CA125 有关。CA125 是一种黏液性糖蛋白，MUC16 基因的产物。虽然在 85% 的进展期卵巢癌妇女有 CA125 升高，但 Ⅰ 期患者只有 50% CA-125 升高，因此 CA125 是无效筛选工具（表 7-19）[4]。然而，因为术前 CA125 水平与肿瘤分期、分级、病理组织类型、腹水出现以及对化疗的反应相关，对于此类疾病诊断后监控，CA125 仍然是卵巢癌诊断后最可靠和最广泛使用的血液监控指标。CA125 也被证明是上皮性卵巢癌的独立预后因子[8-10]。迄今，其他筛检手段如超声和其他生物标记，尚未发现具有足够成本效益，或者可以在整个患者人群中有效特异地运用。

表 7-19 术前 CA125 作为卵巢癌预后因子的效果

CA125 (U/ml)	敏感性 (%)	特异性 (%)	阳性预测值(%)	阴性预测值(%)
≤60	94	27	83	53
160	88	47	86	50
290	79	60	88	44
400	71	77	92	41
500	62	80	92	36
600	58	80	92	34
925	46	83	91	29
1 400	36	90	93	27
2 380	25	97	97	26
4 450	13	100	100	24

虽然腹腔转移是卵巢癌的特征，但仍可发生血管和淋巴转移。有报道称，在进展期卵巢癌患者中淋巴结转移的发生率高达 74%[11]。由于淋巴结受累，约 1/4 Ⅰ 期及 Ⅱ 期患者的一半将升期[11]。16% 的患者出现 Ⅳ 期特征性肝实质或肺转移。初诊时血行播散少见，多见于复发患者[1,12]。

累及腹水、腹膜或肠表面的转移复发可导致特异性并发症。大量腹水可导致腹胀和不适、食欲减退、恶心、呕吐及呼吸窘迫。腹水的发生由以下多种因素联合导致：①由于腹膜受损导致腹水产生；②淋巴管阻塞引起的腹水吸收减少；③异常肿胀，造成液体流失进入腹膜腔和第三间隙；

④渗透性诱导因子基因的异常表达,包括 VEGF、IL-6 或 TNF[13-15]。

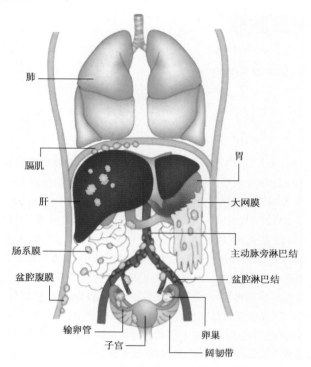

图 7-36　卵巢癌转移的常见部位[154]

（肺、膈肌、肝、肠系膜、盆腔腹膜、输卵管、子宫、阔韧带、胃、大网膜、主动脉旁淋巴结、盆腔淋巴结、卵巢）

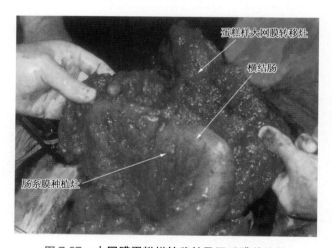

图 7-37　大网膜蛋糕样转移灶及肠系膜种植灶

（蛋糕样大网膜转移灶、横结肠、肠系膜种植灶）

进展期和转移性卵巢癌的另一个特异性严重并发症是肠梗阻。有一半卵巢癌患者在其治疗的某个时间点会发生肠梗阻,26% 的患者在他们的生存期内需要住院和再次手术[16,17]。即便在那些没有明显肠梗阻、不需要手术干预的患者,腹腔转移也会导致非特异性胃肠道症状,如食欲减退、恶心、腹部压力、营养不良以及发育异常。

（2）诊断、影像学成像和分期

目前,CT 扫描是卵巢癌的首选方式(图 7-38)。CT 对卵巢癌分期的准确性为 53% ~ 92%[18-21]。高分辨率多排 CT 成像能提示复杂附件包块、腹水、腹腔种植病灶的存在、大

小和位置以及淋巴结肿大等方面的信息。骶前疾病的存在、肾门以上淋巴结转移、癌细胞侵袭到腹壁、肝实质转移,以及手术难度大的部位(>2 cm 的种植灶,如肝门和小肠系膜受侵),都表明不可能达到最佳的减瘤效果[22,23]。然而,目前 CT 扫描的重要缺陷是难于发现小于 1 cm 腹膜转移灶。

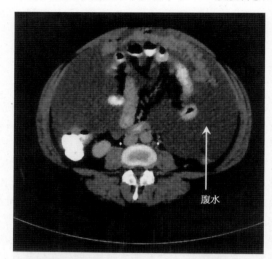

（腹水）

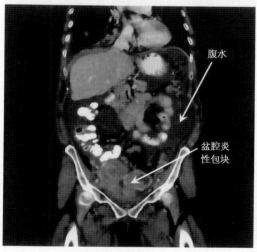

（腹水、盆腔炎性包块）

图 7-38　进展期卵巢肿瘤典型的 CT 图像

FDG-PET 利用放射性标记的葡萄糖分子监测代谢活动变化,所以可以提供有关化疗反应方面的信息[24]。一些初步研究表明,FDG-PET 检查有助于早期发现复发,特别是普通 CT 很难检测到的腹膜后复发或粟粒性腹腔广泛转移[24-27]。FDG-PET 与 CA125 联合应用将提高检测复发的敏感性[25]。

对怀疑有复发的病例,经 CT 扫描无法确定,MRI 可能有用。弥散加权 MRI 已用于初步研究检测怀疑有卵巢癌妇女的腹膜转移,其敏感性和特异性分别为 90% 和 95.5%[28]。

（3）标准治疗

在过去的几十年中,随着手术治疗和化疗药物的进步,已经使 45% 的进展期患者的总体生存时间延长至少 5 年[29]。外科手术是卵巢癌初始治疗的主要支柱。准确的外

科分期对提供准确的预后信息和详细辅助治疗相关信息至关重要。一个完整的分期程序包括双侧输卵管卵巢切除术、网膜切除术、盆腔及腹主动脉旁淋巴结清扫术和腹膜内清扫的子宫切除术。生存获益与在手术过程中最大限度减少肿瘤负荷(减瘤)相关(图 7-39)。最佳减瘤一般定义为残余肿瘤最大直径 <1 cm。但总生存期最长的是那些术中无

肉眼残余病灶的患者[30-32]。术后,理想的初期细胞减灭术对延长患者的至疾病进展时间至关重要,并已被证明还能提高肿瘤对初次化疗的反应性[33]。当患者伴有严重并发症或进行最佳减瘤术的可能性不大时,应在术前进行新辅助化疗治疗(间隔减瘤)。

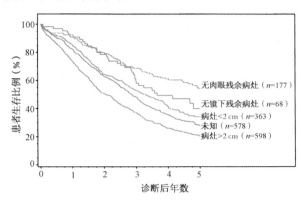

残留病灶	病例数 (n)	平均年龄 (岁)	总生存率					HR (95% CI)
			1 年	2 年	3 年	4 年	5 年	
无镜下残余病灶	66	57.5	90.8	78.5	59.7	49.0	41.3	
无肉眼残余病灶	177	58.2	92.6	80.0	68.7	61.0	55.1	0.6(0.4~0.9)
病灶≤2 cm	363	57.8	85.3	64.7	53.0	41.4	34.0	1.1(0.8~1.7)
病灶>2 cm	598	61.2	73.9	50.7	36.9	26.2	20.7	1.8(1.2~2.5)
未知	578	60.3	82.4	63.1	48.4	35.6	28.0	1.2(0.9~1.7)

图 7-39 卵巢癌生存期与残癌的相关分析[155]

在外科分期和减瘤术后,一般总是推荐进行化疗。基于大量随机临床试验证实,普遍认为静脉注射卡铂加紫杉醇是治疗卵巢癌的标准方案[34-37]。由于转移性卵巢癌好发于腹膜表面,因此 20 世纪 70 年代以来化疗药物就已经开始通过腹腔内(IP)注射的方法进行治疗。IP 化疗作为Ⅲ期最佳减瘤术后卵巢癌患者初始阶段的首选疗法之一,其好处已得到 3 个随机临床试验的支持。这些试验比较了 IP 化疗方案与标准静脉给药方案,IP 方案组均表现出较好的无进展生存(PFS)和总生存(OS)。特别是,最近一项 GOG-172 研究的结果显示,接受顺铂和紫杉醇 IP 组患者的中位生存期为 66 个月,而静脉给药组为 50 个月(P = 0.03)[38-41]。在 GOG-172 试验中初次手术后无肉眼残留病灶的患者还没有达到他们的中位生存期。在 Cochrane 的综述中,腹腔内化疗的好处已被确认[42]。

由于额外的干预措施,如与前面卡铂和紫杉醇联合,经过手术和化疗,多数进展期患者已达到临床缓解[43]。这些患者的复发时间段和模式即便是恒定的(图 7-40),最终有80%~90%的进展期患者会出现复发。有研究对进展期患者实施综合化疗方案[44,45],尽管没有改变整体生存,但可延长 PFS 7 个月。化疗期间 CA125 变化趋势往往会提供疗效最早线索,还可以提供缓解期内肿瘤复发的最早证

据[9,10,46],当症状提示有复发或 CA125 上升时才进行 CT 或 PET 扫描等影像学检查。最近欧洲随机临床试验(EORTC OV05/55955)分析了化疗结束后常规 CA125 监测是否改善生存或生活质量,结果表明监测 CA125 升高可早期发现复发,但不能提高生存率及生活质量[47]。

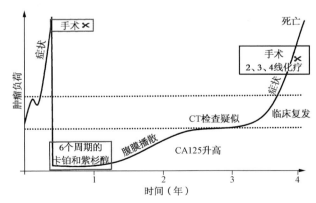

图 7-40 卵巢癌典型进展时间表

卵巢癌患者的最重要预后因素是对铂类化疗的敏感性,铂类敏感性与总体生存直接相关。铂类化疗完成后在 6 个月内发生临床复发,被认为是铂类耐药性复发。尽管卵

巢癌对化疗总体上敏感,但复发间隔时间短暂的患者预后极差。治疗的目标是改善无症状和无进展生存以及提高生活质量。常用来治疗这类患者的化疗药物包括脂质体多柔比星和托泊替康[48-50]。其对化疗的反应率只有 10% ~ 15%,中位总生存期大约一年。这些患者应被鼓励参加临床试验。

有些初始化疗后无铂类药物间隔时间的增加,这类患者对后续化疗反应的可能性会提高,因此总体预后更好。完成初步治疗后超过 12 个月发现复发的患者,最好采用以铂类为基础的方案再次化疗。一些研究表明相比单用铂类药物,采用两种药物联合方案(如卡铂联合紫杉醇或卡铂联合吉西他滨)可延长总生存[48,51-54]。对于那些对铂类敏感的复发患者,特别是无瘤间隔时间较长和单部位复发的患者,可考虑第二次外科减瘤术[55]。

(4)新型药物和靶向疗法

目前越来越多序贯用于卵巢癌治疗的药物出现,因此患者生存时间不断改善。在卵巢癌研究中的一个迅速发展领域是对复发性疾病仍有效的分子靶向药物的发现。多功能细胞因子——VEGF,可增加微血管的通透性,直接刺激血管内皮细胞生长和血管生成,在卵巢癌腹水的发病机制方面引起特别关注。VEGF 在卵巢癌患者表达,并与预后差、较低总生存相关[56-58]。VEGF 可通过直接促进血管生成和通过增加血管通透性发挥功能,为肿瘤转移创造可能的途径。VEGF 受体(VEGFR)在卵巢癌细胞中过表达,VEGF 在恶性腹水中含量丰富(图 7-41)。最近研究显示抑制 VEGF 能显著减少腹水形成和提高患者的生活质量[59]。

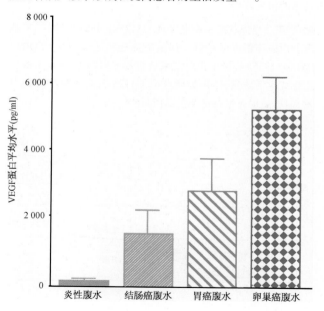

图 7-41　结肠癌、胃癌和卵巢癌患者恶性腹水的 VEGF 蛋白平均水平[156]

注:炎性腹水组作为非恶性对照组。恶性腹水中的 VEGF 蛋白水平较非恶性炎性腹水显著提高。

抗血管生成药物的应用是转移性卵巢癌治疗研究中一

个迅猛发展的领域。VEGFR 在卵巢癌细胞中表达,VEGF 本身在恶性腹水中含量丰富[56]。一项使用贝伐单抗(抗 VEGF 单克隆抗体)Ⅱ期临床研究已显示反应率为 16% ~ 21%;贝伐单抗单一药物或与其他治疗联合治疗后,6 个月的 PFS 为 27% ~ 56%[59-63]。

抗血管生成剂常见的不良反应是高血压和疲劳,伤口延迟愈合及自发胃肠穿孔的问题也是主要顾虑,肠壁增厚和肠管梗阻的发生率也会增高[60]。最近的研究试图将贝伐单抗与其他靶向通路抑制剂如索拉菲尼(Raf 激酶和血管内皮生长因子受体抑制剂,被批准用于肾细胞癌)[64],或厄洛替尼(EGFR 抑制剂)[63]联合应用。虽然在某些情况下已被证明是有前途的措施,但一些患者出现了明显毒性,因此应该重视这些药物联合使用是否能耐受的问题。

目前正在研究的其他靶向分子信号通路包括 PI3K、mTOR、EGFR 和 RAS-RAF 激酶通路,分别通过索拉菲尼、拉帕替尼和厄洛替尼等靶向药物作用抑制这些通路。已经清楚,上皮卵巢癌不同组织学亚型有着不同的分子表达模式,因此应使用不同的靶向药物治疗(例如 BRCA 基因突变携带者和 PARP 抑制剂)。

(5)基因谱和转移进展

最近,有研究对各种上皮性卵巢癌亚型的基因表达谱和恶性行为间的差异进行了分析。对具有相同基因表达谱的卵巢、子宫和肾脏的透明细胞癌进行比较,进展期浆液性和子宫内膜类卵巢癌的基因表达谱完全不同[65]。相似地,临界恶性潜能和低级别浆液性卵巢癌,与高级别对照相比,具有完全不同的、与预后良好相关的基因表达谱[66]。已确定在 60% 以上的低度恶性潜能(浆液性交界性)肿瘤和低级别浆液性肿瘤中发现 BRAF 和 KRAS 激活性突变,并伴随下游丝裂原活化蛋白激酶(MAPK)的激活[67,68]。一个独特与低分化浆液性癌相关的分子表达谱目前正由妇科肿瘤组(GOG)进行临床试验。该试验使用的 AZD6244,是一种口服小分子 MAPK、MEK-1/2 抑制剂,而 MAPK、MEK-1/2 对转移进程中的多个步骤(如增殖和细胞凋亡)发挥了重要作用。

携带有遗传性 BRCA1 或 BRCA2 基因突变的女性患卵巢癌和输卵管癌的风险明显增加,因为这两个基因通过同源重组,对 DNA 双链断裂修复调控起重要作用。携带遗传性 BRCA1 基因突变者到 70 岁累积卵巢癌的风险是 39%(95% CI:22% ~ 51%),而携带遗传性 BRCA2 基因突变者在有生之年的风险为 11%(95% CI:4.1% ~ 18%)[69]。虽然携带遗传性突变者发生卵巢癌后的预后可能会更好,但仍有相当比例患者会出现复发。ADP 核糖聚合酶(PARP)是一种在单链 DNA 断裂修复中起着核心作用的酶。BRCA1 或 BRCA2 基因功能不全造成细胞对 PARP 抑制更敏感,由此导致染色体不稳定性和细胞凋亡增加[70]。BRCA 基因遗传性肿瘤的不同影响为 BRCA 突变携带者设计的 Ⅰ 和 Ⅱ 期临床试验中使用 PARP 抑制剂提供了合理理由[71]。基因表达谱和更深入了解上皮癌的分子差异将继续产生新的靶向治疗。未来的挑战是如何衡量这些药物的"效果",如何确定这些靶标确实是"攻击"的目标,以及如何将它们整合到目前正不断增加的化疗药物中。

目前卵巢癌的研究成果在提高生存方面已经取得进展,许多用于转移和复发性卵巢癌的序贯治疗也有疗效,并且其毒性不相互叠加。

7.17.2 子宫内膜癌

在美国子宫内膜癌是最常见的妇科恶性肿瘤,2008 年估计约有 40 100 例新发病例和 7 470 人死于该病[29]。由于人口老龄化和肥胖人群的明显增加,子宫内膜癌预计在未来将是持续问题。肥胖是发生子宫内膜癌的主要危险因素,因为它导致过多内源性雌激素的产生。

(1)子宫内膜癌的临床表现

患者通常表现为绝经后出血。通过子宫内膜活检,子宫内膜癌通常在相对早期即可被诊断。Ⅰ期子宫内膜癌患者一般预后非常好,5 年相对存活率是 97.4%[72]。随着肿瘤分级的升高,淋巴结转移的可能性也随之增加。临床Ⅰ期 1 级、2 级和 3 级子宫内膜癌患者的盆腔淋巴结转移可能性分别为 2.8%、8.7% 和 18.3%,主动脉淋巴结转移风险分别为 1.6%、4.9% 和 11.1%[73]。转移的其他危险因素包括存在深肌层浸润、淋巴及血管腔浸润、超过 60 岁、病变累及宫颈和高风险的细胞组织学类型,如乳头状浆液性或透明细胞癌[73-75](表 7-20)。在 GOG-33 试验中,临床Ⅰ期的子宫内膜癌患者进行手术分期,被分为 3 个风险类别:高危患者被定义为有深肌层浸润或腹腔内播散的,深肌层浸润患者盆腔淋巴结和腹主动脉旁淋巴结的转移风险分别为 15%和 18%;中级风险的患者定义为 2 级或 3 级组织学和(或)中肌层浸润,淋巴结转移风险为 2%~6%;低风险的患者则为组织学分化 1 级,仅侵犯子宫内膜,无淋巴结转移[73]。

表 7-20　**子宫内膜癌的淋巴结转移风险**[157]

风险因素	病例数	盆腔淋巴结(%)	主动脉旁淋巴结(%)
组织学			
子宫内膜样	599	56(9)	30(9)
其他	22	2(9)	4(18)
分级			
1	180	5(3)	3(2)
2	288	25(9)	14(5)
3	153	28(18)	17(11)
子宫肌层浸润			
子宫内膜	87	1(1)	1(1)
表浅层	279	15(5)	8(3)
中层	116	7(6)	1(1)
深层	139	35(25)	24(17)

在诊断的子宫内膜癌中,虽然浆液性和透明细胞癌所占比例少于 10%,但这些肿瘤的临床恶性程度更高,通常较内膜型癌临床分期更高。尽管这种病理类型发病率低,但在 GOG 试验中浆液性肿瘤患者约占晚期(复发)子宫内膜癌的 25%[76]。与内膜型癌不同,浆液性癌即使在很少或根本没有肌层浸润的情况下也经常出现腹腔内播散。美国黑种人妇女中这些肿瘤的发病率比非西班牙裔白种人妇女要高,这可能说明在子宫内膜癌的预后存在着种族差异。美国黑种人妇女子宫内膜癌的整体生存往往比白种人差[77]。相比更常见的子宫内膜样肿瘤,浆液性乳头状瘤往往缺乏雌激素受体和孕激素受体表达,而 p53 染色阳性,很少表现为微卫星不稳定性或 PTEN 突变[78-80]。

子宫癌肉瘤(以前称为混合恶性 Millerian 瘤)是一种更为少见、但恶性程度较高的子宫内膜癌亚类。它们通常处于进展期(经适当外科分期,只有 50% 的患者为Ⅰ期),且Ⅰ期患者的 5 年相对存活率也只有 74%[81]。与其他预后较差的子宫内膜癌相似,非洲裔美国妇女的患病率不成比例地高于其他人群[82]。因为治疗和临床试验的目的,子宫癌肉瘤最初被归类为肉瘤,现已清楚它与间充质细胞来源的肉瘤性质不同,现今大多数病理学家一般把它们归入化生型癌肉瘤[83]。

(2)诊断、成像和分期

自 1988 年以来,国际妇产科联合会(FIGO)推荐对诊断为子宫内膜癌的妇女进行外科手术分期,包括子宫切除术、双侧输卵管卵巢切除术、盆腔及腹主动脉旁淋巴结活检,对初始活检为浆液性组织学特征的患者进行网膜切除术。Ⅰ期病变局限于子宫,Ⅱ期病变扩展到子宫颈,Ⅲ期扩散到盆腔器官和(或)淋巴结,Ⅳ期包括上腹部或远处实质脏器转移。子宫内膜癌外科分期可确定哪些患者可能会从辅助治疗中受益,包括让分期较早的患者避免放疗的毒性作用。

从淋巴结清扫收集的信息改变了约 30% 子宫内膜癌患者术后治疗方案[84]。多项回顾性研究已经证明,清除淋巴结数量愈多,患者生存愈好。这就提出了一个问题:淋巴结清扫术是否能够清除可引起将来复发的隐匿转移灶[85-88]。一项大型随机试验并未显示淋巴结清扫术能改善生存,但在发现肿瘤转移后没有后续治疗的对照。由于成像技术更加先进,有希望用一种无创性影像学检查提供淋巴结状态的相关信息。然而,到目前为止结果令人失望。CT 扫描在检测肌层浸润深度、宫颈和宫旁受累以及淋巴结转移情况的灵敏度和特异性均较差[89]。MRI 检查比 CT 扫描更准确,其总体分期准确率为 85%[90]。但是,MRI 确定深肌层浸润的敏感性仅为 54%,而检测盆腔及腹主动脉旁淋巴结转移的特异性有限[90]。最近有一项比较 MRI 与 PET/CT 检查的研究发现,PET/CT 的敏感性为 69.2%,特异性为 90.3%,阳性预测值为 42.9%,阴性预测值为 96.6%。虽然这些结果在统计学上显示 PET/CT 可以与 MRI 媲美,但它并不能代替手术分期[91]。

（3）转移性子宫内膜癌的治疗

转移性子宫内膜癌患者的预后较差。临床试验登记的复发性或转移性子宫内膜癌患者的中位生存期约为12个月[92]。难以建立进展期转移性子宫内膜癌的标准化治疗方案，部分原因是大量患者放疗、化疗及激素疗法对大体积肿瘤的疗效有限。复发性和转移性子宫内膜癌的主要治疗方案仍然是细胞毒性化疗或激素治疗等全身系统治疗。雌激素受体和孕激素受体阳性的低级别肿瘤患者往往对细胞毒性化疗及激素治疗反应较好，而且副作用较少。身体状态差和（或）多种并发症的患者使用激素也可能更可取，细胞毒性化疗可能更合适于高级别肿瘤，且合并症少的患者。对于经历了初步手术但有少量残留病灶、复发风险高的患者，与全腹部放疗相比，联合多柔比星和顺铂辅助化疗可以改善无进展和总体生存，分期标化死亡风险比为68%（95% CI：52%～89%，P<0.01）[93]。

历史上多柔比星是治疗转移性子宫内膜癌最有效的单一化疗药，其反应率为17%～37%[76,94,95]。还有其他多种对子宫内膜癌有效的单药，包括铂类和紫杉醇。联合化疗一直被认为较单药治疗具有更高的反应率。目前在一项随机对照试验中显示最有效的方案是多柔比星、顺铂、紫杉醇与G-CSF的联合。3药联方案比多柔比星加顺铂两药联合产生更高的客观反应（57%对比34%，P<0.01）。PFS从对照组5.3个月延长至8.3个月（P<0.01）；中位总生存期则分别为15.3个月和12.3个月（P<0.037）。如同以往试验显示，多药联合化疗虽然增加了疗效，但导致了更多的毒性。接受3药合用的患者更容易产生3级和4级血液学毒性和神经毒性[96]。

最近Cochrane综述试图阐明在治疗进展期、复发或转移性子宫内膜癌时多药联合是否会导致更好的结果。发现11个临床随机试验（RCT）包括2 288例患者。在一项对6个试验的结果进行荟萃分析显示，与较低强度的化疗相比，高强度化疗可以改善PFS（HR：0.80，95% CI：71%～90%，P=0.004），但总生存相近（HR：0.90，95% CI：80%～103%，P=0.12）。患者接受高强度化疗出现3级和4级毒性反应，特别是出现骨髓抑制和胃肠道毒性的比例较高[97]。

由于浆液性肿瘤在早期阶段就发生转移，所以即便是早期浆液性肿瘤患者也普遍进行化疗。尽管浆液性和子宫内膜性肿瘤在生物学上有差异，但两者进展期患者对细胞毒性化疗反应率和生存益处似乎并没有什么不同。淋巴结阳性的浆液性或透明细胞性癌与子宫内膜性癌之间没有生存差异[98]。

癌肉瘤型患者的预后特别差。单药疗效也差，包括异环磷酰胺、顺铂和紫杉醇。已采用异环磷酰胺为基础的方案进行前瞻性随机联合化疗试验。与子宫内膜癌相似，联合化疗对癌肉瘤型患者更有效，但毒性也较大。顺铂联合异环磷酰胺优于单用环磷酰胺，其反应率分别为54%和36%，总生存期分别为9.4个月和7.6个月[99]。最近研究显示异环磷酰胺联合紫杉醇的反应率较单用异环磷酰胺明

显增加[100]。

对已发生转移的患者，局部治疗也可能是有益的。少部分患者复发可表现为孤立性病灶，适合放疗联合或不联合手术切除。之前没有接受放疗的患者阴道复发可以用放疗，其完全缓解率为40%～81%[101-103]。对放疗范围内的局限在中央盆腔内的小复发灶，通过盆腔清扫术可能治愈[104]。多项调查报告证实肺实质、脑或肝的孤立复发灶经手术切除后可以实现长期生存[105,106]。

转移性患者行减瘤手术的疗效还不太明确。外科IV期患者所占比例不到所有子宫内膜癌的10%。几个研究结果显示，与卵巢癌类似，尽可能地减瘤手术已证明可以改善患者的生存[107-109]。然而，这些研究均为回顾性的。因为缺乏有效的化疗药物和其他有效的针对性方式，故子宫内膜癌复发者预后较差。

（4）正在研究中的新型药物和靶向治疗

免疫组化（IHC）检测子宫内膜癌PTEN基因的表达大多减少或缺失[110-114]。PTEN基因敲除小鼠可以发展为子宫内膜非典型性增生和子宫内膜癌[115]。在体外试验中，PTEN基因的缺失导致Akt活化，反过来又上调mTOR的活性（图7-42）。体外PTEN基因缺陷细胞主要是对哺乳动物雷帕霉素的靶向蛋白（mTOR）抑制剂敏感。在体内模型内mTOR抑制剂可以减少PTEN基因诱导的子宫内膜增生向子宫内膜癌的进展，可使用mTOR抑制剂治疗子宫内膜癌。

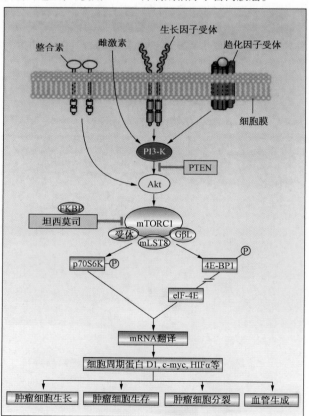

图7-42　子宫内膜癌的分子靶标[158]

加拿大国立癌症研究所报道子宫内膜癌患者首次化疗使用 mTOR 抑制剂坦西莫司（temsirolimus）治疗的初步反应率为 26%。通过 IHC 评价，该组患者的化疗反应与 PTEN 基因状态无关[116]。其他 mTOR 抑制剂（如依维莫司和 AP2357）的初步研究评估表明，临床反应主要表现为病情稳定（分别为 8/15 例和 7/19 例）[117,118]。mTOR 抑制剂与激素疗法、化疗和其他靶向疗法如表皮生长因子受体（EGFR）抑制剂和抗血管生成药联合应用，在临床前研究已取得较为理想的结果，目前正在进行这样的组合试验设计和实施。

由于 56% 的浸润性子宫内膜癌发现 VEGF 的表达水平升高，导致研究抗血管生成药用于治疗子宫内膜癌肿瘤的分级和分期、VEGF 水平及微血管密度（MVD）与肿瘤特异性生存较短相关[119]。在一项子宫肿瘤复发后使用贝伐单抗小规模回顾性研究中发现，在病情稳定的 10 例可评估患者中有反应的有 2 例[120]。单药贝伐单抗治疗转移性子宫内膜癌的 II 期试验在 GOG 中已经完成[121]，另外，索拉菲尼和舒尼替尼等抗血管生成药的研究正在进行中。

HER-2 在许多癌症中均过表达，且已被证明与肿瘤的预后相关。在非内膜型子宫内膜癌中 HER-2 过表达更为常见，并与肿瘤的侵袭表型、无病生存期和总生存期明显缩短有关[114,122]。最近的一项有关子宫内膜癌患者库存样本中 HER-2 基因表达研究显示 234 例中有 104 例（44%）免疫组化染色呈阳性（2 +/3 +）细胞膜 HER-2 基因表达。子宫浆液性乳头状癌中 IHC 检测的 HER-2 过表达率（43%）和由荧光原位杂交（FISH）检测的基因扩增比例（29%）均最高。IHC 和 FISH 检测阳性导致疾病特异性死亡危险比为 6.86（95% CI：3.45 ~ 3.63）[123]。曲妥珠单抗是一种抗 HER-2 蛋白质胞外域的单克隆抗体。虽然子宫浆液性癌 HER-2 的过度表达为这种恶性肿瘤治疗使用该单抗提供了强有力的生物学依据，但在 GOG 研究中曲妥珠单抗在 HER-2 阳性的子宫内膜癌妇女中使用并没有显示明显疗效。

我们希望这些新的疗法能够靶向子宫内膜癌中的特定已知分子缺陷，如错配修复缺陷或 PIK3CA 突变，从而明显改善转移性肿瘤患者预后。并非像卵巢癌患者，这些药物可明显改善患者生存，只有非常有限的二线疗法可用于延迟子宫内膜癌的 PFS 和病情稳定期。因此应继续鼓励这些患者参与临床试验。

7.17.3 子宫颈癌

子宫颈癌是某些基因型的人乳头状瘤病毒（HPV）长期持续感染的后遗症[124]。虽然全球宫颈癌的发病率和死亡率仍然居高不下，但在美国每年有近 11 000 例妇女患上子宫颈癌[29]。

（1）宫颈癌的病因

人乳头状瘤病毒是小分子（大约 8 000 bp）DNA 双链病毒，已经与人类共生几千年。4 种类型 HPV（HPVs-16,18,45,31）的流行与全球范围内约 80% 的子宫颈癌病例相关。HPV 基因组可分为 8 个开放阅读框架——E6,E7,EL,E2,

E4,E5,L2,LI，依据"早期"（E）或"晚期"（L）功能而编码（图 7-43）。在肿瘤的发展过程中，病毒分子常整合到宿主细胞 DNA 内[125]。HPV 病毒的致癌性源于 E6 和 E7 病毒基因。这两个基因的产物分别与 p53 和 Rb 抑癌基因结合，促进细胞增殖[126,127]。

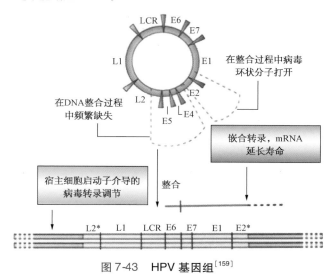

图 7-43　HPV 基因组[159]

典型的宫颈恶变一般发生在宫颈转化区，即鳞状柱状上皮交界处，为子宫颈上皮分裂最活跃的区域。宫颈癌大多数是鳞癌（80%）和腺癌（15%）[4]。

（2）诊断、成像和分期

子宫颈癌一般是通过淋巴管以可预见的方式逐级转移。从子宫颈开始，癌细胞转移到宫颈旁淋巴结，然后至盆腔淋巴结、腹主动脉旁淋巴结，最后转移到斜角肌淋巴结。随着肿瘤分期的增加，转移的可能性也随之增加。III 期和 IV 期患者盆腔及腹主动脉旁淋巴转移的可能性分别为 50% 和 30%[4,124,128-130]。有时癌细胞可以直接浸润到膀胱和直肠，在开始治疗后由于病灶的直接浸润或组织坏死有形成瘘的风险。癌细胞直接浸润盆腔侧壁，由于输尿管受压可能导致尿路梗阻，最终至肾衰竭、尿毒症，甚至死亡。

由于子宫颈癌在发达国家以外的地域流行，它是仅剩唯一的通过临床体检和影像学检查联合进行临床分期的妇科恶性肿瘤。临床分期可能漏掉无法诊断的淋巴结转移[128,131]。目前已公认腹主动脉旁淋巴结转移（PALN）的患者复发率高。对于子宫颈癌的手术分期存在争议。支持者列举的理由是能进行粗略淋巴结清扫[132,133]以及可改变患者的辐射区域[128,130,134-136]。一些研究已证明分期手术可带来生存好处[130]。但这些研究是回顾性的，存在患者选择偏倚的问题。1990 年以来，反对外科分期的一方认为外科可增加并发症，增加治疗时间，且仅能轻微改善局部晚期宫颈癌患者接受放疗联合化疗的生存[137]。

多种成像方式已被用于检测子宫颈癌患者是否存在淋巴转移。从历史上看，淋巴管造影术（LAG）是用来评估盆腔及腹主动脉旁淋巴转移首选方法之一。最近 CT、MRI 和超声检查已被用于评价区域淋巴结。LAG 是依靠观察淋巴管内的充盈缺损来检测转移性淋巴结,而 MRI 和 CT 则是观察是否有淋巴结肿大。包括 17 项研究的荟萃分析比较了 LAG、MRI 和 CT 这 3 种检测方法,结果显示其识别转移性病灶并不是特别准确[138]。

　　PET 扫描的敏感性和特异性有所增加,因此可用于识别转移(图 7-44)[27,139-142]。通过手术淋巴结清扫术证实,PET 扫描检测局部晚期宫颈癌淋巴转移的敏感性为 75%,特异性为 92%,阳性预测值为 75%,阴性预测值为 92%[143]。子宫颈癌患者进行 FDG-PET 检查已被证明对最初分期、治疗计划的确定以及治疗后的监测和随访是有用的。

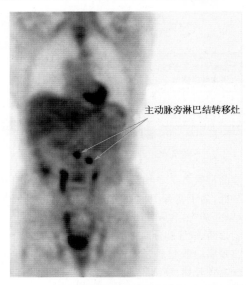

主动脉旁淋巴结转移灶

图 7-44　转移性宫颈癌淋巴结转移灶的 FDG-PET 扫描

（3）治疗方案

　　早期宫颈癌(Ⅱa 期或更早)的主要治疗方法是外科手术和放化疗,两者有类似的生存率[4]。但是,局部晚期宫颈癌(Ⅱb 期和更高)则需全盆腔放疗或联合内放疗。1999 年,两个随机对照临床试验表明,放疗加作为放疗增敏剂的化疗可以提高整体生存[144-146]。现在对于局部晚期宫颈癌在接受放疗的同时,每周顺铂或顺铂加氟尿嘧啶联合化疗,每 3 周一个疗程。

　　伴转移复发的宫颈癌预后差,整体生存只有 6 ~ 9 个月。标准治疗包括铂类为基础的化疗。单药顺铂的反应率只有 20%,且这些反应往往是短暂的。顺铂联合其他药物(如异环磷酰胺、紫杉醇和托泊替康)反应率增加至 27% ~ 36%[147-150]。但遗憾的是,这些反应率增加仅能带来很少的整体生存效率改善。

　　对于这类患者有效的靶向药物较少。最理想的靶向药是西妥昔单抗,一种抗 EGFR 胞外域的单克隆抗体[151]。西妥昔单抗对其他恶性较高的鳞状细胞癌(如头颈部癌症)有效。宫颈癌患者 EGFR 的过表达与其预后差相关[152,153]。目前靶向药物对治疗宫颈癌转移的作用尚未确定。

7.17.4　结论

　　对于临床医生、科学家和患者来说,妇科恶性肿瘤是一独特的肿瘤学临床挑战。由于分子生物学和肿瘤遗传基础的发展,使人们能更好地理解这些疾病的特性。在过去几年中,此类患者治疗方案的改进呈快速增长,我们期待这些进展最终能改善患者预后。

（周闯 译,钦伦秀 审校）

参考文献

[1] International Federation of Gynecology and Obstetrics. Annual Report on the Results of Treatment in Gynecological Cancer. Stockholm: Panorama Press AB, 2009.

[2] Cancer Facts and Figures 2009.

[3] Scully RE. Tumors of the ovary and maldeveloped gonads. In: Armed Forces Institute of Pathology. Atlas of Tumor Pathology. Washington DC: Armed Forces Institute of Pathology, 1979: 1-44.

[4] Hoskins WJ, et al. Principles and Practice of Gynecologic Oncology. 4th ed. Philadelphia: Lippincott Williams & Wilkins, 2005.

[5] Goff BA, et al. Development of an ovarian cancer symptom index. Cancer, 2007, 109: 221-227.

[6] Chambers AF, et al. Dissemination and growth of cancer cells in metastatic sites. Nature Rev Cancer, 2002, 2: 563-572.

[7] Pantel K, et al. Dissecting the metastatic cascade. Nature Rev Cancer, 2004, 4: 448-456.

[8] Cooper BC, et al. Preoperative CA 125 levels: an independent prognostic factor for epithelial ovarian cancer. Obstet Gynecol, 2002, 100(1): 59-64.

[9] Canney PA, et al. Ovarian cancer antigen CA125: a prospective clinical assessment of its role as a tumour marker. Br J Cancer, 1984, 50(6): 765-769.

[10] Bast RC Jr, et al. A radioimmunoassay using a monoclonal antibody to monitor the course of epithelial ovarian cancer. N Engl J Med, 1983, 309(15): 883-837.

[11] Burghardt E, et al. Patterns of pelvic and paraaortic lymph node involvement in ovarian cancer. Gynecol Oncol, 1991, 40(2): 103-106.

[12] Rose PG, et al. Metastatic patterns in histologic variants of ovarian cancer: an autopsy study. Cancer, 1989, 64: 1508-1513.

[13] Zebrowski BK, et al. Markedly elevated levels of vascular endothelial growth factor in malignant ascites. Ann Surg Oncol, 1999, 6: 373-378.

[14] Andus T, et al. Evidence for the production of high amounts of interleukin-6 in the peritoneal cavity of patients with ascites. J

Hepatol, 1992, 15: 378-381.

[15] Behammer W, et al. Tumor necrosis factor effects on ascites formation in an experimental tumor model. J Interferon Cytokine Res, 1996, 16: 403-408.

[16] Krebs HB, et al. The role of intestinal intubation in obstruction of the small intestine due to carcinoma of the ovary. Surg Gynecol Obstet, 1984, 158(467): 471.

[17] Lund B, et al. Intestinal obstruction in patients with advanced carcinoma of the ovaries treated with combination chemotherapy. Surg Gynecol Obstet, 1989, 169: 213-218.

[18] Woodward PJ, et al. From the archives of the AFIP: radiologic staging of ovarian carcinoma with pathologic correlation. Radio Graphics, 2004, 24(1): 225-246.

[19] Forstner R, et al. Ovarian cancer: staging with CT and MRI. Radiology, 1995, 197(619): 626.

[20] Tempany CM, et al. Staging of advanced ovarian cancer: comparison of imaging modalities-report from the Radiology Oncology Group. Radiology, 2000, 215(761): 767.

[21] Coakley FV. Staging ovarian cancer: role of imaging. Radiol Clin North Am, 2002, 40(609): 636.

[22] Quayyum A, et al. Role of CT and MRI in predicting optimal cytoreduction of newly diagnosed primary epithelial ovarian cancer. Gynecol Oncol, 2005, 96: 301-306.

[23] Bristow RE, et al. A model for predicting surgical outcome in patients with advanced ovarian carcinoma using computed tomography. Cancer, 2000, 89: 1532-1540.

[24] Rose PJ, et al. Positron emission tomography for evaluating a complete clinical response in patients with ovarian or peritoneal carcinoma: correlation with second-look laparotomy. Gynecol Oncol, 2001, 82(117): 121.

[25] Murakami M, et al. Whole-body positron emission tomography and tumor marker CA125 for detection of recurrence in epithelial ovarian cancer. Int J Gynecol Cancer, 2006, 16(S1): 99-107.

[26] Karlan BY, et al. Whole-body positron emission tomography with 2-^{18}F-fluoro-2-deoxy-D-glucose can detect recurrent ovarian carcinoma. Gynecol Oncol, 1993, 51(175): 181.

[27] Hubner KH, et al. Assessment of primary and metastatic ovarian cancer by positron emission tomography (PET) using 2-^{18}F-deoxyglucose (2-^{18}F-FDG). Gynecol Oncol, 1993, 51: 197-204.

[28] Fujii S, et al. Detection of peritoneal dissemination in gynecological malignancy: evaluation by diffusion-weighted MR imaging. Eur Radiol, 2008, 18(1): 18-23.

[29] Jemal A, et al. Cancer statistics. CA Cancer Clin, 2007, 57: 43-66.

[30] Aletti GD, et al. Aggressive surgical effort and improved survival in advanced-stage ovarian cancer. Obstet Gynecol, 2006, 107: 77-85.

[31] Bristow RE, et al. Survival effect of maximal cytoreductive surgery for advanced ovarian carcinoma during the platinum era: a meta-analysis. J Clin Oncol, 2002, 20: 1248-1259.

[32] Chi DS, et al. What is the optimal goal of primary cytoreductive surgery for bulky stage ⅢC epithelial ovarian carcinoma (EOC)? Gynecol Oncol, 2006, 103: 559-564.

[33] Eisenhauer EL, et al. The effect of maximal surgical cytoreduction on sensitivity to platinum-taxane chemotherapy and subsequent survival in patients with advanced ovarian cancer. Gynecol Oncol, 2008, 108: 276-281.

[34] du Bois A, et al. A randomized clinical trial of cisplatin/paclitaxel versus carboplatin/paclitaxel as first-line treatment of ovarian cancer. J Natl Cancer Inst, 2003, 95(17): 1320-1329.

[35] Alberts DS, et al. Improved therapeutic index of carboplatin plus cyclophosphamide versus cisplatin plus cyclophosphamide: final report by the Southwest Oncology Group of a phase Ⅲ randomized trial in stages Ⅲ and Ⅳ ovarian cancer. J Clin Oncol, 1992, 10(5): 706-717.

[36] Neijt JP, et al. Exploratory phase Ⅲ study of paclitaxel and cisplatin versus paclitaxel and carboplatin in advanced ovarian cancer. J Clin Oncol, 2000, 18(17): 3084-3092.

[37] Muggia FM, et al. Phase Ⅲ randomized study of cisplatin versus paclitaxel versus cisplatin and paclitaxel in patients with suboptimal stage Ⅲ or Ⅳ ovarian cancer: a gynecologic oncology group study. J Clin Oncol, 2000, 18(1): 106-115.

[38] Alberts DS, et al. Intraperitoneal cisplatin plus intravenous cyclophosphamide versus intravenous cisplatin plus intravenous cyclophosphamide for stage Ⅲ ovarian cancer. N Engl J Med, 1996, 335(26): 1950-1955.

[39] Markman M, et al. Phase Ⅲ trial of standard-dose intravenous cisplatin plus paclitaxel versus moderately high-dose carboplatin followed by intravenous paclitaxel and intraperitoneal cisplatin in small-volume stage Ⅲ ovarian carcinoma: an intergroup study of the Gynecologic Oncology Group, Southwestern Oncology Group, and Eastern Cooperative Oncology Group. J Clin Oncol, 2001, 19(4): 1001-1007.

[40] Armstrong DK, et al. Intraperitoneal cisplatin and paclitaxel in ovarian cancer. N Engl J Med, 2006, 354(1): 34-43.

[41] Elit L, et al. Intraperitoneal chemotherapy in the first-line treatment of women with stage Ⅲ epithelial ovarian cancer: a systematic review with metaanalyses. Cancer, 2007, 109(4): 692-702.

[42] Jaaback K, et al. Intraperitoneal chemotherapy for the initial management of primary epithelial ovarian cancer. CD005340. Cochrane Database Syst Rev, 2006, 25(1): 138-140.

[43] Bookman MA, et al. Evaluation of new platinum-based treatment regimens in advanced-stage ovarian cancer: a phase Ⅲ trial of the gynecologic cancer intergroup. J Clin Oncol, 2009, 27(9): 1419-1425.

[44] Markman M, et al. Phase Ⅲ randomized trial of 12 versus 3 months of maintenance paclitaxel in patients with advanced ovarian cancer after complete response to platinum and paclitaxel-based chemotherapy: a Southwest Oncology Group and Gynecologic Oncology Group trial. J Clin Oncol, 2003, 21(13):

2460-2465.

[45] Markman M, et al. Impact on survival of 12 versus 3 monthly cycles of paclitaxel (175 mg/m²) administered to patients with advanced ovarian cancer who attained a complete response to primary platinum-paclitaxel: follow up of a Southwest Oncology Group and Gynecologic Oncology Group phase 3 trial. Gynecol Oncol, 2009, 114(2): 195-198.

[46] Klug TL, et al. Monoclonal antibody immunoradiometric assay for an antigenic determinant (CA125) associated with human epithelial ovarian carcinomas. Cancer Res, 1984, 44 (3): 1048-1053.

[47] Rustin GJ, et al. On behalf of MRC and EORTC Collaborators. Early versus delayed treatment of relapsed ovarian cancer (MRC OV05/EORTC 55955): a randomised trial. Lancet, 2009, 376 (9747): 1155-1163.

[48] Ferrero JM, et al. Second-line chemotherapy with pegylated liposomal doxorubicin and carboplatin is highly effective in patients with advanced ovarian cancer in late relapse: a GINECO phase II trial. Ann Oncol, 2007, 18(2): 263-268.

[49] Gordon AN, et al. Long-term survival advantage for women treated with pegylated liposomal doxorubicin compared with topotecan in a phase 3 randomized study of recurrent and refractory epithelial ovarian cancer. Gynecol Oncol, 2004, 95(1): 1-8.

[50] Gordon AN, et al. Recurrent epithelial ovarian carcinoma: a randomized phase III study of pegylated liposomal doxorubicin versus topotecan. J Clin Oncol, 2001, 19(14): 3312-3322.

[51] Bolis G, et al. Carboplatin alone vs carboplatili plus epidoxorubicin as second-line therapy for cisplatin-or carboplatin-sensitive ovarian cancer. Gynecol Oncol, 2001, 81(1): 3-9.

[52] Cantu MG, et al. Randomized controlled trial of single-agent paclitaxel versus cyclophosphamide, doxorubicin, and cisplatin in patients with recurrent ovarian cancer who responded to first-line platinum-based regimens. J Clin Oncol, 2002, 20 (5): 1232-1237.

[53] Pfisterer J, et al. Gemcitabine plus carboplatin compared with carboplatin in patients with platinum-sensitive recurrent ovarian cancer: an intergroup trial of the AGO-OVAR, the NCIC CTG, and the EORTC GCG. J Clin Oncol, 2006, 24 (29): 4699-4707.

[54] Parmar MK, et al. Paclitaxel plus platinum-based chemotherapy versus conventional platinum-based chemotherapy in women with relapsed ovarian cancer: the ICON4/AGO-OVAR-2. 2 trial. Lancet, 2003, 361(9375): 2099-2106.

[55] Chi DS, et al. What is the optimal goal of primary cytoreductive surgery for bulky stage III C epithelial ovarian carcinoma (EOC)? Gynecol Oncol, 2006, 103: 559-564.

[56] Hartenbach EM, et al. Vascular endothelial growth factor (VEGF) in human epithelial ovarian carcinomas. Cancer Lett, 1997, 121: 169-175.

[57] Yamamoto S, et al. Expression of vascular endothelial growth factor (VEGF) in epithelial ovarian neoplasms: correlation with clinicopathology and patient survival, and analysis of serum VEGF levels. Br J Cancer, 1997, 1221-1227.

[58] Rudlowski C, et al. Prognostic significance of vascular endothelial growth factor expression in ovarian cancer patients: a long-term follow-up. Int J Gynecol Cancer, 2006, 16(S1): 183-189.

[59] Numnum TM, et al. The use of bevacizumab to palliate symptomatic ascites in patients with refractory ovarian carcinoma. Gynecol Oncol, 2005, 102(3): 425-428.

[60] Burger RA, et al. Phase II trial of bevacizumab in persistent or recurrent epithelial ovarian cancer or primary peritoneal cancer: a Gynecologic Oncology Group study. J Clin Oncol, 2007, 25 (33): 5165-5171.

[61] Cannistra SA, et al. Phase II study of bevacizumab in patients with platinum-resistant ovarian cancer or peritoneal serous cancer. J Clin Oncol, 2007, 25(33): 5180-5186.

[62] Garcia AA, et al. Phase II clinical trial of bevacizumab and low-dose metronomic oral cyclophosphamide in recurrent ovarian cancer: a trial of the California, Chicago, and Princess Margaret hospital phase II consortia. J Clin Oncol, 2008, 26(1): 76-82.

[63] Nimeiri HS, et al. Efficacy and safety of bevacizumab plus erlotinib for patients with recurrent ovarian, primary peritoneal, and fallopian tube cancer: a trial of the Chicago, PMH, and California phase II consortia. Gynecol Oncol, 2008, 110(1): 49-55.

[64] Azad NS, et al. Combination targeted therapy with sorafenib and bevacizumab results in enhanced toxicity and antitumor activity. J Clin Oncol, 2008, 26(22): 3709-3714.

[65] Zorn KK, et al. Gene expression profiles of serous, endometrioid, and clear cell subtypes of ovarian and endometrial cancer. Clin Cancer Res, 2005, 11(18): 6422-6430.

[66] Tothill RW, et al. Novel molecular subtypes of serous and endometrioid ovarian cancer linked to clinical outcome. Clin Cancer Res, 2008, 14(16): 5198-5208.

[67] Singer G, et al. Mutations in BRAF and KRAS characterize the development of low-grade ovarian serous carcinoma. J Natl Cancer Inst, 2003, 95(6): 484-486.

[68] Hsu CY, et al. Characterization of active mitogen-activated protein kinase in ovarian serous carcinomas. Clin Cancer Res, 2004, 10 (19): 6432-6436.

[69] Antoniou A, et al. Average risks of breast and ovarian cancer associated with BRCA1 or BRCA2 mutations detected in case series unselected for family history: a combined analysis of 22 studies. Am J Hum Genet, 2003, 72: 1117-1130.

[70] Farmer H, et al. Targeting the DNA repair defect in BRCA mutant cells as a therapeutic strategy. Nature, 2005, 434 (7035): 917-921.

[71] Ashworth A. A synthetic lethal therapeutic approach: poly(ADP) ribose polymerase inhibitors for the treatment of cancers deficient in DNA double-strand break repair. J Clin Oncol, 2008, 26 (22): 3785-3790.

[72] Ries LAG, et al. In: SEER survival monograph: cancer survival

among adults: US SEER program, 1988 ~ 2001, patient and tumor characteristics. No 07-6215. Bethesda MD: National Cancer Institute, 2007.

[73] Creasman WT, et al. Surgical pathologic spreadpatterns of endometrial cancer. A Gynecologic Oncology Group study. Cancer, 1987, 60(8): 2035-2041.

[74] Keys HM, et al. A phase Ⅲ trial of surgery with or without adjunctive external pelvic radiation therapy in intermediate risk endometrial adenocarcinoma: a Gynecologic Oncology Group study. Gynecol Oncol, 2004, 92(3): 744-751.

[75] Morrow CP, et al. Relationship between surgical-pathological risk factors and outcome in clinical stage Ⅰ and Ⅱ carcinoma of the endometrium: a gynecologic oncology group study. Gynecol Oncol, 1991, 40(1): 55-65.

[76] Fleming GF. Systemic chemotherapy for uterine carcinoma: metastatic and adjuvant. J Clin Oncol, 2007, 25 (20): 2983-2990.

[77] Randall TC, et al. Differences in treatment and outcome between African-American and white women with endometrial cancer. J Clin Oncol, 2003, 21: 4200-4206.

[78] Prat J. Prognostic parameters of endometrial carcinoma. Hum Pathol, 2004, 35: 649-662.

[79] Umpierre SA, et al. Immuno-cytochemical analysis of uterine papillary serous carcinomas for estrogen and progesterone receptors. Int J Gynecol Pathol, 1994, 17: 530-537.

[80] An HJ, et al. Molecular characterization of uterine clear cell carcinoma. Mod Pathol, 2004, 17(5): 530-537.

[81] Yamada SD, et al. Pathologic variables and adjuvant therapy as predictors of recurrence and survival for patients with surgically evaluated carcinosarcoma of the uterus. Cancer, 2000, 88(12): 2782-2786.

[82] Brooks SE. Surveillance, epidemiology, and results analysis of 2 677 cases of uterine sarcomji 1989 ~ 1999. Gynecol Oncol, 2004, 93: 204-208.

[83] McCluggage WG. Uterine carcinosarcomas (malignant mixed Mullerian tumors) are metaplastic carcinomas. Int J Gynecol Cancer, 2008, 12: 687-690.

[84] Ben-Shachar I, et al. Surgical staging for patients presenting with grade 1 endometrial carcinoma. Obstet Gynecol, 2005, 105(3): 487-493.

[85] Temkin SM, et al. Early-stage carcinosarcoma of the uterus: the significance of lymph node count. Int J Gynecol Cancer, 2007, 17(1): 215-219.

[86] Nemani D, et al. Assessing the effects of lymphadenectomy and radiation therapy in patients with uterine carcinosarcoma: a SEER analysis. Gynecol Oncol, 2008, 111(1): 82-88.

[87] Cragun JM, et al. Retrospective analysis of selective lymphadenectomy in apparent early-stage endometrial cancer. J Clin Oncol, 2005, 23(16): 3668-3675.

[88] Lutman CV, et al. Pelvic lymph node count is an important prognostic variable for FIGO stage Ⅰ and Ⅱ endometrial carcinoma with high-risk histology. Gynecol Oncol, 2006, 102 (1): 92-97.

[89] Zerbe MJ, et al. Inability of preoperative computed tomography scans to accurately predict the extent of myometrial invasion and extracorporal spread in endometrial cancer. Gynecol Oncol, 2000, 78: 67-70.

[90] Hricak H, et al. MR imaging evaluation of endometrial carcinoma: results of an NCI cooperative study. Radiology, 1991, 179: 829-832.

[91] Park JY, et al. Comparison of the validity of magnetic resonance imaging and positron emission tomography/computed tomography in the preoperative evaluation of patients with uterine corpus cancer. Gynecol Oncol, 2008, 108: 486-492.

[92] Obel J, et al. Chemotherapy in endometrial cancer. Clin Adv Hematol Oncol, 2006, 4(459): 468.

[93] Randall ME, et al. Randomized phase Ⅲ trial of whole-abdominal irradiation versus doxorubicin and cisplatin chemotherapy in advanced endometrial carcinoma: a Gynecologic Oncology Group study. J Clin Oncol, 2006, 24(1): 36-44.

[94] Thigpen JT, et al. A randomized comparison of doxorubicin alone versus doxorubicin plus cyclophosphamide in the management of advanced or recurrent endometrial carcinoma: a Gynecologic Oncology Group study. J Clin Oncol, 1994, 12: 1408-1414.

[95] Thigpen JT, et al. Phase Ⅲ trial of doxorubicin with or without cisplatin in advanced endometrial carcinoma: a gynecologic oncology group study. J Clin Oncol, 2004, 22: 3902-3908.

[96] Fleming GF, et al. Phase Ⅲ trial of doxorubicin plus cisplatin with or without paclitaxel plus filgrastim in advanced endometrial carcinoma: a Gynecologic Oncology Group study. J Clin Oncol, 2004, 22: 2159-2166.

[97] Humber CE, et al. Chemotherapy for advanced, recurrent or metastatic endometrial cancer: a systematic review of Cochrane collaboration. Ann Oncol, 2007, 18: 409-420.

[98] McMeekin DS. The relationship between histology and outcome in advanced and recurrent endometrial cancer patients participating in first-line chemotherapy trials: a Gynecologic Oncology Group study. Gynecol Oncol, 2007, 106(1): 16-22.

[99] Sutton G, et al. A phase Ⅲ trial of ifosfamide with or without cisplatin in carcinosarcoma of the uterus: a Gynecologic Oncology Group study. Gynecol Oncol, 2000, 79(2): 147-153.

[100] Homesley HD, et al. Phase Ⅲ trial of ifosfamide with or without paclitaxel in advanced uterine carcinosarcoma: a Gynecologic Oncology Group study. J Clin Oncol, 2007, 25(5): 526-531.

[101] Kuten A, et al. Results of radiotherapy in recurrent endometrial carcinoma. Int J Radiation Oncol Biol Phys, 1989, 17: 29-32.

[102] Jhingran A, et al. Definitive radiotherapy for patients with isolated vaginal recurrence of endometrial carcinoma after hysterectomy. Int J Radiat Oncol Biol Phys, 2003, 56: 1366-1372.

[103] Huh WK, et al. Salvage of isolated vaginal recurrences in women with surgical stage Ⅰ endometrial cancer: a multiinstitutional

experience. Int J Gynecol Cancer, 2007, 17: 886-889.

[104] Barakat RR, et al. Pelvic exenteration for recurrent endometrial cancer. Gynecol Oncol, 1999, 75: 99-102.

[105] Tangjitgamol S, et al. Role of surgical resection for lung, liver, and central nervous system metastases in patients with gynecological cancer: a literature review. Int J Gynecol Cancer, 2004, 14: 399-422.

[106] Awtrey CS, et al. Surgical resection of recurrent endometrial carcinoma. Gynecol Oncol, 2006, 102: 480-488.

[107] Bristow RE, et al. Stage IVB endometrial carcinoma: the role of cytoreductive surgery and determinants of survival. Gynecol Oncol, 2000, 78(2): 85-91.

[108] Memarzadeh S, et al. FIGO stage IIIC endometrial carcinoma: resection of macroscopic nodal disease and other determinants of survival. Int J Gynecol Cancer, 2003, 13(5): 664-672.

[109] Winter WE, et al. Tumor residual after surgical cytoreduction in prediction of clinical outcome in stage IV epithelial ovarian cancer: a Gynecologic Oncology Group study. J Clin Oncol, 2008, 26(1): 83-89.

[110] Hecht JL, et al. Molecular and pathologic aspects of endometrial carcinogenesis. J Clin Oncol, 2006, 24(29): 4783-4791.

[111] Kimura F, et al. PTEN immunohistochemical expression is suppressed in G1 endometrioid adenocarcinoma of the uterine corpus. J Cancer Res Clin Oncol, 2004, 130(3): 161-168.

[112] Macwhinnie N, et al. The use of p53, PTEN, and c-erbB-2 to differentiate uterine serous papillary carcinoma from endometrioid endometrial carcinoma. Int J Gynecol Cancer, 2004, 14(5): 938-946.

[113] Matiasguiu X, et al. Molecular pathology of endometrial hyperplasia and carcinoma. Hum Pathol, 2001, 32(6): 569-577.

[114] Acharya S, et al. Rare uterine cancers. Lancet Oncol, 2005, 6(12): 961-971.

[115] Daikoku T, et al. Conditional loss of uterine PTEN unfailingly and rapidly induces endometrial cancer in mice. Cancer Res, 2008, 68(14): 5619-5627.

[116] Oza AM, et al. A phase II study of temsirolimus (CCI-779) in patients with metastatic and/or locally advanced recurrent endometrial cancer previously treated with chemotherapy: NCIC CTG IND 160b. J Clin Oncol, 2008, 26(Suppl 20): 5516.

[117] Slomovitz BM, et al. A phase 2 study of the oral mammalian target of rapamycin inhibitor, everolimus, in patients with recurrent endometrial carcinoma. Cancer Epub, 2010, abstract.

[118] Colombo N, et al. A phase II trial of the mTOR inhibitor AP23573 as a single agent in advanced endometrial cancer. J Clin Oncol, 2007, 25(Suppl 20): abstr 5516.

[119] Kamat AA, et al. Clinical and biological significance of vascular endothelial growth factor in endometrial cancer. Clin Cancer Res, 2007, 13(24): 7487-7495.

[120] Wright JD, et al. Bevacizumab therapy in patients with recurrent uterine neoplasms. Anticancer Res, 2007, 27: 3525-3528.

[121] Aghajanian C, et al. A phase II evaluation of bevacizumab in the treatment of recurrent or persistent endometrial cancer: a Gynecologic Oncology Group (GOG) study. J Clin Oncol (Meeting Abstracts), 2009, 27: 5531.

[122] Hetzel DJ, et al. HER-2/neu expression: a major prognostic factor in endometrial cancer. Gynecol Oncol, 1992, 47(2): 179-185.

[123] Grushko TA. An exploratory analysisof HER-2 amplification and overexpression in advanced endometrial carcinoma: a Gynecologic Oncology Group study. Gynecol Oncol, 2008, 108(1): 3-9.

[124] Bosch FX, et al. The causal relation between human papillomavirus and cervical cancer. J Clin Pathol, 2002, 55: 244-265.

[125] Hausen H. Papillomaviruses and cancer: from basic studies to clinical application. Nat Rev Cancer, 2002, 2(5): 342-350.

[126] Scheffner M, et al. The E6 oncoprotein encoded by human papillomavirus types 16 and 18 promotes the degradation of p53. Cell, 1990, 63(6): 1129-1136.

[127] Chellappan S, et al. Adenovirus E 1A, simian virus 40 tumor antigen, and human papillomavirus E7 protein share the capacity to disrupt the interaction between transcription factor E2F and the retinoblastoma gene product. Proc Natl Acad Sci USA, 1992, 89(10): 4549-4553.

[128] Goff BA, et al. Impact of surgical staging in women with locally advanced cervical cancer. Gynecol Oncol, 1999, 74(3): 436-442.

[129] Tanaka Y, et al. Relationship between lymph node metastases and prognosis in patients irradiated postoperatively for carcinoma of the uterine cervix. Acta Radiol Oncol, 1984, 23: 455-459.

[130] Gold MA, et al. Surgical versus radiographic determination of para-aortic lymph node metastases before chemoradiation for locally advanced cervical carcinoma: a Gynecologic Oncology Group study. Cancer, 2008, 112(9): 1954-1963.

[131] Heller PB, et al. Clinical-pathologic study of stage II B, III, and IVA carcinoma of the cervix: extended diagnostic evaluation for paraaortic node metastasis — a Gynecologic Oncology Group study. Gynecol Oncol, 1990, 38: 425-430.

[132] Hacker NF, et al. Resection of bulky positive lymph nodes in patients with cervical carcinoma. Int J Gynecol Cancer, 1995, 5: 250-256.

[133] Cosin JA, et al. Pretreatment surgical staging of patients with cervical carcinoma: the case for lymph node debulking. Cancer, 1998, 82(11): 2241-2248.

[134] Odunsi KO, et al. The impact of pre-therapy extraperitoneal surgical staging on the evaluation and treatment of patients with locally advanced cervical cancer. Eur J Gynaecol Oncol, 2001, 22(5): 325-330.

[135] Holcomb K, et al. The impact of pretreatment staging laparotomy on survival in locally advanced cervical carcinoma. Eur J Gynaecol Oncol, 1999, 20(2): 90-93.

[136] Goff BA, et al. Impact of surgical staging in women with locally

advanced cervical cancer. Gynecol Oncol, 1999, 74（3）: 436-442.

［137］Lai CH, et al. Randomized trial of surgical staging （extraperitoneal or laparoscopic）versus clinical staging in locally advanced cervical cancer. Gynecol Oncol, 2003, 89（1）: 160-167.

［138］Scheidler J, et al. Radiological evaluation of lymph node metastases in patients with cervical cancer. A meta-analysis. JAMA, 1997, 278: 1096-1101.

［139］Rose PG, et al. Positron emission tomography for evaluating para-aortic nodal metastasis in locally advanced cervical cancer before surgical staging: a surgicopathologic study. J Clin Oncol, 1999, 17（1）: 41.

［140］Grigsby PW, et al. Lymph node staging by positron emission tomography in patients with carcinoma of the cervix. J Clin Oncol, 2001, 19（17）: 3745-3749.

［141］Boughanim M, et al. Histologic results of para-aortic lymphadenectomy in patients treated for stage ⅠB2/Ⅱ cervical cancer with negative ^{18}F-fluorodeoxyglucose positron emission tomography scans in the para-aortic area. J Clin Oncol, 2008, 26 （15）: 2558-2561.

［142］Yen TC, et al. Value of dualphase ^{18}fluoro-2-deoxy-D-glucose positron emission tomography in cervical cancer. J Clin Oncol, 2003, 21（19）: 3651-3658.

［143］Rose PG, et al. Positron emission tomography for evaluating a complete clinical response in patients with ovarian or peritoneal carcinoma: correlation with second-look laparotomy. Gynecol Oncol, 2001, 82（117）: 121.

［144］Morris M, et al. Pelvic radiation with concurrent chemotherapy compared with pelvic and para-aortic radiation for high-risk cervical cancer. N Engl J Med, 1999. 340（15）: 1137-1143.

［145］Whitney CW, et al. Randomized comparison of fluorouracil plus cisplatin versus hydroxyurea as an adjunct to radiation therapy in stage ⅡB~ⅣA carcinoma of the cervix with negative para-aortic lymph nodes: a Gynecologic Oncology Group and Southwest Oncology Group study. J Clin Oncol, 1999, 17（5）: 1339-1348.

［146］Rose PG, et al. Concurrent cisplatin-based radiotherapy and chemotherapy for locally advanced cervical cancer. N Engl J Med, 1999, 340（15）: 1144-1153.

［147］Thigpen T, et al. Cis-platinum in treatment of advanced or recurrent squamous cell carcinoma of the cervix: a phase Ⅱ study of the Gynecologic Oncology Group. Cancer, 1981, 48: 899-903.

［148］Omura GA, et al. Randomized trial of cisplatin versus cisplatin plus mitolactol cisplatin plus ifosfamide in advanced squamous carcinoma of the cervix: a Gynecologic Oncology Group study. J Clin Oncol, 1997, 15: 165-171.

［149］Moore DH, et al. Phase Ⅲ study of cisplatin with or without paclitaxel in stage ⅣB, recurrent, or persistent squamous cell carcinoma of the cervix: a Gynecologic Oncology Group study. J Clin Oncol, 2004, 22（15）: 3113-3119.

［150］Long HJ, et al. Randomized phase Ⅲ trial of cisplatin with or without topotecan in carcinoma of the uterine cervix: a Gynecologic Oncology Group study. J Clin Oncol, 2005, 23 （21）: 4626-4633.

［151］Bellone S, et al. Overexpression of epidermal growth factor type-1 receptor （EGF-R1）in cervical cancer: implications for cetuximab-mediated therapy in recurrent/metastatic disease. Gynecol Oncol, 2007, 106（3）: 513-520.

［152］Kim GE, et al. Synchronous coexpression of epidermal growth factor receptor and cyclooxygenase-2 in carcinomas of the uterine cervix: a potential predictor of poor survival. Clin Cancer Res, 2004, 10（4）: 1366-1374.

［153］ASTEC study group, et al. Efficacy of systematic pelvic lymphadenectomy in endometrial cancer （MRC ASTEC study）, Lancet, 2009, 373（9658）: 125-136.

［154］Naora H, et al. Ovarian cancer metastasis: integrating insights from disparate model organisms. Nat Rev Cancer, 2005, 5（5）: 355-366.

［155］International Federation of Gynecology and Obstetrics. Annual Report on the Results of Treatment in Gynecological Cancer. 1991. Stockholm: Panorama Press AB.

［156］Hartenbach EM, et al. Vascular endothelial growth factor （VEGF）in human epithelial ovarian carcinomas. Cancer Lett, 1997, 121: 169-175.

［157］Creasman WT, et al. Surgical pathologic spread patterns of endometrial cancer. A Gynecologic Oncology Group Study. Cancer, 1987, 60（8）: 2035-2041.

［158］Rini BI. Temsirolimus, an inhibitor of mammalian target of rapamycin. Clin Cancer Res, 2008, 14（5）: 1286-1290.

［159］zur Hausen H. Papillomaviruses and cancer: from basic studies to clinical application. Nat Rev Cancer, 2002, 2（5）: 342-350.

7.18　前列腺癌转移:有关生物学与治疗学的思考

◎ Kosuke Mizutani，Russell S. Taichman，Kenneth J. Pienta

2008 年,前列腺癌占所有美国男性确诊癌症(2008 年 186 320 例)的 25%,占男性癌症死亡(2008 年 28 660 例死于癌症)的 10%[1]。尽管过去 10 年,死亡率已经下降了 25%,5 年存活率也接近 100%,但是降低前列腺癌转移的发生率和死亡率仍充满挑战。

前列腺癌转移最终结果很明确,几乎所有男性在死亡时都会遭受骨转移的痛苦(图 7-45)[2-5]。有关前列腺癌骨转移的机制目前仍然不清楚,但是促进亲嗜性种植的因素发挥了重要作用。1989 年,Stephen Paget 提出了"种子-土壤"理论来解释肿瘤转移的模式[6]。这个理论提出:在转移部位存在促进肿瘤生长的因素,这与种子在沃土中更易生长的倾向性类似(即转移位点环境中存在促进肿瘤细胞增殖的因素)。1928 年,James Ewing 提出肿瘤细胞在特定位点生长,主要是由于血流和淋巴流向作用下定位在相应的位点[7]。这两个理论似乎都有道理。Isaiah Fidler 将现代"种子-土壤"假设归结为 3 条[8]:第一,癌组织包含异质亚种群细胞,具有不同的血管形成能力、侵袭和转移特性。第二,转移过程是选择性的,只有那些能够到达远端部位存活下来的细胞才能完成。第三,这些转移的细胞能否成功取决于它们与其新环境的相互作用并利用的能力[8,9]。

转移研究提示这是一个非常低效的过程,实验性模型的结果显示其低效大约为 $10^{-6} \sim 10^{-7}$[10]。利用荧光素酶标记的人类 PC-3 前列腺癌细胞,通过心脏内注射植入免疫缺陷小鼠体内的临床前研究显示,肿瘤细胞在注射后 15 分钟内定位到肺、肾及长骨中。然而,24 小时后并没发现有活的肿瘤细胞存在,表明绝大多数注入的细胞死亡或者代谢失活(休眠)[11,12]。肿瘤细胞能够扩散到骨骼并存活下来的过程仍然不清。以往尸体解剖研究已提出人体死亡时前列腺癌细胞转移的器官受累发生率[13]。将这些数据与不同器官的血流量数据联合分析,可发现前列腺癌细胞转移到骨的效率之高,难以单纯用流向这些器官的血流解释[9,13-15]。在表 7-21 中,转移效率是通过活检发现器官受累百分率/血流灌注率[单位:ml/(kg · min)]来计算的。比较进展期前列腺癌患者器官受累比例及相应的血流灌注率发现,肿瘤细胞转移概率与血流并不相关。这些数据有力地支持了"种子-土壤"假设,提示前列腺癌患者骨转移的概率并不能简单地以输送到骨骼微环境的肿瘤细胞数量解释,而是由于

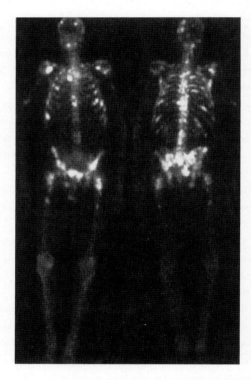

图 7-45　前列腺癌转移男性患者的放射性核素骨扫描

注:骨扫描是当前广泛应用于骨转移诊断的最敏感检测手段。放射性同位素锝-99 m 位于骨损伤区域。

骨髓的肿瘤细胞数目增加以及通过细胞休眠和生长周期的肿瘤细胞活性增强等机制所致。

表 7-21　不同器官前列腺癌的转移效率

器官	活检时受累(%)	血流灌注率[ml/(kg · min)]	转移效率
骨	90	30	3
肝	65	1 000	0.065
淋巴结	59	500	0.118
肺	38	400	0.095
肾上腺	24	2 000	0.012
脑	10	560	0.017
脾	5	1 200	0.004
甲状腺	3	5 000	0.0006
肾	3	4 000	0.00075

最近的研究数据显示，前列腺癌细胞能够迁移至并在骨骼中繁殖主要与骨髓微环境可维持成体造血的独特功能有关。血细胞的形成发生于骨髓中的特定环境或者"壁龛"。壁龛有利于维持造血干细胞（HSC）作为祖细胞的功能，同时也有利于其分化。前列腺癌细胞作为分子寄生体，从壁龛环境中获取资源[16.17]。这种寄生状态代表通常被称为"恶性循环"的成骨细胞-破骨细胞相互作用级联事件的一个过程。这种转移过程在功能机制上与造血干细胞迁移或"归巢"到骨髓过程类似。许多趋化因子和细胞生长调节因子参与调节造血干细胞的归巢。以往很多研究重点关注HSC归巢与PCa细胞归巢到骨髓之间的相似性。例如，前列腺癌细胞利用CXC趋化因子间质衍生因子-1（SDF-1或CXCL12）和它的受体（CXCR4和RDC1／CXCR7）作为在骨骼中转移和生长的关键因子，同时CXCR4信号可导致血管生成的开启[18-25]。

骨髓中HSC壁龛的识别仍然是研究热点，它对于了解前列腺癌转移途径至关重要（图7-46）[26-29]。有证据表明HSC可能存在于骨内膜和（或）内皮性壁龛中。最新研究表明，由成骨细胞和内皮细胞表达的膜联蛋白Ⅱ（anxa 2），在HSC和前列腺癌细胞转移到骨微环境过程中对壁龛的选择和归巢均起决定性作用[26]。大量数据提示癌细胞的转移过程与HSC归巢到骨髓的过程是相似的，并且前列腺癌细胞作为分子寄生体，在前列腺癌男性患者的骨髓中可自我繁殖。

7.18.1 前列腺癌骨转移的检测

（1）影像学成像

锝-99m放射性核素骨扫描仍然是检测前列腺癌骨转移的最有效方法（图24-1）[30]。前列腺特异性抗原（PSA）水平<10 ng/ml、10～50 ng/ml、>50 ng/ml的患者其骨扫描阳性率分别为<1%、10%和50%[31-33]。虽然骨扫描只能显示骨非特异性损伤，它可以与标准的X线照相或者CT所得到的结构成像相关联。也正在积极研究其他检测和治疗效果评估方法[34-36]。尽管^{18}F-FDG-PET已被证明检测价值很有限，但^{11}C或^{18}F-胆碱PET/CT与全身MRI都对检测前列腺癌骨转移有潜在的应用价值，且实验结果理想[36-38]。

尽管对于骨转移检测已经取得很多进步，但对于患者疾病反应的评估仍存在困难。骨扫描变化不够迅速，难以用来评估治疗效果，并且其他方法也不能有效评估治疗是否正在杀死骨转移灶中的癌细胞。采用国际抗癌联盟（UICC）、世界卫生组织（WHO）和实体瘤反应评价标准组织（the Response Evaluation Criteria in Solid Tumors, RECIST）等制定的标准对骨肿瘤治疗反应进行评价，不能满足临床实践的需求。实际上，RECIST系统认为骨病是不可检测的[39,40]。因此，发展一种能够可靠准确地测量转移性骨病的抗癌效果的影像学技术，对于实时监测新型治疗药物治疗前列腺癌及其他常见恶性肿瘤的骨转移具有重要意义。

应用磁共振（MRI）的弥散成像功能来评估细胞毒性治

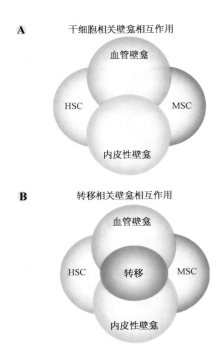

图7-46　骨髓壁龛模型

注：（A）在髓质中，成骨细胞和内皮细胞是组成内皮性壁龛的主要细胞，提供维持HSC的微环境（HSC壁龛）。成骨细胞和内皮细胞来源于间质干细胞（MSC）和成血管细胞。最近研究提示，MSC本身就可能营造非常接近于HSC壁龛的微环境。另外，越来越多的证据表明HSC和MSC可以相互调节。在以上模型中，HSC、MSC、血管壁龛和内膜性壁龛的功能存在重叠，并且需要骨髓协同发挥功能。（B）肿瘤壁龛模型。大量证据提示，播散的肿瘤干细胞进入壁龛有助于肿瘤细胞在远端组织器官的生存和转移。与HSC和MSC非常类似，壁龛转移细胞的定植可提供信号，从而调节休眠及逃避化疗和放疗的杀伤。同样，壁龛中的转移细胞作为宿主的分子寄生体，借助于宿主一直可稳定提供HSC和MSC的功能，在骨髓中可自我繁殖[16]。

疗反应，是基于这种方法能够量化水的随机或布朗运动。水在肿瘤中的扩散碰到细胞膜时会减慢，细胞膜可以阻碍水分子的随机运动。在成功的治疗过程中，肿瘤细胞和（或）肿瘤细胞膜完整性会出现缺失，导致那些水分子移动障碍的减少。弥散MRI可以用于评估治疗效果，即肿瘤区域内细胞密度的下降可导致表观扩散系数增加[41]。磁共振弥散功能成像已被证明可以用于量化一些肿瘤中的细胞死亡，包括前列腺癌的骨转移（图7-47）[41]。这项技术有望成为治疗效果检测方法，最终服务于临床。

（2）骨代谢的生化指标

骨质重吸收和骨生成中的生化指标也可以用于评估骨转移的程度和活性。前列腺癌患者骨更新生化指标的增加可以反映骨转移，也可能是骨代谢中雄激素缺失的结果。骨骼的主要结构蛋白是Ⅰ型胶原蛋白。正常成人骨骼中，Ⅰ型胶原蛋白是由成骨细胞合成，占骨基质的90%。Ⅰ型胶原蛋白合成和降解的代谢产物可以反映骨生成和再吸收的活性[42]。骨再吸收的生化指标包括碱性磷酸酶、钙、羟（基）脯氨酸、胶原吡啶交联（Pyr和D-Pyr）、耐酒石酸酸性磷酸酶5b（TRACP5b）和Ⅰ型胶原N末端肽（NTX和CTX）。

这些指标可以在骨转移患者的血清或尿液中检测到。然而，这些因子缺乏足够的敏感性和特异性，因此没有被广泛应用[41-46]。Ⅰ型胶原 N 末端肽的氨基末端和羧基末端或许可以成为更具敏感性和特异性的骨转移检测方法，但需作

进一步的研究才能证实。骨重吸收的生化指标确实是用于监测骨重吸收双膦酸盐类的一种有效的方法[46]，但这些检测方法的重要性仍需进一步研究证实。

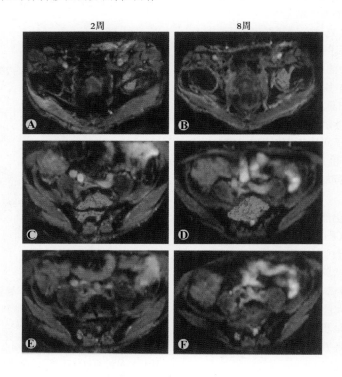

图 7-47　前列腺癌治疗的功能弥散成像

注：图中可见典型 ADC 区域性改变——ADC 升高（红色区域）、ADC 降低（蓝色区域）、ADC 没有显著改变（绿色区域）。（A）（B）fDM 分析显示，治疗开始后 2 周和 8 周股骨头病变（黄色箭头）ADC 显著升高（>26×10⁻⁶ mm²/s）的红色区域不同。（C）（D）fDM 分析显示，治疗开始后 2 周和 8 周骶椎病变（红色箭头）ADC 升高显著区域如红色区域所示。（E）（F）fDM 分析显示，治疗开始后 2 周和 8 周髂骨病变大范围 ADC 升高（红色区域）[41]。

7.18.2　进展期前列腺癌骨转移的最新治疗标准

（1）系统性激素疗法和化疗

前列腺癌细胞与骨微环境的相互作用被认为是一种恶性循环，前列腺癌细胞与骨微环境中的正常细胞，通过调控失调和刺激等过程相互作用，导致成骨性转移[47-49]。治疗转移性前列腺癌一般通过激素治疗和化疗减少肿瘤负荷[50-52]。

雄激素是调节正常前列腺以及原发和转移性前列腺癌细胞生长和繁殖的主要因素。最初，几乎所有转移性前列腺癌的生长都需要睾酮。半个多世纪前已公认去雄激素作为转移性前列腺癌的一线疗法[53,54]。去雄激素可以采用手术（睾丸切除术）或者药物（使激素-激素释放因子黄体化的激动剂、抗雄激素）。该疗法可使患者病情缓解 2～5 年。最终，在雄激素耗竭的环境中，通过雄激素受体（AR）基因放大、AR 基因突变、共调节因子的参与、不依赖配体的雄激素受体活化以及肿瘤干细胞的补充等途径，前列腺癌细胞继

续生存并增殖[50-52]。

目前，两种化疗方案被广泛地用于前列腺癌的治疗。紫杉醇类药物多西他赛是第一种可使非雄激素依赖性前列腺癌患者生存获益的化疗药物[55]。一项 1 006 例激素抵抗的前列腺癌患者的临床试验，给予每 3 周 1 次 75 mg/m² 多西他赛＋每日 1 次泼尼松治疗组的中位生存时间为 18.9 个月，而每 3 周 1 次 12 mg/m² 米托蒽醌＋泼尼松每日 1 次治疗组的中位生存时间为 16.4 个月（P = 0.009）。与米托蒽醌＋泼尼松的治疗方案相比，前者也能缓解疼痛，减少前列腺特异性抗原，并改善患者的生活质量。然而，米托蒽醌仍作为一种有效的姑息性疗法，用于治疗出现症状的转移性前列腺癌患者[56]。

（2）放疗

放疗作为一种有效的姑息性措施用于治疗骨转移患者已应用多年[57-59]。局部放疗（X 线或 γ 线外放射）能有效防止脊髓压迫，使 80%～90% 的患者缓解疼痛。多发性骨疼痛可以通过系统地给予放射性同位素得到有效的治

疗[60-62]。在美国,锶-89 和钐-153 是两个最常用的放射性同位素。它们的生物学性质都为钙样活性,并与受损骨骼中的羟磷灰石相结合,因此,它们在破骨细胞活跃的区域能够保留下来。依靠放射性同位素穿透组织的能力(锶为2.4 nm和钐为0.6 nm),能有效地将一定辐射剂量传送到骨和骨微环境(包括癌细胞以及骨基质细胞、成骨细胞和破骨细胞)。目前,钐是临床医生应用最多的全身放射性同位素。与锶相比,其半衰期短(1~2个月),在化疗期间,可以允许更灵活的治疗方案[60-62]。

(3)双膦酸盐类

双膦酸盐类是焦磷酸盐的类似物,与矿化骨基质结合,从而抑制破骨细胞介导的骨溶解。双膦酸盐可有效治疗雄激素缺失引起的骨质疏松[46,63-66]。唑来膦酸已被证明可以

减少非雄激素依赖性前列腺癌患者的骨相关事件,是治疗骨转移疾病男性的有效药物[64-66]。

7.18.3　进展期前列腺癌患者骨转移的治疗进展

由于转移性病灶是由多种宿主细胞的支持框架所组成的复杂系统,故应采用多种治疗策略,例如可以针对复杂的肿瘤细胞与微环境的相互作用,以及促进癌转移相关信号转导通路(表7-22,图7-48)。如前所述,前列腺癌和其他恶性肿瘤骨转移患者使用双膦酸盐治疗就是这样的例子[63-66]。双膦酸盐可抑制破骨细胞的成熟和功能,阻断肿瘤细胞和宿主之间的相互作用。放射性核苷酸与焦磷酸盐结合,使骨微环境中的所有细胞暴露于辐射[60-62]。

表 7-22　靶向骨转移微环境的药物

细胞类型	靶标	靶向药物
成骨细胞	内皮素-1 受体	阿曲生坦(atrasentan)、ZD-4054
	蛋白体	硼替佐米(bortezomib)
破骨细胞	焦磷酸盐	双膦酸盐、钐、锶
	RANKL	狄诺塞麦(denosumab)
	Src	达沙替尼(dasatinib)
内皮细胞	VEGF	贝伐单抗(bevacizumab)、来那度胺
	VEGFR	索坦、伐他拉尼(vatalinib)、索拉菲尼
	αvβ3/5 整合素	ciengitide,CNTO95,abegrin
免疫细胞	巨噬细胞	CNTO888、CNTO328
	树突状细胞	GVAX、sipuleucel-T、lapaleucel-T
	T 细胞	抗 CTLA-4

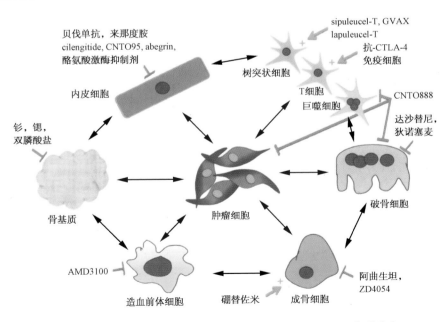

图 7-48　骨转移灶中前列腺癌与宿主细胞的相互作用以及相关靶标

注:肿瘤细胞通过与破骨细胞、成骨细胞、内皮细胞、其他间质细胞、胞外基质、造血细胞及免疫细胞的相互作用改变骨微环境。抑制这些相互作用的多种药物已进入临床试验或已通过临床试验(详见表7-23 和正文)。

还有阻断成骨细胞-破骨细胞轴的方法,如使用狄诺塞麦抗体抑制 NF-κB 配体(RANKL)轴的骨保护素(OPG)受体-受体活化因子[67]。狄诺塞麦是一个高亲和力、高特异性的完全人源化 RANKL 单克隆抗体。多项研究数据表明,应用狄诺塞麦治疗可增加骨密度,抑制骨的再吸收。为确定这种治疗是否会阻止骨转移,目前正在进行一项研究[67-69]。其他以成骨细胞为靶标的一些药物,可阻断这种恶性循环[70-73]。内皮素是多肽类家族,它参与包括生长和存活信号转导通路的多个过程[70]。Ⅲ期试验表明,阿曲生坦(一种内皮素的拮抗剂)可抑制 PSA 进展,降低骨代谢指标,并减轻骨转移导致的疼痛[72]。目前阿曲生坦与细胞毒性药物联合使用方案正在进行临床试验[74]。ZD-4054 是另一种目前正在临床研究的内皮素抑制剂[70,71]。

骨微环境的另一个重要靶目标是内皮细胞和血管内皮生长因子(VEGF)。抗血管生成疗法正在临床广泛应用。抗 VEGF 抗体——贝伐单抗联合多西他赛正在进行Ⅲ期临床试验,用于治疗进展期前列腺癌患者[75-77]。沙利度胺及其类似物是一类对肿瘤微环境有多重效应的强效免疫调节剂,包括通过调节细胞因子和生长因子对内皮细胞的效应来抑制血管生成[78,79]。VEGF 受体的活化可以被酪氨酸激酶抑制剂和(或)VEGF 受体的抗体所阻断(表 7-23)[80]。还可通过抑制整合素 αvβ3/5 的功能阻断新生血管生成。新生血管的形成能力依赖于增生内皮细胞与细胞外基质多种糖蛋白的相互作用,并由包含 Arg-Gly-Asp(RGD)氨基酸序列的细胞外基质成分结合的整合素 αvβ3/5 所介导。这种相互作用可以被带有 RGD 键竞争性结合的多肽或者整合素 αvβ3/5 的抗体所抑制[81-83]。

骨微环境中另一主要细胞类型是组成免疫系统的多种不同细胞。因此,正在试验对进展期前列腺癌通过刺激宿主免疫系统,使其识别前列腺癌细胞为异质物,并增强其抵抗它们的反应。GVAX 是由两种受过照射的前列腺癌细胞系组成的一种免疫疗法,即这些经过基因修饰的细胞能分泌单核细胞-巨噬细胞集落刺激因子(GM-CSF)[84,85]。对非雄激素依赖性前列腺癌,GVAX 与多西他赛的联合使用正在进行Ⅲ期临床试验。sipuleucel-T(APC8015,provenge)是一种正在进行多个临床试验的疫苗,它是应用载有前列腺酸性磷酸酶重组融合蛋白的自体 APC[85,86]。临床试验数据表明,与安慰剂组相比,sipuleucel-T 可以使患者生存时间延长 4.5 个月。该药仍处在Ⅲ期临床试验评估中。

肿瘤相关巨噬细胞(TAM)是前列腺癌治疗的一个新靶标[87-90]。TAM 已被证明是通过刺激血管生成以及细胞外基质的溶解来促进肿瘤生长,故调节 TAM 的趋化因子和趋化因子受体成为治疗前列腺癌骨转移的靶标。例如,单核细胞趋化因子(MCP-1,CCL2)是前列腺癌生长与转移的调节因子,应用 CCL2 中和抗体治疗临床前前列腺癌模型,可以减少前列腺肿瘤的负荷[91,92]。此外,CCL2 可刺激 TAM 产生 IL-6,它是前列腺癌细胞生存的一个重要因素。CNT0328 是 IL-6 的抗体,目前正在进行前列腺癌转移治疗的临床试验[93]。TAM 与肿瘤细胞的相互作用是抑制肿瘤微环境的相互作用并发展新型治疗策略的理想范例。

7.18.4　未来发展方向

新性细胞毒性药物与新型靶向疗法的联合可抑制导致肿瘤转移性骨损伤的多种成分,是值得继续努力探索的方向。尽管前列腺癌依然是男性的主要杀手,这些研究进展为进一步降低前列腺癌的发病率和死亡率带来了希望。

（杨鑫 译,钦伦秀 审校）

参考文献

[1] American Cancer Society. http://www.cancer.org/docroot/stt/stt_0.asp?from = fast.

[2] Kingsley LA, et al. Molecular biology of bone metastasis. Mol Cancer Ther, 2007, 6(10): 2609-2617.

[3] Keller ET, et al. New trends in the treatment of bone metastasis. J Cell Biochem, 2007, 102(5): 1095-1102.

[4] Loberg RD, et al. Pathogenesis and treatment of prostate cancer bone metastases: targeting the lethal phenotype. J Clin Oncol, 2005, 23(32): 8232-8241.

[5] Washington University (St. Louis) School of Medicine. http://gamma.wustl.edu/bs045te143.html.

[6] Paget S. The distribution of secondary growths in cancer of the breast. Lancet, 1989, 1: 571-573.

[7] Ewing J. Neoplastics Metastasis. Philadelphia: Saunders, 1928.

[8] Fidler IJ. The pathogenesis of cancer metastasis: the seed and soil hypothesis revisited. Nat Rev Cancer, 2003, 3: 453-458.

[9] Pienta KJ, et al. The "emigration, migration, and immigration" of prostate cancer. Clin Prostate Cancer, 2005, 4(1): 24-30.

[10] Sugarbaker PH. Metastatic inefficiency: the scientific basis for resection of liver metastases from colorectal cancer. J Surg Oncol, 1993, 3: 158-160.

[11] Kalikin LM, et al. In vivo visualization of metastatic prostate cancer and quantitation of disease progression in immunocompromised mice. Cancer Biol Ther, 2003, 2: 656-660.

[12] Rosol TJ, et al. Animal models of bone metastasis. Cancer, 2003, 97: 748-757.

[13] Shah RB, et al. Androgen-independent prostate cancer is a heterogeneous group of diseases: lessons from a rapid autopsy program. Cancer Res, 2004, 64(24): 9209-9216.

[14] Weiss L. Biomechanical destruction of cancer cells in the heart: a rate regulator for hematogenous metastasis. Invasion Metastasis, 1988, 8: 228-237.

[15] Weiss L, et al. Mechanism of mechanical trauma to Ehrlich ascites tumor cells in vitro and its relationship to rapid intravascular death

during metastasis. Int J Cancer, 1989, 44: 143-148.

[16] Shiozawa Y, et al. The bone marrow niche: habitat to hematopoietic and mesenchymal stem cells, and unwitting host to molecular parasites. Leukemia, 2008, 22: 941-950.

[17] Taichman RS, et al. The evolving biology and treatment of prostate cancer. J Clin Invest, 2007, 117(9): 2351-2361.

[18] Taichman RS, et al. Use of the stromal cell-derived factor-1/CXCR4 pathway in prostate cancer metastasis to bone. Cancer Res, 2002, 62: 1832-1837.

[19] Sun YX, et al. The expression of CXCR4 and CXCL12 (SDF-1) in human prostate cancers (PCa) in vivo. J Cell Biochem, 2003, 89: 462-473.

[20] Heresi GA, et al. Expression of the chemokine receptor CCR7 in prostate cancer presenting with generalized lymphadenopathy: report of a case, review of the literature, and analysis of chemokine receptor expression. Urol Oncol Sem Orig Invest, 2005, 23: 261-267.

[21] Liang ZX, et al. Inhibition of breast cancer metastasis by selective synthetic polypeptide against CXCR4. Cancer Res, 2004, 64: 4302-4308.

[22] Wang JH, et al. Diverse signaling pathways through the SDF-1/CXCR4 chemokine axis in prostate cancer cell lines leads to altered patterns of cytokine secretion and angiogenesis. Cellular Signalling, 2005, 17: 1578-1592.

[23] Sun YX, et al. Skeletal localization and neutralization of the SDF-1 (CXCL12)/CXCR4 axis blocks prostate cancer metastasis and growth in osseous sites in vivo. J Bone Miner Res, 2005, 20: 318-329.

[24] Wang J, et al. A glycolytic mechanism regulating an angiogenic switch in prostate cancer. Cancer Res, 2007, 67: 149-159.

[25] Wang J, et al. The pivotal role of CXCL12 (SDF-1)/CXCR4 axis in bone metastasis. Cancer Metastasis Rev, 2006, 25: 573-587.

[26] Jung Y, et al. Annexin Ⅱ expressed by osteoblasts and endothelial cells regulates stem cell adhesion, homing, and engraftment following transplantation. Blood, 2007, 110(1): 82-90.

[27] Zhu J, et al. Osteoblasts support B-lymphocyte commitment and differentiation from hematopoietic stem cells. Blood, 2007, 109 (9): 3706-3712.

[28] Avecilla ST, et al. Chemokine-mediated interaction of hematopoietic progenitors with the bone marrow vascular niche is required for thrombopoiesis. Nature Med, 2004, 10: 64-71.

[29] Tuszynski GP, et al. Angiostatin binds to tyrosine kinase substrate annexin Ⅱ through the lysine-binding domain in endothelial cells. Microvasc Res, 2002, 64: 448-462.

[30] Imbriaco M, et al. A new parameter for measuring metastatic bone involvement by prostate cancer: the bone scan index. Clin Cancer Res, 1998, 4(7): 1765-1772.

[31] Hricak H, et al. Imaging prostate cancer: a multidisciplinary perspective. Radiology, 2007, 243(1): 28-53.

[32] Akin O, et al. Imaging of prostate cancer. Radiol Clin North Am, 2007, 45(1): 207-222.

[33] Kundra V. Prostate cancer imaging. Semin Roentgenol, 2006, 41 (2): 139-149.

[34] Even-Sapir E, et al. The detection of bone metastases in patients with high-risk prostate cancer: 99m Tc-MDP Planar bone scintigraphy, single-and multi-field-of-view SPECT, 18 F-fluoride PET, and 18 F-fluoride PET/CT. J Nucl Med, 2006, 47(2): 287-297.

[35] Husarik DB, et al. Evaluation of 18 F-choline PET/CT for staging and restaging of prostate cancer. Eur J Nucl Med Mol Imaging, 2008, 35(2): 253-263.

[36] Lecouvet FE, et al. Magnetic resonance imaging of the axial skeleton for detecting bone metastases in patients with high-risk prostate cancer: diagnostic and cost-effectiveness and comparison with current detection strategies. J Clin Oncol, 2007, 25(22): 3281-3287.

[37] Nakanishi K, et al. Whole-body MRI for detecting metastatic bone tumor: diagnostic value of diffusion-weighted images. Magn Reson Med Sci, 2007, 6(3): 147-155.

[38] Schmidt GP, et al. Screening for bone metastases: whole-body MRI using a 32-channel system versus dual-modality PET-CT. Eur Radiol, 2007, 17(4): 939-949.

[39] Therasse P, et al. New guidelines to evaluate the response to treatment in solid tumors. European Organization for Research and Treatment of Cancer, National Cancer Institute of the United States, National Cancer Institute of Canada. J Natl Cancer Inst, 2000, 92(3): 205-216.

[40] Scher HI, et al. Design and end points of clinical trials for patients with progressive prostate cancer and castrate levels of testosterone: recommendations of the Prostate Cancer Clinical Trials Working Group. J Clin Oncol, 2008, 26(7): 1148-1159.

[41] Lee KC, et al. A feasibility study evaluating the functional diffusion map as a predictive imaging biomarker for detection of treatment response in a patient with metastatic prostate cancer to the bone. Neoplasia, 2007, 9(12): 1003-1011.

[42] Koopmans N, et al. Serum bone turnover markers (PINP and ICTP) for the early detection of bone metastases in patients with prostate cancer: a longitudinal approach. J Urol, 2007, 178(3 Pt 1): 849-853.

[43] Jung K, et al. Comparison of 10 serum bone turnover markers in prostate carcinoma patients with bone metastatic spread: diagnostic and prognostic implications. Int J Cancer, 2004, 111 (5): 783-791.

[44] Hegele A, et al. Biochemical markers of bone turnover in patients with localized and metastasized prostate cancer. BJU Int, 2007, 99(2): 330-334.

[45] Garnero P, et al. Markers of bone turnover for the management of patients with bone metastases from prostate cancer. Br J Cancer, 2000, 82(4): 858-864.

[46] Lein M, et al. Serial markers of bone turnover in men with metastatic prostate cancer treated with zoledronic acid for detection of bone metastases progression. Eur Urol, 2007, 52 (5):

1381-1387.

[47] Clines GA, et al. Molecular mechanisms and treatment of bone metastasis. Expert Rev Mol Med, 2008, 10: e7.

[48] Clezardin P, et al. Bone metastasis: pathogenesis and therapeutic implications. Clin Exp Metastasis, 2007, 24(8): 599-608.

[49] Lipton A. Future treatment of bone metastases. Clin Cancer Res, 2006, 12(20 Pt 2): 6305s-6308s.

[50] Pienta KJ, et al. Advances in prostate cancer chemotherapy: a new era begins. CA Cancer J Clin, 2005, 55: 300-1318.

[51] Scher HI, et al. Biology of progressive, castration-resistant prostate cancer: directed therapies targeting the androgen-receptor signaling axis. J Clin Oncol, 2005, 23:8253-8261.

[52] Pienta KJ, et al. Mechanisms underlying the development of androgen-independent prostate cancer. Clin Cancer Res, 2006, 12(6):1665-1671.

[53] Huggins CB, et al. Studies on prostatic cancer. 1. The effect of castration, of estrogen and of androgen injections on serum phosphatases in metastatic carcinoma of the prostate. Cancer Res, 1941, 1: 293-297.

[54] Huggins C. Endocrine-induced regression of cancers. Cancer Res, 1967, 27: 1925-1930.

[55] Tannock IF, et al. Docetaxel plus prednisone or mitoxantrone plus prednisone for advanced prostate cancer. N Engl J Med, 2004, 351: 1502-1512.

[56] Garmey EG, et al. Second-line chemotherapy for advanced hormone-refractory prostate cancer. Clin Adv Hematol Oncol, 2008, 6(2): 118-132.

[57] Bradley NM, et al. Did the pattern of practice in the prescription of palliative radiotherapy for the treatment of uncomplicated bone metastases change between 1999 and 2005 at the Rapid Response Radiotherapy Program? Clin Oncol (R Coll Radiol), 2008, 20: 327-336.

[58] Venkitaraman R, et al. Outcome of early detection and radiotherapy for occult spinal cord compression. Radiother Oncol, 2007, 85(3): 469-472.

[59] Wu JS, et al. Cancer Care Ontario Practice Guidelines Initiative Supportive Care Group. Meta-analysis of dose-fractionation radiotherapy trials for the palliation of painful bone metastases. Int J Radiat Oncol Biol Phys, 2003, 55(3): 594-605.

[60] Baczyk M, et al. ^{89}Sr versus ^{153}Sm-EDTMP: comparison of treatment efficacy of painful bone metastases in prostate and breast carcinoma. Nucl Med Commun, 2007, 28(4): 245-250.

[61] Dolezal J, et al. Prospective evaluation of samarium-153-EDTMP radionuclide treatment for bone metastases in patients with hormone-refractory prostate cancer. Urol Int, 2007, 78(1): 50-57.

[62] Liepe K, et al. A comparative study of ^{188}Re-HEDP, ^{186}Re-HEDP, ^{153}Sm-EDTMP and ^{89}Sr in the treatment of painful skeletal metastases. Nucl Med Commun, 2007, 28(8): 623-630.

[63] Greenspan SL. Approach to the prostate cancer patient with bone disease. J Clin Endocrinol Metab, 2008, 93(1): 2-7.

[64] Dhillon S, et al. Zoledronic acid: a review of its use in the management of bone metastases of malignancy. Drugs, 2008, 68(4): 507-534.

[65] McKeage K, et al. Zoledronic acid: a pharmacoeconomic review of its use in the management of bone metastases. Pharmacoeconomics, 2008, 26(3): 251-268.

[66] Saad F. New research findings on zoledronic acid: survival, pain, and anti-tumour effects. Cancer Treat Rev, 2008, 34(2): 183-192.

[67] Hamdy N. Denosumab: RANKL inhibition in the management of bone loss. Drugs Today (Bare), 2008, 44(1): 7-21.

[68] Vega D, et al. The role of receptor activator of nuclear factor-kappaB (RANK)/RANK ligand/osteoprotegerin: clinical implications. J Clin Endocrinol Metab, 2007, 92(12): 4514-4521.

[69] Kearns AE, et al. RANKL and OPG regulation of bone remodeling in health and disease. EndocrRev, 2007, 29: 155-192.

[70] Lalich M, et al. Endothelin receptor antagonists in cancer therapy. Cancer Invest, 2007, 25(8): 785-794.

[71] Carducci MA, et al. Targeting bone metastasis in prostate cancer with endothelin receptor antagonists. Clin Cancer Res, 2006, 12(20 Pt 2): 6296s-6300s.

[72] Carducci MA, et al. Atrasentan phase III study group Institutions. A phase III randomized controlled trial of the efficacy and safety of atrasentan in men with metastatic hormone-refractory prostate cancer. Cancer, 2007, 110(9): 1959-1966.

[73] Logothetis CJ, et al. Understanding the biology of bone metastases: key to the effective treatment of prostate cancer. Clin Cancer Res, 2008, 14(6): 1599-1602.

[74] Tu SM, et al. Current trials using bone-targeting agents in prostate cancer. Cancer J, 2008, 14(1): 5-9.

[75] Aragon-Ching JB, et al. The role of angiogenesis inhibitors in prostate cancer. Cancer J, 2008, 14(1): 20-25.

[76] Harzstark AL, et al. Novel therapeutic strategies in development for prostate cancer. Expert Opin Investig Drugs, 2008, 17(1): 13-22.

[77] Di Lorenzo G, et al. Combination of bevacizumab and docetaxel in docetaxel-pretreated hormone-refractory prostate cancer: a phase II study. Eur Urol, 2008, 54: 1089-1094.

[78] Efstathiou E, et al. Initial modulation of the tumor microenvironment accounts for thalidomide activity in prostate cancer. Clin Cancer Res, 2007, 13(4): 1224-1231.

[79] Aragon-Ching JB, et al. Thalidomide analogues as anticancer drugs. Recent Patents Anticancer Drug Discov, 2007, 2(2): 167-174.

[80] Ryan CJ, et al. Phase I dose escalation and pharmacokinetic study of AZD2171, an inhibitor of the vascular endothelial growth factor receptor tyrosine kinase, in patients with hormone refractory prostate cancer (HRPC). Invest New Drugs, 2007, 25(5): 445-451.

[81] Beekman KW, et al. Phase II evaluations of cilengitide in

asymptomatic patients with androgen-independent prostate cancer: scientific rationale and study design. Clin Genitourin Cancer, 2006, 4(4): 299-302.

[82] Mullamitha SA, et al. Phase Ⅰ evaluation of a fully human anti-alpha*v* integrin monoclonal antibody (CNTO 95) in patients with advanced solid tumors. Clin Cancer Res, 2007, 13 (7): 2128-2135.

[83] Gramoun A, et al. Effects of vitaxin, a novel therapeutic in trial for metastatic bone tumors, on osteoclast functions in vitro. J Cell Biochem, 2007, 102(2): 341-352.

[84] Ward JE, et al. GVAX: an allogeneic, whole-cell, GM-CSF-secreting cellular immunotherapy for the treatment of prostate cancer. Expert Opin Biol Ther, 2007, 7(12): 1893-1902.

[85] Doehn C, et al. Prostate cancer vaccines: current status and future potential. Bio Drugs, 2008, 22(2): 71-84.

[86] Patel PH, et al. Sipuleucel-T: a vaccine for metastatic, asymptomatic, androgen-independent prostate cancer. Ann Pharmacother, 2008, 42(1): 91-98.

[87] Noonan DM, et al. Inflammation, inflammatory cells and angiogenesis: decisions and indecisions. Cancer Metastasis Rev, 2008, 27(1): 31-40.

[88] Allavena P, et al. The inflammatory micro-environment in tumor progression: The role of tumor-associated macrophages. Crit Rev Oncol Hematol, 2008, 66(1): 1-9.

[89] Porta C, et al. Tumor promotion by tumor-associated macrophages. Adv Exp Med Biol, 2007, 604: 67-86.

[90] Sica A, et al. Tumour-associated macrophages are a distinct M2 polarised population promoting tumour progression: potential targets of anti-cancer therapy. Eur J Cancer, 2006, 42 (6): 717-727.

[91] Loberg RD, et al. Targeting CCL2 with systemic delivery of neutralizing antibodies induces prostate cancer tumor regression in vivo. Cancer Res, 2007, 67(19): 9417-9424.

[92] Loberg RD, et al. CCL2 as an important mediator of prostate cancer growth in vivo through the regulation of macrophage infiltration. Neoplasia, 2007, 9(7): 556-562.

[93] Wallner L, et al. Inhibition of interleukin-6 with CNT0328, an anti-interleukin-6 monoclonal antibody, inhibits conversion of androgen-dependent prostate cancer to an androgen-independent phenotype in orchiectomized mice. Cancer Res, 2006, 66(6): 3087-3095.

7.19 转移性睾丸癌的生物学与治疗

◎ M. Houman Fekrazad, Robert Hromas, Richand Lauer

尽管过去30年取得显著进展,但转移性睾丸癌仍是年轻男性癌症死亡的首要原因。目前尚不清楚为什么有些患者能被治愈,而有些却没有,所以对这种疾病仍然需要探索新的疗法。睾丸癌不是单一疾病,它具有多个组织学亚型。利用多学科方法更好地理解这些睾丸癌不同组织亚型的生物学特征以及多学科综合疗法的应用,可帮助我们显著地改进如何更好地治疗睾丸癌年轻患者。此外,DNA 芯片分析有助于进一步深入了解不同类型睾丸癌的分子病理学和生物学特征。另外两个可能影响不同类型睾丸癌特征的重要因素是遗传和表观遗传学异常。因为这些肿瘤的多潜能特性,转移性睾丸癌患者可能有不同的临床表现,并需要不同的治疗方法。在本章中,基于肿瘤的类型及预后分别讨论转移性睾丸癌症患者的生物学表现和治疗方案,以及未来的发展方向及患者未能满足的需求。

7.19.1 睾丸癌的流行病学

人类睾丸癌是睾丸生殖细胞减数分裂前或减数分裂早期睾丸生殖细胞恶性转化的结果,这些肿瘤细胞可以表现出所有3个胚层的分化。睾丸癌是15~34岁男性最常见的恶性肿瘤,也是这一年龄段肿瘤患者主要的死亡原因。每年的发病率是4/10万[1]。2008年,在美国大约有8 000例新发病例被诊断为睾丸癌[2]。尽管在美国睾丸癌的发病率已经持续稳定,但是仍然存在种族差异,美国白种人睾丸癌的发病率最高,非洲裔美国人最低。然而,非洲裔美国男性患者恶性程度较高,预后差。另外,非洲裔美国男性每年增长率最快,提示睾丸癌的发病率正在上升[3]。从世界范围来看,挪威、丹麦、德国和瑞士睾丸癌发病率最高,而远东国家最低[4]。

在新诊断的病例中,可发现1%~2%病人有对侧睾丸癌的既往史,比正常男性人群的发病率高500倍[5]。隐睾症是睾丸癌重要的危险因素之一。基于现代分析,睾丸癌男性患者的既往隐睾症病史为5%~10%[6,7]。隐睾症患者患精原细胞瘤的风险高于非精原细胞瘤型生殖细胞瘤(nonseminomatous germ cell tumor, NSGCT)。然而,对于实行了早期睾丸固定术的患者来说,常见的恶性肿瘤就是

NSGCT。因此，许多泌尿科医生推荐年龄 12～50 岁的健康隐睾症患者应行睾丸切除治疗[8]。亦有人主张在青春期前行睾丸固定术来降低睾丸癌的风险。在 13 岁或以后行睾丸固定术的患者患睾丸癌的风险是年龄更小时睾丸固定术患者的 2 倍[9]。

Klinefelter 综合征（47XXY）同样与性腺外生殖细胞肿瘤（germ cell tumor，GCT）相关，尤其是纵隔[10]。Down 综合征患者患睾丸癌，也就是常见的精原细胞瘤的概率比健康人高（0.5% 对比 0.09%）[11]。其他的危险因素包括性腺发育不全、胎儿期暴露于高雌激素水平、暴露于化学致癌物、睾丸炎、创伤、吸烟以及少年时期腹股沟疝[1]。

7.19.2　睾丸癌的病理学

睾丸癌不是一种同质的恶性肿瘤，但多数起源于该单个器官，各自有不同的临床表现，且都是从睾丸内的不同细胞发展而来。这些肿瘤类型一般分为精母细胞瘤和 NSGCT。最早能识别的睾丸恶性肿瘤是来源不明的管内生殖细胞瘤，它在组织学上类似于精原细胞瘤。精原细胞瘤具有类似于未分化、由淋巴细胞隔膜分隔的精原干细胞的均质细胞板层[12]。它们的有丝分裂和细胞凋亡指数及转移潜能均较低。精原细胞瘤患者在接受睾丸切除术和放疗后可无瘤生存[13]。NSGCT 根据其起源细胞可分为胚胎性和外胚性两种主要类型[12]。

胚胎起源的睾丸癌有两种类型：胚胎癌和畸胎瘤。胚胎癌类似早期受精卵组织的腺板样结构及原始的上皮细胞乳头状结构。胚胎癌有最高的有丝分裂和凋亡指数，并可能是第二种胚胎起源类型的睾丸癌——畸胎瘤的前身。畸胎瘤由多个胚胎癌分化，偶尔表现出早期胚胎 3 个胚层的体细胞分化，通常具有较低的增殖指数。畸胎瘤和胚胎癌可以混合在同一个肿瘤中而难以作出明确的病理诊断[12]。成熟畸胎瘤内某一组织很少可以转变成更加恶性和更原始的肿瘤，典型的例子是原始神经外胚叶肿瘤（PNET），它具有

较高的有丝分裂指数，难以治疗。畸胎瘤通常对化疗或放疗耐受，而胚胎癌是可治疗的（在后面有更详细讨论）[13]。

卵黄囊肿瘤、绒毛膜癌是来源于外胚组织的两种睾丸癌。卵黄囊肿瘤表达甲胎蛋白（AFP），绒毛膜癌表达人绒毛膜促性腺激素（HCG），类似形态正常的外胚组织。较之胚胎癌，它们都具有较低的有丝分裂和凋亡指数，但比畸胎瘤指数高，通常联合手术和化疗可治愈。有趣的是，一些睾丸癌可以自行枯竭（burn out），表现为增殖非常慢和更加局限性疾病。这些枯竭的睾丸癌有残余肿瘤灶，边界清楚，伴淋巴细胞浸润和钙化瘢痕。

基因芯片微阵列分析揭示了睾丸癌的分子病理生理学基础。据报道，来源不明的管内生殖细胞瘤中调控精子形成的基因下调，而在原始胚胎干细胞表达的基因，如 Oct-4（POU5F1）、NANOG、XBP1、XIST、LIN28、TFAP2C、PDPA、PRDM1（人类同源 Blimp 1）、SOX17 和 KIT 等明显上调[14]。也有几个已知的癌基因表达，包括 MYCN、TCL1A 和 PIM[14]。睾丸癌的基因表达谱研究还发现，通常在胚胎干细胞表达的基因如 Oct-4（POU5F1）、NANOG、DPPA3（斯特拉人类的同源基因）和 GDF3 等基因高表达[15]。这些数据表明，睾丸癌可能是从更加成熟的生殖细胞去分化为更原始的胚胎干细胞。

在畸胎瘤，强有力的证据表明卵巢和青春期前睾丸畸胎瘤起源于良性生殖细胞，而青春期后的睾丸畸胎瘤起源于恶性生殖细胞，特别是以前存在非畸胎瘤分化者。这些青春期前畸胎瘤往往表现为睾丸未下降。因此，年轻男孩中畸胎瘤是常见的良性肿瘤，而在青春期后的男性它们是恶性的。

其他一些免疫组化标记可以帮助睾丸癌的诊断[12]，包括 CD117（C-KIT），它负责在胚胎发育过程中把精原细胞从神经嵴迁移到睾丸[15]。此外，Oct-4 蛋白可以特异性表达于胚胎性肿瘤[15]。Oct-4 的免疫组化染色（图 7-49），不仅可以帮助胚胎性肿瘤区别于其他类型的睾丸肿瘤，也能诊断原发不明的睾丸起源肿瘤[16]。

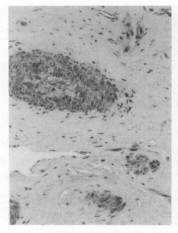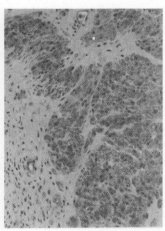

图 7-49　睾丸癌组织中 Oct-4 的免疫组化染色

注：Oct-4 是胚胎干细胞特异性转录因子，也存在于胚胎性肿瘤。免疫组化染色阳性不仅可以区分胚胎性肿瘤、畸胎瘤和其他类型的睾丸癌，还可以识别原发癌来源不明的胚胎性肿瘤[15,16]。这种识别至关重要，因为转移性胚胎性肿瘤可通过适当的化疗治愈。在两幅图中，棕色的免疫组化染色代表 Oct-4 胚胎性肿瘤中的表达，而在畸胎瘤细胞则未着色。右图为高倍镜下视野。

7.19.3 睾丸癌的遗传学

睾丸癌患者的兄弟患病的相对危险性增加 8 倍,其父亲或儿子潜在风险增加 4 倍。然而睾丸癌患者多例的家庭还是罕见的,报道的病例绝大多数只有两个受影响的家庭成员[17]。另外,睾丸癌患者对侧睾丸的易感性增加,5% 的患者合并有对侧肿瘤[18]。这些初步报道强烈暗示睾丸癌具有遗传因素。

Atkin 和 Baker 的开创性研究最终证明睾丸癌有遗传性。在细胞遗传学研究中,他们发现睾丸癌患者的 12p 等臂染色体出现重复[19]。Bosl 和 Chaganti 使用荧光原位杂交证明,即使睾丸癌患者没有等臂染色体 12p 重复,也有 12p 的扩增,提示 12p 上存在睾丸癌基因[20]。他们已定义了最小扩增区域。尽管 12p 上存在包括细胞周期蛋白 D2、NANOG、GDF3 和 STELLAR 等很多候选癌基因,但尚未明确分离出 12p 上确切的癌基因[13,21,22]。

睾丸癌患者的另一染色体改变是 Y 染色体上的缺失,被称为 gr/gr,这种缺失某种程度上可增加精原细胞瘤的遗传易感性。然而,尚未识别该缺失基因[23]。

遗传学不仅在睾丸癌起源而且在对化疗和放疗的应答效果上也发挥作用。一般情况下,这些肿瘤对化疗非常敏感。对化疗的敏感性可能由于其正常 p53 蛋白过度表达,而缺乏其他常见肿瘤的 p53 基因突变[24]。此外,bax 和 bcl-2 的表达也可以预测治疗反应[25]。

已在与睾丸癌形成过程相关的基因中发现多种突变。例如,约 10% 的睾丸癌有 c-kit 激活突变。Tian 等在生殖细胞肿瘤患者原发瘤组织样本中确定 kit 基因 asp816-to-his 突变[26]。考虑到信号转导对原始生殖细胞发育的重要性,在睾丸癌的起源上有几个相关信号蛋白并不奇怪[27]。已发现睾丸癌 Smad4 基因体细胞突变、精原细胞瘤 VEGF 过度表达,这种过度表达预测了这些肿瘤的转移行为。还有研究发现小鼠精原细胞瘤模型肿瘤发生时出现细胞因子 GDNF 的表达[28]。GDNF 受体过度表达存在于人类的精原细胞瘤,但它在精原细胞瘤中的确切机制尚不清楚。

表观遗传学改变在睾丸癌发生中也发挥作用。未分化的胚胎干细胞 H3K27 甲基化所必需的基因 SUZl2 位于睾丸癌和胚胎干细胞均常扩增的 17q 区域,这种蛋白质的过度表达可能有助于生殖细胞维持多能性[29]。

7.19.4 睾丸癌的转移方式

GCT 的临床表现可以是局部病变或广泛转移恶性病变。局限性疾病经典的临床表现是在一个原本健康的年轻人发现无痛性阴囊肿块。其他局限性 GCT 患者可能会出现伴有肿胀疼痛的睾丸包块、睾丸鞘膜积液、转移性肿瘤伴腹膜后淋巴结肿大引起的腰背疼痛,或人绒毛膜促性腺激素升高,导致男性乳房发育。广泛转移的患者通常表现出淋巴转移或血行转移。睾丸癌具有通过淋巴系统蔓延的倾向,它转移到肾血管下方的腹膜后淋巴结。锁骨上淋巴结肿大和肺结节可能伴有或不伴腹膜后病变。其他临床表现可能包括胸痛、咳嗽,或因纵隔淋巴结肿大引起的呼吸急促。也可发生血行播散至肺、肝、骨、中枢神经系统(CNS),以及相关的临床症状,比如呼吸困难、咳嗽、咯血、腹痛、黄疸、骨痛、癫痫或其他中枢神经系统表现。如果患者有这些表现,需高度怀疑该疾病。

7.19.5 睾丸癌的分期及预后因素

睾丸癌的 TNM 分期系统见表 7-23。这些分期有明确的预后价值,Ⅰ期的 5 年存活率为 81%,Ⅱ期为 44%,Ⅲ期为 10%[30]。睾丸癌还可根据生殖细胞肿瘤的国际共识分类(International Germ Cell Tumor Consensus Classification,IGCCC)方案评估预后。根据肿瘤是否为精原细胞性或非精原细胞性生殖细胞瘤、疾病的原发部位(性腺或腹膜后与纵隔)、是否有肺外脏器转移、血清肿瘤标记浓度高低,将患者分为 3 个预后组(风险承受能力高、中及低)(表 7-24)[31]。引用 IGCCC 数据库,对 5 202 例 NSGCT 患者和 660 例精原细胞瘤患者进行评估。60% 患者处于风险承受能力高类别组,5 年生存率为 91%,5 年无进展生存率(PFS)为 88%。26% 的患者处于中间组,5 年生存率为 79% 和 5 年 PFS 为 75%。只有 14% 的患者在风险承受能力低组,5 年生存率下降到了 41%,5 年 PFS 为 48%[31]。

所有原发灶位于性腺外者被确认为不良预后因素,尤其是原发纵隔 NSGCT,似乎有不同的临床特征,治疗效果差[32,33]。针对这些患者已制订了不同的预后评估模型[34],然而并非常规使用。临床Ⅰ期精原细胞瘤患者,原发肿瘤的大小和睾丸网浸润是预测隐匿性转移的独立因素[35]。然而,临床Ⅰ期 NSGCT 患者,淋巴管浸润是预测隐匿性转移重要的指标[36-38]。

对于来源不明的恶性肿瘤年轻男性,血清 AFP、HCG 和 LDH 升高可能有助于睾丸癌的诊断。AFP 和 HCG 的检测帮助患者分类、分期及选择治疗,并在监测睾丸癌患者过程中发挥决定性作用。虽然 HCG、LDH 是监控进展性精原细胞瘤的重要指标。但针对这些肿瘤仍然需要一个更可靠的标记,血清肿瘤标记升高的程度与患者的风险类别相关[31]。

表 7-23 睾丸癌的 TNM 分期

0 期	pTis, N0, M0, S0	原发瘤（T）：原发瘤的范围是根治性睾丸切除术后确定分类。
Ⅰ 期	pTl-4, N0, M0, Sx	pTx：原发瘤无法评价（如果没有做根治性睾丸切除，用 Tx）
Ⅰ A	pT1, N0, M0, S0	pT0：无原发瘤证据（如睾丸内组织学瘢痕）
Ⅰ B	pT2, N0, M0, S0	pTis：导管内生殖细胞瘤（原位癌）
	pT3, N0, M0, S0	pT1：肿瘤局限于睾丸和附睾，无淋巴/血管侵犯
	pT4, N0, M0, S0	pT2：肿瘤局限于睾丸和附睾，伴淋巴/血管侵犯，或肿瘤穿透睾丸
Ⅰ C	任何 pT/Tx, N0, M0, S1-3	白膜伴睾丸鞘膜受累
Ⅱ 期	任何 pT/Tx, N1-3, M0, Sx	pT3：肿瘤侵及精索伴或不伴血管/淋巴侵犯
Ⅱ A	任何 pT/Tx, N1, M0, S0	pT4：肿瘤侵及阴囊伴或不伴血管/淋巴侵犯
	任何 pT/Tx, N1, M0, S1	局部淋巴结（N）
Ⅱ B	任何 pT/Tx, N2, M0, S0	Nx：局部淋巴结无法评价
	任何 pT/Tx, N2, M0, S1	N0：无局部淋巴结转移
Ⅱ C	任何 pT/Tx, N3, M0, S0	N1：单个淋巴结转移，最大直径≤2 cm
	任何 pT/Tx, N3, M0, S1	N2：单个淋巴结转移，最大直径＞2 cm，但≤5 cm；或多发淋巴结转
Ⅲ 期	任何 pT/Tx, N1-3, M0, Sx	移，最大直径≤5 cm
Ⅲ A	任何 pT/Tx, 任何 N, M1a, S0	N3：淋巴结转移，最大直径＞5 cm
	任何 pT/Tx, 任何 N, M1a, S1	远处转移（M）
Ⅲ B	任何 pT/Tx, N1-3, M0, S2	Mx：远处转移无法评价
	任何 pT/Tx, 任何 N, M1a, S2	M0：无远处转移
Ⅲ C	任何 pT/Tx, N1-3, M0, S3	M1：远处转移
	任何 pT/Tx, 任何 N, M1a, S3	M1a：非局部淋巴结或肺转移
	任何 pT/Tx, 任何 N, M1b, 任何 S	M1b：非局部淋巴结和肺以外的远处转移
		血清肿瘤标记（S）
		Sx：无现成的或没有测定肿瘤标记
		S0：肿瘤标记水平在正常范围
		S1：LDH＜1.5×正常水平或 HCG＜5 000 U/L 或 AFP＜1 000 μg/L
		S2：LDH（1.5～10）×正常水平或 HCG＜5 000～50 000 U/L 或 AFP 1 000～10 000 μg/L
		S3：LDH＞10×正常水平或 HCG＞50 000 U/L 或 AFP＞10 000 μg/L

表 7-24 风险承受能力的划分

分级	精原细胞瘤	非精原细胞瘤
高	任何原发部位、无肺外脏器转移、血清标记好（S1）	原发瘤位于睾丸或腹膜后、无肺外脏器转移、血清标记好（S1）
中	任何原发部位、肺外脏器转移、血清标记好（S1）	T 原发瘤位于睾丸或腹膜后、无肺外脏器转移、血清标记中（S2）
低	无	原发瘤位于纵隔、肺外脏器转移（脑、肝、骨等）、血清标记差（S3）

（资料来源：International Germ Cell Cancer Collaborative Group[16]）

7.19.6 转移性睾丸癌的治疗

过去几十年，睾丸癌的治疗方法发生了显著改变，治愈率从 20 世纪 70 年代中期的 25% 左右大幅增加到今天的 80%[31]。两种化疗方案对风险承受能力高组患者精原细胞瘤和 NSGCT 有效。它们是 4 个疗程的依托泊苷、顺铂（EP）或 3 个疗程的博来霉素、依托泊苷、顺铂（BEP）。BEP 化疗是联合博来霉素每周 30 U（静脉推注），第 1、8、15 天使用；依托泊苷第 1～5 天给药 100 mg/m²；顺铂 1～5 天给药 20 mg/m²。每个疗程为 21 天[39]。这两种方案产生持久应答率为 81%～92%，且不良反应可控。

风险承受能力中等和差睾丸癌的标准治疗方案是 4 个疗程的 BEP 化疗。然而，睾丸癌患者完全缓解率低于风险承受能力高对照组。为提高这些分组的疗效，几项研究已

经施行，包括高剂量化疗和自体造血干细胞移植。但并没有证明它们有超过 4 个周期 BEP 方案的任何优势[40]。复发患者采用二线甚至三线方案仍可能被治愈，这些措施包括以异环磷酰胺及顺铂为基础的 3 种药物联合，或者对选定的患者进行自体造血干细胞移植后辅以高剂量化疗。在一项研究中针对中位随访 69 个月的 46 例联合紫杉醇、异环磷酰胺、顺铂（TIP 方案）化疗患者，发现 29 例（63%）完全缓解[41]。

一些研究证实了针对 NSGCT 术后残留病灶的一线或补救化疗方案的价值[42]。值得注意的是，外科干预后肿瘤标记升高可能提示合并全身性疾病以及预测病灶残留或复发的可能性大[43,44]。所有转移灶如腹膜后肿大淋巴结、肝、肺或脑病灶，如果可能应完整切除[45-48]。完整的手术切除及标本组织学结果（如睾丸癌或分化畸胎瘤）是预测长期生存

的重要因素[49]。通常不建议手术切除精原细胞性睾丸癌患者化疗后的残余灶。这些病例可以用 PET 扫描来指导外科治疗决策[50]。

7.19.7 存在的问题与未来发展方向

尽管睾丸癌治疗已成为肿瘤史上伟大的成功故事之一，但仍然需要对这些忍受疾病折磨患者治疗方面取得更多进展。思考存在的问题和未来发展方向，可以把睾丸癌分成几个亚组：①临床 1 期 NSGCT(定义为睾丸癌无扩散临床证据)；②预后良好型；③预后中等和差型；④复发和难治性疾病；⑤长期生存者。这些情况下，每个人都有其独特的问题、方法和未满足的需求。

临床 1 期 NSGCT 诊断需要满足 AFP、HCG 阴性，胸腹部或骨盆 CT 扫描诊断，并且行腹股沟睾丸切除术治疗[51]。睾丸切除术后治疗方案包括监测、腹膜后淋巴结清扫及术后辅助化疗。随访监视中可发现约 30% 的患者转移复发。这些复发的患者需要较长疗程的化疗，同时可能需要手术。随后，随访需要频繁的 CT 扫描，虽然辐射暴露可能被证明是有害的[52]。迄今，试图基于睾丸标本来选择复发可能性高的患者，但效果不理想[53,54]。腹膜后淋巴结清扫术可减少复发，但其相关死亡率明显升高，对大约 70% 的患者来说是不必要的[55]。

最近，一些临床试验研究使用短疗程的化疗策略[56,57]。这可能与无法预测的迟发毒性反应以及 70% 患者接受不必要化疗的事实等有关。此外，患者可能会出现腹部复发，而必须长期系列 CT 扫描随访。显然，针对那些可能复发的患者(即隐匿性转移的患者)进行诊断性研究是非常必要的。针对这些问题的可行策略是通过识别基因表达的分子模式来识别那些注定有隐匿性转移的患者。基因表达阵列分析在 GCTS 患者中的应用仍处于早期阶段，这个领域需要更多的研究。另一种可能的策略是确定患者是否存在循环肿瘤细胞，研究其是否能判断预后。目前，正在前列腺癌、乳腺癌、结肠癌和其他肿瘤中研究循环肿瘤细胞，应分析它们是否对早期睾丸癌患者有判断预后价值。

预后良好的生殖细胞肿瘤患者的 5 年生存率接近 91%[31]，应用现有药物和治疗策略将难以再提高治愈率。因此，我们在未来几年的临床目标是减少治疗的毒副作用。目前，标准治疗方案是 3 个周期的 BEP[58]或 4 个周期的 EP 化疗[59]。到目前为止，发现剂量强度的降低会导致疗效下降而复发增加。我们需要的新药物不能有 BEP 相关的毒性。

中等和较差预后睾丸癌患者的 5 年生存率分别为 79% 和 48%[31]。对这些患者的标准化治疗方案为 4 个周期 BEP 化疗，如果适合则辅以外科治疗。尝试增大剂量[60]、序贯化疗[61,62]和交替化疗[63]的结果一直令人失望。Motzer 等报道了大宗协作病例研究，针对预后差转移性 GCT 患者，应用常规剂量化疗、附加或不附加大剂量化疗和自体造血干细胞移植作为一线治疗方案[40]。不幸的是，附加高剂量化疗并

不能改善预后差患者的治疗效果。该项研究提出了一个问题，前 2 个周期的化疗过程中标记浓度下降率是否可以用来预测治疗效果，尤其是那些化疗耐受的病例血清标记如 HCG 或 AFP 的下降速度减慢可能预示复发的可能性增大。需要寻找其他标记用来预测化疗耐受及将来复发，应用顺铂化疗 1 个月内肿瘤进展的铂类耐药者预后较差。目前发现 DNA 修复组件 XPA(也称为 ERCCL)缺乏可改善睾丸转移性生殖细胞瘤患者接受顺铂治疗后的生存，而携带 ERCCL C8092A 多态性等位基因的患者顺铂耐药性增加[64]。另外，有证据表明 RASSF1A 和 HIC1 基因启动子的甲基化可下调其表达，促使生殖细胞肿瘤出现顺铂耐药；反之，使 MGMT 基因表观改变失活后，其对顺铂治疗转为敏感[65]。很显然，有必要开发针对预后差患者更好的一线新药治疗，因为尽管有些患者预后较好，这些患者大多仍会复发。有必要将那些对铂类耐药患者仍有效的药物加入目前治疗方案中。研究机构乐观地推测新的 PARP1 抑制剂可能会加强铂类耐药患者对顺铂的治疗反应。

复发性疾病是指经初始治疗后出现复发的肿瘤疾病。根据其预后是良好、中等还是较差，对最初治疗随访患者选择不同的治疗方案。标准化疗两年内复发的患者可以进行挽救性化疗。虽然这是明显异质性的一组，有两个方案已经被证实有治愈机会，包括依泊泊苷或长春新碱、环磷酰胺、顺铂(VIP)以及紫杉醇、异环磷酰胺和顺铂(TIP)[59,66]。这些方案可以使无失败(failure-free)生存率达到约 35%。

另一种方法为使用高剂量化疗(high-dose chemotherapy，HDCT)联合干细胞移植。Einhorn 等报告 173 例接受卡铂和依托泊苷治疗的患者，各自连续治疗 3 天后，进行两个完整疗程的自体造血干细胞移植[67]。在 135 例接受二线疗法治疗的患者中，94 例随访期间无瘤生存；而作为三线治疗或更后期的 49 例患者有 22 例无瘤生存。德国睾丸癌研究小组(German Testicular Cancer Study Group)对 1 个周期的标准 VIP 序贯 3 个周期高剂量依托泊苷、卡铂和干细胞救援，以及 3 个周期 VIP 序贯 1 次 HDCT[68]进行了比较，发现两组之间生存无差异。而且，接受高剂量化疗组有更多的毒性。此外，该试验的生存率似乎比在印第安纳所做的试验更差。显然，这些研究的不同种族人群可能解释这些差别。Beyer 等提出了一个预测模型可能有助于优化 HDCT 在生殖细胞瘤的应用[69]。多因素分析证实，行 HDCT 之前疾病进展、纵隔非精原原发肿瘤、对顺铂抵抗的难治性疾病、HCG 水平大于 1 000 U/L 是不良预后因素，这种模式尚有待验证。此外，HDSCT 和最佳方案的时机尚未确定。

最初以铂类为基础的化疗后 1 个月内复发的患者以及 HDCT 后复发者的预后非常差，需要为这组患者提供新的治疗方案，迄今已有几种化疗药物正在评估。吉西他滨、表柔比星和奥沙利铂都对难治性疾病有效，并正在评估联合用药的疗效[70-72]。此外，目前正在研究靶向治疗，如舒尼替尼、贝伐单抗、沙利度胺和伊马替尼[73]。需要更好地了解生殖细胞恶性肿瘤的生物学行为，并开发能直接作用于病理

机制的药物。

GCT 的特点之一是好发于年轻人。由于这种肿瘤的可治愈性,长期生存者的数量正在不断增加。显然,这是另一个需要更多研究的领域。据悉,睾丸癌长期生存者患抑郁症和焦虑症的风险增加,并伴随有心理社会问题[74]。生育能力也受铂类化疗的影响。多数患者可能发生少精症和无

精症,但随着时间的推移会有所好转[75]。已经有越来越多的证据证实接受化疗的睾丸癌幸存者心血管疾病,包括高血压、心律失常、冠状动脉血管疾病的风险会增加[76,77]。未来的研究不仅要重视睾丸癌诊断和治疗技术中的长期毒性,还需要采用新方法以减少这些毒副反应。

（张晓飞 译,钦伦秀 审校）

参考文献

[1] Garner MJ, et al. Epidemiology of testicular cancer: an overview. Int J Cancer, 2005, 116(3): 331-339.

[2] Jemal A, et al. Cancer statistics, 2008. CA Cancer J Clin, 2008, 58: 71-96.

[3] Holmes L J, et al. Testicular cancer incidence trends in the USA (1975-2004): plateau or shifting racial paradigm? Public Health, 2008, 122(9): 862-872.

[4] Parkin DM, et al. Estimating the world cancer burden: Globocan 2000. Int J Cancer, 2001, 94(2): 153-156.

[5] Fossa SD, et al. Risk of contralateral testicular cancer: a population-based study of 29,515 US men. J Natl Cancer Inst, 2005, 97(14): 1056-1066.

[6] Kanto S, et al. Risk factors in past histories and familial episodes related to development of testicular germ cell tumor. Int J Urol, 2004, 11: 640.

[7] Prener A, et al. Genital anomalies and risk for testicular cancer in Danish men. Epidemiology, 1996, 7: 14.

[8] Wood HM, et al. Cryptorchidism and testicular cancer: separating fact from fiction. J Urol, 2009, 81 (2): 452-461.

[9] Pettersson A, et al. Age at surgery for undescended testis and risk of testicular cancer. N Engl J Med, 2007, 356(18): 1835-1841.

[10] Aguirre D, et al. Extragonadal germ cell tumors are often associated with Klinefelter syndrome. Hum Pathol, 2006, 37(4): 477-480.

[11] Dexeus FH, et al. Genetic abnormalities in men with germ cell tumours. J Urol, 1998, 140: 80-84.

[12] Ulbright TM. Germ cell tumors of the gonads: a selective review emphasizing problems in differential diagnosis, newly appreciated, and controversial issues. Mod Pathol, 2005, 18 (Suppl 2): S61-79.

[13] Houldsworth J, et al. Biology and genetics of adult male germ cell tumors. J Clin Oncol, 2006, 24(35): 5512-5518.

[14] Almstrup K, et al. Embryonic stem cell-like features of testicular carcinoma in situ revealed by genome-wide gene expression profiling. Cancer Res, 2004, 64: 4736-4743.

[15] Almstrup K, et al. Genome-wide gene expression profiling of testicular carcinoma in situ progression into overt tumours. Br J Cancer, 2005, 92: 1934-1941.

[16] Cheng L, et al. Oct 4: biological functions and clinical applications as a marker of germ cell neoplasia. J Pathol, 2007, 211(1): 1-9.

[17] Forman D, et al. Familial testicular cancer: a report of the UK family register, estimation of risk and an HLA class 1 sib-pair analysis. Br J Cancer, 1992, 65: 255-262.

[18] von der Maase H, et al. Carcinoma in situ of contralateral testis in patients with testicular germ cell cancer: study of 27 cases in 500 patients. Br Med J (Clin Res Ed), 1986, 293 (6559): 1398-1401.

[19] Atkin NB, et al. Specific chromosome change, i (12p), in testicular tumours? Lancet, 1982, 320: 1349.

[20] Rodriguez E, et al. Analysis of chromosome 12 aneuploidy in interphase cells from human male germ cell tumors by fluorescence in situ hybridization. Genes Chromosomes Cancer, 1992, 5: 21-29.

[21] Murty VV, et al. Physical mapping of a commonly deleted region, the site of a candidate tumor suppressor gene, at 12q22 in human male germ cell tumors. Genomics, 1996, 35: 562-570.

[22] Clark AT, et al. Human STELLAR, NANOG, and GDF3 genes are expressed in pluripotent cells and map to chromosome 12p13, a hotspot for teratocarcinoma. Stem Cells, 2004, 22: 169-179.

[23] Nathanson KL, et al. The Y deletion gr/gr and susceptibility to testicular germ cell tumor. Am Hum Genet, 2005, 77: 1034-1043.

[24] Riou G, et al. The p53 and mdm-2 genes in human testicular germ-cell tumors. Mol Carcinog, 1995, 12(3): 124-131.

[25] Baltaci S, et al. P53, bel-2 and bax immunoreactivity as predictors of response and outcome after chemotherapy for metastatic germ cell testicular tumours. BJU Int, 2001, 87(7): 661-666.

[26] Tian Q, et al. Activating c-kit gene mutations in human germ cell tumors. Am J Pathol, 1999, 154: 1643-1647.

[27] Devouassoux-Shisheboran M, et al. Growth regulatory factors and signalling proteins in testicular germ cell tumours. APMIS, 2003, 111(1): 212-224.

[28] Sariola H, et al. GDNF-induced seminomatous tumours in mouse-an experimental model for human seminomas? APMIS, 2003, 111 (1): 192-196.

[29] Bernstein BE, et al. A bivalent chromatin structure marks key developmental genes in embryonic stem cells. Cell, 2006, 125: 315-326.

[30] Batata MA, et al. Therapy and prognosis of testicular carcinomas in relation to TNM classification. Int J Radiat Oncol Biol Phys, 1982, 8(8): 1287-1293.

[31] International Germ Cell Cancer Collaborative Group. International

Germ Cell Consensus Classification: a prognostic factor-based staging system for metastatic germ cell cancers. J Clin Oncol, 1997, 15(2): 594-603.

[32] Toner GC, et al. Extragonadal and poor risk nonseminomatous germ cell tumors. Survival and prognostic features. Cancer, 1991, 67(8): 2049-2057.

[33] Nichols CR, et al. Primary mediastinal nonseminomatous germ cell tumors. A modern single institution experience. Cancer, 1990, 65 (7): 1641-1646.

[34] Hartmann JT, et al. Prognostic variables for response and outcome in patients with extragonadal germ-cell tumors. Ann Oncol, 2002, 13: 1017-1028 (EBM Ⅲ).

[35] Warde P, et al. Prognostic factors for relapse in stage Ⅰ seminoma managed by surveillance. J Clin Oneal, 2002, 20: 4448-4452.

[36] Albers P, et al. Risk factors for relapse in clinical stage Ⅰ nonseminomatous testicular germ cell tumors: results of the German Testicular Cancer Study Group trial. J Clin Oneal, 2003, 21: 1505-1512.

[37] Bohlen D, et al. Longterm results following adjuvant chemotherapy in patients with clinical stage Ⅰ testicular nonseminomatous malignant germ cell tumors with high risk factors. J Urol, 1999, 161: 1148-1152.

[38] Pont J, et al. Risk-adapted treatment choice in stage Ⅰ nonseminomatous testicular germ cell cancer by regarding vascular invasion in the primary tumor: a prospective trial. J Clin Oncol, 1990, 8: 16-19.

[39] Saxman SB, et al. Longterm follow-up of a phase Ⅲ study of three versus four cycles of bleomycin, etoposide, and cisplatin in favorable-prognosis germ-cell tumors: the Indiana university experience. J Clin Oncol, 1998, 16(2): 702-706.

[40] Motzer RJ, et al. Phase Ⅲ randomized trial of conventional-dose chemotherapy with or without high-dose chemotherapy and autologous hematopoietic stem-cell rescue as first-line treatment for patients with poor-prognosis metastatic germ cell tumors. J Clin Oncol, 2007, 25(3): 247-256.

[41] Kondagunta GV, et al. Combination of paclitaxel, ifosfamide, and cisplatin is an effective second-line therapy for patients with relapsed testicular germ cell tumors. J Clin Oncol, 2005, 23 (27): 6549-6555.

[42] Fizazi K, et al. Assessing prognosis and optimizing treatment in patients with postchemotherapy viable nonseminomatous germ-cell tumors (NSGCT): results of the sCR2 international study. Ann Oncol, 2008, 19(2): 259-264.

[43] Albers P, et al. Prediction of necrosis after chemotherapy of advanced germ cell tumors: results of a prospective multicenter trial of the German Testicular Cancer Study Group. J Urol, 2004, 171(5): 1835-1838.

[44] Spiess PE, et al. Predictors of outcome in patients undergoing postchemotherapy retroperitoneal lymph node dissection for testicular cancer. Cancer, 2006, 107(7): 1483-1490.

[45] Albers P, et al. Salvage surgery of chemorefractory germ cell

tumors with elevated tumor markers. J Urol, 2000, 164(2): 381-384.

[46] Hartmann JT, et al. Comparison of histological results from the resection of residual masses at different sites after chemotherapy for metastatic non-seminomatous germ cell tumours. Eur J Cancer, 1997, 33(6): 843-847.

[47] Hartmann JT, et al. Role of postchemotherapy surgery in the management of patients with liver metastases from germ cell tumors. Ann Surg, 2005, 242(2): 260-266.

[48] McGuire MS, et al. The role of thoracotomy in managing postchemotherapy residual thoracic masses in patients with nonseminomatous germ cell tumours. BJU Int, 2003, 91 (6): 469-473.

[49] Fizazi K, et al. Viable malignant cells after primary chemotherapy for dissem-inated nonseminomatous germ cell tumors: prognostic factors and role of postsurgery chemotherapy-results from an international study group. J Clin Oncol, 2001, 19 (10): 2647-2657.

[50] de Santis M, et al. [18] fluoro-deoxy-D-glucose positron emission tomography is a reliable predictor for viable tumor in postchemotherapy seminoma: an update of the prospective multicentric SEMPET trial. J Clin Oncol, 2004, 22 (6): 1034-1039.

[51] Gels ME, et al. Detection of recurrence in patients with clinical stage Ⅰ nonseminomatous testicular germ cell tumors and consequences for further follow-up: a single center 10-year experience. J Clin Oncol, 1995, 13(5): 1188-1194.

[52] Brenner DJ, et al. Computed tomography — an increasing source of radiation exposure. N Engl J Med, 2007, 357 (22): 2277-2284.

[53] Albers P, et al. Risk factors for relapse in clinical stage Ⅰ nonseminomatous testicular germ cell tumors: results of the German testicular cancer study group trial. J Clin Oncol, 2003, 21(8): 1505-1502.

[54] Vergouwe Y, et al. Predictors of occult metastasis in clinical stage Ⅰ nonseminoma: a systematic review. J Clin Oncol, 2003, 21 (22): 4092-4099.

[55] Donohue JP, et al. Retroperi-toneallymphadenectomy for clinical stage Ⅰ A testis cancer (1965-1989): modifications of technique and impact on aculation. J Urol, 1993, 149: 237-243.

[56] Pont J, et al. Adjuvant chemotherapy for high-risk clinical stage Ⅰ nonsemino-matous testicular germ cell cancer: long-term results of a prospective trial. J Clin Oncol, 1996, 14(2): 441-448.

[57] Cullen MH, et al. Short-course adjuvant chemotherapy in high-risk stage Ⅰ nonseminomatous germ cell tumors of the testis: a medical research council report. J Clin Oncol, 1996, 14(4): 1106-1113.

[58] Toner GC, et al. Comparison of two standard chemotherapy regimens for good-prognosis germ-cell tumours: a randomized trial. Lancet, 2001, 357(9258): 739-744.

[59] Loehrer PJ, et al. Salvage therapy in recurrent germ cell cancer: ifosfamide and cisplatin plus either vinblastine or etoposide. Ann

Intern Med, 1988, 109(7): 540-546.

[60] Nichols CR, et al. Randomized study of cisplatin dose intensity in poor-risk germ cell tumors: a Southeastern Cancer Study Group and Southwest Oncology Group protocol. J Clin Oncol, 1991, 9(7): 1163-1172.

[61] Kaye SB, et al. Intensive induction-sequential chemotherapy with BOPNIP-B compared with treatment with BEP/EP for poorprognosis metastatic nonseminomatous germ cell tumor: a randomized medical research council European organization for research and treatment of cancer study. J Clin Oncol. 16(2): 692-701.

[62] Lewis CR, et al. BOPNIP — a new platinum-intensive chemotherapy regimen for poor prognosis germ cell tumours. Ann Oncol, 1991, 2(3): 203-211.

[63] Culine S, et al. Randomized trial comparing bleomycin/etoposide/cisplatin with alternating cisplatin lcyclophosphamide/doxorubicin and vinblastine/bleomycin regimens of chemotherapy for patients with intermediate-and poor-risk metastatic non-seminomatous germ cell tumors: Genito-Urinary Group of the French Federation of Cancer Centers trial T93MP. J Clin Oncol, 2008, 26(3): 421-427.

[64] Hernandez CH Sr. Role of XPA, ERCCl, mtTFA on the survival of patients with metastatic germ cell tumors of testis treated with cisplatin. J Clin Oncol, 2006, 24(35): 5512-5518.

[65] Koul S, et al. Role of promoter hypermethylation in cisplatin treatment response of male germ cell tumors. Mal Cancer, 2004, 3: 16.

[66] Mead GM, et al. A phase II trial of TIP (paclitaxel, ifosfamide and cisplatin) given as a second-line (post-BEP) salvage chemotherapy for patients with metastatic germ cell cancer: a Medical Research Council trial. Br J Cancer, 2005, 93(2): 178-184.

[67] Einhorn LH, et al. High-dose chemotherapy and stem-cell rescue for metastatic germ-cell tumors. N Engl J Med, 2007, 357(4): 340-348.

[68] Lorch A, et al. A prospective randomized multicenter trial of the German testicular cancer study group. J Clin Oncol, 2007, 25(19): 2778-2784.

[69] Beyer J, et al. High-dose chemotherapy as salvage treatment in germ cell tumors: a multivariate analysis of prognostic variables. J Clin Oncol, 1996, 14(10): 2638-2645.

[70] Hinton S, et al. Phase II study of paclitaxel plus gemcitabine in refractory germ cell tumors (E9897): a trial of the Eastern Cooperative Oncology Group. J Clin Oncol, 2002, 20(7): 1859-1863.

[71] Bedano PM, et al. Phase II study of cisplatin plus epirubicin salvage chemotherapy in refractory germ cell tumors. J Clin Oncol, 2006, 24(34): 5403-5407.

[72] Kollmannsberger C, et al. Combination chemotherapy with gemcitabine plus oxaliplatin in patients with intensively pretreated or refractory germ cell cancer: a study of the German Testicular Cancer Study Group. J Clin Oncol, 2004, 22(1): 108-114.

[73] Fenner MH, et al. Targeted therapies for patients with germ cell tumors. Exp Opin Invest Drugs, 2008, 17(4): 511-522.

[74] Dahl AA, et al. Study of anxiety disorder and depression in long-term survivors of testicular cancer. J Clin Oncol, 2005, 23(10): 2389-2395.

[75] Lampe H, et al. Fertility after chemotherapy for testicular germ cell cancers. J Clin Oncol, 1997, 15(1): 239-245.

[76] van den Belt-Dusebout AW, et al. Treatment-specific risks of second malignancies and cardiovascular disease in 5-year survivors of testicular cancer. J Clin Oncol, 2006, 25(28): 4370-4378.

[77] Vaughn DJ, et al. Cardiovascular risk in long-term survivors of testicular cancer. Cancer, 2008, 112(9): 1949-1953.

8 肿瘤转移的诊断新技术

8.1 蛋白质组学在肿瘤转移诊断与个体化治疗中的应用

◎ Mariaelena Pierobon, Alessandra Luchini, Alessandra Silvestri,
Virginia Espina, Emanuel F. Petricoin, Lance A. Liotta

8.1.1 蛋白质组学和纳米科技在寻找肿瘤生物标记中的应用:临床需求面临生理学障碍

(1) 蛋白质组学有潜力满足寻找特异性肿瘤生物标记的需要

肿瘤常在晚期才能得到诊断和治疗,而此时肿瘤细胞往往已经发生了侵袭转移,各种治疗手段均效果有限。在早期甚至是癌变前期检测和诊断肿瘤,才有可能使现有或未来发展的治疗手段达到真正治愈。例如,即使那些接受最好外科和药物治疗的进展期卵巢癌患者,其5年生存率也只有35%~40%,但如能早期发现,常规治疗即可使其5年生存率达95%[1]。因此,早期发现本身就可能对肿瘤的成功治疗产生深远影响。符合临床应用标准的肿瘤早期诊断的生物标记,应能在血清[2]、尿液[3]或唾液[4]等易取得的体液中进行检测。临床蛋白质组学技术特别适用于发现此类生物标记[5]。血清和血浆是研究最偏爱的介质,这是因为它们是丰富的蛋白质信息库,包含着血液在组织中持续灌注和渗流过程中所记录信息的痕迹[6]。

尽管临床需求迫切,经过数十年的努力,仍未发现在常见肿瘤的早期检测中其特异性和敏感性均达到要求的单一生物标记。大多数研究者认为这是肿瘤的分子异质性和患者人群的流行病学异质性所致。因此,生物标记研究正渐渐远离寻找理想化的、单一的肿瘤特异性生物标记这一目标[7, 8]。根据基因芯片研究的提示,生物标记研究的希望在于发现或构建由数十到数百个蛋白质和肽组成的标记群,这样才有可能克服生物的异质性,从而获得更高的诊断特异性。血清蛋白质组或多肽组学,为发现具有更高特异性的新的生物标记群提供了潜在的宝库[8]。

血清多肽组学是最有希望发现生物标记的新研究方法,因为它能够实时反映组织微环境[9],而肿瘤本身就是组织微环境的产物(图8-1)。肿瘤微生态学是指通过细胞异常生长、血管生成、细胞浸润、炎症以及肿瘤细胞与宿主细胞间的互动过程,呈现的一种由脱落分子、生长因子和蛋白酶所构成的独特构象。

肿瘤新生血管的渗漏性以及肿瘤内静水压升高促进分子由肿瘤进入循环系统,从而使血液成为肿瘤生物标记更为理想的载体。肿瘤细胞在其微环境内死亡后,其降解成分也会进入循环系统。而细胞不同的死亡模式(凋亡或坏死),也将产生不同的降解成分。因此,血液中的多肽组可动态记录组织微环境中细胞信号通信的分子级联变化。这种多肽组学标记群,对于肿瘤的早期检测具有更高的敏感性和特异性[9]。多肽组可望取代单一生物标记进行检测,以克服肿瘤组织和患者群体的异质性。

(2) 肿瘤早期诊断的生物标记:发现侵袭前的病变才是终极目标

大量研究证据提示,侵袭表型在肿瘤发展的很早期就已确定或形成[10]。以乳腺癌为例,以前认为导管原位癌(ductal carcinoma in situ, DCIS)是癌前病变,在向浸润性癌的发展过程中存在一系列逐步进展的病变谱系,即DCIS要获得完整的侵袭和转移能力,必需获得更多的基因突变。

传统理论认为肿瘤的侵袭性多经历从低到高的逐步发展过程,且这个过程发生于肿瘤形成之后。近期研究发现肿瘤的侵袭能力在细胞的分子癌变过程中即被决定,远早于传统理论的认知。应用显微切割技术和基因表达谱技术对人乳腺癌样本进行研究,发现DCIS与来自同一患者的侵袭性癌,其基因表达谱极其相似,这提示乳腺癌患者的细胞分化类型和转移潜能早在DCIS阶段即已形成[11]。在MMTv小鼠的乳腺癌前病变组织中,发现大量乳腺癌干细胞相关标记的存在[12]。因此,从癌前病变到明显恶变表型的进展过程中,尽可能早的检测和治疗是肿瘤获得理想临床治疗效果的关键。

（3）蛋白质组学识别敏感肿瘤生物标记的主要生理学障碍

大量论据提示肿瘤生物标记识别的主要重点应是检测处于癌前病变期、侵袭前期或转移前期的极小病灶。但 I 期病灶的最大直径可能 <0.5 cm,其可检测的生物标记水平非常之低(估计在每毫升皮克至飞克),这就需要构建极其灵敏的生物标志物识别与检测技术平台。如果把目标从 I 期肿瘤检测提高到癌前病变的早期检测,无疑需要更高的灵敏度(甚至达到远低于每毫升飞克的水平)。这是一项非常艰巨的挑战,因为识别生物标记物的最敏感手段——基于质谱的蛋白质组学技术,其敏感性也难以达到每毫升几十纳克以下的水平[13-15]。

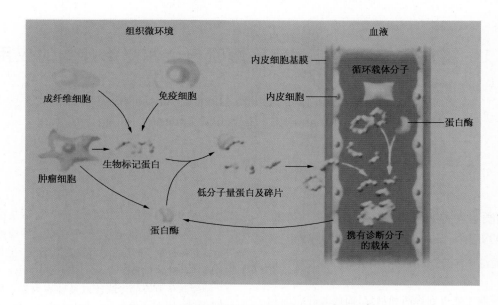

图 8-1　组织微环境中产生生物标记的级联过程

注:根据多肽组学的假设,循环中的多肽和蛋白片段来自组织微环境中的所有细胞;组织内蛋白水解产生的碎片进入循环系统;肽的特性及其裂解方式可提供有用的诊断信息(图来源: Petricoin, et al. [9])。

卵巢癌是一个特殊的例子,使用传统的生物标记很难发现 I 期肿瘤[7]。Brown 和 Palmer 综合分析已发表的卵巢浆液性癌的相关研究数据,建立了关于隐匿性浆液性癌生长、进展及对其进行检测的模型,这些研究数据来自对 BRCA1 突变基因携带者进行预防性卵巢切除术所获得的标本[16]。他们的分析表明,在临床症状或体征出现以前,肿瘤处于原位癌、I 或 II 期的时间平均超过 4 年,处于 III 期或 IV 期的时间大约 1 年[16]。在隐匿期的大部分时间中,卵巢浆液性癌的直径 <1 cm,因此在对卵巢和输卵管的常规检查中,肿瘤是难以发现的[16]。当浆液性卵巢癌进入进展期(III 期或 IV 期)时,其中位直径约为 3 cm。在浆液性卵巢癌进展到 III 期前,要达到 50% 的检测敏感度,年度性筛查检测的肿瘤直径为 1.3 cm;而要达到 80% 的敏感度,这一检测标准需提高到直径仅 0.4 cm 大小[16]。癌前病变等早期病灶,其组织体积可能 <0.1 mm³。假设如此大小的组织,其所产生的生物标记均匀散布于人体总量约 5 000 ml 的血液体系中,其稀释系数将达到 50 000,这一密度水平远低于现有质谱技术的检测灵敏度。

由于生物标记的低丰度,对生物标记的发现及其常规检测量的设定来说,分析灵敏度都是一个挑战。在寻找生物标记的研究阶段,可能获得较大体积的血浆或血清(包括混合的多个样本)用于研究分析。但是,一旦候选标记用于临床,每个患者实际可提供的血液体积可能少于 1 ml。因此,候选标记分析平台的检测灵敏度必须达到亚飞摩尔($<10^{-12}$ mol/L)或渺摩尔浓度。

除低丰度外,候选的生物标记必须被组织快速分泌,且必须可与血液中的高丰度蛋白相分离,这些高丰度蛋白如白蛋白和免疫球蛋白,在血液中的浓度是可能的候选标记的 10 亿倍数,而疾病最相关的特定蛋白只是细胞蛋白质组中的一个较小亚群。因此,发现生物标记所面临的最大挑战之一,就是从血液蛋白质的高浓度复杂混合物中,分离出非常罕有的候选蛋白质。

最后的主要挑战是生物标记自身的不稳定性。血液中的生物标记可能是高度不稳定的,其在血液的收集、转运和储存过程中都会降解。这种不稳定性是研究中验证偏倚的重要原因,并阻碍其常规临床应用。

（4）纳米技术用于克服生物标记基本的障碍

如前所述,研究者迫切需要既能增强生物标记发现和检测灵敏度,又不提高非特异性背景信号的技术。有人已开发出一种新的核心外壳/亲和诱饵纳米技术,这种新技术能够克服疾病相关的生物标记发现和检测过程中的 3 个主要障碍:①超低丰度(<1 ng/ml):对于源自早期肿瘤和小体

积恶性病灶的生物标记,传统的生物标记检测技术无法测量。②被血清蛋白质掩盖:生物标记必须从那些超过其自身浓度多达10亿倍数量级的血液常驻蛋白中分离。③降解:生物标记在血液收集过程中,是高度不稳定和易变性的[17-20]。捕获型纳米微粒(0.5 μm)可以在几分钟内一步到位地迅速进行溶液中目标分析物的亲和捕获,百倍浓缩,完全去除血清免疫球蛋白和白蛋白,并防止被捕获分析物的降解(图8-2)。

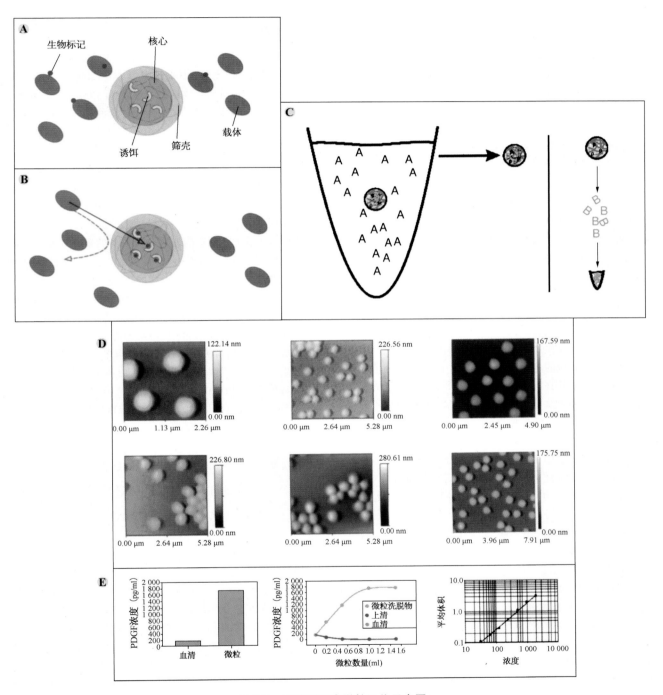

图8-2 捕获型纳米微粒运作示意图

注:(A)纳米微粒由一个含诱饵的核心和一个筛壳构成。核-壳纳米微粒被引入复杂的体液(如血液),液体内有浓度极低且非共价结合到白蛋白等载体蛋白的生物标记。(B)核-壳纳米微粒分离并结合生物标记,同时完全去除载体蛋白。(C)浓缩机制(改编自参考文献[18])。(D)纳米微粒的原子力显微镜图像显示均匀的粒度分布(改编自参考文献[20])。(E)ELISA结果表明,血清中的血小板衍生生长因子(PDGF)被纳米微粒浓缩(改编自参考文献[18])。

我们已经合成了核-壳纳米微粒的水凝胶,由多聚 N-异丙基丙烯酰胺(NIPAm)和亚甲基双丙烯酰胺(BIS)交联而成。纳米微粒结合多种高亲和诱剂,可以目的性的亲和体液中的主要肿瘤生物标记,即蛋白质和多肽(如膜蛋白、核蛋白、胞质蛋白及分泌性可溶蛋白)、代谢分子和核酸[20]。诱饵以非常高的亲和力(大于大多数抗体的亲和力),化学识别靶蛋白的立体构象,可以在 5 分钟之内分离整个液相中的几乎全部目标生物标记[18, 19]。所捕获的分析物容易洗脱以便进一步分析。例如,血清中的 PDGF-BB 以及尿中的人生长激素等生物标记因极度稀释而难于检测,核-壳微粒能将其浓度提升到商业化的临床免疫分析平台可检测的范围[18]。一套冻干的亚微米大小的捕获型微粒,携带已知等级生物标记的特异性亲和诱饵,被引入测试血清,各微粒群分别亲和捕获其靶分子,可以一次性地在整个液相样本中,将亲和捕获的目标分析物浓缩在微粒中。分析物能以小体积洗脱,从而浓缩到较原始样本高得多的浓度和纯度。对于 500 μl 的起始样本,此技术能在几分钟内将目标生物标记浓缩数百倍,同时完全防止其降解。

这种能够结合血清中特定极低浓度肿瘤标记的智能纳米微粒有望成为体内应用的血清捕获介质[21]。将来可注入患者体内,以搜寻、亲和并浓缩肿瘤或疾病的极低浓度目标标记。纳米微粒亲和目标后,可即时自血清中被"捕获"以用于诊断或监测疾病进展。

(5)减少肿瘤生物标记发现阶段的偏倚

生物标记领域的理论基础是循环中的分子组分是细胞和器官系统功能的真实镜像[22]。由于多肽不断持续的日常生理活动而不断发生变化,这意味着血液中的多肽亚群可精确反映组织中的细微疾病事件。流行病学家和临床化学家一直担忧各种非疾病相关的流行病学因素和正常生理条件可显著影响血液中单个生物标记的水平,所以在多肽组学生物标记的转化研究中,任何生物标记的发现和确定(单一或群组)需非常谨慎,以减少发现阶段和验证阶段的样本偏倚[23]。

要做到这一点,首先要建立具有严格对照的研究组。研究组中的血清或血浆样本应由以下来源组成:①经组织学证实的肿瘤患者;②良性或炎性非肿瘤疾病患者;③健康人群对照或医院对照,并根据预期目的加以选择[24]。从发现研究开始,研究样本就应包括那些来自无肿瘤但有炎性疾病、反应性疾病或良性病变患者的样本。这一原则对于确保从研究开始阶段所富集的标记即为肿瘤特异性标记至关重要。而且,对肿瘤的研究也非常关键,尤其是肿瘤几乎总发生在炎症背景下,而这种炎症背景又是肿瘤自身发病机制的一部分。由于蛋白质组对这些非肿瘤进程可能特别敏感,所以必须小心地最大限度地减少非肿瘤特异性标记被选择的机会。事实上,在进入研究阶段之前,关键的准备工作就是减少这些潜在的前期偏倚[24]。下一阶段才是多肽分馏、分离、提取、富集、浓缩和基于质谱分析(MS)的识别过程[15, 25]。

建议对每份研究样本都采用叠代和重复的质谱分析以及 MS/MS 测序[26]。候选多肽如能经多次叠代分析得以重复鉴定,无疑其正确性更大。最终能筛选出一系列在肿瘤和对照人群中丰度不同的候选诊断标记名单。下一步是寻及或构建每个候选肽标记的特异性抗体或其他配体[23]。在抗体特异性完成验证后,此抗体即可应用于肿瘤和非肿瘤组样本中,进一步验证肽标记的存在[27]。

新一代多反应监测(MRM)质谱技术可定量识别多肽,由于其高可信度,无需抗体验证[28]。尽管如此,我们的目标仍是发展一组候选肽生物标记,其检测不依赖于分析技术,并最终能常规临床应用。候选生物标记的临床验证从确保测量平台的灵敏度和精确度开始。在测量平台的可靠性和可重复性被证明之后,才进行临床研究。

临床验证过程中最终和最关键的阶段是生物标记群的双盲试验。试验在独立的(发现组中未经使用的)大样本量的临床研究组中进行,这些临床研究组最好来自 3 个以上的不同地区[24]。为保证足够的统计能力,这些测试组的样本量大小应根据平台验证阶段肽分析物群的表现以及分析物的预期临床用途合理设置。要强调的是,如假定测试目的是临床常规应用,试验测试人群的敏感度和特异度性应可转化为阳性预测值。真正的阳性预测值具有指导应用和提示肿瘤患病率(或在目标人群中其他疾病状况)的功能。在高癌症遗传风险的患者群中,预期的肿瘤病例比例高于一般人群。因此,后者的假阳性率要高得多。出于这个原因,最终是否采纳一个基于多肽组或蛋白质组的测试,关键取决于其预期使用的临床环境。

最后,采血方案和对照组的设定应该标准化[23],应用检测的新型仪器也应具备足够的灵敏度和可重复性[29],以及在完整的 CAP/CLIA 监管指导下进行广泛的临床试验验证,才能充分了解多肽组中蕴含的全部信息量。

8.1.2　理解和治疗人类组织微环境中的肿瘤转移

(1)显微切割技术可用于肿瘤侵袭和转移的微观分子分析

要真正理解疾病进展的微生态学,必须对组织环境中纯粹细胞群进行分子分析[30]。这比仅磨碎一块组织然后将所提取的分子用于一系列化验要困难得多。组织是由许多不同种类但又相互作用的细胞群所构成的复杂三维结构,研究者感兴趣的细胞亚群可能仅为其中的一小部分。如同计算机领域"如果输入垃圾数据,输出的数据也必定是垃圾"的定律一样,使用高端技术对复杂组织的提取物进行分析,如果原始材料就已被错误的细胞污染,研究结果必然会受到严重影响。从新鲜组织培养细胞是减少这种污染的方法之一。然而,培养所得的细胞并不能准确地反映其源组织实际微环境中的分子事件。因此,细胞异质性问题一直是正常和病变组织分子分析的重要障碍。

为解决这一问题,我们开发了激光捕获显微切割(LCM)技术,使科学家能够在显微镜直视下,快速而可靠地从组织中捕捉和保存特定细胞[31-33]。应用显微切割肿瘤组织抽提的 mRNA 已被用来作为制备 cDNA 文库、芯片微阵列、差异显示和其他技术的原始材料,以寻找新的基因或基因突变[34]。LCM 技术的发展,允许研究者确定组织中特定蛋白的表达模式[35]。使用多重分析,研究者可以将基因表达模式和蛋白质翻译后修饰与组织病理学和治疗反应等关联起来[35]。LCM 技术可用于研究器官或组织微环境中细胞亚群之间的相互作用。有效地联合串行组织切片 LCM 技术和多重分子分析技术,可以建立敏感和定量的检验方法,以显示组织形态元素之间的三维相互作用。我们的目标是将组织形态发生学和病理学、分子系统生物学相整合。

LCM 对肿瘤侵袭转移研究领域产生了两个重要贡献。首先,现在可以研究在人体组织中参与从原位癌向浸润性癌转化的单个细胞和细胞群[36]。LCM 可用于从任何类型的组织中获得人类肿瘤进展所有阶段的癌前病变细胞,可直接从仅数微米的亲代 DCIS 或前列腺上皮内瘤(PIN)的病变本体中分离出微转移的乳腺癌或前列腺癌细胞[11]。其次,LCM 提供了对转移的肿瘤细胞与原发肿瘤中的肿瘤细胞进行比较的手段[37, 38]。

(2)从功能基因组学跨越到肿瘤蛋白质组学

蛋白质组学在生物医学研究中的应用已达到了非常复杂的水平。该领域已从简单的编码蛋白质跨越到研究良性和恶性细胞间改变的阶段。现在蛋白质组学研究的目标已包括将蛋白质组的信息整合到细胞和组织的功能通路中[39]。这种综合必须考虑到蛋白翻译后修饰、蛋白间或蛋白-DNA/RNA 间的相互作用、信号通路间干扰,以及胞内、胞间和组织间反馈调节的动态情况。这种对功能更高层次的理解,将成为对人类疾病基础分子病变设计出真正合理治疗方案的基础[40]。

DNA 是信息的存档,而蛋白质实际执行了细胞的所有功能,特定 DNA 序列的存在并不能保证相应蛋白质的合成。而且,蛋白质的复杂性和多能性取决于翻译后修饰的过程。核酸谱(包括 microRNA)并不提供蛋白质如何连成网络以及蛋白在细胞内功能机制的信息。事实上,可以引起细胞迁移、死亡或分裂的蛋白信号通路,在 DNA/RNA 的基因表达发生任意改变之前就能直接激活。因此,正是源于蛋白分析的技术方法推动了分子医学革命从相关性发展到因果性阶段。

虽然个体化治疗在医学中已应用多年,但目前其在肿瘤治疗中所取得的进展,需要更精确地定义和识别那些可通过新靶向药物获得最大受益的患者。已证实基于基因表达阵列的分子标签可用于对肿瘤患者人群的分类[41, 42]。然而,转录表达谱只提供了一个与临床重要特征相关并不断变化分子网络的不完整画面。首先,基因转录水平与蛋白表达或编码蛋白质的功能形式(通常是磷酸化)并不存在显著相关;其次,有关蛋白质相互作用和细胞信号通路的状态,RNA 转录也只能提供很少的信息;并且,目前大多数治疗方法直接针对的是蛋白靶点,这些靶点往往是蛋白激酶和(或)它们的底物[43]。人类激酶组,即人类基因组编码的

全部蛋白激酶,包括细胞的分子网络和信号通路[44],这些蛋白和分子网络的活化状态依据细胞微环境而不断波动。因此,分子谱研究的原材料,需要从体外模型转向使用于真正的病变人体组织。这样,可大致勾画和评估真实生物环境中人类激酶组活性的技术,将提供新的丰富分子信息,也是实现患者个体化治疗的关键[5, 37, 38]。

(3)指导患者个体化治疗的蛋白芯片工具

理论上讲,确认患者对一个给定治疗是否有反应的最有效方法,是在治疗前就确定每一位患者中哪些潜在的信号通路被真正激活[45],这需要对患者活检而获得的组织标本进行分析。通常活检标本中可能仅采集有数千个细胞,传统的蛋白质组学技术对这样非常小的组织样本进行分析时会有明显的局限性。

蛋白芯片代表着一种新兴技术,可以解决先前检测平台的局限性,并正在迅速成为药物开发、生物标记鉴定以及细胞物质信号转导解析的有力工具[44]。蛋白芯片的优势在于其有能力提供已知细胞信号蛋白图谱,能够反映一般情况下在独立样本中流过蛋白网络的信息[37]。蛋白网络中关键节点或相互作用的识别,是药物开发和(或)个体化治疗方案设计的潜在出发点。以整体性高通量的方式研究蛋白质识别活动(磷酸化)的蛋白芯片,可以用来完成基因芯片不可能做到的方式,剖析细胞信号通路的工作状态[46]。

蛋白芯片可用于监控随时间推移的蛋白磷酸化改变(包括治疗前后、疾病和非疾病状态之间以及有效者与耐受者之间),容许研究者推断出在特定通路中的实时蛋白质活性水平,以针对每个病人的细胞通路设计个体化治疗方案[39]。特异性地针对关键通路中靶蛋白修饰或激活状态的高质量抗体的日益增多,将会大大促进这项技术在临床分子诊断中的应用。考虑到生物蛋白的复杂阵列在细胞裂解液中浓度的千差万别,抗体特异性尤为关键。很多时候,最终用于分析的来自显微切割或活检组织的真正肿瘤细胞,其数量可能低至数千个[47]。假设感兴趣的蛋白及其磷酸化产物均为低丰度,样品中待测蛋白的总浓度将非常低。新一代具有高度敏感性和特异性抗体的蛋白质芯片,对于仅含不到数千个细胞临床标本的分析,仍能达到足够的灵敏度。

一般蛋白芯片由一系列固化点组成,每个点包含同质或异质的饵分子,芯片阵列可用探针(标记的抗体或配体)或含有目标分析物的未知生物样品(例如细胞裂解液)来检测。当要检测的分子直接或间接被信号生成基团所标记后,在芯片阵列中会产生阳性和阴性的点。每个点的信号强度,与饵分子绑定的所用待测分子的量成正比。点阵的构成图像被捕获、分析并加以解释。

蛋白芯片分为两大类,即正相阵列(FPA)蛋白芯片[48]和反相阵列(RPA)蛋白芯片[45],这取决于感兴趣的一个或多个分析物是从液相捕获还是绑定到固相。FPA 的捕获分子固化在基质作为诱饵分子。FPA 的每个阵列由一个测试样本(例如一份细胞裂解液)孵育,一次可测量多种分析物。其在肿瘤研究中应用的例子包括:确定以电离辐射治疗的

肿瘤细胞在蛋白水平的改变[49]和血清蛋白生物标记的识别[46]。

尽管潜力巨大，抗体芯片的应用目前仍受限于能否具备高特异性的抗体。抗体芯片常规应用的另一个障碍是芯片上已绑定分析物的检测方法。目前的选择包括使用特异性抗体，以从捕获抗体确认独特的分析物表位（类似于传统夹心式 ELISA），或将直接标记的分析物用于芯片探测。这两个技术都面临着不同的技术挑战。相比 FPA，RPA 固化单个测试样本于每个阵列点，如此一个芯片阵列由数百个不同患者的样本或细胞裂解液构成。RPA 不仅限于临床应用，也为筛查如活检标本这样的极少细胞量的临床样本提供了机会。由于人体组织由数百种相互作用的细胞群构成，RPA 联合 LCM 为发现反映细胞微环境的细胞蛋白质组的变化提供了独特的机会。

RPA 检测分析物极为敏感，对于给定蛋白其检测水平接近阿克（attogram）级别，而且方差小于 10%[5]。RPA 的检测灵敏度很高，可检测到少于 10 个细胞的斑点裂解物中低丰度的磷酸化蛋白异构体。对于源自活检标本的仅仅数百个细胞，这种敏感度及分析稳定性至关重要。由于 RPA 技术对每个分析物只需一种抗体，为分析数百个磷酸特异性待测物中的通路提供了简便的途径。最重要的是，RPA 的敏感性显著高于微球阵列或 ELISA，可用于临床组织样本的

分子网络筛选。多项研究已证明反相蛋白质芯片在人体组织分析中的效用，展示了该技术的潜力[5, 11, 37-39, 45, 46, 48-50]。

RPA 技术非常适用于评估突变型与野生型细胞之间的信号差异，这些研究目前正在进行。可以设想未来的病理报告不再是对所选待测物的单一测量，而是包括许多相关的特定下游靶点及所有类型信号通路的功能状态，并对待测物中磷酸化蛋白质组进行整体描绘，以此指导制定治疗决策和预测预后。肿瘤微环境、宿主和外周循环的蛋白和信号通路构成的分子谱，在有效地选择治疗靶点和患者分层方面大有前途（图 8-3）。许多常见散发性肿瘤，在细胞信号转导、组织行为以及对化疗的敏感性方面存在显著异质性。因为蛋白组学分析技术具有同时研究多种通路的能力，在这类肿瘤的研究中特别有用。通过对大量标本的异常信号通路进行归类，这些必要的数据为制订联合疗法提供了合理的基础。这些联合疗法可能比单一疗法更有效，将有助于最大限度地克服肿瘤异质性问题。蛋白质组学分析较之单独的基因转录谱更为可靠，由此产生的预后特征源自药物靶点（例如活化的蛋白激酶）而不是基因，所以这种对信号通路的分析为获得治疗缓解提供了方向。因此，磷酸化蛋白质组通路分析可用于诊断、分析预后和指导治疗性干预。

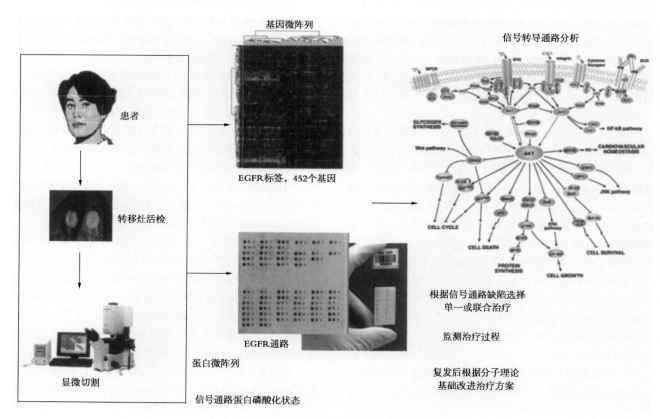

图 8-3　转移性肿瘤个体化治疗路线图

注：转移性肿瘤个体化治疗包括活检或针吸获取样品，激光显微切割，信号转导通路分析，使用蛋白质微陈列进行磷酸化蛋白组学分析和 RNA 转录分析。特定的信号通路指纹是进行患者个体化干预治疗的基础。通过后续活检和对信号分子指纹的重新评估来进行疗效评价（改编自参考文献[5]）。

（4）组织中蛋白质生物标记的稳定性——未满足的关键需求

在确认、研究和解决组织中蛋白质生物标记的不稳定问题之前，其提供诊断和治疗信息的前景始终有不确定性[51]。迫切需要建立标准化的程序和新的技术，以在常规临床环境中识别那些无缝收集和即时保存组织中的生物标记蛋白，尤其是已发生转录后修饰的蛋白（如磷酸化蛋白）。

虽然研究者担心血管阻断和麻醉的影响，但影响更为显著且被低估的问题是被切除的组织实际上依然存活并对外部刺激有反应[51]。活检组织自患者移除的瞬间，组织内的细胞对血管缺灌注、缺血、缺氧、酸中毒、细胞废物堆积、电解质缺乏和温度变化就产生了反应和适应。在切除后短短的30分钟内，无论在手术室内或者在病理学家的切板上，组织中的蛋白信号通路就可以发生急剧的变化。这可能在组织中诱发压力相关、缺氧相关以及创伤修复相关蛋白信号通路的蛋白和转录因子的大量激增。随着时间的推移，候选蛋白组学标记（或RNA）的表达水平可能显著波动[51]。相比体内的标记状态，这将极大地改变组织内的分子征象。此外，在病理微环境的影响下，体外变化的程度在不同组织类型可能完全不同。

（5）甲醛固定可能并不合适：分子保存化学问世

虽然现在已经能够从甲醛固定的组织中提取蛋白，但由于甲醛固定所需的时间较长，对于磷酸化蛋白分析可能不是最理想的处理过程。甲醛的组织渗透率是0.1mm/h，因此在渗透的同时，组织深处的细胞分子将会明显降解[52]。甲醛交联可以在蛋白质酰胺基之间形成亚甲基桥，封闭待测表位，同时减少从组织中抽提的蛋白数量[52]。由于组织的大小和采样区块的深度等都是未知变量，对于分子诊断的蛋白质和磷酸化蛋白，甲醛固定可能导致其稳定性显著变化。磷酸化和去磷酸化的结构蛋白和调节蛋白是细胞内的主要调控机制。具体过程为：蛋白激酶从ATP转移一个磷酸基到一个特定的蛋白质，磷酸酯酶移除磷酰基团，还原蛋白质到其原有的去磷酸化状态。因此，上述磷酸化-去磷酸化循环可被视为一个分子切换开关。在细胞微环境内的任何时间节点，蛋白质的磷酸化状态是由磷酸化残基特异性的相关激酶和磷酸酯酶组成的局部化学计量的一种功能状态。在体外的时间段，如果细胞依然存活，可以想象某些蛋白质的磷酸化状态可以发生瞬时变化[51]。

因为有多种激酶/磷酸酶的化学性和蛋白性抑制剂，足以用来设计合理的稳定剂，以保持磷酸化蛋白的稳定性而

无需冷冻。在不久的将来，保护性化学试剂可用于手术室及门诊，组织的分子完整性可在获取时被立即保留。这种化学试剂未来会用于保存蛋白质、RNA及组织形态。此外，这种化学试剂可作为加工标准石蜡块的起点。这样，分子分析谱可以无缝集成到常规外科手术及病理诊断中去。

获得细胞水平上的分子信息是肿瘤转移个体化治疗的关键，因为驱动转移克隆生长和生存的分子通路是组织环境中的产物[53]。以原发瘤细胞为目标的治疗方法，可能无法有效地治疗其转移病灶。这是因为转移细胞已适应了自身生存及定居靶器官的微环境，这种微环境和原发肿瘤的微环境是完全不同的[54,55]。例如，原发性结直肠癌的发生位置即结肠黏膜的微环境，与其常见转移靶器官肝实质内的微环境就颇为不同[37]。

（6）肿瘤转移的个体化分子靶向治疗

正如图26-3中总结的那样，利用新的技术，现在可以仅仅通过一次穿刺活检，就能绘制出肿瘤细胞蛋白信号通路的激活状态。LCM[31-33,56]和反相蛋白芯片（RPMA）[45]这两种技术已解决了组织细胞异质性问题，满足了对少量细胞的治疗性药物靶点活性进行解析的需要。现在这些技术的应用，对转移灶进行个体化分子靶向治疗成为可能[37]。

个体化肿瘤转移治疗应按照以下步骤进行：①应用显微切割技术从转移灶获得纯净的肿瘤细胞群。②裂解肿瘤细胞及分析其信号通路的激活状态，这些通路中含有一组分子靶向抑制剂中的一个或多个药物靶点。③与患者转移灶中激活的信号通路相匹配的药物是这组分子靶向抑制剂中的最佳药物[37]。例如，如果EGF途径在转移灶中激活，表现为EGF受体的磷酸化及下游端点蛋白的磷酸化（如Akt和ERK），那么EGF通路的抑制剂（酪氨酸激酶抑制剂或单克隆抗体）可能更适合于患者[56]。

这个概念不再是未来的梦想，而是今天的现实。在作者的实验室中，转移的个体化分子靶向治疗正处于临床试验的评估阶段。此试验首次针对合并肝转移的IV期结直肠癌患者，在立体定向指导下取得肝转移灶的活检样本，获得的组织以LCM处理并接受RPMA分析。对含有酪氨酸激酶抑制剂靶点的信号通路的激活水平进行打分，依据得分对患者进行分层，以此判断是否接受一种能够敲除转移灶中相应通路分子靶向抑制剂的治疗。在本章编写之际，该试验入组人数已达到患者目标累积数的1/10。

（王骥 译，钦伦秀 审校）

参考文献

[1] Horner MJ, et al, eds. SEER Cancer Statistics Review, 1975~2006. Bethesda MD: National Cancer Institute. http://seer.cancer.gov/csr/1975.2006/ based on November 2008 SEER data submission, posted to the SEER website.

[2] Kim K, et al. Development and validation of a protein-based signature for the detection of ovarian cancer. Clin Lab Med, 2009, 29(1): 47-55.

[3] Woo HM, et al. Mass spectrometry based metabolomic approaches in urinary biomarker study of women's cancers. Clin Chim Acta, 2009, 400(1-2): 63-69.

［4］ Arellano-Garcia ME, et al. Multiplexed immunobead-based assay for detection of oral cancer protein biomarkers in saliva. Oral Dis, 2008, 14(8): 705-712.

［5］ Espina V, et al. Reverse-phase protein microarrays for theranostics and patient-tailored therapy. Meth Mol Biol, 2009, 520: 89-105.

［6］ Hood BL, et al. Serum proteomics using mass spectrometry. Meth Mol Biol, 2009, 520: 107-128.

［7］ Lopez MF, et al. A novel, high-throughput workflow for discovery and identification of serum carrier protein-bound peptide biomarker candidates in ovarian cancer samples. Clin Chem, 2007, 53(6): 1067-1074.

［8］ Martinkova J, et al. Challenges in cancer research and multifaceted approaches for cancer biomarker quest. FEBS Lett, 2009, 583(11): 1772-1784.

［9］ Petricoin EF, et al. The blood peptidome: a higher dimension of information content for cancer biomarker discovery. Nat Rev, 2006, 6(12): 961-967.

［10］ Emery LA, et al. Early dysregulation of cell adhesion and extracellular matrix pathways in breast cancer progression. Am J Pathol, 2009, 175(3): 1292-1302.

［11］ Ma XJ, et al. Gene expression profiling of the tumor microenvironment during breast cancer progression. Breast Cancer Res, 2009, 11(1): R7.

［12］ Vaillant F, et al. The mammary progenitor marker CD61/beta 3 integrin identifies cancer stem cells in mouse models of mammary tumorigenesis. Cancer Res, 2008, 68(19): 7711-7717.

［13］ Zhou M, et al. Mass spectrometry: m/z 1983 ~ 2008. BioTechniques, 2008, 44(5): 667-670.

［14］ Kiehntopf M, et al. Use of SELDI-TOF mass spectrometry for identification of new biomarkers: potential and limitations. Clin Chem Lab Med, 2007, 45(11): 1435-1449.

［15］ Kulasingam V, et al. Strategies for discovering novel cancer biomarkers through utilization of emerging technologies. Nat Clin Prac, 2008, 5(10): 588-599.

［16］ Brown PO, et al. The preclinical natural history of serous ovarian cancer: defining the target for early detection. PLoS Med, 2009, 6(7): el0001 14.

［17］ Fredolini C, et al. Concentration and preservation of very low abundance biomarkers in urine, such as human growth hormone (hGH), by Cibacron blue F3G-A loaded hydrogel particles. Nano Res, 2008, 1: 502-518.

［18］ Longo C, et al. Core-shell hydrogel particles harvest, concentrate and preserve labile low abundance biomarkers. PloS One, 2009, 4(3): e4763.

［19］ Luchini A, et al. Smart hydrogel particles: biomarker harvesting: one-step affinity purification, size exclusion, and protection against degradation. Nano Lett, 2008, 8(1): 350-361.

［20］ Luchini A, et al. Nanoparticle technology: addressing the fundamental roadblocks to protein biomarker discovery. J Mat Chem, 2009, 19: 5071-5077.

［21］ Geho DH, et al. Nanoparticles: potential biomarker harvesters. CurrOpin Chem Biol, 2006, 10(1): 56-61.

［22］ Liotta LA, et al. Clinical proteomics: written in blood. Nature, 2003, 425(6961): 905.

［23］ O'Connell CD, et al. Standards for validation of cancer biomarkers. Cancer Biomarkers, 2005, 1(4-5): 233-239.

［24］ Mandrekar SJ, et al. Clinical trial designs for predictive biomarker validation: theoretical considerations and practical challenges. J Clin Oncol, 2009, 27(24): 4027-4034.

［25］ Metzger J, et al. Adapting mass spectrometry-based platforms for clinical proteomics applications: the capillary electrophoresis coupled mass spectrometry paradigm. Crit Rev Clin Lab Sci, 2009, 46(3): 129-152.

［26］ Govorukhina NI, et al. Influence of clotting time on the protein composition of serum samples based on LC-MS data. Chromatography, 2009, 877(13): 1281-1291.

［27］ Ye B, et al. Haptoglobin-alpha subunit as potential serum biomarker in ovarian cancer: identification and characterization using proteomic profiling and mass spectrometry. Clin Cancer Res, 2003, 9(8): 2904-2911.

［28］ Yang X, et al. MRM screening/biomarker discovery with linear ion trap MS: a library of human cancer-specific peptides. BMC Cancer, 2009, 9: 96.

［29］ Whiteley GR, et al. Analytical considerations for mass spectrometry profiling in serum biomarker discovery. Clin Lab Med, 2009, 29(1): 57-69.

［30］ Espina V, et al. Laser-capture microdissection. Nature Protocols, 2006, 1(2): 586-603.

［31］ Bonner RF, et al. Laser capture microdissection: molecular analysis of tissue. Science, 1997, 278(5342): 1481-1483.

［32］ Emmert-Buck MR, et al. Laser capture microdissection. Science, 1996, 274(5289): 998-1001.

［33］ Emmert-Buck MR, et al. Localization of the multiple endocrine neoplasia type I (MEN1) gene based on tumor loss of heterozygosity analysis. Cancer Res, 1997, 57(10): 1855-1858.

［34］ Westbury CB, et al. Genome-wide transcriptomic profiling of microdissected human breast tissue reveals differential expression of KIT (c-Kit, CD117) and oestrogen receptor-alpha (ERalpha) in response to therapeutic radiation. Pathology, 2009, 219(1): 131-140.

［35］ Domazet B, et al. Laser capture microdissection in the genomic and proteomic era: targeting the genetic basis of cancer. Int J Clin Exper Pathol, 2008, 1(6): 475-488.

［36］ Ma XJ, et al. Gene expression profiles of human breast cancer progression. Proc Natl Acad Sci USA, 2003, 100(10): 5974-5979.

［37］ Pierobon M, et al. Multiplexed cell signaling analysis of metastatic and nonmetastatic colorectal cancer reveals COX2-EGFR signaling activation as a potential prognostic pathway biomarker. Clin Colorectal Cancer, 2009, 8(2): 110-117.

［38］ Wulfkuhle JD, et al. Multiplexed cell signaling analysis of human breast cancer applications for personalized therapy. J Proteome

Res, 2008, 7(4): 1508-1517.

[39] Preisinger C, et al. Proteomics and phosphopro-teomics for the mapping of cellular signalling networks. Proteomics, 2008, 8(21): 4402-4415.

[40] Overdevest JB, et al. Utilizing the molecular gateway: the path to personalized cancer management. Clin Chem, 2009, 55(4): 684-697.

[41] Cross D, et al. The promise of molecular profiling for cancer identification and treatment. Clin Med Res, 2004, 2(3): 147-150.

[42] Marchionni L, et al. Systematic review: gene expression profiling assays in early-stage breast cancer. Ann Intern Med, 2008, 148(5): 358-369.

[43] Noble ME, et al. Protein kinase inhibitors: insights into drug design from structure. Science, 2004, 303(5665): 1800-1805.

[44] Manning G, et al. The protein kinase complement of the human genome. Science, 2002, 298(5600): 1912-1934.

[45] Paweletz CP, et al. Reverse phase protein microarrays which capture disease progression show activation of pro-survival pathways at the cancer invasion front. Oncogene, 2001, 20(16): 1981-1989.

[46] VanMeter A, et al. Reverse-phase protein microar-rays: application to biomarker discovery and translational medicine. Expert Rev Mol Diagn, 2007, 7(5): 625-633.

[47] Speer R, et al. Molecular network analysis using reverse phase protein microarrays for patient-tailored therapy. Adv Exp Med Biol, 2008, 610: 177-186.

[48] Zong Y, et al. Forward-phase and reverse-phase protein microarray. Methods Mol Biol, 2007, 381: 363-374.

[49] Soule BP, et al. Reverse phase protein microarray reveals a correlation between Akt activation and altered insulin-like growth factor receptor expression following exposure to ionizing radiation. Int J Radiat Oncol Biol Physics, 2007, 69(3): S622.

[50] Espina V, et al. Application of laser microdissection and reverse-phase protein microarrays to the molecular profiling of cancer signal pathway networks in the tissue microenvironment. Clin Lab Med, 2009, 29(1): 1-13.

[51] Espina V, et al. A portrait of tissue phosphoprotein stability in the clinical tissue procurement process. Mol Cell Proteomics, 2008, 7(10): 1998-2018.

[52] Hood BL, et al. Proteomic analysis of formalin-fixed prostate cancer tissue. Mol Cell Proteomics, 2005, 4(11): 1741-1753.

[53] Hait WN, et al. Targeted cancer therapeutics. Cancer Res, 2009, 69(4): 1263-1267.

[54] Joyce JA, et al. Microenvironmental regulation of metastasis. Nat Rev, 2009, 9(4): 239-252.

[55] Mbeunkui F, et al. Cancer and the tumor microenvironment: a review of an essential relationship. Cancer Chemother Pharmacol, 2009, 63(4): 571-582.

[56] Chandrasekharappa SC, et al. Positional cloning of the gene for multiple endocrine neoplasia-type 1. Science, 1997, 276(5311): 404-407.

8.2　循环和播散肿瘤细胞研究中的关键问题

◎ Klaus Pantel, Harriet Wikman, Catherine Alix-Panabieres, Katharina Effenberger, Sabine Riethdorf

肿瘤细胞的早期转移即使通过高分辨率成像技术通常也难以发现,因而阻止了有效的早期干预。然而,敏感的免疫细胞化学和分子检测,现在可以特异性检测到甚至是单细胞阶段的"隐性"转移肿瘤细胞。这些技术为跟踪转移级联的第一个关键步骤——全身肿瘤细胞血液和骨髓(bone marrow,BM)转移提供了可能性。

在大肠癌中,约50%的患者接受根治性切除术后(R0)5年内死于转移性疾病。即使淋巴结阴性(N0)的患者,复发率也达30%[1,2]。肺癌预后更差,有60% R0和40% N0患者死于转移性疾病[3]。而乳腺癌和前列腺癌整体存活率较高(5年80%~90%,10年70%~80%),淋巴结阴性的患者仍有相当一部分复发(5~10年复发率分别为25%~30%,15%~50%),往往发生

在原发肿瘤切除多年后(>10年)[4-6]。

不同的临床研究提供的证据表明乳腺癌、前列腺癌、肺癌和胃肠道肿瘤患者在最初肿瘤切除时检测到播散性肿瘤细胞(disseminated tumor cells,DTCs)与术后转移复发相关[7]。这些工作为国际肿瘤分期系统引进 DTCs 做了铺垫[8,9]。2007年,DTCs 和循环肿瘤细胞(circulating tumor cells,CTCs)首次在美国临床肿瘤学会(ASCO)推荐肿瘤标记中被提及[10]。

8.2.1　检测方法:潜在挑战和限制

检测肿瘤患者外周血中 CTCs 拥有巨大潜力,但技术上仍有挑战。CTCs 的识别和特征描述需要极为敏感和特异的

分析方法,需要联合包括密度梯度离心、肿瘤相关抗原抗体(阳性分选)或常见白细胞抗原 CD45 抗体(阴性分选)的免疫磁性分选,以及过滤等先期富集过程。阳性分选通常由上皮细胞黏附分子(epithelial cell adhesion molecule, EpCAM)抗体完成,随后 CTCs 免疫检测由细胞角蛋白(cytokeratins, CK)抗体完成[11]。

目前以 EpCAM/CK 为基础的技术中,已经获得 FDA 批准的 CellSearch 系统在过去 5 年已经获得广泛关注[12]。最近,一个称为"CTC 芯片"的微流体新平台问世,它是由抗 EpCAM 抗体涂层微黑子(microspots)阵列组成。患者 CTCs 检出率高(> 95%),CTC 检出数多,尤其是在没有明显转移的患者,提示该检验方法的特异性值得进一步研究[13]。此外,所有的以 EpCAM 为基础的富集系统面临的问题是 EpCAM 可以在播散性肿瘤细胞上皮-间质转化(EMT)过程中下调。最近的研究表明,这种转化尤其可能影响肿瘤细胞干细胞样属性[14]。

除了免疫细胞学检测方法,另一种替代技术称为上皮免疫斑点(epithelial immunospot, EPISPOT)被应用于 CTC 分析[11]。这种检测技术使用酶联免疫斑点技术检测培养 48 小时 CTCs 分泌的特异性标记蛋白。由于细胞凋亡不能分泌足够量的标记蛋白,因此观察免疫斑点是可行的检测 CTC 指标[15]。

基于反转录聚合酶链反应(RT-PCR)的检测技术是针对特异 mRNA 检测使用最广泛的免疫检测方法。许多目标转录子(例如 CK18、CK19、CK20、黏蛋白 1、癌胚抗原)在正常血液和骨髓细胞低水平表达[11],需要应用结合经验证的临界值定量 RT-PCR 检测来克服这个问题。此外,CTCs 和 DTCS 中靶基因的转录可能被下调(例如上皮间质转化[14]),这提示多标记 RT-PCR 检测方法似更有优势。

原则上,检测肿瘤特异性 DNA 突变是最特异性检测 CTCs 的方法,然而,实体瘤具有显著遗传异质性造成难点。在肿瘤患者的血液循环细胞的 DNA 中存在肿瘤相关特异性畸变,出现这种 DNA 也将反映血液和骨髓中存在 DTCs[16]。

8.2.2 DTC/CTC 检测的临床意义

(1)骨髓中 DTC 的临床意义

已报道骨髓(BM)中 DTCs 与多种肿瘤的转移复发显著相关,提示显性转移的创始细胞可能存在于 DTCs 中。

许多已发表的研究探索乳腺癌患者骨髓中 DTCs 的存在及其临床意义[11,17-19]。在这些研究中,所选患者队列的大小和应用的检测方法明显不同(表 8-1)。由于所采用的方法和患者的数量不同,不同的研究有关 DTCs 的临床意义得出了不同的结论(表 8-1)。然而,Braun 等[17]发表的一项包括 4 703 例乳腺癌患者的荟萃分析。在这项汇总分析中,骨髓 DTCs 的存在不仅预示着骨转移的发生,也预示着发生其他器官转移的可能[17]。

表 8-1　乳腺癌患者中 DTC 的检测

方法	病例数	分期	检测标记(抗体)	检出率(%)	与临床/病理指标的关系	预后/预测价值	参考文献
ICC	155	T1-4	CK18(CK2)	18	DM($P<0.001$)	ND	[125]
ICC	100	T1-4, M0	EMA, pan-CK	38	NS	RFS($P<0.001$), OS($P=0.017$)	[126]
ICC	727	T1-4	黏蛋白 TAG12(2E11)	NO:31, N1:55	TS($P<0.001$), G($P=0.002$), LN($P=0.001$)	DDFS($P<0.001$), OS($P<0.001$)	[127]
ICC	109	T1-4	乳腺相关抗原 MBr1, MBr8, MOV8, MOV16, MluCI	31	NS	NS	[128]
ICC	350	T1-4	EMA	25	TS($P=0.008$), LN($P=0.005$), 血管侵犯($P=0.001$)	RFS($P<0.001$), OS($P<0.001$)	[129]
ICC	552	T1-3	pan-CK(A45-B/B3)	36	TS($P<0.001$), 无 LM($P<0.001$), 肿瘤类型($P<0.001$), G($P=0.017$), DM($P<0.001$)	DMSF($P<0.001$), OS($P<0.001$)	[117]
ICC	393	>T1	CK + EMA	42	无 DM($P<0.001$), 骨转移($P=0.028$), LN($P=0.001$)	TRD($P=0.01$), DSF($P=0.000\ 3$), OS($P=0.022$)	[130]

续表

方法	病例数	分期	检测标记（抗体）	检出率（%）	与临床/病理指标的关系	预后/预测价值	参考文献
ICC	554	pT1-2，N0/1，M0	CK8，18，19（克隆5D3）	N0：31，N1：37	TS（$P<0.0001$），G（$P=0.034$），淋巴管侵犯（$P=0.005$），血管侵犯（$P=0.047$），ER（$P=0.026$），Ki-67（$P<0.0001$），uPA（$P=0.016$），PAI-1（$P=0.03$）	DFS（$P<0.0001$），OS（$P<0.0001$）	[131]
ICC	920	T1-T4	pan-CK（AE1/AE3）	13	TS（$P=0.013$），LN（$P<0.0005$），血管侵犯（$P=0.045$），HER-2（$P=0.024$）	ND	[132]
ICC	817	T1-4	pan-CK（AE1/AE3）	13	TS（$P=0.011$），LN（$P<0.001$），ER/PR（$P=0.051$）	DDFS（$P<0.001$），BCSS（$P<0.001$）	[133]
ICC	114	T1-4	pan-CK（A45-B/B3）	59	绝经状态（$P=0.024$），ER（$P=0.026$），TS（$P=0.026$）	OS（$P=0.0004$），DSF（$P=0.051$）	[134]
ICC	228	pT1-2，pN0-3，pM0	pan-CK（A45-B/B3）	持续 DTC：13	NS	RFS（$P=0.0003$），DFS（$P<0.0001$），OS（$P=0.002$），持续 DTC：OS（$P=0.0008$）	[24]
ICC	265	>T1	pan-CK（A45-B/B3）	26	NS	OS（$P=0.03$）	[135]
ICC + RT-PCR	131	T1-3，M0	ICC：pan-CK（A45-B/B3） RT-PCR：CK19	ICC：31 RT-PCR：41 联合：51	NS	术后 12（48）个月 35%（59%）病人 ICC/Q-RT-PCR 结果阳性	[25]
ICC	112	pT1-4	pan-CK（A45-B/B3）	化疗前 83，手术和化疗/内分泌治疗后 24	DTC 持续：G（$P=0.02$）	NS	[109]
RT-PCR	148	T1-4，M0，M1	CK19，MAM	CK19：M0 23，M1：47，MAM：M0 16，M1 38	PR（CK19：$P=0.028$，MAM；$P=0.026$）	OS（CK19：$P=0.0045$，MAM；$P=0.025$）	[77]
ICC	621	T1-4，M0	pan-CK（A45-B/B3）	15	NS	OS（$P=0.02$），DMSF（$P=0.006$），LRFS（$P=0.0009$）	[116]
RT-PCR	195	T1-4	CK19	12	NS	DMSF（$P=0.01$），OS（$P=0.005$）	[136]
ICC + RT-PCR	177（RT-PCR），83（ICC）	T1-3，M0	ICC：pan-CK（AE1/AE3） RT-PCR：MAM，CEA PSE，PIP	ICC：6，RT-PCR：11，MAM：4，PIP：2.8，PSE：2.8，CEA：1.1	ND	ND	[137]

注：只列出入组患者数 100 例以上的研究。

ICC：免疫细胞化学；RT-PCR：反转录 PCR；MAM：乳球蛋白；EMA：上皮膜抗原；CEA：癌胚抗原；PSE：前列腺特异性 Ets 因子；PIP：催乳素诱导蛋白；ER：雌激素受体；PR：孕激素受体；LN：淋巴结；G：组织学分级；TS：肿瘤大小/分期；NS：无显著差异；ND：不确定；DFS：无瘤生存；OS：总生存；DM/LM：远处/1 淋巴结转移；DMSF：无远处转移生存；LRSF：无局部复发生存；DDFS：无远处疾病生存；BCSS：乳腺癌特异性生存；RFS：无复发生存，TRD：肿瘤相关死亡。

DTCs 除了在最初诊断和手术时存在外,还发现可以逃脱化疗和激素治疗[20-23],并可在术后多年持续存在于 BM 中。这种持久存在也与晚期转移复发的风险增加相关[24-29]。例如,在高风险的乳腺癌患者(>3 个腋窝淋巴结肿大或皮肤淋巴管广泛受累),治疗后肿瘤细胞的存在与极差的预后相关[20]。

在大肠癌中,迄今已有 4 项研究报道骨髓 DTCs 与复发率增加[30,31]或总生存(OS)降低[32,33]之间呈正相关。相比之下,另外 3 项较小病例组研究没有检测到预后因素和 DTCs 之间的任何关联[34-36]。由 Flatmark 等[37]所做的一项最大宗研究,包括 275 例肿瘤患者和 206 例非肿瘤患者,但没有临床随访。用 RT-PCR 方法分析作为标记转录的 CK20 mRNA,两组均显示与生存无关联[38,39],而在 4 组中发现 CK20 转录和较差的 OS 有关联[40-43]。然而,两个阴性报道只在有转移的患者进行研究。综上所述,大肠癌患者 DTC 的临床意义仍然有争议(表 8-2)。

表 8-2　结直肠癌患者的 DTC 检测

方法	病例数	分期	检测标记(抗体)	检出率(%)	与临床/病理指标的关系	预后/预测价值	参考文献
ICC	156	Duke A ~ D	CK18(CK2)	27	LN 与肿瘤分期	RR(P<0.05)	[138]
ICC	109	I ~ IV	CEA(C1P83),黏蛋白(Ra96),pan-CK(KL-1),CA 19-9,17-1 At	49(Ra96、17-1A、CEA:<10;CA19-9:<15;KI-1:<25)	肿瘤分期	NS	[35]
ICC	167	84 例 NO,43 例 M1	pan-CK(A45-B/B3)	24	NS	OS(P=0.006) DFS(P<0.001)	[33]
ICC	275	I ~ IV	EpCAM(MOC31)	17	NS	ND	[37]
RT-PCR	295	I ~ IV, R0	CK 20	31	肿瘤分期	OS	[40]
RT-PCR	109	I ~ IV,20 例 M1	CK20, GCC	CK20:11 GCC:6	NS	ND	[139]
RT-PCR	127	I ~ IV	CK 20	无新辅助治疗者 33(n=103),有新辅助治疗者 17(n=24)	ND	新辅助化放疗者 OS(P<0.04),DFS(P<0.03)	[140]

注:只列入组病例数 100 例以上的研究。
CA19-9:Lewis 血液抗原组;17-1 A:膜抗原;CD54-0:膜抗原;GCC:鸟苷酸环化酶(guanylylcyclase);CEA:癌胚抗原;LN:淋巴结;NA:无相关信息;NS:无显著意义;ND:不明确;DFS:无疾病生存;OS:总生存;RR:复发率。

在非小细胞肺癌(NSCLC),多个应用抗 CK18 的 CK2 单克隆抗体或不同的抗细胞角蛋白抗体进行免疫细胞化学研究探索 DTCs 与预后的相互关系[44]。在不同研究中,CK 阳性细胞比例为 22% ~ 60%。有趣的是,不仅在肺癌患者[45-47],而且乳腺癌和食管癌患者,其肋骨或胸骨 BM 比髂骨 BM 中更常发现 DTC[48,49]。无论骨髓穿刺位点,许多研究表明 BM 中 DTCs 和较差的临床结果之间有相关性[45-47,50-54]。迄今为止,包括 196 例患者的大规模研究没有找到其相互关系,可能是由于随访时间太短(中位数 8 个月)所致[55]。利用 RT-PCR 技术为基础的检测,随访数据库迄今仍很小。Sienel 等人分析了 50 例小样本无明显远处转移的患者[56],认为 MAGE-A 的存在与不良预后有关。总之,虽然有一些证据表明 DTC 可能是不良结果,仍然需要进行更大的标准化研究来确认 DTCs 对肺癌的预后价值。

在前列腺癌,BM 是最好发的转移部位。在过去 10 年中,有几个研究小组着重于前列腺 DTC 的研究。然而,多数研究纳入患者的数量和(或)随访信息相对较少,而且有关的激素治疗对预后的影响数据也较少或缺乏。使用免疫组化方法,DTC 检出率为 10% ~ 90%[28,57-60]。已发现 DTC 与原发瘤组织分化等临床已确立的风险因素之间有关联[61,62]。如有两项研究已经证明早期前列腺特异抗原(PSA)复发与 DTC 检测之间的关系[60,63]。尽管 DTC 阳性骨髓的状态与转移分级和转移风险增加有关,Berg 等人[62]在 2007 年对 266 例患者研究中没有发现 DTC 检测与生存有关联。最近,Kollermann 等[60]研究了 193 例临床局限的前列腺癌并接受了新辅助内分泌治疗和前列腺癌根治术的患者,有 86 例(44.6%)患者预后与骨髓 DTCs 相关,其中位随访时间为 44 个月。也有研究用 RT-PCR 技术检测 DTC,大多以扩增 PSA 或 MAGE 特异性 cDNA 作为标记,其检出率也明显增加[44]。DTC 的检测与 PSA 血清水平相关,已报道一些与预后相关的证据[58,64]。总之,有一些证据表明,在前列腺癌患者骨髓中 DTCs 检测可能是一个预后指标,但需要更大的多中心研究,以及后续对已建立风险参数的诺模图测试,将 DTC 检测引入前列腺癌患者未来的临床管理。

更多的研究已在其他上皮性实体肿瘤患者开展，如胃癌[65]、食管癌[27,66]、胰腺癌[67,68]、卵巢癌以及头颈部癌[22,69-75]。

（2）血液中 CTCs 的意义

虽然反复骨髓采样检测和监测微小残留灶是白血病或淋巴瘤患者的常规方式，但这似乎难以作为实体瘤患者的临床常规。外周血系列分析更能为患者接受，很多研究小组目前正在评估外周血 CTCs 的临床应用价值。大部分工作仍是在乳腺癌患者中进行（表 8-3）。所有比较同一时间点 BM 和外周血检测的研究表明，同一患者 BM 穿刺阳性率比血液标本阳性率高[21,76,77]，这是由于骨髓可能为 DTC 的归巢和生存提供条件，从而有利于其在 BM 中蓄积，而血液分析仅仅是肿瘤细胞播散的一个"快照"（snapshot）。

虽然 CTCs 的临床意义仍在积极研究中，最近发表的关于在乳腺癌和直肠癌患者不同分期中进行 CTC 检测和转移复发关系的研究结果令人鼓舞，该研究采用免疫组化和 RT-PCR 为基础的检测方法及各种标记来检测外周血 CTCs（表 8-3、表 8-4）。到目前为止，很少有研究直接比较同一患者的骨髓和血液标本[21,76-78]。Wiedswang 等[76]发表的最大一项 341 例 Ⅰ~Ⅳ期乳腺癌患者的研究表明，骨髓 DTC 检测比 M0 期患者 CTC 检测有更好的预后意义。而 Bidard 等[78]报道 CTC 计数具有更好的临床意义，但他们只分析了 37 例转移性（M1 期）乳腺癌患者。目前，这些研究结果并不支持骨髓 DTCs 与血液 CTC 相互交换作为乳腺癌的预后因子，但未来较大规模应用改进的 CTC 检测技术（如前所述）的研究可能有助于澄清这一重要问题。

表 8-3　乳腺癌患者 CTC 的检测

方法	病例数	分期	检测标记（抗体）	检出率（%）	与临床/病理指标的关系	预后/预测价值	参考文献
RT-PCR	148	T1-2，M0	CK19	30	NS	DFS（P < 0.000 7），OS（P = 0.011）	[141]
ICC	111	M1	CKs（mAbs 260F9，520C9，317G5），人乳球高分子量黏蛋白（mAb BrE-3）	16	骨髓受累，疾病状态	RFS（P = 0.04）UV	[143]
ICC	177	M1	CK8,18,19	61（>2CTCs）	治疗（line：P = 0.001，type：P = 0.02），至转移时间：P = 0.03	RFS（P < 0.001）；OS（P < 0.001）	[80]
RT-PCR	100	T1-3，M0	CK19	33%	微血管密度（P = 0.002）	RFS（P = 0.000 3）	[144]
RT-PCR	术前 100 术后 100	T1-3，N0，	CEA	术前 30 术后 14	NS	DFS（P = 0.001）	[145]
ICC	177	M1	CK8,18,19	平均 49（>5 CTC），54（>5 CTC）	ND	PFS（P = 0.000 1~0.00134）；OS（P < 0.000 1~0.001 3）	[79]
ICC	341	T1-4，M0 + M1，术后 40 个月	pan-CK（AE1/AE3）	10	ND	DFS（P < 0.001）；BCSS（P < 0.001）	[76]
RT-PCR	119	T1-2，M0	CK19	18（他莫昔芬治疗后）	NS	他莫昔芬维持治疗：DFS（P = 0.0001）；OS（P = 0.000 5）；复发危险增加：（P = 0.000 06）死亡（P < 0.000 01）	[146]
ICC	151	M1	CK8,18,19	44（>5CTC）	NS	OS（P = 0.000 1）；HR（死亡）= 2.2（P = 0.003）	[147]
RT-PCR	444	T1-3，M0	CK19	41	NS	DFS（P < 0.001）；OS（P < 0.001）	[148]

续表

方法	病例数	分期	检测标记(抗体)	检出率(%)	与临床/病理指标的关系	预后/预测价值	参考文献
RT-PCR	185	T1-3, M0	CK19, HER-2	34(CK19); 18(CK19+HER-2)	NS	RFS, CK19+HER-2 ($P=0.029$); OS: CK19 ($P=0.002$)	[149]
RT-PCR	175	T1-3, M0	CK19,乳腺珠蛋白A, HER-2	41(CK19); 8(乳腺珠蛋白); 29(HER-2)		DFS: CK19 ($P<0.001$); 乳腺珠蛋白 ($P=0.011$); HER-2 ($P<0.001$); OS: CK19 ($P=0.044$), 乳腺珠蛋白 ($P=0.034$)	[150]
ICC	118	T1~4, M0	pan-CK(CK8, 18, 19)	27(全身治疗前后)	年龄(全身治疗前后)($P=0.005$)	DMFS($P=0.017$)	[82]

注: 只列入病例数100例以上的研究。CTC为外周血造血干细胞单采产品。全身治疗期间的不同时间点筛选CTC(0, 3~5, 6~8, 9~14, 15~20周),比较每次抽血时<5 CTC与≥5 CTC者有无显著差异。

表8-4　结直肠癌病人中CTC的检测

方法	病例数	分期	检测标记(抗体)	检出率(%)	与临床/病理指标的关系	预后/预测价值	参考文献
IMB+ICC	430	I~Ⅳ, 323 M1	EpCAM	26(>3 CTC)	M1	PFS($P=0.000\,2$), OS($P<0.001$)	[151]
芯片	194	Ⅱ, R0	hTERT, CK19, CK20, CEA	27	侵袭深度($P<0.001$) 血管侵犯($P<0.001$) 淋巴结($P=0.031$)	MV RR ($P<0.001$), OS($P<0.001$)	[152]
RT-PCR	200	I~Ⅲ	CEA	22	NS	PFS MV ($P=0.007$), OS($P=0.04$)	[153]
RT-PCR	196	Duke A~C, M0	CK20, CEA	术前:63 术后24小时:31 术后1周:41	ND	术后24小时 MV, DFS ($P<0.001$)	[154]
RT-PCR	167	Duke A~D	CK20, CEA	PB:10.2 MB:PB MB:34.1	侵袭深度,淋巴结,肝转移	MB: MV DSFS ($P<0.001$), OS($P<0.001$), PB: UV DFS ($P<0.001$), OS($P<0.001$)	[155]
RT-PCR	100	I~Ⅲ	CEA	POB:49 PB:39	NS	POB: RR ($P=0.01$), DFS及OS: NS	[156]
RT-PCR	144	I~Ⅳ	CK20	无新辅助化疗:56 新辅助化疗:40	肿瘤分期($P<0.05$)	NS	[140]
RT-PCR	121	I~Ⅳ, 15例M1	CEA	POB:51, PB:42	肿瘤分期	NS	[157]

注: 仅列入100例以上患者的研究。

RR: 复发率;PFS: 无进展生存;OS: 总生存;POB: 门静脉血;PB: 外周血;MB: 为肿瘤供血的肠系膜静脉血;MV: 肠系膜静脉。

许多研究小组目前正在评估对转移性乳腺癌患者进行CTC检测及治疗监测的临床价值，并提供了重要的预后信息分析[79,80]，似乎在评价治疗反应方面比传统的影像学方法更优越[13,81]。由西南肿瘤小组研究的一项随机试验SWOGS0500（www. cancer. gov/clinicaltrials/SWOG-S0500）正在应用上述研究结果进行临床试验。这项试验的目的是确定经过3周一线化疗后CTC水平升高患者在下一疗程则改为应用另一种替代化疗方案，而不是等待疾病进展临床证据的出现，是否改善总生存和无进展生存。

DTC/CTC技术的真正挑战是监测无明显转移迹象患者体内的微小残留肿瘤。Pierga等人[82]在一项Ⅱ期临床试验中监测118例患者初始全身化疗前后（REMAGUS 02）CTC的数量。在随访18个月后他们发现CTC是影响无转移生存的独立预后因素。有趣的是，他们没有发现与原发肿瘤化疗反应率的关联，而这通常是用来作为治疗反应的指标。Pachmann等人[83]报道，在辅助化疗结束后CTC数量10倍增加与无复发生存率显著降低相关。然而，他们比其他小组多检测了2~3 log单位数量的CTC，因此他们检测结果的特异性需要进一步讨论[83]。

对另外两项应用CellSearch技术的德国临床试验（即重点在于初始全身化疗加或不加曲妥珠单抗）的GEPARQuattro试验［www. germanbreastgroup. de/geparquattro］和着重于辅助化疗的SUCCESS试验［www. success-studie. de］的随访分析目前仍在进行中，将揭示所观察到的CTC率下降[84,85]是否与肿瘤患者的生存率提高相关。GEPARQuattro试验中，在22%的初始全身化疗前患者体内检测到CTCs，化疗后这一比例下降到11%[84]。SUCCESS试验中，共纳入1 767例患者；10%患者在辅助化疗前、7%在完成治疗后可发现CTCs存在[85]。

因为大多数DTCs和CTCs处于非循环状态，化疗可能对这些细胞的影响相当有限。因此，除了化疗和放疗外，靶向治疗已开辟了临床肿瘤学的新纪元[86]。但是，对接受靶向治疗肿瘤患者的选择需要识别肿瘤细胞中有疗效的靶点。而HER-2原癌基因是目前主要的全身治疗生物靶点，众多临床试验已证实应用人源单克隆抗体（曲妥珠单抗）对乳腺癌有效[87]。目前，所有患者只通过原发肿瘤的分析进行曲妥珠单抗分层研究。HER-2阳性的DTCs/CTCs检测可以将疾病临床进程中的HER-2状态进行实时评估。一些研究小组报道，HER-2阳性的DTCs/CTCs检测和相应的原发肿瘤HER-2评分之间有显著差异[88-91]，表明容易被常规原发肿瘤检测遗漏的HER-2过度表达亚克隆肿瘤细胞可能具有播散潜能。HER-2阳性DTCs和CTCs检测与乳腺癌和食管癌的临床预后差相关[88,89,92]；HER-2基因扩增可在肿瘤进展中发生[93,94]。因此，DTCs和CTCs的HER-2状态评估可为肿瘤患者的临床治疗提供重要信息。

8.2.3 DTCs/CTCs的生物学

DTCs和CTCs的进一步分子分析可能有助于揭示播散肿瘤细胞的生物学特性，特别是揭开"肿瘤休眠"（即原发瘤切除后到转移复发之间的潜伏期，在乳腺癌可长达10年以上）这一令人费解的现象，以及识别转移创始细胞（干细胞）是非常重要的。

（1）肿瘤休眠

乳腺癌的转移复发甚至可以在原发肿瘤诊断和切除10多年以后发生[95]。这一潜伏期称为肿瘤休眠（cancer dormancy），其特点是在最终出现明显转移前微小残留病灶可存在多年[24]。Jonathan Uhr研究小组已证明，可在无明显转移的乳腺癌患者原发肿瘤被确诊22年后检测到CTCs[96]。因此，不能排除许多"治愈"肿瘤患者可能隐藏休眠肿瘤细胞。

可通过改变DTCs（例如，调控细胞增殖和凋亡基因的更多突变或表观遗传修饰）和干扰周围微环境（例如，生长因子和血管生成因子的释放）调节休眠肿瘤细胞的稳定状态[7]。Koebel等人[97]最近指出在骨肉瘤小鼠模型中免疫监视对肿瘤休眠的重要性；Mahnke等报道骨髓微环境具有一些对于DTC和免疫T细胞记忆有重要意义的特征[98]。此外，Galon和同事证明T细胞活化和结肠癌患者的生存之间有明显的正相关，与原发瘤大小和淋巴结状态无关[99]。然而，作为一个潜在的重要宿主组成成分，免疫系统控制转移进程的作用仍存在争论。巨噬细胞的某些亚类甚至可以通过促进血管生成及细胞外基质的降解和重构来促进转移扩散[100]。

诱发血管生成的能力被认为是逃脱肿瘤休眠且随后造成转移的重要原因[101]。虽然这种假设已被大量实验研究支持，关于DTCs/CTCs的血管生成因子表达的信息却很少。只有最近发表的一项研究证明，转移性乳腺癌患者中，在CTCs存在频繁的VEGF表达[102]。除了血管生成，其他微环境的改变也可能影响DTCs和微转移。已证明在炎症和伤口愈合的过程中，过多的细胞因子被释放，部分因子可诱发迁移和上皮肿瘤细胞的生长[103]。有趣的是，伤口愈合特异性基因表达标签可以预测乳腺癌患者的转移复发[104]。因此，不能排除，有微小残留病灶的肿瘤患者发生意外骨折可能有助于逃脱休眠状态。

（2）转移性干细胞

在过去5年中，肿瘤干细胞领域得到了高度重视，生物医学界正在探索新的潜在干细胞标记用于评估所有类型的实体肿瘤[105,106]。关于转移，有假设认为肿瘤干细胞可以从原发瘤播散到远处。原发瘤干细胞具有与乳腺癌转移复发相关的表达谱这一事实支持这种假设[107]。此外，一个新的乳腺癌干细胞标记（ALDH1）的表达与临床疗效差相关，即ALDH1阳性细胞在小鼠体内能够形成转移[108]。最近，Robert Weinberg小组研究表明，肿瘤干细胞可能有发生上皮间质转化（EMT）的特殊能力[14]，从而增加其运动和侵袭能力，使其能够在远处器官和血液中生存。

也有一些证据表明，肉眼转移的创始细胞（即转移性干细胞）可能是肿瘤患者体内通过目前的方法检测出的DTCs/

CTCs（图8-4）。其依据：①骨髓中存在的DTCs与转移复发显著相关[17]；②大多数DTCs/CTCs是非增殖性（如Ki-67阴性）和化疗耐受的，这些与肿瘤干细胞特征相似[21,109,110]；③DTCs/CTCs的部分亚类具有乳腺癌干细胞表型（如

CD44[+] CD24[-]低表达，CK19[+] MUC1[-]，EpCAM[+]）[15,111-113]。现在需要使用适当的异种移植小鼠模型进行功能研究来证明DTCs/CTCs的哪种亚类是显性转移的初始细胞。

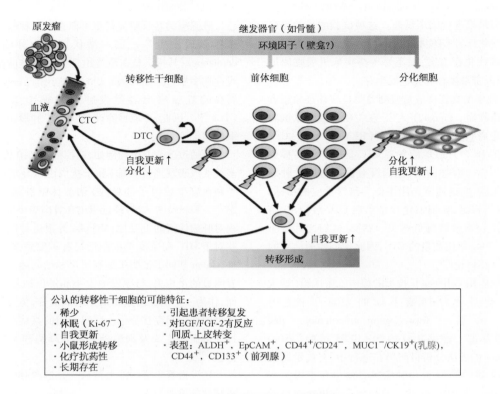

图8-4　转移进展的干细胞模型

注：原发瘤释放循环肿瘤细胞进入血液循环，这些细胞回归到继发器官（如骨髓）。在继发器官，这些带有干细胞特征的播散肿瘤细胞可以存活并产生前体细胞，最终在分化状态停止生长，这些细胞会形成转移灶。继发器官也许会为肿瘤细胞提供特殊的微环境，这个微环境中的一些因子会影响细胞的自我更新、增殖或分化的能力。据推断，在骨髓中，造血干细胞微壁龛有利于干细胞样播散肿瘤细胞的生长。

未来的研究将揭示DTCs是否可以使用与正常干细胞相同的骨髓壁龛[114]在肿瘤患者体内存在多年[24]。在各种上皮性肿瘤患者的骨髓中都可以发现DTCs，包括乳腺癌、前列腺癌、肺癌和结肠癌[11,17,115]。虽然DTCs也可能同时存在于其他器官中。但是，可以预见，骨髓可能作为DTC的储存场所，从那里它们可能会循环到其他可能有更好生长条件的远处器官，如肝或肺。已观察到的乳腺癌患者骨髓中的DTCs和局部复发的关系，说明这些细胞可能循环回到肿瘤原发部位[116]。至关重要的是要建立一个能够验证这些挑战性和临床相关的假设。如果骨髓是DTCs的特定储存场所，针对骨髓肿瘤的药物（例如，针对RANK配体的双膦酸盐或抗体）可能足以防止转移，甚至局限性复发。

8.2.4　转移播散的分子决定因素

造血干细胞可以是假阳性细胞来源，但由大队列非肿瘤对照患者分析表明，骨髓和血液样本细胞CK阳性细胞大部分是上皮来源[117]。最重要的问题是这些CK阳性细胞是否确实是肿瘤细胞？对单个DTCs和CTCs进行全基因组扩

增和比较基因组杂交分析（CGH）可以回答这个问题[118-121]。所有的CK阳性细胞似乎都具有遗传异常，这些清楚地表明其是肿瘤细胞。然而，乳腺癌和其他实体肿瘤（如食管癌[92]）患者的DTCs通常并非总是具有与原发瘤相同的遗传变化特征[121]。从Klein发表的这些令人惊讶的发现，可以认为DTCs可早期从原发瘤播散并开始了一个独立的遗传进程[11]。然而，单个免疫染色DTC或CTC的全基因组扩增是一个非常具有挑战性的技术，不能进行任何的重复实验。理想的是某个小组在过去10多年发表的令人兴奋的数据，可以被其他实验室通过使用标准化方案重复出来。Brandt小组最近应用不同技术（如特异基因组区域的杂合子缺失分析），发现早期前列腺癌患者CTCs的遗传学异常与个别小区域的原发瘤遗传变异相同[122]，这表明在原发瘤阶段转移性亚克隆就已经存在[123]。这些亚克隆在如乳腺癌等其他实体瘤可能也存在，但很容易因原发肿瘤少量切片的常规分析而没有被检测到。

除了直接分析DTCs和（或）CTCs，与DTCs或CTCs相关的原发瘤遗传谱的分析也可为研究肿瘤患者微转移的潜

在分子基础提供独特信息,这是欧洲 DISMAL 联盟的主要目标之一(www. dismal-project. edu)。选择早期无淋巴结转移(N0 期)和无明显转移(M0)的早期肿瘤患者,两组患者(DTC 和 CTC 阳性或阴性)的其他指标如年龄、肿瘤分期或分化程度等都匹配。最好是来自新鲜肿瘤组织样本的分析。为了避免所有肿瘤组织中均存在正常组织的污染,应用激光显微切割技术获取肿瘤细胞组织,并提取 DNA 和 RNA。抽提的 DNA 应用覆盖全基因组的微阵列进行比较基因组杂交(CGH-array)技术分析。由这种微阵列研究得到的非常复杂数据需要强有力的生物信息学分析来显示与 DTC 和(或)CTC 存在相关的基因标签。筛选出来的候选基因需要进一步验证,可通过应用包括来自已知 DTC 和(或)CTC 肿瘤患者的数百例肿瘤样本的组织微阵列检测来快速完成。这种策略已被成功地应用于 NSCL 患者肿瘤样本,并发现 4q 缺失与 DTC 的检出密切相关,提示在该染色体区域存在转移抑制基因[124]。

8.2.5　今后的研究方向

DTCs 已在所有实体肿瘤患者骨髓中被发现,表明骨髓可能是接受血源性 DTCs 的首选储存地。目前正在研究 DTCs 是否以骨髓这样微环境作为壁龛,在播散到其他器官之前多年处于休眠状态。了解这一休眠阶段和促使 DTCs 恢复生长活性的条件,以及鉴定转移灶形成的起始细胞(转移干细胞)是早期肿瘤细胞播散基础研究最重要和最具挑战性的领域。

连续外周血监测,尤其是对接受全身治疗的肿瘤患者,微小残留病灶实时监控应该比反复骨髓穿刺更容易接受。虽然 CTC 对转移性乳腺癌、大肠癌、前列腺癌的预后意义可靠,但研究 CTCs 对原发癌患者的影响仍在进行。化疗后复发高风险患者的识别具有较重要的临床意义。近来,乳腺癌患者在全身性或辅助化疗过程中监测 CTCs 获得了令人鼓舞的结果。总之,DTCs/CTCs 有可能成为实时监测肿瘤病人全身辅助治疗疗效的重要标记,这些细胞的表型和分子特性将有助于更多的"量身定做"和个性化的抗转移治疗。

(张晓飞 译,钦伦秀 审校)

参考文献

[1] Iddings D, et al. The biologic significance of micrometastatic disease and sentinel lymph node technology on colorectal cancer. J Surg Oncol, 2007, 96: 671-677.

[2] Bilchik AJ, et al. Prognostic impact of micrometastases in colon cancer: interim results of a prospective multicenter trial. Ann Surg, 2007, 246: 568-575.

[3] Tonato M. Consensus conference on medical treatment of non-small cell lung cancer: adjuvant treatment. Lung Cancer, 2002, 38 (Suppl 3): S37-42.

[4] Swindle PW, et al. Markers and meaning of primary treatment failure. Ural Cliri North Am, 2003, 30: 377-401.

[5] Gronau E, et al. Prostate cancer relapse after therapy with curative intention: a diagnostic and therapeutic dilemma. Oncologiy, 2005, 28: 361-366.

[6] Lang JE, et al. Significance of micrometastasis in bone marrow and blood of operable breast cancer patients: research tool or clinical application? Expert Rev Anticancer Ther, 2007, 7: 1463-1472.

[7] Aguirre-Ghiso JA. Models, mechanisms and clinical evidence for cancer dormancy. Nat Rev Cancer, 2007, 7: 834-846.

[8] Hermanek P, et al. Classification of isolated tumor cells and micrometastasis. Cancer, 1999, 86: 2668-2673.

[9] Singletary SE, et al. Classification of isolated tumor cells: clarification of the 6th edition of the American Joint Committee on Cancer Staging Manual. Cancer, 2003, 98: 2740-2741.

[10] Harris L, et al. American Society of Clinical Oncology 2007 update of recommen-dations for the use of tumor markers in breast cancer. J Clin Oncol, 2007, 25: 5287-5312.

[11] Pantel K, et al. Detection, clinical relevance and specific biological properties of disseminating tumour cells. Nat Rev Cancer, 2008, 8: 329-340.

[12] Riethdorf S, et al. Detection of circulating tumor cells in peripheral blood of patients with metastatic breast cancer: a validation study of the Cell Search System. Clin Cancer Res, 2007, 13: 920-928.

[13] Nagrath S, et al. Isolation of rare circulating tumour cells in cancer patients by microchip technology. Nature, 2007, 450: 1235-1239.

[14] Mani SA, et al. The epithelial-mesenchymal transition generates cells with properties of stem cells. Cell, 2008, 133: 704-715.

[15] Alix-Panabieres C, et al. Detection and characterization of putative metastatic precursor cells in cancer patients. Clin Chem, 2007, 53: 537-539.

[16] Schwarzenbach H, et al. Detection of tumor-specific DNA in blood and bone marrow plasma from patients with prostate cancer. Int J Cancer, 2007, 120: 1465-1471.

[17] Braun S, et al. A pooled analysis of bone marrow micrometastasis in breast cancer. N Engl J Med, 2005, 353: 793-802.

[18] Slade MJ, et al. The clinical significance of disseminated tumor cells in breast cancer. Nat Clin Pract Oncol, 2007, 4: 30-41.

[19] Vincent-Salomon A, et al. Bone marrow micrometastasis in breast cancer: review of detection methods, prognostic impact and biological issues. J Clin Pathol, 2008, 61: 570-576.

[20] Braun S, et al. Lack of effect of adjuvant chemotherapy on the elimination of single dormant tumor cells in bone marrow of high-risk breast cancer patients. J Clin Oncol, 2000, 18: 80-86.

[21] Muller V, et al. Circulating tumor cells in breast cancer:

correlation to bone marrow micrometastases, heterogeneous response to systemic therapy and low proliferative activity. Clin Cancer Res, 2005, 11: 3678-3685.

[22] Wimberger P, et al. Influence of platinum-based chemotherapy on disseminated tumor cells in blood and bone marrow of patients with ovarian cancer. Gynecol Oncol, 2007, 107: 331-338.

[23] Kollermann MW, et al. Supersensitive PSA-monitored neoadjuvant hormone treatment of clinically localized prostate cancer: effects on positive margins, tumor detection and epithelial cells in bone marrow. Eur Ural, 1998, 34: 318-324.

[24] Janni W, et al. The persistence of isolated tumor cells in bone marrow from patients with breast carcinoma predicts an increased risk for recurrence. Cancer, 2005, 103: 884-891.

[25] Slade MJ, et al. Persistence of bone marrow micrometastases in patients receiving adjuvant therapy for breast cancer: results at 4 years. Int J Cancer, 2005, 114: 94-100.

[26] Wiedswang G, et al. Isolated tumor cells in bone marrow three years after diagnosis in disease-free breast cancer patients predict unfavorable clinical outcome. Clin Cancer Res, 2004, 10: 5342-5348.

[27] Thorban S, et al. Immunocytochemical detection of disseminated tumor cells in the bone marrow of patients with esophageal carcinoma. J Natl Cancer Lnst, 1996, 88: 1222-1227.

[28] Weckermann D, et al. Does the immunocytochemical detection of epithelial cells in bone marrow (micrometastasis) influence the time to biochemical relapse after radical prostatectomy? Ural Res, 1999, 27: 285-290.

[29] Naume B, et al. The prognostic value of isolated tumor cells in bone marrow in breast cancer patients: evaluation of morphological categories and the number of clinically significant cells. Clin Cancer Res, 2004, 10: 3091-3097.

[30] Lindemann F, et al. Prognostic significance of micrometastatic tumour cells in bone marrow of colorectal cancer patients. Lancet, 1992, 340: 685-689.

[31] O'Sullivan GC, et al. Micrometastases: marker of metastatic potential or evidence of residual disease? Gut, 1997, 40: 512-515.

[32] Broil R, et al. Tumor cell dissemination in bone marrow and peritoneal cavity. An immunocytochemical study of patients with stomach or colorectal carcinoma. Langenbecks Arch Chir, 1996, 381: 51-58.

[33] Leinung S, et al. Detection of cytokeratin-positive cells in bone marrow in breast cancer and colorectal carcinoma in comparison with other factors of prognosis. J Hematother Stem Cell Res, 2000, 9: 905-911.

[34] Cohen AM, et al. In vitro detection of occult bone marrow metastases in patients with colorectal cancer hepatic metastases. Dis Colon Rectum, 1998, 41: 1112-1115.

[35] Schott A, et al. Isolated tumor cells are frequently detectable in the peritoneal cavity of gastric and colorectal cancer patients and serve as a new prognostic marker. Ann Surg, 1998, 227:

372-379.

[36] Schoppmeyer K, et al. Tumor cell dissemination in colon cancer does not predict extrahepatic recurrence in patients undergoing surgery for hepatic metastases. Oneal Rep, 2006, 15: 449-454.

[37] Flatmark K, et al. Immunomagnetic detection of micrometastatic cells in bone marrow of colorectal cancer patients. Clin Cancer Res, 2002, 8: 444-449.

[38] Vlems FA et al. Detection of disseminated tumour cells in blood and bone marrow samples of patients undergoing hepatic resection for metastasis of colorectal cancer. Br J Surg, 2003, 90: 989-995.

[39] Koch M, et al. Prognostic impact of hematogenous tumor cell dissemination in patients with stage II colorectal cancer. Int J Cancer, 2006, 118: 3072-3077.

[40] Vogel I, et al. Multivariate analysis reveals RT-PCR detected tumour cells in the blood and/or bone marrow of patients with colorectal carcinoma as an independent prognostic factor. Ann Oneal, 2000, 11 (Suppl 4): 43: 2000.

[41] Soeth E, et al. The detection of disseminated tumor cells in bone marrow from colorectal-cancer patients by a cytokeratin-20-specific nested reverse-transcriptase-polymerase-chain reaction is related to the stage of disease. Int J Cance, 1996, 69: 278-282.

[42] Soeth E, et al. Comparative analysis of bone marrow and venous blood isolates from gastrointestinal cancer patients for the detection of disseminated tumor cells using reverse transcription PCR. Cancer Res, 1997, 57: 3106-3110.

[43] Koch M, et al. Detection of hematogenous tumor cell dissemination predicts tumor relapse in patients undergoing surgical resection of colorectal liver metastases. Ann Surg, 2005, 241: 199-205.

[44] Riethdorf S, et al. Review: biological relevance of disseminated tumor cells in cancer patients. Int J Cancer, 2008, 123: 1991-2006.

[45] Pantel K, et al. Frequency and prognostic significance of isolated tumour cells in bone marrow of patients with non-small cell lung cancer without overt metastases. Lancet, 1996, 347: 649-653.

[46] Passlick B, et al. Isolated tumor cells in bone marrow predict reduced survival in node-negative non-small cell lung cancer. Ann Thome Surg, 1999, 68: 2053-2058.

[47] Sugio K, et al. Micrometastasis in the bone marrow of patients with lung cancer associated with a reduced expression of E-cadherin and beta-catenin: risk assessment by immunohistochemistry. Surgery, 2002, 131: S226-231.

[48] Relihan N, et al. Combined sentinel lymph node mapping and bone marrow micrometastatic analysis for improved staging in breast cancer. Lancet, 1999, 354: 129-130.

[49] Mattioli S, et al. Iliac crest biopsy versus rib segment resection for the detection of bone marrow isolated tumor cells from lung and esophageal cancer. EurJ Cardiothorac Surg, 2001, 19: 576-579.

[50] Pantel K, et al. Immunocytological detection of bone marrow micrometastasis in operable non-small cell lung cancer. Cancer Res, 1993, 53: 1027-1031.

［51］ Cote RJ, et al. Detection of occult bone marrow micrometastases in patients with operable lung carcinoma. Ann Surg, 1995, 222: 415-423.

［52］ Ohgami A, et al. Micrometastatic tumor cells in the bone marrow of patients with non-small cell lung cancer. Ann Tharac Surg, 1997, 64: 363-367.

［53］ Kasirnir-Bauer S, et al. Evaluation of different markers in non-small cell lung cancer: prognostic value of clinical staging, tumour cell detection and tumour marker analysis for tumour progression and overall survival. Oneal Rep, 2003, 10: 475-482.

［54］ Yasumoto K, et al. Prognostic value of cytokeratin-positive cells in the bone marrow and lymph nodes of patients with resected nonsmall cell lung cancer: a multicenter prospective study. Ann Thorac Surg, 2003, 76: 194-201.

［55］ Brunsvig PF, et al. Bone marrow micrometastases in advanced stage non-small cell lung carcinoma patients. Lung Cancer, 2008, 61: 170-176.

［56］ Sienel W, et al. Detection of MAGE-A transcripts in bone marrow is an independent prognostic factor in operable non-small-cell lung cancer. Clin Cancer Res, 2007, 13: 3840-3847.

［57］ Pantel K, et al. Immunocytochemical detection of isolated tumour cells in bone marrow of patients with untreated stage C prostatic cancer. Eur J Cancer, 1995, 31A: 1627-1632.

［58］ Wood DP Jr, et al. Presence of circulating prostate cells in the bone marrow of patients undergoing radical prostatectomy is predictive of disease-free survival. J Clin Oncol, 1997, 15: 3451-3457.

［59］ Kollermann J, et al. Comparative immunocytochemical assessment of isolated carcinoma cells in lymph nodes and bone marrow of patients with clinically localized prostate cancer. Int J Cancer, 1999, 84: 145-149.

［60］ Kollermann J, et al. Prognostic significance of disseminated tumor cells in the bone marrow of prostate cancer patients submitted to neoadjuvant hormonal therapy. J Clin Oncol, 2008, 26: 4928-4933.

［61］ Obemeder R, et al. Immunocytochemical detection and phenotypic characterization of micrometastatic tumour cells in bone marrow of patients with prostate cancer. Ural Res, 1994, 22: 3-8.

［62］ Berg A, et al. Impact of disseminated tumor cells in bone marrow at diagnosis in patients with non metastatic prostate cancer treated by definitive radiotherapy. Int J Cancer, 2007, 120: 1603-1609.

［63］ Weckermann D, et al. Disseminated cytokeratin positive tumor cells in the bone marrow of patients with prostate cancer: detection and prognostic value. J Urol, 2001, 166: 699-703.

［64］ Gao CL, et al. Detection of circulating prostate specific antigen expressing prostatic cells in the bone marrow of radical prostatectomy patients by sensitive reverse transcriptase polymerase chain reaction. J Ural, 1999, 161: 1070-1076.

［65］ Heiss MM, et al. Minimal residual disease in gastric cancer: evidence of an independent prognostic relevance of urokinase

receptor expression by disseminated tumor cells in the bone marrow. J Clin Oncol, 2002, 20: 2005-2016.

［66］ Kaifi JT, et al. Tumor-cell homing to lymph nodes and bone marrow and CXCR4 expression in esophageal cancer. J Natl Cancer Inst, 2005, 97: 1840-1847.

［67］ Thorban S, et al. Immunocytochemical detection of isolated epithelial tumor cells in bone -marrow of patients with pancreatic carcinoma. Am J Surg, 1996, 172: 297-298.

［68］ Izbicki JR, et al. Micrometastasis in solid epithelial tumors: impact on surgical oncology. Surgery, 2002, 131: 1-5.

［69］ Fehm T, et al. Detection of disseminated tumor cells in patients with gynecological cancers. Gynecol Oncol, 2006, 103: 942-947.

［70］ Gath HJ, et al. Immunocytologic detection of isolated tumor cells in bone marrow of patients with squamous cell carcinomas of the head and neck region. Int J Oral Maxillafac Surg, 1995, 24: 351-355.

［71］ Pantel K, et al. Staging of head and neck cancer. N Engl J Med, 1995, 332: 1789-1790.

［72］ Partridge M, et al. Detection of minimal residual cancer to investigate why oral tumors recur despite seemingly adequate treatment. Clin Cancer Res, 2000, 6: 2718-2725.

［73］ de Nooij-van Dalen AG, et al. Characterization of the human Ly-6 antigens, the newly annotated member Ly-6K included, as molecular markers for head-and-neck squamous cell carcinoma. Int J Cancer, 2003, 103, 768-774.

［74］ Partridge M, et al. Detection of rare disseminated tumor cells identifies head and neck cancer patients at risk of treatment failure. Clin Cancer Res, 2003, 9: 5287-5294.

［75］ Col not DR, et al. Clinical Significance of micrometastatic cells detected by E48 (Ly-6D) reverse transcription-polymerase chain reaction in bone marrow of head and neck cancer patients. Clin Cancer Res, 2004, 10:7827-7833.

［76］ Wiedswang G, et al. Comparison of the clinical significance of occult tumor cells in blood and bone marrow in breast cancer. Int J Cancer, 2006, 118: 2013-2019.

［77］ Benoy IH, et al. Real-time RT-PCR detection of disseminated tumour cells in bone marrow has superior prognostic significance in comparison with circulating tumour cells in patients with breast cancer. Br J Cancer, 2006, 94: 672-680.

［78］ Bidard FC, et al. Prognosis of women with stage IV breast cancer depends on detection of circulating tumor cells rather than disseminated tumor cells. Ann Oneal, 2008, 19: 496-500.

［79］ Hayes DF, et al. Circulating tumor cells at each follow-up time point during therapy of metastatic breast cancer patients predict progression-free and overall survival. Clin Cancer Res, 2006, 12: 4218-4224.

［80］ Cristofanilli M, et al. Circulating tumor cells, disease progression, and survival in metastatic breast cancer. N Engl J Med, 2004, 351: 781-791.

［81］ Budd GT, et al. Circulating tumor cells versus imaging-predicting overall survival in metastatic breast cancer. Clin Cancer Res, 2006, 12: 6403-6409.

[82] Pierga JY, et al. Circulating tumor cell detection predicts early metastatic relapse after neoadjuvant chemotherapy in large operable and locally advanced breast cancer in a phase Ⅱ randomized trial. Clin Cancer Res, 2008, 14: 7004-7010.

[83] Pachmann K, et al. Monitoring the response of circulating epithelial tumor cells to adjuvant chemotherapy in breast cancer allows detection of patients at risk of early relapse. J Clin Oncol, 2008, 26: 1208-1215.

[84] Riethdorf S, et al. Detection and HER2 expression of circulating tumor cells: prospective monitoring in breast cancer patients treated in the neoadjuvant GeparQuattro trial. Clin Cancer Res, 2010, 16: 2634-2645.

[85] Rack BK, et al. Prognostic relevance of circulating tumor cells (CTCs) in peripheral blood of breast cancer patients before and after adjuvant chemotherapy: the German SUCCESS-trial. J Clin Oncol, 2008, 28 (S): Abstract 503.

[86] Gralow J, et al. Clinical cancer advances 2007: major research advances in cancer treatment, prevention, and screening — a report from the American Society of Clinical Oncology. J Clin Oncol, 2008, 26: 313-325.

[87] Piccart-Gebhart MJ, et al. Trastuzumab after adjuvant chemotherapy in HER2-positive breast cancer. N Engl J Med, 2005, 353: 1659-1672.

[88] Braun S, et al. ErbB2 over-expression on occult metastatic cells in bone marrow predicts poor clinical outcome of stage Ⅰ ~ Ⅲ breast cancer patients. Cancer Res, 2001, 61: 1890-1895.

[89] Wulfing P, et al. HER2-positive circulating tumor cells indicate poor clinical outcome in stage Ⅰ to Ⅲ breast cancer patients. Clin Cancer Res, 2006, 12: 1715-1720.

[90] Solomayer EF, et al. Comparison of HER2 status between primary tumor and disseminated tumor cells in primary breast cancer patients. Breast Cancer Res Treat, 2006, 98: 179-184.

[91] Fehm T, et al. Determination of HER2 status using both serum HER2 levels and circulating tumor cells in patients with recurrent breast cancer whose primary tumor was HER2 negative or of unknown HER2 status. Breast Cancer Res, 2007, 9: R74.

[92] Stoecklein NH, et al. Direct genetic analysis of single disseminated cancer cells for prediction of outcome and therapy selection in esophageal cancer. Cancer Cell, 2008, 13: 441-453.

[93] Meng S, et al. HER-2 gene amplification can be acquired as breast cancer progresses. Proc Natl Acad Sci USA, 2004, 101: 9393-9398.

[94] Meng S, et al. uPAR and HER-2 gene status in individual breast cancer cells from blood and tissues. Proc Natl Acad Sci USA, 2006, 103: 17361-17365.

[95] Hanrahan EO, et al. Overall survival and cause-specific mortality of patients with stage Tla, bNOMO breast carcinoma. J Clin Oncol, 2007, 25: 4952-4960.

[96] Meng S, et al. Circulating tumor cells in patients with breast cancer dormancy. Clin Cancer Res, 2004, 10: 8152-8162.

[97] Koebel CM, et al. Adaptive immunity maintains occult cancer in an equilibrium state. Nature, 2007, 450: 903-907.

[98] Mahnke YD, et al. Maintenance of long-term tumour-specific T-cell memory by residual dormant tumour cells. Immunology, 2005, 115: 325-336.

[99] Galon J, et al. Type, density, and location of immune cells within human colorectal tumors predict clinical outcome. Science, 2006, 313: 1960-1964.

[100] Condeelis J, et al. Macrophages: obligate partners for tumor cell migration, invasion, and metastasis. Cell, 2006, 124: 263-266.

[101] Steeg PS. Tumor metastasis: mechanistic insights and clinical challenges. Nat Med, 2006, 12: 895-904.

[102] Kallergi G, et al. Vascular endothelial growth factor (VEGF) expression in CTCs of breast cancer patients. In: Proceedings of the 99th Annual Meeting of the American Association for Cancer Research, Apr 12-16, 2008, San Diego, CA. Philadelphia: MCR, Abstract 276.

[103] Coussens LM, et al. Inflammation and cancer. Nature, 2002, 420: 860-867.

[104] Chang HY, et al. Gene expression signature of fibroblast serum response predicts human cancer progression: similarities between tumors and wounds. PLoS Biol, 2004, 2: E7.

[105] Clarke MF, et al. Stem cells: the real culprits in cancer? Sci Am, 2006, 295: 52-59.

[106] Trumpp A, et al. Mechanisms of disease: cancer stem cells - targeting the evil twin. Nat Clin Pract Oncol, 2008, 5: 337-347.

[107] Liu R, et al. The prognostic role of a gene signature from tumorigenic breast-cancer cells. N Engl J Med, 2007, 356: 217-226.

[108] Ginestier C, et al. ALDHI is a marker of normal and malignant human mammary stem cells and a predictor of poor clinical outcome. Cell Stem Cell, 2007, 1: 555-567.

[109] Becker S, et al. Detection of cytokeratin-positive cells in the bone marrow of breast cancer patients undergoing adjuvant therapy. Breast Cancer Res Treat, 2006, 97: 91-96.

[110] Becker S, et al. Primary systemic therapy does not eradicate disseminated tumor cells in breast cancer patients. Breast Cancer Res Treat, 2007, 106: 239-243.

[111] Braun S, et al. Tumorantigen heterogeneity of disseminated breast cancer cells: implications for immunotherapy of minimal residual disease. Int J Cancer, 1999, 84: 1-5.

[112] Balic M, et al. Most early disseminated cancer cells detected in bone marrow of breast cancer patients have a putative breast cancer stem cell phenotype. Clin Cancer Res, 2006, 12: 5615-5621.

[113] Theodoropoulos PA, et al. Detection of circulating tumor cells with breast cancer stem cell-like phenotype in blood samples of patients with breast cancer. In: Proceedings of the 99th Annual Meeting of the American Association for Cancer Research, Apr 12-16, 2008,

San Diego, CA. Philadelphia：MCR, Abstract 2008.

［114］Wilson A, et al. Bone marrow haematopoietic stem cell niches. Nat Rev Immunol, 2006, 6：93-106.

［115］Pantel K, et al. Dissecting the metastatic cascade. Nat Rev Cancer, 2004, 4：448-456.

［116］Bidard FC, et al. Disseminated tumor cells of breast cancer patients：a strong prognostic factor for distant and local relapse. Clin Cancer Res, 2008, 14：3306-3311.

［117］Braun S, et al. Cytokeratin-positive cells in the bone marrow and survival of patients with stage Ⅰ, Ⅱ, or Ⅲ breast cancer. N Engl J Med, 2000, 342：525-533.

［118］Klein CA, et al. Comparative genomic hybridization, loss of heterozygosity, and DNA sequence analysis of single cells. Proc Natl Acad Sci USA, 1999, 96：4494-4499.

［119］Schmidt-Kittler O, et al. From latent disseminated cells to overt metastasis：genetic analysis of systemic breast cancer progression. Proc Natl Acad Sci USA, 2003, 100：7737-7742.

［120］Schardt JA, et al. Genomic analysis of single cytokeratin-positive cells from bone marrow reveals early mutational events in breast cancer. Cancer Cell, 2005, 8：227-239.

［121］Gangnus R, et al. Genomic profiling of viable and proliferative micrometastatic cells from early-stage breast cancer patients. Clin Cancer Res, 2004, 10：3457-3464.

［122］Schmidt H, et al. Asynchronous growth of prostate cancer is reflected by circulating tumor cells delivered from distinct, even small foci, harboring loss of heterozygosity of the PTEN gene. Cancer Res, 2006, 66：8959-8965.

［123］Fidler IJ. The pathogenesis of cancer metastasis：the 'seed and soil' hypothesis revisited. Nat Rev Cancer, 2003, 3：453-458.

［124］Wrage M, et al. Genomic profiles associated with early micrometastasis in lung cancer：relevance of 4q deletion. Clin Cancer Res, 2009, 15：1566-1574.

［125］Schlimok G, et al. Micrometastatic cancer cells in bone marrow：in vitro detection with anti-cytokeratin and in vivo labeling with anti-17-1A monoclonal antibodies. Proc Natl Acad Sci USA, 1987, 84：8672-8676.

［126］Harbeck N, et al. Tumour cell detection in the bone marrow of breast cancer patients at primary therapy：results of a 3-year median follow-up. Br J Cancer, 1994, 69：566-571.

［127］Diel IJ, et al. Micrometastatic breast cancer cells in bone marrow at primary surgery：prognostic value in comparison with nodal status. J Natl Cancer Inst, 1996, 88：1652-1658.

［128］Molino A, et al. Bone marrow micrometastases in 109 breast cancer patients：correlations with clinical and pathological features and prognosis. Breast Cancer Res Treat, 1997, 42：23-30.

［129］Mansi JL, et al. Outcome of primary-breast-cancer patients with micrometastases：a long-term follow-up study. Lancet, 1999, 354：197-202.

［130］Gebauer G, et al. Epithelial cells in bone marrow of breast cancer patients at time of primary surgery：clinical outcome during long-term follow-up. J Clin Oncol, 2001, 19：3669-3674.

［131］Gerber B, et al. Simultaneous immunohistochemical detection of tumor cells in lymph nodes and bone marrow aspirates in breast cancer and its correlation with other prognostic factors. J Clin Oncol, 2001, 19：960-971.

［132］Naume B, et al. Detection of isolated tumor cells in bone marrow in early-stage breast carcinoma patients：comparison with preoperative clinical parameters and primary tumor characteristics. Clin Cancer Res, 2001, 7：4122-4129.

［133］Wiedswang G, et al. Detection of isolated tumor cells in bone marrow is an independent prognostic factor in breast cancer. J Clin Oncol, 21：3469-3478.

［134］Pierga JY, et al. Clinical significance of immunocytochemical detection of tumor cells using digital microscopy in peripheral blood and bone marrow of breast cancer patients. Clin Cancer Res, 2004, 10：1392-1400.

［135］Schindlbeck C, et al. Prognostic relevance of disseminated tumor cells in the bone marrow and biological factors of 265 primary breast carcinomas. Breast Cancer Res, 2005, 7：1174-1185.

［136］Farmen RK, et al. Bone marrow cytokeratin 19 mRNA level is an independent predictor of relapse-free survival in operable breast cancer patients. Breast Cancer Res Treat, 2008, 108：251-258.

［137］Mikhitarian K, et al. Detection of mammaglobin mRNA in peripheral blood is associated with high-grade breast cancer：interim results of a prospective cohort study. BMC Cancer, 2008, 8：55.

［138］Silly H, et al. Micrometastatic tumour cells in bone marrow in colorectal cancer. Lancet, 1992, 340：1288.

［139］Conzelmann M, et al. Cytokeratin 20 and guanylyl cyclase C mRNA is largely present in lymph node and liver specimens of colorectal cancer patients. Int J Cancer, 2003, 107：617-628.

［140］Kienle P, et al. Decreased detection rate of disseminated tumor cells of rectal cancer patients after preoperative chemoradiation：a first step towards a molecular surrogate marker for neoadjuvant treatment in colorectal cancer. Ann Surg, 2003, 238：324-330.

［141］Stathopoulou A, et al. Molecular detection of cytokeratin-19-positive cells in the peripheral blood of patients with operable breast cancer：evaluation of their prognostic significance. J Clin Oncol, 2002, 20：3404-3412.

［142］Weigelt B, et al. Marker genes for circulating tumour cells predict survival in metastasized breast cancer patients. Br J Cancer, 2003, 88：1091-1094.

［143］Nieto Y, et al. Prognostic significance of occult tumor cells in the apheresis products of patients with advanced breast cancer receiving high-dose chemotherapy and autologous hematopoietic progenitor cell support. Biol Blood Marrow Transplant, 2004, 10：415-425.

［144］Giatromanolaki A, et al. Assessment of highly angiogenic and disseminated in the peripheral blood disease in breast cancer patients predicts for resistance to adjuvant chemotherapy and early relapse. Int J Cancer, 2004, 108：620-627.

[145] Jotsuka T, et al. Persistent evidence of circulating tumor cells detected by means of RT-PCR for CEA mRNA predicts early relapse: a prospective study in node-negative breast cancer. Surgery, 2004, 135: 419-426.

[146] Xenidis N, et al. Clinical relevance of circulating CK-19 mRNA-positive cells detected during the adjuvant tamoxifen treatment in patients with early breast cancer. Ann Oncol, 2007, 18: 1623-1631.

[147] Cristofanilli M, et al. Circulating tumor cells in metastatic breast cancer: biologic staging beyond tumor burden. Clin Breast Cancer, 2007, 7: 471-479.

[148] Ignatiadis M, et al. Different prognostic value of cytokeratin-19 mRNA-positive circulating tumor cells according to estrogen receptor and HER2 status in early-stage breast cancer. J Clin Oncol, 2007, 25: 5194-5202.

[149] Ignatiadis M, et al. Molecular detection and prognostic value of circulating cytokeratin-19 messenger RNA-positive and HER2 messenger RNA-positive cells in the peripheral blood of women with early-stage breast cancer. Clin Breast Cancer, 2007, 7: 883-889.

[150] Ignatiadis M, et al. Prognostic value of the molecular detection of circulating tumor cells using a multimarker reverse transcription PCR assay for cytokeratin 19, mammaglobin A, and HER2 in early breast cancer. Clin Cancer Res, 2008, 14: 2593-2600.

[151] Cohen SJ, et al. Relationship of circulating tumor cells to tumor response, progression-free survival, and overall survival in patients with metastatic colorectal cancer. J Clin Oncol, 2008, 26: 3213-3221.

[152] Uen YH, et al. Prognostic significance of multiple molecular markers for patients with stage Ⅱ colorectal cancer undergoing curative resection. Ann Surg, 2007, 246: 1040-1046.

[153] Sadahiro S, et al. Detection of carcinoembryonic antigen messenger RNA-expressing cells in peripheral blood 7 days after curative surgery is a novel prognostic factor in colorectal cancer. Ann Surg Oncol, 2007, 14: 1092-1098.

[154] Allen-Mersh TG, et al. Role of circulating tumour cells in predicting recurrence after excision of primary colorectal carcinoma. Br J Surg, 2007, 94: 96-105.

[155] Iinuma H, et al. Usefulness and clinical significance of quantitative real-time RT-PCR to detect isolated tumor cells in the peripheral blood and tumor drainage blood of patients with colorectal cancer. Int J Oncol, 2006, 28: 297-306.

[156] Sadahiro S, et al. Detection of carcinoembryonic antigen messenger RNA-expressing cells in portal and peripheral blood during surgery does not influence relapse in colorectal cancer. Ann Surg Oncol, 2005, 12: 988-994.

[157] Sadahiro S, et al. Detection of tumor cells in the portal and peripheral blood of patients with colorectal carcinoma using competitive reverse transcriptase-polymerase chain reaction. Cancer, 2001, 92: 1251-1258.

8.3 淋巴作图及前哨淋巴结活检

◎ Robert H. I. Andtbacka, Jeffrey E. Gershenwald

原发瘤细胞可以通过4个主要机制转移至局部、区域和远处部位:直接浸润、淋巴转移、血行转移和体腔播散。在大多数实体肿瘤中,肿瘤播散的最初形式是经淋巴管转移到区域淋巴结。

区域淋巴结转移的存在是多种肿瘤复发和生存的重要预测指标之一。因此,如果发生区域淋巴结转移,医生会建议进行附加治疗,如更广泛的淋巴结清扫手术、放疗和(或)系统疗法(即化疗、生物治疗、靶向治疗)。鉴于多种肿瘤中区域淋巴结转移的临床重要性,区域淋巴结的评估是肿瘤分期的基本组成部分。

在本章中,我们对肿瘤转移过程中淋巴系统的重要性进行概述,同时解释前哨淋巴结(sentinel lymph node, SLN)的概念,以及如何识别和评估SLN,并列举SLN转移对复发和预后影响的临床范例。

8.3.1 淋巴系统

(1) 淋巴系统的构成及功能

人体淋巴系统主要有3个相互关联的功能:①淋巴组织间液的运输;②吸收脂肪酸,并以乳糜的形式运输到循环系统;③将抗原呈递细胞如树突状细胞运输到淋巴结以激活免疫系统。

淋巴系统可分成两个主要组分:传导系统,由毛细淋巴管、淋巴管、胸导管构成;淋巴组织,包括淋巴结和淋巴滤泡。传导系统收集从毛细血管渗漏进入组织间隙提供营养的组织间液,通过输入淋巴管进入淋巴组织,它的功能是帮助机体抵御感染和防止肿瘤扩散。淋巴结通常是豆状淋巴组织的集合,与主要的淋巴细胞-白细胞共同包装为紧密的集群,称为淋巴滤泡。数个输入淋巴管通常运输淋巴液到一个独立的淋巴结,在淋巴结中被免疫系统审视是否存在外源性抗原;然后经输出淋巴管流出淋巴结,通过胸导管最终回到血液循环。人类有 500~600 个淋巴结沿淋巴系统间断分布。淋巴结在颈部、腋窝(armpit)、腹股沟(groin)区、胸部及肠道附近特别丰富,淋巴结特别丰富的区域称为淋巴结流域(lymph node basins)[1]。

(2)肿瘤转移中淋巴系统的重要性

肿瘤的特征就是原发肿瘤细胞具有转移至重要器官和其他远隔部位的能力。原发肿瘤细胞通过输入淋巴系统进行区域淋巴结转移,是癌细胞得以侵入身体其他部位的重要且往往是初始途径。虽然通过淋巴系统转移至区域淋巴结曾被认为是被动的过程,即肿瘤细胞脱离原发肿瘤,侵入具有不完整基膜的薄壁毛细淋巴管[2-4]。但最近更多的临床研究显示,原发肿瘤及间质细胞能分泌淋巴管生长因子,促进新的淋巴管生长[5]。这些淋巴管生长因子包括 VEGF-C、VEGF-D 以及 VEGF-A。VEGF-A 除了是明确的血管生成因子,也被证明是淋巴管生长因子[5]。这些淋巴管生长因子可激活淋巴管内皮细胞上的血管内皮生长因子受体(VEGFR)-2 和 VEGFR-3,导致信号转导级联反应,促进淋巴管生成和淋巴转移[6-13]。

肿瘤及间质细胞分泌淋巴管生长因子被视为“种子-土壤”理论的扩展[14]。假设由原发肿瘤细胞分泌的因子,能够改变淋巴结的“土壤”,使之更适宜转移性肿瘤细胞在淋巴结中的定居和扩散。在淋巴结中,肿瘤细胞可以诱发淋巴管生成以及淋巴管形态的变化,导致淋巴管和血管网络之间的异常连接,这可能会促进肿瘤细胞从淋巴结通过血管系统向脑、肺、肝或骨等更远部位的扩散。

虽然淋巴管生成的直接检测非常困难,但淋巴管生成的各种替代标记,包括瘤内及瘤周淋巴管密度和淋巴管数量,在皮肤黑色素瘤[15]、炎性乳腺癌[16]、浸润至肌层的膀胱移行细胞癌[17]、非小细胞肺癌[18]以及头颈部癌[19]中已被证实与淋巴转移有关。

8.3.2 前哨淋巴结

(1)SLN 的定义

一些研究支持这一概念,即从原发肿瘤流出的淋巴液,通过输入淋巴管流入一个或多个特定的淋巴结,这些淋巴结称为前哨淋巴结(SLN)。流入到 SLN 的通路可以通过淋巴作图来评定,这种方法是注射作图药物到原发瘤周围组织,随后输入淋巴管内药物进入 SLN。如果使用放射性药物,该过程称为淋巴造影(lymphoscintigraphy)。

将淋巴液从身体的一个区域引流到一个特定淋巴结及淋巴结流域的淋巴引流概念最早是由德国医生 Rudolf Virchow 在 19 世纪中叶提出的。1923 年,Braith-waite[20] 称接收来自阑尾引流的第一个回盲部淋巴结为“腺体前哨”

(glands sentinel)。1939 年,Gray[21]引入一种概念,即肿瘤细胞以一种有序的方式通过淋巴系统进行扩散,在转移到淋巴结流域的其余淋巴结前,首先迁移到一个单一淋巴结区域,即 SLN。1960 年,Gould 等人[22]应用“SLN”描述腮腺肿瘤患者中直接淋巴引流的淋巴结。如果术中发现 SLN 有微转移病灶,应进行根治性颈淋巴结清扫,以确保没有其他淋巴结的隐匿性转移。近 20 年后,Cabanas[23]在有关 100 例接受淋巴作图及淋巴造影的阴茎癌患者研究报告中,描述了一个引流自阴茎的“前哨淋巴结”。SLN 或 SLN 群被手术切除,然后进行病理检查,称为 SLN 活检。这组 SLN 不仅是阴茎癌转移的第一站,而且在许多患者中可能是转移的唯一部位。基于这些发现,Cabanas 建议,如果 SLN 不含转移灶则不应进行进一步的手术治疗,手术切除淋巴结流域中的其余淋巴结只针对 SLN 中存在转移灶的病例。

直到 1992 年,Morton 等[24]发表具有里程碑意义的论文,淋巴作图和 SLN 活检的重大临床意义才被充分认识。以动物模型(猫)为基础[25],Morton 和他的同事描述了淋巴作图及 SLN 活检在黑色素瘤患者中的应用[24],主要明确以下内容:①皮肤的不同区域以不同方式引流到区域淋巴结流域;②对于某个给定区域的皮肤,一个特定的淋巴结或淋巴结组即 SLN 或 SLN 组,是第一个获得该淋巴结流域淋巴引流的淋巴结(图 8-5);③若 SLN 或 SLN 组未见转移,则在

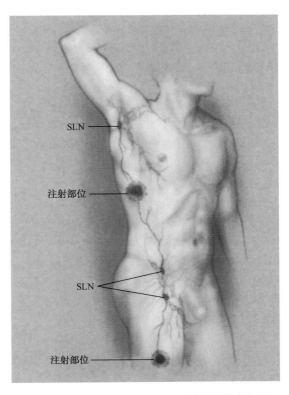

图 8-5　黑色素瘤的淋巴作图及 SLN 活检的概念

注:从身体一侧的黑色素瘤经输入淋巴管引流至腹股沟和腋窝区域的 SLN,从大腿部位的黑色素瘤经输入淋巴管引流至腹股沟的 SLN(该图由 Jeffrey E. Gershenwald 博士提供,版权属于作者及德克萨斯大学 MD Anderson 癌症中心)。

此淋巴结流域中的其余淋巴结也不会发生转移[26-29]。这些发现后来也被其他研究组所证实[26-29]。因此,SLN活检技术已经广泛应用于其他肿瘤淋巴结转移的检测和预测,如乳腺癌[30-34]、结直肠癌[35-37]、胃癌[38,39]、食管癌[40,41]、肺癌[42-44]和泌尿生殖道癌[45-50]。

(2) SLN活检的意义

对黑色素瘤、乳腺癌及其他实体肿瘤患者进行SLN评估的意义:①获得有关肿瘤分期及患者预后的信息,区域淋巴结转移是肿瘤复发和影响生存的独立预测因素之一;②指导治疗决策,SLN的状态可以指导附加治疗的决策,包括淋巴结清扫术(即进行淋巴结流域中其余淋巴结的手术切除,以降低淋巴结流域中的肿瘤复发风险)、辅助性疗法和放疗;③为患者提供潜在的治疗收益,早期切除包含镜下微转移灶的SLN本身即可能对某些患者提供治疗收益;④尽量减少临床阴性淋巴结患者的术后不良并发症,仅清扫SLN患者的术后并发症发生率远低于清除淋巴结流域中所有淋巴结者;⑤允许对少数淋巴结进行更深入的分析(而不是对淋巴结流域中的所有淋巴结进行“例行公事”的病理评估),对是否存在区域淋巴结转移得出更准确的结论。

1) 确定肿瘤的分期和患者预后,从而指导治疗选择。在很多类型的肿瘤中,区域淋巴结转移与肿瘤复发的风险增加和不良预后相关。了解区域淋巴结的转移状态有助于危险度分层、判断预后,并为患者选择适当的治疗。区域淋巴结清扫术(切除淋巴结流域内的所有淋巴结)和SLN活检有利于识别区域淋巴结转移,相对于区域淋巴结清扫,SLN活检拥有更多优势。

2) 提供潜在治疗收益。清除SLN可对部分患者提供一定的治疗收益,还取决于原发肿瘤出现后如何扩散,而这是一个目前尚未完全了解的概念。例如黑色素瘤,区域淋巴结转移对远处转移病灶发展的影响,目前提出了两个相互对立的假说。

根据“孵化器假说”(incubator hypothesis),从原发性黑色素瘤而来的肿瘤细胞最初以一种有序的方式通过淋巴系统转移至SLN。由于原发肿瘤释放免疫抑制因子,转移细胞可能会在SLN内增长(孵化)并逃逸免疫系统的杀伤,从而成为远处转移的一个来源。基于这一假说,在肿瘤进一步蔓延之前切除肿瘤相关的SLN,可能防止远处转移的发生并提供生存优势。

根据“标志物假说”(marker hypothesis),原发肿瘤同时通过淋巴和血行方式进行转移,在SLN中的肿瘤细胞仅仅是原发肿瘤已获得转移能力的一种标志。根据这一假说,肿瘤相关SLN的清除不太可能影响远处转移,因此提供生存优势的可能性也不大[51]。

这两种假设,究竟哪一个在多大程度上代表着整个实体肿瘤系统发生远处转移的主要机制,仍存在争议,并可能取决于不同类型肿瘤的恶性潜能。在黑色素瘤中,已证明手术切除原发肿瘤并立即清扫带有微转移灶的所有淋巴结(临床未扪及肿大的淋巴结),比仅仅清除形成明显转移淋巴结(临床可扪及肿大的淋巴结)可进一步延长无复发、无远处转移和总生存率[52]。近期有关黑色素瘤的研究间接支持了孵化器假说,但孵化器假说是否也能适用于其他实体肿瘤尚难以确定。

3) 最大程度地降低临床淋巴结阴性患者的并发症发生率。传统的区域淋巴结清扫术伴有潜在的严重不良影响,例如感觉异常、手术感染、积液、淋巴水肿、长期感染的风险增加。此外,无淋巴结转移患者不可能受益于淋巴结清扫,反而有发生相关并发症的风险。在所有临床阴性淋巴结的患者中,无淋巴结转移的患者占了显著的比例。例如黑色素瘤,临床阴性淋巴结患者接受常规选择性淋巴结清扫术(ELND)所受到的影响,已经有4个随机临床试验进行了评估。这些试验都显示总生存率未能从常规ELND中受益[53-58]。这些试验的基本挑战之一是只有少部分黑色素瘤患者在诊断时有隐匿性淋巴结转移,并因此可能会受益于ELND;而多数患者无淋巴结转移,并不能受益于ELND。因此,从ELND中获得总体受益在统计学上非常困难。

在黑色素瘤中,淋巴结转移的风险依赖于原发肿瘤的特性(如肿瘤的Breslow厚度和肿瘤溃破),原发性黑色素瘤具有较高厚度和溃疡型患者具有更高的淋巴结转移风险[59]。原发性黑色素瘤较薄(Breslow厚度为1.0 mm或更小)、非溃疡型患者,据报道,镜下淋巴结转移的诊断率在无临床淋巴结转移证据的患者中少于10%;而在黑色素瘤较厚(Breslow厚度小于4.0 mm)、溃疡型患者中,镜下淋巴结转移的诊断率超过50%[59,60]。总体而言,具有临床阴性淋巴结的黑色素瘤患者中,只有15%~20%被认为真正面临隐匿性淋巴结转移的风险。在行淋巴结清扫术前,应用淋巴作图和SLN活检,以确定临床阴性淋巴结患者是否可能发生隐匿性转移,使许多患者避免淋巴结清扫术的并发症。

4) 允许更深入地评估区域淋巴结状态。从历史上看,在SLN活检技术出现之前,黑色素瘤和乳腺癌患者常规进行区域淋巴结清扫术,以评估转移是否扩散到淋巴结流域。这种手术往往需要清除10~65个淋巴结,以评估是否存在淋巴结转移。这对病理学家来说是一个非常劳累的过程,多数淋巴结只能以有限的方式进行评估,一般每个淋巴结只用常规的苏木精和伊红(HE)染色一张切片。当只分析一张切片时,可能会遗漏25%的淋巴结内微小转移灶[61,62]。然而,随着SLN活检技术的问世,一般需鉴定两或3个SLN。由于这种技术的样本量有限,还需要对淋巴结进行更详尽的组织学评估。

在多数肿瘤中心,目前SLN组织学的检测方法包括分析更多淋巴结组织(如连续切片分析)以及使用 H&E 染色,同时使用抗肿瘤特异性蛋白的抗体进行免疫组化染色等。例如,黑色素瘤常用抗 S100-B、HMB-45、Melan-A 的抗体(图 8-6)。在乳腺癌中使用抗 CAM5. 2 和 pancytokeratins AE1-AE3 的抗细胞角蛋白抗体已被证实可以提高镜下转移检出率[63,64]。Merkel 细胞癌是一种侵袭性皮肤神经内分泌癌,CK20 和 pancytokeratin AE1-AE3 染色也有助于检测 SLN 微转移。

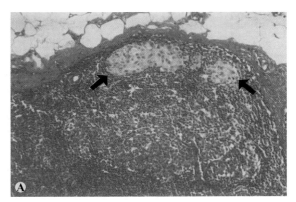

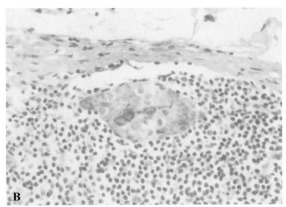

图 8-6　前哨淋巴结转移

注:(A)SLN 转移灶 HE 染色。箭头所示为被膜下 SLN 转移。(B)SLN 转移灶 HmB-45(氨基乙基咔唑,x40)抗体染色,苏木精作为复染剂。图中可见并不是所有黑色素瘤细胞都可以被该抗体染色(A 图来自 Gershenwald JE, et al. J Clin Oncol, 1998, 16(6):2253-2260;B 图感谢 Victor G Priet 博士,版权属于作者及德克萨斯大学 MD Anderson 癌症中心)。

SLN 的反转录聚合酶链反应(RT-PCR)分析也已被作为进一步提高亚显微 SLN 转移检测的一种方法来研究[64-70]。虽然这种方法通过检测某种肿瘤相关基因表达,可能有助于识别有临床意义的疾病。但是,关于 RT-PCR 检测阳性的 SLN 对患者预后的临床影响目前仍无法确定,且利用 RT-PCR 检测 SLN 的分子分期,目前并不建议用于实体肿瘤,除非是临床试验。

使用 RT-PCR 检测 SLN 转移的一个特殊挑战是如何为某一特定肿瘤类型选择合适的分子靶点。例如,在迄今最大规模的评估黑色素瘤 RT-PCR 应用的研究中[68],对来自

1 446例患者的均被 HE 染色及免疫组化检查诊断为转移阴性的 SLN,采用半定量 RT-PCR 分析以下基因:酪氨酸激酶(tyrosinase,黑色素生物合成的限速酶),黑色素瘤相关基因 MART -1、MAGE-3 及 gp100。虽然这些患者中的一个亚组表现出黑色素瘤的"分子"证据(定义为酪氨酸激酶阳性及其他 3 个标记基因中至少一个阳性),但长期随访显示 RT-PCR 阳性与阴性患者的无瘤生存率、无远处转移生存率或总生存率没有差异。基于这些数据,作者认为 RT-PCR "没有提供超出 SLN 标准组织病理学分析更多的预后信息。"[68] 相比之下,其他规模较小的研究却显示出 RT-PCR 检测阳性对复发和生存的负面影响[65,71-74]。这种差异有几个可能的解释,包括标记的选择、标本处理和 RT-PCR 方法学等方面的差异(例如目前的方法包括使用实时定量 RT-PCR 法),以及短期随访可能无法准确地表现出 PCR 阳性和阴性患者之间的生存差异。这些不同研究结果的差异,突出显示了日新月异技术对 SLN 转移分子检测的可能影响。因此,在被采纳作为 SLN 评估标准前,分子分析需要进行更多的研究。

8.3.3　在临床实践中识别 SLN

SLN 通过淋巴作图和淋巴造影加以识别。淋巴作图需要在原发肿瘤周围注射定位剂,通常是蓝色染料,然后跟踪该定位剂通过肿瘤引流淋巴结到 SLN。此外,一些患者接受术前淋巴造影,其中包括注射放射性胶体到组织,然后动态监测放射性胶体随时间从组织进入淋巴管并最终进入相应引流淋巴结的过程,因此,可识别相应引流淋巴结区域及确定 SLN 的大体定位和数量。

(1)早期经验:仅使用蓝色染料活体染色

在早期有关皮肤黑色素瘤患者的报道中,Morton 等使用蓝色染料活体染色对淋巴系统进行作图[24]。首先在原发性黑色素瘤周围皮内注射染料(图 8-7)。然后在预计的淋巴结区域作一个切口,追寻所有的蓝色淋巴管道,以此追溯到引流的 SLN(图 8-8)。最后,SLN 被切除并提交病理学检查。Morton 等利用这种技术,成功地确定了 237 个淋巴区域中 194 个(82%)SLN。随后,其他几个调查也表明蓝色染料活体染色可确定黑色素瘤患者中 82% ~ 94% 的 SLN[24,75-78]。

1994 年,Giuliano 等将淋巴作图和 SLN 活检技术扩展应用到乳腺癌患者[31]。他们将蓝色染料注入乳腺癌肿瘤周围的乳腺组织中,约 5 分钟后,在同侧腋下做一切口,以识别蓝染的 SLN。据初步研究的结论性报告,此技术 SLN 识别率为 78% 。

在 SLN 活检中,可使用不同的蓝色染料,包括 1% 异硫蓝和 1% 亚甲蓝,其显示黑色素瘤 SLN 的能力非常相近[79]。在乳腺癌中,多数临床医师更喜欢使用 1% 异硫蓝,因为 1% 亚甲蓝已报道与乳房皮肤坏死有关[12,80]。

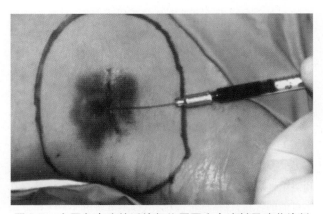

图 8-7　在黑色素瘤的活检部位周围皮内注射异硫蓝染料

（图由 Merrick I Ross 博士提供，版权属于作者及德克萨斯大学 MD Anderson 癌症中心）

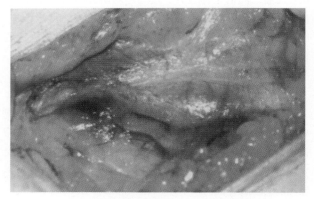

图 8-8　早期使用蓝色染料活体染色

注：在使用伽玛探测器之前，需要相对较大的切口来识别区域淋巴结中流入蓝染 SLN 的输入淋巴管（参见图 8-12；图由 Merrick I Ross 博士提供，版权属于作者及德克萨斯大学 MD Anderson 癌症中心）。

（2）后期经验：使用放射性标记胶体的优势

淋巴作图的目的是确定从肿瘤而来的淋巴管引流到哪个淋巴结区域。身体的许多部位，其输入淋巴管引流到区域淋巴结的过程一般是可知的（如上肢引流到腋下，下肢引流到腹股沟），而其他部位如头颈部、躯干和腹腔，不仅淋巴引流模式的变化很大，而且常常同时引流到多个淋巴结区域[81]。即使已明确淋巴引流的区域，有时仍发现有 SLN 的异位[81,82]。由于 SLN 出现在异常部位的频率较高，故已广泛采用术前淋巴造影，可以更方便地识别有风险的淋巴结区域和异位淋巴结的分布（图 8-9A、C）。

和蓝色染料活体染色相比，放射性标记胶体拥有以下优势：①放射性胶体可以实时以手持伽玛射线探测器跟踪，方便引流到多个淋巴区域以及异常引流 SLN 的术中检测（图 8-9B）；②伽玛探测器可用于经皮精确地定位 SLN 的位置，允许以更小、更直接的切口取出 SLN；③伽玛探测器可用于指导外科医师术中对 SLN 的定位，并确认应该清除的淋巴结。

Krag 等对黑色素瘤患者进行了术前淋巴造影，采用[99m]Tc标记的放射性胶体结合手持伽玛探测器的方法确定放射性 SLN。使用这种技术，能够识别 98% 黑色素瘤患者的 SLN[83,84]。他们将此方法扩展到乳腺癌患者，可在 82% 的患者中检测到 SLN[33]。相比单独使用蓝色染料活体染色，这种方式显著改善了检测率。

成功地应用放射性胶体以促进 SLN 的准确检测，要求放射性胶体具有以下性能：①有效地进入淋巴系统；②通过输入淋巴管流入引流淋巴结；③可在 SLN 停留；④可从第二级淋巴结（即可能会染成"蓝色"或含有放射性胶体的另一些淋巴结，其接收的是来自 SLN 自身而不是来自肿瘤的输入淋巴管，所以它们并不是真正的 SLN；图 8-10）区分 SLN；⑤准确地显示所有 SLN。

上述最重要的也许是放射性胶体能够有效地进入淋巴系统，这高度依赖于使用放射性胶体的大小。< 5 nm 的微粒可以进入毛细血管而不是输入淋巴管，而 > 75 nm 的微粒不易进入淋巴系统，往往停留在注射部位。理想的微粒直径是 5 ~ 75 nm。例如，在澳大利亚，优先使用的[99m]Tc-硫胶体是直径为 10 ~ 15 nm 的均匀微粒。在欧洲，很多中心应用[99m]Tc-纳米胶体白蛋白，其微粒直径拥有稍大的变化范围（3 ~ 80 nm），约 3/4 微粒 < 30 nm。放射性胶体的具体使用依赖于不同国家的准入机制[82]。在美国，用于人体的小直径放射性胶体未获得 FDA 的批准，导致使用的[99m]Tc-硫胶体微粒的直径范围为 50 ~ 2 000 nm，平均直径 300 nm。因此对于高效的淋巴造影是不理想的。改善放射性胶体进入毛细淋巴管的摄取效率，可以使用 0.2 μm 的过滤器过滤溶液，除去 > 200 nm 的微粒。按摩放射性胶体注射部位的组织也可以促进胶体进入淋巴系统[82,85]。

（3）加强临床应用：组合模式的演进

1998 年，Gershenwald 等[78]报道对德克萨斯大学 MD Anderson 癌症中心的 626 例原发性皮肤黑色素瘤患者进行 SLN 活检的早期经验。接受淋巴作图和 SLN 活检的患者中，单独使用 1% 异硫蓝染料的患者有 87% 发现 SLN，而同时使用 1% 异硫蓝和[99m]Tc-硫胶体的患者有 99% 发现 SLN。这两种方法联合应用的优越性已在黑色素瘤和乳腺癌中被其他研究所证实[34,78,86,87]。目前，大部分肿瘤中心赞成使用联合策略。对于有经验者，可使黑色素瘤患者的 SLN 检出率超过 98%[78,86]，乳腺癌患者的 SLN 检出率超过 95%[34,87]。

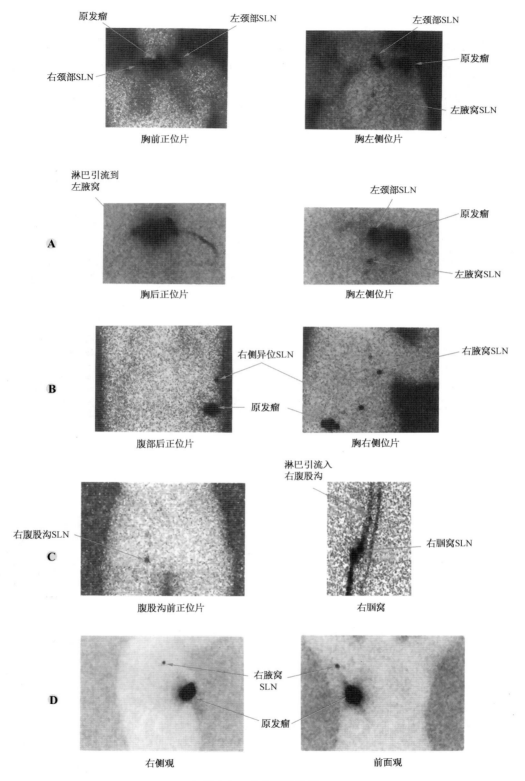

图 8-9　术前淋巴造影

注：在原发性皮肤黑色素瘤位置注射[99m]Tc-硫胶体后，术前淋巴造影可揭示淋巴引流途径。（A）从上中背部肿瘤部位引流到多个淋巴区域内（双侧颈部以及左腋窝）；（B）从右侧背部原发肿瘤引流到右侧腹部区域及右腋下区域的异位 SLN；（C）位于脚后跟部的原发肿瘤引流到右下肢腘窝淋巴区域以及右腹股沟淋巴区域的 SLN；（D）在原发性乳腺癌位置注射[99m]Tc-硫胶体，乳腺淋巴造影显示淋巴引流到同侧腋窝（图由 Jeffrey E. Gershenwald 博士提供，版权属于作者和德克萨斯大学 MD Anderson 癌症中心）。

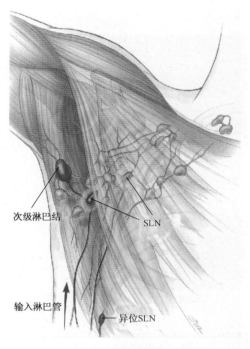

图 8-10　通向腋窝深部的 SLN

注：注意发生在 SLN 的局灶示踪剂（注射^{99m}Tc-硫胶体产生的黄色光晕效应），而不是位于更表浅位置的第二级淋巴结（图由 Jeffrey E. Gershenwald 博士提供，版权属于作者和德克萨斯大学 MD Anderson 癌症中心）。

8.3.4　黑色素瘤和乳腺癌 SLN 活检的具体操作

淋巴作图和 SLN 活检目前正在作为黑色素瘤、选择性高风险非黑色素瘤皮肤癌和乳腺癌患者的分期工具，但在皮肤来源的原发肿瘤中应用的技术与乳腺肿瘤中略有不同，具体操作流程在各肿瘤中心之间亦有所不同。对任何类型肿瘤成功进行 SLN 识别和分析，要求每一个肿瘤中心有核医学、外科学、病理学专家之间的多学科协作。

（1）黑色素瘤和高风险非黑色素瘤性皮肤癌

在皮肤黑色素瘤中，Breslow 肿瘤厚度至少为 1 mm 的患者及部分肿瘤厚度 <1 mm 的患者需要例行进行 SLN 活检。虽然临床实践中在这方面有很大差异，高风险非黑色素瘤性皮肤癌患者通常也进行 SLN 活检。目前皮肤黑色素瘤以及非黑色素瘤性皮肤癌的淋巴作图和 SLN 活检策略一般包括 3 个主要内容：①以放射性胶体行术前淋巴造影，确定风险区域淋巴结和区域内 SLN 的大致位置以及数量；②采用蓝色染料进行行术中淋巴作图，在手持伽玛探测仪的帮助下确认 SLN，并将危险区域内的所有 SLN 切除活检；③仔细的 SLN 病理评估。SLN 活检的具体操作方式如下。

在美国，术前一天或手术当天，由核医学小组或手术小组的成员在原发性皮肤黑色素瘤周围的 4 个不同点皮内注射 14.8 ~ 37 MBq ^{99m}Tc-硫胶体。放射性胶体进入淋巴系统并到达引流特定部位的 SLN。注射后即由伽玛探测器进行动态成像，以跟踪放射性胶体的流动。放射性胶体到达 SLN

的时间不尽相同，但多数情况下 30 分钟内即可到达 SLN。然而，在引流到多个淋巴结区域的患者中，示踪剂到达 SLN 的时间可能超过 1 小时。

当患者在手术室麻醉入睡后，在原发性黑色素瘤周围皮内注射 1 ~ 5 ml 的活体蓝色染料（通常为 1% 异硫蓝或 1% 亚甲蓝）。蓝色染料引流到 SLN 相当迅速，通常几分钟内即可见到 SLN 被蓝染（图 8-11）。外科医生使用手持伽玛探测器，经皮检测被蓝染的 SLN，然后切开 SLN 上覆盖的皮肤（图 8-12A、B）。任何放射性和（或）蓝染的淋巴结均被定义为 SLN。被蓝染的 SLN 随即被切除，并送病理科进行连续切片及病理分析。重要的是，术中应用伽玛探测器为准确识别一个给定区域淋巴结内的所有 SLN 提供了极大的方便（图 8-12C、D）。

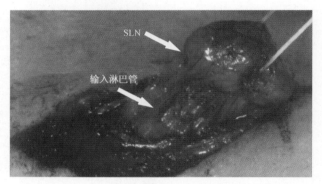

图 8-11　术中识别输入淋巴管和 SLN

注：活体蓝色染料注射到肿瘤周围，染料很快由淋巴系统吸收，并传输至区域淋巴结，从而能够识别 SLN。注意异硫蓝染色的输入淋巴管指向蓝染的 SLN（图由 Jeffrey E Gershenwald 博士提供，版权属于作者和德克萨斯大学 MD Anderson 癌症中心）。

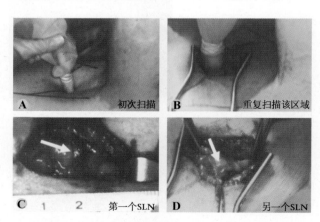

图 8-12　术前皮内注射^{99m}T-硫胶体及 1% 异硫蓝，使用伽玛探测器定位和确保完全清除黑色素瘤患者淋巴结区域内的所有 SLN

注：（A）在区域淋巴结（对应于 SLN）内由伽玛探测器经皮定位局灶性示踪剂摄取增加的区域。（B）在此区域上方行一个小而直接的切口，随后外科医师识别和切除了一个蓝染的 SLN。（C）第一个 SLN 被切除后，重新扫描该区域，发现另外一个局灶性示踪剂摄取增加的区域。（D）另一个蓝染的 SLN 被识别和切除（图由 Jeffrey E Gershenwald 博士提供，版权属于作者和德克萨斯大学 MD Anderson 癌症中心）。

（2）乳腺癌

在乳腺癌中,乳腺的淋巴主要引流至腋窝,但这也取决于肿瘤在乳腺内的具体位置,有时淋巴可能会引流到内乳淋巴结、锁骨上淋巴结、乳腺内间隔淋巴结和胸肌间淋巴结[82]。在大部分肿瘤治疗中心,与用于黑色素瘤患者的做法相反,乳腺癌患者并不常规进行术前淋巴造影。SLN活检的具体操作方式如下。

手术前30分钟到4小时,在原发性乳腺肿瘤或活检部位周围的4个不同位点注射5~6 ml的4.8~22.2 MBq ^{99m}Tc-硫胶体。如果瘤体不易扪及,可用超声进行肿瘤定位。在某些肿瘤治疗中心,硫胶体并非注入到肿瘤周围,而是注射到乳晕深处或乳晕周围的皮内。

在手术室里,当患者麻醉入睡后,在肿瘤周围或活检部位的4个不同位点注射3~5 ml的活体蓝色染料(通常为1%异硫蓝),通过乳房按摩以促进放射性胶体及活体蓝色染料进入癌周的输入淋巴管。从这一步开始,术中确定SLN的方法与黑色素瘤相似。然而,两者存在一个重要区别,即对于黑色素瘤,立即术中冷冻切片检查进行SLN分析并不是常规进行的,因为通过冷冻切片技术很难准确地检测出黑色素瘤的SLN转移。与之相反,对于乳腺癌通过冷冻切片检查经常可以检测SLN转移。因此,在大多数肿瘤治疗中心均采用冷冻切片检查乳腺癌的SLN。如果术中冷冻切片病理分析发现存在乳腺癌的SLN转移,患者通常在术中同时进行I级和II级腋窝淋巴结清扫。

8.3.5　SLN转移的临床意义

为了介绍相关概念,我们将集中讨论黑色素瘤和乳腺癌SLN转移的临床意义。

（1）黑色素瘤

在黑色素瘤中,SLN状态是疾病分期的决定因素,并已被证明是临床淋巴结阴性患者生存的重要预测因素[78,88-92]。没有SLN转移的患者,其5年生存率为88%~93%,而具有同样肿瘤厚度但伴有SLN转移的患者,其5年生存率降至51%~67%[92]。而且,SLN转移患者具有更高的复发风险。了解患者是否有SLN镜下转移,也是临床医师选择是否建议进行更多治疗的依据,如完全淋巴结清扫术(即在至少一个SLN阳性的区域淋巴结中,完全清除其余的淋巴结)。

通过SLN活检早期识别微转移淋巴结,随后进行完全淋巴结清扫术,这可能对生存有显著影响。在前瞻性多中心的选择性淋巴结清扫术临床试验中,Morton等[52]将临床淋巴结阴性的原发性黑色素瘤患者随机分为:接受广泛的原发性黑色素瘤局部切除与淋巴结观察随访组和接受广泛的局部切除术合并SLN活检组(如果SLN有转移的证据,患者将接受完全淋巴结清扫术)。在5个计划性中期分析中的第3个完成后的数据提示,SLN活检阳性后立刻接受完全淋巴结清扫术的患者,其5年生存率明显好于那些临床发现

可扪及的转移性黑色素瘤后才接受完全淋巴结清扫术的观察组患者(72% 对比 52% ,$P = 0.004$)。这种明显的生存优势为SLN阳性组的治疗提供了证据,即对于实际上有区域淋巴结转移的患者,进行早期干预在临床上是非常重要的。有趣的是,在黑色素瘤患者中,SLN中转移灶的数量(即肿瘤负荷)已被证明可以预测淋巴结区域中的非SLN发生转移的风险、肿瘤复发的风险以及总生存率[93-95]。

SLN活检还可以帮助确定具有微转移淋巴结的患者,哪些可能从辅助性的全身治疗中获益,以减少这类患者术后黑色素瘤复发的风险。干扰素α-2b是目前美国唯一批准应用于淋巴结转移性黑色素瘤辅助治疗的免疫调节剂。ECOG E1684研究随机将患者分为观察组和1年的高剂量干扰素α-2b组。干扰素α-2b组与观察组相比,5年无瘤生存率从26%增加到37%,5年总生存率从37%增加到46%[96]。其他研究也发现干扰素α-2b可以提高无瘤生存率和总生存率[97]。但另外一些研究没有证实接受干扰素α-2b辅助治疗的患者其总生存获益[98,99]。在微转移淋巴结患者中辅助应用干扰素α-2b的效果,目前正在ECOG E1697临床试验中观察疗效。

（2）乳腺癌

在乳腺癌中,SLN转移同样预示着较差的预后。根据第六版的《美国癌症联合委员会分期系统》,乳腺癌淋巴结转移的分类如下:pN0(i+),转移灶直径≤0.2 mm;pN1mi,转移灶直径>0.2 mm,但<2.0 mm;pN1,转移灶直径>2.0 mm[100]。在包括2 408例浸润性乳腺癌患者的大型研究中,Cox等[101]发现pN1mi的患者,其无瘤生存率和总生存率明显差于没有转移的患者。SLN肿瘤负荷的增加亦与非SLN转移风险的增加有关。pN0(i+)患者与没有SLN转移患者的总生存率没有显著差异。然而,未接受完全性淋巴结清扫的pN0(i+)患者比接受清扫的患者其生存率明显较差。根据这些数据,在乳腺癌SLN转移的患者中,推荐进行完全性淋巴结清扫术。

乳腺癌SLN转移的出现对辅助治疗(化疗和激素治疗)的影响小于黑色素瘤。因此1.0 cm或更大肿瘤的不伴有淋巴结转移的乳腺癌患者可以不考虑SLN状态而接受辅助治疗。

8.3.6　未来的方向:SLN活检的可能替代方案

SLN活检的并发症发生率虽然很低,无创性早期诊断区域淋巴结转移的方法仍然值得探索,因为这将避免以任何外科手术的方法进行淋巴结评价。已研究的无创性方法包括术前超声检查、FDG-PET及其他成像方法。

术前超声已在一些研究中进行了探索。重要的是,超声检查结论太依赖于检查者的专业操作水平以及所使用设备的性能。在专业水平高的肿瘤治疗中心,已可以检测到SLN中直径为2~4 mm的肿瘤转移灶。对于小淋巴结的检测,超声检查明显优于触诊。然而,与SLN活检结合病理组

织学评估相比,超声还没有显示出同样的敏感度,前者仍然代表着临床淋巴结阴性的黑色素瘤和乳腺癌高危患者区域淋巴结评估的"金标准"[102]。一种利用超声微泡造影剂的新技术,至少在动物实验中被证明可以提高较小 SLN 转移的检出率[103]。

FDG-PET 显像对于许多癌症的远处转移诊断已成为非常有用的工具。然而,大量研究已经表明它对检测 SLN 转移作用甚微,主要是因为在检测这种疾病时其敏感度很低(多数病例组小于 20%)[104]。CT、MRI 也同样没有证实其在检测 SLN 转移中的价值[104,105]。

使用荧光化合物如荧光钴胺素(维生素 B_{12})和吲哚青绿的新技术已被证实可以在动物模型及人乳腺癌和胃癌中检测 SLN 转移灶[106-109]。也可使用近红外荧光技术和量子点技术对食管癌、胃癌、肺癌、乳腺癌检测 SLN[110-115]。荧光和红外技术目前仍处于试验阶段,对检测 SLN 和可能的 SLN 转移提供了令人兴奋的新方法,但它们能否促进不需要手术切除即可检测 SLN 中的微转移尚属未知。

8.3.7　概要和结论

淋巴结转移是肿瘤播散的最常见形式之一,也是临床淋巴结阴性的肿瘤患者最强的预后预测因子之一。淋巴作图和 SLN 活检技术已经彻底改变了此类患者的治疗,尤其是黑色素瘤和乳腺癌患者。淋巴作图和 SLN 活检的主要优点:①准确的区域淋巴结分期(因为两个或 3 个 SLN 样本能够进行组织学分析);②由于可以早期诊断区域淋巴结转移,不必要对所有临床淋巴结阴性的患者进行完全淋巴结清扫术,可明显降低术后并发症的发生率;③使患者最大限度获得的治疗收益和生存率收益。因此,对许多临床淋巴结阴性的黑色素瘤和乳腺癌患者而言,淋巴作图和 SLN 活检已是标准程序。确定镜下区域淋巴结转移的无创性方法目前仍没有达到取代淋巴作图和 SLN 活检的敏感度。在评估区域淋巴结状态的完全无创性方法进入临床应用之前,还需要进一步改善该项技术。

(王骥 译,钦伦秀 审校)

参考文献

[1] Standring S. Gray's Anatomy. 40th ed. London：Churchill Livingstone, 2009.

[2] Leak LV. Electron microscopic observations on lymphatic capillaries and the structural components of the connective tissue-lymph interface. Microvasc Res, 1970, 2(4)：361-391.

[3] Pepper MS. Lymphangiogenesis and tumor metastasis：myth or reality? Clin Cancer Res, 2001, 7(3)：462-468.

[4] Swartz MA, et al. Lymphatic function, lymphangiogenesis, and cancer metastasis. Microsc Res Tech, 2001, 55(2)：92-99.

[5] Nagy JA, et al. Vascular permeability factor/vascular endothelial growth factor induces lymphangiogenesis as well as angiogenesis. J Exp Med, 2002, 196(11)：1497-1506.

[6] Achen MG, et al. Vascular endothelial growth factor D（VEGF-D）is a ligand for the tyrosine kinases VEGF receptor 2（Flkl）and VEGF receptor 3（Flt4）. Proc Natl Acad Sci USA, 1998, 95（2）：548-553.

[7] Baldwin ME, et al. Molecular control of lymphangiogenesis. Bioessays, 2002, 24(11)：1030-1040.

[8] Jeltsch M, et al. Hyperplasia of lymphatic vessels in VEGF-C transgenic mice. Science, 1997, 276(5317)：1423-1425.

[9] Joukov V, et al. A novel vascular endothelial growth factor, VEGF-C, is a ligand for the Flt4（VEGFR-3）and KDR（VEGFR-2）receptor tyrosine kinases. EMBOJ, 1996, 15（2）：290-298.

[10] Kaipainen A, et al. Expression of the fms-like tyrosine kinase 4 gene becomes restricted to lymphatic endothelium during development. Proc Natl Acad Sci USA, 1995, 92（8）：3566-3570.

[11] Oh SJ, et al. VEGF and VEGF-C：specific induction of angiogenesis and lymphangiogenesis in the differentiated avian chorioallantoic membrane. Dev Biol, 1997, 188(1)：96-109.

[12] Stradling B, et al. Adverse skin lesions after methylene blue injections for sentinel lymph node localization. Am J Surg, 2002, 184(4)：350-352.

[13] Veikkola T, et al. Signalling via vascular endothelial growth factor receptor-3 is sufficient for lymphangiogenesis in transgenic mice. EMBO J, 2001, 20(6)：1223-1231.

[14] Fidler IJ. The pathogenesis of cancer metastasis："the seed and soil" hypothesis revisited. Nat Rev Cancer, 2003, 3(6)：453-458.

[15] Dadras SS, et al. Tumor lymphangiogenesis：a novel prognostic indicator for cutaneous melanoma metastasis and survival. Am J Pathol, 2003, 162(6)：1951-1960.

[16] van der Auwera I, et al. Tumor lymphangiogenesis in inflammatory breast carcinoma：a histomoiphometric study. Clin Cancer Res, 2005, 11(21)：7637-7642.

[17] Fernandez MI, et al. Prognostic implications of lymphangiogenesis in muscle-invasive transitional cell carcinoma of the bladder. Eur Urol, 2008, 53(3)：571-578.

[18] Renyi-Vamos F, et al. Lymphangiogenesis correlates with lymph node metastasis, prognosis, and angiogenic phenotype in human non-small cell lung cancer. Clin Cancer Res, 2005, 11(20)：7344-7353.

[19] Beasley NJ, et al. Intratumoral lymphangiogenesis and lymph node metastasis in head and neck cancer. Cancer Res, 2002, 62(5)：1315-1320.

[20] Braithwaite LR. The flow of lymph from the ileocecal angle, and

its possible bearing on the cause of duodenal and gastric ulcer. Br J Surg, 1923, 11(41): 7-26.

[21] Gray JH. The relation of lymphatic vessels to the spread of cancer. Br J Surg, 1939, 26(103): 462-495.

[22] Gould EA, et al. Observations on a "sentinel node" in cancer of the parotid. Cancer, 1960, 13: 77-78.

[23] Cabanas RM. An approach for the treatment of penile carcinoma. Cancer, 1977, 39(2): 456-466.

[24] Morton DL, et al. Technical details of intraoperative lymphatic mapping for early stage melanoma. Arch Surg, 1992, 127(4): 392-399.

[25] Wong JH, et al. Lymphatic drainage of skin to a sentinel lymph node in a feline model. Ann Surg, 1991, 214(5): 637-641.

[26] Reintgen D, et al. The orderly progression of melanoma nodal metastases. Ann Surg, 1994, 220(6): 759-767.

[27] Ross MI, et al. Selective lymphadenectomy: emerging role for lymphatic mapping and sentinel node biopsy in the management of early stage melanoma. Semin Surg Oncol, 1993, 9(3): 219-223.

[28] Thompson JF. The Sydney Melanoma Unit experience of sentinel lymphadenectomy for melanoma. Ann Surg Oncol, 2001, 8(9 Suppl): 44S-47S.

[29] Thompson JF, et al. Sentinel lymph node status as an indicator of the presence of metastatic melanoma in regional lymph nodes. Melanoma Res, 1995, 5(4): 255-260.

[30] Giuliano AE, et al. Improved axillary staging of breast cancer with sentinel lymphadenectomy. Ann Surg, 1995, 222(3): 394-401.

[31] Giuliano AE, et al. Lymphatic mapping and sentinel lymphadenectomy for breast cancer. Ann Surg, 1994, 220(3): 391-401.

[32] Krag D, et al. The sentinel node in breast cancer — a multicenter validation study. N Engl J Med, 1998, 339(14): 941-946.

[33] Krag DN, et al. Surgical resection and radiolocalization of the sentinel lymph node in breast cancer using a gamma probe. Surg Oncol, 1993, 2(6): 335-340.

[34] Krag DN, et al. Technical outcomes of sentinel-lymph-node resection and conventional axillary-lymph-node dissection in patients with clinically node-negative breast cancer: results from the NSABP B-32 randomised phase Ⅲ trial. Lancet Oncol, 2007, 8(10): 881-888.

[35] Bilchik AJ, et al. Molecular staging of early colon cancer on the basis of sentinel node analysis: a multicenter phase Ⅱ trial. J Clin Oncol, 2001, 19(4): 1128-1136.

[36] Saha S, et al. Technical details of sentinel lymph node mapping in colorectal cancer and its impact on staging. Ann Surg Oncol, 2000, 7(2): 120-124.

[37] Wood TF, et al. Validation of lymphatic mapping in colorectal cancer: in vivo, ex vivo, and laparoscopic techniques. Ann Surg Oncol, 2001, 8(2): 150-157.

[38] Hiratsuka M, et al. Application of sentinel node biopsy to gastric cancer surgery. Surgery, 2001, 129(3): 335-340.

[39] Kitagawa Y, et al. Radio-guided sentinel node detection for gastric cancer. Br J Surg, 2002, 89(5): 604-608.

[40] Kato H, et al. Sentinel lymph nodes with technetium-99m colloidal rhenium sulfide in patients with esophageal carcinoma. Cancer, 2003, 98(5): 932-939.

[41] Lamb PJ, et al. Sentinel node biopsy to evaluate the metastatic dissemination of oesophageal adenocarcinoma. Br J Surg, 2005, 92(1): 60-67.

[42] Little AG, et al. Intraoperative lymphatic mapping for non-small cell lung cancer: the sentinel node technique. J Thorac Cardiovasc Surg, 1999, 117(2): 220-224.

[43] Nomori H, et al. In vivo identification of sentinel lymph nodes for clinical stage I non-small cell lung cancer for abbreviation of mediastinal lymph node dissection. Lung Cancer, 2004, 46(1): 49-55.

[44] Rzyman W, et al. Intraoperative, radio-guided sentinel lymph node mapping in 110 non-small cell lung cancer patients. Ann Thorac Surg, 2006, 82(1): 237-242.

[45] Altgassen C, et al. Multicenter validation study of the sentinel lymph node concept in cervical cancer: AGO Study Group. J Clin Oncol, 2008, 26(18): 2943-2951.

[46] Kara PP, et al. Sentinel lymph node detection in early stage cervical cancer: a prospective study comparing preoperative lymphoscintigraphy, intraoperative gamma probe, and blue dye. Ann Nucl Med, 2008, 22(6): 487-494.

[47] Lin YS, et al. Sentinel node detection with radiocolloid lymphatic mapping in early invasive cervical cancer. Int J Gynecol Cancer, 2005 15(2): 273-277.

[48] Silva LB, et al. Sentinel node detection in cervical cancer with ^{99m}Tc-phytate. Gynecol Oncol, 2005, 97(2): 588-595.

[49] Hadway P, et al. Evaluation of dynamic lymphoscintigraphy and sentinel lymph-node biopsy for detecting occult metastases in patients with penile squamous cell carcinoma. BJU Int, 2007, 100(3): 561-565.

[50] Kroon BK, et al. Dynamic sentinel node biopsy in penile carcinoma: evaluation of 10 years experience. Eur Urol, 2005, 47(5): 601-606.

[51] Morton DL, et al. Lymphatic mapping and sentinel lymphadenectomy for early-stage melanoma: therapeutic utility and implications of nodal microanatomy and molecular staging for improving the accuracy of detection of nodal micrometastases. Ann Surg, 2003, 238(4): 538-549.

[52] Morton DL, et al. Sentinel-node biopsy or nodal observation in melanoma. N Engl J Med, 2006, 355(13): 1307-1317.

[53] Balch CM, et al. Long-term results of a multi-institutional randomized trial comparing prognostic factors and surgical results for intermediate thickness melanomas (1.0 to 4.0 mm). Inter-group Melanoma Surgical Trial. Ann Surg Oncol, 2000, 7(2): 87-97.

[54] Cascinelli N, et al. Immediate or delayed dissection of regional nodes in patients with melanoma of the trunk: a randomised trial. WHO Melanoma Programme. Lancet, 1998, 351 (9105): 793-796.

[55] Reintgen DS, et al. Efficacy of elective lymph node dissection in patients with intermediate thickness primary melanoma. Ann Surg, 1983, 198(3): 379-385.

[56] Sim FH, et al. Lymphadenectomy in the management of stage I malignant melanoma: a prospective randomized study. Mayo Clin Proc, 1986, 61(9): 697-705.

[57] Veronesi U, et al. Inefficacy of immediate node dissection in stage I melanoma of the limbs. N Engl J Med, 1977, 297(12): 627-630.

[58] Veronesi U, et al. Delayed regional lymph node dissection in stage I melanoma of the skin of the lower extremities. Cancer, 1982, 49(11): 2420-2430.

[59] Rousseau DL Jr, et al. Revised American Joint Committee on Cancer staging criteria accurately predict sentinel lymph node positivity in clinically node-negative melanoma patients. Ann Surg Oncol, 2003, 10(5): 569-574.

[60] Andtbacka RHI, et al. The role of sentinel lymph node biopsy in patients with thin melanoma. J Natl Compr Cane Netw, 2009, 7 (3): 308-317.

[61] Heller R, et al. Identification of submicroscopic lymph node metastases in patients with malignant melanoma. Semin Surg Oncol, 1993, 9(3): 285-289.

[62] Kahn HJ, et al. Biological significance of occult micrometastases in histologically negative axillary lymph nodes in breast cancer patients using the recent American Joint Committee on Cancer breast cancer staging system. Breast J, 2006, 12(4): 294-301.

[63] Klevesath MB, et al. The value of immunohistochemistry in sentinel lymph node histopathology in breast cancer. Br J Cancer, 2005, 92(12): 2201-2205.

[64] Weaver DL, et al. Detection of occult sentinel lymph node micrometastases by immunohistochemistry in breast cancer. An NSABP prcjtocol B-32 quality assurance study. Cancer, 2006, 107(4): 661-667.

[65] Goydos JS, et al. Patterns of recurrence in patients with melanoma and histologically negative but RT-PCR-positive sentinel lymph nodes. Am Coll Surg, 2003, 196(2): 196-204.

[66] Koyanagi K, et al. Prognostic relevance of occult nodal micrometastases and circulating tumor cells in colorectal cancer in a prospective multicenter trial. Clin Cancer Res, 2008, 14(22): 7391-7396.

[67] Ribuffo D, et al. Prognostic significance of reverse transcriptase-polymerase chain reaction-negative sentinel nodes in malignant melanoma. Ann Surg Oncol, 2003, 10(4): 396-402.

[68] Scoggins CR, et al. Prospective multi-institutional study of reverse transcriptase polymerase chain reaction for molecular staging of melanoma. J Clin Oncol, 2006, 24(18): 2849-2857.

[69] Blaheta HJ, et al. Detection of melanoma cells in sentinel lymph nodes, bone marrow and peripheral blood by a reverse transcription-polymerase chain reaction assay in patients with primary cutaneous melanoma: association with Breslow's tumour thickness. Br J Dermatol, 2001, 145(2): 195-202.

[70] Gillanders WE, et al. Molecular detection of micrometastatic breast cancer in histopathology-negative axillary lymph nodes correlates with traditional predictors of prognosis: an interim analysis of a prospective multi-institutional cohort study. Ann Surg, 2004, 239(6): 828-837.

[71] Gradilone A, et al. Detection of melanoma cells in sentinel lymph nodes by reverse transcriptase-polymerase chain reaction: prognostic significance. Ann Surg Oncol, 2004, 11 (11): 983-987.

[72] Li W, et al. Clinical relevance of molecular staging for melanoma: comparison of RT-PCR and immunohistocliemistry staining in sentinel lymph nodes of patients with melanoma. Ann Surg, 2000, 231(6): 795-803.

[73] Shivers SC, et al. Molecular staging of malignant melanoma: correlation with clinical outcome. JAMA, 1998, 280 (16): 1410-1415.

[74] Takeuchi H, et al. Prognostic significance of molecular upstaging of paraffin-embedded sentinel lymph nodes in melanoma patients. J Clin Oncol, 2004, 22(13): 2671-2680.

[75] Villa G, et al. Mapping the sentinel lymph node in malignant melanoma by blue dye, lymphoscintigraphy and intraoperative gamma probe. Tumori, 2000, 86(4): 343-345.

[76] Gipponi M, et al. Sentinel lymph node biopsy in patients with stage 3,711 melanoma: clinical experience and literature review. J Surg Oncol, 2004, 85(3): 133-140.

[77] Gesuelli GC, et al. Sentinel lymph node identification in the staging of cutaneous melanoma. Blue dye vs radioguided localization. Minerva Chir, 2000, 55(7-8): 513-516.

[78] Gershenwald JE, et al. Improved sentinel lymph node localization in patients with primary melanoma with the use of radiolabeled colloid. Surgery, 1998, 124(2): 203-210.

[79] Liu Y, et al. A randomized study comparing the effectiveness of methylene blue dye with lymphazurin blue dye in sentinel lymph node biopsy for the treatment of cutaneous melanoma. Ann Surg Oncol, 2008, 15(9): 2412-2417.

[80] Salhab M, et al. Skin and fat necrosis of the breast following methylene blue dye injection for sentinel node biopsy in a patient with breast cancer. Int Semin Surg Oncol, 2005, 2: 26.

[81] Uren RF, et al. The role of lymphoscintigraphy in the detection of lymph node drainage in melanoma. Surg Oncol Clin North Am, 2006, 15(2): 285-300.

[82] Uren RF, et al. The role of nuclear medicine. In: Cody HS, ed. Sentinel Lymph Node Biopsy. New York: Informa Health Care,

2001：19-43.

［83］ Alex JC, et al. Gamma-probe guided localization of lymph nodes. J Surg Oncol, 1993, 2（3）：137-143.

［84］ Krag DN, et al. Minimal-access surgery for staging of malignant melanoma. Arch Surg, 1995, 130（6）：654-660.

［85］ Alazraki NP, et al. Lymphoscintigraphy, the sentinel node concept, and the intraoperative gamma probe in melanoma, breast cancer, and other potential cancers. Semin Nucl Med, 1997, 27（1）：55-67.

［86］ Yee VS, et al. Outcome in 846 cutaneous melanoma patients from a single center after a negative sentinel node biopsy. Ann Surg Oncol, 2005, 12（6）：429-439.

［87］ Zavagno G, et al. A randomized clinical trial on sentinel lymph node biopsy versus axillary lymph node dissection in breast cancer: results of the Sentinella/GIVOM trial. Ann Surg, 2008, 247（2）：207-213.

［88］ Balch CM, et al. Prognostic factor analysis of 17,600 melanoma patients: validation of the American Joint Committee on Cancer melanoma staging system. J Clin Oncol, 2001, 19：3622-3634.

［89］ Clary BM, et al. Sentinel lymph node biopsy in the management of patients with primary cutaneous melanoma: review of a large single-institutional experience with an emphasis on recurrence. Ann Surg, 2001, 233（2）：250-258.

［90］ Dessureault S, et al. Improved staging of node-negative patients with intermediate to thick melanomas（>1 mm）with the use of lymphatic mapping and sentinel lymph node biopsy. Ann Surg Oncol, 2001, 8（10）：766-770.

［91］ Essner R, et al. Efficacy of lymphatic mapping, sentinel lymphadenectomy, and selective complete lymph node dissection as a therapeutic procedure for early-stage melanoma. Ann Surg Oncol, 1999, 6（5）：442-449.

［92］ Gershenwald J, et al. Multi-institutional lymphatic mapping experience: the prognostic value of sentinel lymph node status in 612 stage Ⅰ or Ⅱ melanoma patients. J Clin Oncol, 1999, 17（3）：976-983.

［93］ Gershenwald JE, et al. Microscopic tumor burden in sentinel lymph nodes predicts synchronous nonsentinel lymph node involvement in patients with melanoma. J Clin Oncol, 2008, 26（26）：4296-4303.

［94］ Andtbacka RHI, et al. AJCC nodal factors and microscopic tumor burden predict recurrence in sentinel node positive stage Ⅲ melanoma（Abstract ID：200700）. In The Society of Surgical Oncology, 59th Annual Meeting; March 23 ~ 26, 2006; San Diego CA.

［95］ Gershenwald JE, et al. Heterogeneity of microscopic stage Ⅲ melanoma in the SLN era: implications for AJCC/UICC staging and future clinical trial design（Abstract ID：AB02657）. In 6th World Congress on Melanoma; September 6 ~ 10, 2005; Vancouver BC, Canada.

［96］ Kirkwood JM, et al. Interferon alfa-2b adjuvant therapy of high-risk resected cutaneous melanoma: the Eastern Cooperative Oncology Group Trial EST 1684. J Clin Oncol, 1996, 14（1）：7-17.

［97］ Kirkwood JM, et al. High-dose interferon alfa-2b significantly prolongs relapse-free and overall survival compared with the GM2-KLH/QS-21 vaccine in patients with resected stage Ⅱ B ~ Ⅲ melanoma: results of intergroup trial E1694/S9512/C509801. J Clin Oncol, 2001, 19（9）：2370-2380.

［98］ Kirkwood JM, et al. High-dose interferon alfa-2b does not diminish antibody response to GM₂ vaccination in patients with resected melanoma: results of the Multicenter Eastern Cooperative Oncology Group Phase Ⅱ Trial E2696. J Clin Oncol, 2001, 19（5）：1430-1436.

［99］ Kirkwood JM, et al. High-and low-dose interferon alfa-2b in high-risk melanoma: first analysis of intergroup trial E1690/S9111/C9190. J Clin Oncol, 2000, 18（12）：2444-2458.

［100］ Singletary SE, et al. Revision of breast cancer staging: the 6th edition of the TNM Classification. Semin Surg Oncol, 2003, 21（1）：53-59.

［101］ Cox CE, et al. Significance of sentinel lymph node micrometastases in human breast cancer. J Am Coll Surg, 2008, 206（2）：261-268.

［102］ Bafounta ML, et al. Ultrasonography or palpation for detection of melanoma nodal invasion: a meta-analysis. Lancet Oncol, 2004, 5（11）：673-680.

［103］ Goldberg BB, et al. Sentinel lymph nodes in a swine model with melanoma: contrast-enhanced lymphatic US. Radiology, 2004, 230（3）：727-734.

［104］ Ho Shon IA, et al. Imaging in cutaneous melanoma. Nucl Med Commun, 2008, 29（10）：847-876.

［105］ Buzaid AC, et al. Role of computed tomography in the staging of primary melanoma. J Clin Oncol, 1993, 11（4）：638-643.

［106］ McGreevy JM, et al. Minimally invasive lymphatic mapping using fluorescently labeled vitamin B12.7. Surg Res, 2003, 111（1）：38-44.

［107］ Miyashiro I, et al. Detection of sentinel node in gastric cancer surgery by indocyanine green fluorescence imaging: comparison with infrared imaging. Ann Surg Oncol, 2008, 15（6）：1640-1643.

［108］ Ogasawara Y, et al. Evaluation of breast lymphatic pathways with indocyanine green fluorescence imaging in patients with breast cancer. World J Surg, 2008, 32（9）：1924-1929.

［109］ Kusano M, et al. Sentinel node mapping guided by indocyanine green fluorescence imaging: a new method for sentinel node navigation surgery in gastrointestinal cancer. Dig Surg, 2008, 25（2）：103-108.

［110］ Frangioni JV, et al. Sentinel lymph node mapping with type-Ⅱ quantum dots. Methods MolBiol, 2007, 374：147-159.

[111] Hama Y, et al. Simultaneous two-color spectral fluorescence lymphangiography with nearinfrared quantum dots to map two lymphatic flows from the breast and the upper extremity. Breast Cancer Res Treat, 2007, 103(1): 23-28.

[112] Ishikawa K, et al. Laparoscopic sentinel node navigation achieved by infrared ray electronic endoscopy system in patients with gastric cancer. Surg Endosc, 2007, 21(7): 1131-1134.

[113] Parungo CP, et al. Intraoperative identification of esophageal sentinel lymph nodes with near-infrared fluorescence imaging. J Thorac Cardiovasc Surg, 2005, 129(4): 844-850.

[114] Sevick-Muraca EM, et al. Imaging of lymph flow in breast cancer patients after microdose administration of a near-infrared fluorophore: feasibility study. Radiology, 2008, 246(3): 734-741.

[115] Soltesz EG, et al. Intraoperative sentinel lymph node mapping of the lung using near-infrared fluorescent quantum dots. Ann Thorac Surg, 2005, 79(1):269-277.

8.4 分子成像与肿瘤转移

◎ Yufang Hu, Mai Johnson, Frederic Pouliot, Lily Wu

过去10年,随着现代基因组和蛋白组技术的进步,对于肿瘤发生发展的分子和细胞学机制的认知进展空前。对于临床医生和科研人员来说,一种严谨的方法将使他们能够获取前沿的信息,并用于应对肿瘤治疗中的严峻挑战。其中重要部分就是如何最好地获取患者肿瘤相关的分子和生理学信息。分子成像技术正是对满足以上要求的特别有用的技术,它能够以无创而纵深的方式,在活体中显现关键分子信号通路。肿瘤转移,往往在癌症晚期表现出来(虽然今天的大多数研究支持转移是肿瘤的早期事件,而非过去认知的那样),是实体瘤患者的主要致死原因。预防和控制转移被认为是临床肿瘤学最重要的挑战之一。

由于肿瘤播散病变的位置和数量是随时间而改变的,全身分子成像是用于评估复杂肿瘤转移过程的理想方法。常用的可重复和无创成像方法包括 PET、CT、单光子发射计算机断层扫描技术(SPECT)、MRI 和生物发光成像(BLI)。

每种成像技术用于分子成像都有其优势和局限性。由于组织的吸收和低能量光子的发散,使用生物发光和荧光的光学成像方法更适用于小动物的活体成像。

PET 和 SPECT 可使用正电子和 γ 线的放射性示踪剂,也广泛应用于分子成像技术,包括新型的放射性分子示踪剂。PET 扫描仪使用一种能捕捉在正电子湮灭过程中发散出的两个直接相对高能量 γ 线探测环,通过计算机处理这两个同时产生的信号来重建三维图像。SPECT 基本的探测原理是通过 γ 线同位素形成二维图像,并环绕探测物,最终构建断层图像。由于 PET 能获得更多的信号,所以图像的分辨率和探测水平优于 SPECT。例如,在临床肿瘤学研究中,FDG-PET 使用的放射性探针[18]F-FDG 只需 1 fmol/L 就足以进行肿瘤检测[1]。CT 和 MRI 可以提供特别优良的解剖信息,但其显示分子信号的能力很有限。

由于没有哪种单一技术的显像能力能够满足所有需要,故出现了 PET-CT 和 PET-MRI 的联合技术,促进可视信号精确度的提高。考虑到每种成像模式特有的应用范围、局限性和物理成像方式,相关的成像技术平台及其应用已经超出了本章的讨论范围。建议感兴趣的读者去阅读近期的综述[2,3]。

在过去的 20 年间,分子成像技术在临床肿瘤学中的应用取得了显著的进步,如 CT、MRI、PET、SPECT 等已成为现代肿瘤治疗的支柱。然而,依靠分子成像技术对肿瘤转移进行实时监测仍然是一项挑战,因为存在多种不利因素,包括设备分辨率和敏感度的局限性,以及缺乏合适的分辨转移灶成像标记。本章主要讨论正在进行的各项致力于推动分子成像在肿瘤转移中应用的研究,主要关注光学和 PET 的显像策略。根据示踪技术分成 4 个部分:①报告基因成像;②纳米粒子示踪剂;③依据抗体的方法;④小分子成像示踪剂。

8.4.1 临床前模型中使用报告基因的成像方法

报告基因已经被广泛应用于研究肿瘤转移的分子成像领域。表 8-5 列出了经常使用的成像报告基因,以及每种基因的底物或示踪剂及应用方法。这些基因包括生物发光报告基因 FL、renilla 荧光素酶(RL)、GFP、红色荧光蛋白(RFP),以及近红外荧光蛋白(IFP)、PET 的报告基因 HSV1-脱氧胸腺嘧啶激酶(HSV1-tk)、Na/I 同向转运体(NIS)、SPECT 成像使用的生长抑素受体 SSTr2。对 MRI 报告基因的研究近期也已开始。多数报告基因是通过病毒基因转移载体标记肿瘤细胞。由于安全性和与病毒载体相关的免疫原性等原因,报告基因成像主要限于在动物模型上进行的临床前研究。

表 8-5 在肿瘤研究中常用的成像报告基因

成像模式	报告基因	探针/底物	具体应用
光学	荧光蛋白:GFP、RFP 等。	无	细胞和显微镜成像;对于活体成像,IR 好于光谱[52, 54]
	生物发光蛋白:荧光素酶 (firefly、renilla、gaussia)	D-荧光素、腔肠素	细胞标记、小动物活体成像[129]
MRI	突变转铁蛋白受体、铁蛋白	MION-转铁蛋白	临床前期、活体基因转入[130]
放射性核素	生长抑素受体(SSTR)	^{99m}Tc 或 ^{111}In SSTR 类似物	活体肿瘤基因转入,临床前模型[131, 132]
	Na/I 同向转运体	^{124}I 或 ^{131}I -Nal、^{99m}Tc	成像和放疗能力,临床前模型[131]
	多巴胺 D2 受体	高锝酸盐、^{18}F-FESP	临床前活体成像[133],在临床前和临床上
	HSV1-tk	^{18}F-GCV、^{18}F-FHBG	测试[134, 135]
		^{124}I 或 ^{131}I -FIAU	

注:上表列出了适于特定报告基因的成像模式、探针和(或)基质及其应用。一般来说,光学成像方法更适合用于细胞和小动物成像,而核素显像可用于临床前和临床情况。

在过去的 10 年间,用于肿瘤研究的分子成像技术已进入迅猛发展时期。在本章我们重点描述与肿瘤转移研究相关的报告基因应用的 3 个策略:①应用被报告基因稳定标记的肿瘤细胞来追踪活体内肿瘤的进展和播散;②使用荧光素酶蛋白与报告基因成像系统互补来获取关键细胞信号;③在临床前模型中,利用报告基因病毒载体转录子的靶向表达来探测肿瘤转移。对分子成像报告基因学感兴趣的读者,建议查阅近期出版的相关书籍[4]。

(1)成像报告基因标记的肿瘤细胞

目前,在活动物体内研究肿瘤转移过程广泛采用的方法是使用 FL 或 GFP 等光学报告基因稳定标记肿瘤细胞。

该法能够实时地、无创、可重复地检测原发瘤及其播散病灶。以荧光素酶为基础的 BLI 其低背景活性和易用性是这种方法的关键优势。然而,由于光被组织吸收和散射,BLI 是半定量的,并且不允许信号的三维定位。为了克服这些固有的局限性,我们和其他研究者使用活体外的离体器官成像来处理播散肿瘤细胞发出的信号,以提供更好的定位和定量信息(图 8-13B)。此外,在我们的实验中发现,与常规的组织学检查相同,离体器官生物发光信号的强度与肿瘤转移灶的体积有良好的相关性。BLI 的主要优点是能够对转移灶的大小提供迅速的计算测定,相对于完全的组织分析法而言,可有效节省大量的时间和精力。

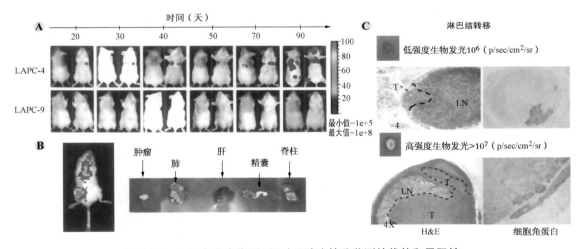

图 8-13 生物发光成像(BLI)对于肿瘤转移监测的优势和局限性

注:(A)使用 BLI 评估两个纵向排列的前列腺癌移植瘤模型(LAPC-4 和 -9)随时间推移的转移潜能。荧光素酶报告基因的易用性和低背景有明显的优势。(B)BLI 提供一个二维半定量信号,在转移的情况下进行定位是困难的。收获的离体器官影像可以帮助分析肿瘤扩散的程度及定位。(C)在淋巴结转移的检测中,离体器官生物发光信号的强度与转移灶的体积有良好的相关性(这些结果改编自参考文献[136])。

如前所述,每种报告基因都有自己的优势与局限性。基于报告基因的 PET 成像,在获得定量三维定位信号方面优于光学成像。如图 8-14A 所示,前列腺肿瘤发出的 PET 信号能够区别于来自附近膀胱的信号。单一成像模式不足以获取满意的转移灶检测,促使研究者采用联合不同报告基因成像的方法获取互补的成像结果。

已有 3 种策略可以成功地在一个基因表达单位里把两个或更多的报告基因连接起来。第一,也是最常用的方法是双顺反子法,包括两个基因间的内核糖体进入位点(IRES)序列合并。在单启动子的控制下,两个基因被转录成为单 mRNA,却在 IRES 序列引导下翻译成为两种蛋白[5]。第二,双向法,利用中央定位的增强子元件来操控两个基因在相反方向的表达。例如，中央定位的四环素敏感调控元件，可以直接导致 HSK1-tk 和多巴胺受体 D2R 基因的联合表达。第三，依赖于制备一种有效的融合蛋白，该蛋白由亲代成像报告蛋白的保留功能区组成。第一个成功的例子就是结合 HSV1-tk 和 GFP 的 PET/荧光能力融合基因。此概念的进一步拓展，导致制备了一系列三重融合报告基因，它们能够同时使用生物发光、荧光和 PET 3 种成像功能，例如 fl-mrpf-ttk 结构[8]。通过小鼠全身性注射被三重融合基因标

记的 B16 鼠黑色素瘤细胞，已建立了一种实验性黑色素瘤转移灶模型。转移病灶能够通过 microPET 和 BLI 同时观察到。设计这些三重融合蛋白，可以跨越大尺度范围，即从荧光显微镜下体外单细胞的测量到体内生物发光和 PET 成像下活体动物的多细胞检测，并进行生物事件研究。因此，三重融合蛋白的应用承载了肿瘤转移研究的巨大希望。但是，对于这种大型多区域人造蛋白稳定性的担忧仍未解决，这可能会阻碍这一强效理念的长期应用。

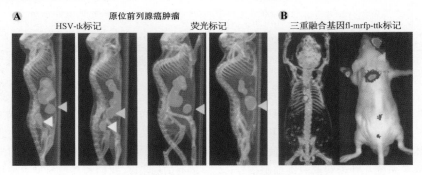

图 8-14　HSV-tk PET 报告基因的优势和局限性

注：（A）HSV-TK 标记的前列腺癌可以通过其特定的示踪剂[18]F-FHBG 成像，用白箭头表示。这种前列腺肿瘤 PET 信号在荧光素酶（对照组）标记的肿瘤中缺乏。由于排出的示踪剂在膀胱内累积，定量立体定位的 PET 信号使膀胱信号（黄色箭头）明确分离。该示踪剂非特异性摄取在 GI 轨道被观察到。（B）以多模式三重融合基因 fl-mrfp-ttk 标记肿瘤，编码连接到单体 RFP 和截断 HSV-tk 组件的萤火虫荧光素酶，使动物 B16 黑色素瘤的转移在 PET 和 BLI 模式均可视。

（2）荧光素酶蛋白的互补成像系统

肿瘤成功转移需要肿瘤细胞对于周围环境刺激的感知与反应，肿瘤细胞将会集合外部刺激和传送内部信号来完成特殊的细胞功能。分子成像技术使得肿瘤细胞内复杂的信号转导程序得以显现，有助于解释转移级联中关键的调节机制。Paulmurugan 等最先报道了应用带 FL 的"裂解蛋白"策略来对关键蛋白间相互作用的信号通路进行成像。

这种方法的灵感来自早期蛋白片段互补检测的研究。该研究将酶裂解成两个片段，使其失去功能。相反，整合两个片段就能恢复酶的活性[10,11]。裂解荧光蛋白策略显像蛋白间的相互作用在图 8-15 进行说明。一些研究团体用 FL 和 RL 进一步证实了这一方法的可行性[12,13]。在此仅列举两个代表性例子，即应用裂解荧光蛋白策略来显像肿瘤转移的关键信号通路功能状态。

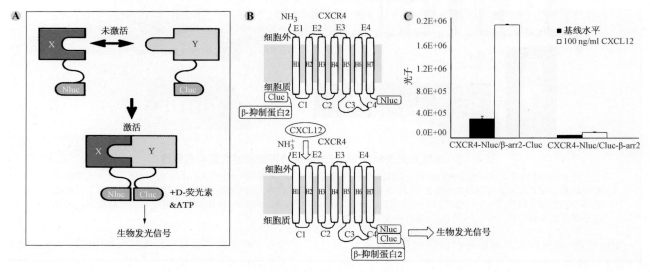

图 8-15　体内通路激活的荧光素酶互补成像

注：（A）裂解荧光蛋白策略的概念。N-末端和 C-末端的荧光素酶蛋白片段可以连接到一对相互作用的蛋白质（X,Y），X 蛋白和 Y 蛋白相互咬合，导致 N、C-荧光素酶片段重组为完整荧光素酶生物的发光活性。（B）应用这种裂解荧光素酶成像策略研究 CXCR4 及其相互作用的 β-抑制蛋白（β-arrestin）。通过趋化因子配体 CXCL12 的激活，信号级联可启动配对的荧光互补系统，导致产生生物发光信号。（C）携带适当配置 CXCR4-Nluc 和 β-抑制蛋白 2-Cluc 的细胞可激活生物发光的趋化因子。据推测，是在蛋白间相互作用的干扰下连接 Cluc 片段到 β-抑制蛋白的 N-末端（图授权改编自参考文献[10][19]）。

趋化因子属于一类小型的分泌蛋白家族,被认为是调节免疫细胞运输和从骨髓中动员造血细胞的关键环境因素[14]。趋化因子受体 CXCR4 属于七跨膜 G 蛋白偶联受体家族,介导细胞骨架重排和被同源配体 CXCL12 或 SDF-1 激活的细胞迁移[15]。CXCR4 信号的正常生理功能往往被肿瘤细胞增补。在乳腺癌的研究中,发现证据明显支持 CXCL12-CXCR4 信号促进肿瘤转移[16],但这一信号也与其他恶性肿瘤相关。在一项研究中,乳腺癌患者骨转移病灶中有 67% 可检测到 CXCR4 的表达,且 CXCR4 表达与无瘤生存期的缩短和复发风险的增加有关[17,18]。

Luker 等[19]应用裂解荧光互补的方法发展 BLI 系统,可激活 CXCR4 信号轴。CXCL12 结合到 CXCR4 上可导致细胞内受体的羧基端被蛋白激酶 C 和 G 蛋白偶联受体激酶(GRKs)磷酸化,反过来将细胞溶质架蛋白 β-抑制蛋白 2 招募到受体上[20]。如图 8-15B 所示,在激活 CXCL12 的上游,两个融合报告蛋白结构 CXCR4-N-luc 和 β-抑制蛋白 2-Cluc 并列,导致生物发光活性的改变。在两个正确结构的细胞内可观察到 7 倍的生物发光信号(图 8-15C)。正如 CXCR4 协同进入肿瘤细胞一样,这种协同为在整个转移过程中趋化因子信号轴的功能活性提供了实时监控的途径。作为众多革新性荧光互补系统的一项,该方法已经发展用于辨别关键的生长调节通路。感兴趣的读者,可以在近期的综述中更广泛地了解该课题[4,21]。

(3)应用组织和肿瘤特异性启动子进行转录靶向成像

转录靶向或以基因表达为基础的成像,已经作为方便而灵活的方法用于研究动物体内肿瘤进展的信号通路[4]。在转录靶向成像中,将一个通路或细胞特异性启动子置于成像报告基因的上游来控制其表达,该序列通过转基因方法或通过病毒基因传递进入活体动物的肿瘤细胞内。转录靶向成像已经在一些特定的通路,如 TGF-β、p53、HIF-1α、NF-κB[4]及一些组织和肿瘤特异性启动子中成功展示。然而,相对于构成性病毒启动子,特异性启动子的转录效能往往很弱,会导致无效表达和成像能力受限。因此,我们研究小组已经开发出一种扩增的方法,称为两步转录激活(TSTA)系统。该系统可以活化一种触发成像报告基因的强力转录激活因子。TSTA 系统的功能由前列腺靶向腺病毒进行图示。图 8-16 展示了前列腺特异性重组腺病毒 AdTSTA-tk 的基因组构成。在这种病毒中,我们修改前列腺特异性抗原(PSA)启动子来调控合成的 Gal4-VP16 转录激活因子的表达。该转录激活因子由强力的 VP16 超激活区融合 Gal4-DNA 结合区(Gal4-DBD)组成,Gal4 的效应元件被置于启动因子的上游来调控成像报告基因的表达。当然,Gal4-VP16 蛋白能强烈地激活成像报告基因的表达,如 HSV1-tk 或 FL 基因[23]。在前列腺癌的细胞株中,AdTSTA-tk 的基因表达效能和巨细胞病毒(CMV)启动因子控制的载体(AdCMV-tk)相当(图 8-16B)。一个显著的区别是 AdTSTA-tk 的前列腺靶向特异性能够使 PET 报告基因 HSV-tk 在前列腺肿瘤细胞中表达,而该基因在如肝等非前列腺组织中是不能表达的,但要排除不慎将基因传递到这些组织中的情况(图 8-16C)。

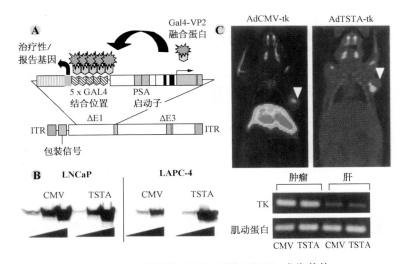

图 8-16　扩增的前列腺特异性 HSV-tk 成像载体

注:(A)Ad 转染 TSTA 系统。增强的前列腺特异性 PSA 启动子驱动强力合成激活因子的表达,后者由疱疹 BP16 激活区(aa 413-454)融合到 Gal4-DNA 绑定区组成。Gal4-VP2 激活因子结合到 Gal4 结合位点,激活 HSV-tk 基因的表达。这两个组分插入 Ad5 载体的 E1 基因组区。(B)TSTA 驱动的 HSV1-tk 表达的数量与强效构型 CMV 启动子相当。LNCaP 和 LAPC-4 前列腺癌细胞加大剂量的强效构型 AdCMV-tk 或前列腺特异性 AdTSTA-tk 转染,MOi 为 0.2、1 和 5(三角形)。采用蛋白印迹法(Western blotting)测定的 HSV1-tk 蛋白表达水平,在这两个载体中是相等的。(C)前列腺限制性 AdTSTA-tk 为癌症基因治疗提供了安全保证。顶部是 PET 偶联基因治疗的示意图。AdCMV-tk 和 AdTSTA-tk(1×10⁹ 感染单位)均进行瘤内注射,并导致可视的肿瘤信号。由于载体从肿瘤全身性泄漏,两种载体均分布到肝,但只表达 HSV-tk,因此只有 AdCMV-tk 注射的动物可以在肝观察到强烈的 PET 信号。在自杀性前体药更昔洛韦(GCV)治疗后,两种载体都获得了肿瘤杀伤效果。除一小块位于肿瘤边缘的活性区域(蓝色 H&E 染色)外,几乎占据整个肿瘤的阳性凋亡染色(TUNEL)。肝细胞凋亡(TUNEL)仅在 CMV 处理的肝中发现,TSTA 组未见。

原则上,TSTA 方法可以用于扩增任何通路、细胞或肿瘤特异性启动子。这种方法已经被我们和其他团队广泛应用,并已证实该方法的确能够有效地激活各种肿瘤和组织特异性启动子,如存活蛋白(survivin)、黏蛋白 1、VEGF 和心脏特异性启动子[4,24,25]。通过使用扩增的 TSTA 介导的成像方法,我们能够在载体肿瘤直接传递后,应用 microPET-CT 或 BLI 显像内源性前列腺和前列腺肿瘤[12,23,26,27]。此外,由于 AdTSTA

载体的细胞限制表达,载体的全身定向传入能够成功地检测乳腺癌和前列腺癌小鼠肺、淋巴结、腹膜上的转移性病灶(图 8-17)。近期的一些报道已经证实,在肝癌和前列腺癌患者中,使用腺病毒载体传递诸如 HSV-tk 和 NIS 报告基因进行特异性信号成像的可行性[28,29]。因此,预计在不久的将来转录靶向报告基因成像技术将会广泛应用于临床肿瘤学。

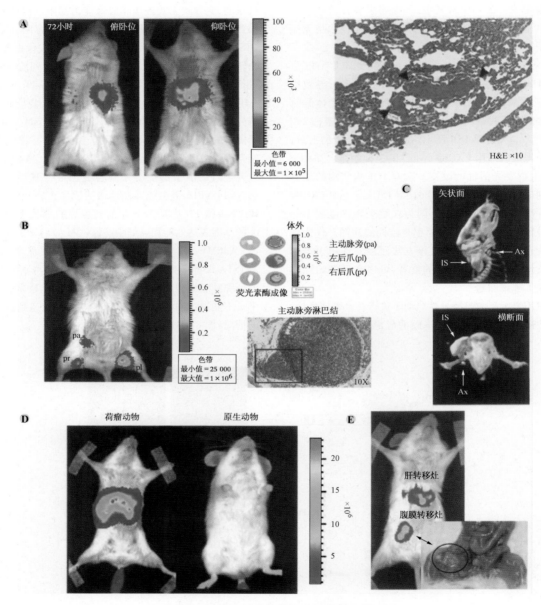

图 8-17　应用 TSTA 进行癌转移成像

注:(A)前列腺特异性基于 PSA 启动子的 AdTSTA-萤火虫荧光素酶(fl)载体可用于前列腺癌的肺转移检测。前列腺肿瘤(LAPC9)原位移植后 21 天,静脉注入 10^8 感染单位的 AdTSTA-fl,3 天后对小鼠进行 FL 表达成像。(B)AdTSTA-fl 被用来检测前列腺癌的小淋巴结转移灶。将 AdTSTA-fl 注入携带有原位移植入前列腺肿瘤的动物双侧后爪,其具有典型的淋巴结转移能力(LAPC9/VEGF-C;左侧)。获取骨盆淋巴结后进行体外成像表明,正如信号强度标示的那样,最大体积的转移灶位于主动脉旁淋巴结。组织学(H&E)显示了主动脉旁淋巴结被膜下的微小转移灶(正方形标记)。在这个淋巴结转移中检测到的细胞数量估计为 4×10^3,与形态测量学估计的结果类似。(C)microPET/CT 成像检测隐蔽淋巴结转移。携带伴有淋巴结转移的小鼠瘤内注射 AdTSTA-tk。验证了 Ad 可以通过瘤周淋巴管自肿瘤引流到区域前哨淋巴结的假设。应用 ^{18}F-HBG-PET,在肿瘤和引流的前哨淋巴结中都检测到了信号。有代表性的矢状面(顶部)和横断面(底部),microPET/CT 显示自肿瘤注射部位(IS)及引流的腋窝前哨淋巴结(Ax)发出的 PET 信号。(D)癌特异性黏蛋白 1 启动子驱动的 AdMuc-TSTA-fl 荧光素酶表达载体,以 10^8 感染单位的剂量静脉注入实验性 KPL-1 乳腺肿瘤肝转移的荷瘤动物。3 周后肝上可见一强信号。接受同样治疗的原生肿瘤动物未检测到信号。(E)在其他动物同样全身给予 AdMuc-TSTA-fl,能够显示 KPL-1 的肝及腹膜转移灶。这些结果提示,针对检测前列腺癌和乳腺癌远处转移灶及可能根治而言,AdTSTA 是一种有效的特异性工具。

8.4.2　基于纳米颗粒的分子成像制剂

识别局部或远处淋巴结转移是肿瘤分期和患者治疗的关键步骤。发展微创的转移灶精确检测技术,需要多领域专家团队的共同努力。这种跨学科的合作已经有成功例证,即检测结节性转移灶的纳米颗粒(NP)淋巴对比造影剂的研发[30-34]。NP的大小范围为10~100 nm,作为对比造影制非常适用于淋巴系统造影[35]。

(1)临床前哨淋巴结检测技术

已非常明确,乳腺癌和黑色素瘤的淋巴结状态是最有力的单个独立预后指标[36-39],腋窝淋巴结转移与总生存率的下降相关。在乳腺癌和黑色素瘤患者中,常规进行淋巴结的组织病理学检查,并用于肿瘤分期和患者管理[36,39]。直到最近,在许多乳腺癌治疗中心,腋窝淋巴结清扫术(ALND)仍然是浸润性乳腺癌患者的常规治疗方案。然而,ALND常伴有较高的并发症,且分期代价高。近几年来,为了减少ALND的组织创伤,引入了前哨淋巴结(SLN)的概念,即接纳原发肿瘤直接引流的淋巴结[35,40,41]。在许多乳腺癌治疗中心,前哨淋巴结活检(SLND)已替代ALND,即对直接接受原发肿瘤引流的淋巴结进行病理学检查会得到明确结果。如果前哨淋巴结检测是阴性,则转移至更远端淋巴结的概率很低[36]。除了乳腺癌和黑色素瘤,SLND技术已经应用于其他一些伴淋巴结转移的实体肿瘤,如头颈部肿瘤[38]、宫颈癌[42]、结直肠癌[43]、膀胱癌[44]和前列腺癌[45]。

识别SLN是SLND决定性的第一步,这一步取决于淋巴亲和性NP在SLN中的传输和蓄积。NP的大小和表面性质是其淋巴亲和特性的关键[46];NP在许多临床应用中的典型范围为50~200 nm[39]。NP在淋巴结中的驻留主要是巨噬细胞吞噬作用的结果[47]。推荐用于淋巴造影的NP最适大小为10~100 nm[39]。

临床上,SLN的定位是通过注射蓝色染料,如亚甲蓝(单独使用亚甲蓝或与放射性标记的纳米凝胶合用),再行淋巴造影。淋巴造影剂因地理位置不同而有不同选择。在美国是锝-99标记的硫胶体,欧洲是锝-99m标记的人血清白蛋白纳米胶体。近期用于术中淋巴造影技术,是通过γ线照相机检测癌周注射的放射性标记NP进入SLN,然后切除SLN以供组织病理学检查[48]。

(2)基于纳米粒子的SLN淋巴成像

除了蓝色染料和放射性纳米胶体应用于SLN淋巴造影以外,近期我们还注意到另一些类型的NP被用于其他成像方法,如MRI和近红外荧光成像(NIR)的SLN分期和定位成像[49]。相对于CT和PET,MRI能更好地提供软组织的鲜明反差。常规MRI通过对形态和信号强度改变的观察,从而对淋巴结的状态进行判定[49,50]。然而单独靠这些参数,难以胜任可重复性地识别转移淋巴结[49,50]。已开发超微超顺磁性的氧化铁颗粒(USPIO)并用于增强MRI成像,通过NP和网织内皮系统的相互作用来增强淋巴转移灶成像的特异性[30,31,49,50]。当全身给药时,这些纳米大小的USPIO

从血管外溢至淋巴系统,并被循环性巨噬细胞摄取。含有USPIO的巨噬细胞在正常淋巴结中的蓄积会导致淋巴结信号强度下降。相反,在被肿瘤细胞浸润的淋巴结中,由于结构改变导致NP的摄取和存留减少,而淋巴结信号增强和(或)分布不均(图8-18)。目前,这一技术已被用于头颈部肿瘤和前列腺癌转移灶的成像,似乎能有效地检测盆腔和腹部淋巴结转移灶[49]。虽然这一技术有望高特异性地区分良恶性淋巴结组织,但因缺乏广泛接受的指南而限制了其使用,所以多数情况下只用于临床前研究[50]。

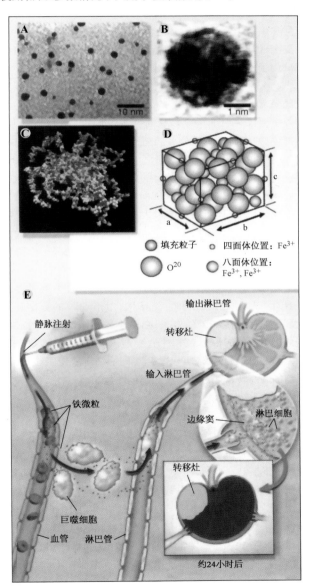

图8-18　**六边形淋巴细胞亲和性超顺磁纳米粒子的电子显微镜照片(图A和B),表面结合右旋糖酐和填充USPIO的分子模型(图C和D),淋巴细胞亲和性超顺磁纳米粒子的作用机制(图E)**

注:这里显示的淋巴细胞亲和性超顺磁纳米粒子模型平均测量大小为2~3 nm(图A和B)。右旋糖酐粒子的平均大小是28 nm(图C和D)。在图E中,全身注射长循环时间微粒,可以穿过组织间隙,经淋巴管引流。转移导致的淋巴回流障碍或淋巴结结构的改变,致使MRI检查发现淋巴细胞亲和性超顺磁纳米粒子的异常累积(图由《新英格兰医学杂志》授权,2003[30])。

NIR 是近年来发展的新颖成像策略[32-34,51-53]。相对于 PET 或 MRI 等分子成像方法，其优点有：体内荧光成像的设备和操作成本非常低廉，又避免了离子辐射和磁场造成的潜在健康危害。近期，多数体内荧光成像采用在 NIR 范围发光的荧光探针，这样相对于其他波长，组织对光吸收和发散的弱化降低到最低程度[32]。已有将 NIR-NP 用于 SLN 成像的报道[32,33,51,54]，并有望在不久的将来，在临床使用中这些荧光示踪剂可以成为除蓝色染料和纳米凝胶外的另一种选择。许多研究者应用 NIR 量子点作为淋巴亲和性成像示踪剂，这些量子点由器官分子功能化，以提高它们固化的稳定性和生物相容性，同时降低毒性[55]。虽然近年来，量子点在安全性和生物相容性方面已经取得了明显改善，但将它们应用于人体还待进一步的安全验证。

在 Kim 等人的研究中，已检测到爪部注入的量子点在流经腋窝淋巴结时有聚集[32]。在 Kobayashi 等人的进一步研究中，有 5 种不同发射波长的量子点被同时注入上身不同的部位，并能捕捉到它们各自进入颈部和上身引流淋巴结的流向及在淋巴结中的蓄积[53]。这些研究主要证明 NIR-NP 可以结合体内荧光成像技术用于浅部 SLN 的成像，例如乳腺癌和黑色素瘤的 SLN。如前所述，在体内荧光成像技术的临床转化中，我们面临的最大技术挑战之一就是组织吸收造成的发射光减弱。虽然近期 NIR 成像技术着重针对这一点进行了改进，但目前 NIR 成像技术主要还是限于临床前研究。

近几年，纳米技术和分子成像技术的融合发展了多种以 NP 为基础的淋巴亲和性造影剂，用于 SLN 的分期和定位。我们相信在不久的将来，在多学科领域中的努力必将创造出新一代的淋巴亲和性造影剂，这种造影剂不仅具有卓越的淋巴亲和性，还可以配合不同的临床成像策略，对淋巴结的肿瘤转移灶进行功能和无创性显像。

8.4.3　肿瘤转移的放射免疫成像

基因和蛋白质工程技术的进步推动了基于单克隆抗体（mAb）药物在医学领域空前的发展与应用。基于抗体（Ab）疗法的发展和商业化，使其成为当今医药工业的重要部分，至 2010 年美国重组蛋白疗法销售额计划达到 150 亿美元[56]。如 2007 年，18 种 mAb 疗法获得美国 FDA 的批准[57]，其中 8 种允许用于不同种类恶性肿瘤的诊断与治疗，例如，利妥昔单抗（瑞图宣）、曲妥珠单抗（赫赛汀）和贝伐单抗（阿瓦斯汀），已经被广泛用于肿瘤治疗。有 4 种药物结合了放射性核素，用于 SPECT 的体内放射免疫成像（RII）：阿西莫单抗（CEA-Scan）用于结直肠癌的成像，疏诺莫单抗（Verluma）用于小细胞肺癌，沙妥莫单抗喷地肽（OncoScint）用于结直肠癌和卵巢癌，卡罗单抗喷地肽（ProstaScint）用于前列腺癌[57]。

理论上，mAb 成像药物对其目标具有高特异性，尤其适合肿瘤诊断性成像，因为它们能够在体内通过与细胞表面的生物标记结合而区分细胞表型。当与 PET-CT 或 SPECT-CT 等其他定量成像方法联合应用时，mAb 药物能够辨别患者体内肿瘤的位置与浸润范围。这些信息在为每个患者制订个体化治疗方案时尤为实用。相对于那些细胞代谢速度依赖性示踪剂，如 ^{18}F-FDG，mAb-RII 示踪剂在低等级的淋巴瘤和前列腺癌等固有代谢率较低的肿瘤成像方面具有独特的优势[57-59]。虽然拥有巨大的潜力，这类分子成像药物仍未具有临床可行性和商业化成功，目前只有卡罗单抗喷地肽（ProstaScint）仍在使用，其他 3 种成像制剂已渐被废弃[57,60]。近几年来，mAb-RII 制剂领域的再度兴起主要归功于成像设备的改善，以及具有更高亲和力和卓著药代动力学特性的 mAb 片段的发现。

（1）理想 RII 制剂的标准

一个成功的 mAb-RII 制剂需要满足一些标准。首先，mAb 制剂的靶点应该易于被 mAb 制剂接近的且只在肿瘤组织中过表达，在正常组织中表达最低。目前正在接受临床试验评估的靶点实例包括 CD20、CD22、前列腺特异性膜抗原（PSMA）、黏蛋白 1、癌胚抗原（CEA）、HER-2/neu 受体、EGFR 和 VEGF[57,58]。

其次，要实现高质量的成像，mAb 必须具有最佳的药代动力学，能够从血浆中被有效地清除，同时维持适当肿瘤组织摄取量。示踪剂应该被网状内皮系统最小的摄取，特别是肾和肝中。示踪剂应经肾排泄，而不是肝胆管系统，因为这样利于区分来自腹腔病灶的信号和肝的信号。对于抗体片段，肾清除的大小为分子量小于 60 000，所以分子量小于 60 000 的微粒主要由肾排泄。

第三，mAb 示踪剂的循环半衰期（$t_{1/2}$）必须与用于标记 mAb 药物的放射性核素相符。考虑到 SPECT 和 PET 在肿瘤学分子成像领域的优势，理想的 mAb 制剂半衰期应该在几小时到几天之间[57,58,60]。

（2）商业化的 mAb-RII 制剂

在 mAb-RII 制剂研究中，最大的成果是用于胃肠道肿瘤的 RII 试剂的研制[57]。在 FDA 批准的 4 种 mAb 成像示踪剂中，阿西莫单抗（CEA-Scan）和沙妥莫单抗喷地肽（OncoScint）是靶向结直肠癌。但是，这些示踪剂目前已经被弃用[57,60]。本节通过分析 CEA-Scan 和沙妥莫单抗喷地肽（OncoScint）来阐明 mAb 成像制剂研究中面临的挑战。

CEA 被认为与结肠癌的进展有密切关系的一种重要抗原。它是一种大分子量的糖蛋白，见于正常胎儿体内，但在正常成人细胞内含量很低。由于 90% 以上的原发结肠癌患者 CEA 水平增高[64]，所以临床前和临床研究明确 CEA 作为胃肠道肿瘤的生物标记。有研究表明，术前 CEA 值增高的患者虽然手术已经切除原发肿瘤，但总生存率仍然较差[64,65]。然而，CEA 值增高也可见于部分非恶性肿瘤的患者。

CEA-Scan 是一种鼠源性的 mAb-Fab 片段，它与 ^{99m}Tc 结合用于检测结直肠癌的转移复发[57]。它在 1996 年得到 FDA 的批准上市，2006 年又被 FDA 下架。CEA 作为成像靶标的可能并发症是，表达于细胞表面的糖基磷酸酰肌醇连接的 CEA 在磷酸酶的作用下从细胞表面剪切并释放入血液循环,因此干扰肿瘤细胞和 CEA-Scan 的结合,降低了示踪剂在肿瘤组织/血中的浓度比。另外,由于分泌型 CEA 通过肝代谢[64],使得肝内的示踪剂蓄积浓度较高。Libutti 等并排比较[18]F-FDG-PET 和 CEA-Scan 用于检测结肠癌术后复发研究发现,[18]F-FDG-PET 要好于 CEA-Scan[66]。这个结果是通过对[18]F-FDG-PET 和 CEA-Scan 筛查怀疑肿瘤复发的患者(已经接受过原发结肠癌切除术),在双盲情况下再次进行剖腹探查证实得出。因此,这项研究的目的在于通过[18]F-FDG-PET 和 CEA-Scan 筛查发现肿瘤有无复发,以及当发现肿瘤复发时,为是否可以手术切除提供依据。在 28 例接受联合成像和手术治疗的患者中,有 26 例发现肿瘤复发,其中10 例无法再次手术切除。[18]F-FDG-PET 成功预测 90% 的无法手术切除病例,而 CEA-Scan 却无一例预测成功。对于另外可切除复发肿瘤的 16 例患者,[18]F-FDG-PET 预测成功率达 81%,而 CEA-Scan 仅有 13%。在 Wilkomm 等[67]应用[18]F-FDG-PET 和放射性标记的抗 CEA 抗体片段检查结肠癌的局部复发和转移的研究中也有相似的发现。

尽管[18]F-FDG 已经被广泛应用于肿瘤分子成像,但对前列腺癌的诊断和治疗的应用仍很局限。原因主要是以下几点:第一,前列腺癌对 FDG 的吸收率很低;其次,膀胱组织对 FDG 的显著吸收干扰了前列腺肿瘤的信号;第三,PET 对前列腺癌的诊断价值较之 MRI 等其他成像技术优势有限[57,68]。因此,开发基于抗体的 RⅡ 制剂应用于前列腺癌可能有着独特的价值。ProstaScint 是在 7E11 抗体基础上研发的单克隆抗体扫描技术。7E11 抗体最初用来检测PSMA[57]。PSMA 是前列腺癌中研究最多的一个生物标记,其分子量为 100 000 的跨膜蛋白,拥有短的细胞内域和相对较长的细胞外域[69]。和 CEA 相比,PSMA 不能分泌入血液循环,且主要表达于前列腺组织,在其他组织很少表达[69]。在前列腺组织内,PSMA 的水平和前列腺癌的侵袭力呈正相关[69]。在前列腺癌的转移灶内,比如骨骼、淋巴结、软组织和肺组织,PSMA 的表达量也明显增加[70-72]。

最初,ProstaScint 用于具有高淋巴结转移风险患者的诊断和分级[57]。尽管 PSMA 作为前列腺癌成像技术的靶标具有很多优点,但由于 ProstaScint 只能和 PSMA 细胞内域而不能和 PSMA 的细胞外域结合,因此只有在循环抗体可与非活细胞的胞质接触,ProstaScint 才能和 PSMA 结合[57,69],这也限制了 ProstaScint 对缺乏大量凋亡坏死细胞骨转移灶的成像诊断。一些可以结合在 PSMA 细胞外域的抗体试剂正在研究中,比如 J591[69]。

(3)长半衰期放射性核素的应用

第一代抗体示踪剂因为其目标/背景比较低及免疫原性等问题,限制了体内重复给药,从而影响了其临床应用[57,58,60,68]。mAb-RⅡ 示踪剂仍未实现其最大理论潜能。近几年,由于分子成像仪器的发展,放射性核素结合技术的进步,长半衰期正电子发射剂的上市(比如[89]Zr 的半衰期为78.4 小时,[124]I 的半衰期为 100.2 小时)以及蛋白质工程技术的发展,使人们重新对抗体示踪剂用于肿瘤成像技术产生兴趣。

在 Perk 等人[73]的一项研究中,将放射性核素[89]Zr 标记的单克隆抗体 DN30 注射入携带表达 c-Met 人类肿瘤移植瘤的小鼠体内,以评价抗体示踪剂用于观察体内表达 c-Met 肿瘤的效果。c-Met 受体是由致癌基因 MET 编码的一类蛋白,它是酪氨酸激酶受体-肝细胞生长因子的配体。研究显示,c-Met 受体的激活对肿瘤发生以及侵袭表型的获得起着重要作用[74]。由此推断,将 DN30 单克隆抗体结合在 c-Met上可以干扰 c-Met 信号通路,从而控制 MET 致癌基因的激活,抑制肿瘤的发生和转移。仅需要 11 mg 的抗体就可以检测到肿瘤,在注射后一天就可以观察到小鼠移植瘤体,肿瘤信号可以持续 4 天。研究者报道,已经开发出人源化 DN30单克隆抗体用于临床研究。

Borjesson 等人在一项临床研究中,通过使用[89]Zr 标记的人鼠嵌合单克隆抗体 U36(该抗体可识别表达于头颈部肿瘤的 CD44v6 抗原),对 20 例头颈部鳞状细胞癌患者进行原发灶和肿瘤的淋巴结转移显像[75]。对 immuno-PET、CT/MRI以及触诊的结果进行比较。其中一组患者在进行以上检查的同时还接受[18]F-FDG-PET 成像。研究中除了两例患者对单克隆抗体有免疫排斥反应外,其余患者无明显免疫反应。成像结果显示 immuno-PET 和 CT/MRI 对淋巴结转移的诊断敏感性基本相当(72% 对比 60%),而接受[18]F-FDG-PET 组的诊断敏感性和 immuno-PET 相似(62% 对比 85%)。结果还发现[18]F-PET、immuno-PET 和 CT/MRI 均有假阳性病例。研究者认为目前 immuno-PET 和[18]F-PET 在诊断淋巴结微转移上均价值不大。

(4)工程抗体片段

近几年,对抗体成像制剂的研究,逐渐从使用完整的抗体转移到使用重组抗体片段。目前大量的精力用于改进蛋白质片段,以改善 mAb-RⅡ 制剂的药代动力学。早期抗体片段制剂主要由酶消化完整的抗体,产生 Fab 片段或者F(ab')2 片段,如阿西莫单抗/CEA-Scan。在过去 10 年里,工程蛋白质片段的出现,比如单链的 Fv 片段、双特异抗体以及微型抗体,通过调整它们的药代动力学和在器官的生物分布以满足特殊的分子成像技术的要求,有可能充分地开发这类分子成像制剂的应用潜能。

蛋白质的循环寿命取决于分子量的大小和对靶标的亲和力[76,77]。一个完整抗体的分子量为 150 000 以下。完整抗体的高分子量和新生儿的 Fc 受体结合后的复合物分子量变大,使抗体注入体内后在循环内的存留时间可达数周,从而使抗体有足够的时间在肿瘤组织内累积,虽然这样也降低了肿瘤/背景信号比。复合物较大的分子量以及在循环内停留时间的延长,使其血浆清除率减慢,组织渗透力变弱,以及对抗体示踪剂的免疫原性增强[78]。为了避免完整抗体的这些弊端,研究者倾向于研究具有更好药代动力学特性、利于肿瘤成像的抗体片段(图 8-19)。

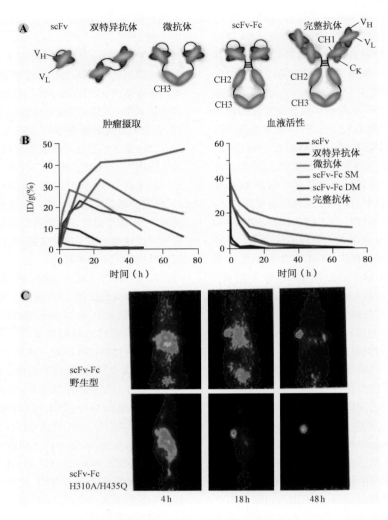

图8-19 基于工程抗体的PET

注：（A）原理图显示工程片段的域构成，包括scFv（25 000）、双特异抗体（55 000）、微抗体（80 000）、scFv-Fc（105 000）和完整抗体（150 000）。（B）放射性碘标记的抗CEA scFv单克隆抗体片段在皮下LS174T人结肠癌无胸腺荷瘤小鼠中的肿瘤摄取和血液清除曲线。摄取由每克注射剂量（ID/g）的百分率表示。图中scFv-Fc SM是单克隆抗体的H310A单突变体，scFv-Fc DM是H310A/H435Q双突变体。（C）在LS174T异种移植荷瘤小鼠中，^{124}I标记的抗CEA scFv-Fc片段（亲代人伽玛1和H310A/H435Q双突变体）的连续microPET成像。清除率的区别在序列图像中是显而易见的（图得到Macmillan出版公司授权，2005[78]）

不同大小的抗体片段可以通过重组DNA技术得到。一种靶向特异性抗体可变基因最早被分离克隆，并且表达产生所需的抗体形式。这些重组蛋白质片段分子量为25 000（scFv）～110 000（scFv-Fc），大量的临床前和人体研究证实，由于它们相比于完整的抗体有着优越的生物学分布，因此可以被用于肿瘤成像技术[58,60,78]。完整的抗体在体内存留的时间长达数周，且在注射入体内几天后才能够进行成像观察。而分子量较小的抗体片段在注入体内后24小时内就可以达到理想的肿瘤/血液分布比，相比于完整的抗体，更适合与较短半衰期的放射性核素结合用于肿瘤的成像。

像scFv这样小分子量蛋白质片段，由一条可变区的轻链和重链通过肽键连接，由于它在体内清除较快，因此限制了它在分子成像中的应用。与亲代抗体相比，scFv在体内迅速被清除以及与相对亲代的结合效价降低，减少了

其在肿瘤的吸收。"双特异抗体"（diabodies）是由两个scFv片段通过分子量55 000的短肽连接的非共价二聚体。相比于scFv，双特异抗体由于具有对靶点的双效价结合以及长循环存留时间，所以具有更好的肿瘤组织吸收率。因此，它们较适合与中等半衰期的放射性核素结合，如^{64}Cu（半衰期为12.7小时）、^{124}I（半衰期为100.2小时）。对较大分子量片段的开发也在进行之中，如由scFv-CH3（分子量80 000）或者scFv-CH2-CH3融合蛋白（分子量110 000）组成的微型抗体。目前mAb-RⅡ试剂的研究主要停留在临床前阶段[58,60,78]。

抗体片段RⅡ制剂的药代动力学和生物分布特性可以通过改变抗体片段结构的方法进行优化，以满足体内应用的不同需要。这种方法已经通过衍生自CEA单克隆抗体T84.66的双特异抗体和微型抗体的临床前研究得以阐

明[79-85]。通过对蛋白质片段的类型（双特异抗体和微型抗体）、肽连接以及放射性核素的筛查，正在进行大规模的蛋白工程，以调整蛋白质片段的结构和功能关系。接下来主要概述有关的研究来阐明抗体片段成像试剂的多方面功能。

首个 T84.66 的微型抗体是通过将 scFv 域和 IgG CH3 域融合形成[80]。研究人员希望通过两者的融合，保留 scFv 的双效价结合，同时加以 CH3 域的稳定性，从而使微型抗体在肿瘤组织内的滞留和药代动力学效应优于单纯的 scFv 片段。已创建和测试两种不同结构的微型抗体，它们的不同仅限于连接在 scFv 域和 CH3 域的肽连接域上。肽连接长度的差别，使微型抗体在结构上表现出不同的特性。将放射性碘标记的微型抗体于体内给药靶向作用于无胸腺小鼠 LS174T 移植肿瘤。注射微型抗体 6 小时后，检测到肿瘤吸收的抗体浓度达 32.9% ID/g，而肿瘤对完整抗体的吸收为 30% ~40% ID/g[80]。相对于单纯的 scFv 片段吸收率仅在 1% ~5% ID/g，微型抗体试剂的特性要优于单纯的 scFV 片段等蛋白。

在后续的研究中[84]，对 T84.66 微型抗体稍加修饰，以放射性核素 ^{64}Cu 标记后，注入 LS174T 移植肿瘤的无胸腺荷瘤小鼠体内进行 PET 显像，发现注射 5 小时后，肿瘤对抗体的吸收达 17.91% ID/g。这项研究奠定了将微型抗体用于人体 PET 扫描的可行性理念。有趣的是，研究人员提出肿瘤对微型抗体被动摄取是通过传递目标的机制，因为放射性核素标记的蛋白摄取率达 8.2% ID/g。值得注意的是，肝对 ^{64}Cu 具有较高的摄取率，这一点限制了 ^{64}Cu 标记微型抗体的临床应用。

Sundaresan 等[86]的研究发现，将 ^{124}I 标记的抗 CEA 双特异抗体和微型抗体注射入带有 CEA 阳性和 CEA 阴性异体移植肿瘤的荷瘤小鼠体内，然后进行 PET 成像。结果显示，在注射后 18 小时，肿瘤对双特异抗体的平均吸收率达 4.5% ID/g，微型抗体平均吸收率达 20.6% ID/g；两种抗体的肿瘤/背景比相似。但双特异抗体的非靶向蓄积明显低于微型抗体。作者总结得出，考虑到双特异抗体的优良肿瘤/背景对比度，在这个模型中双特异抗体比微型抗体有较多优势。有趣的是，在此项研究中还设立了一个小鼠亚组对 ^{18}F-FDG 和放射性核素标记的微型抗体进行比较。与 CEA 阳性的移植瘤体对放射性核素标记的微型抗体高度特异性摄取相比，移植瘤体对 ^{18}F-FDG 的吸收水平和双特异抗体相似，为 3% ~8% ID/g。因此研究者建议，对于那些不适合 ^{18}F-FDG 检查的肿瘤，可将 RⅡ 抗体制剂作为补充检查手段。Olafsen 等又研发了一种半胱氨酸修饰的抗 CEA 双特异抗体，它包含一个可还原的二硫键。通过借助特异位点反应将放射性核素或治疗性荷载连接在半胱氨酸上，而非

随意的连接到表面氨基酸，从而保留了蛋白表面的连接域。类似结构的抗 HER-2 双特异抗体亦已开发。最近放射化学的新突破能够将 ^{18}F 标记在抗 CEA 双特异抗体上，相比于其他放射性核素，可能具有更好的转化潜能[83]，并具有适用于双特异抗体成像的半衰期。

一项使用 ^{123}I 标记的抗 CEA 微型抗体开创性临床研究在 10 例活检证实的结直肠癌患者中进行[79]。然后应用 SPECT、CT 扫描进行微型抗体成像，并与手术结果比较。结果发现，8 例患者通过微型抗体制剂扫描可以识别直径在 1.0 cm 以上的肿瘤，CT 扫描在 10 例患者中有 5 例发现肿瘤。除此之外，微型抗体的耐受性较好，此研究中未发现任何患者对微型抗体有显著免疫反应。本研究对抗体片段的临床转化潜力进行了初次尝试。目前，一个用于结直肠癌免疫闪烁成像的抗 CEA 双特异抗体正在接受 FDA 的临床试验[87]。

过去 10 年来，在抗体的成像技术领域取得了巨大的进步，这主要得益于 immunoPET 仪器以及重组蛋白技术的发展。有关抗体的 RⅡ 制剂的大量临床前期研究说明，这项技术在肿瘤学领域具有极大的应用前景。

8.4.4　肿瘤转移的小分子 PET 成像

过去 10 年，无创成像技术的进步为肿瘤转移的分子诊断创造了无限可能。最近几年，功能和分子成像技术（如 SPECT 和 PET）弥补了以形态学为基础的成像技术（如 CT、超声和 MRI）的缺陷[88]。最具前景的是将 PET 和 CT 融合，使肿瘤的解剖定位和生理过程变得可视化（图 8-20）。PET 可以扫描到由正电子发射性同位素（如 ^{15}O、^{13}N、^{11}C、^{18}F）发射的高能 γ 光子。这些同位素的半衰期相对较短，为 2 分钟（^{15}O）到 110 分钟（^{18}F）。还有一些不常用的正电子发射性同位素，如 ^{14}C、^{64}Cu、^{62}Cu、^{124}I、^{76}Br、^{82}Rb 和 ^{68}Ga[2]。这些正电子发射的同位素与那些在病理组织代谢或过表达的分子（示踪剂）以化学方式结合进行显像[89]。这些示踪剂的浓度为兆摩尔级，因此放射性标记的示踪剂可以显示活体内的生理状态，而不会明显改变系统的功能状态。示踪剂可以是代谢物、药物、肽、脂类或者抗体。由于很多示踪剂在转移灶细胞内快速变化的特性，使之可以通过 PET 检测到转移灶的情况。目前正在探索 PET 对肿瘤的血管生成、凋亡、受体表达以及缺氧状态等其他分子事件进行成像。示踪剂及其相关的病理过程列于表 8-6。

^{18}F 与 2-脱氧-氟代-D-葡萄糖（2-deoxy-2-fluoro-D-glucose）的结合（^{18}F-FDG）、^{11}C-和 ^{18}C-与胆碱的结合、^{18}F-与氟化物的结合，在肿瘤转移的分级和检测中有很大的应用前景。下面将着重阐述这些小分子示踪剂在乳腺癌和前列腺癌中的应用。

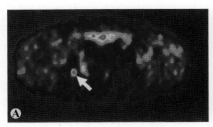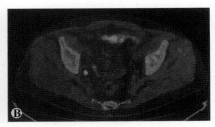

图 8-20　PET-CT

注：一位前列腺癌淋巴结转移患者的[11]C-胆碱 PET 图像。（A）阳性信号定位在骨盆。
（B）阳性信号定位在淋巴结,可增强信号特异性（图由 Elsevier 授权[138]）。

表 8-6　可用于肿瘤转移 PET 成像的示踪剂

成像过程	示踪剂	缩写	转运体/酶/受体	同位素	分子类型	实例
代谢	氟脱氧葡萄糖	FDG	GLUT1/己糖激酶Ⅱ	^{18}F	糖类	多种癌症
	胆碱	—	CHT/胆碱激酶	^{11}C、^{18}F	维生素	前列腺癌
	醋酸盐	—	乙酰 CoA 合成酶	^{11}C、^{18}F	代谢物	前列腺癌
	甲硫氨酸	—	LAT1/2	^{11}C	氨基酸	脑癌
	反氨基-氟环丁烷羧酸	FACBC	LAT	^{18}F	氨基酸	前列腺癌
	氟乙基-L-酪氨酸	—	—	^{18}F	氨基酸	脑癌
	氟代雌二醇	FES	雌激素受体	^{18}F	脂类	乳腺癌
	二氢睾酮	DHT	雄激素受体	^{18}F	脂类	前列腺癌
凋亡	膜联蛋白 V	—	磷脂酰丝氨酸	^{99m}Tc	蛋白	肾癌
血管生成	VEGF 抗体	VEGF	VEGF 受体	^{124}I	细胞因子	卵巢癌
缺氧	氟米索硝唑	FMISO	膜扩散/硝基还原酶	^{18}F	—	头颈部癌、肺癌
	双乙酰-bis-甲基氨基硫脲	ATSM	膜扩散/硝基还原酶	^{18}F	—	—
	氟硝基咪唑、阿糖胞苷	FAZA	膜扩散/硝基还原酶	^{18}F	—	—
增殖	氟-脱氧胸苷	FLT	ENT、CNT/胸苷激酶	^{18}F	核苷类似物	所有肿瘤
抗原表达	DOTA-奥曲肽	—	生长抑素受体 2	^{68}G	内源性配体	神经内分泌肿瘤
	环精氨酸-甘氨酸-天冬氨酸-（RGD）五肽	—	αγβ3 整合素	^{18}F、^{99m}Tc	内源性配体	黑色素瘤
	氟-羟甲基丁酯-鸟嘌呤	FHBG	胸苷激酶	^{18}F	核苷类似物	基因表达检测
	cG250	—	CA-IX 抗原	^{124}I、^{131}I	抗体	肾癌
化疗药物吸收	吉西他滨	—	核苷转运子/DCK	^{18}F	核苷类似物	白血病
血流	水	H$_2$O	无	^{15}O	—	—
	二氧化碳	CO$_2$	无	^{15}O	—	—

（1）^{18}F – FDG

很多类型的恶性肿瘤细胞表现出超常的糖代谢状态[90]。和正常细胞相比,葡萄糖转运体 GLUT – 1 在很多肿瘤细胞内过表达,如乳腺癌[88]、胆管细胞癌[91]、非小细胞肺癌[92]以及前列腺癌。肿瘤 PET 成像技术的基础是癌细胞对葡萄糖代谢增加,检测葡萄糖的类似物^{18}F-FDG 被肿瘤摄取的情况以进行成像。^{18}F-FDG 被 GLUT-1 转运至细胞内,然后在己糖激酶Ⅱ的作用下磷酸化变成 6-磷酸-FDG。6-磷酸-FDG 不再被代谢,因此会保留在肿瘤细胞内。最近,Cantley

等人的研究认为丙酮酸激酶 M2PK 可引起 Warburg 效应。其机制是肿瘤细胞对^{18}F-FDG 吸收增多,以及快速的肿瘤细胞扩散。进一步研究表明,丙酮酸激酶的异构重整可以导致细胞代谢以及肿瘤生成的改变[93,94]。

乳腺癌是常见肿瘤,在西方国家居女性肿瘤死亡率的第二位[95]。研究表明^{18}F-FDG 对乳腺癌具有亲和力,检出率达 64% ~ 100%[96-98]。^{18}F-FDG 已经用于腋窝淋巴结转移的分级,敏感度 79% ~ 100%[99-102]。另外,相比于传统的形态学成像模式,^{18}F-FDG 对乳腺癌腋窝淋巴结的情况、远处转移以及肿瘤复发具有相对较高的敏感性和特异性[99-102]。在最近的一项研究中，Borkar 和 Pandit-Taskar 报道了应用[18]F-FDG 进行乳腺癌远处皮肤转移的检测[106]（图8-21）。但是，PET 用于淋巴结成像的一个主要缺陷是对于小病灶特别是腋窝微转移灶有较高的假阴性率，这主要是因为目前 PET 技术空间分辨率的限制（约 5 mm）。这种 PET 检测微转移灶的限制可通过结合一些精确的病理学技术加以弥补，比如多层切片、免疫细胞化学染色联合 SLNB。这些技术可明显提高了对已切除淋巴结微小病灶的检出率。因此，淋巴结造影术后进行 SLNB 仍然是诊断腋窝淋巴结转移的金标准。最后需要指出，相比传统的成像技术，PET-CT 对肿瘤化疗效果的预测有独特的优越性。PET-CT 已经被成功用于预测乳腺癌、软组织肉瘤[107]、霍奇金淋巴瘤以及胃肠间质瘤的化疗疗效[108-110]。

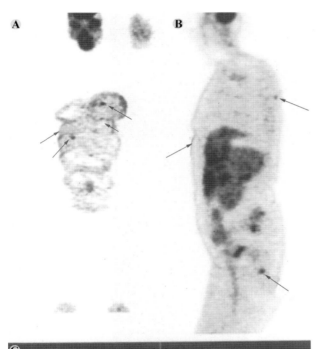

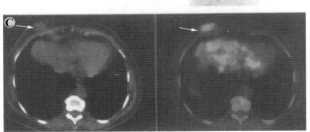

图 8-21　[18]F-FDG-PET-CT 扫描用于转移性乳腺癌分期

注：（A）一位 73 岁妇女的冠状位[18]F-FDG-PET 成像显示在左乳皮下区域、左胸壁和右侧腹壁均有 FDG 摄取。（B）矢状位 PET 成像显示在腹壁皮下区域，右侧上背部和右臀部有 FDG 摄取。（C）轴位 CT 和[18]F-FDG-PET-CT 融合成像显示在右侧下胸壁有 FDG 摄取的皮下结节（图由 Clinical Nuclear Medicine 授权[106]）。

（2）[18]F-胆碱和[11]C-胆碱

胆碱是卵磷脂的一种成分，是细胞膜磷脂所必不可少的组分[111]。恶性肿瘤具有较高的增殖性以及细胞脂质的高代谢性，因此肿瘤细胞对胆碱的吸收率很高[112]。[11]C-胆碱和[18]F-标记的胆碱衍生物，包括[18]F-氟代乙基胆碱和[18]F-氟代甲基胆碱（[18]F-胆碱）对前列腺癌的评估有着广阔的前景[113-115]。Beheshti 等人最近的研究表明，[18]F-胆碱可用于前列腺癌患者骨转移的评估。[18]F-胆碱 PET-CT 对前列腺癌骨转移的敏感性为 79%、特异性为 97%、准确率为 84%[116]。在某些病例中，[18]F-胆碱可检出前列腺癌脊柱转移灶，但 CT 上尚无形态学的改变（图 8-22）。另外一些病例显示，当 CT 显示明显的形态学改变，Hounsfield 值大于 825 时，却检测不到[18]F-胆碱的摄取（图 8-22）。这种现象可能部分由于病灶的类型不同所致，如溶骨性病灶表现为糖酵解增加或细胞膜的增殖，导致[18]F-胆碱的吸收增加。当患者接受激素以及其他治疗后，溶骨性病灶变为致密硬化性病灶，所以此类病灶不能稳定地吸收[18]F-胆碱。因此，针对溶骨性病灶与成骨性骨转移灶，在解释[18]F-胆碱 PET-CT 研究结果时应加以说明。

[11]C-胆碱已证实是可用于前列腺癌无创性成像的探针[117-119]，且快速优先地被淋巴结和远处转移灶所摄取[120-123]。一项初步的人体研究显示，[11]C-胆碱 PET-CT 可以检查出前列腺癌根治术后复发的淋巴结转移[124]（图 8-23）。尽管样本数量较小，但是证据仍然强烈表明一旦经[11]C-胆碱 PET-CT 检出淋巴结转移，患者可从比较小的补救式淋巴结切除术中获益。[11]C-胆碱较[18]F-胆碱用于 PET 成像的优点在于，[11]C-胆碱尿液排出率不高，因此可以为区域引流的较小骨盆淋巴结提供清晰的图像。但[11]C-胆碱用于 PET 成像的缺点在于，相对于[18]F-胆碱的 110 分钟半衰期，[11]C-胆碱半衰期较短，最多仅有 20 分钟，因此需要就近放置一个回旋加速器。

（3）[18]F-氟化物

Blau 等人首次将[18]F-氟化物离子用于骨扫描[125]。[18]F-氟化物在含水的环境中可以与羟基磷灰石的羟基进行离子交换，形成氟氯磷灰石，然后融入骨骼基质中[126]。一项临床前的研究表明，在 LAPC-9 人前列腺癌骨转移的动物模型中，首先在胫骨皮质中，[18]F-氟化物的摄取被限制在胫骨的骨密质中，并自较大病灶的注射部位向远处扩散[127]。同时采用 X 线、组织标本检查和 PET-CT 一起评估第 4 周、第 6 周和第 8 周的成骨性病灶情况[127]（图 8-24），普通的放射线仅在第 6 周时间点上观察到成骨性病灶，而[18]F-氟化物的摄取在第 4 周时就可由 PET-CT 观察到[127]。Evan-Sapir 等人[128]进行的一项临床研究中，对 44 例具有高风险前列腺癌的患者比较多种成像手段，包括[99m]Tc-亚甲基二磷酸盐（[99m]Tc-MDP）平面骨闪烁扫描法、SPECT、[18]F-氟化物 PET 和[18]F-氟化物 PET-CT 对骨转移检测的敏感性。结果显示，[18]F-氟化物 PET-CT 具有最好的敏感性和特异性，优于单独应用[18]F-氟化物 PET，其敏感性和特异性均优于二维和SPECT 骨闪烁扫描法。由于[18]F-氟化物合成简单，应用前景良好，因此医疗保险中心和公共医疗补助机构（CMS）正考虑将[18]F-氟化物 PET 诊断前列腺癌骨转移纳入医疗保险之中。

　　小分子示踪剂（如 FDG）PET 成像技术在恶性肿瘤的诊断和治疗中具有一定的价值，尤其是对前列腺癌和乳腺癌转移的诊断具有良好前景，但是其特异性和稳定性仍存在争议。目前对现有的小分子 PET 示踪剂的价值还有待不断研究，以奠定其在诊断肿瘤转移中的牢固基础。同时，科学家还在不停研究寻找新的肿瘤检测示踪剂。

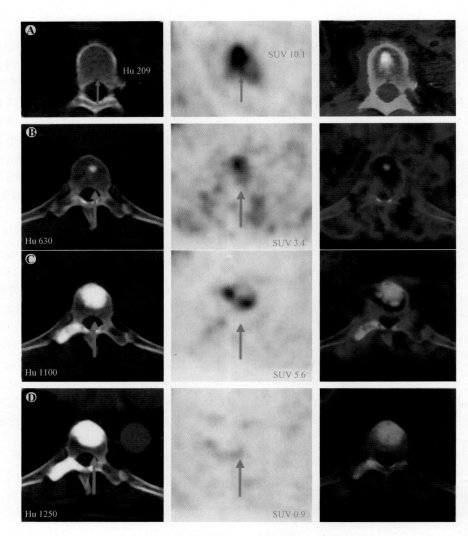

图 8-22　前列腺癌骨转移动态模式的 PET 检测

注：（A）PET 和 PET-CT 显示在 T8 胸椎骨髓转移灶的[18]F-胆碱摄取，而此时同一患者的 CT 仍显示正常。（B）T9 胸椎中小的硬化性病灶伴随[18]F－胆碱摄取，患者没有治疗。（C）在接受激素治疗的患者中，硬化性病灶发生显著形态学改变（Hu1100），[18]F－胆碱仅在硬化性病灶的边缘吸收。（D）另一位同样接受激素治疗的患者有阴性的[18]F－胆碱摄取和在 CT 上有增高硬化性密度（Hu1250）的高度可疑病灶（图来自 Beheshti 等[116]，由 Springer 授权使用）。

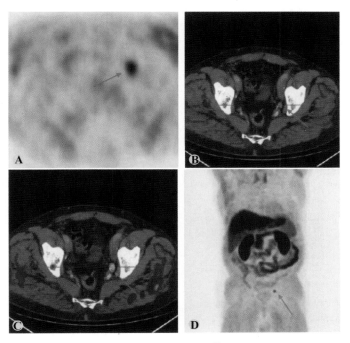

图 8-23 一位接受根治性前列腺切除术患者的^{11}C-胆碱 PET-CT(经轴位切面)

注:(A)pT3b pNO cMO Gil Gl. 7 R1 阶段患者的^{11}C-胆碱 PET 成像(经轴位切片)。(B)相应的增强对比 4 排螺旋 CT 扫描(经轴位切面)。(C)融合的 PET-CT 成像。(D)小骨盆中的一个可疑淋巴结(箭头所指)的 PET 成像(冠状位切面,MIP 强度最大化成像)。成像时的 PSA 水平是 1.3 ng/ml 。^{11}C-胆碱 PET-CT 显示位于髂外动脉淋巴结的增强局部摄取。补救性淋巴切除术后的组织病理学检查证实 12 个淋巴结中有 3 个转移。随后进行了严密的观察治疗。随访 6 个月之后,PSA 稳定于 0.1 ng/ml(图来源:Rinnab 等[124],由 S. Karger AG 授权使用)。

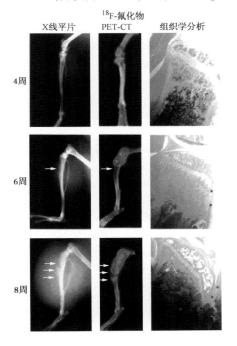

图 8-24 ^{18}F-氟化物 PET-CT 检测骨转移

注:X 线平片结合 PET-CT 和组织学分析,对使用^{18}F-氟化物离子的典型 LAPC-9 肿瘤,在 4、6、8 周进行造影。尽管骨生成在第 6、8 周的 X 线平片可见(箭头所示),在肿瘤细胞注射后 4 周的连续 PET 成像中,进行性增长的^{18}F-氟化物离子摄取表明存在成骨性活动(箭头所示)。PET 扫描中增加的信号强度与组织学分析中的新骨生成程度相符合(星号标记)(图来源:Hsu 等[127],由核医学学会授权使用)。

8.4.5 结论

分子成像在揭示隐匿性、致死性的肿瘤进展和转移过程中具有广泛的前景。从病毒载体到 100 nm 大小的纳米粒子,到抗体等生物制剂,再到小分子放射性示踪剂,很多不同类型的创新性成像探针不断在临床前研究中得到发展。一般来说,较大的病毒载体具有更多的功能,能够被设计产生高选择性的成像信号。然而,由于它们的免疫原性和在血液循环中较差的生物分布,阻碍了它们在肿瘤部位的分布。如病毒载体的分子成像技术在临床的转化面临着显著困难。纳米粒子成像技术有望在不远的将来得到快速普及,这部分是因为纳米技术领域对于开发一种智能运载工具的巨大兴趣。纳米粒子体内性能的进一步证实需要更积极的实验研究。

当放射性标记化学以及高质量标准的蛋白质生产取得不间断进步时,作为一类成像试剂,工程抗体探针具有临床转化的理想前景。随着抗体介导癌症治疗的发展(例如曲妥珠单抗和贝伐单抗),抗体成像技术的实用化很快就会实现。

文中所讨论的 4 种成像制剂,小分子成像示踪剂的临床转化是最直接的。小分子成像示踪剂发展的瓶颈在于如何研究出新型、更高选择性的分子探针,以揭示癌症关键调节通路的功能状态。由于人类癌细胞和宿主细胞的异质性,就像分子靶向药物制剂一样,小分子探针临床应用的全部效果很难在动物模型中预测到,因此需要人体试验进一步的仔细评估。放射性标记探针一般使用示踪剂的剂量，这个剂量通常比产生生理效应的剂量低2~3个等级。因此，试验性临床研究中的成像探针测试，相比于传统的药物，目前受到的监管较少，耗时也少，因此有更多的新型分子成像示踪剂即将出现。

由于肿瘤学、核医学、化学以及分子生物学领域的多学科专家的共同努力，分子成像的前途光明，而且这些领域的科学家和临床医生将共同促进分子成像的快速进步。在不久的将来，会有更加广谱、更加敏感、具有更好一致性的无创成像技术用于肿瘤转移的检测。

（王骥 译，钦伦秀 审校）

参考文献

[1] Weber WA. Positron emission tomography as an imaging biomarker. J Clin Oncol, 2006, 24(20): 3282-3292.

[2] Massoud TF, et al. Molecular imaging in living subjects: seeing fundamental biological processes in a new light. Genes Dev, 2003, 17: 545-580.

[3] Weissleder R, et al. Imaging in the era of molecular oncology. Nature, 2008, 452: 580-589.

[4] Gambhir SS, et al, eds. Molecular Imaging with Reporter Genes. New York: Cambridge University Press, 2010.

[5] Liang Q, et al. Noninvasive, repetitive, quantitative measurement of gene expression from a bicistronic message by positron emission tomography, following gene transfer with adenovirus. Mol Ther, 2002, 6:73-82.

[6] Sun X, et al. Quantitative imaging of gene induction in living animals. Gene Ther, 2001, 8: 1572-1579.

[7] Ponomarev V, et al. Cytoplasmically retargeted HSVl-tk/GFP reporter gene mutants for optimization of noninvasive molecular-genetic imaging. Neoplasia, 2003, 5: 245-254.

[8] Ray P, et al. Construction and validation of improved triple fusion reporter gene vectors for molecular imaging of living subjects. Cancer Res, 2007, 67: 3085-3093.

[9] Paulmurugan R, et al. Noninvasive imaging of protein-protein interactions in living subjects by using reporter protein complementation and reconstitution strategies. Proc Natl Acad Sci USA, 2002, 99: 15608-15613.

[10] Johnsson N, et al. Split ubiquitin as a sensor of protein interactions in vivo. Proc Natl Acad Sci USA, 1994, 91: 10340-10344.

[11] Pelletier JN, et al. Oligomerization domain-directed reassembly of active dihydrofolate reductase from rationally designed fragments. Proc Natl Acad Sci USA, 1998, 95(21): 12141.

[12] Kaihara A, et al. Locating a protein-protein interaction in living cells via split Renilla luciferase complementation. Anal Chem, 2003, 75: 4176-4181.

[13] Luker KE, et al. Kinetics of regulated protein-protein interactions revealed with firefly luciferase complementation imaging in cells and living animals. Pric Natl Acad Sci USA, 2004, 101: 12288-12293.

[14] Luster AD. Chemokines-chemotactic cytokines that mediate inflammation. N Engl J Med, 1998, 338(7): 436-445.

[15] Christopher MJ, et al. Suppression of CXCL12 production by bone marrow osteoblasts is a common and critical pathway for cytokine-induced mobilization. Blood, 2009, 114: 1331-1339.

[16] Muller A, et al. Involvement of chemokine receptors in breast cancer metastasis. Nature, 2001, 410: 50-56.

[17] Cabioglu N, et al. Chemokine receptors in advanced breast cancer: differential expression in metastatic disease sites with diagnostic and therapeutic implications. Ann Oncol, 2009, 20: 1013-1019.

[18] Salvucci O, et al. The role of CXCR4 receptor expression in breast cancer: a large tissue microarray study. Breast Cancer Res Treat, 2006, 97: 275-283.

[19] Luker KE, et al. Imaging CXCR4 signaling with firefly luciferase complementation. Anal Chem, 2008, 80: 5565-5573.

[20] Balabanian K, et al. Leukocyte analysis from WHIM syndrome patients reveals a pivotal role for GRK3 in CXCR4 signaling. J Clin Invest, 2008, 118: 1074-1084.

[21] Massoud TF, et al. Reporter gene imaging of protein-protein interactions in living subjects. Curr Opin Biotechnol, 2007, 18: 31-37.

[22] Iyer M, et al. Two-step transcriptional amplification as a method for imaging reporter gene expression using weak promoters. Proc Natl Acad Sci USA, 2001, 98: 14595-14600.

[23] Johnson M, et al. Micro-PET/CT monitoring of herpes thymidine kinase suicide gene therapy in a prostate cancer xenograft: the advantage of a cell-specific transcriptional targeting approach. Mol Imaging, 2005, 4: 463-472.

[24] Ray S, et al. Noninvasive imaging of therapeutic gene expression using a bidirectional transcriptional amplification strategy. Mol Ther, 2008, 16:1848-1856.

[25] Huyn ST, et al. A potent, imaging adenoviral vector driven by the cancer-selective mucin-1 promoter that targets breast cancer metastasis. Clin Cancer Res, 2009, 15: 3126-3134.

[26] Burton JB, et al. Adenovirus-mediated gene expression imaging to directly detect sentinel lymph node metastasis of prostate cancer. Nat Med, 2008, 14: 882-888.

[27] Adams JY, et al. Visualization of advanced human prostate cancer lesions in living mice by a targeted gene transfer vector and optical imaging. Nat Med, 2002, 8: 891-897.

[28] Penuelas I, et al. Positron emission tomography imaging of adenoviral-mediated transgene expression in liver cancer patients. Gastroenterology, 2005, 128: 1787-1795.

[29] Barton KN, et al. Phase I study of noninvasive imaging of adenovirus-mediated gene expression in the human prostate. Mol Ther, 2008, 16: 1761-1769.

[30] Harisinghani MG, et al. Noninvasive detection of clinically occult lymph-node metastases in prostate cancer. N Engl J Med, 2003, 348: 2491-2499.

[31] Vassallo P, et al. AMI-227-enhanced MR lymphography: usefulness for differentiating reactive from tumor-bearing lymph nodes. Radiology, 1994, 193: 501-506.

[32] Kim S, et al. Near-infrared fluorescent type II quantum dots for sentinel lymph node mapping. Nat Biotechnol, 2004, 22:93-97.

[33] Tanaka E, et al. Image-guided oncologic surgery using invisible light: completed pre-clinical development for sentinel lymph node mapping. Ann Surg Oncol, 2006, 13: 1671-1681.

[34] Gao X, et al. In vivo cancer targeting and imaging with semiconductor quantum dots. Nat Biotechnol, 2004, 22: 969-976.

[35] Morton DL, et al. Technical details of intraoperative lymphatic mapping for early-stage melanoma. Arch Surg, 1992, 127: 392-399.

[36] Keshtgar MRS, et al. Axillary dissection over the years: where to from here? World J Surg, 2001, 25:761-766.

[37] Canavese G, et al. Prognostic role of lymph-node level involvement in patients undergoing axillary dissection for breast cancer. Eur J Surg Oncol, 1998, 24: 104-109.

[38] Werner JA, et al. The sentinel node concept in head and neck cancer: solution for the controversies in the N0 neck? Head Neck, 2004, 26: 603-611.

[39] Chakera AH, et al. Sentinel node imaging. Curr Med Imaging Rev, 2006, 2(3): 341-346.

[40] Alex JC, et al. Gamma-probe-guided lymph node localization in malignant melanoma. Surg Oncol, 1993, 2: 303-308.

[41] Krag DN, et al. Surgical resection and radiolocalization of the sentinel lymph node in breast cancer using a gamma probe. Surg Oncol, 1993, 2: 335-340.

[42] Roca I, et al. Usefulness of sentinel lymph node detection in early stages of cervical cancer. Eur J Nucl Med Mol Imaging, 2005, 32: 1210-1216.

[43] Saha S, et al. Sentinel lymph node mapping in colon and rectal cancer: its impact on staging, limitations, and pitfalls. Cancer Treat Res, 2005, 127: 105-122.

[44] Sherif A, et al. Lymphatic mapping and detection of sentinel nodes in patients with bladder cancer. J Urol, 2001, 166: 812-815.

[45] Wawroschek F, et al. Prostate lymphoscintigraphy and radio-guided surgery for sentinel lymph node identification in prostate cancer. Technique and results of the first 350 cases. Urol Int, 2003, 70: 303-310.

[46] Ikomi F, et al. Size and surface-dependent uptake of colloid particles into the lymphatic system. Lymphology, 1999, 32: 90-102.

[47] Ikomi F, et al. Mechanism of colloidal particle uptake into the lymphatic system: basic study with percutaneous lymphography. Radiology, 1995, 196: 107-113.

[48] Szuba A, et al. The third circulation: radionuclide lymphoscintigraphy in the evaluation of lymphedema. Radionuclide Lymphoscintigraphy, 2003, 44: 43-57.

[49] Islam T, et al. Overview of nanoparticle use in cancer imaging. Cancer Biomark, 2009, 5: 61-67.

[50] Hricak H, et al. Imaging prostate cancer: a multidisciplinary perspective. Radiology, 2007, 243: 28-53.

[51] Sharma R, et al. Quantitative imaging of lymph function. Am J Physiol Heart Circ Physiol, 2007, 292: H3109-H3118.

[52] Weissleder R, et al. Shedding light onto live molecular targets. Nat Med, 2003, 9: 123-128.

[53] Kobayashi H, et al. Simultaneous multicolor imaging of five different lymphatic basins using quantum dots. Nano Lett, 2007, 7: 1711-1716.

[54] Frangioni JV. In vivo near-infrared fluorescence imaging. Curr Opin Chem Biol, 2003, 7: 626-634.

[55] Michalet X, et al. Quantum dots for live cells, in vivo imaging, and diagnostics. Science, 2005, 307: 538-544.

[56] Stockwin LH, et al. The role of therapeutic antibodies in drug discovery. Biochem Soc Trans, 2003, 31:433-436.

[57] Boswell CA, et al. Development of radioimmunotherapeutic and diagnostic antibodies: an inside-out view. Nucl Med Biol, 2007, 34: 757-778.

[58] Wu AM, et al. Antibodies for molecular imaging of cancer. Cancer J, 2008, 14: 191-197.

[59] Machac J, et al. Peptide and antibody imaging in lung cancer. Semin Nucl Med, 2002, 32: 276-292.

[60] Wu AM. Antibodies and antimatter: the resurgence of immuno-PET. J Nucl Med, 2009, 50: 2-5.

[61] Gold P, et al. Demonstration of tumor-specific antigens in human colonic carcinomata by immunological tolerance and absorption techniques. J Exp Med, 1965, 121: 439-462.

[62] Thomson DM, et al. The radioimmunoassay of circulating carcinoembryonic antigen of the human digestive system. Proc Natl Acad Sci USA, 1969, 64: 161-167.

[63] Duffy MJ. Carcinoembryonic antigen as a marker for colorectal cancer: is it clinically useful? Clin Chem, 2001, 47: 624-630.

[64] Goldstein MJ, et al. Carcinoembryonic antigen in the staging and follow-up of patients with colorectal cancer. Cancer Invest, 2005, 23: 338-351.

[65] Locker GY, et al. ASCO 2006 update of recommendations for the use of tumor markers in gastrointestinal cancer. J Clin Oncol, 2006, 24: 5313-5327.

[66] Libutti SK, et al. A prospective study of [18F] 2-fluoro-2-deoxy-D-glucose/positron emission tomography scan, 99mTc-labeled arcitumomab (CEA-scan), and blind second-look laparotomy for detecting colon cancer recurrence in patients with increasing carcinoembryonic antigen levels. Ann Surg Oncol, 2001, 8: 779-786.

[67] Willkomm P, et al. FDG PET and immunoscintigraphy with 99mTc-labeled antibody fragments for detection of the recurrence of colorectal carcinoma. J Nucl Med, 2000, 41: 1657-1663.

［68］ Hong H, et al. Positron emission tomography imaging of prostate cancer. Amino Acids, 2009, 39: 11-17.

［69］ Bander NH. Technology insight: monoclonal antibody imaging of prostate cancer. Nat Clin Pract Urol, 2006, 3: 216-225.

［70］ Wright GL Jr, et al. Upreg-ulation of prostate-specific membrane antigen after androgen-deprivation therapy. Urology, 1996, 48: 326-334.

［71］ Bostwick DG, et al. Prostate specific membrane antigen expression in prostatic intraepithelial neoplasia and adenocarcinoma: a study of 184 cases. Cancer, 1998, 82: 2256-2261.

［72］ Sweat SD, et al. Prostate-specific membrane antigen expression is greatest in prostate adenocarcinoma and lymph node metastases. Urology, 1998, 52: 637-640.

［73］ Perk LR, et al. Quantitative PET imaging of Met-expressing human cancer xenografts with ^{89}Zr-labelled monoclonal antibody DN30. Eur J Nucl Med Mol Imaging, 2008, 35: 1857-1867.

［74］ Boccaccio C, et al. Invasive growth: a MET-driven genetic programme for cancer and stem cells. Nat Rev Cancer, 2006, 6: 637-645.

［75］ Borjesson PK, et al. Performance of immuno-positron emission tomography with zirconium-89-labeled chimeric monoclonal antibody U36 in the detection of lymph node metastases in head and neck cancer patients. Clin Cancer Res, 2006, 12: 2133-2140.

［76］ Kenanova V, et al. Radioiodinated versus radiometal-labeled anti-carcinoembryonic antigen single-chain Fv-Fc antibody fragments: optimal pharmacokinetics for therapy. Cancer Res, 2007, 67: 718-726.

［77］ Olafsen T, et al. Optimizing radiolabeled engineered anti-pl85HER2 antibody fragments for in vivo imaging. Cancer Res, 2005, 65: 5907-5916.

［78］ Wu AM, et al. Arming antibodies: prospects and challenges for immunoconjugates. Nat Biotechnol, 2005, 23: 1137-1146.

［79］ Wong JY, et al. Pilot trial evaluating an ^{123}I-labeled 80-kilodalton engineered anti-carcinoembryonic antigen antibody fragment (cT84.66 minibody) in patients with colorectal cancer. Clin Cancer Res, 2004, 10: 5014-5021.

［80］ Hu S, et al. Mini-body: a novel engineered anti-carcinoembryonic antigen antibody fragment (single-chain Fv-CH3) which exhibits rapid, high-level targeting of xenografts. Cancer Res, 1996, 56: 3055-3061.

［81］ Olafsen T, et al. Cova-lent disulfide-linked anti-CEA diabody allows site-specific conjugation and radiolabeling for tumor targeting applications. Protein Eng Des Sel, 2004, 17: 21-27.

［82］ Wong JYC, et al. A phase Ⅰ radioimmunotherapy trial evaluating ^{90}yttrium-labeled anti-carcinoembryonic antigen (CEA) chimeric T84.66 in patients with metastatic CEA-producing malignancies. Clin Cancer Res, 2000, 6: 3855-3863.

［83］ Cai W, et al. PET imaging of colorectal cancer in xenograft-bearing mice by use of an ^{18}F-labeled T84.66 anti-carcinoembryonic antigen diabody. J Nucl Med, 2007, 48: 304-310.

［84］ Wu AM, et al. High-resolution microPET imaging of carcinoembryonic antigen-positive xenografts by using a copper-64-labeled engineered antibody fragment. Proc Natl Acad Sci USA, 2000, 97: 8495-8500.

［85］ Yazaki PJ, et al. Tumor targeting of radiometal labeled anti-CEA recombinant T84.66 diabody and t84.66 minibody: comparison to radioiodinated fragments. Bioconjug Chem, 2001, 12: 220-228.

［86］ Sundaresan G, et al. ^{124}I-labeled engineered anti-CEA minibodies and diabodies allow high-contrast, antigen-specific small-animal PET imaging of xenografts in athymic mice. J Nucl Med, 2003, 44: 1962-1969.

［87］ http://www.clinicaltrials.gov/ct2/show/NCT00647153? term = diabody&rank = 1.

［88］ Brown RS, et al. Overexpression of glut-1 glucose transporter in human breast cancer. An immunohis-tochemical study. Cancer, 1993, 72: 2979-2985.

［89］ Schoder H, et al. Molecular targeting of the lymphovascular system for imaging and therapy. Cancer Metastasis Rev, 2006, 25: 185-201.

［90］ Warburg O. On the origin of cancer cells. Science, 1956, 123: 309-314.

［91］ Paudyal B, et al. Expression of glucose transporters and hexokinase Ⅱ in cholangiocellular carcinoma compared using ^{18}F-2-fluro-2-deoxy-D-glucose positron emission tomography. Cancer Sci, 2008, 99: 260-266.

［92］ Younes M, et al. Overexpression of Glutl and Glut3 in stage Ⅰ nonsmall cell lung carcinoma is associated with poor survival. Cancer, 1997, 80: 1046-1050.

［93］ Christofk HR, et al. The M2 splice isoform of pyruvate kinase is important for cancer metabolism and tumour growth. Nature, 2008, 452: 230-233.

［94］ Christofk HR, et al. Pyruvate kinase M2 is a phosphotyrosine-binding protein. Nature, 2008, 452: 181-186.

［95］ American Cancer Society. Facts & Figures 2009, American Cancer Society.

［96］ Avril N, et al. Breast imaging with positron emission tomography and fluorine-18 fluorodeoxyglucose: use and limitations. J Clin Oncol, 2000, 18: 3495-3502.

［97］ Palmedo H, et al. Comparison of fluorine-18 fluorodeoxyglucose positron emission tomography and technetium-99m methoxyisobutylisoni-trile scintimammography in the detection of breast tumours. Eur J Nucl Med, 1997, 24: 1138-1145.

［98］ Wahl RL, et al. Primary and metastatic breast carcinoma: initial clinical evaluation with PET with the radiolabeled glucose analogue ^{18}F-2-fludfo-2-deoxy-D-glucose. Radiology, 1991, 179: 765-770.

［99］ Adler LP, et al. Axillary lymph node metastases: screening with ^{18}F-2-fluoro-2-deoxy-D-glucose (FDG) PET. Radiology, 1997, 203: 323-327.

［100］ Greco M, et al. Axillary lymph node staging in breast cancer by

[18]F-2-fluoro-2-deoxy-D-glucose-positron emission tomography: clinical evaluation and alternative management. J Natl Cancer Inst, 2001, 93: 630-635.

[101] Smith IC, et al. Staging of the axilla in breast cancer: accurate in vivo assessment using positron emission tomography with ^{18}F-2-fluoro-2-deoxy-D-glucose. Ann Surg, 1998, 228: 220-227.

[102] Utech CI, et al. Prospective evaluation of fluorine-18 fluorodeoxycylucose positron emission tomography in breast cancer for staging of the axilla related to surgery and immunocytochemistry. Eur J Nucl Med, 1996, 23: 1588-1593.

[103] Eubank WB, et al. Detection of locoregional and distant recurrences in breast cancer patients by using FDG-PET. Radiographics, 2002, 22: 5-17.

[104] Kao CH, et al. Comparison and discrepancy of ^{18}F-2-deoxyglucose positron emission tomography and ^{99m}Tc-MDP bone scan to detect bone metastases. Anticancer Res, 2000, 20: 2189-2192.

[105] Kostakoglu L, et al. ^{18}F-FDG-PET evaluation of the response to therapy for lymphoma and for breast, lung, and colorectal carcinoma. J Nucl Med, 2003, 44: 224-239.

[106] Borkar S, et al. ^{18}F-FDG uptake in cutaneous metastases from breast cancer. Clin Nucl Med, 2008, 33: 488-489.

[107] Evilevitch V, et al. Reduction of glucose metabolic activity is more accurate than change in size at predicting histopathologic response to neoadjuvant therapy in high-grade soft-tissue sarcomas. Clin Cancer Res, 2008, 14: 715-720.

[108] Brepoels L, et al. PET scanning and prognosis in Hodgkin's lymphoma. Curr Opin Oncol, 2008, 20: 509-516.

[109] Gayed I, et al. The role of ^{18}F-FDG-PET in staging and early prediction of response to therapy of recurrent gastrointestinal stromal tumors. J Nucl Med, 2004, 45: 17-21.

[110] Dose Schwarz J, et al. Early prediction of response to chemotherapy in metastatic breast cancer using sequential ^{18}F-FDG-PET. J Nucl Med, 2005, 46: 1144-1150.

[111] Zeisel SH. Dietary choline: biochemistry, physiology, and pharmacology. Annu Rev Nutr, 1981, 1: 95-121.

[112] Podo F. Tumour phospholipid metabolism. NMR Biomed, 1999, 12: 413-439.

[113] Cimitan M, et al. ^{18}F-fluorocholine PET/CT imaging for the detection of recurrent prostate cancer at PSA relapse: experience in 100 consecutive patients. Eur J Nucl Med Mol Imaging, 2006, 33: 1387-1398.

[114] Langsteger W, et al. The role of fluorodeoxyglucose, ^{18}F-dihydroxyphenylalanine, ^{18}F-choline, and ^{18}F-fluoride in bone imaging with emphasis on prostate and breast. Semin Nucl Med, 2006, 36: 73-92.

[115] Reske SN, et al. Imaging prostate cancer with 11 C-choline PET/CT. J Nucl Med, 2006, 47: 1249-1254.

[116] Beheshti M, et al. The use of ^{18}F-choline PET in the assessment of bone metastases in prostate cancer: correlation with morphological changes on CT. Mol Imaging Biol, 2009, 11: 446-454.

[117] Kotzerke J, et al. Carbon-11 acetate positron emission tomography can detect local recurrence of prostate cancer. Eur J Nucl Med Mol Imaging, 2002, 29: 1380-1384.

[118] Kotzerke J, et al. Experience with carbon-11 choline positron emission tomography in prostate carcinoma. Eur J Nucl Med, 2000, 27: 1415-1419.

[119] Kotzerke J, et al. PET for prostate cancer imaging: still a quandary or the ultimate solution? J Nucl Med, 2002, 43: 200-202.

[120] Hara T, et al. PET imaging of prostate cancer using carbon-11-choline. J Nucl Med, 1998, 39: 990-995.

[121] Picchio M, et al. Value of ^{11}C-choline-positron emission tomography for re-staging prostate cancer: a comparison with ^{18}F-fluorodeoxyglucose-positron emission tomography. J Urol, 2003, 169: 1337-1340.

[122] Roivainen A, et al. Blood metabolism of methyl-^{11}C-jcholine: implications for in vivo imaging with positron emission tomography. Eur J Nucl Med, 2000, 27:25-32.

[123] Yamaguchi T, et al. Prostate cancer: a comparative study of ^{11}C-choline PET and MR imaging combined with proton MR spectroscopy. Eur J Nucl Med Mol Imaging, 2005, 32: 742-748.

[124] Rinnab L, et al. ^{11}C-Choline PET/CT for targeted salvage lymph node dissection in patients with biochemical recurrence after primary curative therapy for prostate cancer. Preliminary results of a prospective study. Urol Int, 2008, 81: 191-197.

[125] Blau M, et al. Fluorine-18: a new isotope for bone scanning. J Nucl Med, 1962, 3: 332-334.

[126] Narita N, et al. Distribution of fluoride concentration in the rat's bone. Calcif Tissue Int, 1990, 46: 200-204.

[127] Hsu WK, et al. Characterization of osteolytic, osteoblastic, and mixed lesions in a prostate cancer mouse model using ^{18}F-FDG and ^{18}F-fluoride PET/CT. J Nucl Med, 2008, 49:414-421.

[128] Even-Sapir E, et al. The detection of bone metastases in patients with high-risk prostate cancer: ^{99m}Tc-MDP Planar bone scintigraphy, single- and multi-field-of-view SPECT, ^{18}F-fluoride PET, and ^{18}F-fluoride PET/CT. J Nucl Med, 2006, 47: 287-297.

[129] Contag CH, et al. Advances in in vivo bioluminescence imaging of gene expression. Annu Rev Biomed Eng, 2002, 4: 235-260.

[130] Hogemann D, et al. "Seeing inside the body": MR imaging of gene expression. Eur J Nucl Med Mol Imaging, 2002, 29: 400-408.

[131] Groot-Wassink T, et al. Adenovirus biodistribution and noninvasive imaging of gene expression in vivo by positron emission tomography using human sodium/iodide symporter as reporter gene. Hum Gene Ther, 2002, 13: 1723-1735.

[132] Lamberts SW, et al. Somatostatin-receptor imaging in the localization of endocrine tumors. N Engl J Med, 1990, 323: 1246-1249.

[133] Wong DF, et al. Positron emission tomography reveals elevated D2 dopamine receptors in drug-naive schizophrenics. Science, 1986, 234: 1558-1563.

[134] Gambhir SS, et al. A mutant herpes simplex virus type 1 thymidine kinase reporter gene shows improved sensitivity for imaging reporter gene expression with positron emission tomography. Proc Natl Acad Sci USA, 2000, 97: 2785-2790.

[135] Tjuvajev JG, et al. Comparison of radiolabeled nucleoside probes (FIAU, FHBG, and FHPG) for PET imaging of HSVl-tk gene expression. J Nucl Med, 2002, 43: 1072-1083.

[136] Brakenhielm E, et al. Modulating metastasis by a lymphangiogenic switch in prostate cancer. Int J Cancer, 2007, 121:2153-2161.

[137] Johnson M, et al. MicroPET/CT monitoring of herpes thymidine kinase suicide gene therapy in a prostate cancer xenograft: the advantage of a cell-specific transcriptional targeting approach. Molecular Imaging, 2005, 4: 463-472.

[138] Scattoni V, et al. Detection of lymph-node metastases with integrated ^{11}C-choline PET/CT in patients with PSA failure after radical retropubic prostatectomy: results confirmed by open pelvic-retroperitoneal lymphadenectomy. Eur Urol, 2007, 52: 423-429.

9 肿瘤转移的治疗进展

9.1 恶性肿瘤骨骼健康的保护及骨转移并发症

◎ Robert E. Coleman

9.1.1 在疾病早期的骨并发症

近几年早期肿瘤辅助治疗的进展使得癌症患者骨骼健康保护成为新的挑战。例如,芳香化酶抑制剂(AIs)对乳腺癌的疗效要好于他莫昔芬。然而,AIs 的使用会增加骨质流失和骨折的发生率[1-4]。同样,在前列腺癌中已证明手术去势或使用促性腺激素释放激素(GnRH)类似物等雄激素去势疗法(ADT)与骨密度(BMD)下降及骨折发生率增加有关[5,6]。因此,随着这些疗法越来越多地被用于治疗早期肿瘤,对接受这些辅助治疗的患者使用双膦酸盐和其他较常用的骨靶向药物来保护骨骼健康可能在整体疾病的治疗中发挥关键作用。

9.1.2 骨质流失和骨折的风险

随着年龄的增加,骨质的自然流失率也随之增加,50 岁以上的女性约 1/3 发生骨质疏松性腕、髋或椎骨骨折[7]。虽然 BMD 降低是骨质疏松性骨折增加的绝对风险,对近 15 万健康的绝经后妇女的分析发现,82% 的骨折发生在无骨质疏松的女性中(T 值 > 2.5)[8]。因此,除了 BMD 降低外,WHO 工作组已经确定骨质疏松性骨折的危险因素包括:年龄的增加、女性、吸烟、年龄超过 50 岁并有骨折史、父母有髋部骨折史、低体质指数(BMI < 20 mg/m²)、每天饮酒超过 3 个单位、皮质类固醇服用史和类风湿关节炎等[9]。以上这些因素联合或不联合 BMD 信息,可用于骨折预测。虽然男性平均骨量峰值更高,不会出现像 60 岁妇女由于更年期的原因骨质流失速度加快,但仍会发生与年龄有关的骨质流失,骨质疏松症成为男性一个日益重要的健康保健问题,因此 WHO 确定的风险因素也适用于男性。此外,男性骨折的预后,尤其是髋部骨折,要比女性差,部分患者需要长期住院护理。髋部骨折后的死亡率为 30%。

FRAX 是一项由 WHO 代谢性骨病合作中心建立的用于评估骨质疏松性骨折风险(男和女)非常有用的筛检工具[7]。FRAX 根据以往荟萃分析得出的 WHO 临床危险因素,单独或联合 BMD 的 T 积分,给出发生骨折的 10 年风险;如果使用双能 X 线骨密度仪(DXA)扫描,可直接给出 10 年骨折风险。FRAX 还考虑到患者来自哪个国家和患者的文化背景(仅在美国),但没有给出治疗建议,真正的治疗方案应基于临床判断。在临床上,FRAX 是一个非常有用的辅助手段,特别是运用 DXA。www. shef. ac. uk/FRAX 评估可以在网上完成。

(1) 早期乳腺癌

早期乳腺癌治疗的疗效越来越好,10 年生存率已达 80% ~ 85%。约有 75% 的乳腺癌表达雌激素受体(ER)。如果 ER 阳性,通常使用激素药加细胞毒性化疗辅助治疗方案。这些治疗并非没有副作用,在此关注的是它们对骨骼健康的影响。

直到最近,他莫昔芬仍是绝经后乳腺癌患者激素治疗的基石。然而,多数 ER 阳性患者使用 AIs 已取代他莫昔芬。大型随机辅助治疗临床试验结果显示,AIs 在无病生存率、肿瘤复发以及一些如血栓栓塞和子宫内膜并发症等方面优于他莫昔芬[1-4]。因此绝经后激素受体阳性的早期乳腺癌患者将接受 AIs 作为其治疗的一部分,或是开始他莫昔芬治疗 2 ~ 5 年后再使用 AIs。对于主要接受内分泌治疗作为替代疗法或术前治疗的女性,AIs 也是治疗选项。

绝经后妇女通常只有低水平的循环雌激素,因此在外周组织中雄激素通过芳香化酶转化为雌激素。这些绝经后雌激素的水平对维护骨骼健康非常重要,并与脆弱性骨折呈负相关[10]。采用 AIs 治疗(包括可逆的非甾体类和不可逆甾体类),可使循环雌激素减少到几乎检测不到的水平。由于 AIs 导致雌激素水平很低,对骨骼健康会产生负面影响。

所有 AIs 都会加速骨质流失。作为单用阿那曲唑、他莫昔芬或两者联合使用,研究者评估入组患者的腰椎和全髋关节 BMD 的变化[11]。结果发现阿那曲唑治疗的患者 5 年 BMD 腰椎减少 6.1%、髋部降低 7.2%，而他莫昔芬组的 BMD 增加 2.8% 和 0.7%。最近，ATAC[12] 的 100 个月试验结果分析表明，使用阿那曲唑组的患者与他莫昔芬组相比治疗期间骨折年增长率分别为 2.93% 和 1.9%（$P < 0.000\,1$）。而完成治疗后，两组的骨折发生率相似。也有报道称阿那曲唑[13]、来曲唑[14] 和依西美坦也会导致相似的 BMD 变化和骨折发生率增加[15]。

不同 AIs 对骨骼的影响是类似的，主要取决于使用 AIs 的持续时间以及他莫昔芬是否纳入长期辅助治疗方案，而不是选择药物的种类[15]。这个发现得到来自绝经后妇女服用来曲唑、依西美坦、阿那曲唑的药效学研究的支持，其中治疗过程中骨吸收和形成等生化标记谱的变化，这 3 种药物类似[16]。

1）使用芳香化酶抑制剂所致的骨质流失：所有服用 AIs 的女性均应接受骨密度的评估。髋部和腰椎 DXA 扫描为首选的影像学检查方法，因为它非常实用、敏感及准确。另外，定量 CT、定量超声、高清晰 MRI 和超声密度测定目前尚不常用，但未来有望成为常规。

2003 年美国临床肿瘤学会（ASCO）有关乳腺癌患者服用双膦酸盐的作用及骨健康问题的指南包括了双膦酸盐治疗引起骨质流失量的计算方法，需使用 DXA 扫描测量 BMD，以确定治疗方案[17]。不过，即将开始应用 AIs 治疗的

所有女性也应在临床评估前面所述的骨折风险。最近公布的欧洲[18] 和英国指南[19] 也涉及这些双膦酸盐的有关问题，并推荐使用双膦酸盐。

两套指南建议年龄较大的女性（欧洲 <65 岁，英国 <75 岁）如果有一个或多个骨质疏松性骨折风险因素，不管其 BMD 积分多少，在接受 AIs 治疗的同时应服用双膦酸盐以保护骨骼，这些妇女继发性骨质疏松症的风险更大。如果患者有缺钙，应遵医嘱补充钙和维生素 D。乳腺癌患者维生素 D 的水平下降很常见，尤其是老年人及足不出户的妇女更易出现维生素 D 缺乏症[20]。

其他所有绝经后妇女的治疗方案取决于 BMD，在开始 AIs 治疗的 3 个月内应采用 DXA 测量 BMD（图 9-1）。根据 T 值可分为 3 组：高风险（T 评分 < -2）、中等风险（T 评分 -1 ~ -2）和低风险（T 评分 > -1）。低风险患者可以放心，不需要任何特定的附加监测。但是，欧洲标准更加谨慎地建议在两年后再次进行 DXA 测量[19]。高风险人群应该服用双膦酸盐进行骨保护，同时补充钙和维生素 D，并给予有关的饮食、吸烟和锻炼等生活方式的建议。对于中等风险的患者，除了生活方式建议，如有必要应补充钙和维生素 D，每隔 1 ~ 2 年需要定期监测 BMD。如果骨密度下降到 T 评分 -2 或每年骨质流失率超过 4% ~ 5%，建议服用双膦酸盐进行骨保护。

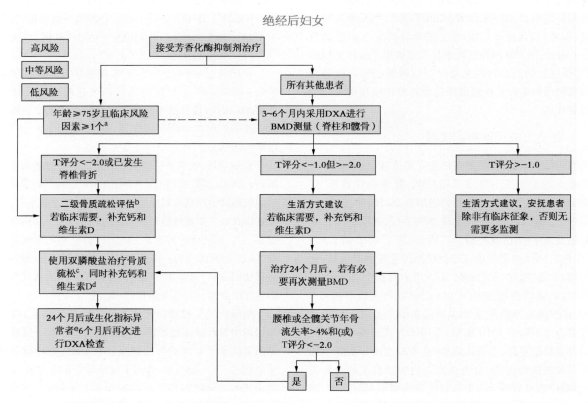

图 9-1　英国指南中关于绝经后早期乳腺癌患者因接受芳香化酶抑制剂治疗引起的骨质流失的治疗方案

注：a. 50 岁后发生的小损伤骨折、双亲髋部骨折史、每日酒精摄入 >4 个单位、相关疾病史 >6 个月，BMI <22；b. ESR、FBC、骨和肝功能（包括钙、磷酸盐、碱性磷酸盐、白蛋白、AST/GT-γ）、血清肌酐、肌内膜抗体、血清促甲状腺激素；c. 阿仑膦酸钠每周 70 mg，利塞膦酸钠每周 35 mg，阿班膦酸钠（口服每月 150 mg 或静脉推注每 3 个月 3 mg）唑来膦酸静脉推注每 6 个月 4 mg；d. 建议钙量 ≥1 g + 维生素 D ≥800 IU；e. 生化指标以血清 I 型胶原羧基端肽和尿 NTx 为例。该治疗方案得到美国国立癌症研究中心乳腺癌研究小组及国立骨质疏松研究会的认可及支持。

2）双膦酸盐治疗芳香化酶抑制剂引起的骨质流失：有3项大型评估唑来膦酸预防来曲唑引起骨质流失疗效的协同试验（Z-FAST,ZO-FAST和E-ZO-FAST;$n > 2\,000$）显示唑来膦酸能有效抑制来曲唑诱导的骨质流失[21-23]。无论是BMD正常或骨质疏松（T评分 > -2)、需要来曲唑辅助治疗的绝经后妇女被随机分为立即给予唑来膦酸治疗（4 mg 静脉注射，每6个月一次）和延迟组，延迟组在腰椎或髋部的BMD评分下降到T评分 < -2，或发生了非外伤性骨折（骨质疏松）时给予唑来膦酸治疗。在所有3项试验中，那些立即接受唑来膦酸治疗组的患者平均BMD增加，而延迟组的BMD下降。治疗12个月后，Z-FAST、ZO-FAST和E-ZO-FAST试验组间的腰椎BMD差异分别为4.4%、5.7%和5.4%，而髋部BMD也显示类似效益。其后分析证实，这些立即服用唑来膦酸的BMD优势能保持2～3年。到目前为止，两种策略所治疗的患者出现骨折的概率无显著性差异。然而，因为随访时间短及发生骨折的绝对数量小，所以需要继续观察骨折发生率的变化，以确定哪种情况真正需要预防性治疗。

口服双膦酸盐、利塞膦酸钠在全球已被批准用于治疗绝经后骨质疏松症，也作为阿那曲唑与双膦酸盐利塞膦酸钠研究（the Study of Anastrozole with the Bisphosphonate Risedronate, SABRE）的一部分，用于早期乳腺癌接受阿那曲唑治疗的患者[24]。首先根据髋部和腰椎的T评分基线水平，将234例妇女分组。骨质疏松（$n = 154$）、中等骨折风险的患者参加双盲随机接受阿那曲唑和利塞膦酸钠（每周35 mg）或阿那曲唑加安慰剂。服用利塞膦酸钠者12个月后BMD增加1.7%，而安慰剂组BMD下降0.4%。

与之相似，在ARIBON（每月口服伊班膦酸预防阿那曲唑辅助治疗乳腺癌诱导的骨质丢失）研究评估每月口服伊班膦酸治疗绝经后早期乳腺癌服用阿那曲唑患者BMD下降的疗效[25]。根据腰椎和全髋关节BMD基线水平，将入组患者进行分组分层，所有患者每日接受阿那曲唑、钙和维生素D补充剂，50例妇女（髋关节或腰椎T评分 > -2.5 和T评分 < -1.0）随机接受口服伊班膦酸（150 mg，每28天一次，$n = 25$）或相同外观安慰剂（每28天一次，$n = 25$）。服用阿那曲唑联合伊班膦酸治疗骨质疏松患者，其腰椎及全髋关节两年后BMD分别增加2.8%和0.5%。安慰剂组相应的BMD变化值分别为 -3.4% 和 -4.0%。可见治疗组和安慰剂组之间差异有统计学意义（$P < 0.01$）。

氯膦酸二钠尚未用于治疗AIs诱导骨质丢失的研究，但与单独接受抗雌激素治疗相比，已显示其可以增加使用抗雌激素药物（他莫昔芬或托瑞米芬）绝经后妇女的BMD[26]。阿仑膦酸钠已批准用于治疗绝经后骨质疏松症，而且治疗绝经后早期乳腺癌患者的研究也在进行中。由于这些研究规模较小或没有显示统计学意义的结果，因此在癌症治疗中使用此药还没有明确结论[27]。

3）狄诺塞麦（denosumab）：是一种完全人源化抗体，为NF-κB 配体（RANKL）的受体激活剂。对于接受AIs治疗的患者，狄诺塞麦可以高度有效地防止骨质流失，两年之后积极治疗组和安慰剂治疗组患者脊柱骨密度差异为7.6%[28]。

（2）早期前列腺癌

在过去20多年中，尤其是老年男性，睾丸切除术（ADT）作为局限性前列腺癌患者的主要治疗或放疗后辅助治疗已经显著增加。然而，ADT常伴有BMD的快速下降。此外，由于前列腺癌患者普遍存在低BMD，进一步的骨质流失将对患者有非常明显的临床影响[29]。事实上，10年前发现曾接受外科ADT的前列腺癌患者骨折发生率增高惊人[5]。两项大型对国家医疗报销数据库（$n = 50\,613$ 和 $n = 12\,120$）回顾性的研究结果显示，在使用GnRH激动剂ADT过程中，骨折风险也显著增加，风险增加与患者年龄和累计服用剂量有关（$P < 0.001$）[30,31]。

除了活动能力和功能独立性的丧失，骨折还与前列腺癌男性患者的存活率下降相关。一项回顾性分析（$n = 195$）报道，有骨折史前列腺癌患者较无骨折史者的生存期几乎减少40个月[32]。对前列腺癌全面系统的治疗护理中骨骼健康已经成为一个重要的考虑因素，骨质流失的治疗现在是ADT指南不可分割的组成部分。ADT指南由包括欧洲泌尿外科协会（EAU）[33]和美国国家综合癌症网络（NCCN）等专门组织制订[34]。

雄激素去势治疗相关的骨质丢失：ADT后仅仅依靠改变生活方式和补充钙及维生素D来防止BMD降低显然是不够的。因此最近开始评估骨靶向治疗，并已显示其是有前途的。一项小型为期1年的试验显示，与安慰剂相比，帕米膦酸（每3个月60 mg）能显著阻止ADT相关的BMD降低（$n = 47$）[35]。在两个单独的试验中，接受ADT治疗的非转移性前列腺癌患者口服阿仑膦酸钠（每周一次，70 mg）疗效相似（$n = 47$ 和 $n = 112$）[36,37]。在研究对象为接受ADT治疗的非转移性前列腺癌患者的4个随机对照试验（例数分别为106、120、200和215）中，唑来膦酸（每3个月4 mg静脉注射，为期一年）可以持续预防腰椎和全髋关节骨密度损失，其效果显著优于安慰剂（$P < 0.01$）[38-41]。此外，在对接受ADT治疗男性患者的一项小规模研究中发现（$n = 40$），与安慰剂相比，服用单剂量的唑来膦酸（4 mg）12个月后足以防止BMD损失（所有部位 $P < 0.004$）。然而，由于前列腺癌接受ADT治疗，唑来膦酸治疗后3个月骨代谢生化指标开始增加趋向基线，表明每年一次的剂量可能不足以充分弥补ADT骨质流失的影响[42]。有研究开始评估接受狄诺塞麦治疗对骨折率以及BMD和骨生物指标变化的影响，结果显示每6个月60 mg皮下注射是非常有效的。

9.1.3 转移性骨病

骨转移患者的肿瘤细胞与骨细胞的相互作用可显著改变骨的动态平衡，最终可能导致骨骼的完整性下降，导致致命的骨并发症，如病理性骨折、脊髓压迫症和恶性肿瘤高钙血症，因此经常需要对骨骼进行手术或姑息性放疗

（图9-2）[43]。例如，在接受常规抗癌治疗但没有服用双膦酸盐的患者中，乳腺癌患者的病理性骨折发生率为52%（n=387）[44]、激素抵抗性前列腺癌患者为22%（n=250）[45]、非小细胞肺癌（NSCLC）或其他实体瘤患者

（n=250）为46%[46]。经历第一个骨事件后的患者，随后发生骨事件的风险进一步增加。缺乏针对骨治疗的情况下，乳腺癌患者每年发生骨事件的数目是3.7次、HRPC为1.47次[45]、NSCLC为2.7次[46]。

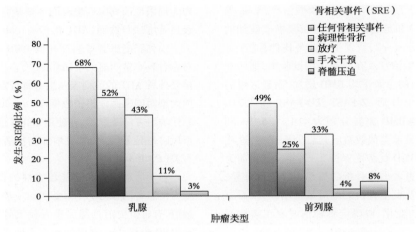

图9-2   乳腺癌和激素难治性前列腺癌发生骨转移患者在不服用双膦酸盐的情况下发生骨相关事件的概率（最长观察期为24个月）

（1）骨转移的原因

骨是转移性肿瘤生长的肥沃土壤。骨转移最常见的部位是中轴骨骼和四肢长骨，被认为是通过椎静脉丛的血液引流所致。肿瘤细胞的生物学和分子特征也非常重要，可促进肿瘤细胞在骨微环境中克隆增殖。此外，在骨微环境中肿瘤细胞和骨细胞的相互作用对转移的发展至关重要，因此成为现今研究的热点[47]。

肿瘤细胞在骨微环境（骨髓）中的存在破坏了破骨细胞的骨吸收和成骨细胞的骨形成间的正常平衡。肿瘤细胞衍生因子的释放［如甲状旁腺激素相关蛋白（PTHrP）、多种生长因子和细胞因子］可刺激破骨细胞活性，从而加速骨吸收，导致溶骨性和破坏性骨病变。出现这种情况主要是通过成骨细胞RANKL的激活和随后与其受体的结合，促进破骨细胞RANK的表达（图9-3）。

由于骨转换率的增加，此时骨基质中骨源性生长因子过度释放，反过来刺激肿瘤的生长。这将造成一个能够自我维持肿瘤引起骨骼疾病的恶性循环。最近抑制骨吸收和阻断恶性循环内分子信号途径，已成为防治骨转移的目标和策略。

（2）骨骼并发症

恶性骨疾病的并发症与降低患者生活质量和增加医疗费用相关[48]。病理性骨折的出现或骨放疗会明显降低患者的身体和情感幸福感[49]。在承重骨骨折后，患者对日常活动长期缺乏足够信心[50]。骨相关事件也导致癌症骨转移患者的医疗费用增加。通过成本分析发现，使用防止骨并发症的药物（如双膦酸盐）可显著降低这种恶性骨疾病患者的经济负担[51]。

（3）特异性并发症

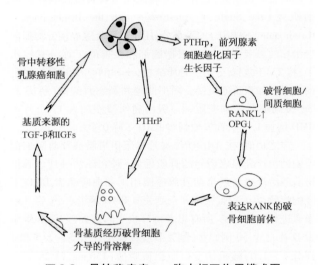

图9-3   骨转移疾病——胞内相互作用模式图

1）骨痛：许多转移性骨病的患者都经历过剧烈的骨痛，迅速和有效地治疗骨痛仍然是临床上具有挑战性的问题。虽然动物模型已揭示癌症引起骨痛（CIBP）的潜在机制，并以此作为靶向性治疗的策略，但其病理生理机制没有被很好地解释[52]。CIBP可能是神经损伤、肿瘤直接压迫或缺血以及多种生长因子和细胞因子（如前列腺素、内皮素和TGF-β）的释放，导致外周痛觉受体或初级传入神经元致敏等因素综合所致。

一般情况下，CIBP的治疗最初需要止痛药，由非阿片类镇痛药开始，包括对乙酰氨基酚和非甾体抗炎药。如果不能控制疼痛，在适当的时候可使用阿片类药物和辅助止痛药，如谷氨酸抑制剂和N-甲基-D-天冬氨酸受体（NMDA受体）拮抗剂。除了止痛药，转移性骨痛的治疗还包括外放

疗、同位素治疗、局部手术和全身系统治疗(包括化疗、内分泌治疗和双膦酸盐)。治疗的选择往往取决于该疾病是局限还是广泛播散,以及是否存在内脏转移。疾病的临床过程可以按照疾病反应或稳定的时间进行定义。为了获得疾病控制,需要改变治疗节点。然而,最终不可避免地是对治疗产生抵抗。

外放疗是骨转移疼痛的有效治疗手段之一,有80%的患者可以达到疼痛部分缓解和约1/3实现完全疼痛缓解[53]。近年来,一直在辩论什么是最佳放疗方案。许多已发表的研究和荟萃分析结果显示,在缓解疼痛方面单野和多野放疗的疗效相同[8]。但是,使用单野大剂量方案可能疼痛再发需要再次治疗,病理性骨折的发生率也较高。尽管如此,许多患者因为方便,宁愿使用单野放疗,这应该是首选方案,特别是具有并发症的年老体弱或老年患者。如果患者的病变范围超过身体的某个局部区域,可选择宽野放疗,当然其毒性也会增加。

有证据显示使用放射性同位素(如锶-89和钐-153)姑息治疗可以减轻广泛骨转移患者的骨痛[54]。放射性同位素是全身应用,并且优先作用于骨代谢活跃的骨基质部位。绝大多数发表的数据是有关激素抵抗性前列腺癌的研究,但许多乳腺癌患者临床试验已表明,在可接受的血液毒性剂量下使用放射性同位素可以使疼痛改善,并可减少服用镇痛药剂量。对乳腺癌患者的进一步研究显示重复剂量是可行的,并且效果可以得到保证。此外,新型制剂如镭-223,α粒子发射器显示了很大的希望,不仅可缓解骨疼痛,而且可延缓疾病的进展。

2)骨折的预防和治疗:转移所致的骨破坏将导致其承重能力下降,骨微裂缝的累积导致病理性骨折,最常发生在肋骨和椎骨。然而,转移性骨骼疾病最具破坏性的是长骨骨折或肿瘤沿硬膜外延伸到脊椎。这些严重并发症需要手术治疗,手术的主要目的是减轻疼痛,提供结构稳定性,恢复活动能力,在肿瘤转移椎体时减轻神经压迫。对这些患者的治疗应咨询骨科医生。如今,越来越多关注的是长骨转移的骨折风险,骨科医生应对这些病人进行预测及评估预防性手术的必要性。预防性内固定一般应在放疗后进行,原则是最大限度地提高对疾病的控制和预防肿瘤骨转移周围的进展。

骨折常见的原因是通过肿瘤转移所导致的溶骨性破坏,尤其是在负重骨骼,近端股骨是常见的转移部位。骨小梁和骨皮质的损坏在结构上都很重要,但骨皮质破坏的程度与骨折显著相关。骨折的危险因素需要考虑包括疼痛、解剖部位、病变大小及其放射学特征[56]。虽然疼痛本身的强度与骨折的危险性没有明确相关性,由于运动而加剧疼痛是预测即将发生骨折的一个重要因素。推测这些功能性疼痛表示骨机械强度的损失。

有关放射学表现有一个共识:溶骨性破坏造成骨折风险远高于混合性或骨硬化的病变,相应地肺癌骨转移并发骨折的发生率特别高。由于肺癌的预后较差,这类骨折很

少导致长期残疾。但是,乳腺癌一般有较长的病程,病理性骨折是致长期残疾的主要原因。

放射学评估也可以给出病变的大小及骨皮质破坏范围等信息。当长骨小于2/3直径受累,骨折的机会并不大,但超过这个范围时骨折的概率大大增加,接近80%。一项结合解剖学、放射学及相关症状临床评分系统被用于选择需要采取预防性固定术的患者[57]。

3)脊柱不稳:脊柱不稳可以产生难以忍受的机械性骨痛,放疗或全身治疗无法缓解。就像长骨病理性骨折一样,需要施行固定术来缓解疼痛,这可能与发病率和死亡率明显相关。临床上有多种方法稳定脊柱,但一般后路手术在技术上比较容易,并可以稳定较大范围的脊柱。对于精心挑选的患者,可以得到极好的结果。经皮椎体成形术和后凸成形术是治疗脊椎疼痛和脊椎不稳的新方法,其具体操作是将丙烯酸聚合物注入患病椎体[58]。这种技术最初被研发出来是用于治疗椎体血管瘤疼痛,并且在治疗压缩性骨折中获得了相当多的经验。它的使用现在已经扩展到恶性脊椎病的治疗。该技术能有效地缓解疼痛,而且起效时间比放疗更迅速。另外它还能额外地对脊柱提供结构性的支撑,从而进一步减少椎体塌陷和不稳定的风险。虽然这种手术的安全性普遍较高,但也有可能出现注入椎体的聚合物泄漏,从而诱发脊髓或神经根压迫的并发症。椎体后凸成形术发生这种风险的概率较小[59]。介入放射技术也有广泛使用的潜力,特别是病椎范围相对局限和那些并不合适脊柱稳定术的患者。

4)脊髓和马尾神经压迫:脊髓或马尾神经压迫是一种急症,需要立即进行放射学评估和治疗,包括高剂量的类固醇、紧急放疗或手术减压及脊柱稳定等措施。早期诊断至关重要,以便及早干预,以期获得成功康复。选择手术减压还是放疗取决于多种临床特征。手术减压适用于近期出现症状、进展性截瘫和尿潴留少于30小时的患者[60]。此外,压缩椎体节段不超过两三个,并且患者有至少几周的预期寿命。那些已经截瘫数天或尿潴留超过30小时的患者,手术减压很少能使膀胱或运动功能恢复。放疗适用于不宜手术或不符合标准手术减压指征并有疼痛的患者。

5)恶性肿瘤的高钙血症:高钙血症是肿瘤的一种紧急情况,虽然高钙血症并不总是发生在骨转移患者身上,但往往与骨转移疾病相关。高钙血症能引起许多症状和体征,且不同患者差异巨大。这些症状常是非特异性的,影响到身体的许多系统,包括恶心、呕吐、脱水和意识错乱等,可被误诊为肿瘤或相关治疗的症状。如果未经治疗,血清钙浓度将逐步提高,进而导致肾功能恶化、意识水平下降、心律失常、肾功能衰竭,最终导致死亡。

现在研究发现多种不同机制参与恶性高钙血症的发生,包括骨吸收增加(溶骨)和全身体液高血钙因子的释放。在某些肿瘤(如鳞状细胞癌)体液机制占主导地位,同时增加肾小管对钙的重吸收和磷排泄。在其他肿瘤(如多发性骨髓瘤和淋巴瘤)溶骨占主导地位,而在乳腺癌骨溶解和体

液机制同样重要。

癌症是高钙血症的原因毋庸置疑,但应考虑非恶性肿瘤的原因,特别是在没有转移的情况下。甲状旁腺功能亢进症是肿瘤患者高钙血症的常见原因。如果诊断有任何怀疑,值得应用特异的放射免疫分析法测量甲状旁腺激素(PTH)。PTH 水平往往在恶性肿瘤患者中降低或测不到,而甲状旁腺功能亢进症患者的 PTH 异常升高。

现在静脉注射双膦酸盐、联合 24 小时内补充 3～4 L 生理盐水已经成为治疗高钙血症的选择方案,有 70%～90% 的患者可达正常血钙,进而缓解症状和提高生活质量。唑来膦酸是治疗这种代谢急症最有效的药物[61]。注射双膦酸盐后正常血钙的持续时间约为 4 周,通常需要反复使用双膦酸盐治疗以防止复发。

(4)治疗骨转移及防止骨骼并发症

除了生殖细胞恶性肿瘤和淋巴瘤,几乎所有原发瘤发生骨转移即提示无法治愈。然而,由于骨转移性疾病患者的中位生存期可以用年来衡量,对症治疗和预防骨相关事件的长期风险是临床护理的重要组成部分。治疗的首要目标是减轻症状和减少骨相关事件的发生,从而保证生活质量。患者的治疗需要一个多学科团队的介入,包括肿瘤内科、放疗肿瘤学、放射科、骨科和脊柱外科、姑息治疗医师和专科护士的参与。

1)全身性治疗:骨转移的全身疗法具有直接或间接的抗肿瘤作用。内分泌治疗、细胞毒性化疗、生物靶向药物和放射性核素靶向药的治疗目标是直接减少骨肿瘤负荷,降低肿瘤细胞来源生长因子和细胞因子的释放,而骨靶向性治疗(如双膦酸盐)的目标可能是抑制这些肿瘤细胞衍生因子对宿主骨细胞的作用。

内分泌治疗是前列腺癌和激素受体阳性乳腺癌患者的首选初始治疗方案。化疗适用于激素不敏感以及肿瘤进展迅速危及生命疾病(激素敏感的前列腺癌以外)的患者,以及在接受内分泌治疗后肿瘤进展的患者。HER-2/neu 阳性乳腺癌患者应考虑使用曲妥珠单抗。治疗方案的确定应根据合并疾病的严重程度和患者的意愿。

姑息性化疗的主要目的是缓解症状,其中缓解疼痛和恢复活动功能是主要优先事项。一般情况下,治疗只是部分反应,其中位反应持续时间从非小细胞肺癌的数周到激素敏感型前列腺癌患者或一些女性内分泌敏感晚期乳腺癌患者的数年不等。严格审查这些患者的治疗过程,确保避免过度治疗,并监测治疗的毒性及对生活质量的影响,必要时调整剂量和给予支持治疗。对于这些由于肿瘤引起骨髓储备差的患者,化疗存在潜在的危险,必要时可能需要使用造血生长因子。

2)双膦酸盐:双膦酸盐作为破骨细胞介导骨吸收的有效抑制剂,已成为骨转移患者治疗的常规用药[62]。目前转移性病变患者使用这类药物的适应证是治疗恶性肿瘤高钙血症、缓解骨转移疼痛、预防恶性骨相关并发症的发生。指南建议,即使在没有症状的情况下,乳腺癌患者 X 线证实骨

转移后应考虑尽快开始使用双膦酸盐,去势治疗后前列腺癌发生骨转移以及其他有症状的骨转移实体瘤患者也应使用双膦酸盐[17,63]。

研究双膦酸盐在骨转移治疗益处的临床试验使用了多种临床终点(如生活质量和疼痛评估)。由于它们可能因主观因素影响而发生偏倚,因此试验评估客观骨并发症的发生以骨相关事件(SRE)作为复合终点。骨相关事件是指病理性骨折、脊髓压迫、骨放疗、需要手术干预的骨并发症和恶性高钙血症[9]。有效的预防、治疗或延缓这些事件的发生在临床非常重要,因为这些对患者生活质量和临床结果产生积极的影响。

许多有关双膦酸盐的临床试验已经证明它们对骨转移患者可以减少骨事件的风险和进展速度,推迟发生首次 SRE 的时间和后续事件[62]。无论静脉注射还是口服双膦酸盐均有临床益处。口服氯膦酸二钠和伊班膦酸被批准用于乳腺癌骨转移患者的治疗,不能接受正规医院治疗的患者也应考虑口服方案[63]。但口服双膦酸盐很难从肠道吸收,并且受到食物摄入的负面影响。此外,口服制剂需要空腹并且保持直立位,患者应快速服用并保持直立给药后至少 30 min。口服双膦酸盐治疗还有明显的依从性问题。最近一个国际专家小组建议实体肿瘤患者静脉注射双膦酸盐是可取的,并且更容易检测疗效[63]。

3)双膦酸盐治疗进展期乳腺癌的骨转移:一项包括 8 个临床试验的共 2 276 例经临床证据证实骨转移的乳腺癌患者的荟萃分析显示,与安慰剂相比,双膦酸盐治疗的患者发展为骨骼事件(在推荐的剂量)的风险减少 21%(RR:0.79;95% CI:70%～86%,$P < 0.000\,1$),此项研究使用唑来膦酸来观察 SRE 风险降低最明显[64]。虽然双膦酸盐应该是镇痛药的补充,而不是作为治疗骨疼痛的一线用药,但它却有进一步潜在的临床益处,包括改善生活质量和有效减少骨痛。两种双膦酸盐的直接比较只有在一个适当条件下才能得到正确的结果,研究证明唑来膦酸比帕米膦酸在减少乳腺癌骨转移患者的骨骼并发症方面更有效。两种药物至少有一项 SRE 的患者比例是相似的,但多个事件的分析表明,唑来膦酸较帕米膦酸取得额外的 20% 显著减少 SRE 的风险($P = 0.025$)[65]。

4)双膦酸盐治疗进展期前列腺癌的骨转移:前列腺癌骨转移通常在 X 线上是以典型的成骨形式出现。然而,除局限性骨形成增加外,转移病灶内也可发生骨吸收增加。因此,双膦酸盐治疗可以对正在接受 ADT 的前列腺癌骨转移患者提供多种益处,延缓骨病变发展到 SRE,保护 ADT 治疗的全身性影响和癌对骨骼的影响,以维持整个骨架的完整性。

对前列腺癌患者进行口服氯膦酸二钠和帕米膦酸静脉注射治疗的研究,未能得到统计学上的显著好处[62]。然而,更有效的药物如唑来膦酸获得了重要的临床益处。对 643 例证实骨转移 HRPC 患者的研究显示,唑来膦酸治疗组较安慰剂在所有主要和次要研究终点更有效[45]。唑来膦酸治疗组的 SRE 发生率显著降低,距离第一次骨骼并发症的时间

延长至 4 个多月（$P = 0.011$）。使用安德森-吉尔多事件分析，服用 4 mg 唑来膦酸使骨骼并发症的整体风险减少了 36%[66]。

5）双膦酸盐治疗其他肿瘤骨转移：在没有靶向骨治疗的情况下，除乳腺癌或前列腺癌以外的非小细胞肺癌或其他实体瘤骨转移发生 SRE 的速度与有骨转移的 HRPC 患者相当。这是肺癌患者人群中日益关注的一个问题，因为治疗的最新进展已经可以使此类患者的生存时间延长近一年，但骨转移诊断后发生第一个 SRE 的中位时间仅略长于 1 个月[48]。有报道称发生 SRE 后的中位生存时间为 4 个月[67]，但新的治疗方法可能会延长这个时间。唑来膦酸是唯一已在这类肿瘤中进行随机试验并正式被评估过的双膦酸盐[46]。在对非小细胞肺癌或其他实体瘤患者的随机试验中（$n = 773$），与安慰剂相比，唑来膦酸可显著降低发生 SRE 的患者比例（分别为 39% 和 48%，$P = 0.039$）和发展为 SRE 的风险（31%，$P = 0.003$），还可显著延长首次 SRE 的中位数时间 80 天（$P = 0.009$）。对这类中位生存期只有 6 个月的患者，增加 80 天也是有意义的[46]。

此外，探索性研究提示对于有加速骨吸收的生化证据［高水平的 I 型胶原蛋白分解产物的 N 端肽（NTX）］的患者，在标准治疗基础上，联合唑来膦酸可提高 NSCLC 患者的生存。可能是由于唑来膦酸可预防危及生命的骨骼并发症发生和避免一般患者健康水平的下降妨碍化疗和靶向药的使用[68]。

与安慰剂相比，唑来膦酸在肾细胞癌也证明具有显著疗效，能显著降低患者发生 SRE 的比例（41% 和 79%，$P = 0.011$），延迟骨疾病进展（586 天与 89 天，$P = 0.014$）[69]。

除了减少从骨转移疾病 SRE 的风险，双膦酸盐可显著减少多数患者治疗前升高的骨代谢生化指标（如 NTX 和骨特异性碱性磷酸酶）水平[70-72]。骨吸收正常化是治疗的重要目标，将影响骨骼并发症和原发瘤死亡的风险。骨代谢指标水平的升高已被证明可以用来预测乳腺癌、前列腺癌、肺癌或其他实体瘤骨转移患者发生死亡和骨并发症的概率[73]。与 NTX 持续升高的患者相比，研究显示服用唑来膦酸治疗 3 个月后 NTX 水平恢复正常的乳腺癌患者的生存时间显著延长（$P = 0.000\,4$）[71]，NTX 处于正常基线患者的结果也类似。对前列腺癌、肺癌和其他实体瘤，也有报道表明唑来膦酸介导的高 NTX 正常化与生存期延长显著相关（$P < 0.01$）[72]。

6）双膦酸盐的最佳使用方案和可能并发症：有关其最合适的持续时间和治疗流程仍不确定。需要考虑的因素包括预期寿命、疾病程度和发展为 SRE 的风险、患者对于治疗的接受性和易用性以及治疗费用等。检测血清骨代谢指标，如骨碱性磷酸酶（BALP）、I 型胶原蛋白前肽，以及骨吸收指标［I 型胶原蛋白分解产物如血清 C 端肽（CTX）和尿 NTX］，有助于预测骨疾病的发病率和临床结果，有助于选择优先级治疗的患者[73, 74]。

双膦酸盐肯定不应在首次 SRE 出现后就停止使用，出现 SRE 不是治疗失败，因为双膦酸盐能显著减少第二次 SRE 和后续并发症的发生。临床试验证实治疗的益处可长达两年。虽然没有更多随机数据支持更久的持续治疗，但是，病情进一步恶化将导致骨代谢和骨质破坏增加，故临床的共识是治疗应无限期地持续下去[17,63]。

目前正在进行一项被称为 BISMARK（Eudra CT 号 2005-001376-12）的大型前瞻性随机对照 III 期试验，研究骨代谢指标对指导治疗的作用，即根据骨代谢率指标（如 NTX）调整给药安排。

颚骨坏死（ONJ）是一个新兴的问题，表现为 6～8 周难以愈合的颌面部骨骼外露。人们越来越怀疑是双膦酸盐治疗的并发症，虽然尚未明确证明因果关系，而且似乎与使用静脉制剂、增加治疗时间及牙科干预（如拔牙）重合特别相关。每月静脉注射治疗风险似乎是每年约 1%。因此，建议开始治疗之前，患者应进行牙医检查，治疗任何可能预先存在的牙科问题[76]。简单的牙科预防措施已被证明可以显著减少双膦酸盐治疗引起 ONJ 的风险[77,78]。

双膦酸盐可能偶尔会致肾功能不全，这通常包括唑来膦酸所致肾小管损害及帕米膦酸钠引起间质肾小球硬化[79]。因此，重要的是严格遵循推荐剂量和输液时间表，以尽量减少肾损害的风险。老年患者可能由于其水含量减少以及服用肾毒性药物（如非甾体消炎药和抗高血压药物），会有较高的进行性肾功能损害风险。如果可能的话，与双膦酸盐伴随的肾毒性药物应予以限制使用。有一个国际老年肿瘤学会建议，对每一个服用帕米膦酸或唑来膦酸治疗的患者应监测肌酐清除率，保证其血清肌酐在正常范围内；还应评估和最优化其水化状态，审核其联合用药情况[80]。

9.1.4 其他治疗骨转移疾病的潜在靶标

我们现在对在恶性骨破坏的恶性循环中骨细胞之间、骨细胞与肿瘤细胞之间的复杂细胞和分子信号通路有了更深入的了解。因此，抑制这些靶标治疗骨转移的药物在不断发展。破骨细胞介导的骨吸收由 RANKL 调控，狄诺塞麦是一个极具潜力的治疗骨转移新药。在最近的 II 期临床试验中确定乳腺癌骨转移患者每 4 周皮下注射 120 mg 唑来膦酸的疗效，并进入 III 期研究，证实了其预防骨骼疾病发病率的优越性[81, 82]。其他潜在的靶标包括组织蛋白酶 K 的抑制剂（由破骨细胞分泌，为骨质溶解必不可少的一种蛋白酶）和 PTHrP（重要的破骨细胞活化因子）。

9.1.5 总结

对早期肿瘤，需要重视抗癌治疗对骨骼健康的影响，对骨骼并发症高风险患者应进行适当评估和干预治疗，以确保癌症患者可以享受高品质的生活和积极的生活方式。

肿瘤骨转移患者骨事件的发生率显著升高，这将导致复杂的临床过程，将降低患者的生存。具体到这个人群需要特殊的关注，骨转移的最佳治疗需要一个有经验的多学科团队的投入，以确保适当和及时的诊断、协调局部和全身的治疗策略。

（周闯 译，钦伦秀 审校）

参考文献

[1] Howell A, et al. Results of the ATAC (Arimidex, Tamoxifen, Alone or in Combination) trial after completion of 5 years' adjuvant treatment for breast cancer. Lancet, 2005, 365(9453): 60-62.

[2] Thurlimann B, et al. A comparison of letrozole and tamoxifen in postmenopausal women with early breast cancer. N Engl J Med, 2005, 353(26): 2747-2757.

[3] Coombes RC, et al. A randomized trial of exemestane after two to three years of tamoxifen therapy in postmenopausal women with primary breast cancer. N Engl J Med, 2004, 350(11): 1081-1092.

[4] Goss PE, et al. Randomized trial of letrozole following tamoxifen as extended adjuvant therapy in receptor-positive breast cancer: updated findings from NCIC CTG MA. 17. J Natl Cancer Inst, 2005, 97(17): 1262-1271.

[5] Daniell HW. Osteoporosis after orchiectomy for prostate cancer. J Urol, 1997, 157(2): 439-444.

[6] Mittan D, et al. Bone loss following hypogonadism in men with prostate cancer treated with GnRH analogs. J Clin Endocrinol Metab, 2002, 87(8): 3656-3661.

[7] Kanis JA, et al. FRAX and the assessment of fracture probability in men and women from the UK. Osteoporos Int, 2008, 19(4): 385-397.

[8] Siris ES, et al. Bone mineral density thresholds for pharmacological intervention to prevent fractures. Arch Intern Med, 2004, 164(10): 1108-1112.

[9] World Health Organization. WHO technical report series 921: prevention and management of osteoporosis. WHO, 2003, 1-192.

[10] Cummings SR, et al. Endogenous hormones and the risk of hip and vertebral fractures among older women. N Engl J Med, 1998, 339(11): 733-738.

[11] Eastell R, et al. Effect of anastrozole on bone mineral density: 5-year results from the anastrozole, tamoxifen, alone or in combination trial 18233230. J Clin Oncology, 2008, 26(7): 1051-1057.

[12] Forbes JF, et al. Effect of anastrozole and tamoxifen as adjuvant treatment for early stage breast cancer: 100-month analysis of the ATAC trial. Arimidex, Tamoxifen, Alone or in Combination (ATAC) Trialists' Group. Lancet Oncol, 2008, 9(1): 45-53.

[13] Jakesz R, et al. Switching of postmenopausal women with endocrine-responsive early breast cancer to anastrozole after 2 years' adjuvant tamoxifen: combined results of ABCSG trial 8 and ARNO 95 trial. Lancet, 2005, 366(9484): 455-462.

[14] Perez EA, et al. Effect of letrozole versus placebo on bone mineral density in women with primary breast cancer completing 5 or more years of adjuvant tamoxifen: a companion study to NCIC CTG MA. 17. J Clin Oncol, 2006, 24(22): 3629-3635.

[15] Coleman RE, et al. Skeletal effects of exemestane on bone-mineral density, bone biomarkers, and fracture incidence in postmenopausal women with early breast cancer participating in the Inter-group exemestane study (IES): a randomised controlled study. Lancet Oncol, 2007, 8: 119-127.

[16] McCloskey EV, et al. Effects of third generation aromatase inhibitors on bone health and other safety parameters: results of an open, randomised, multi-centre study of letrozole, exemestane and anastrozole in healthy postmenopausal women. Eur J Cancer, 2007, 43(17): 2523-2531.

[17] Hillner BE, et al. American Society of Clinical Oncology 2003 update on the role of bisphosphonates and bone health issues in women with breast cancer. J Clin Oncol, 2003, 21(21): 4042-4057.

[18] Hadji P, et al. Practical guidance for the management of aromatase inhibitor-associated bone loss. Ann Oncol, 2008, 19: 1407-1416.

[19] Reid DM, et al. Guidance for the management of breast cancer treatment-induced bone loss: a consensus position statement from a UK Expert Group. Cancer Treat Rev, 2008, 34 (Suppl 1): S3-S18.

[20] Camacho PM, et al. Prevalence of secondary causes of bone loss among breast cancer patients with osteopenia and osteoporosis. J Clin Oncol, 2008, 26(33): 5380-5385.

[21] Brufsky A, et al. Zoledronic acid inhibits adjuvant letrozole-induced bone loss in postmenopausal women with early breast cancer. J Clin Oncol, 2007, 25(7): 829-836.

[22] Bundred NJ, et al. Effective inhibition of aromatase inhibitor-associated bone loss by zoledronic acid in postmenopausal women with early breast cancer receiving adjuvant letrozole (ZO-FAST study results). Cancer, 2008, 112: 1001-1010.

[23] Schenk N, et al. The EZO-FAST trail: zoledronic acid (ZA) effectively inhibits aromatase inhibitor associated bone loss (AIBL) in postmenopausal women (PMW) with early breast cancer (ENC) receiving adjuvant Letrozole (Let) [abstract]. Presented at ECCO 14: the European Cancer Conference; September 23-27, 2007, Barcelona, Spain.

[24] van Poznak CH, et al. Markers of bone metabolism in postmenopausal women with hormone receptor-positive early breast cancer: SABRE (study of anastrozole with the bisphosphonate rise-dronat E). Presented at 2007 ASCO Breast Cancer Symposium; September 7-8, 2007, San Francisco.

[25] Lester JE, et al. Prevention of anastrozole-induced bone loss with monthly oral ibandronate during adjuvant aromatase inhibitor therapy for breast cancer. Clin Cancer Res, 2008, 14(19): 6336-6342.

[26] Saarto T, et al. Clodronate improves bone mineral density in post-menopausal breast cancer patients treated with adjuvant antioestrogens. Br J Cancer, 1997, 75(4): 602-605.

[27] Coleman RE., et al. Bone loss in patients with breast cancer receiving aromatase inhibitors and associated treatment strategies. Cancer Treat Rev, 2008, 34 (Suppl 1): S31-S42.

[28] Ellis GK, et al. Randomized trial of denosumab in patients receiving adjuvant aromatase inhibitors for nonmetastatic breast cancer. J Clin Oncol, 2008, 26(300): 4859-4861.

[29] Smith MR, et al. Low bone mineral density in hormone-naive men with prostate carcinoma. Cancer, 2001, 91(12): 2238-2245.

[30] Shahinian VB, et al. Risk of fracture after androgen deprivation for prostate cancer. N Engl J Med, 2005, 352(2): 154-164.

[31] Smith MR, et al. Risk of clinical fractures after gonadotropin-releasing hormone agonist therapy for prostate cancer. J Urol, 2006, 175(1): 136-139.

[32] Oefelein MG, et al. Skeletal fractures negatively correlate with overall survival in men with prostate cancer. J Urol, 2002, 168 (3): 1005-1007.

[33] Aus G, et al. EAU guidelines on prostate cancer. Eur Urol, 2005, 48(4): 546-551.

[34] National Comprehensive Cancer Network. NCCN Clinical Practice Guidelines in Oncology — Prostate Cancer. Version 1. 2009. Available at http://www. nccn. org/ professionals/physician_gls/ PDF/prostate. pdf. Accessed January 29, 2009.

[35] Smith MR, et al. Pamidronate to prevent bone loss during androgen-deprivation therapy for prostate cancer, N Engl J Med, 2001, 345(13): 948-955.

[36] Bruder JM, et al. Effects of alendronate on bone mineral density in men with prostate cancer treated with androgen deprivation therapy. J Clin Densitom, 2006, 9(4): 431-437.

[37] Greenspan SL, et al. Effect of once-weekly oral alendronate on bone loss in men receiving androgen deprivation therapy for prostate cancer: a randomized trial. Ann Intern Med, 2007, 146 (6): 416-424.

[38] Israeli RS, et al. The effect of zoledronic acid on bone mineral density in patients undergoing androgen deprivation therapy. Clin Genitourin Cancer, 2007, 5(4): 271-277.

[39] Ryan CW, et al. Zoledronic acid initiated during the first year of androgen deprivation therapy increases bone mineral density in patients with prostate cancer. J Urol, 2006, 176(3): 972-978.

[40] Smith MR, et al. Randomized controlled trial of zoledronic acid to prevent bone loss in men receiving androgen deprivation therapy for nonmetastatic prostate cancer. J Urol, 2003, 169 (6): 2008-2012.

[41] Casey R, et al. Zoledronic acid as adjunct to androgen deprivation therapy reduces bone loss in men with prostate cancer [poster]. Presented at 21st Annual EAU Congress; April 5-8, 2006; Paris.

[42] Michaelson MD, et al. Randomized controlled trial of annual zoledronic acid to prevent gonadotropin-releasing hormone agonist-induced bone loss in men with prostate cancer. J Clin Oncol, 2007, 25(9): 1038-1042.

[43] Coleman RE. Clinical features of metastatic bone disease and risk of skeletal morbidity. Clin Cancer Res, 2006, 12 (Suppl 20): 6243-6249.

[44] Hortobagyi GN, et al. Long-term prevention of skeletal complications of metastatic breast cancer with pamidronate. Protocol 19 Aredia Breast Cancer Study Group. J Clin Oncol, 1998, 16(6): 2038-2044.

[45] Saad F, et al. A randomized, placebo-controlled trial of zoledronic acid in patients with hormone-refractory metastatic prostate carcinoma. J Natl Cancer Inst, 2002, 94: 1458-1468.

[46] Rosen LS, et al. Long-term efficacy and safety of zoledronic acid in the treatment of skeletal metastases in patients with non-small cell lung carcinoma and other solid tumours: a randomized, phase Ⅲ, double-blind, placebo-controlled trial. Cancer, 2004, 100 (12): 2613-2621.

[47] Coleman RE, et al. Advancing treatment for metastatic bone cancer: consensus recommendations from the Second Cambridge Conference. Clin Cancer Res, 2008, 14(20): 6387-6395.

[48] Delea T, et al. The cost of treatment of skeletal-related events in patients with bone metastases from lung cancer. Oncology, 2004, 67(5-6): 390-396.

[49] Weinfurt KP, et al. The significance of skeletal-related events for the health-related quality of life of patients with metastatic prostate cancer. Ann Oncol, 2005, 16(4): 579-584.

[50] Nielsen OS, et al. Bone metastases: pathophysiology and management policy. J Clin Oncol, 1991, 9(3): 509-524.

[51] Weinfurt KP. Health-related quality of life among patients with breast cancer receiving zole-dronic acid or pamidronate disodium for metastatic bone lesions. Med Care, 2004, 42(2): 164-175.

[52] Delaney A, et al. Transla-tional medicine: cancer pain mechanisms and management. Br J Anaesth, 2008, 101(1): 87-94.

[53] Wu JS. Meta-analysis of dose-fractionation radiotherapy trials for the palliation of painful bone metastases. Int J Radiat Oncol Biol Phys, 2003, 55(3): 594-605.

[54] Finlay IG, et al. Radioisotopes for the palliation of metastatic bone cancer: a systematic review. Lancet Oncol, 2005, 6 (6): 392-400.

[55] Nilsson S, et al. Bone-targeted radium-223 in symptomatic, hormone-refractory prostate cancer: a randomised, multicentre, placebo-controlled phase II study. Lancet Oncol, 2007, 8(7): 587-594.

[56] Plunkett TA, et al. Risk of complications from bone metastases in breast cancer: implications for management. Eur J Cancer, 2000, 36: 476-482.

[57] Mirels H. Metastatic disease in long bones. a proposed scoring system for diagnosisng impending pathological fracture. Clin Orthop Rel Res, 1989, 249: 256-264.

[58] Liberman I, et al. Vertebroplasty and kyphoplasty for osteolytic vertebral collapse. Clin Orthop, 2003, 415 (Suppl): S176-S186.

[59] Jensen ME, et al. Percutaneous vertebroplasty in the treatment of malignant spine disease. Cancer J, 2002, 8: 194-206.

[60] Patchell RA, et al. Direct decompressive surgical resection in the treatment of spinal cord compression caused by metastatic cancer: a randomised trial. Lancet, 2005, 366(9486): 643-648.

[61] Major PP, et al. Zoledronic acid is superior to pamidronate in the treatment of hypercalcemia of malignancy — a pooled analysis of two randomized, controlled clinical trials. J Clin Oncol, 2001, 19: 558-567.

［62］ Coleman RE. Bisphosphonates in breast cancer. Ann Oncol, 2005, 16(5): 687-695.

［63］ Aapro M, et al. Guidance on the use of bisphosphonates in solid tumours: recommendations of an international expert panel. Ann Oncol, 2008, 19(3): 420-432.

［64］ Pavlakis N, et al. Bisphosphonates for breast cancer. Cochrane Database Syst Rev, 2005, 3: CD003474.

［65］ Rosen LS, et al. Long-term efficacy and safety of zoledronic acid compared with pamidronate disodium in the treatment of skeletal complications in patients with advanced multiple myeloma or breast carcinoma. Cancer, 2003, 98(8): 1735-1744.

［66］ Saad F, et al. Long-term efficacy of zoledronic acid for the prevention of skeletal complications in patients with advanced prostate cancer and bone metastasis. J Natl Cancer Inst, 2004, 96: 879-882.

［67］ Delea TE, et al. Impact of skeletal complications on total medical care costs among patients with bone metastases of lung cancer. J Thorac Oncol, 2006, 1(6): 571-576.

［68］ Hirsh V, et al. Zoledronic acid and survival in patients with metastatic bone disease from lung cancer and elevated markers of osteoclast activity. J Thoracic Oncol, 2008, 3(3): 228-236.

［69］ Lipton A, et al. Zoledronic acid delays the onset of skeletal-related events and progression of skeletal disease in patients with advanced renal cell carcinoma. Cancer, 2003, 98(5): 962-969.

［70］ Coleman RE, et al. Predictive value of bone resorption and formation markers in cancer patients with bone metastases receiving the bispho-sphonate zoledronic acid. J Clin Oncol, 2005, 23(22): 4925-4935.

［71］ Lipton A, et al. Zoledronic acid and survival in breast cancer patients with bone metastases and elevated markers of osteoclast activity. Oncologist, 2007, 12:1035-1043.

［72］ Lipton A, et al. Normalization of bone markers is associated with improved survival in patients with bone metastases from solid tumors and elevated bone resorption receiving zoledronic acid. Cancer, 2008, 113:193-201.

［73］ Brown JE, et al. Bone resorption predicts for skeletal complications in metastatic bone disease. Br J Cancer, 2003, 89(11): 2031-2037.

［74］ Brown JE, et al. Bone turnover markers as predictors of skeletal complications in prostate cancer, lung cancer, and other solid tumors. J Natl Cancer Inst, 2005, 97(1): 59-69.

［75］ Weitzman R, et al. Critical review: updated recommendations for the prevention, diagnosis, and treatment of osteonecrosis of the jaw in cancer patients. Crit Rev Oncol Hematol, 2007, 62(2): 148-152.

［76］ Khosla S, et al. Bisphosphonate-associated osteonecrosis of the jaw: report of a task force of the American Society for Bone and Mineral Research. J Bone Miner Res, 2007, 22(10): 1479-1491.

［77］ Ripamonti CI, et al. Decreased occurrence of osteonecrosis of the jaw after implementation of dental preventive measures in solid tumour patients with bone metastases treated with bisphosphonates. The experience of the National Cancer Institute of Milan. Ann Oncol, 2009, 20(1): 137-145.

［78］ Badros A, et al. Natural history of osteonecrosis of the jaw in patients with multiple myeloma. J Clin Oncol, 2008, 26(36): 5904-5909.

［79］ Guarneri V, et al. Renal safety and efficacy of iv bisphosphonates in patients with skeletal metastases treated for up to 10 years. Oncologist, 2005, 10(10): 842-848.

［80］ Body J-J, et al. International Society of Geriatric Oncology (SIOG) clinical practice recommendations for the use of bisphosphonates in elderly patients. Eur J Cancer, 2007, 43: 852-858.

［81］ Lipton A, et al. Extended efficacy and saftey of denosumab in breast cancer patients with bone metastases not receiving prior bisphosphonate therapy. Clin Cancer Res, 2008, 14(20): 6690-6696.

［82］ Stopeck A, et al. A comparison of denosumab versus zoledronic acid for the prevention of skeletal-related events in breast cancer patients with bone metastases. Cancer Res, 2009, 69(24): SABCS[abstract 22].

9.2　血小板和凝血酶在肿瘤转移中的作用

◎ Boris Kobrinsky, Simon Karpatkin, David L. Green

在血管损伤的反应中,血小板发生黏附、活化和聚集。初级血小板栓子的形成与凝血表面活化同时发生,导致凝血酶产生和纤维蛋白形成。在病理状态下,血小板参与血栓形成,导致血管阻塞。血小板含有多种可被活化释放的生物活性介质,包括生长因子、凝血因子、黏附配体、蛋白酶、类肝素酶、细胞因子、炎症促进因子和血管活性脂类。血小板的其他功能包括在血管修复中起支持作用,以及调节血管生成,并且在炎症反应和免疫反应中发挥作用。事实上，目前认为血小板与多种生理和病理过程有关，例如，伤口愈合和组织再生、微生物感染反应、炎症疾病、动脉粥样硬化形成、肿瘤的发生和转移。

血小板通过介导肿瘤细胞黏附和随后外溢，在循环中稳定血小板-肿瘤细胞微小栓子，保护肿瘤细胞免受宿主免疫系统破坏而促进肿瘤细胞转移。在肿瘤微环境中，血小板被活化并释放生长因子、趋化因子、基质金属蛋白酶（MMP）和炎症介质，导致细胞外基质产生和重塑肿瘤血管[1]。在这一章中，我们回顾血小板和凝血酶在肿瘤转移中的作用，并回顾在肿瘤治疗和肿瘤预防中使用阿司匹林和抗凝药的临床试验数据，推测凝血酶对肿瘤细胞休眠复苏的潜在作用。

9.2.1 肿瘤患者的血栓形成

已公认血栓形成与肿瘤的关系，血栓形成是肿瘤患者死亡和并发症的一个重要原因[2]。通过观察肿瘤患者发生特发性静脉血栓栓塞（VTE）的危险性增加，而有恶性肿瘤临床症状的患者多数在6个月内有血栓形成发生，这都证明血栓形成和肿瘤之间有因果关系[3-5]。伴有VTE肿瘤患者的预后明显差于无血栓形成者。这并不表现为VTE发生所导致的直接死亡率增加[5,6]，而是可以解释为血液高凝状态与肿瘤高侵袭性之间的关系[7]。

9.2.2 历史展望

早在140年前就有报道恶性肿瘤相关的Trousseau综合征或者说血液高凝状态[7]。Trousseau发现迁移性血栓静脉炎和隐匿性肿瘤间的关系，后来他自己也被诊断出这种相关性。Billroth发现血栓中存在肿瘤细胞，并且与肿瘤进展有关[8]。后来很多研究已经证实这些早期发现，血栓形成是所有进展期肿瘤的公认并发症。VTE的发生率在胰腺癌、卵巢癌和脑肿瘤中最高[9]。血栓形成的并发症包括血栓性静脉炎（多为迁移性）、VTE、脑卒中、动脉栓塞和非细菌性血栓性心内膜炎[10]。出血性并发症也较常见，如低纤维蛋白原血症、血小板减少症和纤溶亢进等。这种恶性高凝状态不仅是肿瘤负荷所致，还取决于肿瘤类型。

9.2.3 肿瘤高凝状态的实验室发现

在大多数进展期肿瘤患者中均发现凝血活性标记[11]，例如血小板增多症[12]、高纤维蛋白原血症、纤维蛋白降解产物增高[13]和弥散性血管内凝血（DIC）。有一些病例，在癌症本身被诊断出来之前即出现慢性DIC，为Trousseau综合征的特征[10]。血小板增多症在肾癌、前列腺癌、宫颈癌、子宫内膜癌、卵巢癌、胃癌和肺癌中都是预后较差的因素[14]。相反，在胰腺癌中，低血小板计数是一种预后差的因素[14]。血小板更新增加和血小板生存期的下降也已在胃肠道肿瘤、妇科肿瘤、肺癌、淋巴瘤和膀胱癌中被报道[15]。血小板减少症可能由于DIC、骨髓浸润或免疫破坏所引起，更常见

于放疗或化疗后。纤维蛋白原更新速度增加[16]，表现为凝血活性标记——血纤维蛋白肽-A增加[17]，后者来源于凝血酶裂解纤维蛋白原A链和凝血酶原活性片段F1+2。导致恶性肿瘤高凝状态的机制是大部分肿瘤细胞上组织因子（TF）的内源性表达，也有人认为是由于血小板活性增加与生理性抗凝机制（例如组织因子途径抑制物TFPI、C蛋白和抗凝血酶）降低的联合作用。

9.2.4 血小板对肿瘤转移的作用

侵袭和转移是癌症的明确特征[19]，并导致癌症患者死亡[20]。细胞从原发肿瘤脱落和释放进入淋巴管或血液中产生新的"殖民地"。在血液转移中，肿瘤细胞进入循环系统（血管内），寄宿在微循环中，随后从脉管中溢出进入组织。在这个过程中，肿瘤细胞可拉拢正常基质成分，肿瘤细胞增殖并诱导血管生成，后者进一步加速肿瘤生长。

肿瘤转移是一个极其低效的过程，因为大部分（>98%）经静脉注入的标记肿瘤细胞被很快消除[21]。大量实验证明血小板在促进肿瘤血行转移中的作用。1968年，Gasic最初发现血小板和血小板-肿瘤栓子对实验性尾静脉注射转移的重要性[22]，这一发现被随后的实验所证实[23]。在实验性血行转移中，肿瘤细胞快速被包绕在富含血小板的血栓中[24,25]，这种机制可以解释血小板-肿瘤栓子束缚和黏附在血管内皮并免受血管内剪切力[26]。体外实验也证实肿瘤细胞可使血小板聚集[27,28]；某些肿瘤细胞系可导致实验动物的一过性血小板减少症[27]；还发现血小板聚集活性与肿瘤转移潜能有关[27,28]，许多肿瘤细胞系需要借助血小板来转移[27-29]。Gasic等第一次报道了诱导血小板减少显著降低静脉注射TA3腹水肿瘤细胞大鼠的肺转移[22]，并且再次输注血小板可逆转这种功效[30]。血管内注射实验表明肿瘤细胞被包埋捕获在小动脉血小板血栓内[30]。导致转移的后续步骤包括肿瘤细胞穿透内皮细胞紧密连接、与内皮下基质相互作用、肿瘤栓子演变、肿瘤细胞侵袭穿过内皮下基质。

血小板与白细胞合作可以稳定肿瘤微栓子和延迟它们从血液中清除，血小板通过介导与血管内皮细胞黏附，促进肿瘤细胞溢出血管来促进肿瘤转移。黏附配体、趋化因子、血小板相关生长因子和凝血因子可介导这些过程，由于局部凝血酶产生和纤维蛋白沉积导致暂时性基质升高。血小板结合肿瘤细胞可保护其免受NK细胞的破坏[31,32]。

9.2.5 抗血小板药物的作用

很多研究评价抗血小板药物作为一种潜在治疗方式来阻滞肿瘤生长和转移。然而，结果令人沮丧，包括一些血小板聚集、环氧酶和磷酸二酯酶等抑制药物以及抗前列环素等都是阴性结果。[33-35]最近研究应用特异性整合素 αⅡβ3 抑制剂抑制肿瘤细胞黏附已在一些肿瘤模型中表现出理想的抗转移作用，证实了早期的发现[35,36]。联合靶向整合

素 αⅡβ3 和 αvβ3 可抑制血管生成以及肿瘤生长和转移[36]。B16-F10 黑色素瘤细胞在整合素 β3 敲除小鼠体内不能发生溶骨性骨转移[37]。因此，在以动脉为基础的肿瘤转移模型中，靶向活化整合素 aⅡβ3 与血小板聚集可减少 B16 黑色素瘤细胞的内脏器官转移[37]。

9.2.6　肿瘤细胞黏附

许多整合素、黏附配体和细胞黏附分子可介导肿瘤细胞黏附到血小板和内皮细胞上（图 9-4）。在静电环境下，在

层粘连蛋白和血管性假血友病因子（VWF）[35]帮助下，CT26 结肠腺癌细胞、B16a 黑色素瘤细胞和鼠科纤维肉瘤 T241 肿瘤细胞可与血小板 αⅡβ3 受体结合。特异性靶向 VWF 和血小板整合素 αⅡβ3 可减少这些肿瘤细胞系的肺转移。免疫球蛋白样受体 Necl-5 可促进 CT26 结肠腺癌细胞与血小板的相互作用[38]。Necl-5 和 αvβ3 在一些活动细胞的前缘被发现。Necl-5 与血小板的一种受体 CD226 可相互作用，CD226 还可促进凝血酶刺激的血小板与血管壁的相互作用[39]。

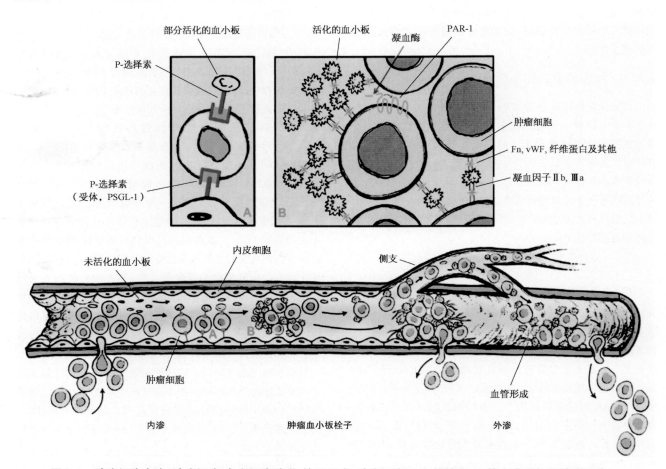

图 9-4　肿瘤细胞内渗、肿瘤细胞-内皮细胞黏附、栓子形成、肿瘤细胞-血小板栓塞、血管生成增加和肿瘤细胞外溢后发生的事件

注：①细胞表面表达 P-选择素（配体）的肿瘤细胞。②凝血酶上调内皮细胞表面的 P-选择素受体。③可触发 P-选择素-介导的肿瘤细胞与内皮细胞的微弱连接。④微弱活化的血小板也通过其表面的 P-选择素与肿瘤细胞结合，触发肿瘤对内皮细胞核血小板的微弱束缚。肿瘤细胞-血小板-内皮细胞相互作用更快速产生凝血酶，因为血小板为凝血酶的产生提供理想的催化表面。⑤血小板与肿瘤细胞发生紧密连接，由血小板整合素 llbllla 通过 νWF、层粘连蛋白和其他 RGDS 配体与肿瘤细胞整合素结合。⑥由于凝血酶刺激肿瘤细胞合成和分泌 VEGF 和 GRO-α，导致 PDGF、VEGF 和 ANG-1，以及内皮细胞的 ANG-2 和 KDR 水平升高，血管生成增加。活化的血小板和肿瘤细胞产生的促血管生成生长因子要多于抗血管生成因子。⑦血小板保护肿瘤细胞免受 NK 细胞攻击，导致远处血栓形成和缺血性、机械性内皮损伤。⑧肿瘤细胞和血小板与损伤暴露的内皮下基膜和基质结合。⑨多发性远处瘤栓导致肿瘤细胞外溢进入远处器官和新生血管（图来源：Elsevier[3]）。

P-选择素对肿瘤转移起重要作用。在 P-选择素缺失的大鼠实验中，肿瘤的生长和转移都减少[40]。在基于动态血流成像技术模型的实验中发现，通过最初的 P-选择素束缚以及后期的整合素 αⅡβ3，肿瘤细胞黏附到血小板的 P-选择素，人结肠癌细胞系 LS174HT 和 COLO2Q5 获得稳定的黏

附[41]。肝素抑制人癌转移的一种机制是通过干扰 P-选择素依赖的黏附[42]，而不是其抗凝血酶作用。以往认为减少凝血酶产生是肝素抗肿瘤功效的原因所在，然而上述的发现指出了另一种肝素抗肿瘤的机制是抑制黏附。随着白细胞 L-选择素和血小板 P-选择素促肿瘤转移的发现，血小板与

白细胞相互作用影响肿瘤细胞黏附的重要性也被证明[42]。

可溶性纤维蛋白单体可增强血小板-肿瘤细胞的黏附[43]。在动态血流条件下，活化的血小板可刺激人黑色素瘤细胞的整合素 β3 与基质胶原-Ⅰ的结合[44]。前面已经描述了肿瘤细胞黏附的多种机制，可能发挥作用的黏附配体包括层粘连蛋白[45]、玻连蛋白（vitronectin）[46]、Ⅳ型胶原[47]、血小板反应蛋白[48]以及多种整合素受体，例如 α3β1、α5β1 和 αvβ3 [46,49]，这些受体促进与细胞外基质成分的黏附，以及血小板与肿瘤的相互作用和转移。

9.2.7　凝血酶在转移中的作用

凝血酶有很多功能，它是一种强有力的间质细胞生长因子[50-52]和促血管生成因子[53]，可刺激内皮细胞有丝分裂和迁移[53]。凝血酶的细胞功能是通过 G 蛋白偶联的7-跨膜蛋白激活受体（PARs-1，PARs-3 和 PARs-4，PARs-2 是被其他蛋白酶激活而不是凝血酶）介导的。凝血酶可介导血小板-肿瘤的体外黏附和促进体内肺转移[54]。凝血酶激活 GPⅡb-Ⅲa，并促进 VWF 和纤连蛋白的表面沉淀，连接肿瘤细胞至血小板并导致它们粘连在血管壁上。

凝血酶可刺激肿瘤细胞与血小板和内皮细胞连接[49]。在血流环境下，暴露于凝血酶的人黑色素瘤 397 细胞的黏附是由 P-选择素和 GPIIb-IIIa 介导的[55]。凝血酶激活血小板促进海拉细胞的转移和侵袭。依替巴肽，一种 GPIIb-IIIa 阻滞剂，可以减少这种效能[56]。凝血酶受体激活肽（TRAP）可激活血小板，增加人卵巢癌细胞系 SKOV3 的侵袭性，这种作用可以被前列腺素 E1 阻断[57]。

多种肿瘤细胞系表达 PAR-1[58]。在转移性乳腺癌中，PAR-1 介导凝血酶刺激的转移性乳腺癌细胞运动能力[59,60]。过表达 PAR-1 的 B16 黑色素瘤细胞的实验性肺转移增加 5 倍[61]。凝血酶作用于肿瘤细胞，可触发驱动更高恶性表型的基因表达水平改变[59,60]。凝血酶促进肿瘤细胞 B16F10 和 UMCL 中 Gro-a[62]和 Twist[63]基因表达。Gro-a 是一种刺激血管生长的重要介质[62]，Twist 则可促进肿瘤生长和血管生成[64]。Twist 是一种调节胚胎发育的转录因子，通过增加细胞运动能力和减少钙粘连蛋白介导的细胞-细胞间黏附，在鼠乳腺癌转移中发挥重要作用[65]。组织蛋白 D 在多种肿瘤中升高和分泌，尤其是乳腺癌，其与预后差有关。目前已经表明，其通过激活 MMP-9 来增加血管生成并促进肿瘤细胞生长[66]。

实验性尾静脉注射肿瘤肺转移模型有明显的局限性及受人为因素的影响，因为有大量的肿瘤细胞被以大颗粒形式经尾静脉注入大鼠体内。另一方面，人转移性疾病的播散形式虽然未知，但很可能是相当少的肿瘤细胞量以连续的形式进入血液循环，并不清楚这些细胞中的哪些部分真正能够在远处靶器官中种植。另外，注射凝血酶也不能精确地模拟宿主-肿瘤接触面上局部内源性凝血酶的产生。在应用自发性转移的鼠乳腺癌 4T1 实验中，通过水蛭素直接抑制凝血酶导致肿瘤生长减慢、循环中肿瘤细胞减少和转

移潜能降低，延长荷瘤小鼠的生存期[67]。

最近，肿瘤微环境已经引起巨大关注，因为其在肿瘤生长和转移中非常重要。肿瘤微环境中凝血酶的产生导致更具侵袭性的肿瘤生物学特征。事实上，肿瘤细胞也通过 TF 表达上调和激活血小板来促进凝血酶的产生。TF 表达调节黑色素瘤的血行转移和凝血酶产生[68]。TF 和 VIIa 因子可能通过凝血酶受体信号转导来促进肿瘤生长和转移[69]。与水蛭素结合评估一样，多种手术切除肿瘤样本中已经证明有显著的表面凝血酶活性[70]。

总之，局部凝血酶产生可能改变肿瘤细胞的基因表达，导致更高的恶性表型，这反过来刺激更加高凝状态出现，形成恶性循环导致肿瘤进展和转移。凝血酶是肿瘤细胞黏附内皮的一种重要介质，并且启动促血管生成转换，激活血小板释放 VEGF、成纤维细胞生长因子（FGF）和血管生成素-1，2（ANG-1，2），以及肿瘤细胞释放 VEGF、ANG-2、Gro-α、Twist、组织蛋白酶 D（cathepsin D）。

9.2.8　纤溶酶原激活物抑制剂-1

纤溶酶原激活物抑制剂-1（PAI-1），是丝氨酸蛋白酶抑制剂，调节纤维蛋白溶解。此外，它还是细胞的黏附、分离和迁移的调节因子。就其本身来说，在一些疾病状态下如癌症，具有重要作用并不奇怪[71]。在恶性肿瘤细胞中蛋白酶活性是增加的。PAI-I 与乳腺癌以及其他肿瘤的不良预后有关[71]。但是，这其中的机制仍不清楚。除肿瘤细胞迁移外，PAI-I 还在肿瘤血管生成中发挥复杂作用。PAI-I 与尿激酶型纤溶酶原激活物（uPA）和 uPA 细胞受体（uPAR）形成复合物，通过与其他受体相互反应启动细胞表面信号，以此影响肿瘤生长、侵袭和转移。

9.2.9　遗传学方法

基因敲除小鼠实验已经证实血小板在实验性肿瘤血行转移中具有重要作用[29,72]。在 NF-E2 (-/-) 血小板缺陷鼠中肺转移显著下降[29]；在携带凝血酶无应答的血小板纤维蛋白原 (-/-) 小鼠和 PAR-4 (-/-) 小鼠中也有同样结果[29]；Gαq (-/-) 小鼠的血小板信号缺陷，对兴奋剂无反应[73]。这些鼠从实验性和自发性转移中都显示有保护作用[32]。有趣的是，纤维蛋白原[72]和 Gαq[32]缺失都不影响原发肿瘤的生长。在 PAR-4 (-/-)[29] 和纤维蛋白原 (-/-)[72] 小鼠中，水蛭素疗法可以使肿瘤转移进一步减少。这些发现表明，凝血酶减少肿瘤转移的机制并不完全是依赖于血小板的相互作用和纤维蛋白的产生。遗传性 VWF 缺失小鼠可增加肿瘤转移[74]；恢复 VWF 可导致肿瘤体内转移减少，导致体外肿瘤细胞凋亡[75]。因此，VWF 可能在肿瘤转移方面具有相反的效应。

9.2.10　血小板作为血管生成的调节剂

血管内皮完整性的维持依赖于血小板[76]。注入富含血小板的血浆可促进血管依赖性器官的保存[77]。在体外实验

中,血小板通过分泌 FGF 和 VEGF,促进血管内皮细胞的增殖[78]。血小板还是 ANG-1 和 PDGF 等血管生长因子的储存库。血小板还促进血管内皮细胞出芽,促进基质中管状形成[79]。活化血小板可以向局部脉管系统提供生长因子。在血小板中还发现多种其他生长因子,包括肝细胞生长因子(HGF)、表皮细胞生长因子(EGF)、胰岛素样生长因子-1 和-2(IGF-1 和 IGF-2)、血小板源性内皮细胞生长因子(PD-ECGF)和 TGF-β。血小板释放的介质具有复杂的,有时甚至是相反的效应。因此,血小板可能通过释放阻滞剂(如血管抑制素、血小板反应蛋白-1、PAI-1、血小板因子-4 和内皮抑制素等)抑制血管生成。另外,血小板是重要的生物活性脂类储存体,如神经胺醇 1-磷酸盐(SIP)和溶血磷脂酸(LPA)。血管成熟依赖于内皮分化基因-1(Edg-1)及 SIP 的 G 蛋白偶联受体[80]。Edg-1 敲除小鼠被发现缺乏血管平滑肌细胞并死于子宫自发出血。SIP 通过介导 N 钙粘连蛋白功能促进血管成熟[81]。在人类乳腺癌中发现 LPA 受体。另外,血小板 LPA 可刺激乳腺癌细胞系 MDA-B02 溶骨性转移[82]。

血小板来源的促进血管生成和抗血管生成的调控释放机制尚不清楚。总体上,血小板释放的是促血管生成因子[83,84]。选择性 PAR-1 激动剂通过诱导血小板释放 VEGF、抑制内皮抑素而发挥促血管生成作用[85]。但是,选择性 PAR-4 激动剂却产生相反的效应[85]。凝血酶可激活血小板的 PAR-1 和 PAR-4。最近发现促进和抗血管生成蛋白编排为不同的 α 颗粒,提示可能通过选择释放不同的血小板颗粒[86]。发现血小板含有受肿瘤影响的血管生成调控因子,可作为早期肿瘤生长的潜在生物标记[87]。因此,血小板可能是生理性和肿瘤性血管生成的重要调控因子[88]。血小板是 VEGF 的主要来源[85],后者可增强血管通透性、刺激血管生长。

在正常情况下,流动血液中的血小板非常接近血管内皮,但并不黏附在血管内皮细胞上[83,84]。前列环素、肝素和 CD39(ecto-ADP 酶)支持完整内皮对抗血栓形成[85]。血小板类似于白细胞,以内皮性 P-选择素表达依赖性的方式,在受刺激的血管内皮表面滚动前进[89]。在体内,血小板表达 P-选择素糖蛋白配体 1(PSGL-1)并调节血小板-内皮间的相互作用[90]。

总之,大量的临床前证据强力地支持血小板通过促进肿瘤细胞在外溢部位与内皮细胞黏附,逃离免疫监视,保护其免受循环中高剪切力的损伤,并通过释放可以支持肿瘤生长的营养生长因子,在肿瘤转移中发挥重要作用[91]。凝血酶可增强肿瘤细胞与血小板、内皮细胞和内皮下基质蛋白的黏附,刺激肿瘤细胞生长,增加转移,刺激肿瘤血管生成。这些观察为在癌症患者中行抗凝治疗临床试验提供了理论支持。

9.2.11　肿瘤患者中抗血小板药物和抗凝药物的临床试验

大量的流行病学研究已经表明阿司匹林有预防肿瘤的

作用。在服用阿司匹林人群中,结肠癌发生率下降达 50%[92-94]。另一些研究提示阿司匹林可以预防食管癌、乳腺癌、卵巢癌和肺癌[94]。长时间、定期服用可增强这种关联。然而,到目前为止,通过对 303 例小细胞肺癌患者的随机对照试验来看,阿司匹林单用既没有显示任何抗肿瘤作用,也没有作为化疗的辅助疗法产生更多的效益[95]。

另一方面,有充足的证据表明在肿瘤患者中,无论有无血栓形成,多种抗凝药物都有抗肿瘤作用。1984 年,Zacharski 等[96]第一次对 441 例肺癌、结肠癌、头颈部肿瘤和前列腺癌患者应用华法林进行平均 26 周的治疗,发现可延长小细胞肺癌亚群患者(总共 50 例)的生存率(中位生存期 23 周对比 49.5 周,P = 0.018)。Chahinan 等对 328 例小细胞肺癌患者的随机对照研究证实了这一发现[97]。华法林联合化疗的研究表明有提高化疗敏感性(67% 对比 51%,P = 0.027)和有提高总体生存率的趋势。但是,华法林治疗组中大出血并发症更加常见,有 4 例危及生命,2 例致命性出血事件。

其他的研究者表明,肝素和低分子量肝素(LMWH)对小细胞肺癌患者有益于生存。在 277 例小细胞肺癌患者中使用 4 周肝素治疗可提高生存率(317 天对比 261 天,P = 0.004)[98]。在亚群分析中,这种提高生存期的效果对限局期患者尤为显著。在小细胞肺癌者行化疗联合低分子肝素或不用低分子量肝素治疗发现,低分子量肝素组提高总体中位生存期(13 个月对比 8 个月;P = 0.01)。

在法安明进展期恶性肿瘤效果(The Fragmin Advanced Malignancy Outcome Study, FAMOUS)的临床试验中,随机分组 385 例进展期肿瘤患者每日注射低分子量肝素-达肝素或者安慰剂 1 年[100]。虽然总生存率没有差别,但后来的亚群分析提示低分子量肝素组有更好的预后及生存期(43.5 个月对比 24 个月,比对照组延长生存期 17 个月)[100]。在恶性肿瘤和低分子量肝素治疗(The Malignancy and Low Molecular Weight Heparin Therapy, MALT)的随机对照试验中,302 例肿瘤患者给予 6 周的肝素治疗和安慰剂治疗,结果发现低分子肝素组可有明显的生存率获益(8 个月对比 6.6 个月,P = 0.021),与 FAMOUS 实验结果相似,患者的平均寿命延长 6 个月或更长(15.4 个月对比 9.4 个月,P = 0.01)[101]。

另外,有试验研究比较 602 例有深静脉血栓的肿瘤患者行华法林和低分子量肝素治疗的疗效差异[102]。两种治疗的一年生存率没有差异,亚群分析显示在深静脉血栓时没有转移的患者有更多的生存获益(80% 对比 64%,P = 0.03)。一项对 138 例进展期肿瘤患者的研究表明,低分子量肝素没有提高生存期。最近包含 7 项研究的一个荟萃分析表明,抗凝药物降低 1 年生存期,低分子量肝素降低 8%,华法林降低 3%[104]。总的来说,从所有的临床试验结果看,在进展期肿瘤患者中,抗凝药物有适度的抗肿瘤效果,尤其是低分子量肝素。

9.2.12 凝血酶和肿瘤细胞休眠

在尸检中发现大量的前列腺、甲状腺和乳腺以及其他部位的微小癌或原位癌,这提示肿瘤细胞能够以休眠状态存在。Shulman 和 Lindmarker 的研究发现[6],对有深静脉血栓的患者行华法林和低分子量肝素治疗 6 周或 6 个月,结果 6 周组 419 例患者中有 66 例患者发现有癌症,6 个月组 435 例患者中只有 45 例发现有肿瘤(优势比为 1. 6,95% CI:1. 1~24,$P = 0.02$)。最惊人的差异是泌尿系统肿瘤的发生率。我们推测凝血酶的抑制作用可阻止肿瘤出现临床症状。在第二次 Northwick 公园心脏研究(Nothwick Park Heart Study)中,3 052 例中年男性被检查出有高凝状态和冠状动脉疾病[105]。虽然上述相关性没有被报道,但一个惊奇的表现是血纤维蛋白肽 A 和凝血酶原活性片段 1+2 具有持续凝血活性的人群中,癌症相关死亡发生率较高[11. 3/(1 000 人·年)对比 5. 1/(1 000 人·年),$P = 0.001$],其中

消化道肿瘤的肿瘤相关死亡率最高(相对危险度 3. 26,$P < 0.001$)。有趣的是,在该项研究中,开始出现高凝状态和发现恶性肿瘤的中位时间间隔约为 5 年。

这些试验提示,凝血活化和肿瘤细胞休眠有相关性。我们假设,凝血的持续激活能够使休眠的肿瘤细胞转化为更具侵袭性的生物表型。目前这种持续性凝血活性的原因还不清楚,可能与年龄和基因等有关。

9.2.13 总结

因为考虑到临床试验数据的不一致性和担忧大出血并发症的风险,对肿瘤患者的抗凝治疗还没有被纳入标准疗法,新型抗凝药物的抗肿瘤作用还需要进一步验证。为解决早期临床试验的局限性,应对单个类型肿瘤以及早期或微小残癌的治疗效果进行评估。其他靶向阻断 PARs 通路的方法还有待发展。

(郭磊 译,钦伦秀 审校)

参考文献

[1] Lindenmeyer F, et al. Upregulation of MMP-9 expression in MDA-MB231 tumor cells by platelet granular membrane. FEBS Lett, 1997, 418(1-2): 19-22.

[2] Ambrus JL, et al. Causes of death in fcancer patients. J Med, 1975, 6(1): 61-64.

[3] Nierodzik ML, et al. Thrombin induces tumor growth, metastasis, and angiogenesis: evidence for a thrombin-regulated dormant tumor phenotype. Cancer Cell, 2006, 10(5): 355-362.

[4] Sorensen HT, et al. Prognosis of cancers associated with venous thromboembolism. N Engl J Med, 2000, 343(25): 1846-1850.

[5] Levitan N, et al. Rates of initial and recurrent thromboembolic disease among patients with malignancy versus those without malignancy. Risk analysis using medicare claims data. Medicine (Baltimore), 1999, 78(5): 285-291.

[6] Shulman S, et al. Incidence of cancer after prophylaxis with warfarin against recurrent venous thromboembolism. Duration of anti-coagulation trial. N Engl J Med, 2000, 3432: 1953.

[7] Trousseau A. Plegmasie alba dolens. Clinique Medical de Hotel-Dieu de Paris. London: New Syndenham Soc, 1865, 3: 94.

[8] Billroth T. Lectures on surgical pathology and therapeutics: a handbook for students and practitioners. New Syndenham Soc, 1877.

[9] Lee AY, et al. Venous thromboembolism and cancer: risks and outcomes. Circulation, 2003, 107(23 Suppl 1): 117-121.

[10] Sack JGH, et al. Trousseaus syndrome and other manifestations of chronic disseminated coagulopathy in patients with neoplasms: clinical, pathophysiologic and therapeutic features. Medicine, 1977, 56: 1-37.

[11] Rickles F. Mechanisms of cancer-induced thrombosis in cancer. Pathophysiol Haemost Thromb, 2006, 35(1-2): 103-110.

[12] Levin J, et al. Thrombocytosis associated with malignant disease. Arch Intern Med, 1964, 114: 497-500.

[13] Sun NC, et al. Hemostatic abnormalities in malignancy, a prospective study of one hundred eight patients. Part I. Coagulation studies. Am J Clin Pathol, 1979, 71(1): 10-16.

[14] Nash GF, et al. Platelets and cancer. Lancet Oncol, 2002, 3(10): 591-592.

[15] Boneu B, et al. Exhausted platelets in patients with malignant solid tumors without evidence of active consumption coagulopathy. Eur J Cancer Clin Oncol, 1984, 20: 899-903.

[16] Lyman GH, et al. Fibrinogen kinetics in patients with neoplastic disease. Cancer, 1978, 41(3): 1113-1122.

[17] Rickles F, et al. Activation of blood coagulation in cancer: Trousseau's syndrome revisited. Blood, 1983, 62: 14-31.

[18] Gale AJ, et al. Update on tumor cell procoagulant factors. Acta Haematol, 2001, 106: 25-32.

[19] Hanahan D, et al. The hallmarks of cancer. Cell, 2000, 100(1): 57-70.

[20] Sporn MB. The war on cancer. Lancet, 1996, 347(9012): 1377-1381.

[21] Fidler I. Metastases: quantitative analysis of distribution and fate of tumor emboli labeled with 125I-5-iodo-2'-deoxyuridine. J Natl Cancer Inst, 1970, 45: 773-782.

[22] Gasic G, et al. Antimetastatic effects associated with platelet reduction. Proc Natl Acad Sci USA, 1968, 61: 46-52.

[23] Pearlstein E, et al. Effect of anti-platelet antibody on the development of pulmonary metastases following injection of CT26 colon adenocarcinoma, Lewis lung carcinoma and B16 amelanotic melanoma tumor cells in mice. Cancer Res, 1984, 44: 3884-3887.

[24] Wood S. Experimental studies of the intravascular dissemination of ascetic V2 carcinoma cells in the rabbit with special reference to

fibrinogen and fibrinolytic agents. Bull Schweiz Med Wiss, 1964, 20: 92.

[25] Jones J, et al. Sequence of events in experimental and electron microscopic observations. J Natl Cancer Inst, 1971, 46: 493-504.

[26] Sindelar W, et al. Electron microscope observations on formation of pulmonary metastases. J Surg Res, 1975, 18: 137-161.

[27] Gasic GJ, et al. Platelet-tumor-cell interactions in mice. The role of platelets in the spread of malignant disease. Int J Cancer, 1973, 11(3): 704-718.

[28] Pearlstein E, et al. Correlation between spontaneous metastatic potential, platelet-aggregating activity of cell surface extracts, and cell surface sialylation in 10 metastatic-variant derivatives of a rat renal sarcoma cell line. Proc Natl Acad Sci USA, 1980, 77(7): 4336-4339.

[29] Camerer E, et al. Platelets, protease-activated receptors, and fibrinogen in hematogenous metastasis. Blood, 2004, 104: 397-401.

[30] Crissman JD, et al. Morphological study of the interaction of intravascular tumor cells with endothelial cells and subendothelial matrix. Cancer Res, 1988, 48(14): 4065-4072.

[31] Nieswandt B, et al. Lysis of tumor cells by natural killer cells in mice is impeded by platelets. Cancer Res, 1999, 59: 1295-1300.

[32] Palumbo JS, et al. Platelets and fibrin(ogen) increase metastatic potential by impeding natural killer cell-mediated elimination of tumor cells. Blood, 2005, 105(1): 178-185.

[33] Mehta P. Potential role of platelets in the pathogenesis of tumor metastasis. Blood, 1984, 63(1): 55-63.

[34] Karpatkin S, et al. Lack of effect of in vivo prostacyclin on the development of pulmonary metastases in mice following intravenous injection of CT26 colon carcinoma, Lewis lung carcinoma, or B16 amelanotic melanoma cells. Cancer Res, 1984, 44(9): 3880-3883.

[35] Karpatkin S, et al. Role of adhesive proteins in platelet tumor interaction in vitro and metastasis formation in vivo. J Clin Invest, 1988, 81: 1012-1019.

[36] Trikha M, et al. Multiple roles for platelet GPIIb/IIIa and alphavbeta3 integrins in tumor growth, angiogenesis, and metastasis. Cancer Res, 2002, 62(10): 2824-2833.

[37] Bakewell SJ, et al. Platelet and osteoclast beta3 integrins are critical for bone metastasis. Proc Natl Acad Sci USA, 2003, 100 (24): 14205-14210.

[38] Morimoto K, et al. Interaction of cancer cells with platelets mediated by Necl-5/poliovirus receptor enhances cancer cell metastasis to the lungs. Oncogene, 2008, 27(3): 264-273.

[39] Kojima H, et al. CD226 mediates platelet and megakaryocyte cell adhesion to vascular endothelial cells. J Biol Chem, 2003, 278 (38): 36748-36753.

[40] Kim Y, et al. P-selectin deficiency attenuates tumor growth and metastasis. Proc Natl Acad Sci USA, 1998, 95: 9325-9330.

[41] McCarty O, et al. Immobilized platelets support human colon carcinoma cell tethering, rolling, and firm adhesion under dynamic flow conditions. Blood, 2000, 96: 1789-1797.

[42] Borsig L, et al. Heparin and cancer revisited: mechanistic connections involving platelets, P-selectin, carcinoma mucins, and tumor metastasis. Proc Natl Acad Sci USA, 2001, 98(6): 3352-3357.

[43] Biggerstaff J, et al. Soluble fibrin augments platelet/tumor cell adherence in vitro and in vivo, and enhances experimental metastasis. Clin Exper Metastasis, 1999, 17: 723-730.

[44] Felding-Habermann B, et al. Role of beta3 integrins in melanoma cell adhesion to activated platelets under flow. J Biol Chem, 1996, 271: 5892-5900.

[45] Terranova V, et al. Modulation of metastatic activity of melanoma cells by laminin and fibronectin. Science, 1984, 226: 982-984.

[46] Cheresh D, et al. A novel vitronectin receptor integrin (avbx) is responsible for distinct adhesive properties of carcinoma cells. Cell, 1989, 57: 59-69.

[47] Kramer R, et al. Identification of integrin collagen receptors on human melanoma cells. J Biol Chem, 1989, 264: 4684-4688.

[48] Roberts D, et al. Platelet thrombospondin mediates attachment and spreading of human melanoma cells. J Cell Biol, 1987, 104: 131-139.

[49] Klepfish A, et al. Thrombin stimulates melanoma tumor-cell binding to endothelial cells and subendothelial matrix. Int J Cancer, 1993, 53(6): 978-982.

[50] Carney D, et al. Initiation of proliferative events by human α-thrombin requires both receptor binding and enzymatic activity. J Cell Biochem, 1984, 26: 181-195.

[51] Chen L, et al. Mitogenic activity of blood components. I. Thrombin and prothrombin. Proc Natl Acad Sci USA, 1975, 72: 131-135.

[52] Gospodarowicz D, et al. Control of proliferation of human vascular endothelial cells. Characterization of the response of human umbilical vein endothelial cells to fibroblast growth factor, epidermal growth factor, and thrombin. J Cell Biol, 1978, 77: 774-788.

[53] Caunt M, et al. Thrombin induces neoangiogenesis in the chick chorioallantoic membrane. J Thromb Haemost, 2003, 1(10): 2097-2102.

[54] Nierodzik M, et al. Thrombin stimulates tumor-platelet adhesion in vitro and metastasis in vivo. J Clin Invest, 1991, 87: 229-236.

[55] Dardik R, et al. Thrombin promotes platelet-mediated melanoma cell adhesion to endothelial cells under flow conditions: role of platelet glycoproteins P-selectin and GPIIb-IIIa. Br J Cancer, 1998, 77: 2069-2075.

[56] Liu TY, et al. The roles of platelet GPIIb/IIIa and αvβ3 integrins during HeLa cells adhesion, migration, and invasion to monolayer endothelium under static and dynamic shear flow. J Biomed Biotechnol, 2009, 10: 829243.

[57] Holmes CE, et al. Activated platelets enhance ovarian cancer cell invasion in a cellular model of metastasis, 2009, Clin Exp Metastasis, 26: 653-661.

[58] Nierodzik ML, et al. Presence of the seven transmembrane thrombin receptor on human tumour cells: effect of activation on tumour adhesion to platelets and tumour tyrosine phosphorylation. Br J Haematol, 1996, 92: 452-457.

[59] Even-Ram S, et al. Thrombin receptor overexpression in malignant and physiological invasion processes. Nat Med, 1998, 4: 909-914.

[60] Shi X, et al. Protease-activated receptors (PAR1 and PAR2) contribute to tumor cell motility and metastasis. Mol Cancer Res, 2004, 2(7): 395-402.

[61] Nierodzik M, et al. Protease-activated receptor 1 (PAR-1) is required and rate-limiting for thrombin-enhanced experimental pulmonary metastasis. Blood, 1998, 92(10): 3694-3700.

[62] Caunt M, et al. Growth-regulated oncogene is pivotal in thrombin-induced angiogenesis. Cancer Res, 2006, 66(8): 4125-4132.

[63] Hu L, et al. Twist is required for thrombin-induced tumor angiogenesis and growth. Cancer Res, 2008, 68 (11): 4296-4302.

[64] Yang J, et al. Twist, a master regulator of morphogenesis, plays an essential role in tumor metastasis. Cell, 2004, 117 (7): 927-939.

[65] Hu L, et al. Thrombin up-regulates cathepsin D which enhances angiogenesis, growth, and metastasis. Cancer Res, 2008, 68 (12):4666-4673.

[66] Hu L, et al. Role of endogenous thrombin in tumor implantation, seeding and spontaneous metastasis. Blood, 2004, 104: 2746-2751.

[67] Mueller B, et al. Expression of tissue factor by melanoma cells promotes efficient hematogenous metastasis. Proc Natl Acad Sci USA, 1992, 89: 832-836.

[68] Fisher E, et al. Tissue factor-initiated thrombin generation activates the signaling thrombin receptor on malignant melanoma cells. Cancer Res, 1995, 55: 1629-1632.

[69] Zacharski L, et al. Cellular localization of enzymatically-active thrombin in intact tissue by hirudin binding. Thromb Haemostas, 1995, 73: 793-797.

[70] Kwaan HC, et al. The role of plasminogen-plasmin system in cancer. Cancer Treat Res, 2009, 148: 43-66.

[71] Palumbo JS, et al. Fibrinogen is an important determinant of the metastatic potential of circulating tumor cells. Blood, 2000, 96 (10): 3302-3309.

[72] Offermanns S, et al. Defective platelet activation in Gaq-deficient mice. Nature, 1997, 389: 183-186.

[73] Terraube V, et al. Increased metastatic potential of tumor cells in von Willebrand factor-deficient mice. J Thromb Haemost, 2006, 4: 519-526.

[74] Spaet TH. Vascular factors in the pathogenesis of hemorrhagic synchronies. Blood, 1952, 7(6): 641-652.

[75] Gimbrone MA Jr, et al. Preservation of vascular integrity in organs perfused in vitro with a platelet-rich medium. Nature, 1969, 222 (5188): 33-36.

[76] Pintucci G, et al. Trophic effects of platelets on cultured endothelial cells are mediated by platelet-associated fibroblast growth factor-2 (FGF-2) and vascular endothelial growth factor (VEGF). Thromb Haemost, 2002, 88(5): 834-842.

[77] Pipili-Synetos E, et al. Evidence that platelets promote tube formation by endothelial cells on matrigel. Br J Pharmacol, 1998, 125(6): 1252-1257.

[78] Liu YT, et al. Edg-1, the G protein-coupled receptor for sphingosine-1-phosphate, is essential for vascular maturation. J Clin Invest, 2000, 106(8): 951-961.

[79] Paik JH, et al. Sphingosine 1-phosphate receptor regulation of N-cadherin mediates vascular stabilization. Genes Dev, 2004, 18 (19): 2392-2403.

[80] Boucharaba A, et al. Platelet-derived lysophosphatidic acid supports the progression of osteolytic bone metastases in breast cancer. J Clin Invest, 2004, 114(12): 1714-1725.

[81] Brill A, et al. Differential role of platelet granular mediators in angiogenesis. Cardiovasc Res, 2004, 63(2): 226-235.

[82] Brild A, et al. Platelet-derived microparticles induce angiogenesis and stimulate post-ischemic revascularization. Cardiovasc Res, 2005, 67(1): 30-38.

[83] Ma L, et al. Platelets modulate gastric ulcer healing: role of endostatin and vascular endothelial growth factor release. Proc Natl Acad Sci USA, 2001, 98(11): 6470-6475.

[84] Italiano JE Jr, et al. Angiogenesis is regulated by a novel mechanism: pro- and antiangiogenic proteins are organized into separate platelet alpha granules and differentially released. Blood, 2008, 111(3): 1227-1233.

[85] Cervi D, et al. Platelet-associated PF-4 as a biomarker of early tumor growth. Blood, 2008, 111(3): 1201-1207.

[86] Pinedo HM, et al. Involvement of platelets in tumour angiogenesis? Lancet, 1998, 352(9142): 1775-1777.

[87] Verheul HM, et al. Platelet: transporter of vascular endothelial growth factor. Clin Cancer Res, 1997, 3(12 Pt 1): 2187-2190.

[88] Frenette PS, et al. Platelets roll on stimulated endothelium in vivo: an interaction mediated by endothelial P-selectin. Proc Natl Acad Sci USA, 1995, 92(16): 7450-7454.

[89] Honn KV, et al. Platelets and cancer metastasis: more than an epiphenomenon. Sem Thromb Hemost, 1992, 18: 392-415.

[90] Thun MJ, et al. Aspirin use and reduced risk of fatal colon cancer. N Engl J Med, 1991, 325(23): 1593-1596.

[91] Thun MJ, et al. Aspirin use and risk of fatal cancer. Cancer Res, 1993, 53(6): 1322-1327.

[92] Bosetti C, et al. Aspirin and cancer risk: an updated quantitative review to 2005. Cancer Causes Control, 2006, 17(7): 871-888.

[93] Lebeau B, et al. No effect of an antiaggregant treatment with aspirin in small cell lung cancer treated with CCAVP16 chemotherapy. Results from a randomized clinical trial of 303 patients. The "Petites Cellules" Group. Cancer, 1993, 71(5): 1741-1745.

[94] Zacharski L, et al. Effect of warfarin anticoagulation on survival in

carcinoma of the lung, colon, head and neck, and prostate. Cancer, 1984, 53: 2046-2052.

[95] Chahinian AP, et al. A randomized trial of anticoagulation with warfarin and of alternating chemotherapy in extensive small-cell lung cancer by the Cancer and Leukemia Group B. J Clin Oncol, 1989, 7(8): 993-1002.

[96] Lebeau B, et al. Subcutaneous heparin treatment increases survival in small cell lung cancer. Cancer, 1994, 74: 38-45.

[97] Altinbas M, et al. A randomized clinical trial of combination chemotherapy with and without low-molecular-weight heparin in small cell lung cancer. J Thromb Hemost, 2004, 2: 1266-1271.

[98] Kakkar AK, et al. Low molecular weight heparin, therapy with dalteparin, and survival in advanced cancer: the Fragmin Advanced Malignancy Outcome Study (FAMOUS). J Clin Oncol, 2004, 22(10): 1944-1948.

[99] Klerk C, et al. The effect of low molecular weight heparin on

survival in patients with advanced malignancy. J Clin Oncol, 2005, 23(10): 2130-2135.

[100] Lee A, et al. Randomized comparison of low molecular weight heparin and coumarin derivatives on the survival of patients with cancer and venous thromboembolism. J Clin Oncol, 2005, 23(10): 2123-2129.

[101] Sideras K, et al. Low-molecular-weight heparin in patients with advanced cancer: a phase 3 clinical trial. Mayo Clin Proc, 2006, 81(6): 758-767.

[102] Kuderer NM, et al. A meta-analysis and systemic review of the efficacy and safety of anticoagulants as cancer treatment: impact on survival and bleeding complications. Cancer, 2007, 110(5): 1149-1161.

[103] Miller G, et al. Increased incidence of neoplasia of the digestive tract in men with persistent activation of the coagulant pathway. J Thromb Haemost, 2004, 2: 2107-2114.

9.3　纳米技术为肿瘤研究和治疗带来巨大希望

◎ Randy L. Scherer, Hanako Kobayashi, Kimberly Boelte, P. Charles Lin

9.3.1　纳米技术

纳米技术(nanotechnology,或"nanotech")是新的应用科学领域,其目标是在原子和分子范畴解决问题。纳米技术是一个非常多样化和多学科领域,从常规物理器件扩展到基于分子自组装的完全新型策略,发展 0.1 nm 到几百纳米的新型材料。1 nm 是 10^{-9} m,相当于最小原子——氢原子的 10 倍左右,约为人头发宽度的 1/80 000。正如理查德·费曼的一句名言:"有足够的空间在下方"[1]。预示纳米技术有可能在纳米范围内创造出新材料和设备,广泛应用于医药、电子和能源生产。

人体细胞的直径为 10 000~20 000 nm。细胞的增殖和复制在纳米范围内进行,由此证明生物学中需要将以分子为基础的科学转化为与生物分子的大小相匹配的机器或设备。设计这样大小的设备,在每一个可以想象的行业中都有许多优势。如计算机芯片产业,通过减小体积和增加每个芯片上晶体管的数量已经大大加快了运算速度。因为光刻技术的改进,关键元件缩小到 100 nm 左右是完全可能的,这样可以明显地降低生产成本。控制性化学刻蚀有助于纳米孔过滤器的发展,制成 15~12 000 nm 孔径的聚碳酸酯板材,能够阻止细菌甚至病毒通过。这些纳米晶体不仅作为特定细胞的生物学标记,还可用于开发下一代的白色发光二极管[2]。

9.3.2　纳米颗粒及其平台

纳米颗粒是应用有机聚合物或无机元素制备的,根据其具体成分和形状不同,表现出独特的物理和化学性质(图 9-5 和表 9-1)。目前,有 6 个不同类型的纳米分子:脂质体、树状体、碳纳米管、量子点、磁性纳米颗粒和金属纳米颗粒[3]。

(1)脂质体

脂质体是纳米级层状磷脂双层囊泡,是迄今研究最广泛的纳米颗粒平台。脂质体依据大小和层数分类,划分成多、寡或单层结构。由于双亲性质,使其运送亲水性药物时在其包裹含水内部,而运送疏水性药物时则溶解到其膜内。脂质体是由生物惰性材料制成,具有良好的循环、渗透和扩散特性,不会造成额外毒性或抗原反应。脂质体表面被配体和(或)聚合物修饰,进而增加其运送特异性,通过增加与靶细胞的相互作用,增加运输的优势[4]。

(2)树状体

树状体被明确定义为高度支化的合成聚合物大分子,其架构包括核心、内部区域以及众多的末端,这些末端决定其特征。树状体可以使用多种化学成分合成,这些化学组成决定它们的球形纳米架构、分散性和表面功能。树状体结构可以用收敛和发散的方法制成一个复杂的树突状结构,具有不同的溶解度和生物活性。树状体通过内吞作用转运进入和通过细胞,因此可通过化学修饰其多种末端基团,使其成为药物和成像诊断试剂的理想载体[5]。

（3）碳纳米管

碳纳米管(CNT)形成同轴石墨片卷结构,根据结构可分为由单层石墨卷曲的圆柱形管组成的单壁CNT,或多层石墨烯组成的多壁CNT。CNT具有优异的机械和电学性能,还是高效的热导体,这也是为什么它们往往使用在生物传感器中。碳纳米管具有水溶性能,使其作为药物载体和组织修复支架的材料,还是具有诊断、运输和靶向运送药物功能的平台[6]。

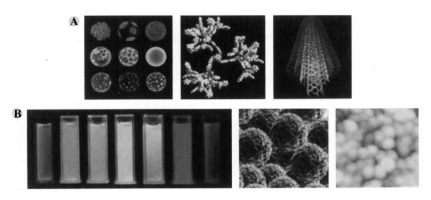

图9-5　当前纳米平台

注:(A)有机纳米颗粒:从左至右为脂质体、树状体、碳纳米管;(B)无机纳米颗粒:从左至右为量子点、磁性FeOx纳米颗粒、黄金纳米颗粒(引自:Trends in Biotechnology)。

表9-1　纳米颗粒的商业应用举例

纳米颗粒组件	应用	适应证	公司
脂质体	药物运输	肿瘤	Liplasome药业(丹麦,Lyngby)、先灵葆雅公司(新泽西州,凯尼尔沃思)
	药物运输	疫苗:流感、甲型肝炎	Berna生物技术AG(瑞士,巴塞尔)
	药物运输	真菌感染	Enzon(新泽西州,布里奇沃特)、吉利德科学(加州,福斯特市)
树状体	治疗	艾滋病、肿瘤、眼科、炎症	Starpharma(澳大利亚,墨尔本)
碳纳米管	体外诊断	呼吸功能监测	Nanomix(加州,Emeryville)
	成像	原子力显微镜探针尖端	碳纳米探针公司(华盛顿州,西雅图)
量子点	体外诊断、成像	标记试剂:免疫印迹、流式细胞仪、生物检测	Evident技术(纽约)、量子点公司(加州,海沃德)、Nanoco技术有限公司(英国,曼彻斯特)
磁性纳米颗粒	体外诊断	肿瘤	Immunicon(宾夕法尼亚州,亨廷登瓦利)
	成像、治疗	肝肿瘤、心血管疾病、贫血	Advanced Magnetics(麻省,剑桥)
	治疗	肿瘤	Nanospectra生物科学公司(德克萨斯州,休斯敦)
金纳米颗粒	体外诊断	HIV	Amersham公司(英国,白金汉郡小哈尔伏特)
	体外诊断、成像	标记试剂(聚PCR、RNA、蛋白印迹)、血管造影、肾功能成像	纳米探针公司(纽约,Yaphank)

（4）量子点

量子点(QD)是胶体荧光半导体纳米晶体,由化学元素氢、铀或锂、硼元素组成的内管所构成。量子点生物成像优于有机荧光。与传统的荧光相比,量子点可提供更亮的信号,具有更好的耐光性和耐化学降解性能,可吸收紫外线到近红外(NIR 700~900 nm)的光谱,荧光寿命长(>10 ns),发射光谱窄(通常20~30 nm的半高全宽),有效Stokes偏移大,可融入多功能纳米颗粒。近期量子点表面修饰的发展,使其可与生物分子如多肽和抗体等进行连接,使修饰的量子点可应用于肿瘤成像和治疗。所以,量子点已成为良好的成像和生物标记检测的理想制剂[7]。

（5）磁性纳米颗粒

磁性纳米颗粒由无机纳米颗粒内核和生物相容性表面所组成。已研究多种磁性材料,然而,多数研究集中在超顺磁性氧化铁纳米颗粒(SPION)。SPION的物理特性使其成为非常理想的制剂,用于生物检测标记生物分子和磁共振造影剂。在生物相容性内核上使用合适的表面功能,使其主动靶向并具有内置成像能力。磁性纳米颗粒已被

Endorem、Lumiren、Feridex Ⅳ广泛评估。下一代的磁性纳米颗粒结合纳米内核、新型涂层材料和表面功能，以提高其特异性[8]。

（6）金属纳米颗粒

金属纳米颗粒是由铁、金、钴、镍和铂金组成，可以制成不同的几何形状，如纳米球、纳米壳、纳米棒或纳米笼。然而，这些材料因其化学不稳定性，故其生物应用被忽视。生物相容性的涂料如黄金和二氧化硅，在水和氧气存在时形成氧化层，起到保护这些材料的作用。黄金纳米颗粒传感器具有突出优势，因为其可以被如光吸收、荧光和电导体等多种技术检测。最近新出现双金属纳米颗粒，是两种化学剂的相互作用，会产生更好的稳定性。现在正在研究这些纳米颗粒在光热消融治疗中的潜在用途[9]。

9.3.3　肿瘤纳米技术

肿瘤纳米技术是一个新领域，其结合了生物学、化学、工程学和医学，目的是设计出分子大小的工具，能够利用细胞和分子的组成去诊断和治疗。这一领域预计将使肿瘤治疗发生重大进展。定位纳米颗粒可通过应用显像剂、选择性标记诊断肿瘤类型并大大提高检出率，通过选择性地运送化疗药物到肿瘤部位以治疗肿瘤，明显提高其应用前景。

（1）用于肿瘤诊断的纳米颗粒

肿瘤早期检测是有效治疗的关键。因此，重点发展用于检测肿瘤的纳米生物传感器。生物传感器是指结合生物材料（如组织、细胞受体、抗体）、生物衍生材料（如重组抗体、蛋白质工程、寡核苷酸适配子），或与一个被称为"传感器"的信号转换装置有关的仿生器件（如合成催化剂、配体组合、印迹聚合物）等的分析装置，可以是光学的、电化学的、测温压电磁或微机械的[10]。生物传感器技术在肿瘤检测中的应用比其他分析方法具有多种优势，如检测速度快、多靶标分析、自动化、诊断成本较低，以及可进行床旁及时（point-of-care，POC）检测等，因此它是实现新的更高效的分子诊断策略。

纳米生物传感器设计的最终目标是尽可能早期识别肿瘤，最好仅需要少数几个细胞[11]。为实现这个目标，必须在疾病的各个阶段进行蛋白质组学分析、遗传学分析和常规研究，以识别和验证特定的生物标记。同时能够在异质体中识别"目标"生物标记，这可能如同整个细胞一样复杂，也可能像一个单分子那样简单[12]。纳米技术平台与新生物标记的联合是提供有关肿瘤存在和肿瘤发生阶段相关临床信息的技术系统。

现已知道，抗体、DNA和蛋白质等生物体可被排列在纳米材料的顶部。例如，目前正在开发的新型抗体阵列，就是将抗体有序地放置在固体支持物上，然后通过结合在已知位点上去识别抗原。也可以反过来，纳米材料表面包埋抗原，作为抗体探测器[11]。特定的生物标记绑定到如抗体等生物体的纳米悬臂顶端，可以改变材料的电子和光学性质，且可以非常精确地检测。例如Panchapakesan展示了一个这样的例子，使用光刻技术建立多个抗体附着在碳纳米线上的生物传感器

（图9-6）。一旦抗原结合，就可以通过栅极晶体管进行测量电学性能、电流变化，因此可以对多个肿瘤标记进行实时快速检测[11]。Panchapakesan提出了另一种模式生物传感器，通过结合生物纳米悬臂表面上的特定靶标检测特定的肿瘤生物学标记（图9-7）。悬臂应力的细微变化可以通过应用位置敏感激光器监控反射光线远离纳米悬臂表面的距离。当一种生物标记结合至悬臂上的特异靶标，发生自由能变化，导致悬臂的弯曲和反射光角度的改变[11]。它也有可能纳入携带多个肿瘤标记的数千个悬臂，可以同时测试每个样品的广谱蛋白库，从而节省资金和分析时间。

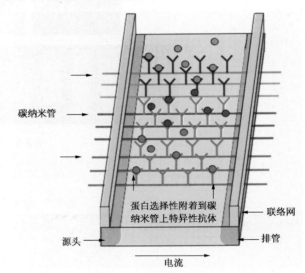

图9-6　一个纳米技术为基础的芯片检测肿瘤细胞表面标记的多种成分

注：碳纳米管被附着在联络网上，并采用各种肿瘤蛋白质的特异性抗体标记（每种彩色圆点代表一种蛋白质）。蛋白质选择性附着后，可用设备测量电流变化，从而检测特定肿瘤细胞。

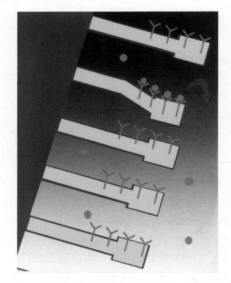

图9-7　纳米悬臂装置的表面有各种抗体标记

注：当肿瘤蛋白质（绿色圆点）与表面抗体相互作用时，重压之下悬臂弯曲，导致设备的自由能改变，完成一个特定蛋白质的信号检测。

纳米线和悬臂纳米机械阵列可用于大规模、快速多路复用技术，而不用标记生物分子。换句话说，这些悬臂可检测肿瘤中非常重要的多种生物分子。纳米阵列能够同时探测多个靶标或大量分子，被用于肿瘤诊断和预后判断的蛋白质谱分析，还可用于监测治疗效果[12]。悬臂式传感器可以在纳升和皮升水平用来分析体液，因此可在单个蛋白质、DNA或细胞水平进行肿瘤诊断。为显像而制作的纳米颗粒也可用于肿瘤检测。

1）肿瘤分子成像：分子成像通常包括二维或三维成像以及因时量化，采用的技术包括放射性示踪剂/核医学成像、磁共振成像（MRI）、磁共振光谱（MRS）、优化成像、超声等。靶向肿瘤细胞表面表达的受体或蛋白的分子成像正成为临床肿瘤学的一个主要研究领域，尤其是用于肿瘤早期阶段的检测，以及用于确定诊断和治疗方法。生物工程纳米颗粒的最新进展较传统制剂具有许多独特的优点，如纳米颗粒具有很大表面积，以适应多种不同功能显像剂[2]。这些纳米颗粒也有固有的特性，如顺磁性、荧光发射和散射可见光能力，也可用于临床肿瘤的传统成像筛检。

光学成像（OIM）：是一种成本相对较低、可评价多种体内过程的方法。已开发多种不同的荧光探针，如标记靶细胞表面的受体、酶生物分布、蛋白质功能和基因调控[13]。肿瘤研究中采用OIM进行无创性检测肿瘤，近红外光谱荧光探针其在组织内具有低吸收和散射低的特性[13]。由于量子点纳米颗粒的优越荧光和物理性质，最近已经用于众多体外和细胞检测。虽然光学成像不是经常用于临床成像，但是其提供了一个低成本的研究工具。

已设计荧光标记的基板，或因为接近荧光团而淬火，或因为福斯特共振能量转移（FRET）用来淬灭经蛋白剪切，从而增强荧光信号[13]。大多数基于FRET的探针都建立在聚合物支架上，如树枝状，可改善循环时间，提高溶解度，并允许多个荧光附件。谢勒等人最近开发的MMP-7量子点探针具有定量、灵敏度高等特点，用以检测小鼠肿瘤模型的转移癌[14]。在这些试剂中，荧光传感器被FRET"沉默"用作参考荧光，其共振吸收带与圈传感器荧光发射重叠。传感器通过MMP-7-裂解肽与树状载体连接。传感器参考率和肽的构象调整可修改试剂的灵敏度和信号背景比，从而优化其在体内的表达性能[14]。

磁共振成像（MRI）：是一个功能强大的无创性成像方式，广泛用于世界各地的医院和临床中心。MRI是基于某些核的相互作用，也与周围组织的外加磁场有关。为提高组织之间的对比度，已开发新型造影剂。传统使用的造影剂是以钆（GD）为基础，在临床MRI用以检测肿瘤以及评估肿瘤组织的物理特性[13]。最近，已开发新的造影剂，如钆、含脂体/胶束和SPIONs[8]，这些新的造影剂有较高的弛豫。此外，针对效能更好，可实现在纳米颗粒的表面包被配体/抗体/蛋白。MRI的主要缺点是其固有的灵敏度低，未来发展新型造影剂能够靶向定位细胞，可能会大幅增加MRI信号和促进分子MRI在医学领域的应用。

超声：由于其安全、成本低、易用性和广泛可用性，超声检查是临床最常用的成像方式。超声造影取决于声速、衰减、散射和成像算法[15]。超声造影剂一般都是小的形式，声学活跃，颗粒直径范围从几百纳米到几微米。

随着微泡造影剂的引入，超声诊断已进入一个新的时代，允许动态地检测组织中大血管和微血管内的血流。由于组织是几乎不可压缩而气体是可压缩的事实，在交替的压力波超声束下使微泡扩大和收缩[15]，通过操纵微泡壳的化学性质或将特定疾病的配体共轭至微泡表面来完成其靶向[15]。整合素 $\alpha v\beta 3$ 和 VEGFR-2（Flk-l/KDR）靶向微泡超声已用于肿瘤功能成像[15]。由于这些微泡过大而无法外渗，靶向必须着眼于进行成像的血管成分的分子变化。

2）肿瘤转移的纳米成像：肿瘤细胞对其环境反应不同，并通过各种途径侵入周围组织。重要的是要搞明白是什么唤起这些肿瘤细胞，以及如何去适应。因为难以直接观察，很难在体内研究肿瘤细胞的运动性和侵袭性。

由于纳米技术的出色灵敏度和物理性质，可能在体内检测少量肿瘤细胞，甚至单个细胞。例如用量子点标记黑色素瘤细胞，在活体动物直接研究肿瘤细胞外渗[16]。量子点荧光强烈，可稳定显像数周，研究人员能够观察细胞展开的过程。使用量子点可以同时捕获多种颜色，可以跟踪混合在一起的多个分子[17]。在一项研究中，用5种不同的量子点标记肿瘤细胞，然后进行尾静脉注射，利用发射光谱扫描多光子显微镜成功地在肺部观察到肿瘤细胞[16]。在另一项研究中，再次使用5不同的量子点，在小鼠体内同时成像5个不同的淋巴区域[18]。随着技术的进步，将提高对肿瘤细胞转移的理解，并会导致产生更好的诊断和治疗方法。

（2）纳米技术用于肿瘤治疗

1）应用纳米颗粒进行靶向治疗：纳米颗粒可以被开发为运输工具，将抗癌药物特异性地运送到肿瘤中。利用纳米微粒靶向给药是肿瘤纳米技术最令人兴奋和重要的临床应用。目前的治疗方法不区分肿瘤细胞与正常细胞，会导致全身毒性和副作用。旨在将抗癌药物运输到靶向肿瘤组织内而设计的纳米颗粒将提供一个平台到达预定的肿瘤组织内，使肿瘤细胞被杀死而不影响正常细胞。这一策略将可以增加有效的药物剂量和减少全身副作用，从而改善患者的生存和生活质量。

纳米颗粒的大小和表面特性使其能有效地将药物运送到肿瘤组织中。纳米颗粒必须有能力长时间保持在血液中流通而不被网状内皮系统所清除[19]。纳米颗粒的设计必须考虑到肿瘤血管的大小、肿瘤浸润的炎症细胞以及肿瘤血管渗漏性等。它们有能力调整自身大小，小到足以逃避网状内皮系统,大到足以防止从毛细血管迅速渗漏,这是它们的一大优势。调节纳米颗粒表面基团的能力也是一个重要因素,因为它可提高循环时间,提供逃避巨噬细胞捕获能力[19]。纳米颗粒的涂层是亲水聚合物,如聚乙二醇,或由亲水聚合物形成的纳米颗粒,这些表面涂层可保护纳米颗粒不被血浆蛋白吸附,还能提高疏水性药物的溶解度。因为至少有 40% 的化疗药物被组合筛选方案确定为难溶于水,所以用聚乙二醇化提高药物的生物利用度可能产生巨大影响。

操控纳米颗粒的大小和表面特性的能力正导致高度特异性和有效抗癌疗法的发展,如被动和主动靶向策略已用

于纳米药物输送系统。在被动靶向中,肿瘤血管及微环境的病理生理特点,使纳米颗粒选择性地在肿瘤组织中累积(图 9-8A)[20]。快速增长的肿瘤细胞释放血管生成调节因子,如生长因子和基质金属蛋白酶,导致血管生成高度混乱,从而产生有渗漏缺陷结构的新生血管和淋巴引流受损。纳米颗粒累积的发生机制被称为增强渗透和滞留(enhanced permeability and retention, EPR)效应。这种效应描述了包括纳米颗粒在内的分子量大于 50 000 的大分子选择性地在肿瘤间质累积的能力[19]。

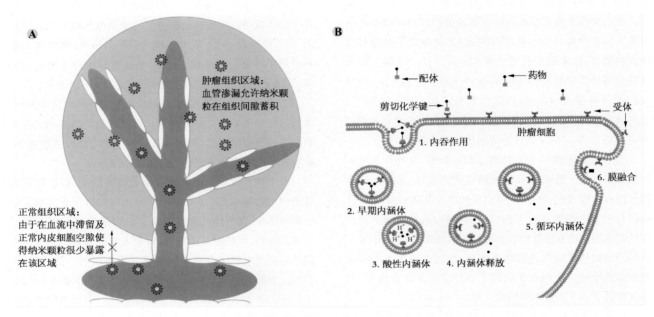

图 9-8 利用纳米技术进行靶向治疗

注:(A)被动靶向:纳米颗粒的大小可能影响其被特异性器官摄取。依赖于新生肿瘤血管的多孔性以及巨噬细胞摄入,肿瘤血管渗漏和 EPR 效应导致纳米颗粒在肿瘤部位非选择性地蓄积。(B)主动靶向:在被动靶向基础上,主动靶向使纳米颗粒能够识别靶向细胞的独特表面标签,允许其能够进入细胞和特异性细胞器。主动靶向应该更具特异性和选择性地针对靶向细胞,并可主动输送药物至特定组织。

包围快速细胞的独特微环境也有助于被动靶向。高代谢率,以及由此产生的氧气及其他营养物质的供应减少,导致周围环境不适宜肿瘤细胞过度增殖。肿瘤细胞从糖酵解中获得所需的能量来维持增长,同时也形成酸性环境。pH 敏感脂质体在生理 pH 值为 7.4 时是稳定的,但当 pH 值小于生理值时,其分解并释放活性药物[19]。此外,肿瘤细胞释放的独特的酶如基质金属蛋白酶,与转移和细胞存活的机制相关[13]。另一种被动靶向策略——肿瘤活化前体药物疗法,通过使药物与带有一段酶(分解肽)的纳米颗粒共轭,用这些酶运送药物到肿瘤微环境。药物处于非活性状态,肿瘤产生的酶可以使药物在靶位点上裂解从而活化药物[20]。这一策略已用在多柔比星(DOX)与 MMP-2 的特定多肽序列共轭,在体内观察MMP-2 可以有效和特异地使其裂解[19]。

药物输送系统仅仅依靠被动靶向方法,将不可避免地

面临特异性的限制。如果将纳米颗粒优先累积在荷瘤器官、肿瘤本身、单个肿瘤细胞或肿瘤细胞内的细胞器,这些限制可以通过加入一个主动靶向制剂被克服。主动靶向是基于相关复合物的直接相互作用,如凝集素与碳水化合物、抗原与抗体、受体与配体(图 9-8B)[20]。曾经尝试直接将抗体与药物共轭,但是未能显示出作为靶向运输工具的任何优势[19]。无法将大量的药物分子加载到抗体又不影响其免疫识别,是早期偶联不很成功的原因之一。前面所讨论的一系列纳米平台,在不影响目标成分的情况下大大提高了运送药物的效率。直接将抗体共轭到纳米颗粒的表面,会产生更大的特异性,并增加加载药物数目。墨菲等最近开发的一个整合 avfi 的靶向纳米颗粒,装载化疗药物多柔比星。整合素受体与许多细胞的内在化有关,也在转移性疾病的血管内皮细胞中高水平表达。RGD-DOX-NP 能优先运送药

物,而且与非特异性多柔比星相比,疗效增加15倍[21]。

理想的靶向细胞表面抗原或受体应只表达在肿瘤细胞,不应脱落进入血液循环。选择一个可行的表面标记及靶向连接体也很重要,结合后应可以内吞。一般来说,内噬是通过受体介导的内吞作用,它可以提供一种手段,以规避多重耐药(MDR)。如P-糖蛋白,正常情况下无法绑定到高分子偶联药物上,如果封装在内涵体药物就可避免被识别,其通过内吞作用进入细胞。这个过程在使用叶酸受体靶向、含有多柔比星的pH敏感性微团和转铁蛋白结合紫杉醇的纳米颗粒中被证明[19]。纳米技术在靶向药物治疗中的应用非常有前途,将会使癌症治疗达到一个新水平。

2)纳米技术可提高肿瘤外科的精准度:肿瘤学成像应提供准确的分期,以帮助选择治疗方法、新辅助疗法或淋巴结清扫术,也可加强追踪治疗后的反应。使用常规MRI对淋巴结转移的检测相对不敏感,因此,已探索联合应用纳米颗粒与MRI,以提高其灵敏度。

乳腺癌的一个重要预后因素和辅助化疗决定因素是淋巴结转移[22]。在前哨淋巴结活检术成为常规之前,腋窝淋巴结清扫(清除所有的腋窝淋巴结)已多年用于确定淋巴结转移情况。前哨淋巴结活检时,应在手术切除前将放射性同位素和(或)蓝色染料注射到肿瘤。切除肿块后,用Geiger计数器或简单可视化染料检测那些已吸收放射性同位素和(或)染料的淋巴结,然后切除前哨淋巴结。如果前哨淋巴结为阴性,则没有必要清除更多淋巴结,以减少腋窝淋巴结清扫术相关并发症。然而,前哨淋巴结活检有其局限性,如空间和时间分辨率差,使用放射性同位素要求手持微型伽玛探头。为了克服这些限制,制造了纳米大小的MRI造影剂——G6,可以动态地进行微MRI乳腺淋巴管造影。G6造影剂直接进入乳腺组织,可被保留在淋巴系统,同时可被有效吸收。在小鼠乳腺肿瘤模型中,淋巴引流与淋巴结就是靠G6实现可视化,而不是用传统的MRI造影剂——Gd-[DTPA]-dimegluine[23]。G6可以很容易地被光或荧光剂修饰,使外科医生在手术过程中能快速准确地定位一个前哨淋巴结。

利用MRI与亲淋巴细胞超顺磁性纳米颗粒相结合的方式,可以更好地检测前列腺癌的淋巴结转移[23]。静脉注射的超顺磁性氧化铁首先外溢进入组织间隙,然后通过淋巴管运送到淋巴结,在那里被巨噬细胞内吞,可被MRI检测[24]。在常规使用MRI的研究中,经病理检测证实有71%的恶性淋巴结被漏诊。然而增加纳米颗粒后,可大大提高肿瘤检出率,逐个患者分析发现总的准确率为96%;使用纳米颗粒后淋巴结转移的检测灵敏度提高到100%,而单用

MRI只有的46%[23]。

还可使用寡聚膦涂层包被的近红外II型量子点进行前哨淋巴结作图。(寡聚膦涂层可使量子点在生物环境中更加稳定)。使用术中近红外荧光成像(NIRF),在小鼠和猪体内近红外量子点成功地定位前哨淋巴结[26]。使用NIRF白蛋白或NIRF量子点,可以看到患有末期膀胱癌的狗体内淋巴引流[27]。由于膀胱部位的淋巴结引流变化,造成很难找到淋巴结。然而,NIRF可以实时识别患者特异性前哨淋巴结。

(3)多功能纳米颗粒

在纳米水平新型材料和设备的发展已导致肿瘤显像、诊断和治疗取得重大进展。将给药系统技术和纳米显像剂联合发展成为多功能"智能"的纳米颗粒,能将诊断、治疗和患者治疗反应的评估同时用一种药剂完成,将为医疗行业和个性化药物带来革命性变化。

目前已有文献报道多功能纳米颗粒,这些研究提示纳米医学的未来以及纳米技术进步的可能性。杨及同事们已经开发出一个拥有成像能力的多功能系统,该系统使用磁性纳米晶体进行MRI、治疗性抗体进行主动靶向治疗、多柔比星进行协同化疗[28]。Reddy等正在开发近红外光激活疗法,它是一个封装的氧化铁纳米颗粒和光敏剂[29]。这些粒子还包含血管的归巢肽,其定位在核仁,是前列腺癌细胞和血管内皮细胞的表面标记。Farokhzad等开发了纳米颗粒生物耦合,通过使用寡核苷酸适配子识别前列腺特异抗原,专门将多西他赛运送到局部前列腺肿瘤[30]。

其他研究人员已经修饰作为转移性乳腺癌标准疗法的紫杉醇,制备无溶剂130-纳米白蛋白结合紫杉醇(ABI-007,NAB-紫杉醇),以改进相关溶剂毒性[31]。白蛋白被用作肿瘤药物的运输工具,白蛋白受体(GP60)介导内皮细胞的吸收,进而将药物运送到肿瘤组织内[32,33]。多中心II期临床试验表明,使用NAB-紫杉醇比聚氧乙烯蓖麻油溶解的紫杉醇疗效更显著,而且毒性更低[31]。NAB-紫杉醇在卵巢癌和乳腺癌的临床前研究表明,其也可作为放射增敏剂,NAB-紫杉醇和辐射相结合,能够提供比任何单独治疗更重要的抗肿瘤作用。由于这些结果,已建议NAB-紫杉醇用作一种放化疗法[34]。

可以想象的是,随着纳米技术、显像剂、肿瘤特异性标志物识别、靶向性多功能纳米颗粒等的进一步发展,将不仅提供了一种有效的肿瘤早期检测手段,也具有杀死肿瘤的能力,同时可以反应肿瘤治疗效果(图9-9)。纳米技术将有助于在不久的将来把个性化肿瘤治疗的可能变为现实的。

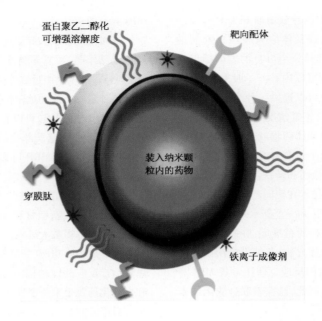

图9-9 多功能纳米颗粒

注：多功能纳米颗粒提供一个可行的手段,实现了在靶向位点进行活体成像、治疗药物的选择性运送、增强溶解度,以及评价药物的疗效。尽管多功能纳米颗粒还处于研究的初期阶段,但纳米在肿瘤和药物研究中将很有前途。

9.3.4 结论

随着材料科学和技术的进步,我们对肿瘤生物学的认知明显增加。肿瘤纳米技术是一项新兴领域,结合了生物学、化学、工程学和肿瘤学。其目的是要设计分子大小的工具,利用细胞和分子组成部分去诊断和治疗。这种跨学科的合作将使得癌症在治疗、诊断和预防等方面发生根本性的变化。所有相关领域的进步,以及肿瘤生物学中纳米技术的更有效整合,对于消除肿瘤患者的痛苦和死亡至关重要。

（张博 译,钦伦秀 审校）

致谢

这项工作部分是由研究支持资助(CA108856,NS45888,AR053718 和 CA09592)和从美国国家卫生研究院来的培训补助金(T32CA093240 和 T32CA009582)。

参考文献

[1] Feynman R. There's plenty of room at the bottom. In: Gilbert HD, ed. Miniaturization. New York: Reinhold, 1961: 282-296.

[2] Wolf EL. Nanophysics and Nanotechnology. Weinheim: Wiley VCH. 2004.

[3] Sanvicens N, et al. Multifunctional nanoparticles-properties and prospects for their use in human medicine. Trends Biotech, 2008, 26(8): 425-433.

[4] Torchilin VP. Recent advances with liposomes as pharmaceutical carriers. Nat Rev, 2005, 4(2): 145-160.

[5] Lee CC, et al. Designing dendrimers for biological applications. Nat Biotechnol, 2005, 23(12): 1517-1526.

[6] Polizu S, et al. Applications of carbon nanotubes-based biomaterials in biomedical nanotechnology. J Nanosci Nanotechnol, 2006, 6(7): 1883-1904.

[7] Cuenca AG, et al. Emerging implications of nanotechnology on cancer diagnostics and therapeutics. Cancer, 2006, 107(3): 459-466.

[8] McCarthy JR, et al. Multifunctional magnetic nanoparticles for targeted imaging and therapy. Adv Drug Deliv Rev, 2008, 60(11): 1241-1251.

[9] Huang X, et al. Gold nanoparticles: interesting optical properties and recent applications in cancer diagnostics and therapy. Nanomedicine (London), 2007, 2(5): 681-693.

[10] Rasooly A, et al. Development of biosensors for cancer clinical testing. Biosensors Bioelectron, 2006, 21(10): 1851-1858.

[11] Panchapakesan B, et al. Nanotechnology for sensing, imaging, and treating cancer. Surg Oncol Clin N Am, 2007, 16(2): 293-305.

[12] Soper SA, et al. Point-of-care biosensor systems for cancer diagnostics/prognostics. Biosensors Bioelectron, 2006, 21(10): 1932-1942.

[13] Scherer RL, et al. Imaging matrix metalloproteinases in cancer. Cancer Metastasis Rev, 2008, 27(4): 679-690.

[14] Scherer R, et al. Optical imaging of matrix metalloproteinase-7

activity in vivo using a proteolytic nanobeacon. Mol Imaging, 2008, 7(3): 118-131.

[15] Cai W, et al. Nanoplatforms for targeted molecular imaging in living subjects. Small, 2007, 3(11): 1840-1854.

[16] Voura EB, et al. Tracking metastatic tumor cell extravasation with quantum dot nanocrystals and fluorescence emission scanning microscopy. Nat Med, 2004, 10(9): 993-998.

[17] Seydel C. Quantum dots get wet. Science, 2003, 300(5616): 80-81.

[18] Kobayashi H, et al. Simultaneous multicolor imaging of five different lymphatic basins using quantum dots. Nano Lett, 2007, 7(6): 1711-1716.

[19] Cho K, et al. Therapeutic nanoparticles for drug delivery in cancer. Clin Cancer Res, 2008, 14(5): 1310-1316.

[20] Nie S, et al. Nanotechnology applications in cancer. Ann Rev Biomed Eng, 2007, 9: 257-288.

[21] Murphy EA, et al. Nanoparticle-mediated drug delivery to tumor vasculature suppresses metastasis. Proc Natl Acad Sci USA, 2008, 105(27): 9343-9348.

[22] Dowlatshahi K, et al. Lymph node micrometastases from breast carcinoma: reviewing the dilemma. Cancer, 1997, 80(7): 1188-1197.

[23] Kobayashi H, et al. Lymphatic drainage imaging of breast cancer in mice by micro-magnetic resonance lymphangiography using a nano-size paramagnetic contrast agent. J Natl Cancer Inst, 2004, 96(9): 703-708.

[24] Harisinghani MG, et al. Noninvasive detection of clinically occult lymph-node metastases in prostate cancer. N Engl J Med, 2003, 348(25): 2491-2499.

[25] Weissleder R, et al. Ultrasmall superparamagnetic iron oxide: an intravenous contrast agent for assessing lymph nodes with MR imaging. Radiology, 1990, 175(2): 494-498.

[26] Kim S, et al. Near-infrared fluorescent type II quantum dots for sentinel lymph node mapping. Nat Biotechnol, 2004, 22(1): 93-97.

[27] Knapp DW, et al. Sentinel lymph node mapping of invasive urinary bladder cancer in animal models using invisible light. Eur Urol, 2007, 52(6): 1700-1708.

[28] Yang J, et al. Multifunctional magneto-polymeric nanohybrids for targeted detection and synergistic therapeutic effects on breast cancer. Angew Chem Int Ed Engl, 2007, 46(46): 8836-8839.

[29] Reddy GR, et al. Vascular targeted nanoparticles for imaging of brain tumors. Clin Cancer Res, 2006, 12(22): 6677-6686.

[30] Farokhzad OC, et al. Targeted nanoparticle-aptamer bioconjugates for cancer chemotherapy in vivo. Proc Natl Acad Sci, 2006, 103(16): 6315-6319.

[31] Ibrahim NK, et al. Multicenter Phase II trial of ABI-007, an albumin-bound paclitaxel, in women with metastatic breast cancer. J Clin Oncol, 2005, 23(25): 6019-6026.

[32] Desai N, et al. Increased antitumor activity, intratumor paclitaxel concentrations, and endothelial cell transport of cremophor-free, albumin-bound paclitaxel, ABI-007, compared with cremophor-based paclitaxel. Clin Cancer Res, 2006 12(4): 1317-1324.

[33] John TA, et al. Quantitative analysis of albumin uptake and transport in the rat microvessel endothelial monolayer. Am J Physiol Lung Cell Mol Physiol, 2003, 284(1): 187-196.

[34] Wiedenmann N, et al. 130 nm albumin-bound paclitaxel enhances tumor radiocurability and therapeutic gain. Clin Cancer Res, 2007, 13(6): 1868-1874.

9.4 节律性化疗治疗转移性疾病:从临床前研究到临床试验

◎ William Cruz-Munz, Giulio Francia, Robert S. Kerbel

转移是肿瘤进展的顶点,并一直是癌症患者死亡的主要原因和癌症治疗方面面临的最大挑战。转移性疾病主要的系统性治疗——化疗的主要目的是通过设计使用最大耐受剂量(MTD)的细胞毒性药物,以杀死尽可能多的肿瘤细胞[1,2]。然而,这种方案有其局限性。例如,高剂量的化疗药物可导致毒性,有时会相当严重(如骨髓抑制和破坏肠黏膜)。正因为如此,这需要纳入延长的治疗间隔(通常3个周),以便恢复耗尽的细胞(如中性粒细胞从骨髓祖细胞分

化)[3]。不幸的是,这样间歇也会允许肿瘤重新增长,MTD治疗取得任何成果通常只是暂时的[2]。此外,由于肿瘤细胞具有获得抗细胞毒性药物的遗传能力,多数MTD治疗最终会失败,导致病情恶化。因此,治疗晚期转移性疾病,多数的MTD疗法已被证明无效或疗效甚微(大多是治标不治本)[3]。

显然,正在反思和研究治疗转移性疾病新的策略,例如重新审视化疗药物的剂量与用药方案。笔者和其他研究小组支

持选择化疗药物的剂量与疗程的替代临床策略，即以节律性、较小间隔时间（没有延迟无药间歇期）、长疗程给予远低于 MTD 的较低剂量化疗[4-5]。这种"节律性"方案的明显优势是可以显著降低毒性，可以减少骨髓抑制，甚至不需要为加快骨髓抑制的恢复而使用生长因子或支持治疗药物（如止吐剂）。但许多 MTD 疗法一般都需要辅以支持治疗[3]。

与 MTD 疗法不同，节律性化疗方案的主要靶点是肿瘤新生血管的内皮细胞群。这种方法的依据是新生血管形成在控制肿瘤生长中发挥了关键作用，并假定内皮细胞作为抗癌疗法的重要靶点[2,6]。因为肿瘤相关内皮细胞比肿瘤细胞的增殖率低，可能无法被 MTD 方案有效地靶向[7]。但是，节律性化疗方案的特征是频繁地低剂量给予化疗药物，可更有效地靶向这些内皮细胞的增殖。

曾经认为靶向血管内皮细胞还有另一个好处，这些宿主细胞被认为遗传学稳定，很少对抗血管生成药物产生影响[8]。当使用靶向宿主血管内皮细胞"直接作用"的抗血管生成药物时，在某些情况下，甚至可维持对耐药性癌细胞的持续活性[9,10]。这一点对转移性疾病特别有用，因为其常常对化疗药物耐受或反应性甚差，或者能迅速获得抗药性。然而，现在还是容易出现抗血管生成药物的耐药性。可能是由于这些疗法导致肿瘤微环境的改变，由此促进对抗血管生成治疗产生耐受[11]。也有证据表明（至少在原发肿瘤模型中），虽然节律性化疗能够延缓抗药性肿瘤的生长，但最终肿瘤可能会摆脱这种治疗的控制并出现复发[9]。节律性化疗可与抗血管生成等靶向生物疗法联合以提高疗效，这种组合已在临床前试验中获得意外强烈和持续的抗肿瘤反应[3,5,12-14]。布劳德等[9]的研究表明，节律性化疗后复发可同时给予血管生成抑制剂 TNP-470 予以控制。根据笔者经验，使用长春新碱的节律性化疗能够延缓 SK-NMC 神经母细胞瘤（种植在免疫缺陷小鼠皮下）的增长，尤其是节律性长春新碱化疗与抗 VEGFR2 抗体（DC101）联合应用时，可获得长达 7 个月的肿瘤持续抑制[15]。

节律性化疗还可通过抑制血管生成以外的作用机制导致抗肿瘤[3]。例如，在晚期肿瘤患者，每日口服低剂量 CTX，可诱导循环调节性 T 细胞水平下降，导致外周 T 细胞增殖和 NK 细胞活性升高[16]。此外，节律性化疗也可能导致直接肿瘤细胞毒性作用。在不同类型肿瘤的临床前移植模型中[9,15,17,18]，节律性化疗的疗效已被证明；某些比较 MTD 和节律性化疗的研究，已显示后者具有更好的抗癌作用[19]。

由于血管生成在原发肿瘤和转移灶的生长中均是必要的过程[20]，因此，可以假设节律性化疗介导的抗血管生成活性将扩张至转移性疾病的治疗。确实，这种方法对晚期转移性疾病的疗效目前正在进行临床前和临床评估。本章主要阐述节律性化疗对晚期转移性疾病的意义，以及可以用来测试这种治疗策略有效性（包括使用其他药物或治疗方案）的新型临床前模型的发展。

9.4.1　异位移植模型用于抗肿瘤活性的预测

有效抗转移疗法的发展没有明显进展主要是由于疾病本身的特性（侵袭性和获得性抵抗），滥用或甚至缺少测试和评估新型疗法疗效的恰当转移性疾病模型也是另外原因[21]。历史上，抗肿瘤活性的研究大多采用鼠或人类肿瘤皮下异种移植模型。最近，原位移植原发肿瘤或遗传工程小鼠模型的自发性原发瘤已越来越多地使用。不过，通过使用所有这些模型所获得的可喜结果，一般与相近类型晚期转移性肿瘤临床试验的结果并没有很好地匹配[21,22]。同样，回顾转移治疗实验，在开始治疗时几乎总是包括那些容易治疗的镜下微小残留病灶[23,24]。

使用移植性或自发性原发瘤模型的困境在于其不能重现进展性内脏转移的治疗。虽然这些模型可能有助于确定潜在有效的抗肿瘤药物，但需要联合其他保护进展期转移性疾病的临床前模型，以确定治疗药物对某种类型肿瘤及相关远处转移部位的治疗作用[23]。例如，对于节律性化疗诱导的抗血管生成作用，原发肿瘤内血管内皮细胞可能不会与转移灶生长发生类似方式的治疗反应。这种治疗灵敏度的差异是因为不同部位内皮细胞的异质性，以及微环境本身的差异（如不同的生长因子或细胞因子的存在）。

正如 Fidler 指出[25]，抑制皮下肿瘤的血管生成并不能表明对转移性部位也有作用。事实上，以笔者的经验，原发性人类异种移植肿瘤模型即使在原位成长，也并非是预测抗转移作用的理想模型[12,20,26]。因此，要尽量减少临床前和临床结果之间的脱节，有必要重新审视采用传统肿瘤治疗模型来评估抗转移化疗方法（无论节律性还是 MTD）有效性是否恰当，并应考虑使用更合适的临床前转移模型[27,28]。

9.4.2　临床前转移模型（同源与异种）

较早的体内转移模型大多是同源性的，因此采用如小鼠 B16 黑色素瘤等鼠源性细胞株。细胞一般通过静脉注射制作肺转移克隆模型[29]。用于这种目的的多种同源细胞株已在许多综述中广泛讨论[29-31]。同源模型的优点是可用于检测免疫宿主转移过程的特异阶段，从而评价宿主免疫反应对转移的影响[30]。然而，使用小鼠细胞系存在一些弊端，在许多方面不能充分代表人类肿瘤生物学的特征。因此，小鼠肿瘤细胞株可能不能完全反映人类肿瘤发生的分子改变[30,32]。例如，小鼠罕有出现黑色素瘤等自发性癌症；目前在 60%～70% 的人类恶性黑色素瘤中存在激活的 b-raf 基因突变[29]，但在小鼠黑色素瘤细胞系中还没有发现[33]。早期的同源转移模型也缺乏反应临床症状的转移部位特异性[34]。同源模型还有缺点是：许多抗人类特异性抗原的抗体常常对小鼠组织无法发生交叉反应，因此，不能用于这些肿瘤的临床前研究[32]。

为了克服同源模型的一些缺陷,已经开发了多种肿瘤类型的人类异种移植模型[32,35,36]。通过直接植入人类肿瘤活检组织或注射建立的肿瘤细胞株已成功进行异种移植。前者具有保留原发瘤的形态学和分子标记的优势。但是,使用这些人类肿瘤往往很难建立细胞系,而后者是体外研究的持续资源[21]。这就是为何细胞系是更加有用的工具,可同时进行体外研究(生物化学、分子生物学、药理学与药效学等)和体内研究。尽管异种移植模型具有各种优势,但它需要在免疫特许部位(如大脑或眼睛前房)或更多免疫缺陷鼠(胸腺切除/照射所产生的裸鼠或 SCID),以避免肿瘤细胞排斥[37]。然而,这样就难以研究转移肿瘤扩散过程中免疫系统的潜在作用[30]。这些免疫缺陷鼠的另外一个不足是也会出现某些表型的改变,如血管生成等在转移过程中发挥核心作用的步骤[38]以及不同肿瘤在小鼠不同品系的肿瘤转移范围和程度明显不同[39,40]。因此,模型的选择依赖于研究的实验目的。

9.4.3 实验性和自发性转移模型

实验性转移模型(有时称为"人工"转移)是被广泛用于研究小鼠转移性疾病的生物学和治疗的方法。在这些模型中,肿瘤细胞由静脉(尾静脉)注射产生远处转移,通常在肺部,或通过动脉内注射靶向中枢神经系统(CNS)或骨[29]。这种转移模式有许多优点,包括可控制注入细胞的数量,以

形成大小相对一致、部位明确以及特定时间的转移灶[30]。因此,实验性转移模型成为药物和生物制剂活性研究的重要工具,在促进了解转移级联过程的肿瘤细胞血管内渗过程以后阶段的相关机制、过程以及分子等也发挥作用。然而,由于这些模型是直接将肿瘤细胞注入血液循环,并不能反映临床转移事件的完整过程,特别是许多转移的早期步骤[29,41]。另一个缺陷是用于研究抗转移作用,需要在肿瘤细胞接种后很快或者接种之前启动治疗,这不是模型本身固有的而是临床研究设计的不合理所致。

在"自发性"转移模型中,肿瘤细胞从原发瘤部位自发地播散,并按照细胞播散的多步骤自然过程形成远处转移灶,常(并非总是)发生在肝和肺等相关部位,这些可反映疾病的临床表现[42]。但是,这些模型所产生的转移灶有限而影响其应用。而人类肿瘤皮下移植模型一般很少发生自发性转移[35]。异位移植的转移扩散低效是由于生长因子和细胞相互作用的差异,而后者被认为是特定肿瘤类型转移过程所必需的,在皮下微环境中缺乏[25,43]。此外,皮下肿瘤可能被一个突出的纤维囊所包绕,阻碍其局部侵袭,继而影响远处转移。事实上,早在 19 世纪,Paget 就已指出肿瘤细胞转移不仅取决于肿瘤细胞的特性,也取决于周围微环境的相互作用[43,44]。因此,越来越多的肿瘤细胞原位移植作为更加符合生理学的转移模型用于转移研究中。同样,也有各种肿瘤原位移植的自发转移模型(表9-2)。

表9-2 人类肿瘤原位移植的自发性转移临床前模型

模型	转移的主要部位	参考文献
黑色素瘤(131/4-5B1,B2)	中枢神经系统、肺	[26]
黑色素瘤(113/6-4L)	肺	[26]
乳腺癌(231/LM2-4)	肺	[12]
胃癌(St-4,St-40,H-111,Sc-1NU)	淋巴结、肝	[35,45]
卵巢癌(RMG-1)	淋巴结、远处器官(包括肝、肾、胰腺、膈)	[46]
胰腺癌(PANC-4)	肝和腹膜	[47]
结肠癌(Co-3,Col-3-JCK,Col-5-JCK)	肝	[35]
肺癌(A549)	肺、淋巴结	[48]
结肠癌(KM12)	淋巴结、肝	[49]
骨肉瘤	肺、淋巴结、肝	[50]
膀胱(RT10)	淋巴结、肺、肝、胰腺、脾	[51]

9.4.4 原位移植肿瘤转移模型

(1)黑色素瘤

黑色素瘤是最实用的原位移植模型之一,因为其靶部位(皮下)注射方便,大量的黑色素瘤细胞株可在免疫缺陷

小鼠上生长和转移[10]。技术的关键是避免意外注射到真皮以下[10,52],将导致皮下肿瘤。随后,原发肿瘤的快速增长可能会限制转移扩散的程度,小鼠可能会在明显转移之前即死于局部原位肿瘤[23]。因此,成功建立原位黑色素瘤转移模型的关键是成功切除原发肿瘤。然而,这也适合乳腺癌等肿瘤模型。要求切除原发瘤也可以被理解为 CAR。正如

Folkman 等的建议,原发肿瘤释放的内源性血管生成抑制剂可能抑制远处转移灶的增长[53,54]。所以,切除原发肿瘤可以消除这种远处、全身性抗血管生成作用,并允许或促进协助转移灶的进展。

通常情况下,黑色素瘤原位移植具有转移到肺部的倾向,因此多数使用转移性黑色素瘤模型进行治疗性实验的主要目标是肺转移。然而,笔者最近报道了可自发性转移到脑的 WM239A 人类黑色素瘤细胞株的变种[26],这些细胞株的建立是由最初产生名为 113/6-4 L 的 WM239 高转移性变种而来。利用该模型,已证明应用长春新碱和 CTX 的联合节律性化疗,可使内脏转移小鼠长期存活。在这些长期存活的小鼠中,有 20% 被发现存在脑转移瘤,而从这些脑转移瘤建立了两个转移细胞株 131/4-5B1 和 131/4-5B2。这些细胞株原位移植、随后切除原发移植瘤后,可自发性地转移到脑实质,偶尔转移到软脑膜(图 9-10B ~ E)。笔者的研究结果是首个有关人类原发瘤在小鼠体内发生自发性 CNS 转移,并且再注射仍可遗传学地保持其表型。这个模型可促进靶向黑色素瘤中枢系统转移的治疗研究,中枢系统转移是恶性黑色素瘤的常见表现并预后极差。

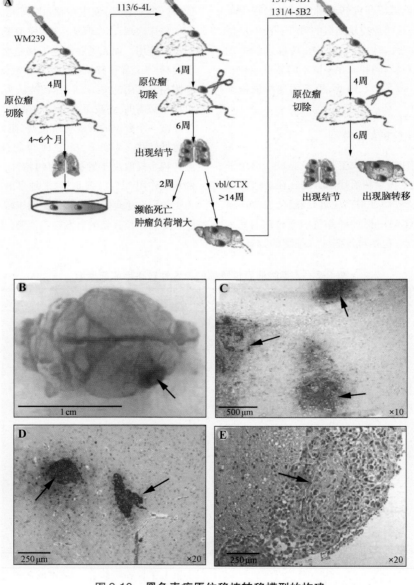

图 9-10 黑色素瘤原位移植转移模型的构建

注:(A)构建高转移性 113/6-4L 细胞株变种和脑转移 131/4-5B1、131/4-5B2 细胞株模型,未经选择的人类 WM239A 黑色素瘤母系细胞被植入皮下,原发肿瘤长到约 400 mm³ 大小时被切除。切除后 4 ~ 6 个月时,取出小鼠的肺,并用于细胞培养,最终获得 113/6-4L 细胞系。113/6-4L 细胞移植后在原发肿瘤切除 6 周后可导致肺部高转移负荷,原位移植 131/4-5B1 和 131/4-5B2 细胞株导致自发性脑转移。(B)113/6-4L 进展期转移模型经 CTX 和长春新碱治疗长期存活的小鼠中,20% 伴有脑转移瘤。从这些转移瘤中分离出 131/4-5B1 和 131/4-5B2 细胞株。(C)和(D)原位移植 131/4-5B1 和 131/4-5B2 导致脑实质自发性黑色素瘤转移灶的形成。(E)为软脑膜转移灶(图来源:Cruz-Munoz 等[26])。

（2）乳腺癌

乳腺癌原位模型是将乳腺癌细胞植入到雌性小鼠的蹊部乳腺脂肪垫中，原发肿瘤可以随时用卡尺监测。使用人类 MDA-MB-231 乳腺癌细胞株建立的模型最为常用，该细胞系的应用具有压倒性优势（与黑色素细胞系比较）。另一广泛使用的细胞株是 MDA-MB-435。然而，许多报道显示这种细胞系表达黑色素细胞标记，现在被分类为 M14 黑色素细胞来源的黑色素瘤细胞[55]。其他人乳腺癌细胞系模型可在体内生长，可能需要雌激素补充（如 BT474）或显示非常缓慢增长（如 MDA-MB-361）。此外，HER-2 阳性的乳腺癌细胞（为乳腺癌最重要亚型）可能在细胞系表现为相反结果，即体内生长不良（如 BT-474、MDA-MB-361），因此妨碍体内评估 HER-2 靶向治疗转移性疾病的疗效。鉴于这一缺陷，笔者的实验室[56]和其他实验室[57]已构建 MDA-MB-231 的 HER-2 阳性变种（通过病毒载体转导实现 HER-2 的过度表达）。

（3）结肠癌

原位结肠癌模型是通过结肠癌内注射结肠癌细胞建立的[58]。但不是很实用，主要是因为注射结肠癌细胞后难以防止盲肠壁的崩溃。如果一旦模型制备成功，肿瘤将很快生长并转移至其他器官，如肝（Man 和 Francia，未发表观察资料）。由于构建较难，许多研究者通过将癌细胞注入脾来构建，严格地讲属于异位移植。而这种异位移植模型被错误地定义为结肠癌原位移植模型。脾内植入人类大肠癌细胞可迅速转移到肝脏，这也印证了临床结果[49]。

与黑色素细胞瘤和乳腺癌原位移植模型不同，结肠癌原位移植模型在宿主体内生长时无法被测量。为了克服这些障碍，发展了一系列的技术，例如应用荧光素酶标记肿瘤细胞的整体生物发光显像技术[59]或者利用转染肿瘤细胞测量人尿液的促绒毛膜性腺激素蛋白[60,61]，以此监测全身相对肿瘤负荷和对治疗的反应[24]。

（4）合理应用的相关问题

原位移植自发性转移模型似乎是研究疾病生物学性状和评估肿瘤治疗新策略的有效的理想工具。然而，从实用角度考虑，这些模型的细胞株数量是有限的。在设计这种转移模型的治疗性实验时，需要考虑多个方面：①是否真的有必要建立转移性模型。在某些特定组织如大脑，给定疗效的相关信息是否可以通过使用其他模型（如直接颅内植入）而获得。②疗法是针对原位生长的原发瘤进行测试，还是针对后来出现的转移性疾病进行测试（如后面提到的节律性口服 5-FU 的前体药物 UFT，联合 CTX 治疗进展期 LM2～4 乳腺癌转移）。③也可能用于监测治疗期间的疾病进展。随着荧光、发光、可分泌（如 HCG）标记的发展，这一个领域已取得显著进步[60]。④要考虑是应该在早期（微转移）还是晚期（大体转移）进展期肿瘤开展启动治疗（图 9-11）。由于在 I 期和 II 期临床试验入选的患者通常患有进展期转移性疾病，如果可能且在操作指南中可行，这种抗转移疗法疗效的临床前评估应该针对大体明确的转移灶。

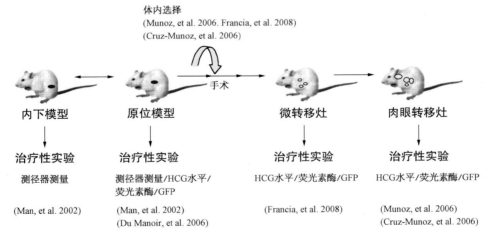

图 9-11　使用原位或转移性模型进行普通治疗性实验研究设计的流程

注：设计治疗性实验的限制因素包括：①能否获得可在小鼠体内生长和转移的肿瘤细胞系。②原位移植模型的可行性（如小鼠前列腺体积小，导致原位前列腺模型技术上的困难），而不是使用简单的皮下模型。假设原位移植是可行的，有必要引入人工替代肿瘤标记（如荧光素酶、GFP 或 HCG），以便监测疾病（如大肠癌注射入脾）。③一些研究表明，对原位移植瘤无效的治疗可能对转移灶有效[12,60]。为研究转移性疾病的治疗反应，往往需要通过体内筛选转移能力足够强的亚种。④决定治疗的启动是针对微转移还是针对后来的大体转移。所有已报道的模型已被证明在节律性化疗的发展和演变中是有用的。

9.4.5 临床前肿瘤模型评估节律性化疗

（1）节律性化疗对皮下肿瘤生长的疗效

最初的节律性化疗临床前评估多采用皮下种植 Lewis 肺癌。在该项研究中，Browder 等[9]发现每 6 天一次给予大约 1/3 MTD 剂量的 CTX，总疗程超过 60 天，能显著抑制 Lewis 肺癌的增长（CTX 的 MTD 是每 21 天给予腹腔注射总量为 450 mg/kg，每 2 天给药一次，150 mg/kg，6 天为一个周期，而节律性方案是每 6 天一次 170 mg/kg，腹腔注射）。同样，低剂量方案可以抑制采用 CTX MTD 剂量在体内抗 Lewis 癌变种的增长。这项研究得到另一项独立研究的支持，该研究报道每 3 天一次给予低剂量长春新碱（1/20 ~ 1/10 的 MTD）治疗，加每周两次抗 VEGFR2 抗体 DC101（不是针对肿瘤细胞，而是靶向肿瘤微环境中 VEGFR2 阳性的内皮细胞），可明显和持续地抑制 SCID 小鼠 SK-NMC 人类神经母细胞瘤的生长[15]。这个实验在治疗的开始即有长春新碱的大剂量累积（超过 3 周输液泵），随后是低剂量长春新碱维持治疗。

应用皮下人类 PC3 前列腺肿瘤研究表明，虽然节律性 CTX 化疗对该肿瘤有效，预先给予单次大剂量 CTX（150 mg/kg），每 3 周重复，可以进一步提高其抗肿瘤作用。这个改进方案的优势已在皮下注射 EMT-6 小鼠乳腺癌肿瘤模型以及自发诱导红白血病模型中得到证实。在这些模型中，根据不同肿瘤模型，单次大剂量注射，每 3 ~ 6 周重复注射[62]。这种疗法已被用于进一步的研究，包括胰腺癌的 RIPTAG2 模型。但是，仅应用于 MTD 治疗前期方案，不予重复[14]。

使用相似的治疗策略，单次大剂量 CTX、随后低剂量口服 CTX，用于治疗 Lewis 肺癌皮下瘤生长模型[63]。在野生型和 TSP-1 缺陷小鼠同时进行实验，显示在 TSP-1 基因剔除小鼠中的抗肿瘤作用不太有效。本研究显示细胞表达 TSP-1 作为节律性化疗抗血管生成的作用机制。这些观察提示，节律性化疗与 TSP-1 类似物联合有可能进一步提高节律性化疗的抗肿瘤作用，已得到许多实验证据的支持[64]。

皮下移植 PC3 肿瘤模型也被用于研究，证明最终发生的节律性 CTX 耐药不会诱发宿主 CTX 的药代动力学改变（如预期肝解毒酶的表达或活性变化）。此外，该模型还被用于显示节律性 CTX 治疗中出现肿瘤复发，当附加提拉扎明（一种靶向缺氧肿瘤细胞的生物还原活性药物），使肿瘤细胞进一步生长延迟。总的来说，上述研究已明确节律性化疗的含义[65]，以及证实了这种治疗方法的有效性，包括原位和转移性临床前肿瘤模型。

（2）应用原位移植和转基因鼠模型研究节律性化疗

2002 年，Man 等报道通过饮用水连续低剂量摄入 CTX，可使小鼠原位移植乳腺癌 MDA-MB-231 细胞的生长延迟[18]。此外，节律性 CTX 与抗 VEGFR2 抗体 DC101 联合可对肿瘤产生 100 多天的持续增长抑制。这项研究的几个重要原因是：①将 CTX 加入饮用水中（由此小鼠可以自行调节剂量），大大简化了长期临床节律性化疗实验的可行性，尤其是应用 CTX 等可以口服的药物。②在更加接近临床的原位移植模型中，仅对原来的给药方案稍作修改（即 CTX 通过饮用水而不是腹腔注射给药每 6 天 170 mg/kg），证实 Browder 等得到的结果是可重复的[9]。因此，随后许多（虽然不是大多数）节律性化疗的临床试验是使用口服药物，特别是 CTX。③除了 MDA-MB-231 以外，该疗法对许多不同的临床前模型均有效，包括人类大肠癌 HT29、HCG 皮下移植瘤模型（稍后讨论）、PC3 前列腺癌皮下移植模型以及 RIP-TAG2 转基因小鼠自发性胰岛细胞癌模型。

Man 等的研究报道以后，许多研究也证实其他类型肿瘤节律性化疗的效果[18]，以及测试新的药物，评估其节律性给药的疗效[3]。也试图在进展期原位移植和转移模型中，对有反应的肿瘤细胞株（如 MDA-MB-231 的节律性 CTX 治疗）重新测试已建立和验证的方案。但是，某些类型肿瘤建立原位移植模型是困难的或不切实际的，如前列腺癌。主要是因为在免疫缺陷小鼠中有效转移的前列腺癌细胞系的种类很有限，并且小鼠的前列腺体积小，难以可靠地进行肿瘤细胞原位接种。因此，在许多情况下要进行进展期疾病研究，首先要建立相应的临床前模型。下面得详细介绍建立最佳节律性化疗的进展，以及这种治疗策略在进展期转移性肿瘤模型中的应用。

（3）节律性化疗用于进展期转移性肿瘤的临床前研究

1）乳腺癌：人 MDA-MB-231 乳腺癌细胞株被用于开发多个晚期肿瘤模型，用于研究节律性化疗的作用。因此，Du Manoir 等[56]通过反转录病毒转导获得 HER-2 阳性的变异株，被命名为 H2N（图 9-12）。随后，H2N 细胞被原位移植到裸鼠的乳腺脂肪垫，模型被用来测试节律性 CTX 化疗与抗 HER-2 抗体曲妥珠单抗联合应用的有效性。结果表明，该组合可导致肿瘤长时间生长延缓，而且无明显宿主毒性。此外，当 CTX 加曲妥珠单抗联合治疗后开始出现肿瘤复发时，联合使用抗 VEGF 抗体贝伐单抗可进一步提高抗肿瘤作用。这些结果表明节律性 CTX 与靶向性药物联合（包括贝伐单抗等抗血管生成药物），可望获得更多潜在好处。该结果已在转移性乳腺癌患者的 II 期临床试验中被证实[66]。在随后的一项研究中，H2N 细胞转染 HCG，然后经体内筛选获得转移性变异株，称为 met2[60]。met2 细胞被原位接种或自发性转移生长，均采用曲妥珠单抗治疗。原位肿瘤对抗体治疗有反应，而转移灶似乎是完全抵抗。这些结果表明，仅仅研究原位原发肿瘤的生长和响应是不够的，还应关注其对已经发生的或进展期转移灶的影响[23,60]。

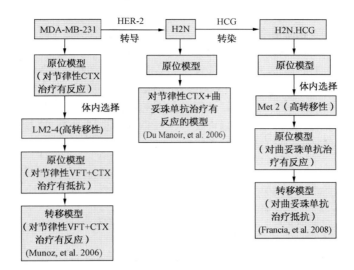

图 9-12　基于人类 MDA-MB231 细胞株构建的原位和转移性乳腺癌模型用于研究
新型节律性化疗方案的流程

注：HER-2 基因和 hCG 基因插入用于制备 HER-2 阳性细胞变异株并表达 HCG 作为肿瘤
生长负荷的人工标记，后者可在小鼠尿液中监测。采用体内筛选建立转移性变异株。原位移
植瘤与转移灶对治疗的反应可能会有所不同（详见高转移性变种 LM2-4 和 Met2）。

在另一项研究中，Munoz 等原位移植母系 MDA-MB231
细胞，但肿瘤长到平均 500 mm³ 时外科切除；大约 6 个月后
发生肺转移。汇集转移灶的肿瘤细胞进行传代培养，并用
于第二轮体内筛选，获得的高转移性变异株称为 LM2-4[12]。
LM2-4 模型被用来测试原位生长的肿瘤或晚期转移性肿瘤
（手术后）对节律性化疗的响应。Munoz[12] 发现 CTX 和优福
定（UFT）两种药物组合节律性给药，可以显著延长携带
LM2-4 转移小鼠的生存（图 9-13A）。令人惊讶的是，当该
治疗开始于原位移植原发肿瘤时，无法观察到这个组合节
律性化疗的显著效益（图 9-13B）。在进展期自发性黑色素
瘤转移模型中也观察到了类似的情况[26]。如果能在其他系
统重复，这样的结果提示一个明显的忧虑，因为多数临床治
疗研究常规使用或对疗法的评价限于使用皮下或原位移植
瘤模型。此外，如果以原发肿瘤治疗实验获得的结果为基
础，以决定是否采取进一步地在进展期转移性肿瘤模型中
进行实验，上述的转移实验不可能完成。然而，通过进行平
行实验揭示了其对转移性疾病的疗效——其结果对启动每
2 周每日节律性卡培他滨、CTX 和贝伐单抗治疗转移性乳腺
癌的 Ⅱ 期临床试验至关重要，并获得较理想的结果[66]。该
治疗目前正在进行随机 Ⅲ 期临床试验评估，其对照组是每
周紫杉醇联合贝伐单抗（根据 clinicaltrials.gov 的节律性化
疗）。

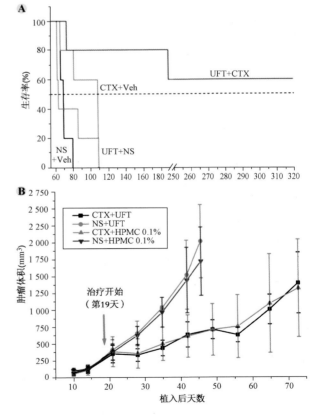

图 9-13　人乳腺癌细胞株 MDA-MB231 的转移性变异株 LM2-
4 在 SCID 小鼠体内生长的反应

注：（A）UFT 和 CTX 联合节律性治疗时，携带 LM2-4 转移灶小鼠
（通过外科切除 LM2-4 原位移植肿瘤而建立）的生存率。（B）同样的治
疗没有显著影响 LM2-4 原位移植肿瘤的生长。因此，仅依赖于原位肿瘤
可能无法发现仅仅对转移性肿瘤有效的新的治疗方案（图来源：Munoz
等[12]）。

2) 黑色素瘤:应用 SCID 小鼠 113/6-4L 黑色素瘤细胞株自发转移性模型,笔者最近报道 CTX 和长春新碱联合双重节律性化疗的好处。研究人员皮下移植 113/6-4L 细胞(黑色素瘤的原位),当这些移植细胞长到平均 500 mm³ 大小肿瘤时即手术切除。以前认为这些条件可能导致广泛性转移(表 9-3)。手术后 6 周,小鼠节律性使用 CTX、长春新碱或两种药物联合治疗。结果对照组平均存活 100 天,CTX 和长春新碱单一药物治疗组中位生存期分别为 110 天和 130 天,而联合 CTX 和长春新碱可以显著提高平均存活时间达 190 天,且没有任何明显毒性。这些结果表明,节律性 CTX 加长春新碱治疗策略是治疗黑色素瘤转移的理想疗法。

现在已经表明,CTX 加长春新碱联合疗法的中位生存要好于 MTD 剂量的达卡巴嗪(为黑色素瘤的标准疗法)。更有研究表明,低剂量的达卡巴嗪加长春新碱和 DC101 抗体可明显抑制进展期转移性黑色素瘤,同时相关毒性极小。而 MTD 剂量的达卡巴嗪其有效性很小,毒性较高,尤其是当与其他化疗药物(CTX、长春新碱)或 DC101 抗体联合应用时[83]。

表 9-3　研究节律性化疗用于治疗晚期/转移性肿瘤效果的临床试验

肿瘤类型	治疗方案	结果/观察	参考文献
乳腺癌	卡培他滨(500 mg,每日 3 次) CTX(50 mg,每日 1 次) 贝伐单抗(10 mg/kg,每 2 周 1 次)	2% CR, 46% PR, 41% SD	[66]
非小细胞肺癌	多西他赛(25 mg/m²),曲磷铵(50 mg,每日 1 次)	19% OR,6.9 个月 OS, 2 年 MPFS	[68]
黑色素瘤	曲磷铵(500 mg,每日 3 次),罗非昔布(25 mg,每日 1 次)+ 匹格列酮(60 mg,每日 1 次)	9% PFS	[72]
结直肠癌	40 mg/m² CPT-11,去氧氟尿苷(800 mg,每日 1 次)	36% OR, 452 天 MOS	[73]
非小细胞肺癌	LDM(顺铂 25 mg/m²,多西他赛 25 mg/m²),MTD(顺铂 75 mg/m²,多西他赛 75 mg/m²)	MTD 方案导致 TSP1 显著增加和 VEGFR3 降低	[74]
结直肠癌	第 1 天:奥沙利铂 85 mg/m²,亚叶酸 200 mg/m²,5-FU(400 mg/m²)以及 600 mg/m² 静脉输注;随后每天 UFT(200 mg/m²)和亚叶酸(30 mg/m²),共 10 天	35.7% PR, 5.2 个月 TTP, 13.4 个月 MOS	[75]
乳腺癌	曲妥珠单抗(6 mg/kg,每 3 周 1 次);甲氨蝶呤 2.5 mg,每日 2 次,第 1、4 天;CTX 50 mg,每日 1 次	18% PR, 46% SD, 36% PD, 6 个月 MTP,原先曲妥珠单抗治疗耐药的患者有 27% 的临床获益	[67]
乳腺癌	甲氨蝶呤 2.5 mg,每日 1 次(第 1、2、4 天),CTX(50 mg,每日 1 次)	3.2% CR, 16% PR, 15.7% 延长临床获益,临床获益患者中位至缓解时间为 21 个月	[76]
非小细胞肺癌	28 天周期中,顺铂(30 mg/m²)第 1、8、14、28 天,依托泊苷,每日 1 次,共用 21 天	45.2 OR,58.1% 疾病控制率,9 个月 TTP	[77]
多种类型肿瘤	CTX(50 mg,每日 1 次),罗非昔布(25 mg,每日 1 次),长春新碱(3 mg/m²)	4% CR, 9% PR, 17% SD > 6 个月,30% 临床获益	[78]
乳腺癌	A 组:CTX(50 mg,每日 1 次),甲氨蝶呤(25 mg,每日 2 次,第 1、4 天) B 组:A + 沙利度胺(200 mg,每日 1 次)	OR:A 组 20.9%, B 组 11.8% 临床获益率:两组为 41.5%	[71]
前列腺癌	CTX 100~150 mg,每日 1 次,美司钠 400 mg,每日 1 次口服	25% PR, 37.5% SD, 62.5% 临床获益	[79]
黑色素瘤	曲奥舒凡(50 mg),奥沙利铂(25 mg)	8% OR, 25% SD (36 周), 8% SD (24 周),中位生存 13 个月	[80]
黑色素瘤	A 组:贝伐单抗(15 mg/kg,静注,每 2 周 1 次) B 组:A + 低剂量 IFN-α2b(1 MU/m² 皮下注射,每日 1 次)	A 组:31% SD, 3 个月 PFS B 组:6% PR, 18% SD, 3 个月 PFS	[81]
多种肿瘤类型	CTX(50 mg,每日 1 次,口服)或依托泊苷(50 mg,每日 1 次,塞来昔布(400 mg,每日 2 次)	16% SD (>16 周)	[82]

注:CR:完全性反应;SD:疾病稳定期;PR:部分反应;PFS:无进展生存期;TTP:预后生存时间;MTP:预后平均生存期;OR:阳性反应率;MOS:平均总生存期。

3）结肠癌:结直肠癌模型的初步结果已经证实节律性 CTX 治疗可有限地控制 HT29 细胞原位移植的生长(Francia 和 Kerbel,未发表观察结果),证实了该肿瘤皮下移植模型生长的观察结果[18]。未来研究的目的是确认节律性化疗对治疗转移性疾病是否同样有效,以及脾内注射模型与盲肠内模型(较为复杂)是否产生同样的治疗反应。

4）卵巢癌:从笔者[84]和 Merritt[85]最近的一项研究表明,每天低剂量节律性拓泊替康(Opotecan)化疗同时每天加用抗血管生成的酪氨酸激酶抑制剂帕唑帕尼(pazopanib)方案可在晚期卵巢癌模型获得强有力的抗肿瘤效果。这个方案正在准备进入 II 期临床试验评估。

(4)小结

通过应用皮下和原位移植瘤模型研究获得有关节律性化疗的有效性等重要发现[3]。此外,原位移植模型已经证明对于后续演化为转移性肿瘤模型非常重要[10,24],这反过来又获得意想不到的发现,如节律性 UFT 联合 CTX 治疗进展期转移性乳腺癌取得令人惊讶的疗效,并且毒性极小。因此,笔者认为开发更先进的原位和转移性模型是非常必要的,这些新模型用于治疗性实验,很可能进一步促进治疗理念由实验室到临床应用的成功转化。

9.4.6 节律性化疗治疗进展期/转移性肿瘤的临床试验

已进行多个有关整合化疗药物的节律性剂量与给药方案的临床试验,用于评估这种策略对于治疗不同类型进展期/转移性肿瘤的有效性[86](表 9-3)。类似的临床试验也正在进行中,如节律性长春瑞滨联合贝伐单抗作为转移性乳腺癌的补救性治疗;节律性低剂量 CTX 和甲氨蝶呤联合或不联合贝伐单抗治疗转移性乳腺癌;甲磺酸伊马替尼、贝伐单抗和作为抗血管生成治疗的节律性 CTX 治疗转移性实体瘤(目前正在进行的节律性治疗临床试验的最新汇总表可以在 http://clinicaltrials.gov 中的"节律化疗"条目下找到,目前正在进行 4 个随机 III 期临床试验)。文献中已报道的临床试验大部分为低剂量 CTX 或曲磷胺作为节律性化疗药物方案的基础[67,68]。

总体来讲,使用节律性化疗可有效治疗转移性疾病,且毒性很小。例如,在检测这种治疗方案治疗进展期实体瘤的一项研究中,Colleoni 等[69]发现联合使用节律性 CTX 和甲氨蝶呤治疗乳腺癌转移患者的整体临床受益率为 31.7%(包括病情稳定者)。在有反应的患者中,平均反应时间为 6.8 个月。这种治疗的耐受性良好(I 级白细胞减少症为常见的毒性表现),并没有出现明显的骨髓抑制、黏膜炎、脱发,这些是标准化疗方案常见的不良反应[69]。

目前有一个想法是在节律性化疗基础上增加抗血管生成药物,作为放大这种治疗理念疗效的手段。临床前证据表明,节律性化疗与抗血管生成药物联合(如受体阻断抗体 DC101 或小分子抗血管生成药物)可以增强抗肿瘤效果[3,14,15]。同样,笔者的一些临床前研究表明,节律性化疗与 DC101 的某些联合可有效抑制进展期转移性黑色素瘤[83]。在临床研究方面,Burstein 等[70]发现在双重节拍 CTX 和甲氨蝶呤方案基础上加用贝伐单抗(如前所述),较单用这两种药物的节律性组合的疗效明显增强。在最近的研究中,Dellapasqua 等[66]表明,应用贝伐单抗与每日口服低剂量 CTX 和卡培他滨联合,有 68% 的患者获得疾病控制至少 6 个月。然而,抗血管生成药物诱导的增强效果并不总是如此。Colleoni 等[71]发现合用沙利度胺(FGF-2 和 VEGF 抑制剂)并未增强节律性低剂量 CTX 和甲氨蝶呤治疗进展期乳腺癌患者的疗效。然而,这一方案 CTX/甲氨蝶呤(带或不带沙利度胺)导致血清 VEGF 平均水平明显下降和 41.5% 总的临床受益,同时毒性仍然很小[71]。对没有接受全身化疗与治疗的转移性肿瘤患者这种反应率可能更高(55.6%)。

9.4.7 结论

从显著延长生存时间来看,标准的 MTD 化疗剂量治疗进展期转移性肿瘤常常被证明无效或仅有适度的临床疗效。而且这种治疗多数被看作是姑息性治疗措施而非治愈性措施,往往伴随显著毒副作用。在此,笔者建议应该重新思考制订更有效的且毒性较小的化疗策略。为了评价节律性化疗对转移性肿瘤的疗效问题,现正由临床前和临床研究予以解决[20]。许多研究的证据显示,节律性化疗治疗晚期转移性肿瘤是很有希望的治疗策略。

当然,需要进一步评价这种方法的有效性。笔者建议应采用合理的方式进行。首先应该在进展期转移性肿瘤相关临床前模型中评价化疗组合方案(加或不加如抗血管生成等药物)的疗效,这种模型可反映肿瘤细胞从原位原发瘤到临床相关远处器官转移性播散的过程。遗憾的是,临床前治疗模型在过去 50 多年的临床治疗性研究中却很少应用。笔者实验室通过努力,已成功地构建了黑色素瘤和乳腺癌的这类模型,但是需要进一步构建其他肿瘤的更多模型。这些模型和方法将有助于解决在发展理想的节律性化疗中遇到的主要挑战,即决定哪种细胞毒性药物或药物组合(包括分子靶向药物)可产生最大获益[7]。临床前与临床研究人员之间的密切互动将有利于推动这些研究的进展。

(张博 译,钦伦秀 审校)

参考文献

[1] Gasparini G. Metronomic scheduling: the future of chemotherapy? Lancet Oncol, 2001, 2: 733-740.

[2] Hahnfeldt P, et al. Minimizing long-term tumor burden: the logic for metronomic chemotherapeutic dosing and its antiangiogenic

basis. J Theor Biol, 2003, 220: 545-554.

[3] Kerbel RS, et al. The anti-angiogenic basis of metronomic chemotherapy. Nat Rev Cancer, 2004, 4: 423-436.

[4] Munoz R, et al. Anti-angiogenic treatment of breast cancer using metronomic low-dose chemotherapy. Breast, 2005, 14: 466-479.

[5] Kerbel RS, et al. Continuous low-dose anti-angiogenic/ metronomic chemotherapy: from the research laboratory into the oncology clinic. Ann Oncol, 2002, 13: 12-15.

[6] Folkman J. Tumor angiogenesis: therapeutic implications. N Engl J Med, 1971, 285: 1182-1186.

[7] Gille J, et al. Metronomic low-dose chemotherapy as antiangiogenic therapeutic strategy for cancer. J Dtsch Dermatol Ges, 2005, 3: 26-32.

[8] Boehm T, et al. Antiangiogenic therapy of experimental cancer does not induce acquired drug resistance. Nature, 1997, 390: 404-407.

[9] Browder T, et al. Antiangiogenic scheduling of chemotherapy improves efficacy against experimental drug-resistant cancer. Cancer Res, 2000, 60: 1878-1886.

[10] Kerbel RS. Inhibition of tumor angiogenesis as a strategy to circumvent acquired resistance to anti-cancer therapeutic agents. Bioessays, 1991, 13:31-36.

[11] Yu JL, et al. A paradigm for therapy-induced microenvironmental changes in solid tumors leading to drug resistance. Differentiation, 2002, 70: 599-609.

[12] Munoz R, et al. Highly efficacious nontoxic preclinical treatment for advanced metastatic breast cancer using combination oral UFT-cyclophosphamide metronomic chemotherapy. Cancer Res, 2006, 66: 3386-3391.

[13] Emmenegger U, et al. Low-dose metronomic daily cyclophosphamide and weekly tirapazamine: a well-tolerated combination regimen with enhanced efficacy that exploits tumor hypoxia. Cancer Res, 2006, 66: 1664-1674.

[14] Pietras K, et al. A multitargeted, metronomic, and maximum-tolerated dose "chemo-switch" regimen is antiangiogenic, producing objective responses and survival benefit in a mouse model of cancer. J Clin Oncol, 2005, 23: 939-952.

[15] Klement G, et al. Continuous low-dose therapy with vinblastine and VEGF receptor-2 antibody induces sustained tumor regression without overt toxicity. J Clin Invest, 2000, 105: R15-24.

[16] Ghiringhelli F, et al. Metronomic cyclophosphamide regimen selectively depletes CD4$^+$CD25$^+$ regulatory T cells and restores T and NK effector functions in end stage cancer patients. Cancer Immunol Immunother, 2007, 56: 641-648.

[17] Bello L, et al. Low-dose chemotherapy combined with an antiangiogenic drug reduces human glioma growth in vivo. Cancer Res, 2001, 61: 7501-7506.

[18] Man S, et al. Antitumor effects in mice of low-dose (metronomic) cyclophosphamide administered continuously through the drinking water. Cancer Res, 2002, 62: 2731-2735.

[19] Klink T, et al. Metronomic trofosfamide inhibits progression of human lung cancer xenografts by exerting antiangiogenic effects. J Cancer Res Clin Oncol, 2006, 132: 643-652.

[20] Fidler IJ, et al. Chemotherapeutic drugs -more really is not better. Nat Med, 2000, 6: 500-502.

[21] Kelland LR. Of mice and men: values and liabilities of the athymic nude mouse model in anticancer drug development. Eur J Cancer, 2004, 40: 827-836.

[22] Johnson JI, et al. Relationships between drug activity in NCI preclinical in vitro and in vivo models and early clinical trials. Br J Cancer, 2001, 84: 1424-1431.

[23] Man S, et al. On the development of models in mice of advanced visceral metastatic disease for anti-cancer drug testing. Cancer Metastasis Rev, 2007, 26: 737-747.

[24] Kerbel RS. Human tumor xenografts as predictive preclinical models for anticancer drug activity in humans: better than commonly perceived — but they can be improved. Cancer Biol Ther, 2003, 2: S134-S139.

[25] Fidler IJ. Host and tumour factors in cancer metastasis. Eur J Clin Invest, 1990, 20: 481-486.

[26] Cruz-Munoz W, et al. Development of a preclinical model of spontaneous human melanoma central nervous system metastasis. Cancer Res, 2008, 68: 4500-4505.

[27] Bibby MC. Orthotopic models of cancer for preclinical drug evaluation: advantages and disadvantages. Eur J Cancer, 2004, 40: 852-857.

[28] Talmadge JE, et al. Murine models to evaluate novel and conventional therapeutic strategies for cancer. Am J Pathol, 2007, 170: 793-804.

[29] Cranmer LD, et al. Rodent models of brain metastasis in melanoma. Melanoma Res, 2005, 15: 325-356.

[30] Khanna C, et al. Modeling metastasis in vivo. Carcinogenesis, 2005, 26: 513-523.

[31] Menon K, et al. Metastasis models: lung, spleen/liver, bone and brain. In: Teicher BA ed. Tumor models in cancer research. New Jersey: Humana Press Inc, 2002: 277-291.

[32] Thies A, et al. Clinically proven markers of metastasis predict metastatic spread of human melanoma cells engrafted in scid mice. Br J Cancer, 2007, 96: 609-616.

[33] Melnikova VO, et al. Genomic alterations in spontaneous and carcinogen-induced murine melanoma cell lines. Oncogene, 2004, 23: 2347-2356.

[34] Ottewell PD. From genetic abnormality to metastases: murine models of breast cancer and their use in the development of anticancer therapies. Breast Cancer Res Treat, 2006, 96: 101-113.

[35] Kubota T. Metastatic models of human cancer xenografted in the nude mouse: the importance of orthotopic transplantation. J Cell Biochem, 1994, 56: 4-8.

[36] Hoffman RM. Orthotopic is orthodox: why are orthotopic-transplant metastatic models different from all other models? J Cell Biochem, 1994, 56: 1-3.

［37］ Rofstad EK, et al. Xenograft model systems for human melanoma. Mol Med Today, 1996, 2：394-403.

［38］ Takizawa Y, et al. New immunodeficient（nude-scid, beige-scid）mice as excellent recipients of human skin grafts containing intraepidermal neoplasms. Arch Dermatol Res, 1997, 289：213-218.

［39］ Naito S, et al. Growth and metastatic behavior of human tumor cells implanted into nude and beige nude mice. Clin Exp Metastasis, 1987, 5：135-146.

［40］ Garofalo A, et al. Comparative study on the metastatic behavior of human tumors in nude, beige/nude/xid and severe combined immunodeficient mice. Invasion Metastasis, 1993, 13：82-91.

［41］ Yang J, et al. Exploring a new twist on tumor metastasis. Cancer Res, 2006, 66：4549-4552.

［42］ Manzotti C, et al. Importance of orthotopic implantation for human tumors as model systems：relevance to metastasis and invasion. Clin Exp Metastasis, 1993, 11：5-14.

［43］ Fidler IJ. Critical factors in the biology of human cancer metastasis：twenty-eighth G. H. A. Clowes memorial award lecture. Cancer Res, 1990, 50：6130-6138.

［44］ Paget S. The distribution of secondary growths in cancer of the breast. Lancet, 1889, 1：571-573.

［45］ Furukawa T, et al. Nude mouse metastatic mpdels of human stomach cancer constructed using orthotopic implantation of histologically intact tissue. Cancer Res, 1993, 53：1204-1208.

［46］ Kiguchi K, et al. A patient like orthotopic implantation nude mouse model of highly metastatic human ovarian cancer. Clin Exp Metastasis, 1998, 16：751-756.

［47］ Furukawa T, et al. A novel "patient-like" treatment model of human pancreatic cancer constructed using orthotopic transplantation of histologically intact human tumor tissue in nude mice. Cancer Res, 1993, 53：3070-3072.

［48］ Wang X, et al. A patient-like metastasizing model of human lung adenocarcinoma constructed via thoracotomy in nude mice. Anticancer Res, 1992, 12：1399-1401.

［49］ Morikawa K, et al. In vivo selection of highly metastatic cells from surgical specimens of different primary human colon carcinomas implanted into nude mice. Cancer Res, 1988, 48：1943-1948.

［50］ Crnalic S, et al. A novel spontaneous metastasis model of human osteosarcoma developed using orthotopic transplantation of intact tumor tissue into tibia of nude mice. Clin Exp Metastasis, 1997, 15：164-172.

［51］ Fu XY, et al. Extensive multi-organ metastasis following orthotopic onplantation of histologically-intact human bladder carcinoma tissue in nude mice. Int J Cancer, 1991, 49：938-939.

［52］ Cornil I, et al. Fibroblast cell interactions with human melanoma cells affect tumor cell growth as a function of tumor progression. Proc Natl Acad Sci USA, 1991, 88：6028-6032.

［53］ Bonfil RD, et al. Role of concomitant resistance in the development of murine lung metastases. Int J Cancer, 1988, 41：415-422.

［54］ O'Reilly MS, et al. Angiostatin induces and sustains dormancy of human primary tumors in mice. Nat Med, 1996, 2：689-692.

［55］ Rae JM, et al. MDA-MB-435 cells are derived from M14 melanoma cells — a loss for breast cancer, but a boon for melanoma research. Breast Cancer Res Treat, 2007, 104：13-19.

［56］ du Manoir JM, et al. Strategies for delaying or treating in vivo acquired resistance to trastuzumab in human breast cancer xenografts. Clin Cancer Res, 2006, 12：904-916.

［57］ Palmieri D, et al. Her-2 overexpression increases the metastatic outgrowth of breast cancer cells in the brain. Cancer Res, 2007, 67：4190-4198.

［58］ Takahashi Y, et al. Progressive upregulation of metastasis-related genes in human colon cancer cells implanted into the cecum of nude mice. Oncol Res, 1996, 8：163-169.

［59］ Sahai E. Illuminating the metastatic process. Nat Rev Cancer, 2007, 7：737-749.

［60］ Francia G, et al. Long-term progression and therapeutic response of visceral metastatic disease non-invasively monitored in mouse urine using beta-human choriogonadotropin secreting tumor cell lines. Mol Cancer Ther, 2008, 7：3452-3459.

［61］ Shih IM, et al. Assessing tumors in living animals through measurement of urinary beta-human chorionic gonadotropin. Nat Med, 2000, 6：711-714.

［62］ Shaked Y, et al. Low-dose metronomic combined with intermittent bolus-dose cyclophosphamide is an effective longterm chemotherapy treatment strategy. Cancer Res, 2005, 65：7045-7051.

［63］ Bocci G, et al. Thrombospondin 1, a mediator of the antiangiogenic effects of low-dose metronomic chemotherapy. Proc Natl AcadSci USA, 2003, 100：12917-12922.

［64］ Yap R, et al. Metronomic low-dose chemotherapy boosts CD95-dependent antiangiogenic effect of the thrombospondin peptide ABT-510：a complementation antiangiogenic strategy. Clin Cancer Res, 2005, 11：6678-6685.

［65］ Hanahan D, et al. Less is more, regularly：metronomic dosing of cytotoxic drugs can target tumor angiogenesis in mice. J Clin Invest, 2000, 105：1045-1047.

［66］ Dellapasqua S, et al. Metronomic cyclophosphamide and capecitabine combined with bevacizumab in advanced breast cancer. J Clin Oncol, 2008, 26：4899-4905.

［67］ Orlando L, et al. Trastuzumab in combination with metronomic cyclophosphamide and methotrexate in patients with HER-2 positive metastatic breast cancer. BMC Cancer, 2006, 6：225.

［68］ Gorn M, et al. A pilot study of docetaxel and trofosfamide as second-line 'metronomic' chemotherapy in the treatment of metastatic non-small cell lung cancer（NSCLC）. Onkologie, 2008, 31：185-189.

［69］ Colleoni M, et al. Low-dose oral methotrexate and cyclophosphamide in metastatic breast cancer：antitumor activity and correlation with vascular endothelial growth factor levels. Ann Oncol, 2002, 13：73-80.

［70］ Burstein HJ, et al. Metronomic chemotherapy with and without bevacizumab for advanced breast cancer: a randomized phase Ⅱ study (abstract 4). Breast Cancer Res Treat, 2005, 94 (Suppl 1): S6.

[71] Colleoni M, et al. Metronomic low-dose oral cyclophosphamide and methotrexate plus or minus thalidomide in metastatic breast cancer: antitumor activity and biological effects. Ann Oncol, 2006, 17: 232-238.

[72] Reichle A, et al. Targeted combined anti-inflammatory and angiostatic therapy in advanced melanoma: a randomized phase Ⅱ trial. Melanoma Res, 2007, 17: 360-364.

[73] Ogata Y, et al. Significance of thymidine phosphorylase in metronomic chemotherapy using CPT-11 and doxifluridine for advanced colorectal carcinoma. Anticancer Res, 2007, 27: 2605-2611.

[74] Tas F, et al. Effect of maximum-tolerated doses and low-dose metronomic chemotherapy on serum vascular endothelial growth factor and thrombospondin-1 levels in patients with advanced nonsmall cell lung cancer. Cancer Chemother Pharmacol, 2008, 61: 721-725.

[75] Lin PC, et al. Biweekly oxaliplatin plus 1-day infusional fluorouracil/leucovorin followed by metronomic chemotherapy with tegafur/uracil in pretreated metastatic colorectal cancer. Cancer Chemother Pharmacol, 2007, 60: 351-356.

[76] Orlando L, et al. Prolonged clinical benefit with metronomic chemotherapy in patients with metastatic breast cancer. Anticancer Drugs, 2006, 17: 961-967.

[77] Correale P, et al. A novel metronomic chemotherapy regimen of weekly platinum and daily oral etoposide in high-risk non-small cell lung cancer patients. Oncol Rep, 2006, 16: 133-140.

[78] Young SD, et al. Phase Ⅱ clinical trial results involving treatment with low-dose daily oral cyclophosphamide, weekly vinblastine, and rofecoxib in patients with advanced solid tumors. Clin Cancer Res, 2006, 12: 3092-3098.

[79] Nicolini A, et al. Oral low-dose cyclophosphamide in metastatic hormone refractory prostate cancer (MHRPC). Biomed Pharmacother, 2004, 58: 447-450.

[80] Spieth K, et al. Metronomic oral low-dose treosulfan chemotherapy combined with cyclooxygenase-2 inhibitor in pretreated advanced melanoma: a pilot study. Cancer Chemother Pharmacol, 2003, 52: 377-382.

[81] Varker KA, et al. A randomized phase 2 trial of bevacizumab with or without daily low-dose interferon alfa-2b in metastatic malignant melanoma. Ann Surg Oncol, 2007, 14: 2367-2376.

[82] Twardowski PW, et al. Biologic markers of angiogenesis: circulating endothelial cells in patients with advanced malignancies treated on phase Ⅰ protocol with metronomic chemotherapy and celecoxib. Cancer Invest, 2008, 26: 53-59.

[83] Cruz-Munoz W, et al. Effective treatment of advanced human melanoma metastasis in immunodeficient mice using combination metronomic chemotherapy regimens. Clin Cancer Res, 2009, 15 (15): 4867-4874.

[84] Hashimoto K, et al. Potent preclinical impact of metronomic low-dose oral topotecan combined with antiangiogenic drug pazopanib for the treatment of ovarian cancer. Mol Cancer Ther, 2010, 9 (4): 996-1006.

[85] Merritt WM, et al. Bridging the gap between cytotoxic and biologic therapy with metronomic topotecan and pazopanib in ovarian cancer. Mol Cancer Ther, 2010, 9(4): 985-995.

[86] Pasquier E, et al. Metronomic chemotherapy: new rationale for new directions. Nat Rev Clin Oncol, 2010, 7(8): 455-465.

9.5　免疫治疗

◎ Pier-Luigi Lollini, Carla De Giovanni, and Patrizia Nanni

9.5.1　肿瘤免疫生物学

（1）肿瘤的免疫系统识别

自19世纪末以来，在现代医学中一直在探索使用免疫学武器战胜肿瘤的想法。现代肿瘤免疫学的诞生通常归功于20世纪40～50年代的实验发现，即接触无害肿瘤成分（接种疫苗）可以保护近交系小鼠抑制随后接种的肝肿瘤细胞（激发）[1-4]。在随后的几十年中，应用免疫健全或免疫缺陷宿主进行了无数的免疫接种-激发实验，以解析疫苗接种保护宿主的免疫机制。总体上结果很清晰，但形成了临床前和临床肿瘤免疫学的矛盾基础，这是理解目前和未来治疗发展必须考虑到的。

天然免疫是基础，其免疫细胞和分子（如吞噬细胞和干扰素）可直接攻击肿瘤，而抗原呈递（树突状细胞和其他细胞）是产生获得性免疫所必需的[5]。骨髓来源抑制细胞（MDSCs）起负面作用，抑制抗肿瘤免疫[6,7]。自然杀伤（NK）细胞可非常活跃地对抗循环肿瘤细胞，因此它们发挥了显著的抗肿瘤转移作用。没有NK细胞，肿瘤细胞的实验性转移能力可以增加上百倍[8]。

T细胞是肿瘤免疫的主要细胞，如细胞毒性T细胞（CTLs）可直接杀伤肿瘤细胞，辅助性T细胞（Th细胞）是树突状细胞（DC）抗原呈递后激活CTLs所必需的，并产生

IFN-γ 及其他细胞因子,抑制肿瘤细胞的生长,增强主要组织相容性复合体(MHC)和抗原的表达[5]。调节性 T 细胞(Treg 细胞)可抑制抗肿瘤免疫并使传入和传出阶段受益[9,10]。NKT 细胞也显示出抗肿瘤转移活性,但其中也包括有利于肿瘤的亚群[11]。

在免疫接种-激发实验中,一般认为 B 细胞和抗体是无关紧要甚至是有害的。其主要原因是由于如 CD55 和 CD59 等生理性补体抑制剂的表达,实体肿瘤对抗补体介导的抗体细胞毒作用大多是耐受的。皮下或肌肉异位接种大量快速增长的肿瘤细胞可快速刺激小鼠免疫接种-激发模型,往往会低估抗体的保护作用。此外,在这些实验中涉及的多数肿瘤抗原在细胞表面并不表达,因此要么是抗体不可及,或是抗体结合并未直接抑制有丝分裂信号,而后者是介导如曲妥珠单抗等目前治疗性抗体活性的重要机制。因此,无论是过去,还是目前肿瘤免疫学仍集中在 T 细胞的研究,且临床转化的努力也集中在此[5,12]。但明显反差的事实是,单克隆抗体是最有效的免疫治疗工具,得到了世界范围内监管机构的批准。而以 T 细胞为基础的治疗在很大程度上仍然停留在实验阶段。

（2）肿瘤抗原

肿瘤抗原的研究,特别是人类起源肿瘤抗原的研究,多年来依赖于啮齿类动物孵育的异种抗体,这一技术揭示了一些有趣的靶分子,也有许多来源物种的免疫原性较弱,作为 MHC 相关肽几乎完全不被 T 细胞所识别。肿瘤特异性 T 细胞克隆可用于文库筛选,于 20 世纪 80 年代首先在小鼠、其后在人类肿瘤中发现 CTL 反应靶向抗原。这种抗原可介导肿瘤免疫排斥反应,并且是基于 T 细胞的免疫治疗的合适靶点。目前人类肿瘤抗原的数据库包括 100 多个分子,可分为以下 5 类[13-15]。

1）癌-睾丸抗原(cancer-testis antigens):是率先被发现的一类,包括 MAGE、BAGE、GAGE 和 NY-ESO-1。由人黑色素瘤、其他一些肿瘤和非癌组织(睾丸、创伤修复)表达。

2）分化或种系特异性抗原(differentiation or lineage-specific antigens):包括正常组织和同一种系来源肿瘤表达的分子,如酪氨酸酶和相关蛋白、gp100 和 MelanA/ MART1(黑色素细胞和黑色素瘤)、前列腺特异性抗原(PSA)。

3）共享抗原(shared antigens):如癌胚抗原(CEA)、Her-2/neu、MUC-1、抑制蛋白(survivin)、端粒酶催化亚基(TERT),在多种肿瘤和一些正常组织中表达。在正常细胞中表达,是前述几类肿瘤抗原的一个特性,这会产生两个重要后果:①多水平的免疫耐受防止自身免疫反应的产生,要产生有效的抗肿瘤免疫反应需要突破这种耐受;②由免疫治疗激发的自身免疫反应可破坏表达靶抗原的正常组织。

4）融合蛋白(fusion proteins;如 BCR-ABL、PAX3-FKHR)和突变蛋白(mutant proteins;如 RAS, p53):来自癌变和肿瘤进展过程中的致癌基因突变,是唯一真正的肿瘤特异性抗原。突变蛋白是随机突变的结果,抗原序列在每个患者可以不相同,因此也被称为独特肿瘤抗原[16]。不幸的是,它们的免疫原性很差,目前有关靶向 RAS 或 p53 疫苗的少数临床试验的结果令人失望[17]。

5）个体基因型(idiotypes)-克隆型和免疫球蛋白及 T 细胞受体本身的抗原部分:针对 B 细胞瘤个体基因型的免疫治疗试验取得了可喜的结果[18]。

此外,由肿瘤相关内皮细胞、间质和白细胞组分表达的抗原是肿瘤免疫治疗有用的靶点[19]。

（3）免疫监视和免疫编辑

肿瘤抗原的存在可诱发独特的抗肿瘤反应,这意味着免疫系统如同它在细菌和病毒感染中的作用那样,可以持续地保护宿主免于发生肿瘤,这一假说称为免疫监视理论,于 20 世纪 50 年代提出,但直至 21 世纪初期才得以最终证实。免疫监视意味着免疫抑制的宿主较免疫健全的宿主有更高的肿瘤发生率。获得性免疫完全缺乏和先天性免疫有严重缺陷的基因工程小鼠模型(GEM)较之免疫健全的同系模型,的确更易于自发或诱发肿瘤[20]。人类的情况更加复杂,因为有和前述老鼠相似的免疫缺陷水平的人类个体,通常无法活到肿瘤出现的年龄。有部分或一过性免疫缺陷的个体,如移植受体或艾滋病患者,其发生淋巴瘤和 Kaposi 肉瘤(HHV8)、宫颈癌(HPV)等病毒性肿瘤的发病率显著升高。在免疫健全个体中,肿瘤必须找到逃避免疫杀伤的方法才能存活,所以它们应具有较低的免疫原性,此现象被称为免疫编辑。通过比较免疫缺陷与免疫健全小鼠的肿瘤发生,再次得到明确证实。在功能性免疫系统缺失的情况下产生的肿瘤,较那些找到途径逃逸有效免疫监视的肿瘤具有更高的免疫原性。

免疫监视理论假定的 3 个连续阶段(3 个"Es")的最新版本是:癌细胞被免疫系统清除(elimination);肿瘤生长和免疫防御之间的平衡(equilibrium;一种类似于肿瘤休眠的机制),能保持肿瘤长时间内处于监视之中;肿瘤细胞逃逸(escape)免疫控制,进展为局部或转移性肿块[21-24]。

肿瘤采用被动和主动策略以逃避免疫识别。在人黑色素瘤中发现肿瘤抗原的下调,在多发性皮肤转移灶样本中一些癌变病灶已经下调或完全丢失在其原发肿瘤中表达的抗原。T 细胞抗原受体的激活需要绑定到 MHC 分子的抗原性肽的表面表达,但 80% ~ 90% 的人类肿瘤只表达很少或几乎不表达 MHC[25,26]。这可能导致 MHC 下调,成为肿瘤最常见的免疫逃避机制,同时这种机制也是最普遍的肿瘤细胞改变之一,其发生频度与端粒酶激活等同,比 p53 突变更为常见。肿瘤还拥有其他的逃避途径,可以与 MHC 或抗原缺失导致同样后果,如降解蛋白质的抗原加工机构(免疫蛋白酶)、从细胞质到内质网转运肽(TAP 运载器)的缺陷,因为 MHC-肽复合物就在其中组装[26]。

肿瘤细胞还可以通过释放负调控因子主动抑制抗肿瘤免疫,如 TGF-β、IL-10,诱导抑制性髓细胞(MDSC)或 T 细胞(Treg 细胞)、TNF/ FAS 家族表面受体的表达,以触发 Th 细胞和 CTLs 的凋亡。

（4）癌抗原

对于免疫编辑机制的了解表明，并非所有肿瘤抗原在逃逸肿瘤变体的选择中有同样的表达倾向。癌抗原（oncoantigens）是指能持续性地介导肿瘤免疫识别的肿瘤抗原[27]。这个新类别的成员包括兼有表面或可溶性分子性质、在肿瘤生长中起着至关重要作用的肿瘤抗原。表面或细胞外表达意味着即使 MHC 或抗原加工机制下调，癌抗原依然能被抗体识别，并保持其致瘤性，阻止此抗原缺失肿瘤变体的生长。癌抗原是肿瘤免疫治疗的理想目标，但目前只有少数几种癌抗原符合条件，其中包括 Her-2，MUC-1 和个体基因型。其他潜在成员如许多生长因子与受体的适用性和抗原性，仍有待实验确定。

9.5.2　肿瘤的免疫预防

（1）肿瘤免疫预防的概念

免疫监控的功效是不完全的，因为肿瘤在免疫健全的人类和小鼠中依然出现。癌症免疫预防的理念是健康个体在接受强化免疫监视的治疗后，可使接受者余生的肿瘤发病率降低。

（2）病毒相关肿瘤的免疫预防

接种疫苗预防病毒感染可以预防病毒相关肿瘤的发生。首先在接种乙型肝炎疫苗的人群中证实，可以显著降低肝炎后肝细胞癌的发生[28]。致癌性乳头状瘤病毒疫苗（如 HPV）的临床试验效果也极佳，因此有几个国家被批准进行大规模疫苗接种。HPV 疫苗预计将显著影响宫颈癌和其他 HPV 相关肿瘤的发病率[29,30]。全球范围内的针对致癌性病毒疫苗的广泛应用，包括抗丙型肝炎病毒（HCV）和 EB 病毒疫苗[31]，能够预防 10% 的人类肿瘤。

（3）非病毒性相关肿瘤的免疫预防

非传染性病原体相关肿瘤的预防效果，在几个携带有自发性或致癌物诱发肿瘤的临床前小鼠模型中得到了明确的展示。效果最好的是将疫苗和具有强大免疫佐剂的靶抗原相结合。癌抗原是最好的治疗靶点，治疗后随着时间的推移，将抗原缺失或 MHC 缺失的肿瘤变体减至最低（癌抗原的概念最早是在肿瘤免疫预防领域中发展的）[27,32]。

非传染性肿瘤的免疫预防尚处于临床前发展阶段。关于研究成果的人体临床转化，需要解决的主要问题是存在目标癌抗原的风险人群的合适定义，以及有致自身免疫性疾病潜力的自身抗原引发长期免疫能力的安全性。免疫预防的发展策略和疫苗开发的直接利益就是其研究结果能应用于免疫治疗，也就是说能有效地预防原发性肿瘤发生的疫苗也能够防止远处转移的发生，这是因为那些靶病变兼有体积小及容易接触到可溶性、细胞性免疫效应分子的特性[33]。

9.5.3　肿瘤和转移的免疫治疗

（1）肿瘤免疫治疗的一般转化和临床应用

在这里讨论的是肿瘤免疫治疗和细胞毒性化疗之间的

一些具体差异，这种差异常见于利用生物制剂的癌症治疗，在某种程度上可以扩展到使用无细胞毒性小分子进行的靶向治疗。

1）治疗药物：已被应用于肿瘤免疫治疗的分子和细胞的范围非常广泛，主要的共同问题是如何保证制备供临床使用的制剂具有同质性和可重复性。在单克隆抗体和重组 DNA 技术问世之前，应用"天然"制备方法如动物的抗血清，虽然在技术上是可行的，但应绝对避免应用。应执行严格的程序和算法，以最大限度地减少变异性，同时研究的统计学效价亦应作相应调整。

制剂的种属特异性是生物治疗和多数小分子药物治疗之间的一个重要转化差别。小分子制剂的临床前研究假定是将相同的药物首先在动物身上然后在人类身上进行测试，而主要的差异在于宿主反应。几乎所有生物治疗制剂在不同程度上都有种属特异性，人类分子用于小鼠是无活性的，反之亦然。在这种情况下，转化工作者和临床研究者都必须明确，来自不同动物种属的相同名称的分子制剂实际上是不同的，在不同种属之间不可能引起相同反应[34]。同样，必须特别警惕部分交叉反应，比如 TNF-α，因为在临床前动物研究中使用了人类分子的诱惑，可能导致研究人员错过重要的治疗效果或严重的副作用。另外，治疗性大分子（尤其是蛋白质）的重复给药，可以诱发针对治疗制剂本身的自身免疫反应，并引起特殊的抵抗机制，如在研究 IFN-α 时就发生过类似事件。

2）研究设计：细胞毒性药物的剂量发现试验（dose-finding trials）假定存在一个剂量-细胞杀灭的线性对数曲线，因此，其目标是寻找最大耐受剂量（MTD），即拥有可接受副作用的最有效药物剂量。生物制剂的药效并不一定是线性曲线，也可以出现钟形曲线，会从 MTD 分离出最佳生物剂量（OBD）。因此 I 期临床试验可分为两种互补研究，分别用于发现 MTD（I a 期）和 OBD（I b 期）[35]。

与靶向治疗情况类似，肿瘤免疫治疗试验患者的入选标准较常规 I 期临床研究更具选择性，例如通过强制规定统一病理学类型或存在完整淋巴结。当治疗制剂存在潜在的免疫原性时，建议在剂量发现研究的开始阶段接受过低剂量给药的患者，应避免循环重复治疗。

免疫疗法或生物制剂的治疗作用和副作用可能以意想不到的形式发生，特别是当制剂或疗法第一次在人类进行测试。20 世纪 80 年代，IFN-α 早期试验的良好结果燃起了生物制剂比传统的细胞毒性药物拥有更低毒性的希望，但由于 IL-2 和 TNF-α 表现出严重不良反应，这一希望很快就破灭了。必须牢记，由于很多生物制剂的间接作用机制，治疗作用和毒性作用的类型和时间动力学都可以不确定，经常引起迟发性反应。目前肿瘤免疫治疗的临床反应是采用世界卫生组织（WHO）的评价标准或实体瘤反应评价标准（response evaluation criteria in solid tumors，RECIST）来进行评价的。是否采用不同的标准会更合适，尤其是在免疫治疗过程中是否应包括长期稳定性的观察，是目前主要争论

3）免疫监测：很多免疫治疗制剂并不直接影响肿瘤细胞，而是通过免疫系统或其他宿主反应间接杀死肿瘤细胞。因此不充分的临床反应可有两个原因：药物未能激发最佳的生物反应，或生物反应确实被激发了，但未能有效地控制肿瘤生长。因此，临床研究必须包括适当的终结点，以评估与临床反应平行的生物反应和免疫反应。

在生物预测指标匮乏的情况下，临床应答者和无应答者的对比可以揭示一些相关的免疫变量。在细胞毒性治疗中，临床反应与许多临床参数相关，应答者中生存的后验分析存在自我应验预言的味道。这种情况在肿瘤免疫治疗中存在概念性差异，由于免疫应答者的评估更接近于靶向治疗的情况，一般来说单独评估表达特定靶点的患者较之评估靶点阴性的患者更具价值。

在临床实践中，考虑到多个相关免疫反应的局部特性，对接受免疫治疗的肿瘤患者进行免疫监测是困难的。一方面，更容易和更实用的监测应该基于外周血取样。然而，临床相关的和有意义的免疫反应，往往发生在转移部位和局部淋巴结内，在大多数情况下，只能通过细针穿刺或类似的繁琐操作进行采样。当测量全身性免疫反应时如循环抗肿瘤抗体，外周血指标的可靠性最大；当测量的免疫反应是局部细胞反应如 CTL 活性（它导致免疫细胞外渗、成熟和活化）时，外周血指标的可靠性最小。血液中的细胞因子水平是参差不齐的，如种系进化古老分子 IFN-α，可以达到有意义的全身性水平，而其他分子如 IFN-γ 或 TNF-α，仅在局部较高浓度时起生理作用，如果达到很高的全身性水平，它们会迅速成为有毒物质。

由于许多抗肿瘤免疫反应具有内在的自身免疫性，在接受免疫治疗的癌症患者中，其自身免疫性征象可与免疫和临床抗肿瘤反应相对应，因此可用于免疫监测。最突出的例子是恶性黑色素瘤患者，在接种疫苗或以其他方式刺激黑色素细胞和黑色素瘤细胞共享的分化抗原产生反应后，会出现自身免疫性白癜风。最近的研究还显示，自身免疫的一般性实验室指标如抗核抗体或抗甲状腺自身抗体阳性的患者[38]，在干扰素治疗后生存率明显提高。

（2）肿瘤免疫治疗的多种方法

多年来，实验和临床肿瘤免疫学家制定了上百个不同的免疫治疗方法。在这一章中将主要涵盖那些有一定临床应用价值的方法。很多研究者尝试对免疫治疗进行分类，如按照制剂分类、按照免疫反应类型分类等，但多数分类方式还不令人满意，或因种种原因无法坚持使用而很快被淘汰。我们使用的部分方案，是古老但依旧流行的分类方案（至少仍为受关注的术语）。需要注意的是，必须了解某些类别今天仅能作为分类标签存在，因为其所基于的免疫学概念现在已经不再可靠。

第一个二分法是分为被动免疫和主动免疫[39]。被动免疫治疗是采用本身具有抗肿瘤活性的免疫制剂，如单克隆抗体。被动免疫最初的想法是"被动"的宿主不需要有效的免疫系统来作出反应，但现在我们知道多数被动免疫没有宿主的反应实际上是不会起作用的（例如单克隆抗体的作用机制，将在本章稍后讨论）。

主动免疫治疗是采用诱导宿主抗肿瘤免疫反应的制剂。这就是所谓的"非特异性"，即制剂在大体上刺激免疫防御系统，而不考虑精确的肿瘤抗原决定簇。例如通用性免疫刺激制剂——卡介苗或细胞因子如 IL-2 或 GM-CSF。特异性免疫治疗是将肿瘤抗原以疫苗的形式给药，导致宿主对肿瘤产生免疫反应。因为疫苗采用佐剂以增强抗原呈递和其他免疫反应，所以几乎所有特异性免疫治疗都整合有非特异性元素，大部分非特异性免疫治疗的研究结果也有助于特异性免疫治疗新型佐剂的开发。

主动非特异性免疫治疗：对伴随感染的肿瘤患者进行的早期医学观察（19 世纪末）发现肿瘤缩小的证据，因此人们产生了人或微生物来源的感染相关材料可用于癌症治疗的想法[40]。

卡介苗（BCG）是一种用作结核病疫苗的牛分枝杆菌，对肿瘤免疫治疗的试验已超过 50 年。早期的想法是全身给药对多种癌症进行有效治疗，但已被临床对照试验的结果所否定。如今卡介苗局部治疗仍有两个有效的适应证：病灶内给药治疗转移性黑色素瘤，膀胱内给药治疗复发性膀胱癌和移行细胞性肾癌。卡介苗可激发强烈的局部炎症反应，可摧毁肿瘤，但不会诱导全身免疫反应。卡介苗和其他分枝杆菌联合免疫原性抗原制剂是肿瘤疫苗的有效佐剂（稍后讨论）。

细菌衍生物如胞壁酰三肽（MTP）和细胞因子如 IFN-γ 是强效的巨噬细胞激活因子。为了治疗肿瘤患者，MTP 可装入脂质体或其他微粒，引起肺或肝区域巨噬细胞选择性地吞噬。它们联合化疗应用于骨肉瘤肺转移的治疗，在一些试验中获得了阳性的临床结果[41]。

细胞毒性化疗作为免疫疗法：大剂量化疗可以通过杀死白细胞或其前体来抑制免疫反应。然而人们发现"中等"剂量的某些药物如蒽环类药物或环磷酰胺，实际上可以通过（或多或少选择性）杀死负向调控抗肿瘤免疫反应的细胞群（如 Treg 细胞），增强多种类型的抗肿瘤免疫反应。这本身不会带来显著临床效果，但是环磷酰胺最近被用于增强其他类型的免疫治疗[42]。

（3）细胞因子

细胞因子在肿瘤免疫治疗的应用直接源自主动非特异性免疫治疗领域。一个世纪以前用于传染病患者的治疗性制剂，现在认为含有混合的多种细胞因子，包括 TNF-α。但是，现在的细胞因子包括太多的不同分子，以致不能够以单一的标签来进行分类，一些细胞因子的使用目的甚至已经超越了免疫治疗的概念和本章讨论的范围，如集落刺激因子（CSFs）用于预防白细胞减少症和化疗的血液副作用。

从整体上看，细胞因子领域对标准公认的肿瘤免疫治疗贡献甚微。主要原因是多数细胞因子的生理作用依赖于较高的局部浓度，而全身给药的药理学应用，要么产生严重

的问题[34-37]。

的副作用,要么无法在靶器官达到有效浓度。在实践中,只有能够在生理上达到全身性高浓度的细胞因子如 IFN-α 或 CSFs,才可获得批准进行临床应用,而多数分子在早期临床试验中却产生了严重的毒性反应,并没有达到作为治疗药物的批准要求。然而,在这些研究中激发研究人员发展出各种聪明新奇的方法,在发挥药物作用的同时避免全身性毒性反应,如过继免疫治疗和基因治疗等。在此,以 IFNs 和 IL-2 作为典型例子,以论述细胞因子免疫治疗领域中的临床和转化问题。读者可以参考各个肿瘤特定治疗适应证的相关章节。

1）IFN-α:是一个多数正常细胞和肿瘤细胞均表达受体的多效性细胞因子,其在肿瘤治疗中的功能可被视为其抗病毒功能的副产品。它既有直接的抗肿瘤活性,包括抑制细胞增殖和细胞毒作用,以及诱导 MHC 表达,也有经免疫系统介导的各种功能,包括促进 DCs 成熟、诱导 Fc 受体介导 ADCC,以及促进巨噬细胞、NK 细胞、T 细胞和 B 细胞的活化和分化,早期在毛细胞白血病治疗中已取得成功,因此在几乎所有类型的肿瘤中广泛进行了临床试验。然而,各种恶性血液病中出现的极高反应率,在实体肿瘤中却无法复制,即便 IFN-α 现在依然经常用于黑色素瘤、肾癌和膀胱癌的治疗[43,44]。

在靶向治疗时代,IFN-α 不是靶向治疗药物,其靶细胞和作用机制具有多样性,在大量实体肿瘤试验证实,IFN-α 治疗的反应率非常之低,这反过来阻碍了 IFN-α 进一步发展。

恶性血液病对 IFN-α 的治疗敏感性较高,更多地归功于它的抗增殖和分化属性,而不是免疫调节作用。据此,IFN-α 更应属于被动免疫而不是主动免疫。即使转移性实体瘤的反应率较低(通常低于 25%),但 IFN-α 治疗依然是很重要的,仍有相当比例的患者将从 IFN-α 治疗中得到很大的临床获益。

有两类临床相关因素展现其预测价值,包括与疾病进展、患者状态、IFN 反应性等相关的临床因素,以及与免疫反应相关的临床因素。前者包括原发肿瘤的 IFN-α 受体数量、循环肿瘤细胞计数、患者的身体状态、确诊后的时间、血清乳酸脱氢酶(LDH)、血红蛋白和钙水平。免疫指标包括原发肿瘤浸润性 DCs 的评估、从循环蛋白水平到基因多态性的细胞因子和趋化因子反应的各种参数,以及伴随的自身免疫激活。实体瘤 IFN-α 治疗的重要改进可能来自可靠预测指标的定义和验证,以及限定 IFN-α 只给予有反应的病例。

2）IFN-γ 和 TNF-α:推动广泛的 IFN-α 试验进行的类比推理,也导致有着类似活性特征细胞因子的临床试验,如 IFN-γ 和 TNF-α。遗憾的是两者都没有表现出临床作用,无法用于癌症治疗。IFN-γ 曾在多个临床试验中进行测试,最高为 Ⅲ 期临床试验,并没有表现出显著的治疗作用,但有 IFN-γ 产生有害影响的提示,这可能与临床前研究中发现的 IFN-γ 促转移活性有关[45,46]。

TNF-α 的临床前试验表现出有希望的抗肿瘤作用,但其人体毒性妨碍全身性临床使用,只能进行局部治疗,如用于转移性黑色素瘤的孤立肢体灌注[47]。就 TNF-α 来说,一些实验证据表明,细胞因子可以兼有促肿瘤和抗肿瘤活性[48,49]。20 世纪 80 年代,TNF-α 作为药物的希望破灭,反而促进了细胞因子基因治疗的出现,这是一个重要的技术进步。然而,实体瘤细胞因子治疗的低反应率至今没有得到改善。

9.5.4　过继性免疫治疗

（1）IL-2 与过继免疫治疗

从广义上看,IL-2 的活性较 IFN-α 简单,因为多数实体肿瘤对 IL-2 不敏感,因此,任何治疗效果都必须通过免疫活动介导,主要是 T 细胞和 NK 细胞的多克隆活化,即统称为淋巴因子激活的杀伤细胞(LAK),并获得高效裂解多种固体肿瘤细胞的能力。在早期临床试验中,IL-2 表现为一种不利的毒性特性,从而导致患者的淋巴细胞去除和淋巴细胞体外接触细胞因子,随后出现大量 LAK 细胞回输的过继性免疫治疗方法[50]。

对转移性黑色素瘤和肾细胞癌的研究报道其治疗反应率为 20% ~30%,但对其他实体瘤基本无效。有趣的是,相同病理学特征的 IFN-α 组和 IL-2 组,应答者比例具有相同的幅度顺序,IL-2/LAK 和 IFN-α 的联合应用并没有产生协同效应,从而表明进展期患者对不同免疫治疗方式可产生同等反应。

物流方面的困难、LAK 生成的高成本以及临床反应率低下,阻碍 IL-2/LAK 免疫治疗被广泛接受。然而,随着技术和免疫学的进步,过继免疫治疗的实验和临床开发在不断进展。最新的进展包括宿主的非髓性淋巴细胞清除,使用药物或消耗单克隆抗体以损害 Treg 细胞,增强细胞毒性,使用更特异性的细胞毒性细胞如肿瘤浸润淋巴细胞(TILs)、肿瘤特异性选择的 T 细胞或转导编码针对肿瘤抗原的 T 细胞抗原受体(TCR)基因的 T 细胞[50]。

（2）移植物抗肿瘤

过继性转入的异体 T 细胞摧毁肿瘤细胞的能力是肿瘤免疫治疗潜力最具说服力的证据。接受异体骨髓移植的白血病患者明显比接受同基因移植的患者更少复发。T 细胞消除去掉了保护效应,从而将免疫治疗的疗效同骨髓造血活动进行分离,开创了通向异体 T 细胞过继免疫治疗的途径。

抗白血病治疗效应的主要临床问题是移植物抗宿主(GvH)反应,即移植物抗白血病(GvL),这可能引起严重 GvH 病(GvHD)。在获得 GvL 而不引发 GvHD 而进行的众多尝试中,结合自杀基因的治疗已获得最好的结果。这种治疗方法是将一种能使细胞获得更昔洛韦敏感性的基因在体外转导至捐助的 T 细胞,对于出现 GvH 早期征象的患者就能够以药物治疗杀死改造的 T 细胞,防止明显的 GvHD 发生[51]。

遗憾的是,将 GvL 方法扩展到实体瘤的尝试(移植物抗肿瘤)到目前还没有达到白血病患者所获得的临床疗效。

(3)主动特异性免疫治疗——治疗性肿瘤疫苗

主动特异性免疫治疗的基本原理是免疫系统可以有效地摧毁肿瘤细胞,GvL 即可作为证明,但在自然条件下还不足以被具有免疫逃逸能力的肿瘤和转移灶的增长所激发。为此开发治疗性疫苗,使患者对肿瘤表达的抗原产生主动免疫。

多年来,在各种肿瘤尤其是转移性黑色素瘤和肾细胞癌中,研究者已经设计了不计其数的疫苗并在临床上进行了测试。在此主要论述肿瘤疫苗的一般原则和效果。

一个适用于所有疫苗种类的普遍性规则是特定抗原自身只会产生无效疫苗,除非其与佐剂联合,而佐剂能够以非抗原特异性的方式增强抗原的持久性,改善呈递,吸引和激活免疫系统细胞。用于治疗性肿瘤疫苗的佐剂范围要比用于传染性疾病预防疫苗的佐剂要广泛得多,因为后者需要在健康人群包括新生儿中使用,所以要绝对避免副作用。强效佐剂不可避免地具有(主要是局部的)副作用,但仍然可以应用于肿瘤疫苗[52]。表 9-4 是肿瘤疫苗中普遍使用的佐剂清单。由于该领域缺乏比较性研究,目前还无法明确对于一个给定疫苗的制备到底哪个佐剂是最有效的。

表 9-4 在肿瘤疫苗中应用的佐剂

佐剂的种类	举例
物理治疗	放射线、高温(诱导热休克蛋白)
水-油乳液	不完全性 Freund's 佐剂(IFA)、montanide
细胞因子	GM-CSF、IL-2、IL-12、IFN-α
异源性 MHC 糖蛋白	同种异体细胞
免疫抑制的拮抗剂	环磷酰胺、抗 CD25 或 CTLA4 的单克隆抗体
病毒	痘病毒、疱疹性口炎病毒(VSV)、新城鸡瘟病毒(NDV)
细菌和细菌组分	卡介苗、detox PC(分枝杆菌胞壁 + 沙门菌脂质 A + 角鲨烯 + 去垢剂)
植物组分	皂苷
动物组分	钥孔虫戚血兰素(KLH)

在肿瘤抗原制剂领域中也同样需要选择(表 9-5),多年来几乎每一个可能的抗原性制剂都进行了疫苗接种,包括完整细胞、蛋白质、多肽、RNA、DNA、修饰/致敏的 DC 等[13,53-55]。然而,到目前为止,主动特异性免疫治疗并未带来较大的临床获益,而且直到最近,第一个 DC 疫苗才获得 FDA 的批准[56]。不论疫苗如何设计,通常多数实体瘤进展期患者反应率非常低(低于 5% ~10%),而且主动特异性免疫治疗较之非特异性免疫并没有显著优势[57]。尽管这一事实令人沮丧,这一领域的研究仍在积极开展,在追求更有效的治疗性肿瘤疫苗的不懈努力下,所有的技术进步正在不断应用并进行临床试验。

表 9-5 治疗性肿瘤疫苗

抗原构成	实现形式
肿瘤细胞	自体/同种异体;完整细胞/细胞裂解物/热休克蛋白;转基因细胞(基因编码的细胞因子、肿瘤抗原等)
抗原刺激的树突状细胞	细胞裂解物/热休克蛋白/凋亡小体/微泡;蛋白质/多肽;核酸
蛋白质	重组抗原性蛋白,抗独特型抗体
多肽	合成的多肽
神经节苷脂	GD2、GD3、GM2
DNA 疫苗	质粒 DNA 编码的肿瘤抗原

(4)单克隆抗体

单克隆抗体(mAbs)是肿瘤免疫学最成功的临床应用(表 9-6),这得益于单克隆抗体数十年来的临床前开发、与标准临床程序和操作流程方便整合,以及多重抗肿瘤活性。被动特异性免疫的抗体并不包括宿主主动免疫反应激活所要求的各种机制。此外,不同的治疗活性实际上独立于抗体的免疫学性质，在未来可能被不属于免疫治疗的不同分子所取代。

免疫抗肿瘤活性包括补体级联激活，可以导致补体介导的靶细胞裂解，以及由表达巨噬细胞介导的补体依赖性细胞介导细胞毒作用（CDCC）。此外，NK细胞和有Fc受体的其他细胞可以执行抗体依赖性细胞介导细胞毒作用（ADCC）（图9-14）。所有的免疫机制通过抗体分子的Fc基团被激活，因此也被称做"Fc依赖性"[58]。

表9-6 已批准用于肿瘤患者的单克隆抗体

抗体	类型	靶蛋白	适应证
利妥昔单抗（rituxan）	嵌合IgG1	CD20	B细胞淋巴瘤
替伊莫单抗（zevalin）	偶联（鼠IgG1-^{90}Y或^{111}In）	CD20	B细胞淋巴瘤
托西莫单抗（bexxar）	偶联（鼠IgG2a-^{131}I）	CD20	B细胞淋巴瘤
吉妥单抗（mylotarg）	偶联人源化IgG4-细胞毒性抗生素	CD33	AML
阿仑单抗（campath）	人源化IgG1	CD52	B-CLL
曲妥珠单抗（herceptin）	人源化IgG1	HER-2	乳腺癌
西妥昔单抗（erbitux）	嵌合IgG1	EGFR	结直肠癌、头颈部癌、非小细胞肺癌
帕尼单抗（vectibix）	人IgG2	EGFR	结直肠癌
贝伐单抗（avastin）	人源化IgG1	VEGF	结直肠癌
阿西莫单抗（CEA-Scan）	偶联（鼠IgG1-^{99}Tc）	CEA	结直肠癌（诊断）
卡罗单抗（prostaScint）	偶联（鼠IgG1-^{111}In）	PSMA	前列腺癌（诊断）
若莫单抗（verluma）	偶联（鼠IgG2b-^{99}Tc）	CAA	小细胞肺癌（诊断）

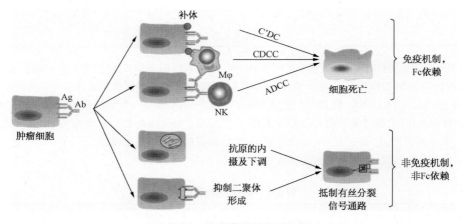

图9-14 单克隆抗体作用机制

注：Ab：抗体（antibody）；ADCC：抗体依赖的细胞介导细胞毒作用（antibody-dependent cell-mediated cytotoxicity）；Ag：抗原（antigen）；CDCC：补体依赖的细胞介导的细胞毒作用（complement-dependent cell-mediated cytotoxicity）；C'DC：补体依赖的细胞毒作用（complement-dependent cytotoxicity）；Mφ：巨噬细胞（macrophage）；NK：自然杀伤细胞（natural killer cell）。

非免疫依赖性或非FC依赖性机制是基于靶分子生物活性的中和，因此，其抗肿瘤潜能与靶抗原和肿瘤的增殖、存活和转移扩散的相关性等直接相关。当靶点是癌抗原（oncoantigen）时，可以说与免疫机制无关（如前所述）。首先，抗体的结合可以触发靶标的内吞和再循环，导致其在细胞表面缺乏，并在有足够抗体浓度的情况下保持这一状态。第二，抗体可以阻断启动信号传输所需的分子间相互作用，

如HER-2和EGFR抑制酪氨酸激酶受体的二聚体化。就HER-2而言，更进一步的有效机制是保护目标免于被活化的蛋白水解所裂解，这种裂解即转换p185成结构性活化形式的p95[59]。

具体某一肿瘤细胞类型和分子靶点可对某种机制更为敏感。例如，B细胞一般对免疫裂解物敏感，而如CD20等靶点作为癌抗原似乎扮演了次要的角色，因此，在CD20单

克隆抗体治疗 B 细胞淋巴瘤中,免疫机制发挥更重要的作用。相反,转移性实体肿瘤经常对不同程度的补体和其他免疫裂解物有抵抗,但其增长和生存依赖于 HER-2 或 EGFR 功能性表达。因此,治疗活性的平衡可因为单克隆抗体的非免疫活性造成沉重的负担。

一个完全不同的治疗方法是免疫调节抗体,它旨在激活(激发型单抗)或抑制(拮抗型单抗)由免疫系统细胞表达的靶分子功能[60]。临床上典型的免疫调节单克隆抗体是直接针对 CTLA4(CD152)的单克隆抗体。CTLA4 是一种表面受体,能够抑制 T 细胞的活化,也由 Treg 细胞表达。

多数单克隆抗体是小鼠来源的,因此,可以被人体免疫系统识别为外源性蛋白,并诱发人抗鼠抗体(HAMAs)的中和反应。此外,人 Fc 受体的相对种属特异性可以阻碍一些

Fc 依赖性效应的发生。在单克隆抗体以体内诊断为目的进行单次给药的情况下,这些局限性是可以容许的,但并不适合重复的治疗性给药。生物技术解决方案是通过基因工程制造产生单克隆抗体的杂交瘤细胞,以人的编码序列代替小鼠序列(图9-15)。这仅限于免疫球蛋白分子的重链和轻链恒定区,只保留小鼠可变区或扩展至框架区(即可变区的不变部分,并不直接参与抗原结合)的嵌合抗体分子,以获得充分人源化的单克隆抗体。鉴于大部分 HAMAs 是直接针对恒定区的,这两种解决方案对于反复的人体应用是可以接受的,尽管原则上全部人源化更为理想。近年来,人体单克隆抗体的生产技术更加可靠,可以看到这些药物的不断涌现,而且这些药物的现有结构已不需要为人体应用而进行修正[61,62]。

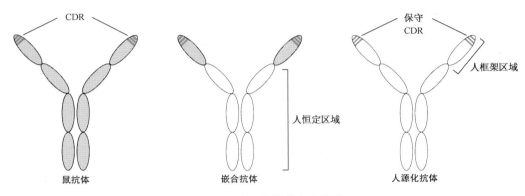

图 9-15　人源化鼠单克隆抗体
注:互补性决定区(CDRs)包含有抗原结合位点。灰色表示鼠的序列,白色表示人的序列。

单克隆抗体的精确靶向特异性除了其作为药物使用,还可作为归巢成像和治疗性制剂进入肿瘤病灶。由于抗体分子的分子量大,可以通过化学反应或基因工程容易地连接各种小分子,而不改变抗体的特异性和功能。同位素标记,如 ^{90}Y、^{99m}Tc、^{111}In 或 ^{131}I 被用来生产用于体内诊断的单克隆抗体,数个此类制剂已经获得批准用于检测淋巴瘤或转移性实体肿瘤(表9-5)。放射性同位素、毒素、药物或药物前体活化剂因为治疗目的与单克隆抗体联系在一起。但是,这种方法存在免疫抗原性及毒性基团的非特异性细胞毒作用等相关问题,至今未能在转移性实体瘤中获得广泛使用。

针对 B 细胞抗原如 CD20 的治疗性单克隆抗体,首先展现临床活性并在美国获得批准,这可能归功于 B 细胞淋巴瘤中靶点的表达频率和肿瘤细胞对免疫介导机制的敏感性[63]。目前批准的制剂包括用于急性粒细胞白血病的针对 CD33 和用于慢性 B 细胞淋巴瘤的针对 CD52(campath)的单克隆抗体。

针对实体瘤的单克隆抗体发展曾经受到许多挑战,目前标准的单克隆抗体如曲妥珠单抗就险些在完成过程中被放弃[64]。曲妥珠单抗对转移性乳腺癌及最近在辅助治疗中的治疗作用已被证实[65],为针对肿瘤细胞(EGFR)或内皮

细胞(VEGFR)表达的生长因子受体的其他单克隆抗体的开发和批准铺平了道路。

单克隆抗体是一种通用而易控制的技术,可以针对几乎所有与癌症有关的表面或细胞外分子。前几个被批准的单克隆抗体的成功应用,为更多目前处于完成中的抗体铺平了道路[61]。

(5)靶向治疗中的单克隆抗体和小分子抑制剂的优势和局限性

现在应用单克隆抗体或小分子抑制剂(SMI)都可以靶向重要的癌蛋白,重要的是理解每种治疗剂的优势和局限性:①单克隆抗体可结合细胞抑制性非免疫机制的功能和免疫介导的细胞毒活性,而 SMI 无法激活后者。②单克隆抗体最重要的局限性是免疫球蛋白不能渗入肿瘤细胞内。因此,单克隆抗体只能针对表面或细胞外抗原,而 SMI 可以归巢于表面分子的胞内域,如酪氨酸激酶的催化域,以及所有类型细胞内蛋白质。③无论是出于设计需要还是机缘巧合,广谱的 SMI 更容易获得。旨在抑制一个特定靶点的许多 SMI 实际上都会影响更多的靶点,这最终将转化为更多的临床获益,如伊马替尼和 KIT 治疗胃肠道间质瘤(GIST)。这方面单克隆抗体的精确特异性可谓不利,但是多个单克隆抗体可以很容易地结合在一起,产生多靶点的广谱药物。

④单克隆抗体和 SMI 治疗都容易导致耐药性肿瘤细胞变异,且耐药的分子机制可有很大差异。单克隆抗体耐药肿瘤可表现出"并行"信号通路的激活,使肿瘤细胞的存活和增殖不依赖于靶分子[66]。SMI 耐药的肿瘤细胞可改变靶分子结构的突变,例如影响酪氨酸激酶 ATP 结合口袋的突变。单克隆抗体对于造成 SMI 耐药的细胞内催化结构域的突变通常是不敏感的。⑤不同于 SMI,针对不同功能或不同分子的单克隆抗体是一类具有相同特性的分子。生物学、免疫学和药理学特性多数依赖于免疫球蛋白分子的恒定区,而不依赖于可变区编码的抗原特异性。⑥恒定/可变区的双重性可以在单克隆抗体治疗中带来不必要的毒性和副作用。常见的副作用(如类流感症状)多数是短期和轻度的,这是由恒定区的免疫相互作用和靶向特异性的非依赖性所致。单克隆抗体和 SMI 的靶向特异毒性,其严重程度取决于各个目标分子在正常细胞、组织和器官中的重要性和具体功能。⑦抗体的分子量较典型的 SMI 几乎高出百倍,这可导致多方面的结果。⑧体内单克隆抗体的运输较 SMI 复杂。单克隆抗体不能穿过完整的血脑屏障,因此对脑转移肿瘤大多无效。⑨单克隆抗体可以很容易地作为载体,搭载有诊断或治疗意义的小分子。⑩抗体的分子量与它们的靶分子有相同的数量级,这使设计单克隆抗体抑制大分子的相互作用如受体的二聚化更为容易。SMI 要达到类似目的显然更为困难。⑪当前治疗性单克隆抗体多为肠外给药,不能口服,而后者恰恰是许多现代 SMI 的明显优势。⑫特异的代谢系统能够影响单克隆抗体和 SMI 的半衰期,使其形成不同的药物动力学和副作用。通常单克隆抗体半衰期较长,因此有更宽松的给药时间表。

　　一般认为单克隆抗体和 SMI 之间缺乏交叉耐药性,这提示可以联合或序贯使用单克隆抗体和 SMI。但这方面的探索才刚刚开始。如果从更宽广的视野来看,我们可以整合所有有效抗转移方法,包括免疫治疗、靶向治疗、激素治疗和细胞毒性药物,建立多模式/联合治疗的肿瘤治疗方式[67,68]。

（王骥 译，钦伦秀 审校）

参考文献

[1] Gross L. Intradermal immunization of C_3H mice against a sarcoma that originated in an animal of the same line. Cancer Res, 1943, 3: 326-333.

[2] Foley EJ. Antigenic properties of methylcholanthrene-induced tumors in mice of the strain of origin. Cancer Res, 1953, 13: 835-837.

[3] Prehn RT, et al. Immunity to methylcholanthrene-induced sarcomas. J Natl Cancer Inst, 1957, 18: 769-778.

[4] Klein G, et al. Demonstration of resistance against methylcholanthrene-induced sarcomas in the primary autochthonous host. Cancer Res, 1960, 20: 1561-1572.

[5] Restifo NP, et al. Cancer immunology. In: DeVita VT Jr, et al, eds. Cancer: Principle and Practice of Oncology. Philadelphia: Lippincott Williams & Wilkins, 2005: 139-161.

[6] Nagaraj S, et al. Tumor escape mechanism governed by myeloid-derived suppressor cells. Cancer Res, 2008, 68: 2561-2563.

[7] Marigo I, et al. Tumor-induced tolerance and immune suppression by myeloid derived suppressor cells. Immunol Rev, 2008, 222: 162-179.

[8] Ljunggren HG, et al. Prospects for the use of NK cells in immunotherapy of human cancer. Nat Rev Immunol, 2007, 7: 329-339.

[9] Colombo MP, et al. Regulatoiy-T-cell inhibition versus depletion: the right choice in cancer immunotherapy. Nat Rev Cancer, 2007, 7: 880-887.

[10] Sakaguchi S, et al. Regulatory T cells and immune tolerance. Cell, 2008, 133: 775-787.

[11] Terabe M, et al. NKT cells in immunoregulation of tumor immunity: a new immunoregulatory axis. Trends Immunol, 2007, 28: 491-496.

[12] Delves PJ, et al. The immune system. First of two parts. N Engl J Med, 2000, 343: 37-49.

[13] Mosolits S, et al. Towards therapeutic vaccines for colorectal carcinoma: a review of clinical trials. Expert Rev Vaccines, 2005, 4: 329-350.

[14] Novellino L, et al. A listing of human tumor antigens recognized by T cells: March 2004 update. Cancer Immunol Immunother, 2005, 54: 187-207.

[15] Lollini PL. Tumor, immune response. In: Schwab M, ed. Encyclopedia of Cancer, Heidelberg: Springer, 2009: 670-674.

[16] Parmiani G, et al. Unique human tumor antigens: immunobiology and use in clinical trials. J Immunol, 2007, 178: 1975-1979.

[17] Carbone DP, et al. Immunization with mutant p53- and k-rasderived peptides in cancer patients: immune response and clinical outcome. J Clin Oncol, 2005, 23: 5099-5107.

[18] Timmerman JM, et al. Cancer vaccines: pessimism in check. Nat Med, 2004, 10: 1279-1280.

[19] Hofmeister V, et al. Anti-cancer therapies targeting the tumor stroma. Cancer Immunol Immunother, 2008, 57: 1-17.

[20] Shankaran V, et al. IFNgamma and lymphocytes prevent primary tumour development and shape tumour immunogenicity. Nature, 2001, 410: 1107-1111.

[21] Dunn GP, et al. Interferons, immunity and cancer immunoediting. Nat Rev Immunol, 2006, 6: 836-848.

[22] Koebel CM, et al. Adaptive immunity maintains occult cancer in an equilibrium state. Nature, 2007, 450: 903-907.

[23] Melief CJ. Cancer: immune pact with the enemy. Nature, 2007, 450: 803-804.

[24] Ostrand-Rosenberg S. Immune surveillance: a balance between protumor and antitumor immunity. Curr Opin Genet Dev, 2008,

18：11-18.

［25］ Garrido F, et al. MHC antigens and tumor escape from immune surveillance. Adv Cancer Res, 2001, 83：117-158.

［26］ Campoli M, et al. HLA antigen changes in malignant cells：epigenetic mechanisms and biologic significance. Oncogene, 2008, 27：5869-5885.

［27］ Lollini PL, et al. Vaccines for tumour prevention. Nat Rev Cancer, 2006, 6：204-216.

［28］ Chang MH, et al. Universal hepatitis B vaccination in Taiwan and the incidence of hepatocellular carcinoma in children. Taiwan Childhood Hepatoma Study Group. N Engl J Med, 1997, 336：1855-1859.

［29］ Koutsky LA, et al. A controlled trial of a human papillomavirus type 16 vaccine. N Engl J Med, 2002, 347：1645-1651.

［30］ Chan JK, et al. Impact of the human papilloma vaccine on cervical cancer. J Clin Oncol, 2007, 25：2975-2982.

［31］ Hepeng J, et al. Profile：a controversial bid to thwart the "Cantonese cancer." Science, 2008, 321：1154-1155.

［32］ Lollini PL, et al. Cancer immunoprevention：tracking down persistent tumor antigens. Trends Immunol, 2003, 24：62-66.

［33］ Nanni P, et al. Antimetastatic activity of a preventive cancer vaccine. Cancer Res, 2007, 67：11037-11044.

［34］ Cheever MA, et al. Translational Research Working Group. Developmental pathway for immune response modifiers. Clin Cancer Res, 2008, 14：5692-5699.

［35］ Creekmore SP, et al. Principles of the clinical evaluation of biologic agents. In：DeVita VT Jr, et al, eds. Biologic Therapy of Cancer. Philadelphia：J B Lippincott, 1991：67-86.

［36］ Tuma RS. New response criteria proposed for immunotherapies. J Natl Cancer Inst, 2008, 100：1280-1281.

［37］ Hoos A, et al. Improved endpoints for cancer immunotherapy trials. J Natl Cancer Inst, 2010, 18：1388-1397.

［38］ Gogas H, et al. Prognostic significance of autoimmunity during treatment of melanoma with interferon. N Engl J Med, 2006, 354：709-718.

［39］ Schuster M, et al. Cancer immunotherapy. Biotechnol J, 2006, 1：138-147.

［40］ Hall SS. A Commotion in the Blood. New York：Henry Holt, 1997.

［41］ Meyers PA, et al. Osteosarcoma：a randomized, prospective trial of the addition of ifosfamide and/or muramyl tripeptide to cisplatin, doxorubicin, and high-dose methotrexate. J Clin Oncol, 2005, 23：2004-2011.

［42］ Brode S, et al. Immune-potentiating effects ofthe chemotherapeutic drug cyclophosphamide. Crit Rev Immunol, 2008, 28：109-126.

［43］ Moschos S, et al. Present role and future potential of type Ⅰ interferons in adjuvant therapy of high-risk operable melanoma. Cytokine Growth Factor Rev, 2007, 18：451-458.

［44］ Kujawski LA, et al. The role of interferon-alpha in the treatment of chronic myeloid leukemia. Cytokine Growth Factor Rev, 2007, 18：459-471.

［45］ Meyskens FL Jr, et al. Randomized trial of adjuvant human interferon gamma versus observation in high-risk cutaneous melanoma：a Southwest Oncology Group study. J Natl Cancer Inst, 1995, 87：1710-1713.

［46］ Lollini PL, et al. Re：randomized trial of adjuvant human interferon gamma versus observation in high-risk cutaneous melanoma：a Southwest Oncology Group study. J Natl Cancer Inst, 1996, 88：926-927.

［47］ van Horssen R, et al. TNF-alpha in cancer treatment：molecular insights, antitumor effects, and clinical utility. Oncologist, 2006, 11：397-408.

［48］ Balkwill F, et al. Inflammation and cancer：back to Virchow? Lancet, 2001, 357：539-545.

［49］ Williams GM. Antitumor necrosis factor-alpha therapy and potential cancer inhibition. Eur J Cancer Prev, 2008, 17：169-177.

［50］ Rosenberg SA, et al. Adoptive cell transfer：a clinical path to effective cancer immunotherapy. Nat Rev Cancer, 2008, 8：299-308.

［51］ Ciceri F, et al. Antitumor effects of HSV-TK-engineered donor lymphocytes after allogeneic stem-cell transplantation. Blood, 2007, 109：4698-4707.

［52］ Belardelli F, et al. International meeting on cancer vaccines：how canwe enhance efficacy of therapeutic vaccines? Cancer Res, 2004, 64：6827-6830.

［53］ de Gruijl TD, et al. Whole-cell cancer vaccination：from autologous to allogeneic tumor-and dendritic cell-based vaccines. Cancer Immunol Immunother, 2008, 57：1569-1577.

［54］ Melief CJ. Cancer immunotherapy by dendritic cells. Immunity, 2008, 29：372-383.

［55］ Engell-Noerregaard L, et al. Review of clinical studies on dendritic cell-based vaccination of patients with malignant melanoma：assessment of correlation between clinical response and vaccine parameters. Cancer Immunol Immunother, 2008, 58：1-14.

［56］ Kantoff PW, et al. Sipuleucel-T immunotherapy for castration-resistant prostate cancer. N Engl J Med, 2010, 363：411-422.

［57］ Rosenberg SA, et al. Cancer immunotherapy：moving beyond current vaccines. Nat Med, 2004, 10：909-915.

［58］ Weiner LM. Building better magic bullets-improving unconjugated monoclonal antibody therapy for cancer. Nat Rev Cancer, 2007, 7：701-706.

［59］ Saez R, et al. p95 HER-2 predicts worse outcome in patients with HER-2-positive breast cancer. Clin Cancer Res, 2006, 12：424-431.

［60］ Melero I, et al. Immunostimulatoiy monoclonal antibodies for cancer therapy. Nat Rev Cancer, 2007, 7：95-106.

［61］ Reichert JM, et al. Development trends for monoclonal antibody cancer therapeutics. Nat Rev Drug Discov, 2007, 6：349-356.

［62］ Ledford H. Monoclonal antibodies come of age. Nature, 2008, 455：437.

［63］ Li B, et al. Development of novel tetravalent anti-CD20 antibodies with potent antitumor activity. Cancer Res, 2008, 68: 2400-2408.

[64] Bazell R. Her-2. New York: Random House, 1998.

[65] Burstein HJ. The distinctive nature of HER2-positive breast cancers. N Engl J Med, 2005, 353: 1652-1654.

[66] Nahta R, et al. Mechanisms of disease: understanding resistance to HER2-targeted therapy in human breast cancer. Nat Clin Pract

Oncol, 2006, 3: 269-280.

[67] Begley J, et al. Targeted therapies to improve tumorimmunotherapy. Clin Cancer Res, 2008, 14: 4385-4391.

[68] Andersen MH, et al. Cancer treatment: the combination of vaccination with other therapies. Cancer Immunol Immunother, 2008, 57: 1735-1743.

9.6　肿瘤侵袭与转移靶向药物的发现与发展

◎ Rob J. Jones，Tim P. Green，Paul Elvin

9.6.1　分子靶向治疗时代

早在 20 世纪 90 年代，很多制药公司就已开始针对肿瘤治疗的新分子靶向药物的研发，这些努力最终显著地延长患者的生存时间。一些小分子和抗体治疗方法靶向 EGFR（如西妥昔单抗、厄洛替尼、吉非替尼等）、erbB2（如曲妥珠单抗、拉帕替尼等）、VEGFR（如贝伐单抗、索拉菲尼、舒尼替尼、帕唑帕尼、凡德他尼）以及 mTOR 类（如西罗莫司、坦罗莫司）在某些特定疾病显示临床功效。这些治疗方法的出现开创了一个新的时代，即治疗越来越向着不同患者群体的个体化治疗发展，这也为未来新治疗方法的发展提供了思路[1-3]。在临床前和临床试验中，随着预后的改善，我们对新药疗效的要求越来越高。

迄今为止，大多数小分子和抗体药物都将注意力放在增殖、生长和血管生成等通路上。尽管有很多以 c-met、TGF-β、src 和 FAK 为靶标的药物已进入临床试验阶段（表 9-7），但特异性针对肿瘤侵袭表型及转移过程分子和通路的药物研发相对较少。然而，关键细胞的增殖和生长通路可能最终影响转移[4-7]，另外，从本章讨论的很多内容来看，有很多靶标和通路现在还不是很清楚，而疾病的修饰过程则需要对已明确的肿瘤侵袭转移机制来进行。肿瘤侵袭和转移的临床医学、医疗经济、商业领域的重要性不可小视。尽管手术和放疗仍是原发肿瘤的两种最有效处理方法，但治疗失败、发病率和死亡率上升都可能归咎于转移性疾病的发展。

表 9-7　临床试验研究中的靶向肿瘤侵袭表型关键调节因素的药物

靶点	治疗药物	公司	现处临床试验阶段	状态
FAK	PF04554878	Pfizer	Ⅰ期	进行中
	PF562271	Glaxo Smith Kline	Ⅰ/Ⅱ期	计划中
	GSK2256098		Ⅰ期	完成
Src	塞卡替尼（AZD0530）	Astra Zeneca	Ⅱ期	进行中
	达沙替尼（BMS354825）	BMS	Ⅱ/Ⅲ期	进行中
	博舒替尼（SKI606）	Wyeth	Ⅱ期	进行中
	KX-01（KX2-391）	Kinex	Ⅱ期	进行中
Src/IGF-1 R	XL-228	Exelixis	Ⅰ期	进行中
IGF-1R	BMS754807 OSI-906	BMS	Ⅰ/Ⅱ期	进行中
		OSI Pharmaceuticals	Ⅰ/Ⅲ期	进行中

续表

靶点	治疗药物	公司	现处临床试验阶段	状态
c-Met/HGF	XL-184（BMS907351）	Exelixis/BMS	Ⅱ/Ⅲ期	进行中
	MK-8033	Merck	Ⅰ期	进行中
	ARQ197	ArQule	Ⅰ/Ⅱ期	进行中
	AV299（抗 HGF 抗体）	Aveo/Merck	Ⅰ/Ⅱ期	进行中
	HuL2G7/TAK701（抗 HGF 抗体）	Takeda/Millenium（Galaxy Biotech）	Ⅰ期	进行中
	E7050	Eisai	Ⅰ期	进行中
	LY2801653	Eli Lilly	Ⅰ期	进行中
	RG-3638	Roche/Genentech	Ⅱ期	进行中
	Riliotumumab（AMG102，抗 HGF 抗体）	Amgen	Ⅰ/Ⅱ期	进行中
	PF4217903	Pfizer	Ⅰ期	中断
	JNJ38877605	Johnson & Johnson	Ⅰ期	中断
组织蛋白酶 K/L	SB462795（Relacatib）	Glaxo Smith Kline	Ⅰ/Ⅱ期	完成
	MIV701	Medivir	Ⅰ期	完成
	MK-0822（Odanacatib）	Celera/Merck	Ⅰ期	完成
尿激酶	Mesupron（Wx671/WxUK1）	Wilex	Ⅱ期	进行中
TGF-β	TGF-β 抗体	Eli Lilly	Ⅰ期	进行中
	AP12009（Trabedersen-antisense）	Antisense Pharma	Ⅰ期	进行中
	Fresolimumab（GC1008，抗 TGF-β 抗体）	Genzyme	Ⅰ/Ⅱ期	完成
Hedgehog 信号通路	XL-139（BMS833923）	Exelixis/BMS	Ⅰ期	进行中
	GDC0449（vismodegib）	Curis/Roche/Genentech	Ⅰ/Ⅱ期	进行中
	LDE225	Novartis	Ⅰ期	进行中
notch 信号通路	MK-0752	Merck	Ⅰ/Ⅱ期	进行中
	RG-4733	Roche	Ⅰ/Ⅱ期	进行中
CXCR4	LY2510924	Eli Lilly	Ⅰ期	进行中
	CTCE-99808	Chemokine	Ⅰ/Ⅱ期	完成
CD44	A6（肽）	Angstrom	Ⅱ期	完成
内皮素 A	AZD4054（zibotentan）	AstraZeneca	Ⅱ/Ⅲ	进行中
	ABT-627（阿曲生坦）	Abbott	Ⅱ/Ⅲ期	进行中

9.6.2 转移与药物研发的挑战

据估计,可能超过 90% 的肿瘤患者死于转移性疾病的发展,但相对较少的研究经费投入到侵袭转移研究上[7]。尽管人们已经意识到了药物研发不能满足临床需求,无法应对转移疾病的挑战,因为在此之前并没有任何此类研究的明确成功先例。扩散的晚期肿瘤提示肿瘤细胞难以被定位和难以处理,而公认的观点是成功的治疗等于肿瘤缩小及肿瘤细胞死亡。相反,预防肿瘤进一步转移性播散及组织损坏可将其肿瘤转变为较少危及生命的慢性疾病。这种理念同样适用于首次诊断就有明显转移以及已成功治疗原发瘤后与复发相关的"休眠"微转移灶的治疗上。

有关药物研发、临床发展和靶向抗转移治疗的可行性等,需要对转移本身和侵袭性肿瘤细胞行为作个界定。转移性疾病的预防意味着需要对疾病进行早期治疗性干预,并且可能需要长期的临床试验,以无远处转移生存时间作为临床试验终点(图 9-16)。抗转移试验需要大量的患者来平衡抽样误差并满足转移性疾病进展的时程。这些试验从商业上来看并不具有吸引力,不仅是因为其投入成本巨大,还考虑到专利寿命。相反,抑制侵袭性肿瘤细胞行为的手段可能有助于抑制侵袭性肿瘤细胞造成转移性扩散及局部组织破坏,从而可以改善更晚期患者发病率和死亡率预后。

肿瘤转移是一种复杂生物学过程的结果,其中可能存在许多潜在的干预靶点。然而,对于单个药物靶点而言,临床前筛选可能会被恰当体内或体外试验的设计能力所限制,或者可能无法识别化学起始点。考虑到转移性肿瘤细胞侵袭行为的潜在过程,针对侵袭性这样可在临床前和临床研究中检测的表型,我们有可能研究出一种新的治疗范例。

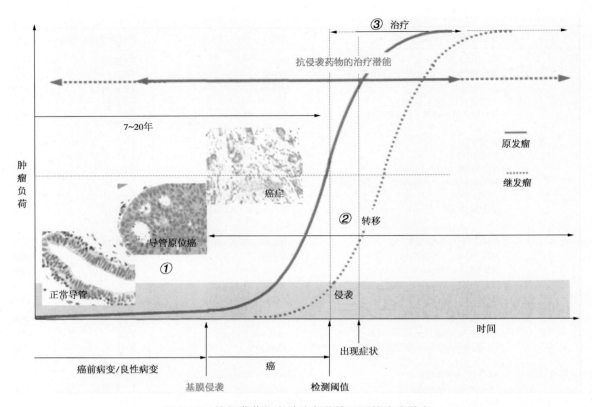

图 9-16　抗侵袭药物在肿瘤负荷情况下的治疗潜力

注：①丧失极性，细胞黏附异常。②在诊断方面，几立方毫米的原发肿瘤块很可能与检测不出的、无症状的转移性疾病相关。③目前的治疗窗为治疗转移性疾病提供了一个机会，但抗侵袭药物的真正潜力将在治疗早期疾病中体现。时间跨度以乳腺癌作为侵袭疾病的例子，仅供参考。

（1）寻找肿瘤侵袭的靶点

在病理组织学中，透过基膜侵袭是恶性疾病区别于良性疾病的标志性事件，也是从上皮组织向肿瘤的过渡。侵袭性表型包括异常的细胞行为，这些行为同时促进原发瘤和继发瘤的非典型增生、过度增生。对侵袭性肿瘤生长/进展过程和转移过程的区分为一种临床假说式试验提供了有力支持，即我们可以研发出针对肿瘤疾病全程的药物。考虑到人类肿瘤生长速度及 0.5~1 cm 的肿瘤检测阈值，意味着在作出器官局限性的首次诊断之后的时期里，转移常常会出现在诊断中[8]。抗侵袭药物可能会最先用在疾病已至晚期的情况下，比如，可用于降低首次减瘤手术或放疗后疾病继续进展的风险。抗侵袭治疗的最终目的是进行早期干预来阻止广泛转移。在早期疾病中，抗侵袭药物可能针对肿瘤细胞本身（这其中的机制对肿瘤进展至关重要），而不是对大肿瘤进行如缺氧、坏死、药物渗透和其他有效抑制肿瘤等治疗。

说到药物研发，侵袭性表型（图 9-17）可被适当地看作如下相互依存的行为：细胞黏附功能的失调、细胞运动能力的获得、细胞外微环境的改变。

（2）细胞黏附功能的失调

许多翔实的文献资料已经验证了细胞黏附的一些共同变化，这可能会成为有价值的治疗靶点。细胞黏附既可调

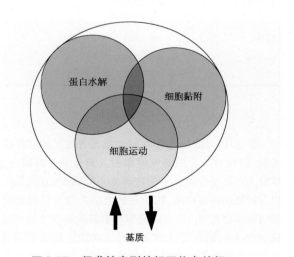

图 9-17　侵袭性表型的相互依存特征

注：细胞通过整合素到细胞外基质，并通过钙黏蛋白和其他复合物黏附到相邻细胞，这就是细胞黏附过程。这种过程可调节上皮细胞的极性和功能。失调的细胞黏附能力可导致上皮非典型增生、上皮异型生长及增生转变，也可导致有利于侵袭的细胞运动能力的获得。通过 ECM 的降解或合成异常导致的细胞外微环境的改变可影响细胞的黏附、运动和侵袭。在宿主微环境中，表型和药物靶点因肿瘤遗传背景的不同而有所差异。

控上皮细胞极性，又可调控上皮细胞在不同微环境条件下的功能[9]。细胞外基质（ECM）的机械传感已极大地改变了

细胞极性及细胞内的信号转导通路,并最终改变肿瘤细胞的行为[11]。E-钙黏蛋白的缺失及β-连环蛋白通路的失调对肿瘤的侵袭有着重要的影响[12]。尽管P-或N-钙黏蛋白可能对部分E-钙黏蛋白的缺失作出补偿,但这种"转换"可能对肿瘤的进展和生存时间有着重要影响[13]。整合素的表达、功能及调控异常都会影响肿瘤的侵袭和转移,而且针对个别整合素或基质分子的干预可能会抑制肿瘤的进一步恶化,也可能会恢复对微环境信号的正常反应[14,15]。与ECM的异常相互作用也可导致进展期的肿瘤对其他靶向性抑制剂的抵抗。

(3)细胞运动能力的获得

Ann Chamber的工作很有开创性,他采用体内活体成像显微镜来观察肿瘤细胞的实时运动[17],之后,他详细描述了细胞的阿米巴运动和间质变化。另外,Peter Friedl[18]及其他人[19]描述了肿瘤细胞运动能力的获得。这一系列的工作增加了我们对肿瘤细胞运动的理解。提到通路和潜在药物靶点,细胞运动性与维持正常上皮的信号通路有许多共同之处,因而细胞运动性与肿瘤发展的早期改变相关。运动性细胞可以像临床前模型中提到的那样,可从人类原发瘤中恢复能力[20,21],这可以用来甄别抗侵袭治疗的关键通路和治疗性靶点。然而,还是有一些研究将细胞体外的运动能力、治疗对细胞运动能力的影响与临床预后联系起来。

(4)细胞外微环境的改变

许多肿瘤侵袭酶的作用都与血管生成相关,因而可以影响宿主和肿瘤成分。除基质金属蛋白酶(MMPs)外,丝氨酸(尿激酶、间质蛋白酶,hepsin)和半胱氨酸蛋白酶(蛋白酶B、D、L)都是药物研发的主攻方向,还有一些药物已进入临床试验阶段(表9-7)。这些酶很多都起着正常的生理作用,对它们活力进行长期的抑制带来的不良后果是其临床应用的主要顾虑,尤其是慢性抑制可能恰恰是治疗成功的关键。蛋白酶对ECM的修饰可影响肿瘤细胞的迁移表型,这种改变可能会使细胞在阿米巴样迁移和间质样迁移之间转变[22]。也就是说,同时抑制多种酶及其迁移方式可能对抗蛋白水解策略至关重要。

(5)信号通路

细胞表面受体如c-met[23],erb-B2[24],TGF-βR1、R2[25]和Axl[26]都对侵袭表型的调控有重要作用。然而,临床研究通常集中在这些受体的增殖作用方面。通过激酶来调控细胞黏附也为调控细胞运动和侵袭提供了干预靶点,这些激酶可调控细胞的折叠功能及细胞骨架蛋白的循环。

Rho相关卷曲螺旋蛋白激酶(ROCK)的抑制剂由于疗效不佳及意想不到的毒性作用,在临床研究方面尽管并不令人满意,但还是在临床前研究上显示出抗侵袭治疗方面的前景[27,28]。黏着斑激酶(FAK)[29,30]和src激酶[31,33]抑制剂目前正在临床试验阶段,并且在临床前模型中显示出令人鼓舞的效果,这为反侵袭治疗开辟了新的前景。然而,由于研究者常常被一些额外的相互重叠作用所吸引(这些作用可影响肿瘤生长并扭转对化疗药物的抵抗),转移了注意

力,这些药物的反侵袭能力迄今尚未经临床验证。

(6)基质因子和侵袭

宿主组织对侵袭和转移过程的影响是这一领域最富有挑战性的课题,这涉及评价和验证在临床前模型中反映出的现象。随着我们对于侵袭转移相关的重要基质相互作用及其影响因素认识的增加,已经发现了很多影响转移的靶点,如CXCR4[34]、RANKL[35]和内皮素A[36],这些都可影响转移性疾病。

(7)药物探索中的临床前模型

1)体外:将复杂的疾病过程如侵袭和转移简化到个别分子靶点,以便于进行体外筛选,这会带来很大的风险,即在体外强有力的抑制剂在体内可能会失效。在细胞水平进行因子作用的筛选是复杂的,这种筛选只有当初步筛选数目减少到为数不多的几种真正感兴趣的体内有药理活性分子的时候才能大致完成。说到生物学,肿瘤细胞无法脱离与宿主基质的相互作用,细胞培养并不能模拟其在动物模型中的活动,也无法将体外药物作用向临床疗效的转换上升到更高的层次。

蛋白水解作用、细胞黏附和细胞运动都能在体外实现并测量,而且技术发展到应用适量的处理体系。多种博伊登室检测可以应用自动细胞计数或共聚焦显微镜来测量基质胶(Matrigel™)中细胞的侵袭程度,使得成熟的模型系统的重复性和准确性得到实质性提高[38]。然而,博伊登室模型并不能复制组织微环境,而且最近有人将侵袭性肿瘤细胞加入到组织碎片中,也有人将肿瘤组织加入到基质胶中,这些都使体外模拟内环境得到了改进。尽管测量的细胞运动只是侵袭性表型的一部分,但它已得到新技术的有力支持(如Incucyte、埃森仪器),并且测量细胞黏附的类似方法也被轻易地纳入了筛选级联。

2)体内:体内疾病进展的模型面临着临床前抗侵袭药物研究的最大挑战和目前的许多弱点。分子靶向治疗突出了多数临床前移植模型的不足。除了人类肿瘤和小鼠皮下注射移植瘤之间的肿瘤生长动力学存在很大不同外,多数此类模型很少存在局部侵袭或引起远处转移[39]。因此,研究抗侵袭的皮下成瘤模型的实用性受到一定限制,而且可能需要手术切除原发瘤及长时观察来评估转移性终点,正如最近一种有关前列腺肿瘤进展的模型所描述的那样。

研究人员试图通过皮下移植人类原发瘤组织块在乳腺癌[41]或结肠癌[42,43]模拟人类肿瘤的生长行为,从而达到保留肿瘤的形态学和转移性行为的目的。但是,这些模型对于成功研发药物的应用和影响还有待验证。将肿瘤细胞注入组织或器官的原位移植对于肿瘤生长和进展及化疗药物敏感性来说是决定性因素[44]。这些模型中对转移级联的再现是非常必要的,这种再现对于评估针对侵袭性肿瘤生长和转移的靶向药物是必不可少的。然而,这些模型的可重复性和可靠性都不稳定,因此很少有模型能够满足体内级联测试的需求。尽管转基因模型已经提供了一个解析成瘤过程的好机会,但很少有此类模型能产生显著的转移性肿

瘤负荷[45]。尽管有一些例外，比如前列腺癌的 TRAMP 模型[46]。但相比原位移植瘤而言，转基因模型的转移概率较低，并且周期较长，这些都限制了基因工程模型的应用。

Hoffman 和 Chambers[48,49]开创性地进行了一项尖端性工作，他们用荧光标记肿瘤细胞和基质元素，应用高分辨率光学，发明了一种新的模型，其中的侵袭过程及其在组织结构上产生的变化都可以被实时监测[50,51]。同样地，荧光素酶标记肿瘤细胞的使用提高了监控疾病进程能力[52]。这些模型让我们有机会重新定义有关转移级联的一些原理，并且细化了对潜在抗侵袭药物的评估标准。骨骼和脑的转移模型尽管并不适用于筛选级联反应，但它们确实为研究新药对疾病进程特殊方面的影响提供了机会。总之，尽管很多体内模型让我们更好地了解了肿瘤的侵袭和转移，但仍然需要更加贴近临床疾病的新模型，例如微小残留肿瘤或静息微转移灶肿瘤模型。

（8）临床发展的挑战

1）临床发展的分期：除了第 I 期到第 III 期的临床试验进展/过程，赞助机构衡量试验进展的决策标准是拥有更足的信心获得成功的药物注册（图 9-18）。对于抗侵袭药物，早期的机制依据（PoM）与第一阶段耐受剂量的选择共同为药物对预期靶点的抑制提供依据，这种靶点可能正好在肿瘤组织内，或在正常组织内出现替代性机制。PoM 支持试验进展到第 II 期。在这个阶段里，抗侵袭行为的生物标记指示的使用应与一些有关疾病进展的可测量因素联系起来（原理依据，PoP）。依次地，一个成功的 PoP 会试验更大的第 III 阶段注册试验的一些风险，以证实概念依据（PoC），即一种抗侵袭机制可使患者在临床上显著受益。尽管抗侵袭药物从 PoM 到 PoC 的进展在本质上与所谓的抗增殖药物没什么区别，但选择合适的患者人群对证实临床上的有效性十分关键。

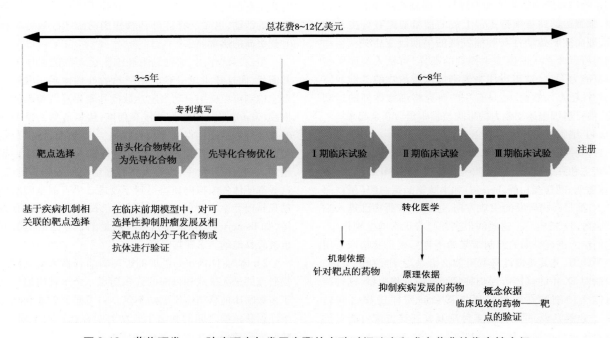

图 9-18　药物研发——肿瘤研究与发展步骤的大致时间跨度和成本花费的代表性大纲

注：这个时间跨度是理想状态下的，并且可能会依靶点或疾病情况而有所变化。I／II 期临床试验的目的是确立在药物的耐受剂量下的安全性和靶点抑制能力。专利申请可能早于基于抗体的疗法。（资料来源：Di Masi JA, et al. J Health Econ, 2003，22：151；Di Masi JA, et al. Manage Decis Econ, 2007，28：469）

2）传统的预后评估方法：早期临床作用很大程度上根据既定的实体瘤的疗效评估（RECIST）标准[53]来评估，在这个标准里，肿瘤收缩是主要的治疗目标。尽管 RECIST 标准已作过修改[54]，但临床预后的评估依旧将肿瘤收缩作为患者存活的替代指标。在针对肿瘤侵袭的治疗案例中，诸如进展时间（TTP）这样的临床终点是更能反应临床效果的评估指标，尤其是在临床前数据未显示有预期的肿瘤收缩的情况下更是如此。正如我们之后所要讨论的，在某些疾病情况下的 TTP 可能为证实对患者的疗效提供了机会，这点可使抗侵袭性肿瘤细胞行为的药物更易通过注册。

3）早期抗侵袭临床试验的经验：在 20 世纪的最后几年进行的一代 MMP 抑制剂（MMPIs）III 期临床试验的失败广为人知，这引起了人们对新兴的抗侵袭药物临床发展的普遍忧虑。不过，应该考虑导致这些项目失败的真正原因，尤其要尽快拿出会阻止这些失败的新举措。

4）不良靶标的验证：MMPs 是一个至少由 23 个不同蛋白酶组成的多样化群组。目前的临床前数据显示，只有 MMPs 群组中部分成员可能成为肿瘤干预的靶点（尤其是 MMP-1，-2 和7）。数据同时显示，仅有 MMP-14 的异常可能是侵袭的关键因素[55]。此外，有迹象表明，对于一些 MMPs

的抑制能增强肿瘤的进展[56-58]。原本进展到Ⅲ期临床的药物多数是非选择性的，而这可能是缺少临床效果的一个原因。另外还有可能的是对特定MMPs的抑制导致其中一些药物产生剂量依赖性毒性。更多的选择性MMP抑制剂缺乏对有正常生理功能MMPs的作用，可能会在药物测试失败时出现临床上有益的效果[59]。

5）证实人类机制依据的失败：关于第二代MMPIs的临床研究数据很少出现，这种药物致力于证实在适中的临床药物剂量水平能否对人类肿瘤靶点进行抑制，已发布的数据显示的前景并不乐观[60-62]。因而单凭我们对减少不良反应进行的剂量控制，对于抑制这些试验中的治疗性靶点是远远不够的。

6）不适当的病例选择：在13个关于MMPIs的Ⅲ期临床试验中，有11个靶向治疗组病例伴有转移。2个"辅助"研究仅仅将无法避免复发的早期病例纳入其中[63,64]。尽管这些药物的治疗假说并没有排除晚期疾病中可能发生的细胞抑制效应，但这些试验中没有一个能成功地解释最初的假说，即本该在疾病的早期阶段就开始抑制疾病的进展。

7）靶向相关病例选择假说的缺失：MMP的表达和作用与肿瘤表型和病例之间的差异很难阐述清晰。尽管没有显示总体的临床疗效，但有一点是很清楚的，即一些个体患者确实从这些药物的治疗中获得了有益的疗效。因而，有可能是研究的人群太具同质性，以致于不能显示总体疗效获益的意义。

8）解决初期治疗假说的失败：最诱人的临床前数据显示，一种有效阻止侵袭前肿瘤进展的MMPI在肿瘤转为侵袭性疾病的进展中并不能发挥作用[65]。尽管在临床上重复这种研究具有挑战性，但至今还没有一种已报道的Ⅲ期MMPI临床试验解决患者的侵袭前病变问题。

9）转化科学与抗侵袭药物：对早期临床发展[66]中高损耗的认识促使转化科学转变为一个学科。转化科学的目标之一就是将病患群体和新药的效果相匹配，这种效果使早期临床发展中治疗的失败率有所降低。对临床情况的选择可显示出一种抗侵袭机制，这种机制带来的临床疗效是最终决定新型抗侵袭疗法成功与否的关键。

10）抗侵袭作用的标记：对肿瘤侵袭的抑制可能导致肿瘤生长的抑制，其中有一个好例证就是抑制一些不直接与增殖和凋亡相关的靶点也能抑制肿瘤生长。尽管继发性播散的发生和进展已得到抑制，但抑制某些干预靶点并不能在原发瘤引起持续的可测量效果。即使在疾病早期发展阶段信赖放射反应标准（如RECIST），但之后的反应还是给临床药物研发提出了一个严峻的挑战。理想药效生物标记与可测量的后果联系在一起，同时与患者的受益相联系。尽管很多有关细胞增殖和死亡的标记容易获取（如Ki-67、核计数和半胱天冬酶激活），但很少有标记可以验证成为侵袭表型的指示因子。

鉴于临床试验需要巨大投资，发现一些早期迹象（即抗侵袭药物在肿瘤部位抑制其靶点）是非常必要的。如果能

证实靶点抑制与侵袭转移过程的抑制确有因果相关性，则会更有信心获得成功的PoP/PoC，以降低Ⅲ期临床试验的风险。在理想情况下，肿瘤侵袭的潜在标记能够被临床前模型所验证，同时也适于临床检测。生物标记的发展可能需要大量的科研投入来确立有关组织取样、多变性以及稳定性的临床可行性。

侵袭细胞生物标记：细胞转移和侵袭依赖磷酸化及细胞骨架调节相关蛋白的激活，这些蛋白包括桩蛋白[68]、FAK[69]和ROCK[70]。src激酶抑制剂AZD0530（塞卡替尼）可以对桩蛋白和FAK的磷酸化进行调节，这已经在移植瘤模型中通过免疫组化和组织裂解液ELISA方法验证。在乳腺癌活检组织中进行相似的测量证实了Ⅰ期临床试验中应用这些方法的可行性，这些方法可提供早期PoM，将其带入到PoP研究中[71]。FAK和桩蛋白是其他侵袭调控因子下游效应因子，如c-met[72,73]，表明它们或许能普遍适用于新的抗侵袭药物和上皮性肿瘤。一些蛋白水解酶的表达或激活状态与肿瘤侵袭紧密相关，因而我们得以测量特殊降解产物作为酶活性的指示剂，这同样可为生物标记的筛选创造条件[74,75]。值得注意的是，可溶性尿激酶受体（uPAR）的存在已经在乳腺癌中被广泛研究，而且其显示出与肿瘤的进展相关，即可溶性uPAR出现时肿瘤细胞蛋白降解增加[76]。

诸如MMPs、尿激酶和肝素酶等酶，桩蛋白等细胞骨架蛋白，avβ3、avβ3和a3β1等整合素，以及FAK和src的胞质蛋白激酶，它们都与侵袭性伪足有联系[77]。在缺乏侵袭性伪足时，体外细胞无法表现出侵袭的一些关键步骤。TKs5是invadosome的一个关键成分，移除单一的这种蛋白，能在体外抑制侵袭，同时抑制ECM蛋白的降解[78]。此外，Tks5表达降低能抑制体内的肿瘤生长[79]。因此，invadosome可能是体内肿瘤侵袭的高选择性标记。

循环肿瘤细胞：循环肿瘤细胞（CTC）的形成，在感觉上是由于主动的肿瘤侵袭。然而，被动脱落的肿瘤细胞也可能进入血液循环中，因此CTC的存在可能不是主动侵袭过程最值得信赖的标记[80]。然而，一些有力证据证实CTC的存在与治疗后的肿瘤进展及不良生存预后相关[81]。尽管仅减少CTC可能并不是抑制肿瘤侵袭的可靠手段，但将CTC负荷与其他（上述）标记相结合，或许能为进一步的临床研究提供早期的决策点。

与正常组织变化有关的标记：除了直接与肿瘤侵袭性表型的内在机制相关的分子标记外，还有一些可模仿肿瘤侵袭细胞行为和ECM转换的生理过程。炎性细胞如白细胞和单核细胞，与游离肿瘤细胞有许多共同点，它们都可通过细胞骨架的变化和蛋白水解级联反应进出组织。检测外周血是一种方便易行的方法，相比而言，前述的一些标记的检测都是有创的，比如细针穿刺或组织活检。炎性细胞功能的检测可能替代一些肿瘤侵袭靶点。

同样地，与肿瘤细胞侵袭类似的过程可能出现在正常骨组织的转化中。正常骨组织转化会使循环中出现骨降解肽，这种降解在肿瘤中会得到加强，这些肿瘤经常发生骨转

移,就像前列腺癌那样[82]。这些标记被成功应用到塞卡替尼(尚未发表数据)的研发中,此项目由Ⅰ期临床试验志愿者研究初步得出了相应的药理活性数据,并初步得出其与疾病相关进展之间的联系。

(9)抗侵袭药物研发的疾病背景

对于新的抗侵袭药物发展的主要考虑是时间尺度和Ⅱ/Ⅲ期临床试验的规模。然而,有一些疾病的隐匿性转移进程导致了早期的复发。在这样的背景中,我们期待会有一种抗侵袭药物可用来推迟肿瘤进展(TTP)或提高无病生存率(DFS)。理想的情况是,药物靶点与特定癌症患者的生存率相关,这可以通过分子病理学方法诸如免疫组化或表达谱筛选来检测。药物对TTP/DFS相对短一些的患者其早期疗效可能与理想效果一致,而且所提出的侵袭生物标记是可获取并可测量的。通过各种联系而进行的临床试验为药物靶点的筛选提供了依据,这至少部分建立在研发的进展和注册的可行性上,而不是仅仅是治疗性假说。

(10)抗侵袭试验的候选临床终点

隐匿性肝转移是大肠癌术后患者生存的关键因素[83]。虽然在腺瘤向癌转变过程的分子机制得到初步描述后,与结直肠癌进展相关的分子途径已经被非常重视,但导致肝转移的决定因素还是不明确。成功的肝切除术后的复发率仍较高,且发生在一个相对短时间内[84]。此外,影像和生物标记对肝转移的检测已经作为对这些患者临床管理的一部分。因此,肝切除辅以完全病理清扫术的患者是可以通过使用抗侵袭药物来提高DFS的重点人群。

目前发现浅表性和浸润性膀胱癌具有高的发病率、死亡率和大额治疗费用[85]。我们的主要目标之一是防止这种肌肉侵袭性疾病进展,从而减少大手术概率和癌症死亡率。然而术后复发还是常见,往往在较短的时间内发生。膀胱癌为PoM和PoP的研究提供了一个几乎是独一无二的病例模型,警惕性反复活检是临床常规管理的一部分。

虽然难治性肿瘤的快速生长和骨转移是治疗失败和患者治疗效果不佳的主要因素[86],但激素疗法在前列腺癌治疗中被很好地应用。前列腺癌的发展过程中两种截然不同的微小残留灶情况为抗侵袭治疗的发展提供了机会:第一,已取得了良好响应的明确转移灶患者[良好响应定义为抑制血液前列腺特异性抗原(PSA)]。第二,无临床明确转移灶但根据PSA的上升判断疾病进展的患者。对于前者,我

们期望的抗侵袭药物能延长无进展生存期;而后者,期望它能推迟远处转移的时间。另外,侵袭表型的分子靶点也影响骨转移的进展,其中一些标记也是破骨细胞功能的关键因子。因此,抗侵袭药物对原发疾病和前列腺癌骨转移的进展可能有潜在影响。

9.6.3 展望、挑战和收获

目前有关肿瘤侵袭和转移方面的关键分子和通路处于临床试验。然而,没有任何一个被专门研发为特异性抗侵入/转移药物,这方面的问题可能被随后的试验解决。正如文中所述,对于导致侵袭及转移性疾病的信号路径和宿主肿瘤的相互作用有持续加深的理解;许多潜在的药物靶点已不是药物探索研究的焦点,或者目前还很棘手;同时也发现了替代路径的相关分子。

尽管还是有对与药物探索更兼容的侵袭转移的体内模型的需求,但现有许多模型也能更好地表达生物学特性,而且提供了一个具有更多信息量有关抗侵袭假说的临床前期试验平台。模型的发展与活体成像技术及目标抑制程度的指示监视的进步一样,应该为候选药物活性提供强有力的证据。

有潜力的使转移性疾病转变为非致命的慢性疾病的抗侵袭/抗转移分子的传输依旧是临床发展所面临的最重大挑战和障碍。尽管几乎可能没有单一使用抗侵袭药物的治疗方法,但当它们与其他靶向药物联合使用时,限制疾病发展和阻止进一步的转移是一个值得探索的目标。暂时还没有抗瘤治疗的典范药物,但是这些药物效应背后常常伴有轻微的全身反应,多数常见肿瘤越来越多地被控制为慢性疾病。遗憾的是,对于许多晚期肿瘤患者而言,药物干预的受益幅度还是令人失望,所以使这些肿瘤维持在静态水平,甚至是没有复发或生长停滞的新的治疗策略是今后研究的方向。肿瘤部分的定义是根据侵袭的能力,所以这个过程的逆转将可能使疾病得到控制,即使是处于播散状态。此外,许多晚期肿瘤的全身性症状,诸如骨痛和神经侵犯损害,是肿瘤侵犯到其他组织的直接结果,所以阻止这些症状出现会对疾病的控制和提升生活的整体质量有极大的好处。

(张晓飞 译,钦伦秀 审校)

参考文献

[1] Harris L, et al. American Society of Clinical Oncology 2007 update of recommendations for the use of tumour markers in breast cancer. J Clin Oncol, 2007, 25: 5287.

[2] Muller MC, et al. Dasatinib treatment of chronic-phase myeloid leukemia: analysis of responses according to pre-existing BCR-ABL mutations. Blood, 2009, 3: 4944.

[3] Fong PC, et al. Inhibition of poly (ADP-ribose) polymerase in tumours from BRCA mutation carriers. New Eng J Med, 2009, 361: 123.

[4] Spencer KSR, et al. ErbB2 is necessary for induction of carcinoma cell invasion by erbB family receptor tyrosine kinases. J Cell Biol, 2000, 148: 385.

[5] Lamouille S. Cell size and invasion in TGF-β-induced epithelial to mesenchymal transition is regulated by activation of the mTOR

pathway. J Cell Biol, 2007, 178:437.

[6] Shulka S, et al. Activation of PI3K-Akt signaling pathway promotes prostate cancer cell invasion. Int J Cancer, 2007, 121: 1424.

[7] Leaf C. Why we're losing the war on cancer (and how to win it). Fortune, 2004, 29: 76.

[8] Spratt JS, et al. Geometry, growth rates, and duration of cancer and carcinoma in situ of the breast before detection by screening. Cancer Res, 1986, 46: 970.

[9] Knurst E. Regulation of cell shape and polarity by cell-cell adhesion. Mol Membrane Biol, 2002, 19: 113.

[10] Wang F, et al. Phenotypic reversion or death of cancer cells by altering signaling pathways in three-dimensional contexts. J Natl Cancer Inst, 2002, 94: 1494.

[11] Paszek MJ, et al. Tensional homeostasis and the malignant phenotype. Cancer Cell, 2005, 8: 241.

[12] Onder TT, et al. Loss of E-cadherin promotes metastasis via multiple downstream transcriptional pathways. Cancer Res, 2008, 68: 3645.

[13] Gradval K, et al. A switch from E-cadherin to N-cadherin expression indicates epithelial to mesenchymal transition and is of strong and independent importance for the progress of prostate cancer. Clin Cancer Res, 2007, 13: 7003.

[14] van Aarsen LA, et al. Antibody-mediated blockade of integrin alpha v beta6 inhibits tumour progression in vivo by a transforming growth factor-beta-regulated mechanism. Cancer Res, 2008, 68: 561.

[15] Sawada K, et al. Loss of E-cadherin promotes ovarian cancer metastasis via alpha-5 integrin, which is a therapeutic target. Cancer Res, 2008, 68: 2329.

[16] Giannelli G, et al. Laminin-5 offsets the efficacy of gefitinib (Iressa) in hepatocellular carcinoma cells. Br J Cancer, 2004, 91: 1964.

[17] Morris VL, et al. Mammary carcinoma cell lines of high and low metastatic potential differ not in extravasation but in subsequent migration and growth. Cin Exp Metastasis, 1994, 12: 357.

[18] Hegerfeldt Y, et al. Collective cell movement in primary melanoma explants: plasticity of cell-cell interaction, β-integrin function and migration strategies. Cancer Res, 2002, 62:2125.

[19] Sahai E, et al. Simultaneous imaging of GFP, CFP and collagen in tumors in vivo using multiphoton microscopy. BMC Biotechnol, 2005, 5: 1472.

[20] Goswami S, et al. Breast cancer cells isolated by chemotaxis from primary tumours show increased survival and resistance to chemotherapy. Cancer Res, 2004, 64: 7664.

[21] Wang W, et al. Coordinated regulation of pathways for enhanced motility and chemotaxis is conserved in rat and mouse mammary tumours. Cancer Res, 2007, 67: 3505.

[22] Wolf K, et al. Compensation mechanism in tumour cell migration: mesenchymal-amoeboid transition after blocking of pericellular proteolysis. J Cell Biol, 2003, 160: 267.

[23] Comoglio PM, et al. Invasive growth: from development to metastasis. J Clin Invest, 2002, 109: 857.

[24] Spencer KSR, et al. ErbB2 is necessary for induction of carcinoma cell invasion by erbB family receptor tyrosine kinases. J Cell Biol, 2000, 148: 385.

[25] Massague J. TGFb in cancer. Cell, 2008, 134: 215.

[26] Li Y, et al. Axl as a potential therapeutic target in cancer: role of Axl in tumour growth, metastasis and angiogenesis. Oncogene, 2009, 28: 3442.

[27] Itoh K, et al. An essential part for Rho-associated kinase in the transcellular invasion of tumour cells. Nature Med, 1999, 5: 221.

[28] Nakajima M, et al. Wf-536 prevents tumour metastasis by inhibiting both tumour motility and angiogenic actions. Eur J Pharmacol, 2003, 459: 113.

[29] Roberts WG, et al. Antitumour activity and pharmacology of a selective focal adhesion kinase inhibitor, PF-562,271. Cancer Res, 2008, 68: 1935.

[30] Liu TJ, et al. Inhibition of both focal adhesion kinase and insulin-like growth factor-1 receptor kinase suppresses glioma proliferation in vitro and in vivo. Mol Cancer Ther, 2007, 6: 1357.

[31] Greer TP, et al. Preclinical anticancer activity of the potent, oral src inhibitor AZD0530. Mol Oncol, 2009, 3: 248.

[32] Golas JM, et al. SKI-606, a src/abl inhibitor with in vivo activity in colon tumour xenograft models. Cancer Res, 2005, 65: 5358.

[33] Lombardo LJ, et al. Discovery of N-(2-chloro-6-methyl-phenyl)-2-4-(2-hydroxyethyl)-piperaziny1-2-methylpyrimidin-4-ylamino) thiazole-5-carboxamide (BMS-354825) a dual Src/Abl kinase inhibitor with potent antitumour activity in preclinical assays. J Med Chem, 2004, 47: 6658.

[34] Müller A, et al. Involvement of chemokine receptors in breast cancer metastasis. Nature, 2001, 410: 50.

[35] Michigami T, et al. Receptor activator of nuclear factor kappaB ligand (RANKL) is a key molecule of osteoclast formation for bone metastasis in a newly developed model of human neuroblastoma. Cancer Res, 2001, 61: 1637.

[36] Granchi S, et al. Endothelin-1 production by prostate cancer cell lines is up-regulated by factors involved in cancer progression and down-regulated by androgens. Prostate, 2001, 49: 267.

[37] Albini A, et al. A rapid in vitro assay for quantitating the invasive potential of tumour cells. Cancer Res, 1987, 47: 3239.

[38] Carragher NO. Profiling distinct mechanisms of tumour invasion for drug discovery: imaging adhesion, signalling and matrix turnover. Clin Exp Metastasis, 2009, 26: 381.

[39] Fidler IJ. Critical factors in the biology of human cancer metastasis: twenty-eighth GHA clowes memorial award lecture. Cancer Res, 1990, 50:6130.

[40] Havens AM, et al. An in vivo mouse model for human prostate cancer metastasis. Neoplasia, 2008, 10: 371.

[41] Marangoni E, et al. A new model of patient tumour-derived breast cancer xenografts for pre-clinical assays. Clin Cancer Res, 2007,

13：3989.

[42] Fu XY, et al. Models of human metastatic colon cancer in nude mice orthotopically constructed by using histologically intact patient specimens. Proc Natl Acad Sci USA, 1991, 88：9345.

[43] Dangles-Marie V, et al. Establishment of human colon cancer cell lines from fresh tumours versus xenografts：comparison of success rate and cell line features. Cancer Res, 2007, 67：398.

[44] Furukawa T, et al. Differential chemosensitivity of local and metastatic human gastric cancer after orthotopic transplantation of histologically intact tumor tissue in nude mice. Int J Cancer, 1993, 54：397.

[45] Man S, et al. On the development models in mice of advanced visceral metastatic disease for anti-cancer drug testing. Cancer Metastasis Rev, 2007, 26：737.

[46] Gingrich JR, et al. Metastatic prostate cancer in a transgenic mouse. Cancer Res, 1996, 56：4096.

[47] Sharpless NE, et al. The mighty mouse：genetically engineered mouse models in cancer drug development. Nat Rev Drug Discovery, 2006, 5：741.

[48] Chishima T, et al. Cancer invasion and micrometastasis visualised in live tissue by green fluorescent protein expression. Cancer Res, 1997, 57：2042.

[49] MacDonald C, et al. Intravital videomicroscopy of the chorioallantoic microcirculation：a model system for studying metastasis. Microvasc Res, 1992, 44：185.

[50] Kedrin D, et al. Intravital imaging of metastatic behavior through a mammary imaging window. Nat Methods, 2008, 5：1019.

[51] Alexander S, et al. Dynamic imaging of cancer growth and invasion：a modified skin-fold chamber model. Histochem Cell Biol, 2008, 130：1147.

[52] Jenkins DE, et al. Bioluminescent imaging (BLI) to improve and refine traditional murine models of tumor growth and metastasis. Clin Exp Metastasis, 2003, 20：733.

[53] Therasse P, et al. New guidelines to evaluate the response to treatment in solid tumours. J Natl Cancer Inst, 2000, 92：205.

[54] Eisenhauer EA, et al. New response evaluation criteria in solid tumours：revised RECIST guideline (version 1.1). Eur J Cancer, 2009, 45：228.

[55] Sabeh F, et al. Tumor cell traffic through the extracellular matrix is controlled by the membrane-anchored collagenase MT1-MMP. J Cell Biol, 2004, 167：769.

[56] Maquoi E, et al. Paradoxical stimulation of matrix metalloproteinase-9 expression in HT1080 cells by a broad-spectrum hydroxamate-based matrix metalloproteinase inhibitor. Ann NY Acad Sci, 1999, 878：744.

[57] Kruger A, et al. Hydroxamate-type matrix metalloproteinase inhibitor Batimastat promotes liver metastasis. Cancer Res, 2001, 61：1272.

[58] McCrawley LJ, et al. A protective role for matrix metalloproteinase-3 in squamous cell carcinoma. Cancer Res, 2004, 64：6965.

[59] Overall CM, et al. Validating matrix metalloproteinases as drug targets and anti-targets for cancer therapy. Nat Rev Cancer, 2006, 6：227.

[60] Leff RL, et al. Molecular changes in human osteoarthritic cartilage after 3 weeks of oral administration of BAY 12-9566, a matrix metalloproteinase inhibitor. J Rheumatol, 2003, 30：544.

[61] Erlichman C, et al. Phase I study of the matrix metalloproteinase inhibitor, BAY 12-9566. Ann Oncol, 2001, 12：389.

[62] Duivenvoorden WC, et al. Quantification of matrix metalloproteinase activity in plasma of patients enrolled in a BAY 12-9566 phase I study. Int J Cancer, 2001, 91：857.

[63] Levin VA, et al. Randomized, double-blind, placebo-controlled trial of marimastat in glioblastoma multiforme patients following surgery and irradiation. J Neurooncol, 2006, 78：295.

[64] Rigas JR, et al. Randomized placebo-controlled trials of the matrix metalloproteinase inhibitor (MMPI), BAY12-9566 as aduvant therapy for patients with small cell and non-small cell lung cancer. ASCO Annual Meeting 2003. Proc Am Soc Clin Oncol, 2003, 22：2525.

[65] Bergers G, et al. Effects of angiogenesis inhibitors on multistage carcinogenesis in mice. Science, 1999, 284：808.

[66] Kola I et al. Can the pharmaceutical industry reduce attrition rates? Nat Rev Drug Discovery, 2004, 3：711.

[67] Hodgson DR, et al. Biomarkes in oncology drug development. Mol Oncol, 2009, 3：24.

[68] Petit V, et al. Phosphorylation of tyrosine residues 31 and 118 on paxillin regulates cell migration through an association with CRK in NBT II cells. J Cell Biol, 2000, 148：957.

[69] Wang HB, et al. Focal adhesion kinase is involved in mechanosensing during fibroblast migration. Proc Natl Acad Sci USA, 2001, 98：11295.

[70] Croft DR, et al. Conditional ROCK activation in vivo induces tumour cell dissemination and angiogenesis. Cancer Res, 2004, 64：8994.

[71] Jones RJ, et al. Src inhibitors in early breast cancer：a methodology, feasibility and variability study. Breast Cancer Res Treat, 2009, 114：211.

[72] Ma PC, et al. Downstream signalling and specific inhibition of c-MET/HGF pathway in small cell lung cancer：implications for tumour invasion. Br J Cancer, 2007, 97：368.

[73] Parr C, et al. The HGF/SF-induced phosphorylation of paxillin, matrix adhesion, and invasion of prostate cancer cells were suppressed by NK4, an HGF/SF Valiant. Biochem Biophys Res Commun, 2001, 285：1330.

[74] Lepage M, et al. Noninvasive detection of matrix metalloproteinase activity in vivo using a novel magnetic resonance imaging contrast agent with a solubility switch. Mol Imaging, 2007, 6：393.

[75] Nemirovskiy OV, et al. Discovery and development of a type II collagen neopeptide (TIINE) biomarker for matrix metalloproteinase activity：from in vitro to in vivo. Anal Biochem, 2007, 361：93.

[76] Riisbro R, et al. Prognostic significance of soluble urokinase

plasminogen activator receptor in serum and cytosol of tumour tissue from patients with primary breast cancer. Clin Cancer Res, 2002, 8: 1132.

[77] Stylli SS, et al. Invadopodia: at the cutting edge of tumour invasion. J Clin Neurosci, 2008, 15: 725.

[78] Seals DF, et al. The adaptor protein TKs5/Fish is required for podosome formation and function, and for the protease-driven invasion of cancer cells. Cancer Cell, 2005, 7: 155.

[79] Blouw B, et al. A role for the podosome/invadopodia scaffold protein Tks5 in tumour growth in vivo. Eur J Cell Bioi, 2008, 87: 555.

[80] Brockhorn M, et al. Active versus Passive mechanisms in metastasis: do cancer cells crawl into vessels, or are they pushed? Lancet Oncol, 2007, 8: 444.

[81] Hayes DF, et al. Circulating tumour cells at each follow-up time point during therapy of metastatic breast cancer patients predict progression-free and overall survival. Clin Cancer Res, 2006, 12: 4218.

[82] Garnero P, et al. Markers of bone turnover for the management of patients with bone metastases from prostate cancer. Br J Cancer, 2000, 82: 858.

[83] Finlay IG, et al. Incidence and detection of occult hepatic metastases in colorectal carcinoma. Br Med, 1982, 284: 803.

[84] Manfredi S, et al. Epidemiology and management of liver metastases from colorectal cancer. Ann Surg, 2006, 244: 254.

[85] Avritscher EB, et al. Clinical model of lifetime cost of treating bladder cancer and associated complications. Urology, 2006, 68: 549.

[86] Chang SS, et al. Society of urologic oncology position statement: redefining the management of hormonerefractory prostate carcinoma. Cancer, 2005, 103: 11.

9.7　放疗在治疗转移性肿瘤中的作用

◎ John H. Heinzerling, Jaeho Cho, Hak Choy

在过去20年里,癌症治疗取得了长足进步。新的外科技术,如机器人手术[1]、三维立体放大、术中成像等,导致治疗原发瘤和转移灶的手术过程创伤更小、效果更好。有前途的新型细胞毒性药物(包括肿瘤特异性分子靶向药物)[2]已经被发现并在继续研究开发中。此外,随着三维适形放疗、调强放疗、影像引导放疗和立体定位全身放射外科等技术的引进,放疗的靶向定位能力得到了很大发展。

转移性肿瘤的治疗是一个挑战。通常情况下,患者有广泛全身性转移,没有更多可采用的治疗方案。然而,100多年前首次应用于癌症治疗的放疗对转移性肿瘤患者的治疗起到了重要作用。它的主要用途是有效地缓解症状,如疼痛、梗阻、出血、颅内压增高等。小剂量照射可以有效地缓解有高肿瘤负荷患者的症状,并可最大限度地减少对正常组织的影响。最近随着细胞毒性药物和放疗定位方法的改进,明显延长了转移性肿瘤患者的生存时间。如10个照射野30 Gy的经典姑息性治疗照射剂量虽然可以有效地缓解症状,但不能在生物学上长期控制肿瘤。较新、更为激进的技术和剂量分割计划往往可在某些特定患者提供长期局部控制,并可能延长生存期。

本章涵盖了用于治疗转移性肿瘤的传统和新型的放疗技术,重点是超出姑息水平的治疗,侧重于低肿瘤负荷和预期寿命大于3个月的患者。阐述了放疗的现状和未来的潜在应用(既作为单一治疗模式,又结合新的有靶向细胞毒性药物)。

9.7.1　转移性肿瘤的临床放疗新进展

在过去的10年中,临床放疗技术已有许多进步,确保更好地定位及剂量传递。现在使用新型成像技术联合适形剂量计算方法能更精确地照射。此外,随着对放疗生物学基础的进一步认识,使照射能够与生物药物和生物靶向放射性核素联合应用。一般用于治疗转移性肿瘤的放疗新技术分类:立体定位放射外科治疗、传统分割放疗、靶向放射性核素治疗以及免疫引导放疗。此外,还总结了各种治疗的定义、使用的根据以及相关的实验与临床研究。

(1)转移性肿瘤的立体定位放射外科治疗

立体定位放射外科(stereotactic radiosurgery, SRS)最早是20世纪50年代由Lars Leskell开发,用于单次大剂量递送射线到大脑治疗颅内肿瘤。新的靶向技术及各种设备的应用能够多束聚焦在一个明确靶标上,加上Leskell的框架和基准标记构成了一个协调体系,使治疗设计精确度可以达到2 mm范围内。该系统使大脑高剂量放疗变为可能。通常情况下,立体定向放射外科是使用伽玛刀、射波刀或传统的直线加速器(Linac),以及结合新的制动技术进行高精度放疗、每个照射野大剂量(high-dose-per-fraction)放疗。也就是说,使用一个或几个分割野传送大剂量的"消融"治疗,旨在破坏细胞分裂和根除肿瘤。低分割与大剂量联合不仅可提高病灶局部控制,并且缩短了治疗时间。

1) 立体定向放射外科治疗颅内转移性肿瘤:放射外科主要用于治疗颅内脑转移瘤。在 I 期 RTOG90-05 临床试验方案中试图确立放射外科的放射剂量参数[3],以明确原先接受放疗后的原发性和转移性脑肿瘤的最大单次耐受剂量。这项研究纳入了 100 例脑转移瘤复发患者,这些患者以前接受常规分割放疗(平均 30 Gy)。然后,他们再次接受伽玛刀(24%)或直线加速器(76%)等放射外科治疗(图 9-19)。对于肿瘤大小为 31 ~ 40 mm、21 ~ 30 mm、20 mm以下者,最大耐受放射外科剂量分别为 15 Gy、18 Gy 和24 Gy[3]。基于这些结果,RTOG95-08 试验分析了 333 例有1 ~ 3 个直径小于 4 cm 脑转移瘤的患者。所有患者的卡诺夫斯基状态评分≥70,随机分组接受单纯全脑放疗(37.5 Gy,15 次)或全脑放疗联合立体定向放射外科,使用 PTOG90-05 试验推荐的剂量[4]。接受放射外科治疗组,单发病变患者的中位生存期更长(6.5 个月对比 4.9 个月),使用 SRS治疗多达 3 个转移灶的患者有明显收益,所有接受 SRS 治疗 6 个月的患者一般状态也明显好于另一组。两组之间的主要毒副作用没有显著性差异。

在多个机构研究均提示使用放射外科治疗脑转移瘤的局部控制率较高。Swinson 等报道,619 例患者的 1 569 个脑转移肿瘤接受放射手术治疗,局部控制率达 84.3%[5]。他们发现,选择患者在放射外科治疗之前进行全脑放疗(WBRT),可以增加选择性患者的局部控制率。

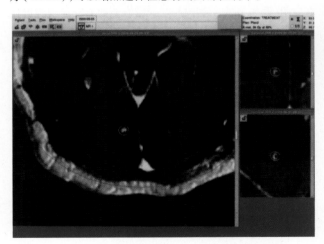

图 9-19　伽玛刀放射外科治疗脑转移瘤的例子

注:根据 RTOG90-05 研究建立的剂量参数,右侧小脑病变正在接受单野 24 Gy 治疗。

尽管有这些研究结果,有关传统 WBRT 与放射外科联合治疗脑转移瘤仍存在争议。Eichler 和 Loeffler[6]结合文献,总结了基于患者状态、全身性肿瘤负荷以及脑转移灶数量的治疗选择策略(图 9-20、图 9-21)。还需要进一步研究以确定使用 SRS 治疗脑转移瘤患者的生存益处和生活质量。

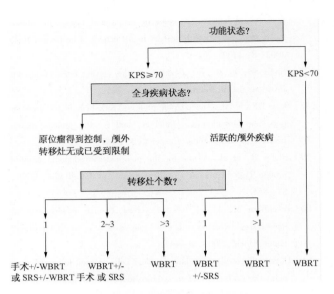

图 9-20　脑转移初始治疗的流程

注:对于手术或 SRS 治疗后很快进展的患者选择省去前期WBRT;对于有一主瘤产生聚集效应或病理诊断需要时考虑WBRT。KPS:Karnofsky 体力状态;SRS:立体定向放射性外科;WBRT:全脑放疗(图来源:Oncologist, 2007, 12:884-898)。

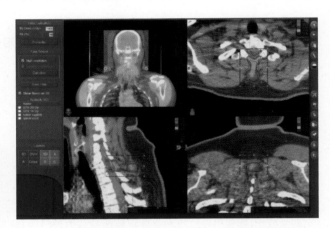

图 9-21　使用射波刀放射外科治疗转移性黑色素瘤患者脊柱棘突上的一个孤立转移灶

注:设计两个治疗剂量:肿瘤总体用一次 20 Gy 治疗,而临近骨髓腔则用一次 14 Gy 来治疗。

2) 立体定向放射外科治疗颅外转移性肿瘤:在放射外科成功治疗颅内病变的基础上,已开发新的方法来实现对身体其他部位转移性肿瘤的精确治疗。患者制动并与控制肿瘤和器官运动等方法相结合,能够对颅外肿瘤应用大剂量照射,以提高局部肿瘤控制率。这种新方法被称为立体定向全身放疗(stereotactic body radiation therapy, SBRT)[1]。包括治疗前即时影像引导等技术用于促进这种分割大剂量的放疗。SBRT 实现高准确度的关键需要 4 个因素:①可靠和可重复的患者制动;②适当考虑肿瘤和器官运动的控制;③计划与治疗关联性;④每日有治疗前预治疗的质控定位。SBRT 治疗期间,患者制动和登记最常用的是身体骨架系统,与颅内 SRS 治疗相似。SBRT 现在被用来治疗肺、肝、胰腺、肾、前列腺和脊柱肿瘤，也包括脊柱、肺和肝转移性肿瘤。

采用立体定向方法进行单次高剂量照射治疗脊柱转移性肿瘤的经验也在不断积累中。亨利·福特医院包括230例脊柱转移灶患者的大型研究表明，10～16 Gy单次治疗可以明显缓解疼痛和达到局部控制的目的[8,9]。Chang等报道采用立体定向方法治疗74例脊柱转移瘤患者，先用30 Gy治疗5次，然后27 Gy治疗3次，结果1年肿瘤无进展率为84%，并且毒性极小[10]。从美国匹兹堡大学单一机构数据显示，在500例脊柱转移瘤患者接受射波刀12.5～20 Gy的单次治疗中，86%患者获得疼痛显著改善，88%患者达到肿瘤控制目的[11]。与其他相关研究不同，有68%的患者以前接受过放疗。随着越来越多成功报道和正在进行的试验，高剂量治疗脊柱转移瘤将持续流行。在令人鼓舞结果的基础上，正制订新的剂量分割方案用作脊柱转移瘤的治疗。

肝内局限性转移性肿瘤成为肿瘤治疗的一个挑战性难题。肝肿瘤手术切除已经显示临床疗效[12]。于是探索用非侵入性高剂量放疗治疗。SBRT的早期研究表明，对于一个或两个肝转移灶的患者，放射剂量20～40 Gy，放射次数2～4次时治疗副作用最小（图9-22）。美国的Kavanagh等最近报道了Ⅰ/Ⅱ期临床研究[13,14]。患者有1～3个转移灶，肿瘤小于6 cm，能够耐受3次60 Gy的放射剂量治疗。对35例患者中期分析显示，18个月的局部控制率为93%，只有一例3级毒性发生。这些数据虽然是初步结果，但是提供了令人鼓舞的证据提示新的靶向定位方法与增加剂量相结合，可以长期控制肝转移。正在进行的试验将继续提供有关这种非侵入性方式治疗患者的数据。

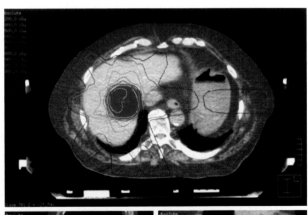
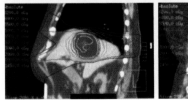
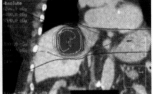

图9-22　使用SBRT治疗转移性膀胱癌患者孤立性肝转移
注：该病例的治疗放射剂量为50 Gy，分5次完成。

SBRT已被确立为因内科情况无法手术切除的早期原发性肺癌的治疗选择[15-19]，同时也用于转移性肺癌，但有关

SBRT治疗肺转移瘤的Ⅱ期临床试验数据很少。在几个单一机构的研究中，患者肿瘤的局部控制率是相当高的，通常放射剂量48～60 Gy，3～5次。这些研究的局部控制是理想的，为67%～92%[17,20-35]。有肺转移病灶的患者可广泛受益于这项技术，因为他们往往比那些不能手术的原发性肺癌患者有更好的肺功能。类似于在原发性肺癌所进行的Ⅰ期剂量递增试验已经在肺转移癌中实施并正在评估中。

总之，随着新的靶向治疗的使用，对于全身性转移有了更多治疗手段。有效地治疗肺、肝、脊柱等器官少数转移灶，对于改善患者的生活质量和延长生存已变得越来越重要。如SBRT等新技术可作为肺、肝和脊柱转移性肿瘤的理想非侵入性治疗手段。

（2）近期转移性肿瘤的常规分割放疗

前述主要讨论高剂量分割治疗特异部位转移性肿瘤。由于其对正常组织的潜在毒性或局部控制的失败，某些位点和肿瘤负荷水平不允许这样治疗。传统1.8～2 Gy分割剂量能够有效地缓解症状。为了增加对转移性肿瘤的局部控制，同时减少对正常组织的毒性，于是发展新技术，如根据肿瘤负荷调整照射剂量、影像引导下剂量递送以及联合靶向性药物治疗等。

调强放疗（intensity-modulated radiation therapy，IMRT）越来越多被推荐使用，它可以根据肿瘤负荷和正常组织的剂量限制来调节放射剂量。IMRT用于治疗脑转移瘤可通过增加分割大小以及减少对正常组织的影响等措施调整放射剂量。对于那些肿瘤大于常规放射外科治疗的大小时，建议使用IMRT，它能够增加对较大肿瘤的局部控制，并且可以使大脑内的关键结构免于毒性损伤[26-29]。IMRT可以满足不同的分割计划，包括整合提升至大肿瘤负荷领域，因此提高了局部控制的可能性，并且正扩大到治疗肺癌和其他部位等脑外转移性肿瘤[30,31]。

由于新的成像技术可提高放疗的精度，传统直线加速器的机载成像（OBI，欧倍德）和新近设计制造的实时成像技术与治疗递送相结合，使传统分割放疗能更好地治疗转移性肿瘤[32,33]。图像引导放疗（image-guided radiotherapy，IGRT）和IMRT的临床应用，能够采用常规放疗进行许多剂量递增试验。但是，可能很难将这些技术充分纳入到转移性的治疗，因为会增加总治疗时间和成本。不管怎么样，技术的进步可以帮助减少治疗的副作用，并可能改善这些患者的生活质量。

（3）靶向放射性核素治疗

从本质上讲，转移性肿瘤是全身性的。正在开发靶向全身转移性肿瘤的新型细胞毒性疗法，其研究结果显示比过去的药物副作用更少。体内一些部位能够阻止这些细胞毒性药物的渗透，使其不能达到需求浓度，故肿瘤对这些药物几乎没有反应。目前正在探讨使用放射性靶向核素疗法进行全身放疗。

靶向放射性核素治疗的疗效取决于放射性核素，以及抗原抗体相互作用。放射性核素需要一个发射截面，要适

合放疗和成像的需要。抗体抗原相互作用必须有一个最佳的亲和力平面，允许选择性靶向肿瘤。目前的癌症治疗，正采用放射性核素与单克隆抗体连接使用以选择性靶向肿瘤抗原，或单独使用非抗体相关的靶向放射性核素。

非抗体相关的亲骨性放射性核素已被用于治疗骨转移肿瘤。迄今，使用的放射性核素包括磷-32（^{32}P）、锶-89（^{89}Sr）、钐-153（^{153}Sm）和铼-186（^{186}Re）。这些放射性核素都有优先被骨摄取的特性并能被人体清除。理想放射性药物具有活性半衰期，与在肿瘤的物理半衰期接近，且主要沉淀在骨皮质，从而降低对骨髓的影响。这种特性可以避免严重的骨髓抑制。

第一个用于治疗骨转移肿瘤的放射性药物是^{32}P。最初的使用显示其可以有效缓解前列腺癌广泛骨转移患者的疼痛。遗憾的是，^{32}P本身会与各种细胞成分混合，造成严重的骨髓抑制。在20世纪80年代，它的使用逐渐减少。氯化^{89}Sr（metastron）和^{153}Sm二胺四亚甲基膦酸（EDTMP）在20世纪90年代作为药品用于减轻骨转移痛苦的姑息性治疗。因为这些药物是钙类似物，可以很好地定位在骨骼。任何无法沉淀的药物都是通过尿路清除。^{153}Sm比^{89}Sr的半衰期更短，减少的全血细胞能够很快恢复，进而可以更频繁地使用。据报道，放射性核素^{153}Sm和^{89}Sr都有60%~80%的缓解效果，并且可以持续6个月以上[34,35]。在一定条件下这些药物用于缓解骨广泛转移性疾病的疼痛。正在积极研究开发理想的放射性药物，包括^{187}Re、^{189}Re、^{117m}Sn、^{33}P、镱-175（^{175}Yb）、镥-177（^{177}Lu）和镭-233（^{233}Ra）。应鼓励更多的放射性核素治疗与化疗或双膦酸盐的联合研究。

^{131}I是一种放射性同位素碘，自1946年以来已被用于治疗甲状腺癌的转移[36]。碘，全身放射性核素治疗的原型，有许多有利的特性，如选择性定位和被吸收的放射性同位素能够被迅速清除。在治疗和诊断方面也有优势。甲状腺癌可转移到肺或骨骼，如果转移到骨，患者预后则较差。放射性碘同位素对治疗甲状腺癌骨转移疾病的作用仍存在争议。然而，最近的报道显示甲状腺癌骨转移患者，接受甲状腺切除术与放射性碘治疗后10年生存率为15%[37]。甲状腺癌孤立性肺转移的患者，接受放射性碘治疗10年生存率提高为60%[38]。此外，年轻和肿瘤分化良好的患者对这种疗法有更好反应。放射性碘对甲状腺癌转移患者的成功治疗进一步增强开发更好的靶向性放射性核素的需求，用以治疗其他类型的肿瘤。

靶向性放射性核素治疗的经验表明靶向性细胞毒性药物可以有效地治疗转移性肿瘤。虽然不能治愈，但对于一些患者，可以使肿瘤得到控制或缓解，并且很少有全身毒性反应。目前的研究的重点是照射对癌细胞的生物效应与特异性全身靶向性方法结合起来。

（4）免疫引导放疗

虽然化学和靶向制剂缺乏特异性，但是免疫引导放疗可以通过抗原抗体反应优先靶向肿瘤细胞[39]。这种类型的免疫引导放疗被称为放射免疫疗法（radioimmunotherapy，

RIT）[40]。杂交瘤技术的发展能确保生产足够的抗体用于临床研究，因此RIT引起了广泛关注。有关RIT的一些特定领域的研究也显示出了希望。具体来说，可以大规模生产嵌合性和人源化的抗体，克服外源性抗体的免疫原性。基因工程的研究进展使抗体分子体积缩小，从而使其全身应用变为可行。已经开发了具有更优化的半衰期和活性的药物。最后，正在进行的肿瘤生物学研究已经发现了更特异的肿瘤相关抗原（TAA）。

到目前为止，已发现超过100个TAA。随着更多特定类型TAA的识别，在全身转移性癌的有效治疗方面将有更大的潜力。一般来说，单一肿瘤的抗原表达是有异质性的，因为并非所有的肿瘤细胞会表达相同的抗原，因此，这种异质性可影响抗体对肿瘤的作用。RIT的优势在于它有能力克服这种困境。通过一个叫做"旁观者效应"（bystander effect），非抗原表达细胞可能被靶向附近的抗原表达细胞。已用于免疫引导放疗的放射性核素有碘-125和碘-131（^{125}I和^{131}I）、钇-90（^{90}Y）、铼-186（^{186}Re），铜-67（^{67}Cu）、铋-212和铋-213（^{212}Bi和^{213}Bi）、锕-225（^{225}Ac）和砹-211（^{211}At）。这里简要地讨论一下对转移性肿瘤的治疗研究。

目前，放射性标记抗体治疗血液恶性肿瘤比实体肿瘤更有效。这一发现反映了血液恶性肿瘤比实体肿瘤对放疗更敏感。放射性标记抗体治疗实体瘤的限制性因素包括：血流供应的不同，间质压力升高/实体瘤细胞摄取单克隆抗体（单抗）的能力不同[41,42]。在肿瘤采样和临床模型中，单克隆抗体的摄取与肿瘤大小间表现为一个反log的关系。

Vogel等[43]发现在活体动物模型中，RIT对微转移灶的疗效比对明显肉眼转移灶的疗效更好。这项研究导致了一个临床试验，即评价在原发性结肠癌伴肝转移手术切除后的患者用^{131}I-hMN14的抗CEA抗体辅助性治疗的疗效[44]。所有30个病例都是小病灶（<3.0 cm），并且对5-FU耐药。根据剂量测定法计算，给予一个剂量的^{131}I-hMN14抗CEA抗体。总反应率为58%，平均反应时间为9个月。病情稳定的5例患者再次接受治疗，无明显毒性。尽管迄今数据有限，可以鼓励进一步联合使用RIT药物与他疗法治疗实体瘤的转移。也有研究正在关注RIT联合化疗和外照射治疗[45,46]。也有临床试验正在评估RIT治疗其他实体瘤的疗效，如乳腺癌[47]、前列腺癌[48]、脑[49-51]和其他[52,53]。

最近FDA批准两种药物，^{90}Y-替伊莫单抗（ibritumomab）和^{131}I-托西莫单抗（tositumomab），并用于治疗血液恶性肿瘤，特别是化疗抵抗的非霍奇金淋巴瘤患者。替伊莫单抗是鼠源抗CD20抗原的单克隆抗体连接到一个纯的β辐射体^{90}Y上。给药为期两周，自第一次输注开始进行生物分布成像，1~2周后进行第二次输注。托西莫单抗靶向相同的抗CD20抗原，它是一种β和γ辐射源。它被批准用于低级别或已转化的非霍奇金淋巴瘤。在治疗非霍奇金淋巴瘤患者时，这两种药物都显示出了令人鼓舞的反应率[54-57]。基于这些结果，正在开发和测试其他类似药物。目前正在研究的生物靶向放疗药物包括放射性标记脂质体[58]和放射性标记纳米粒子[59]。

（5）放疗与其他抗癌方法联合治疗转移性肿瘤

近几十年来，治疗转移性肿瘤的主要方法已经取得了显著进步，目前正考虑结合这些策略以形成多学科方法。确定如何联合不同策略具有挑战性，不仅是为每个临床情况确定治疗方法，还要发现这些新技术联合起来的方式。需强调的是，在一个临床试验设计中应联合这些疗法，以发现其潜在的协同效应。对于评价大剂量、少分割放疗的临床试验变得越来越重要，因为这些疗法联合全身细胞毒性药物的生物效应尚不清楚，可能对正常组织产生不利影响。

最近，放疗联合分子靶向治疗备受关注。许多肿瘤特异性靶点如表皮生长因子（EGF）和血管内皮生长因子（VEGF），为如西妥昔单抗（爱必妥）和贝伐单抗（商品名 Avastin）等靶向药物的开发提供了机会。已经越来越多地采用这些药物与细胞毒性药物联合治疗转移性肿瘤。目前正在积极研究的潜在靶标包括肿瘤特异性标记、血管生成抑制剂以及缺氧诱导因子（HIF）抑制剂[60,61]。新型的高精度放疗与生物靶向治疗联合有望成为治疗转移性肿瘤的有效手段。

多学科综合治疗的另一个感兴趣领域是靶向放疗与免疫治疗的联合。这两种疗法的协同作用已得到了很好的展示，但未经证实。免疫疗法与放疗联合具有更好的反应，理论上放疗可作为免疫调节剂提供增强效应。放疗与免疫治疗相结合，通过交叉激活、抗原提呈以及提高细胞毒性免疫细胞的活性等增强抗肿瘤的免疫反应，成为抗癌治疗的希望。

最近的研究试图发现有关放疗对免疫系统作用的潜在机制。在动物实验中，通过在免疫反应系统中引进一个"危险信号"，用电离辐射增加免疫系统的反应，如树突状细胞反应、T细胞以及释放肿瘤抗原相结合，可导致治疗性免疫反应[62-67]。放疗与增强的免疫系统联合，可能有助于克服对弱免疫原性肿瘤相关抗原的免疫耐受[68-70]。放射可诱导 MHC-Ⅰ类抗原、死亡受体（Fas/CD95）、共刺激分子 B7-1、细胞间黏附分子（ICAM）-L、淋巴细胞功能相关抗原（LFA）-3（统称 TRICOM）的上调，导致免疫介导肿瘤细胞的杀伤[71-74]。目前正在进行相关研究，以评估是否更高剂量的照射可能会加强这些过程。

9.7.2 放疗在转移性肿瘤中的应用

前述已经回顾了放疗用于治疗转移性肿瘤。这些疗法的应用取决于临床症状、肿瘤负荷、肿瘤组织学类型、并发症以及生活质量等因素。此外，可能会影响治疗策略及结果的预后因素包括转移灶的大小、转移的数量、年龄、既往治疗史等。所有这些因素都可以影响生存预期，因此在选择适当的治疗建议时应该充分考虑。治疗方法的选择应根据能够最好地提高患者的生存期并不影响生活质量。在许多情况下，对一个侵袭性、高肿瘤负荷患者来说，支持治疗是最好的选择。如果放疗作为一种治疗选择，必须考虑患者对此治疗的敏感性与特定癌症的侵袭性[75,76]。在此讨论的是用于制订转移性肿瘤治疗方案指导建议时所用的参考指标。

在本质上具有侵袭性但对放疗反应敏感的临床疾病包括肺癌和胃肠癌。这些组织类型对放疗反应迅速，在特定临床情况下可能局部控制。不幸的是，这些组织类型也具有侵袭性，并迅速蔓延到其他部位，往往影响了治疗的潜在效益。对于那些肿瘤对放疗反应良好、伴随全身性疾病预后较差的患者，允许在较短的时间内完成新型治疗方法，可能增加潜在的治疗的比例。对于预期寿命大于3个月的患者，可建议低分割放疗，用以姑息治疗和可能延长生存。对于预期寿命不到3个月和有明显临床症状的患者，姑息性治疗为目标的常规分割放疗仍然合理且有效。

未分化癌是一类对放疗反应不良，更具有侵袭性的组织类型。这类有广泛转移患者的预期寿命较短，对于这些患者使用放疗通常仅限于姑息目的。

原发性乳腺癌和前列腺癌是目前美国最常见的两类癌症。这些肿瘤转移时，可以保持对全身治疗敏感数年。放疗为这些患者可提供潜在的好处。例如，乳腺癌骨转移患者的中位生存期为 24~32 个月[77,78]。前列腺癌骨转移患者的中位生存期甚至更长，为 36 个月。新型放疗技术为这些患者提供了最有潜力的治疗方法。同样，可以将这些患者纳入研究转移性肿瘤的潜在治疗方法，可能会获得延长生存的益处。

一些肿瘤组织学类型，如恶性黑色素瘤和肾细胞癌，已被证明是辐射耐受的。然而，转移性肾细胞癌与其他癌症相比，可通过使用高剂量、低分割放疗来克服辐射耐受的影响，已获得延长生存的益处。因为立体定向放疗的首批研究是在转移性肾细胞癌患者中进行的。

总之，在治疗转移癌时必须考虑许多复杂变量。理想的治疗组合不仅可以延长患者的生存，而且也会改善患者的生活质量。放疗新技术减少了对正常组织的副作用，缓解了许多患者的疾病负担。应研究特异性转移性肿瘤的类型，并依据尽可能多的各种临床因素，调整这些疗法。转移性肿瘤需要一个类似原发瘤治疗的多学科方法，使这些新疗法的协同作用达到最佳。

致谢

作者感谢瓦内萨·佩雷斯在审阅本文章时给予的帮助。

（张博 译，钦伦秀 审校）

参考文献

［1］Box GN, et al. Robotic radical prostatectomy: long-term outcomes. Curr Opin Urol, 2008, 18: 173-179.

［2］Yasui H, et al. Novel molecular-targeted therapeutics for the treatment of cancer. Anticancer Agents Med Chem, 2008, 8: 470-480.

［3］Shaw E, et al. Single dose radiosurgical treatment of recurrent previously irradiated primary brain tumors and brain metastases: final report of RTOG protocol 90-05. Int J Radiat Oncol Biol Phys, 2000, 47: 291-298.

［4］Andrews DW, et al. Whole brain radiation therapy with or without stereotactic radiosurgery boost for patients with one to three brain metastases: phase III results of the RTOG 9508 randomised trial. Lancet, 2004, 363: 1665-1672.

［5］Swinson BM, et al. Linear accelerator stereotactic radiosurgery for metastatic brain tumors: 17 years of experience at the University of Florida. Neurosurgery, 2008, 62: 1018-1032.

［6］Eichler AF, et al. Multidisciplinary management of brain metastases. Oncologist, 2007, 12: 884-898.

［7］Potters L, et al. American Society for Therapeutic Radiology and Oncology and American College of Radiology Practice Guideline for the performance of stereotactic body radiation therapy. Int J Radiat Oncol Biol Phys, 2004, 60: 1026-1032.

［8］Ryu S, et al. Patterns of failure after single-dose radiosurgery for spinal metastasis. J Neurosurg, 2004, 101 (Suppl 3): 402-405.

［9］Ryu S, et al. Pain control by imageguided radiosurgery for solitary spinal metastasis. J Pain Symptom Manage, 2008, 35: 292-298.

［10］Chang EL, et al. Phase I/II study of stereotactic body radiotherapy for spinal metastasis and its pattern of failure. J Neurosurg Spine, 2007, 7: 151-160.

［11］Gerszten PC, et al. Radiosurgery for spinal metastases: clinical experience in 500 cases from a single institution. Spine, 2007, 32: 193-199.

［12］Fong Y, et al. Liver resection for colorectal metastases. J Clin Oncol, 1997, 15: 938-946.

［13］Kavanagh BD, et al. Interim analysis of a prospective phase I/II trial of SBRT for liver metastases. Acta Oncol, 2006, 45: 848-855.

［14］Schefter TE, et al. A phase I trial of stereotactic body radiation therapy (SBRT) for liver metastases. Int J Radiat Oncol Biol Phys, 2005, 62: 1371-1378.

［15］Timmerman R, et al. Extracranial stereotactic radioablation: results of a phase I study in medically inoperable stage I non-small cell lung cancer. Chest, 2003, 124: 1946-1955.

［16］Onishi H, et al. Stereotactic hypofractionated high-dose irradiation for stage I non-small cell lung carcinoma: clinical outcomes in 245 subjects in a Japanese multiinstitutional study. Cancer, 2004, 101: 1623-1631.

［17］Uematsu M, et al. Focal, high-dose, and fractionated modified stereotactic radiation therapy for lung carcinoma patients: a preliminary experience. Cancer, 1998, 82: 1062-1070.

［18］Jackson A. Analysis of clinical complication data for radiation hepatitis using a parallel architecture model. Int J Radiat Oncol Biol Phys, 1995, 31: 883-891.

［19］Blomgren H, et al. Stereotactic high dose fraction radiation therapy of extracranial tumors using an accelerator: clinical experience of the first thirty-one patients. Acta Oncologica, 1995, 34: 861-870.

［20］Hara R, et al. Stereotactic single high-dose irradiation of lung tumors under respiratory gating. Radiother Oncol, 2002, 63: 159-163.

［21］Wulf J, et al. Stereotactic radiotherapy for primary lung cancer and pulmonary metastases: a noninvasive treatment approach in medically inoperable patients. Int J Radiat Oncol Biol Phys, 2004, 60: 186-196.

［22］Armstrong J, et al. Promising survival with three-dimensional conformal radiation therapy for non-small cell lung cancer. Radiother Oncol, 1997, 44: 17-22.

［23］Blomgren H, et al. Stereotactic high dose fraction radiation therapy of extracranial tumors using an accelerator. Clinical experience of the first thirty-one patients. Acta Oncologica, 1995, 34: 861-870.

［24］Marks LB, et al. Physical and biological predictors of changes in whole-lung function following thoracic irradiation. Int J Radiat Oncol Biol Phys, 1997, 39: 563-570.

［25］Graham MV, et al. Clinical dose-volume histogram analysis for pneumonitis after 3D treatment for non-small cell lung cancer (NSCLC). Int J Radiat Oncol Biol Phys, 1999, 45: 323-329.

［26］Fahrig A, et al. Hypofractionated stereotactic radiotherapy for brain metastases results from three different dose concepts. Strahlenther Oncol, 2007, 183: 625-630.

［27］Shiau CY, et al. Radiosurgery for brain metastases: relationship of dose and pattern of enhancement to local control. Int J Radiat Oncol Biol Phys, 1997, 37: 375-383.

［28］Mori Y, et al. Stereotactic radiosurgery for cerebral metastatic melanoma: factors affecting local disease control and survival. Int J Radiat Oncol Biol Phys, 1998, 42: 581-589.

［29］Voges J, et al. Risk analysis of linear accelerator radiosurgery. Int J Radiat Oncol Biol Phys, 1996, 36: 1055-1063.

［30］Cho J, et al. Hypofractionated high-dose intensity-modulated radiotherapy (60 Gy at 2.5 Gy per fraction) for recurrent renal cell carcinoma: a case report. J Korean Med Sci, 2008, 23: 740-743.

［31］Okunieff P, et al. Stereotactic body radiation therapy (SBRT) for lung metastases. Acta Oncol, 2006, 45: 808-817.

［32］Bauman G, et al. Simultaneous infield boost with helical tomotherapy for patients with 1 to 3 brain metastases. Am J Clin

Oncol, 2007, 30: 38-44.

[33] Gong Y, et al. Conventionally-fractionated image-guided intensity modulated radiotherapy (IG-IMRT): a safe and effective treatment for cancer spinal metastasis. Radiat Oncol, 2008, 3: 11.

[34] Breen SL, et al. Dose estimation in strontium-89 radiotherapy of metastatic prostatic carcinoma. J Nucl Med, 1992, 33: 1316-1323.

[35] Robinson RG, et al. Clinical experience with strontium-89 in prostatic and breast cancer patients. Semin Oncol, 1993, 20: 44-48.

[36] Seidlin SM, et al. Radioactive iodine therapy: effect on functioning metastases of adenocarcinoma of the thyroid. CA Cancer J Clin, 1990, 40: 299-317.

[37] Bernier MO, et al. Survival and therapeutic modalities in patients with bone metastases of differentiated thyroid carcinomas. J Clin Endocrinol Metab, 2001, 86: 1568-1573.

[38] Durante C, et al. Long-term outcome of 444 patients with distant metastases from papillary and follicular thyroid carcinoma: benefits and limits of radioiodine therapy. J Clin Endocrinol Metab, 2006, 91: 2892-2899.

[39] Goldenberg DM. Targeted therapy of cancer with radiolabeled antibodies. J Nucl Med, 2002, 43: 693-713.

[40] Wong JY. Basic immunology of antibody targeted radiotherapy. Int J Radiat Oncol Biol Phys, 2006, 66: S8-S14.

[41] Koppe MJ, et al. Radioim-munotherapy and colorectal cancer. Br J Surg, 2005, 92: 264-276.

[42] Tempero M, et al. High-dose therapy with ^{90}Yttrium-labeled monoclonal antibody CC49: a Phase I trial. Clin Cancer Res, 2000, 6: 3095-3102.

[43] Vogel CA, et al. Radioimmunotherapy and fractionated radiotherapy of human colon cancer liver metastases in nude mice. Cancer Res, 1997, 57: 447-453.

[44] Behr TM, et al. Radioimmunotherapy of small-volume disease of metastatic colorectal cancer. Cancer, 2002, 94: 1373-1381.

[45] Behr TM, et al. Improved treatment of medullary thyroid cancer in a nude mouse model by combined radioimmunochemotherapy: doxorubicin potentiates the therapeutic efficacy of radiolabeled antibodies in a radioresistant tumor type. Cancer Res, 1997, 57: 5309-5319.

[46] Kinuya S, et al. Efficacy, toxicity and mode of interaction of combination radioimmunotherapy with 5-fluorouracil in colon cancer xenografts. J Cancer Res Clin Oncol, 1999, 125: 630-636.

[47] Dadachova E, et al. Dead cells in melanoma tumors provide abundant antigen for targeted delivery of ionizing radiation by a mAb to melanin. Proc Natl Acad Sci USA, 2004, 101: 14865-14870.

[48] Smith-Jones PM. Radioimmunotherapy of prostate cancer. J Nucl Med Mol Imaging, 2004, 48: 297-304.

[49] Riva P, et al. ^{131}I radioconjugated antibodies for the locoregional radioimmunotherapy of high-grade malignant glioma-phase I and

II study. Acta Oncol, 1999, 38: 351-359.

[50] Quang TS, et al. Radioimmunotherapy as a novel treatment regimen: ^{125}I-labeled monoclonal antibody 425 in the treatment of high-grade brain gliomas. Int J Radiat Oncol Biol Phys, 2004, 58: 972-975.

[51] Paganelli G, et al. Antibody-guided three-step therapy for high-grade glioma with yttrium-90 biotin. Eur J Nucl Med, 1999, 26: 348-357.

[52] Juweid M, et al. Prospects of radioimmunotherapy in epithelial ovarian cancer: results with iodine-131-labeled murine and humanized MN-14 anti-carcinoembryonic antigen monoclonal antibodies. Gynecol Oncol, 1997, 67: 259-271.

[53] Wong JYC, et al. A phase I radioimmunotherapy trial evaluating ^{90}yttrium-labeled anti-carcinoembryonic antigen (CEA) chimeric T84.66 in patients with metastatic CEA-producing malignancies. Clin Cancer Res, 2000, 6: 3855-3863.

[54] Cheson BD. Radioimmunotherapy of non-Hodgkin lymphomas. Blood, 2003, 101: 391-398.

[55] DeNardo GL. Treatment of non-Hodgkin's lymphoma (NHL) with radiolabeled antibodies (mAbs). Semin Nucl Med, 2005, 35: 202-211.

[56] Juweid ME. Radioimmunotherapy of B-cell non-Hodgkin's lymphoma: from clinical trials to clinical practice. J Nucl Med, 2002, 43: 1507-1529.

[57] Witzig TE, et al. Randomized controlled trial of yttrium-90-labeled ibritumomab tiuxetan radioimmunotherapy versus rituximab immunotherapy for patients with relapsed or refractory low-grade, follicular, or transformed B-cell non-Hodgkin's lymphoma. J Clin Oncol, 2002, 20: 2453-2463.

[58] Sofou S, et al. Engineered liposomes for potential alpha-particle therapy of metastatic cancer. J Nucl Med, 2004, 45: 253-260.

[59] Li L, et al. A novel antiangiogenesis therapy using an integrin antagonist or anti-Flk-1 antibody coated ^{90}Y-labeled nanoparticles. Int J Radiat Oncol Biol Phys, 2004, 58: 1215-1227.

[60] Thiele W, et al. Tumor-induced lymphan giogenesis: a target for cancer therapy? J Biotechnol, 2006, 124: 224-241.

[61] Geiger TR, et al. The neurotrophic receptor TrkB in anoikis resistance and metastasis: a perspective. Cancer Res, 2005, 65: 7033-7036.

[62] Chakravarty PK, et al. Flt3-ligand administration after radiation therapy prolongs survival in a murine model of metastatic lung cancer. Cancer Res, 1999, 59: 6028-6032.

[63] Nikitina EY, et al. Combination of gamma-irradiation and dendritic cell administration induces a potent antitumor response in tumor-bearing mice: approach to treatment of advanced stage cancer. Int J Cancer, 2001, 94: 825-833.

[64] Demaria S, et al. Ionizing radiation inhibition of distant untreated tumors (abscopal effect) is immune mediated. Int J Radiat Oncol Biol Phys, 2004, 58: 862-870.

[65] Gulley JL, et al. Combining a recombinant cancer vaccine with standard definitive radiotherapy in patients with localized prostate

cancer. Clin Cancer Res, 2005, 11: 3353-3362.

［66］Chakraborty M, et al. External beam radiation of tumors alters phenotype of tumor cells to render them susceptible to vaccine-mediated T-cell killing. Cancer Res, 2004, 64: 4328-4337.

［67］Garnett CT, et al. Sublethal irradiation of human tumor cells modulates phenotype resulting in enhanced killing by cytotoxic T lymphocytes. Cancer Res, 2004, 64: 7985-7994.

［68］Demaria S, et al. Combining radiotherapy and immunotherapy: a revived partnership. Int J Radiat Oncol Biol Phys, 2005, 63: 655-666.

［69］Larsson M, et al. Dendritic cells resurrect antigens from dead cells. Trends Immunol, 2001, 22: 141-148.

［70］Watters D. Molecular mechanisms of ionizing radiation-induced apoptosis. Immunol Cell Biol, 1999, 11: 263-271.

［71］Sheard MA. Ionizing radiation as a response-enhancing agent for CD95-mediated apoptosis. Int J Cancer, 2001, 96: 213-220.

［72］Vereecque R, et al. gamma-ray irradiation induces B7.1 expression in myeloid leukaemic cells. Br J Haematol, 2000, 108: 825-831.

［73］Klein B, et al. The effect of irradiation on expression of HLA class I antigens in human brain tumors in culture. J Neurosurg, 1994, 80: 1074-1077.

［74］Chakraborty M, et al. Irradiation of tumor cells up-regulates Fas and enhances CTL lytic activity and CTL adoptive immunotherapy. J Immunol, 2003, 170: 6338-6347.

［75］Blitzer PH. Reanalysis of the RTOG study of the palliation of symptomatic osseous metastasis. Cancer, 1985, 55: 1468-1472.

［76］Tong D, et al. The palliation of symptomatic osseous metastases: final results of the study by the Radiation Therapy Oncology Group. Cancer, 1982, 50: 893-899.

［77］Coleman RE, et al. The clinical course of bone metastases from breast cancer. Br J Cancer, 1987, 55: 61-66.

［78］Yavas O, et al. Factors affecting survival in breast cancer patients following bone metastasis. Tumori, 2007, 93: 580-586.

9.8　转移抑制剂临床试验展望

◎ George W. Sledge Jr.

9.8.1　转移抑制的靶标

肿瘤转移过程近10年来已被详细描述，包括肿瘤细胞的血管内渗、循环过程中的存活、远处器官捕获、外渗、存活和外渗后生长以及持续性生长等过程。虽然有大量研究关注肿瘤转移的早期过程，但治疗性干预似乎并不适用于这些早期过程。在大多数肿瘤中，肿瘤原发灶被发现之前已发生远处转移。其中有些肿瘤如胰腺癌，疾病诊断时已发生明显转移；而另外一些肿瘤如乳腺癌和大肠癌，诊断时多表现为微转移灶。无论哪种情况，患者在就诊之前，循环肿瘤细胞已经在远端器官定植。

那么，在转移过程中何处才是治疗的起始点？应当在肿瘤细胞内渗和通过循环播散之后，甚至可能是在器官捕获之后（取决于这个时间点或随后是否发生肿瘤休眠）。然而，在大多数情况下，仅仅关注干预肿瘤转移早期步骤的转移抑制策略被证明是不可能成功的。

上述规则也可能有例外，针对早期肿瘤转移步骤的干预也可能有价值。二级转移可能导致患者最终死亡，而该过程中的二级转移细胞并非来自肿瘤原发灶，而是来自初始转移灶[1,2]。这种二级转移灶可能在类似乳腺癌等肿瘤的脑转移中尤其重要。尽管继发的中枢神经系统转移灶肿瘤较为常见，但脑转移作为远处转移的初始器官较为罕见，这表明转移部位可作为肿瘤继续播散的发源地。理论上，干预血管内渗、肿瘤的血液循环和器官捕获等过程的药物可防止二次转移的发生，但这类药物的临床验证可能存在困难。

9.8.2　微转移灶的治疗：辅助治疗的途径

对大多数人类上皮源的恶性肿瘤来说，一旦发生转移就无法治愈。虽然也有例外情况，如大肠癌肝转移切除[3]、软组织肉瘤肺转移切除[4]和某些罕见的转移性乳腺癌[5]。转移灶的体积还决定了治愈的潜在可能性。因此要成功抑制肿瘤转移，无论从生物学还是肿瘤大小的角度来看，可能都遵循"金发姑娘原则"（goldilocks principle），即"不要太热，不要太冷，恰到好处"。

从这个意义上讲，肿瘤转移抑制剂疗法类似于目前用于治疗微转移的辅助疗法。辅助治疗，作为一种广泛应用于临床的治疗措施，具有以下特点：它是系统治疗（即全身给药，虽然实际靶标可能是器官特异性的），其目标是微转移，即消灭微转移和（或）延迟或预防临床明显转移性肿瘤的出现。肿瘤转移抑制剂疗法经过完善也将具有类似特征。但是，如何使药物进入辅助治疗范畴。

迄今,进入辅助治疗的程序一直是相当严谨的。新型药物首先在少数患者中进行Ⅰ期临床试验,测试毒性及药代动力学参数。Ⅰ期临床试验可以是单剂试验,也可以是与现有的治疗方法相结合的试验。然后,这些药物在进展期(常为晚期)肿瘤患者中进行Ⅱ期试验以确认其药效(通常观测肿瘤客观反应)。之后,药物将在进展期辅助治疗患者中进行验证性Ⅲ期临床试验,以确认其临床效果(以无进展生存或总生存为例)。确认其临床疗效后,这个药物还会在癌症早期患者(微转移)中进行验证性Ⅲ期试验,根据无病生存或总生存结果确认其临床疗效。从表9-8可见,从Ⅰ期到Ⅲ期微转移性病变的临床试验所需要的病例数量及完成研究所需时间逐级增加(由于病例数量累积和随访时间的要求),通常整个过程需要10年,甚至更久。

表9-8　药物进入辅助治疗的过程

试验阶段	患者例数
Ⅰ期临床试验:药物毒性,药代动力学	12～40
进展期肿瘤患者Ⅱ期临床试验:作用信号(RR,PFS)	20～200
进展期患者Ⅲ期临床试验:临床获益信号(PFS,OS)	400～1 200
早期患者Ⅲ期试验:临床获益信号(DFS,OS)	2 000～12 000

上述过程说明肿瘤转移抑制剂疗法的发展还存在很大的挑战。如果转移抑制剂具有抗肿瘤功效,如在显性转移性肿瘤组获得转移病灶减小,那么该转移抑制剂可从"标准"过渡到辅助治疗组。反之,如果转移抑制剂不能缩小转移病灶(如同许多被期望能影响微转移的治疗),那么进入辅助治疗的"标准"程序就不能继续。

这种进入辅助治疗的程序对新药物提出了更多的要求。由于微转移患者一般都无转移症状,并且在许多辅助治疗组中仅有少数会复发,所以,毒性与药效的平衡成为药物是否被接受的重要决定因素。毒性可能是急性(在治疗中发生)或是慢性(在治疗完成后发生或持续)。新型或研究药物的伦理管理要求医务人员让研究对象对其在试验中所遇到的风险有一定的了解。事实上,几乎每种新药都有不良反应。

同样,药物的治疗持续时间也会影响其在微转移组临床试验中的表现。治疗应该持续短期(数周到数月)、中期(数月到数年),还是长期(也许占据患者的余生)呢?治疗的持续时间,部分取决于该药物的作用机制,另外部分取决于该药物的毒性。因为药物常有多重作用机制,其中有些在研究启动阶段尚不明确,所以当时有关治疗持续时间的设定可能是有问题的。而且,慢性毒性作用常常在辅助性试验过程中逐渐显现,所以可能需要很长时间才能建立风险-效益比。

确定哪类患者最有可能从中获益是进行肿瘤转移抑制

剂临床试验需要考虑的另一个问题。被检测的药物是否为靶向药物?从简单的定义来看,所有的治疗药物最终都有一个分子靶标,但这是一个相对低水平的靶向治疗定义[6]。是否能够将靶标定义在分子水平,而它是否能发挥生物学作用?该靶标可以在临床原发瘤样本中被重复检测吗(如乳腺癌中的HER-2[7])?该靶标的表达是否与治疗效益存在关联性(如乳腺癌中雌激素受体[8])?真正的靶向治疗(那些符合上述标准的)在临床试验中有其自身的优势,这种优势可能在特殊的一部分患者中才得以显现其明确的临床效益。

最后,临床研究者在启动临床试验时必须对新型药物的预期临床效益有一定的合理估计。这种效益的估计(考虑到无病生存或总生存等研究终点)是辅助性试验需要纳入患者数量的重要决定因素。事实上,对于临床研究团队来说,对明确治疗效益所需要的患者数量的估计最为重要。低估可能会导致错误的阴性试验结果,而过高估计则会导致临床与经济资源的浪费。

9.8.3 "第一代"肿瘤转移抑制剂:来自辅助治疗的经验

如前所述,如果目前的肿瘤辅助疗法与正在发展的肿瘤转移抑制剂疗法有相当多的相似性,那么我们能从实际应用的辅助疗法中学到什么呢?至今,最成功的辅助疗法包括抗细胞增殖或促细胞凋亡治疗(或既能抗细胞增殖又能促细胞凋亡的药物)。乳腺癌是有关抗微转移药物研究最多的人类上皮恶性肿瘤。

从基因组的角度,乳腺癌可被分为不同亚型,表现为不同的生物学特性和不同的治疗反应。回顾10多年的辅助疗法,研究提示雌激素受体阳性乳腺癌可能有长期的复发风险,甚至可能在初始治疗后10年仍然出现复发。早期乳腺癌试验者小组(The Early Breast Cancer Trialist' Group)的他莫昔芬辅助疗法随机临床试验meta分析显示,在接受辅助性他莫昔芬治疗的患者中,超过半数的复发和死亡病例发生在辅助治疗后5年[9]。辅助性激素疗法有明显的滞后效应,获益大多发生在激素治疗完成之后。

相反,对雌激素不敏感的乳腺癌(常使用辅助性联合化疗)的复发多在病程相对较早的时间点,通常在诊断后的第一个5年内[9]。在这类患者中,与激素疗法相比,辅助治疗的疗效出现较早(存在无瘤生存曲线的分离)。目前,尚不知经过相对短期临床试验的HER-2受体靶向治疗是否与激素治疗或者化疗的模式类似。

尽管预后和临床获益相关多基因预测模型的出现提示基因组的影响可能非常复杂,临床研究者最近才开始探索基因组对辅助治疗临床获益的影响。在雌激素受体阳性而淋巴结阴性的乳腺癌病例中,基因组分析发现存在一个HER-2或增殖相关基因所驱动的亚型,这类患者对促细胞凋亡药物特别敏感[10]。相反,另一种亚型其增殖相关基因的表达水平低,且HER-2阴性,对雌激素阻断剂非常敏感。

后一种亚型经过化疗药物干预后获益很小。

9.8.4 肿瘤休眠在肿瘤转移抑制剂疗法中的应用

肿瘤休眠是近年来许多综述的关注热点[11,12]。从临床数据库来看,并不是所有癌症都表现为晚期复发肿瘤休眠人群的特征。以前述的乳腺癌为例,每种肿瘤都可能存在较早复发的亚型以及长期休眠的亚型[13]。此外,与雌激素受体阳性乳腺癌具有持续性复发风险不同,结肠癌和卵巢癌的前期复发风险高,而晚期复发较少[14]。

肿瘤休眠的机制在本书的其他章节也有详述。但是,肿瘤休眠的存在是临床转移抑制剂的发展要解决的重要问题。首先,随着细胞增殖抑制剂和促细胞凋亡治疗药物有效性的提高,休眠肿瘤细胞是某些类型肿瘤患者复发和死亡的主要原因(如乳腺癌[14,15]和黑色素瘤[15])。其次,因为短期治疗,无论其作用机制如何,对于休眠亚群细胞几乎没有作用,故新型转移抑制剂治疗策略(仍然取决于其作用机制)可能需要延长其抗转移药物的时间。最后,靶向休眠细胞对于许多类型(虽然不是所有)的人类肿瘤非常重要[14]。

假定在某些特定类型肿瘤中存在休眠细胞,该如何针对肿瘤休眠呢?研究发现肿瘤休眠存在多种类型[12],包括:①细胞休眠(单个细胞在远处转移部位保持静态);②血管生成休眠,由于缺少新生血管,阻止了有分裂活性的肿瘤细胞进展性生长;③肿瘤由于免疫监视而转为休眠。

以上肿瘤休眠类型的存在提示许多可能的治疗模型[16,17]。通过延长使用抗增殖药物(如长期靶向雌激素受体的激素治疗)或者免疫治疗,使静态细胞"维持"在其休眠状态。也可以通过本章已叙述的一些抗转移疗法,"清除"这些休眠细胞。

血管生成性休眠可通过长期抗血管生成疗法(如抗VEGF治疗)来抑制"血管生成开关"转换,而后者被认为出现在许多进展性肿瘤中[18]。这种方法的例证如乳腺癌协作组(Breast Cancer Intergroup)的 E5103 临床试验(图 9-23)。这个大型辅助治疗试验包含了 5 000 例早期乳腺癌女性患者,随机分组接受以辅助化疗方案为主,化疗期间加用抗VEGF 的贝伐单抗,或者化疗期间与化疗结束后 1 年加用抗VEGF 的贝伐单抗。本试验中仍然需要强调围绕转移抑制治疗的一系列问题:抗 VEGF 疗法是否会增强化疗的促凋亡作用(同时针对肿瘤细胞和肿瘤血管内皮细胞),并保证短期治疗的疗效?或者抗 VEGF 疗法需要延长使用(可能长于现在临床试验的使用期限),以预防新生血管的生成?抗VEGF 疗法对静态孤立细胞有作用吗?不同体积(以及不同肿瘤血管发生和成熟程度)的微转移灶对抗 VEGF 疗法的反应是否相似?能否在任何情况下靶向抗 VEGF 治疗,或者是否所有肿瘤患者都需要该疗法?在转移抑制疗法组中的毒性作用是否与辅助治疗组相似?

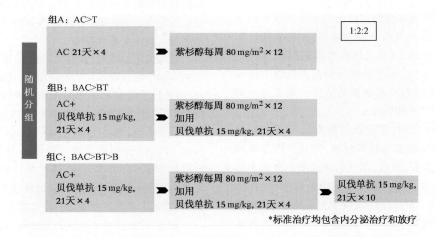

图 9-23 对早期乳腺癌使用抗血管生成药物(抗 VEGF)预防转移:E5103

应用长期抗增殖疗法靶向肿瘤休眠细胞目前正在微转移病例组进行临床试验研究,探索延长辅助性激素治疗疗程的疗效。JMA-17 为这些临床试验中最早的一个,该试验将接受他莫昔芬辅助治疗 5 年的患者随机分组接受安慰剂或接受5 年芳香化酶抑制剂来曲唑治疗[19]。这项试验结果显示晚期转移显著减少(虽然没有消除)。图 9-24 是正在进行这种方法的一个例子,在接受过芳香化酶抑制剂治疗 5 年的雌激素受体阳性乳腺癌患者随机(双盲)接受进一步的 5 年芳香化酶抑制剂或安慰剂治疗。该项计划和类似的试验将有助于明确长期抑制微转移(且假定肿瘤休眠)的作用。

9.8.5 新型监测技术的应用

目前的监测技术一般是无法检测微转移灶,更是无法区分休眠的微转移与有生长活性的微转移灶。随着新型成像和蛋白质组学技术的发展和扩大可检出范围,"沉默"微转移时代可能即将结束。例如,大约每 12 个月非侵入性脑成像的分辨率增加 1 倍[20],当前 MRI 的分辨率可达亚毫米级别[21]。同样,蛋白质组学技术不断进步,也具有检测微转移灶的可能。

在不久的将来,当研究人员能够检测少量微转移肿瘤

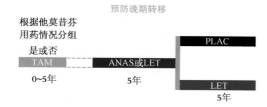

图 9-24 预防早期 ER 阳性乳腺癌的晚期转移：MA17R

注：TAM：他莫昔芬；ANAS：阿那曲唑；LET：来曲唑；PLAC：安慰剂。

细胞时，将对转移抑制剂疗法的发展或临床预后产生什么样的影响？目前，关于检测较小转移性肿瘤是否能改善临床预后的假设尚未被证实，因此对于患者和医生来说仍然是巨大的挑战。

这也是针对早期乳腺癌患者进行试验所显示的情况。两个大型随机对照试验将早期乳腺癌患者随机分组，分别接受或不接受影像学和血清肿瘤标记的密集检测[22,23]。结果随机接受密集监控的患者相比接受一般的定期身体检

查和乳房影像筛检的患者并未受益。基于这些数据，目前的美国临床肿瘤学技术指南不建议在常规检查、乳房影像筛检外再进行肿瘤转移的定期检测，而是根据临床症状和体征的需要进行必要的影像学检查[24]。

是什么原因造成了此种情况？首先，在初步诊断时接受标准辅助治疗的患者可能已经收到最积极的抗微转移治疗。逃过初始辅助治疗的癌细胞可能是对已使用的药物相对耐受，也可能是多药耐药。第二，单纯的微转移灶检测并未预示这些癌细胞可被任何疗法治疗。第三，静态休眠肿瘤细胞，如同干细胞，可能需要与活跃增殖微转移灶完全不同的疗法[25,26]。

以上表明，研究者在发展新的检测技术（无论是基于蛋白质组技术或影像学技术）时，所面临的挑战不仅仅是对微转移灶的简单检测。新技术需要评估微转移灶是处于静态还是活跃生长状态，如果处于静态，是否有恢复增殖活性的可能。另外，检测技术不仅限于对预后的判断，如判断患者是否会发生明显转移以及微转移灶对具体治疗药物的敏感性等。

（盛媛媛 译，钦伦秀 审校）

参考文献

[1] Hoover H, et al. Metastasis of metastases. Am J Surg, 1975, 30：405-410.

[2] Weiss L. Principles of Metastasis. Orlando FL：Academic Press, 1985.

[3] Ballantyne G, et al. Surgical treatment of liver metastases in patients with colorectal cancer. Cancer, 1993, 71（Suppl 12）：4252-4266.

[4] van Geel A, et al. Surgical treatment of lung metastases：the European Organization for Research and Treatment of Cancer-Soft Tissue and Bone Sarcoma Group study of 255 patients. Cancer, 1996, 77：675-682.

[5] Greenberg PA, et al. Long-term follow-up of patients with complete remission following combination chemotherapy for metastatic breast cancer. J Clin Oncol, 1996, 14：2197-2205.

[6] Sledge GJ. What is targeted therapy？ J Clin Oncol, 2005, 23：1614-1615.

[7] Wolff A, et al. American Society of Clinical Oncology/College of American Pathologists guideline recommendations for human epidermal growth factor receptor 2 testing in breast cancer. J Clin Oncol, 2007, 25：118-145.

[8] McGuire W, et al. Estrogen receptors in human breast cancer. New York：Raven Press, 1975.

[9] Early Breast Cancer Trialists Cooperative Group. Effects of chemotherapy and hormonal therapy for early breast cancer on recurrence and 15-year survival：an overview of the randomised trials. Lancet, 2005, 365：1687-1717.

[10] Paik S, et al. Gene expression and benefit of chemotherapy in women with node-negative, estrogen receptor-positive breast cancer. J Clin Oncol, 2006, 24：3726-3734.

[11] Brackstone M, et al. Tumour dormancy in breast cancer：an update. Breast Cancer Res, 2007, 9：208.

[12] Aguirre-Ghiso J. Models, mechanisms, and clinical evidence for cancer dormancy. Nature Rev Cancer, 2007, 7：834-846.

[13] Saphner T, et al. Annual hazard rates of recurrence for breast cancer after primary therapy. J Clin Oncol, 1996, 14：2738-2746.

[14] Stearns A, et al. Comparison of breast cancer mortality rates with those of ovarian and colorectal carcinoma. Br J Surg, 2007, 94：957-965.

[15] Tsao H, et al. Ultra-late recurrence（15 years or longer）of cutaneous melanoma. Cancer, 1997, 79：2361-2370.

[16] Townson J, et al. Dormancy of solitary metastatic cells. Cell Cycle, 2006, 5：1744-1750.

[17] Goss AA, et al. New clinical and experimental approaches for studying tumor dormancy：does tumor dormancy offer a therapeutic target？ APMIS, 2008, 116：552-568.

[18] Holmgren L, et al. Dormancy of micrometastases：balanced proliferation and apopto-sis in the presence of angiogenesis suppression ［see comments］. Nat Med, 1995, 1：149-153.

[19] Goss P, et al. A randomized trial of letrozole in postmenopausal women after five years of tamoxifen therapy for early stage breast cancer. N Engl J Med, 2003, 349：1793-1802.

[20] Kurzweil R. The Singularity is Near. New York：Penguin Group, 2005.

[21] Weissleder R, et al. Imaging in the era of molecular oncology. Nature, 2008, 452：580-589.

［22］ GIVTO Investigators. Impact of follow-up testing on survival and health-related quality of life in breast cancer patients. A multicenter randomized controlled trial. JAMA, 1994, 271: 1587-1592.

［23］ Rosselli Del TM, et al. Intensive diagnostic follow-up after treatment of primary breast cancer: a randomized trial — National Research Council Project on Breast Cancer follow-up. JAMA, 1994, 271: 1593-1597.

［24］ Khatcheressian J, et al. American Society of Clinical Oncology 2006 update of the breast cancer follow-up and management guidelines in the adjuvant setting. J Clin Oncol, 2006, 24: 5091-5097.

［25］ Naumov G, et al. Ineffectiveness of doxorubicin treatment on solitary dormant mammary carcinoma cells or late-developing metastases. Breast Cancer Res Treat, 2003, 82: 199-206.

［26］ Allan A, et al. Tumor dormancy and cancer stem cells: implications for the biology and treatment of breast cancer metastasis. Breast Dis, 2006, 26: 87-98.

［27］ Naumov G, et al. A model of human tumor dormancy: an angiogenic switch from the nonangiogenic phenotype. J Natl Cancer Inst, 2006, 98:316-325.

索 引

图书在版编目(CIP)数据

肿瘤转移——生物学基础与治疗/[美]莱登(Lyden, D.),[美]韦尔奇(Welch, D. R.),
[英]塞拉(Psaila, B.)著;钦伦秀主译. —上海:复旦大学出版社,2015.5
书名原文:Cancer Metastasis — Biologic Basis and Therapeutics
ISBN 978-7-309-11244-3

Ⅰ. 肿… Ⅱ.①莱…②韦…③塞…④钦… Ⅲ. 肿瘤转移-研究 Ⅳ. R73-37

中国版本图书馆 CIP 数据核字(2015)第 029015 号

肿瘤转移——生物学基础与治疗
[美]大卫·莱登 [美]丹尼·R·韦尔奇 [英]贝瑟·塞拉 著 钦伦秀 主译
责任编辑/宫建平

复旦大学出版社有限公司出版发行
上海市国权路 579 号 邮编:200433
网址:fupnet@ fudanpress.com http://www.fudanpress.com
门市零售:86-21-65642857 团体订购:86-21-65118853
外埠邮购:86-21-65109143
上海丽佳制版印刷有限公司

开本 889×1194 1/16 印张 32.5 字数 1257 千
2015 年 5 月第 1 版第 1 次印刷

ISBN 978-7-309-11244-3/R · 1440
定价:380 元